2021

江苏卫生健康年鉴

JIANGSU HEALTH YEARBOOK

江苏卫生健康年鉴编辑部 编

方志出版社
Publishing House of Local Records

图书在版编目（CIP）数据

江苏卫生健康年鉴. 2021 / 江苏卫生健康年鉴编辑部编. —北京：方志出版社，2021. 11
ISBN 978-7-5144-5043-9

Ⅰ. ①江… Ⅱ. ①江… Ⅲ. ①卫生工作—江苏—2021—年鉴 Ⅳ. ①R199.2-54

中国版本图书馆CIP数据核字（2021）第256615号

江苏卫生健康年鉴（2021）

编　　者：江苏卫生健康年鉴编辑部
责任编辑：范　静
出 版 者：方 志 出 版 社
地址　北京市朝阳区潘家园东里9号（国家方志馆4层）
邮编　100021
网址　http://www.fzph.org
发　　行：方志出版社发行中心
电话（010）67110500
经　　销：各地新华书店
印　　刷：南京顺和印刷有限责任公司
开　　本：787 × 1092　　1/16
印　　张：31.25
字　　数：1176千字
版　　次：2021年11月第1版　　2021年11月第1次印刷
印　　数：0001 ~ 2800册
ISBN　978-7-5144-5043-9　　定价：180.00元

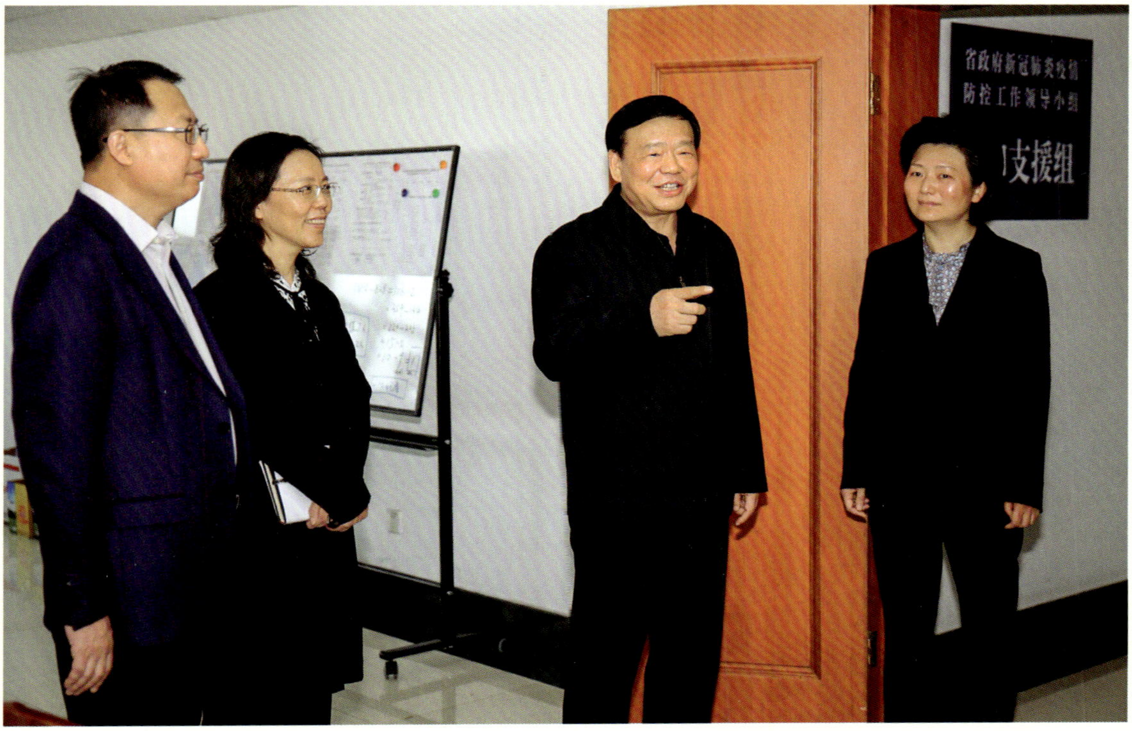

2020年4月30日，省委领导到省卫生健康委视察调研新冠肺炎疫情常态化防控工作　　委宣传处供图

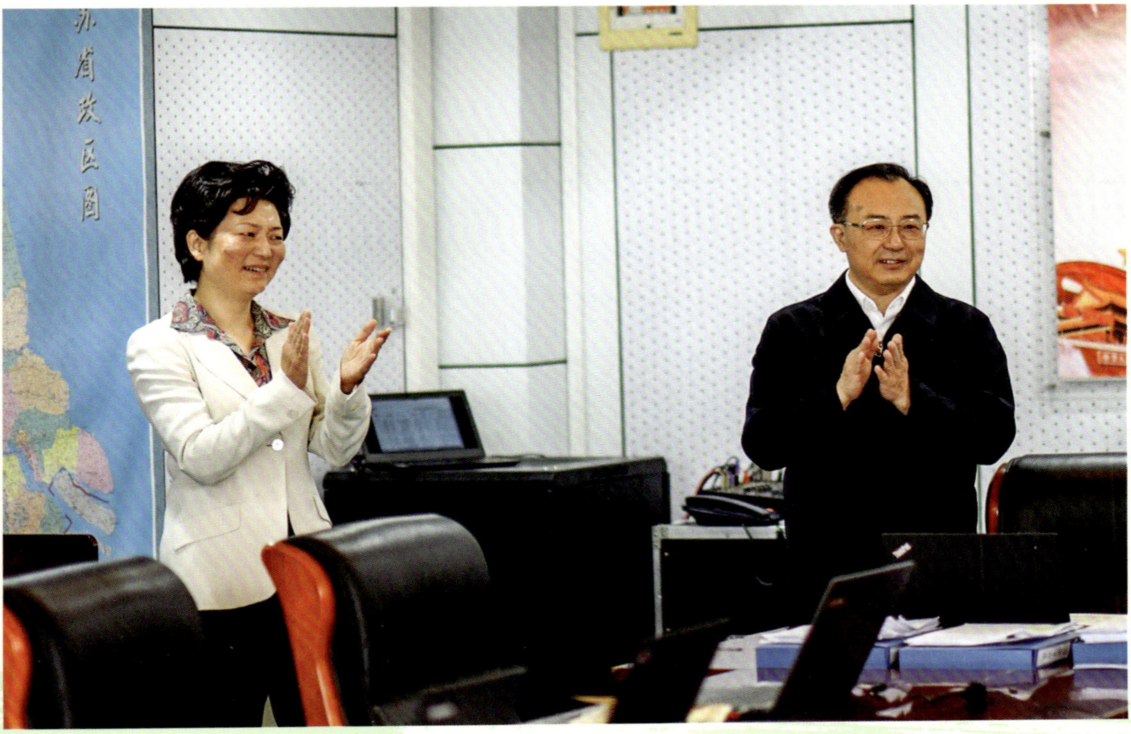

2020年10月9日，省政府领导到省卫生健康委视察调研　　委宣传处供图

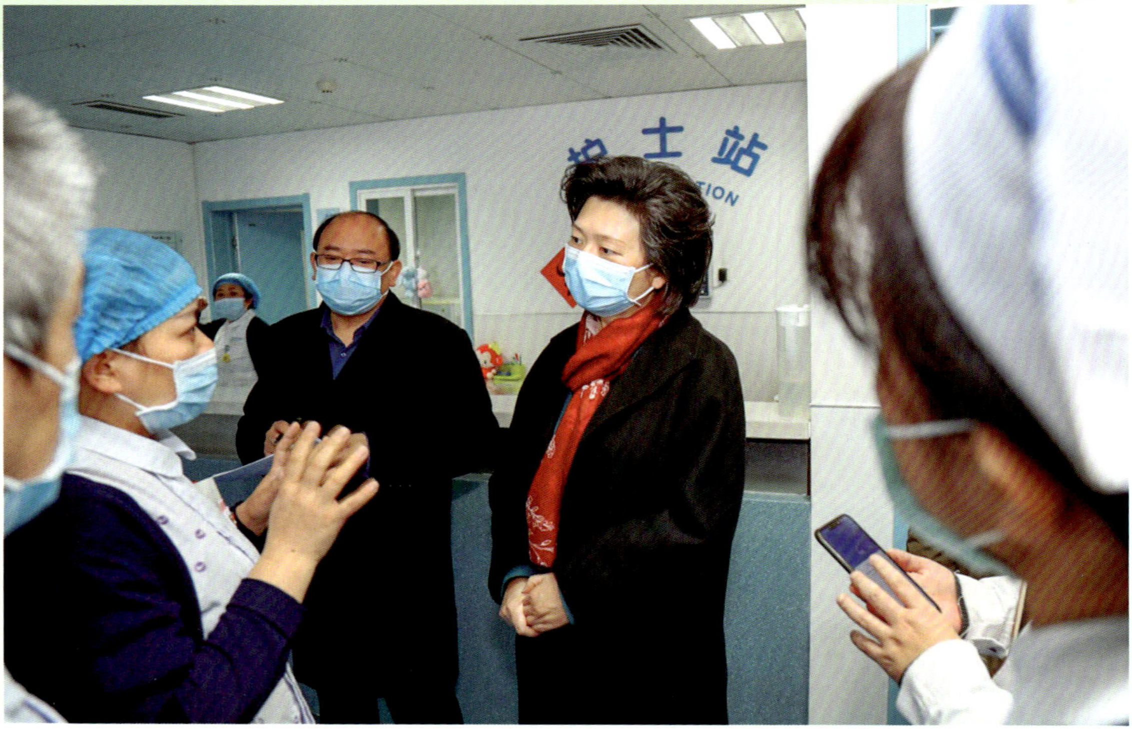

2020年3月2日，省卫生健康委主任谭颖到南京市鼓楼区莫愁卫生院调研新冠肺炎疫情防控工作

委宣传处供图

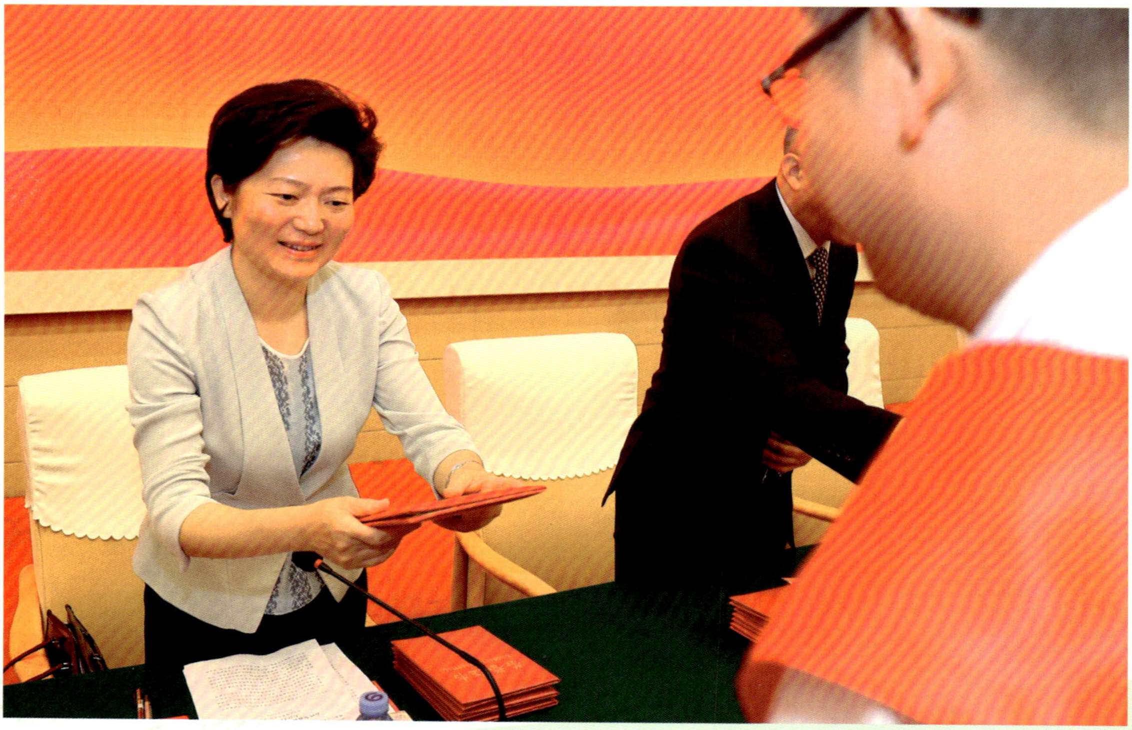

2021年8月17日，省卫生健康委主任谭颖在江苏省庆祝2020中国医师节大会上为受表彰的医师颁奖

委宣传处供图

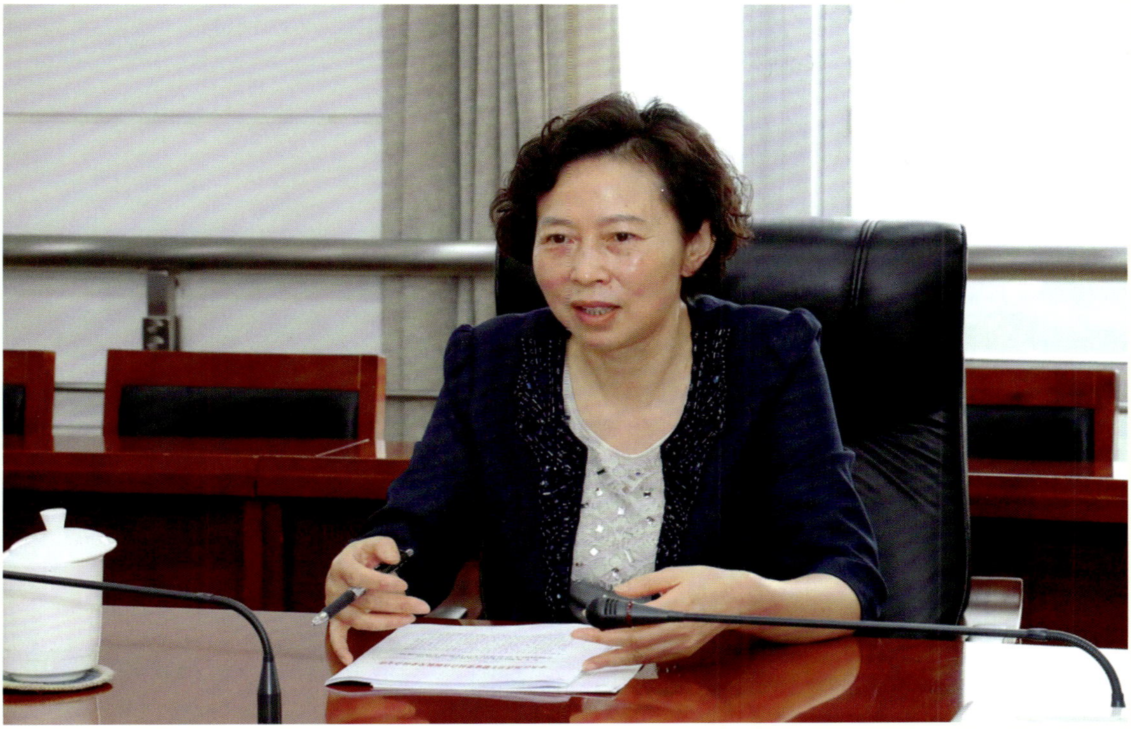

2020年7月21日，省纪委监委派驻省卫生健康委纪检监察组组长骆凤琴主持召开纪检监察工作会议

委宣传处供图

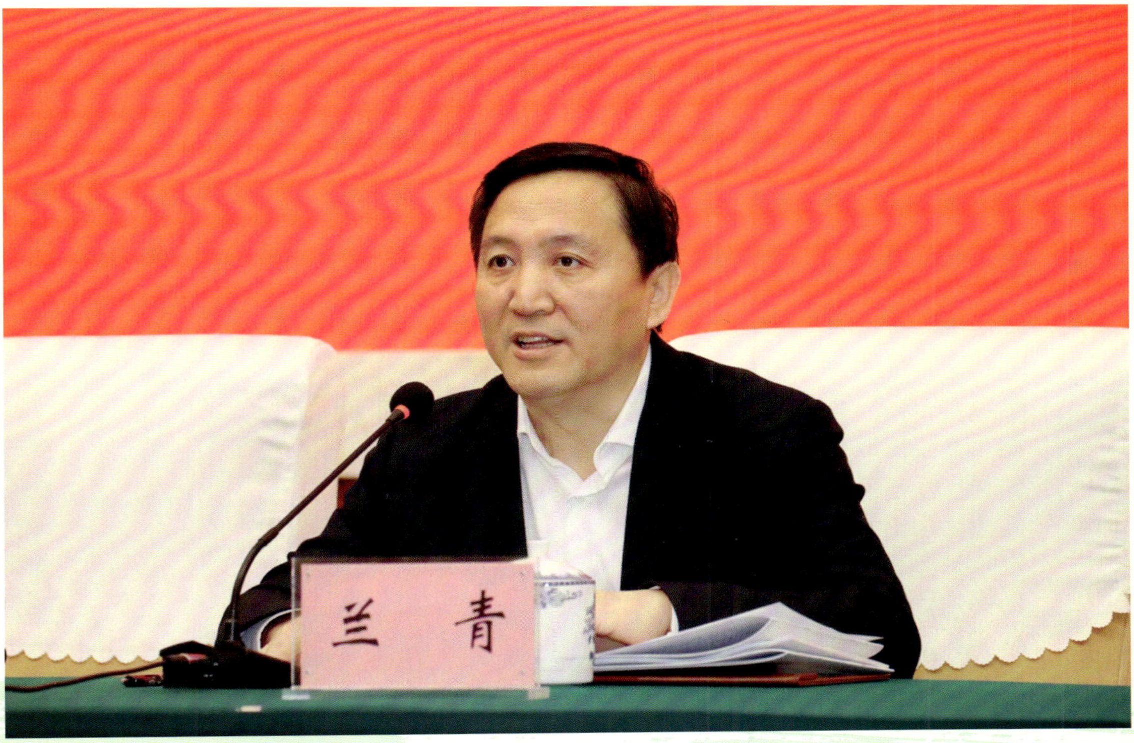

2020年1月19日，省卫生健康委副主任兰青在全省卫生健康工作会议上讲话

委宣传处供图

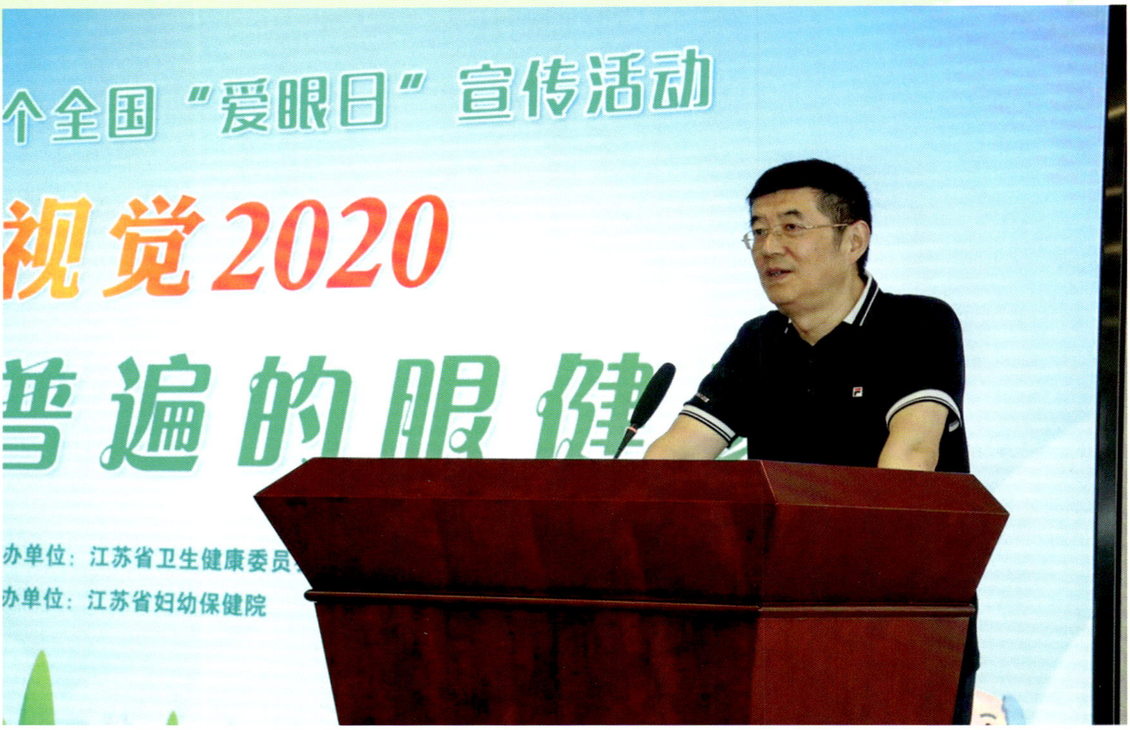

2020年6月6日，省卫生健康委副主任、一组巡视员李少冬出席第25个全国“爱眼日”宣传活动

委宣传处供图

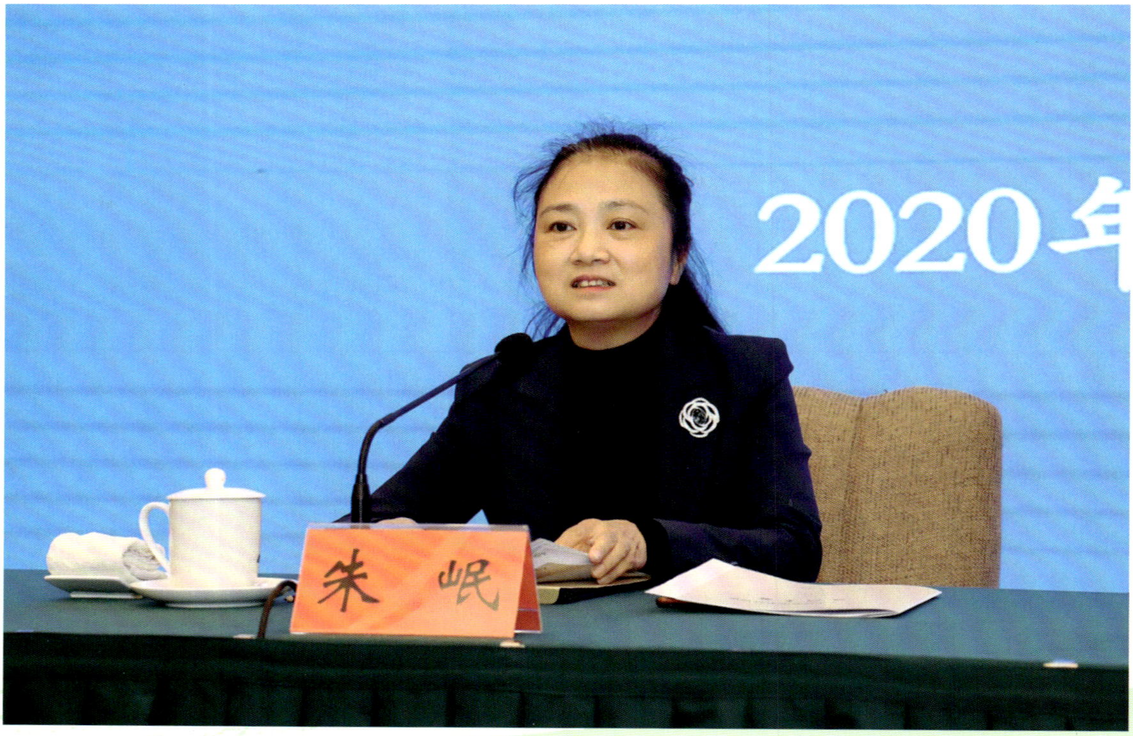

2020年9月10日，省卫生健康委副主任、省中医药管理局局长朱岷在中医院院长培训班上讲话

委宣传处供图

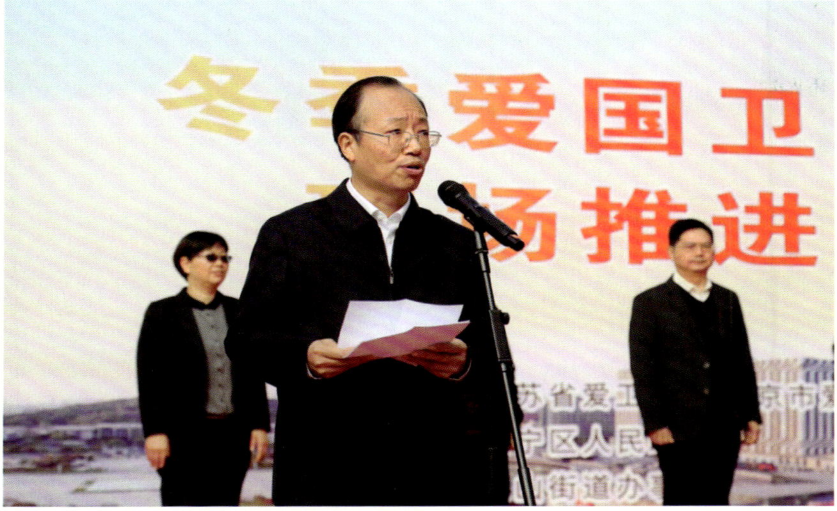

2020年11月20日，省卫生健康委副主任周明浩在冬季爱国卫生现场推进会上讲话

委宣传处供图

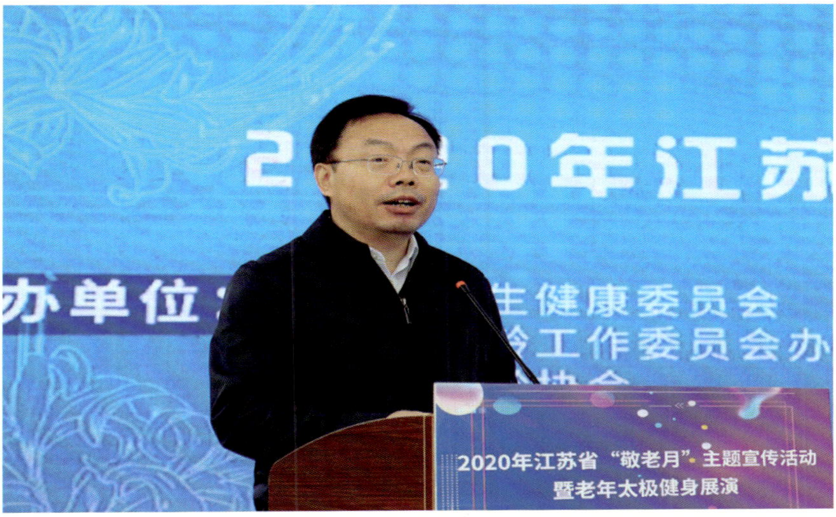

2020年10月16日，省卫生健康委副主任邱泽森出席2020年江苏省“敬老月”主题宣传暨老年太极健身展演活动

委宣传处供图

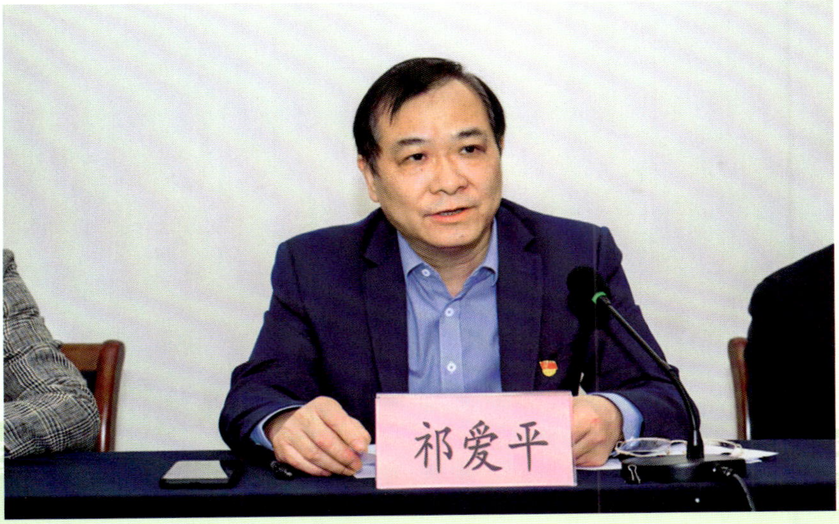

2020年11月9日，省卫生健康委二级巡视员祁爱平出席省卫生健康委会同省委组织部举办的2020年高层次人才“爱国·奋斗·奉献”理想信念教育专题培训班开班仪式

委宣传处供图

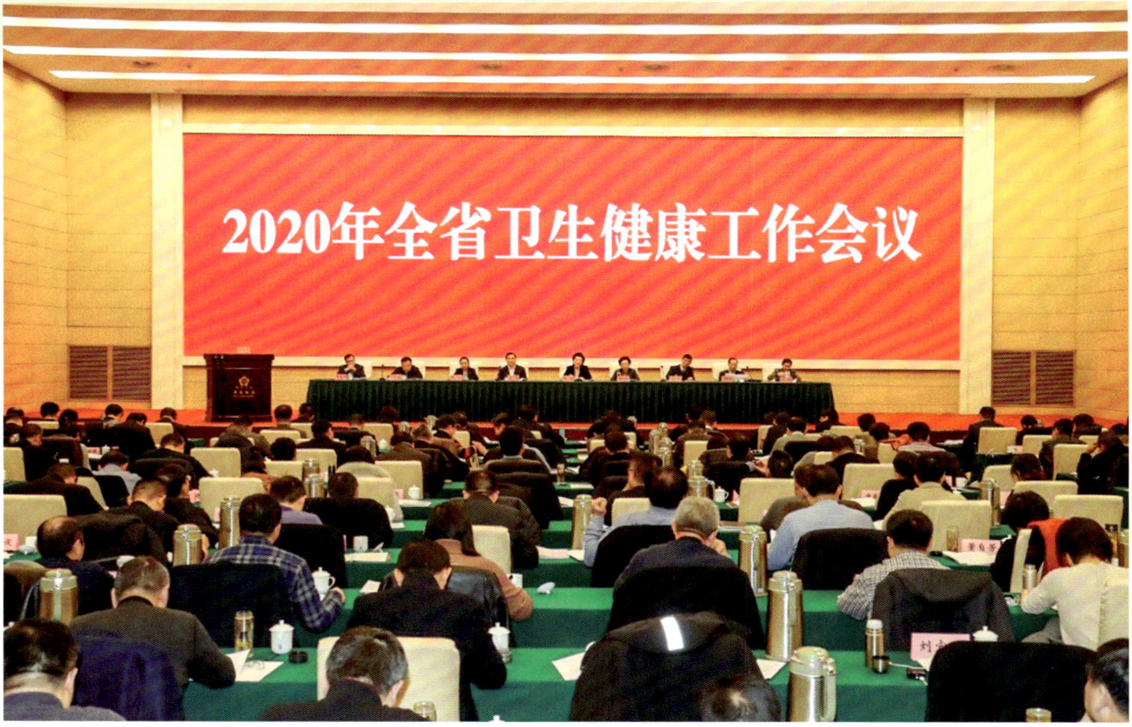

2020年1月19日，2020年全省卫生健康工作会议在南京召开　　委宣传处供图

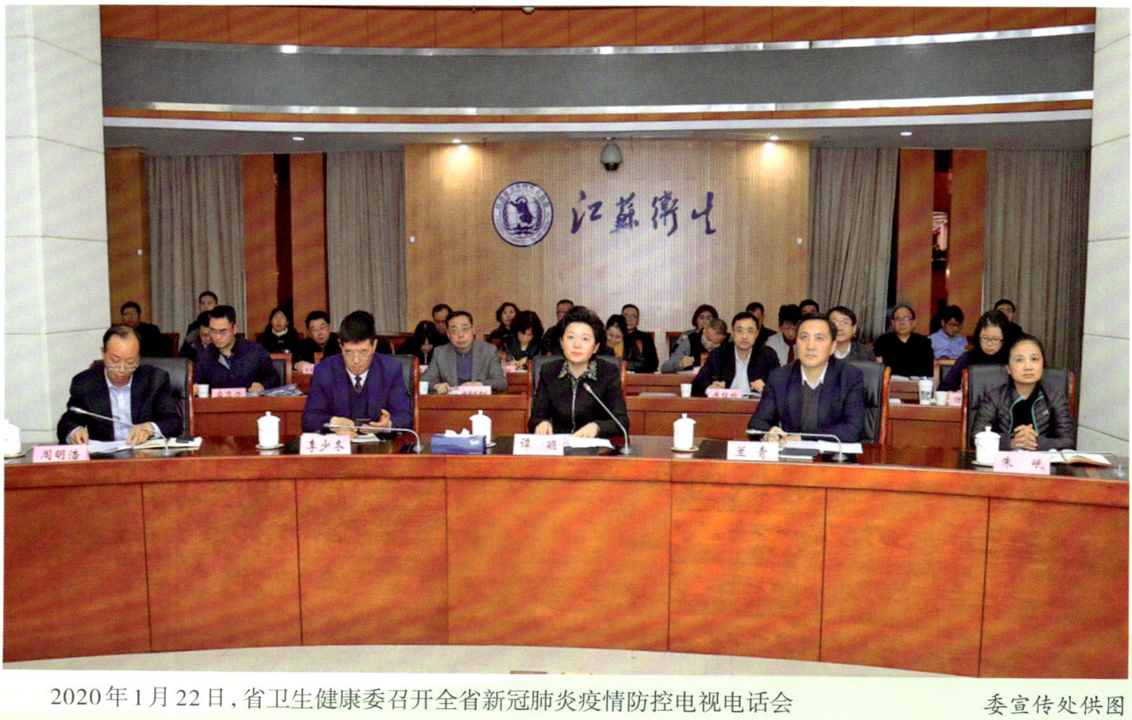

2020年1月22日，省卫生健康委召开全省新冠肺炎疫情防控电视电话会　　委宣传处供图

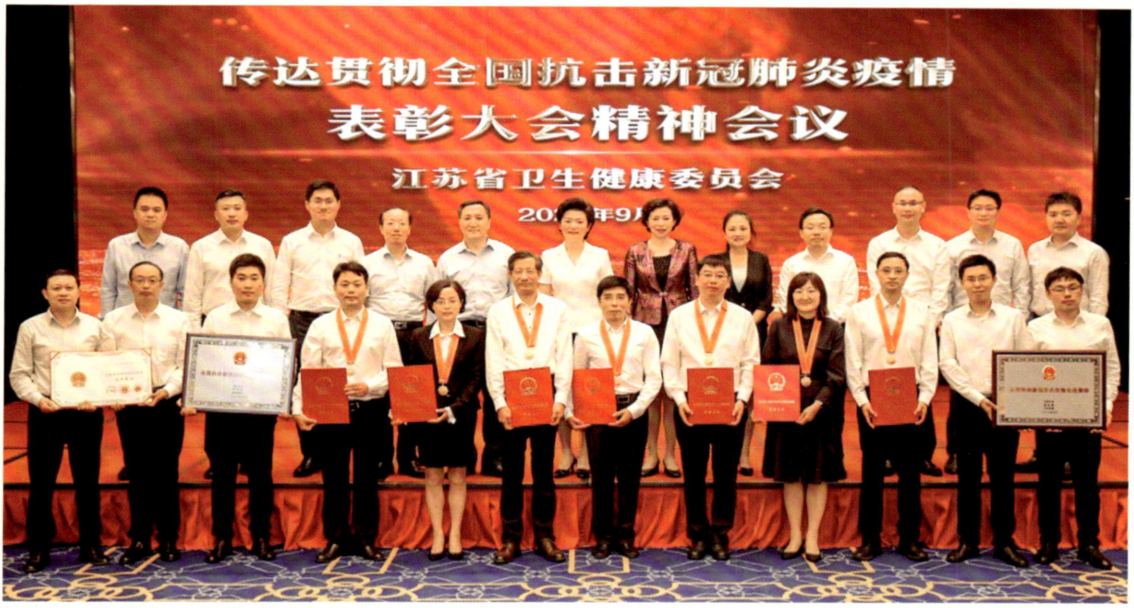

2020年9月15日，省卫生健康委召开传达贯彻全国抗击新冠肺炎疫情表彰大会精神会议　委宣传处供图

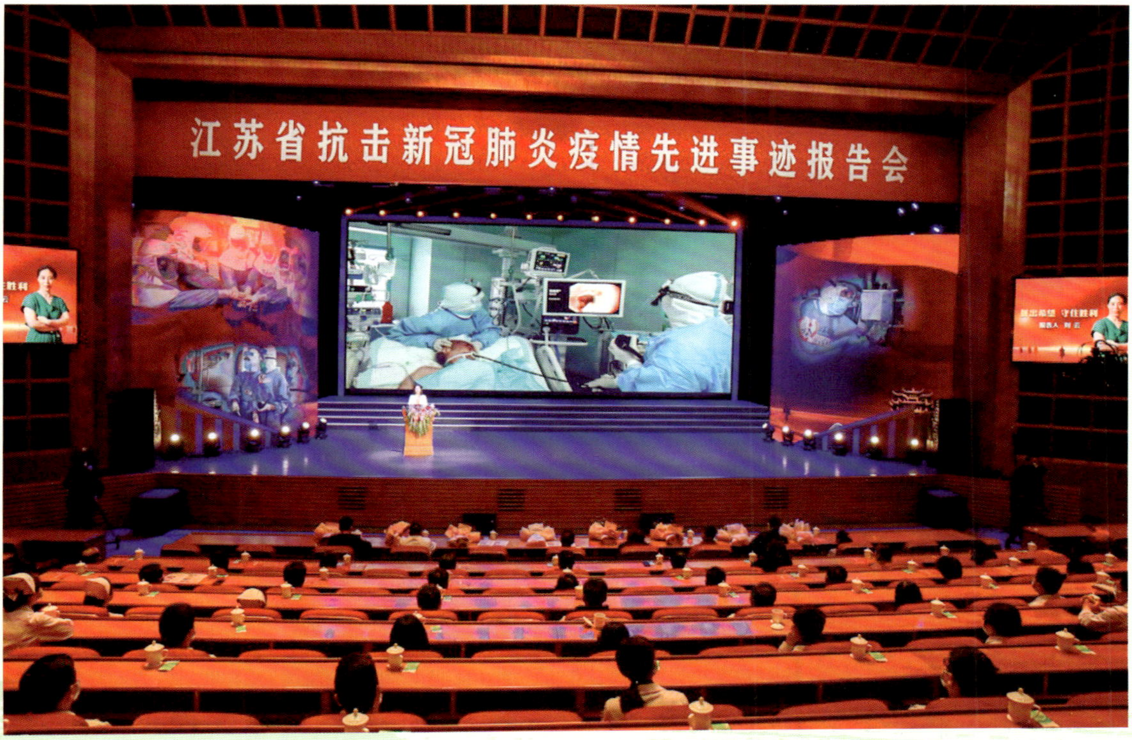

2020年11月27日，省卫生健康委在南京举行江苏省抗击新冠肺炎疫情先进事迹报告会　委宣传处供图

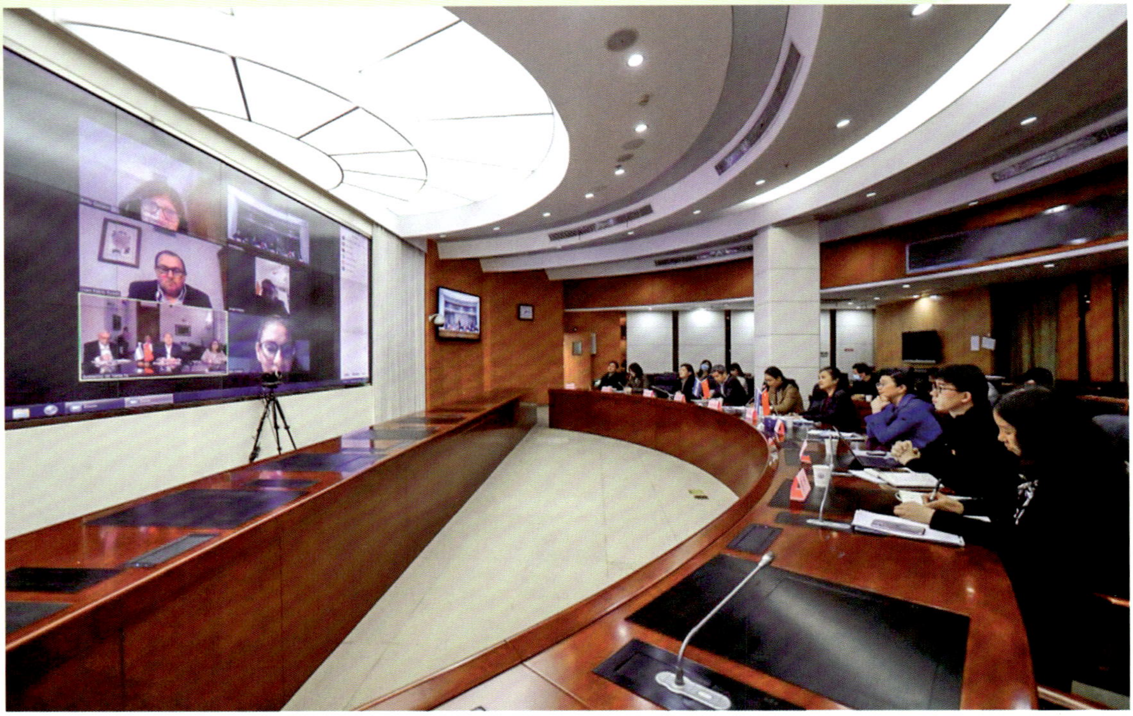

2020年4月9日，应阿根廷圣菲省要求，江苏省新冠肺炎防治相关专家与阿方就疫情防控、诊断救治、病例跟踪等议题进行视频交流

委宣传处供图

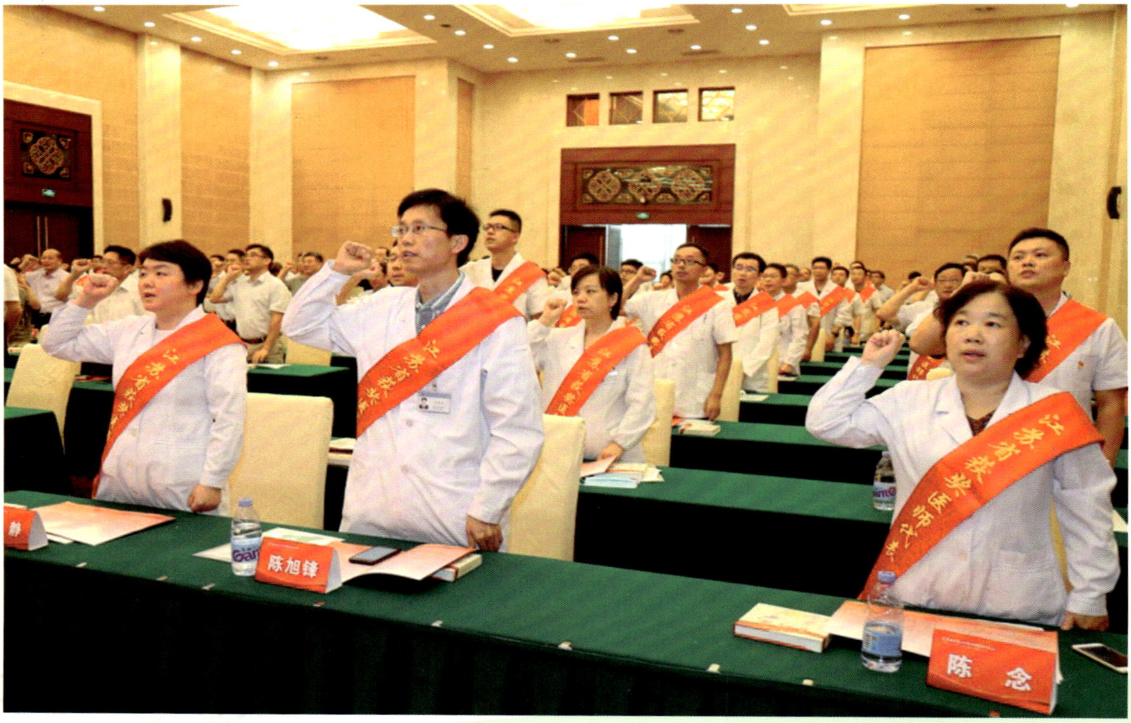

2020年8月17日，在南京举行的江苏省庆祝2020中国医师节大会上参会人员宣誓中国医师誓词

委宣传处供图

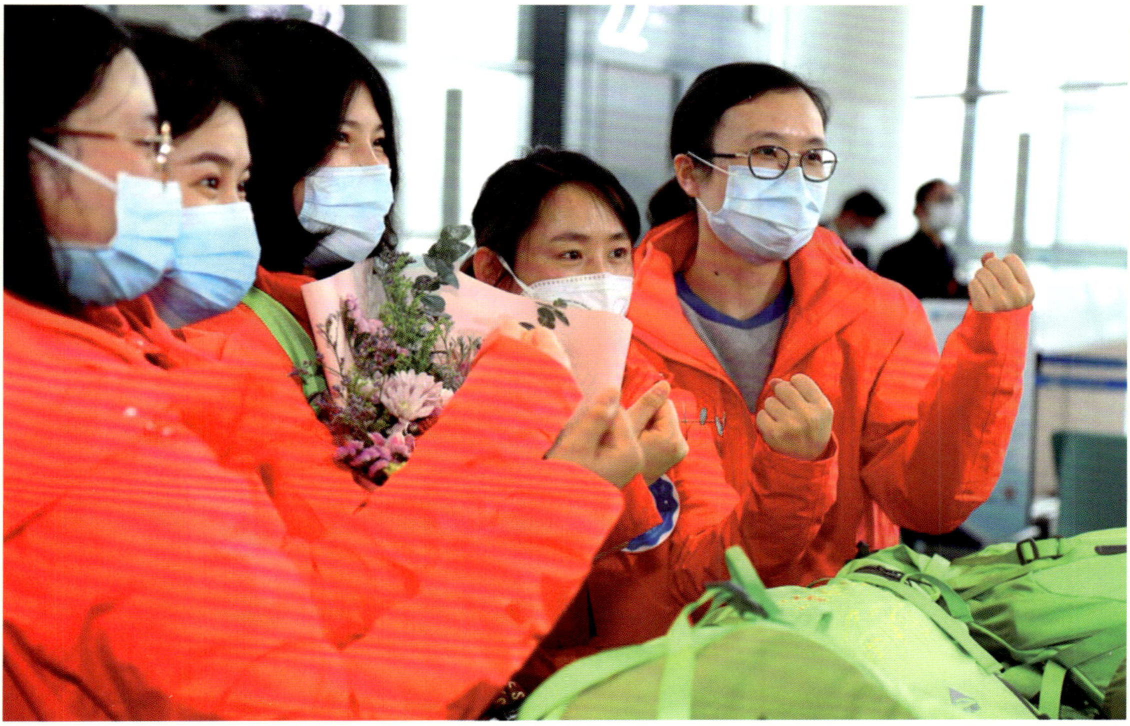

2020年2月17日，江苏第七批援鄂医疗队出征　　委宣传处供图

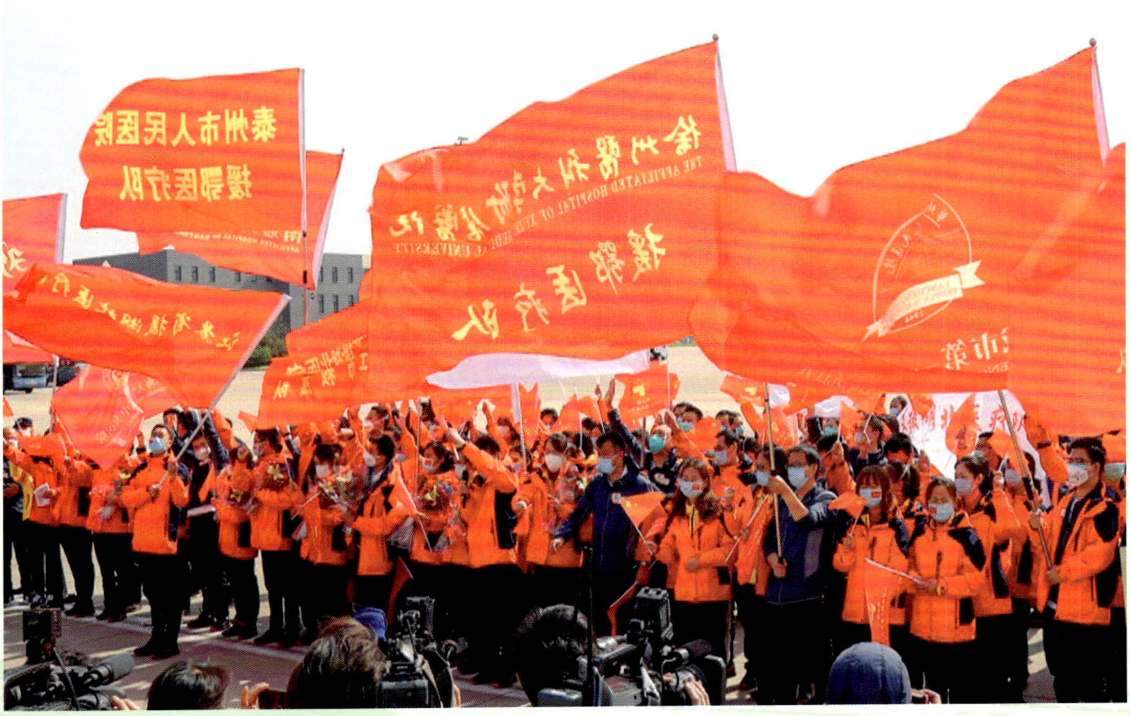

2020年4月12日，一批江苏援鄂医护人员返苏　　委宣传处供图

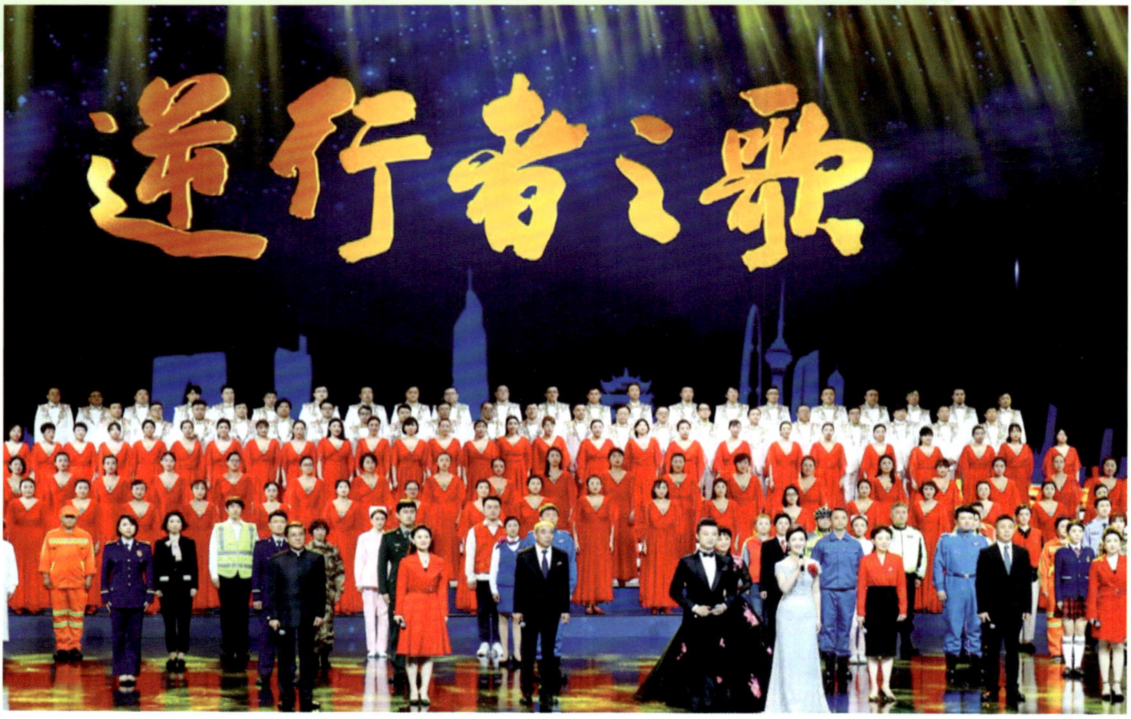

2020年5月15日，由省委宣传部、省卫生健康委、省文旅厅、省文联主办，省广电总台、省演艺集团、江苏大剧院承办的“逆行者之歌”——江苏省致敬白衣勇士慰问演出在江苏大剧院上演。文艺工作者用艺术形式向以2820名江苏援鄂医护人员为代表的最美逆行者表达崇高敬意与深深谢意

委宣传处供图

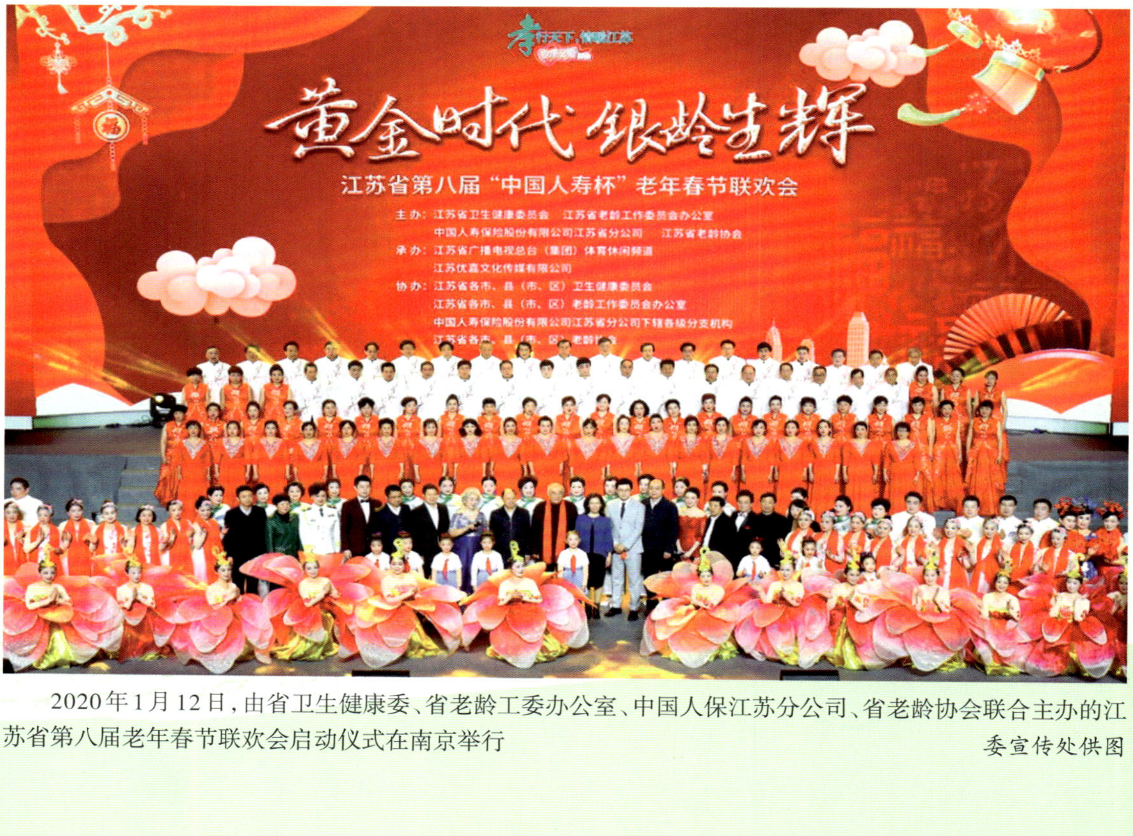

2020年1月12日，由省卫生健康委、省老龄工委办公室、中国人保江苏分公司、省老龄协会联合主办的江苏省第八届老年春节联欢会启动仪式在南京举行

委宣传处供图

《江苏卫生健康年鉴》(2021)编委会

《江苏卫生健康年鉴》编辑部

《江苏卫生健康年鉴》(2021)特约通讯员

南京市

何福林　殷锦国　张　迅　李浔波　步腊春　姚欣雅　朱命国　王　栩
刘颖奇　陈　娟　杨和生　张立中　张　妍　王家贵

无锡市

周　卉　王　婷　钱　好　夏　彧　徐依雪　刘　卉　方　伟　周志珺
王梦怡　王绞呈　张　琪　潘　燕　王　莉　冯庆波

徐州市

曹同春　朱晓军　雷瑞平　王　静　鹿　涛　刘晓晓　贺广雷　刘会会
张成方　巩小萌　康　巍　王牧天　陈　莹　夏　蒙　胡庆虎　吴　敏

常州市

黄志娟　郑　晨　马煜清　郑冰研　周凌霞　印　颖　薛　原

苏州市

董　川　夏云峰　徐建良　沈颖颖　夏晓伟　屠晓峰　周伟琪　李　敏
王　玲　周　群　周　奇

南通市

达　锬　唐雨露　王　璐　喻　建　徐卫菊　曹　慧　范　玲　王　帅

连云港市

朱孔豪　刘庆权　马　超　程婷婷　鲁　杰　何维前　张　博

淮安市

葛盈君　黄雨蒙　刘素林　潘宝林　周树东　嵇伟杰　韩　云　王世正
张　磊

盐城市

刘海峰　陈昌帅　单发令　董柏林　张利民　陈志龙　吴志忠　沈华烨
孙军成　张星星　陶　宇　叶钱州　王美富　陈海松　王国生　徐　斌
金厚祥　胥　玲

扬州市

韦　晔　熊伟亮　潘振洲　许　涛　李志远　张　丽　丁　虹　夏映凤
李　君　龚　治　高瑞德　陈同庆　张　云　周　明　姚敏君　潘亭秀

镇江市

江贻军　赵　伟　刘　晓　杭　慧　王姝凡　谈　枫　华　超

泰州市

葛　静　刘文成　姚　瑶　祝　华　袁红梅　罗爱华　朱忠林　陈二虎

宿迁市

巩锡平　庄文婷　朱　林　李华婷　徐英姿　穆冠中　袁　玺

委直属单位

王波龙　施玉燕　周恩超　朱志伟　盖峻梅　陈昌挺　夏　益　郑惠兰
周　瑞　田　堃　何　涛　江文丽　杨　鸣　王熹微　王　静　宋　淼
虞森森　朱　婷　刘　嘉　部　翀　马新星　吴晓芳　亓小琳　罗恩培
魏　利　浦颖娟　马冬云　丁　珏　吴亚霖　朱传连　朱海波　杨　璐
王利欢　强雨叶　吴　凯　郝　艳　陈　虹　韩立焱　胡迎春　朱黎黎
陈　瑶　季如菊

驻江苏部队

周　进　冯晓晨　徐　伟

学术团体和群众团体

张黎明　徐有健　施学忠　汪　清　孙翠华　霍孝蓉　陈　伟　李佳佳
强雨叶　张　奚　郝　艳　郭　丹　张惜莹　吴　洁　牛　彪　陈　勇
张伟新　潘　珺　张　俊

编 辑 说 明

一、《江苏卫生健康年鉴》由江苏省卫生健康委员会主办，是综合反映江苏卫生健康领域各方面工作基本情况、进展和成就的省级专业年鉴。自1989年起，始名《江苏卫生年鉴》每年出版一卷，2015年起更名为《江苏卫生计生年鉴》，2019年起更名为《江苏卫生健康年鉴》。本书以马克思列宁主义、毛泽东思想、邓小平理论、“三个代表”重要思想、科学发展观、习近平新时代中国特色社会主义思想为指导，坚持辩证唯物主义和历史唯物主义的立场、观点和方法，全面、详细地记述了2020年江苏省卫生健康事业的发展状况。

二、2021卷（第33卷）年鉴收录2020年资料。全书设9个类目：重要会议报告、文件与法规、大事记、工作进展、省卫生健康委直属单位工作、市、县（市、区）卫生健康工作、驻江苏部队和社会团体卫生健康工作、卫生健康界人物、卫生健康统计。全书卷首附彩色照片，卷末附索引。

三、2021卷年鉴中的数据，读者在引用时请以江苏省卫生统计信息中心提供的“卫生健康统计”数据为准。

四、为便于读者检索，除卷首目录和大事记外，对栏目的内容编制了主题词或关键词索引，以汉语拼音字母顺序排列。

五、本书由省卫生健康委各部门、省卫生健康委直属单位、设区市卫生健康委、驻苏部队卫生健康部门和省卫生健康界社会团体提供资料。错误疏漏之处，敬请读者指正。

《江苏卫生健康年鉴》编辑部

2021年8月

目　　录

·重要会议报告·

·文件与法规·

·大事记·

2020年卫生健康工作记事

·工作进展·

综合管理

卫生应急

科技教育

综合监督

药物政策与基本药物制度

老龄健康

妇幼健康

职业健康

人口监测与家庭发展

宣　　传

对外合作交流

中 医 药

人　　事

党建、工会工作

·省卫生健康委直属单位工作·

医疗卫生机构

科研、教育、社会服务机构

·市、县(市、区)卫生健康工作·

南京市

无锡市

徐州市

常州市

苏州市

南通市

连云港市

淮安市

盐城市

扬州市

镇江市

泰州市

宿迁市

·驻江苏部队和社会团体卫生健康工作·

驻江苏部队

社会团体

·卫生健康界人物·

省、市卫生健康系统

社会团体

·卫生健康统计·

在全省卫生健康工作会议上的讲话(摘要)

主任　谭　颖

(2020 年 1 月 19 日)

一、2019 年卫生健康事业改革发展取得显著成绩(略)

二、2020 年卫生健康工作的总体要求

2020 年是全面建成小康社会和"十三五"规划的收官之年,是十八届三中全会全面深化改革部署取得决定性成果之年,也是贯彻落实十九届四中全会精神开局之年。纵观国内外形势,当今世界正处于百年未有之大变局。全省正处在转变发展方式、优化经济结构、转换增长动力爬坡上坎的关键期,经济下行压力持续加大;同时,江苏拥有雄厚的实体经济基础、丰富的科教人才资源、比较完备的基础设施,全省人民正为建设"强富美高"新江苏奋力拼搏。卫生健康工作不仅是重大的民生问题,也是重大的社会问题、政治问题。谋划好、推进好新一年工作,必须充分认清所处时代背景,把握时代大势。重点把握以下几点:

(一)深刻把握高水平全面建成小康社会要求,高标准完成目标任务。没有全民健康,就没有全面小康。高水平全面建成小康社会,卫生健康工作责任重大。要进一步增强政治责任感,凝心聚力,确保圆满完成各项任务。一方面,奋力夺取健康扶贫攻坚战全面胜利。健康扶贫是脱贫攻坚"硬骨头"的主攻方向,直接检验高水平全面小康的"成色"。要坚持精准扶贫、精准脱贫基本方略,聚焦低收入人口医疗费用个人支付比例偏高、"先诊疗后付费"一站式结算不够到位等问题,采取"靶向治疗"措施,建立长效保障机制,坚决打赢打好脱贫攻坚必须拿下的关键战,履行好历史赋予我们的重大使命。另一方面,着力补齐发展短板。对照《江苏高水平全面建成小康社会统计监测实施方案》涉及卫生健康 3 项指标,2018 年,全省平均预期寿命有 6 个市尚未达标,千人口执业(助理)医师数有 2 个市、43 个县(市、区)尚未实现,农村卫生厕所普及率虽已全部达标,但后续养护机制还未有效形成。要对标对表,聚力攻坚,确保"全面性"。与此同时,紧盯基层卫生、公共卫生等方面存在的突出问题,大力实施决胜高水平全面建成小康社会补短板强弱项行动,体现"高水平"。

(二)深刻把握收官"十三五"和开启"十四五"交汇点面临的新形势,以新发展理念引领卫生健康事业高质量发展走在前列。发展理念决定着发展成效乃至成败。对标对表新发展理念,全系统在体制机制、模式方式、技术手段的创新上与先进地区相比还有不小差距,在城乡、医防、专科的协调发展上还有很多短板需要补齐,推动托育、健康养老等方面的开放发展还有很大空间,健康江苏建设人人参与、人人共享的格局还未真正形成。有效面对主要矛盾新变化,必须坚定不移践行新发展理念。今年是"十三五"规划收官之年,要实现第一个百年奋斗目标,为"十四五"发展和实现第二个百年奋斗目标打好基础。处于关键节点,一方面,要仔细盘点。对照卫生与健康暨现代医疗卫生体系建设"十三五"规划确定的 26 个指标和 9 大重点任务,以及各专项规划,逐条梳理工作进展和落实情况,查找需要补齐的短板、需要改进的地方,下大力气解决;同时理清可以复制和延续的思路、路径和经验。另一方面,要精心谋划。正视历史积累的问题和矛盾,看清自身发展的差距和不足,坚持系统思维,增强整体协同,把高质量发展要求贯彻到"十四五"发展全过程。将卫生健康事业放到"一带一路"建设、长江经济带发展和长三角区域一体化发展三大国家战略叠加交汇的全局谋划,确立更高目标定位,体现卫生健康人的勇气担当。注重前瞻性、系统性,科学编制高质量、高水平的"十四五"发展规划,大胆谋划一批事关全局和长远发展的大项目好项目,将发展重点转化为切实可行的工作抓手,推动卫生健康事业高质量发展走在前列。

(三)深刻把握党的十九届四中全会精神,强化提高人民健康水平的制度保障。党的十九届四中全会对坚持和完善中国特色社会主义制度、推进国家治理体系和治理能力现代化作出重大战略部署。全会作出的《决定》强调要注重加强普惠性、基础性、兜底性民生建设,鼓励支持社会力量兴办公益事业,满足人民日益增长的美好生活需要;同时,系统阐明了"强化提高人民健康水平的制度保障"主要任务和工作要求,为加快推进卫生健康制度建设指明了方向。我们要把思想和行动统一到全会精神上来,按照省委十三届七次全会作出的“推动省域治理体系和治理能力现代化建设走在前列”部署,在国家卫生健康治理体系和治理能力现代化大棋局中当好“排头兵”。充分发挥中国特色医疗卫生制度优势。始终坚持党对卫生健康工作的领导,始终坚持新时代卫生健康工作方针,始终坚持以人民健康为中心的根本立场,始终坚持卫生健康事业的公益性,始终注重发挥医务人员主力军作用。坚持保障和改善民生的“十六字”方针,守住底线、突出重点、完善制度、引导舆论。发挥政府保基本作用,尽力而为,量力而行,健全幼有所育、病有所医、老有所养、弱有所扶等方面的制度体系,保障群众基本需求;发挥社会力量作用,深化医疗养老服务领域市场化改革和对内对外开放,支持社会力量发展普惠托育服务,增强多层次多样化供给能力。牢牢把握卫生健康的主体性制度建设。始终把公共卫生服务制度、医疗服务制度、医疗保障制度、药品供应保障制度等四项主体性制度摆在重要位置,一以贯之、长期坚持,在工作中持续巩固、发展、完善。进一步深化医改相关制度建设。坚持坚定制度自信和深化改革攻坚相结合,坚持问题导向、目标导向、结果导向相统一,在分级诊疗制度、现代医院管理制度、综合监管制度建设上加强探索,把行之有效的好经验、好做法固定下来,成为成熟的制度安排,推动工作行稳致远。加快推进卫生健康工作新领域制度建设。针对职业健康、“一老一小”照护服务等工作领域,围绕管理体制、服务体系,把功夫下在健全标准、完善政策、加强监管上,不断发展完善卫生健康制度,更好地全方位、全周期维护人民健康。

三、扎实推进2020年重点工作

今年全省卫生健康工作总的要求是:以习近平新时代中国特色社会主义思想为指导,全面贯彻党的十九大和十九届二中、三中、四中全会精神,坚持稳中求进工作总基调,坚持新发展理念,坚持新时代卫生健康工作方针,深入推进健康江苏建设,深化医药卫生体制改革,着力抓重点、攻难点,补齐公共卫生、基层医疗卫生短板,推进中医药传承创新发展,切实维护医疗卫生行业安全稳定,进一步增强群众获得感、满意度,确保圆满完成高水平全面建成小康社会和“十三五”规划目标,奋力推进卫生健康事业高质量发展。

重点做好以下工作:

(一)落实健康中国行动推进健康江苏建设。发挥健康江苏建设领导小组办公室作用,协助省政府出台落实健康中国行动实施方案。召开健康江苏建设现场推进会,推广先进经验。建立省对各设区市的考核评价机制,开展健康城市建设评估。各地要健全工作推进机制,结合实际制定工作方案并组织实施。一是着力提升居民健康素养。完善省级健康科普资源库和专家库,利用传统媒体和新媒体大力宣传健康知识,全省居民健康素养水平保持在24%以上。积极倡导合理膳食。建设一批无烟医院、无烟学校、无烟机关。二是持续推进健康城镇建设。深化国家和省级健康城市试点市工作,形成特色亮点。建设省健康镇30个、健康村150个。推进健康企业建设,打造企业健康文化。三是深入开展爱国卫生运动。苏北地区要继续抓住农民住房改善机遇,大力推进农村户厕无害化改造;苏南、苏中地区要探索建立改厕后续管护机制,年内新增农村无害化卫生户厕8万座。力争新增国家卫生城市1个、省卫生乡镇30个、省卫生村500个。四是协同推进“教卫融合”“体医融合”。强化与教育部门协作,统筹开展青少年近视防控、传染病防控、健康教育、控烟等工作,加强学校卫生管理,提高健康促进学校覆盖率。会同体育部门开展运动处方师等人员培训,为群众提供科学健身指导,推动全民健身。

(二)更大力度推进医改。坚持三医联动,努力在重点领域取得新突破。一是全面推进分级诊疗。一方面,做实紧密型医联体。全面建立以城市医疗集团为主要形式的紧密型医联体,实行医联体内人、财、物统一管理;在涉农县(区)聚焦人才共用、科室共建、资源共享,全面推进紧密型县域医共体建设。协调医保部门重点推进紧密型医联体打包付费试点以及多元复合支付方式改革。制定医联体双向转诊指南,开展医联体绩效考核。完善危急重症救治体系,推动县级医院胸痛、卒中、创伤救治中心建设。另一方面,做实家庭医生签约服务。以点单式签约和首诊式签约为主体,落实绩效考核制度,提高签约服务质量。试点基层药师编入家庭医生签约服务团队,为签约慢性病患者提供个性化药学服务。年内新增500个家庭医生工作室,十大类重点人群签约率稳定在60%以上。二是全面深化公立医院改革。大力推进现代医院管理制度建设,年内力争所有医院完成章程制定工作。配合做好省属公立医院地方政府专项债券发行管理工作。以设区市为单位建立公立医疗机构医疗服务价格动态调整机制,结合取消医用耗材加成和药品耗材集中采购降价,协同实施医疗服务价格专项调整。落实预算管理、全成本核算与控制等制度,实施二级以上公立医院绩效考核。三是完善药品供应保障机制。落实国家基本药物制度,医疗机构配备使用基本药物金额占比在2019年基础上提高5—10个百分点。做好省级短缺药品储备,扩大儿童专用制剂调剂使用品种和范围。建立省级药品使用监测平台和省、市、县三级监测网络,遴选10个左右品种统筹推进药品临床综合评价。各地要督促医疗机构采购使用国家谈判药和国家组织集中采购药品,确保应采尽采,应用尽用。

(三)坚决打赢健康扶贫攻坚战。协调落实托底医疗保障,确保低收入人口在县域内定点医疗机构住院个人自付费用控制在政策范围内总费用的10%以内。一是加强信息化管理。升级省低收入人口患病情况定期报告平台,全面掌握低收入人口患病、治疗、报销等信息,提高健康扶贫精细化管理水平。二是加大大病救治力度。加强30种大病专项救治,落实“先诊疗后付费”和“一站式”结算要求。建立低收入人口大病救治省级专家库，做实对口帮扶，提升经济薄弱地区县医院30种大病诊治能力。三是加强健康管理。鼓励围绕低收入人口个性化健康服务需求，提供连续性健康综合服务。落实为建档立卡低收入人口每年免费提供一次基本健康体检服务要求。四是落实卫生对口支援任务。统筹做好对口帮扶陕西、西藏、新疆、青海等省区贫困县县级医院工作，重点加强受援地区近三年外转诊率排名前10位的临床专科能力建设，提升受援医院综合服务能力。

（四）切实维护卫生健康系统安全稳定。认真落实安全生产责任制，全力抓好为期一年的安全生产专项整治工作，提升本质安全水平。加大消防和危化品整治、特种设备管理力度，聚焦医院和卫生类院校等人员密集场所，地下车库、建筑工地等火灾隐患重点部位，以最高标准、最严措施，开展全覆盖拉网式大排查大整治，边查边整治，做到“问题清零”。全面排查化解预防接种、院感防控、实验室生物安全、职业健康、网络信息安全等方面的风险隐患，消除盲区漏点，确保全系统安全形势持续向好。继续开展扫黑除恶专项斗争，持续开展涉黑涉恶线索排查，强化与政法、公安机关信息沟通，依法联合打击各类黑恶势力。

（五）加大公共卫生工作力度。完善公共卫生服务体系，建立保障与激励相结合的运行新机制，突出关口前移，保障公共卫生安全。一是提升基本公共卫生服务实效。将基本公共卫生服务补助标准提高到人均不低于80元，开展国家基层高血压、糖尿病医防融合试点，90%的县（市、区）实现电子健康档案向签约居民开放。二是严格疫苗预防接种管理。加强在线监测监管，推进预防接种综合服务管理信息系统规范使用。推进儿童预防接种门诊规范化管理，落实核心制度，建成一批示范门诊。开展人员培训和法治教育，加强督查指导和暗访检查，推动预防接种机构和工作人员责任落实。三是加强疾病防控。大力实施地方病血吸虫病防治专项行动，加强艾滋病、结核病防控，做好新型冠状病毒感染的肺炎防控工作，将甲乙类法定报告传染病发病率控制在120/10万左右。推进慢性病综合防控示范区建设，加强省癌症中心建设，落实重点癌种筛查和早诊早治措施，社会心理服务体系建设试点实现13个设区市全覆盖。四是扎实做好卫生应急工作。探索将卫生应急规范化建设向基层延伸，结合区域医疗中心建设完善紧急医学救援基地种类和布局，有效应对重大突发公共卫生事件和各类重大事故。五是大力提升职业健康管理水平。鼓励各地通过增加编制、调整监督和疾控机构内部职能等多种方式，年内基本形成职业健康监督执法和技术支撑网络。扎实推进尘肺病防治攻坚行动和矿山、冶金、化工等行业领域尘毒危害治理行动，确保企业职业病危害项目申报、危害因素定期检测、职业健康检查、企业相关人员培训运95%以上。加大职业卫生监督执法和健康企业创建力度，推动企业严格落实职业病防治主体责任。

（六）切实提升医疗服务水平。一是加强医院服务能力建设。落实委省共建协议，“一院一案”制定国家医学中心和国家区域医疗中心建设方案，积极争取各级政府加大投入力度，全力打造长三角医疗高地。开展省级医疗中心评审确认，推进市、县级医疗中心建设。继续推进第二阶段县级医院能力提升和县医院创建三级综合医院工作，年底前力争公立县医院100%达国家服务能力推荐标准。开展省级临床重点专科评审，加强急救医疗体系建设，加快康复、妇产、儿童、精神、护理等薄弱专科发展。二是进一步提升基层医疗服务能力。全面贯彻落实《全省农村医疗卫生服务保障水平提升行动方案》，开展优质服务基层行活动，扶持600个基层医疗机构装备设备购置及设施改造，新增基层机构特色科室建设单位80个、农村区域性医疗卫生中心80个。鼓励社区卫生服务中心围绕医防融合、首诊签约、综合服务等领域探索创新，开展社区医院示范县（市、区）建设。三是强化医疗质量安全管理。加强院感管理全员培训，加快院感管理信息化进程，加强医疗废物管理信息系统建设。发挥医院评审抓手作用，提高医院评审质量和水平。组织对三级医院进行不定期重点检查，以及医疗护理质量、医疗技术临床应用管理、药事管理专项检查，促进医疗质量安全核心制度落实。四是全面改善医疗服务。落实“不忘初心、牢记使命”主题教育期间出台的“为民服务解难题”49项举措，以智慧医院建设为抓手持续改善医疗服务。组织开展全省三级医疗机构患者满意度第三方调查、明察暗访，对二级及以上公立医院进行专项检查，推进各项改善服务措施落地落实。

（七）推进中医药传承创新发展。深入贯彻习近平总书记关于中医药工作的重要论述、全国中医药大会精神和《中共中央国务院关于促进中医药传承创新发展的意见》，协助省委省政府出台实施意见、召开全省中医药大会，推动全省中医药事业加快发展。一是提升中医医疗机构服务能力。推进列入国家中医药传承创新工程6个项目和6个国家区域中医（专科）诊疗中心建设，积极争创国家中医医学中心、区域中医医疗中心，加强省级中医（专科）诊疗中心建设，推进重大疑难疾病中西医协作试点。落实医院评价和绩效考核制度，加强县级中医医院建设，进一步提高中医馆覆盖率。二是强化中医药人才队伍建设。表彰江苏省名中医，持续实施“岐黄工程”、省中医药领军人才和优秀人才培养计划。以中医临床思维训练为重点，提升中医住院医师规范化培训水平。加强基层卫生技术人员中医药应用能力培养，年内培训人数1500人以上。遴选培养一批中西医结合高级人才，继续开展中医经典巡讲。三是促进中医药科技创新。加强国医大师、名老中医药专家传承工作室和工作站建设，推动名老中医诊疗经验的数字化传承。支持跨领域、跨学科中医药科技合作，推动建立中医药创新中心或联盟。加强中医临床研究基地、重点中医药科研机构内涵建设，打造高水平中医药技术创新和成果转化平台。四是大力弘扬中医药文化。组织开展第十届“中医药就在你身边”中医药健康文化巡讲、“岐黄校园行”活动，促进全社会形成“信中医药、用中医药”的浓厚氛围。

（八）强化重点人群健康保障。一是促进人口与家庭发展。实施好全面两孩政策，进一步提高母婴设施配置率。加强人口监测调查，优化生育服务管理。做好农村部分计划生育家庭奖励扶助金、特别扶助金发放工作，落实好计划生育家庭扶助关怀。贯彻《省政府办公厅关于促进3岁以下婴幼儿照护服务发展的实施意见》，每个设区市至少选择1个县（市、区）开展普惠托育试点，积极推进支持社会力量发展普惠托育服务专项行动，年内新增普惠托育机构80家、各个设区市至少建设一家示范性托育机构。鼓励有条件的地区推进“一街道一乡镇一普惠”试点。二是加大妇女儿童健康保障力度。推进县级妇幼保健机构“所转院”，年内新建成4个县级妇幼保健院、1～2个县级三级妇幼保健院。持续推动高危孕产妇管理24项制度落实，严格控制“两个死亡率”，确保产前筛查和新生儿疾病筛查实现全覆盖。三是加强老龄健康服务。推动出台《贯彻〈国家积极应对人口老龄化中长期规划〉实施方案》《关于建立完善老年健康服务体系的实施意见》和《关于深入推进医养结合发展的若干措施》。实施社区医养结合能力提升工程，开展医养结合专业人员培训和医养结合示范建设。组织医疗卫生机构开展适老化改造，创建老年友善医疗卫生机构。开展老年友好社区建设，建设一批老年友好示范社区。深入推进“安康关爱行动”，老年人意外伤害保险承保覆盖率超过70%。二级以上综合医院设老年医学科比例达60%以上，基层护理型床位占比达30%。实施“老年人心理关爱”项目，推进安宁疗护试点工作。做好老年人健康服务和促进工作，为680万65岁及以上老年人提供一次免费健康体检服务。充分发挥省老龄办职能作用，积极争创全国“敬老文明号”，选树一批敬老爱老助老模范人物。

（九）增强人才科技和信息化支撑力。一是着力提升卫生健康科技创新能力。推进国家临床医学研究中心及省医学重点学科和实验室建设，力争新建3～5个省级以上卫生科技创新平台。围绕区域医疗中心建设和省癌症防治目标，加大临床研究与新技术引进力度。对200项研究方向明确、预期结果较好的科研项目进行正式立项，引进260项以上临床推广价值高的医学新技术。建立医学科技创新奖励制度，对建成的国家临床医学研究中心以及省医学重点学科和实验室等高层次创新平台予以奖励。二是加大人才队伍建设力度。深化医教协同，推动有条件的高校增设儿科、精神医学等紧缺专业，增加预防医学、康复医学等专业及大专层次招生计划，优化农村订单定向医学生培养结构。落实全科医生培养激励机制，力争全年新培养全科医生不少于1000人。安排700名乡镇卫生院骨干医师务实进修，对3000名乡村医生进行实用技能培训。继续实施基层卫生人才统一招聘，开展新一轮省级优秀基层骨干人才遴选。加大公共卫生骨干人才进修培训力度，建设省级公共卫生医师规范化培训基地。以“高精尖缺”为重点，分专科建立若干人才孵化室。深入实施卫生高层次人才“六个一”工程，引进1个以上卫生创新团队、10名左右江苏特聘医学专家、20名左右世界名校博士。对10名左右卫生领军人才、100名左右卫生拔尖人才给予资助。三是深化人事薪酬制度改革。将社区卫生高级职称全部下放到各设区市，组织开展卫生高级专业技术资格条件修订。鼓励各地因地制宜制定高层次卫生人才和基层卫生骨干人才标准及相应薪酬政策，引导公立医院按上年度总支出的3%设立人才工作专项经费。积极推动备案制人员纳入事业养老保险，加快建立备案制人员年金制度。全面落实传染病疫情防治人员灾害疫情处置等临时性工作补助政策，鼓励对公共卫生重点岗位和高层次人才实行协议工资、项目工资或年薪制。四是提升卫生健康开放合作水平。加强与“一带一路”沿线国家的合作交流，实施血吸虫防治、宫颈癌筛查等公共卫生项目。实施中医药走出去战略，建设5个海外中医药中心或中医科，展示江苏形象。开展创建国际一流医学中心、卫生海外创新学院、短期先进技术培训等项目，资助300名医护人员赴国（境）外学习研修。新增10对友好医院。实施“海外专家银发项目”，引进海外高层次医学人才。完成马耳他中医中心项目，加大对受援国专科人才培养力度，打造援外医疗品牌。五是加快智慧健康建设进程。加强省、市、县三级卫生健康信息平台建设，促进信息互联互通。提档升级基层医疗卫生信息系统，实现妇幼健康信息系统应用全覆盖。推进“互联网+医疗健康”示范省建设，探索医疗健康领域5G网络应用，建设全省远程医疗监管系统，乡镇卫生院实现远程医疗全覆盖。提升医院电子病历应用水平，二级及以上医院普遍提供互联网医疗服务。开展医学影像云存储建设，促进检验结果在医疗机构间互认共享。推广“江苏健康通”APP应用，母婴电子健康手册向签约对象开放率提升到95%。开展医疗健康大数据临床应用试点。

（十）强化医疗卫生行业综合监管。一是推动制度落实。健全机构自治、行业自律、政府监管、社会监督相结合的多元化综合监管体系，加强医疗卫生行业秩序、公共卫生服务等全流程监管制度建设。牵头建立医疗卫生行业综合监管督察机制，对设区市政府进行医疗卫生综合监管实地督察。各地要建立相应协调机制，出台具体方案。二是加强事中事后监管。深化“放管服”改革，全面推行“双随机、一公开”抽查。扩大在线监测生活饮用水、医疗废物等应用，加快实现手持移动执法终端全覆盖。三是深入开展打击非法行医等专项行动。联合公安、市场监管等部门开展打击无证行医、非法开展人类辅助生殖与器官移植专项行动，开展餐饮具集中消毒单位专项监督检查和职业病危害严重企业专项整治，重拳出击，严厉查处违法违规行为，加大通报和媒体曝光力度，促进医疗卫生行业乱象得到有效遏制。四是强化信用监管。开展“信用+综合监管”试点,完善医疗卫生行业信用信息系统,加快实现卫生监督、医疗服务监管等信息系统互联互通。建立医疗卫生行业黑名单制度,构建多部门联合惩戒机制。

(十一)统筹推进各项重点工作。一是加强卫生健康法治建设。大力宣传贯彻《基本医疗卫生与健康促进法》和即将出台的《江苏省中医药条例》《江苏省出生缺陷防治办法》,加快《职业病防治条例》《精神卫生条例》立法进程。推进“放管服”改革、“不见面审批”,加强政务服务标准化建设,实现依申请行政权力事项“一网通办”。二是进一步发挥宣传工作引导作用。加强与主流媒体合作,精心组织重大主题宣传。倡导“每个人是自己健康第一责任人”理念,增强群众自我健康管理意识。利用中国医师节、国际护士节等契机宣传行业典型,充分发挥示范作用。完善舆情研判处置机制,及时回应社会关切。三是大力推进长三角医疗健康一体化发展。建设数据资源目录和标准体系,促进医疗急救信息和资源共享、血液管理系统互联互通、重大传染病疫情和公共卫生事件应急联动。加强跨区域专科联盟建设,建立罕见病诊断资源共享平台。推进科研基础设施共享,协同打造国内国际领先的优势学科群。加强异地就医服务监测,建设合理就医秩序。四是做好重大规划实施和编制工作。强化“十三五”事业发展规划执行,确保实现预期目标。以卫生健康事业高质量发展走在前列为目标,研究提出“十四五”期间卫生健康工作策略、重点任务、重大项目和政策保障措施。此外,要优化大型医用设备配置,加强卫生健康财务管理,做好政务公开、信访工作,落实老干部政治和生活待遇保障,重视保健工作。

(十二)坚定不移推进全面从严治党。深化党建工作与业务工作融合,大力提升全系统党建工作质量。一是坚决做到“两个维护”。持续深入学习习近平新时代中国特色社会主义思想,坚持学思用贯通、知信行统一,以新思想解放思想。巩固深化主题教育成果,大力推进“三个表率”模范机关建设,开展“争当维护核心的忠诚卫士、争当人民群众的健康卫士”主题实践活动,引导党员干部把“两个维护”落实到具体工作中。二是切实打好意识形态斗争主动仗。贯彻落实意识形态工作责任制和网络意识形态工作责任制,强化阵地管理,管好用好政务新媒体,维护意识形态领域安全。三是打造坚强有力的基层党组织。扎实推进党支部标准化、规范化建设,推动建设党建和业务“双强党支部”。加强党员教育管理,提升“三会一课”总体质量。继续开展“健康惠民、党员先行”行动,深化党建引领的医院文化建设,推动“党员示范岗”创建活动。积极稳妥全面落实党委领导下的院长负责制,优化医院党支部设置,把“支部建在科室”,使之与医疗科研、医务管理等深度融合。四是持之以恒正风肃纪。严格执行中央八项规定及实施细则精神,力戒形式主义、官僚主义,深入持续为基层减负。组织推选第五届全省“十大医德标兵、百名医德之星”。开展警示教育,深化廉政风险排查。运用“四种形态”,完善发现问题、纠正偏差、精准问责机制。巩固拓展省纪委专责监督意见整改成果,深化医药购销领域专项整治和高值医用耗材采购使用管理专项整治。五是着力提升行业管党治党水平。全面实行领导班子及成员落实全面从严治党主体责任年度任务清单管理,细化分解全面从严治党“两个责任”。坚持半年研判行业党风廉政建设形势,年底对行业履行党风廉政建设责任制情况进行考核。市、县(市、区)卫生健康委要及时向上级报备党建工作、报告落实党风廉政建设工作情况,对主体责任落实不到位的进行责任约谈。加强调查研究,破解行业全面从严治党体制机制障碍。

四、奋力推进2020年目标任务落地落实

新时代是奋斗者的时代,共产党人的时间观是奋斗者的时间观,时间不等人、事业不等人。全系统要以强烈的使命感和责任感,奋力拼搏、阔步前行,确保各项任务圆满完成。

(一)以更高的站位谋划推动。各级卫生健康部门要更加注重大局观念,识大体、观大势、顾大局,善于从经济社会发展全局的高度谋划工作,推动党委政府把人民健康放在优先发展的战略地位。要切实发挥好健康江苏建设和深化医改牵头作用,加强部门联动、政策协调,建立工作配合、信息共享机制,凝聚推动卫生健康事业发展的强大合力。各地各单位主要负责人,要有站位全局的高度和眼界,切实增强抓工作、促发展的魄力和使命,做到心无旁骛干事业、聚精会神谋发展。

(二)以更新的举措加快发展。卫生健康事业高质量发展走在前列的进程中,有机遇要抢抓、有困难要克服、有新命题要探索。要坚持问题导向和需求导向相结合,开展系统性、高质量的调查研究,找准问题症结,敢于突破瓶颈、攻坚克难。要始终保持探路者的锐气和智慧,提振精气神、勇作为、敢担当,跑出发展的加速度,为开创事业发展新局面奠定坚实基础。要尊重基层首创精神,鼓励先行先试、大胆探索,发挥改革试点的示范、突破、带动作用,以成功案例带动全局改革向纵深发展。

(三)以更实的作风狠抓落实。将抓落实作为全年主旋律,坚持求真务实,在施策上多出实招,在推进上多下实功,在落地上多求实效。要围绕年度任务,细化实施方案,明确时间表、路线图,实行挂图作战,对账销号。要发扬“马上就办”和“钉钉子”的精神,定下来的事情要雷厉风行,狠抓过程跟踪,打通“最后一公里”。要建立健全工作责任机制,压实工作责任,层层传导压力。要发挥督查利剑作用,建立考核问效机制,对真抓实干、成效明显的地方加大激励支持力度,对工作不力、落实不到位的地方问责追责,确保各项工作落地见效。

奋进新时代,铿锵再出发。站在“两个一百年”奋斗目标交汇点上,我们比以往任何时候方向更加明确,信念更加坚定,步伐更加自信。我们要坚持以习近平新时代中国特色社会主义思想为指导,在省委省政府的坚强领导下,只争朝夕、不负韶华,奋力推动全省卫生健康事业高质量发展走在前列,谱写健康江苏建设新篇章,为决胜高水平全面建成小康社会,建设"强富美高"新江苏做出更大贡献。

在全省卫生健康系统党风廉政建设工作会议上的讲话(摘要)

驻委纪检监察组组长　骆凤琴

(2020年6月10日)

第一点意见:要深入贯彻中央纪委四次全会、省纪委五次全会精神,切实增强政治自觉、思想自觉、行动自觉

今年1月中旬,中央纪委召开四次全会,习近平总书记发表了重要讲话。指出,党的十八大以来,我们以前所未有的勇气和定力推进全面从严治党,取得了历史性、开创性成就,产生了全方位、深层次影响。对于今年的工作,总书记提出六点要求:一要强化政治监督保障制度执行,增强"两个维护"的政治自觉;二要坚持以人民为中心的工作导向,以优良作风决胜全面建成小康社会、决战脱贫攻坚;三要继续坚持"老虎""苍蝇"一起打,重点查处不收敛不收手的违纪违法问题;四要深刻把握党风廉政建设规律,一体推进不敢腐、不能腐、不想腐;五要完善党和国家监督体系,统筹推进纪检监察体制改革;六要用严明的纪律维护制度,增强纪律约束力和制度执行力。中央政治局常委、中央纪委书记赵乐际同志作了《坚持和完善党和国家监督体系　为全面建成小康社会提供坚强保障》的工作报告。

4月13日,省纪委召开了五次全会。省委娄书记充分肯定了过去一年全省纪检监察工作,指出全省纪检监察工作坚定稳妥、富有成效。娄书记强调,要坚持以习近平新时代中国特色社会主义思想为指导,把贯彻党的十九届四中全会精神和中央纪委四次全会精神紧密结合起来,增强"四个意识"、坚定"四个自信"、做到"两个维护",以党的政治建设为统领,坚持解决问题和严密制度同步推进,坚持强化监督与严格执纪协同发力,坚持从严约束与有效激励有机统一,把"严"的主基调长期坚持下去,为夺取"双胜利"提供坚强保证。省委常委、省纪委书记王常松代表十三届省纪委常委会作工作报告,提出了七个方面要求:一要把政治监督作为首要职责;二要把解决群众反映强烈的突出问题作为重中之重;三要切实加强对权力运行的监督和制约;四要构建一体推进不敢腐、不能腐、不想腐体制机制;五要建立健全完备有效的监督体系;六要完善巡视巡察上下联动监督网;七要持续推进纪检监察队伍专业化、规范化、信息化建设。

当前和今后一段时间,全省卫生健康系统要认真组织学习习近平总书记重要讲话和中央纪委四次全会精神,认真组织学习省委娄书记在省纪委五次全会上的讲话要求和省纪委王书记工作报告内容,提高政治站位,强化政治担当,严格落实党中央和省委全面从严治党的各项决策部署,严格履行管行业就要管党风廉政建设主体责任,切实增强工作主动性和责任感,推动全面从严治党和卫生健康工作相得益彰、相互促进、共同提升。

第二点意见:要严格履行全面从严治党主体责任,始终做到守土有责、守土负责、守土尽责

过去一年,委党组在抓主体责任落实方面非常重视,工作成效也非常显著,突出体现在以下几个方面:一是管党治党责任意识很强。委党组研究制定全面从严治党主体责任"实施意见"等一系列制度,层层签订责任书,年底集中听取内设机构和直属单位负责人述职述廉,扎实开展政治生态评估工作。持续整改省委巡视反馈问题,顺利通过省纪委专责监督意见整改评估,建立健全了履行主体责任、规范医药购销、加强行风建设等制度规定。谭主任作为委党组书记,能严格履行"第一责任人"的政治责任,逢会必讲党风廉政建设工作,做到了亲自部署、亲自落实、亲自督促,起到了很好的带头作用。班子成员能按照"一岗双责"要求,对分管范围内的党风廉政建设工作负责尽责、敢抓敢管。二是日常监督管理非常有力。扎实开展"不忘初心、牢记使命"主体教育,深入推进"三比三看"活动,编发违纪违法案例选编读本,组织参观警示教育基地,及时约谈提醒苗头性问题。组织开展对4个直属单位政治巡察,强化了党员干部遵规守纪意识。推进廉政风险排查,制定防控措施,堵塞了制度漏洞。三是机关作风建设明显加强。经常采取"四不两直"方式,深入基层开展调查研究,推动解决群众关注的突出问题。完善公务用车、办公用房、公务接待管理规定,严肃整治违规占用住房、违规使用车辆等问题。深入落实中央"基层减负年"要求,制定56条整改措施,文件、会议、检查考核同比下降明显。四是主动支持派驻监督工作。会同派驻组推进高值医用耗材采购问题专项整治,在全国率先建成预防接种信息监管系统。及时向派驻组报送"三重一大"等事项,在履责记实平台填报委领导班子集体履责记实信息585条,为派驻组开展监督工作提供了重要支撑和保障。在各联系单位支持配合下,2019年,我们组案件数量、移送线索数、案件增幅位居各派驻组前列,从过去十年无一案到一年超十案,纪检监察业务考核从排名垫底到名列前茅,从多年来默默无闻到一年多次在省纪委监委交流发言,各项工作取得了长足发展。这些成绩的取得离不开全省卫生健康系统的大力支持,在此表示衷心的感谢!

在看到成绩的同时,我们要清醒地认识到,全面从严治党永远在路上,卫生健康系统特别是一些基层单位、少数党员干部和公职人员还存在一些突出问题,需要引起高度重视。主要表现为:一是行业不正之风屡禁不绝。从全省情况看,整个医疗卫生领域违纪违法案件数量一直居高不下。透过案件不难发现，医疗卫生系统耗材、药品回扣问题和医务人员收受红包仍然多发易发，一些人存在"大家都在拿、不拿白不拿""法不责众"的侥幸心理和认识误区。二是违反作风建设问题时有发生。一些单位巧立名目，违规发放津补贴和福利，少数单位违规套取资金，变通处理公款吃喝问题，甚至在接待中违规提供烟酒，少数从业人员违规接受吃请。三是日常监管"宽、松、软"现象依然存在。少数医疗机构一味追求业绩，管党治党不够严格，对开药提成、红包回扣等行业问题听之任之、熟视无睹，对后勤管理、工程建设等方面的腐败问题关注不多、整束不够，日常教育、监督和管理抓的不紧，甚至自己也深陷其中，少数从业人员经受不住利益诱惑，触碰纪律底线甚至法律高压线。

总书记在中央纪委四次全会上要求，"要督促落实全面从严治党责任，推动主体责任和监督责任一贯到底，把负责、守责、尽责体现在每个党组织，每个岗位上"。前不久，中央办公厅专门印发了《党委（党组）落实全面从严治党主体责任规定》。各级党组、党委要把贯彻落实《规定》作为贯穿全年的一项重要工作，抓住主体责任这个"牛鼻子"，统筹落实好全面从严治党各项目标任务。一要在提高思想认识上下功夫。今天参加会议的，大部分是各设区市行业主管部门、委直属单位和医疗卫生机构的一把手或班子成员，是关键的"少数"，大家要强化政治担当，对照《规定》11条具体内容，逐一抓好落实。要认真贯彻落实"管行业就要管党风廉政建设"的政治责任，加强对全面从严治党工作的领导，定期研究部署党风廉政建设工作。党组、党委一把手要切实担负起"第一责任人"的责任，既管好自己、自觉廉洁从政，又带好队伍、履行好主体责任，切实抓好下级一把手。班子其他成员要按照工作分工，把全面从严治党要求体现到分管工作当中。党员干部要认真执行党员干部廉洁从政各项规定，种好自己的"一亩三分地"。二要在日常监督管理上下功夫。落实全面从严治党责任不是口头上说说，做做样子，如果本部门党风廉政建设出现问题，作为一把手、作为分管领导，是有一定责任的。要经常听取直属单位以及内设处室负责人履责情况汇报，多点"婆婆嘴"、常念"紧箍咒"，对本单位本系统党员干部要真抓真管、会抓会管、常抓常管，发现存在政治、思想、工作、生活、作风、纪律等方面苗头性、倾向性问题的，应当及时进行提醒谈话；对存在严重违纪违法问题的，配合派驻机构严肃查处。三要在主动接受监督上下功夫。不受约束的权力必然导致腐败。大家要正确对待监督，习惯在监督下开展工作，并且要主动配合监督，其实这也是领导干部干成事、不出事的重要保障。要自觉支持配合派驻组开展监督工作，派驻机构不是代表个人，代表的是上级纪检机关对下级党组织的专责监督，这是重大的组织原则问题，大家一定要进一步端正态度。近期，我们根据省纪委的要求，正在组织被监督单位填报党员干部个人廉政档案信息，听说个别同志还有抵触情绪，我们不能据此说这个同志有问题，但这个态度就是错的，起码缺乏接受监督的思想自觉，反而让我们有点不放心，需要加强监督。

第三点意见：要落细落实党风廉政建设各项目标任务，一体推进不敢腐、不能腐、不想腐

一体推进不敢腐、不能腐、不想腐，不仅是反腐败斗争的基本方针，也是新时代全面从严治党的重要方略，三者是一个相互依存、相互促进的有机整体。新的一年，我们要以党的政治建设为统领，严格落实党风廉政建设各项任务，坚持"严"的主基调，不断强化对权力运行的制约和监督，统筹推进不敢腐、不能腐、不想腐，为夺取疫情防控全面胜利，推动全省卫生健康事业高质量发展提供坚强保障。

一要践行"两个维护"，确保政令畅通。我们讲"两个维护"绝不是空洞的口号，而是要在实践中检验。在此次疫情防控中，江苏是全国支援湖北医务人员数量最多、抵达时间最早、完成国家任务最不讲条件的省份，说明我们江苏卫生健康系统和医疗卫生机构落实中央指令是最坚决的，体现了大家很高的政治站位。今后一个时期，要继续保持这种不讲条件、服从大局的政治站位，把旗帜鲜明讲政治、坚定不移抓落实的作风融入到各项工作当中，以高度的使命感、紧迫感和责任感，认真贯彻党中央以及省委省政府各项重大决策部署，推动健康江苏建设、医药卫生体制改革、医疗领域安全生产等重点任务落到实处。当前，要继续按照国家疫情防控的工作要求，切实抓好外防输入、内防反弹工作，进一步做好入境来苏人员、离鄂离汉来苏人员、发热门诊等重点人群健康管理，强化对无症状感染者筛查检测力度，加强对我省复工复学工作指导，持续支持保障北京、上海疫情防控，为全面打赢疫情防控阻击战提供支撑保障。

二要坚持为民宗旨，服务保障民生。卫生健康与老百姓的生活息息相关，与人民群众的切身利益紧密关联，是民生重点，绝不能有丝毫的懈怠。要始终把人民放在心中最高的位置，把满足人民群众的迫切需求作为一切工作的出发点和落脚点，经常到群众中去找问题，找老百姓关注的问题，听取群众呼声和反映，有重点地选择基层群众关注的医疗领域痛点热点难点问题开展专项整治，切实解决群众反映强烈的医用耗材、医药购销、非法行医等突出问题。要紧紧围绕决胜全面建成小康社会、决胜脱贫攻坚，主动实施各项健康扶贫工作，高度关注"因病致贫、因病返贫"低收入群体疾病救助问题，提升经济薄弱地区医疗服务能力，夯实公共卫生工作基础。总书记在今年中央纪委四次全会的讲话中特别强调，要坚决查处医疗机构内外勾结、欺诈骗保行为。总书记在中纪委全会上单独强调、如此关注这一件具体的事情，可见这里边的问题还是很多的。下一步，各级纪委肯定要作为今年重点监督事项，大家一定要有敏感性，如果本地区本单位存在这方面问题的，要会同当地医保部门，迅速开展自查自纠和主动整改工作。

三要持续改进作风，提升行业形象。近期中共中央办公厅专门出台《关于持续解决困扰基层的形式主义问题为决胜全面建成小康社会提供坚强作风保证的通知》。从今年开始，中央纪委国家监委也对全国查处违反中央八项规定精神问题统计数据进行了调整，首次增加查处形式主义、官僚主义问题指标。因此，大家绝不能有“差不多”“歇歇脚”的思想，要持之以恒贯彻落实中央八项规定及其实施细则，紧盯薄弱环节，完善津贴补贴、公务差旅、公务用车等制度规范，坚决杜绝滥发津补贴、公款吃喝、收送礼金等违规违纪老问题，坚决杜绝收送电子红包、私车公养等隐形变异新问题。按照中央办公厅最新通知要求，深化集中整治形式主义、官僚主义成果，坚决守住精文减会的硬杠杠，进一步改进督查检查考核方式方法，着力提高调查研究实效，完善干部担当作为激励机制。要坚持问题导向，着力整改行业不正之风，严格落实“九不准”行业规定，把改作风、勇担当、善作为、树形象，作为作风建设、行风建设的重要内容，推动全省卫生健康系统勇立潮头、争创一流。

四要严格监督管理，守住纪法底线。我到派驻卫健委纪检监察组工作不到两年的时间，总体感到医疗卫生行业是一个大的行业系统，卫生健康主管部门、医疗卫生机构从业人员手中或多或少都握有一定的公权力。大家要正确审慎地对待手中的权力和医疗资源，强化底线思维，任何时候都要严于律己，任何时候都要经得住权力的考验。各级党组、党委要按照管好关键人、管到关键处、管住关键事、管在关键时的要求，进一步加强廉政风险防控，重点加强对项目建设、招标采购、审批执法、等级评定等廉洁风险较高岗位人员的监督。落实层层谈心谈话制度，多做咬耳扯袖、红脸出汗的工作，经常运用第一种形态约谈提醒，深入开展“党风廉政教育月”活动，持续加强思想道德和党纪国法教育，深化警示教育，推进廉洁文化建设。领导干部要对配偶子女等亲属经常性开展家风教育和社会公德教育，督促提醒遵纪守法、谨言慎行、低调行事。继续保持反腐败高压态势，对党的十八大以来医疗购销领域不收敛不收手，严重阻碍医疗卫生事业改革发展，严重违反作风建设或者行风建设规定，以及落实全面从严治党主体责任不到位导致职责范围内违纪违法问题多发易发等重点问题，要严格审查调查和追责问责，典型案例及时通报曝光，对主动投案者依规依纪依法从宽处理。

第四点意见：要大力弘扬疫情防控中展现出的良好精神风貌，持续推动党员干部抢抓机遇、担当作为、清正廉洁

中、省纪委全会已经对今年的党风廉政建设作出决策部署，谭主任将结合卫生健康系统实际，提出具体工作要求，关键在于落实。全省卫生健康系统和医疗行业的党员干部、广大职工要继续发扬此次疫情防控中展现出的特别能吃苦、特别能战斗、特别能打硬仗的硬核作风，对照岗位职责，对照形势任务，化危为机，主动作为，全力夺取疫情防控和卫生健康改革发展“双胜利”。

首先，要正确对待机遇与挑战的关系。突然爆发的新冠肺炎疫情，给公共卫生带来巨大挑战。据了解，受疫情影响，我们省不少医疗机构正在经受巨大考验，不少医疗机构处于艰难度日的地步。但机遇与挑战并存，希望与困难同在。在疫情防控工作中，党中央国务院高度重视公共卫生工作，并出台多项关怀医务人员政策措施。经过此次疫情防控，未来国家肯定会更加注重公共卫生、疾控体系建设，加大财政投入力度，提高医务人员薪酬待遇。要按照省委娄书记调研讲话要求，把握好“当前”和“长远”的关系，持续排查卫生健康领域突出短板，认真总结疫情防控中的经验教训，着眼增强治理能力和治理效能，健全完善公共卫生应急管理体系。省纪委五次全会也专门指出，要推动强化公共卫生法治保障体系、疾病预防控制体系、重大疫情防控救治体系建设。希望大家抓住机会，变被动为主动，积极向党委政府请示汇报和政策争取，协调财政、人社、编制等部门加大支持力度，共同提升我省应对突发重大公共卫生事件的能力和水平。

其次，要正确对待严管与厚爱的关系。医疗卫生行业知识分子集中，主任专家辈出。国家培养知识分子不容易，培养主任专家就更不容易，一旦因为违纪违法问题受到查处，不只是个人的损失，也是医疗卫生事业的损失，更是老百姓的损失。省委娄书记在调研时指出，要准确把握“严”和“爱”的关系，锻造更加过硬的干部人才队伍。这充分体现了省委对医疗卫生系统干部职工的关心关爱。以前，社会上有不少人对医务工作者有误解，但在此次疫情防控工作中，大家以不讲价钱、无私奉献的实际行动改变了许多人的偏见和误解。医疗系统的广大职工对“严管就是厚爱”“监督就是保护”更要有清醒的认识，要把各级党组织对医务工作者的严管、监督作为一种厚爱、一种保护，对社会的溢美之词和关心关爱，要倍加珍惜，化作做好医疗卫生工作的不竭动力。各级党组织要把严管与厚爱全面结合起来，把严格约束与有效激励有机统一起来，在落细落实国家和省关怀政策措施的同时，要切实加强日常监督管理，对苗头性、倾向性问题要抓早抓小、及时提醒到位。

第三，要正确对待担当与干净的关系。习近平总书记强调，必须正确处理干净和担当的关系，决不能把反腐败当成不担当、不作为的借口；要把干净和担当、勤政和廉政统一起来，勇于挑重担子、啃硬骨头、接烫手山芋。干净，是一种崇高的境界、一种品质上的纯洁，关键点在于心存敬畏、严格自律。担当，是党员干部面对群众问题、对待工作的基本态度，关键点在于坚持原则、认真负责，主动承担并尽心尽责完成好每一项工作任务。现在要特别留意这么一些人，他们认为多干事不如少干事，能干事不如不出事。这种思想万万要不得。无论是作为领导干部，还是普通职工，大家都要继续弘扬此次疫情防控中展现出来的优秀品质，面对矛盾敢于迎难而上，面对危机敢于挺身而出，做到在其位、谋其政、司其职、尽其责。今年派驻组将全力配合党组开展“五抓五促提效能”活动，着力解决庸碌无为、懒政怠政、松垮散漫等问题，同时落实好容错纠错工作机制，注重保护干部干事创业积极性，做到为担当者担当、为负责者负责。

参加今天会议的，不少是委直属单位纪委和市、县派驻机构的负责人，关于今年纪检监察工作，派驻组已经印发了《工作要点》，希望大家认真抓好落实。我重点强调一下纪检监察干部自身建设问题。习近平总书记对我们纪检监察队伍既寄予厚望，又严格要求，在中央纪委四次全会上强调，“纪检监察机关要加强政治历练、实践锻炼、专业训练，在强化自我监督、自我约束上作表率”。纪检监察干部肩负着党内监督和国家监察的重大使命，身处反腐败斗争“第一线”。要不断强化派驻组是纪委监委重要组成部分的身份意识，注重加强与纪委监委机关的协同、与驻在部门党组的协同、与被监督单位机关纪委之间的协同，加强与驻在部门人事、财务、法规等处室沟通联系，形成监督合力。要深入开展“纪检监察业务大学习、素质能力再提升”专项行动，推进专业化、规范化和信息化建设。要坚持“打铁必须自身硬”，带头加强党的政治建设，从严从实加强自我监督，自觉接受各方面监督，勇于担当作为，公正规范履职，努力做到数字准、情况明、职责清、作风实，不断塑造纪检监察干部政治过硬、本领高强的良好形象。

在2020年度全省卫生健康事业高质量发展监测评价暨统计工作培训班的讲话(摘要)

副主任 兰 青

(2020年11月16日)

一、充分肯定卫生健康统计工作取得的成绩(略)

二、准确把握新时代卫生健康统计工作总体要求

(一)统计工作面临新形势。党中央国务院今年印发了关于高质量发展综合绩效评价的相关文件，在综合、创新、协调、绿色、开放、共享、感受等7个方面设置了64项“正向激励”考核指标和16项“负向约束”考核指标，正式对全国31个省市区开展高质量发展综合绩效评价。10月26日，国家层面专门召开全国高质量发展综合绩效评价培训会议进行部署推进。为了强化高质量发展综合绩效评价考核结果运用，中共中央组织部制定印发了《关于改进推动高质量发展的政绩考核的通知》，指出要充分发挥政绩考核指挥棒作用，引导领导干部以推动高质量发展工作实绩践行“两个维护”。强调要把人民群众的获得感、幸福感、安全感作为评判领导干部推动高质量发展政绩的重要标准。11月9日，娄勤俭书记在省委常委会会议上强调，要对标新要求，在优化考核内容、改进考核方式、强化结果运用等方面破除难点、打通堵点，着力健全考评制度体系。要适应新形势，把中央关于贯彻新发展理念、构建新发展格局的部署要求充分体现到我省综合考核中，更好体现高质量发展要求。要激发新动能，把“三项机制”落实到考核结果运用的全过程各方面，进一步强化“能者上、优者奖、庸者下、劣者汰”的鲜明导向，持续释放考核综合效应。

(二)统计监测面临新挑战。今年是开展全省高质量发展监测评价考核的第三年，此项工作是贯彻落实中央和省委、省政府“推动高质量发展走在前列”决策部署的重大举措，是狠抓“三项机制”落实、推动江苏高质量发展走在前列的一项关键性、基础性工作。2020年7月，省考核工作委员会印发了《2020年度江苏高质量发展绩效评价考核实施方案》，与2019年度方案相比，新方案强调与国家对各省高质量评价考核指标体系的衔接，以及对省委、省政府部署重点工作的落实推进。今年，涉及我们卫生健康部门的监测评价指标共有5个共性指标和12个市的个性指标。取消了已经完成相关目标任务的“标准化儿童预防接种门诊建成率”，由于大部分地区的“农村无害化卫生户厕普及率”已完成目标任务，所以将其转为部分市的个性指标；对标国家高质量评价考核指标体系，新增了“个人卫生支出占卫生总费用的比重”指标，由于常态化疫情防控需要，还新增了“每万常住人口疾控人员数”指标。这些都成为推进相关重点工作的重要抓手。

(三)统计监管面临新要求。党的十八大以来，中央先后印发《关于深化统计管理体制改革提高统计数据真实性的意见》《统计违纪违法责任人处分处理建议办法》《防范和惩治统计造假、弄虚作假督察工作规定》等七部统计方面的重要文件。今年国家统计局又对《防范和惩治统计造假、弄虚作假督查工作规定实施办法》进行了修订，国家卫健委也于近日印发了《防范和惩治卫生健康统计造假弄虚作假责任制规定(试行)》。特别是，今年5月，国家统计局第六统计督察组按照党中央、国务院要求，在南京召开统计督察意见反馈会，针对去年年底的统计督察中发现的问题向省委省政府反馈了有关整改意见，意见指出，江苏省统计相关工作问题突出表现在：学习贯彻习近平总书记关于统计工作重要讲话指示批示和党中央、国务院重要文件精神仍存薄弱环节；统计法定职责履行仍未完全到位；防范和惩治统计造假、弄虚作假责任压得不够实；部门和基层统计基础仍显薄弱；被检查县(市、区)部分企业存在不同程度的统计数据失实问题。省委省政府对此高度重视，召开省委常委会会议、省政府常务会议研究整改方案，强调要把抓好整改作为落实中央决策的一次重要检验、作为落实新发展理念的重要标尺，压紧压实各级责任，实事求是、遵循规律、埋头苦干，紧扣反馈意见和问题线索狠抓整改，确保整改到位。这些都体现出从中央到省里对统计造假的零容忍,已落实在法律制度以及监督问责上,作为统计工作人员,大家一定要加强学习,特别是习近平总书记关于统计工作重要讲话指示批示精神,一定要深刻领会。

三、下一阶段卫生健康统计工作要求

(一)提高思想认识,切实增强责任感和使命感。卫生健康统计工作是反映卫生健康发展现状、进程和规律的重要基础性工作,对于宏观决策、行业治理和服务社会具有重要支撑作用。党的十八大以来,以习近平同志为核心的党中央高度重视统计工作,习近平总书记做出一系列重要指示批示,精辟阐释了统计事业的发展方向、担负的责任使命,为新时代统计改革发展指明了方向、提供了遵循。习近平总书记指出:统计是经济社会发展的重要综合性基础性工作,统计数据事关经济社会发展全局,事关党和国家事业发展大局,事关党风政风,统计部门不仅是业务部门,更是政治部门。我们要以习近平新时代中国特色社会主义思想为指导,认真贯彻落实党中央、国务院决策部署,进一步提高政治站位,切实增强责任感和使命感,扎扎实实做好各项工作,将贯彻执行统计法律法规和国家统计政令融入所有业务工作。

(二)加强政策学习,牢固树立责任意识底线思维。习近平总书记对整治统计造假多次作出重要批示,中央深改委审议通过多个相关文件。近年来,国家和省里陆续出台了一系列的统计制度、规定、办法,反复强调要防范和惩治统计造假、弄虚作假。大家一定要牢固树立责任意识,加强政策学习,在政治立场上,要坚持以习近平总书记关于统计工作重要讲话重要指示批示为根本遵循,准确把握中央关于统计工作的部署要求,用真实的数据全面及时准确地反映卫生健康行业现状,以实际行动增强"四个意识"、坚定"四个自信"、坚决做到"两个维护"。在思想认识上,要牢固树立正确的发展观和政绩观,始终站在人民的立场想问题,始终站在全局的高度搞统计,始终清醒认识统计造假、弄虚作假的极端危害性,坚决杜绝为了个人和部门的利益搞虚假统计,坚决做到统计数据经得起实践、人民、历史的检验。

(三)加强工作衔接,抓好卫生健康统计工作落实。按照工作安排,从现在起到明年初,两项统计重点工作就是年报和高质量发展监测评价考核,各级卫生健康部门要将已形成的"领导有力、分工明晰、协调有序、运转高效的监测评价考核工作机制,主要领导负总责,分管领导牵头负责,责任处室扎口负责,职能处室共同参与"工作责任制真正落到实处。统计工作处室一定要发挥好监测评价牵头作用,主动与各地发改委、统计局等考核牵头部门加强联系,了解考核最新要求,及时报告考核中遇到的问题;主动与有关部门和相关职能处室加强联系,掌握相关指标最新进展,收集各项基础数据和佐证材料;加强与民政部门的配合,共同做好配合指标的数据监测,同时,要更进一步细化措施,倒排时间节点,不折不扣完成2020年度高质量监测评价任务。

(四)强化数据质量,全面加强全流程监控管理。今年,针对部分地方对统计工作重视不够、队伍力量薄弱、数据质量不高、分析应用不足等问题,国家卫健委出台了《关于加强卫生健康统计工作的指导意见》,近期又印发了《关于印发防范和惩治卫生健康统计造假弄虚作假责任制规定(试行)》,进一步明确了各级卫生健康行政部门及委托实施有关卫生健康统计调查的支撑单位中负责或从事统计工作人员的相关责任,要求按照"谁主管谁负责、谁经办谁负责"的原则,建立"一级抓一级、层层抓落实"的责任体系。各地各单位要建立防范和惩治统计造假、弄虚作假责任制,层层压实卫生健康行政部门责任、医疗卫生机构责任和统计信息中心责任,依法依规加强对本地本单位统计违纪违法行为的问责管理。要会同有关部门,加强监督检查和质控追溯,建立健全统计工作分级质量控制体系,切实加强统计调查活动全流程管理,确保数据真实、准确、完整。

(五)加强队伍建设,提升统计人员能力素质。要强化各级卫生健康部门统筹协调本辖区系统和行业统计相关职能,明确卫生统计工作归口管理内设机构,建立健全统计工作制度;明确专职统计人员,保持相对稳定;健全统计工作网络,重视和加强基层单位的统计工作,确保统计工作顺利开展。注重加强卫生健康统计信息中心、统计部门建设,配备统计人员,保障经费需求,不断提升卫生健康统计工作的规范化、标准化水平。要着眼保持统计队伍稳定,积极为提升卫生健康统计人员有关福利待遇创造条件。要改善基层统计机构工作条件,保障基层基础建设专项资金,保障基层统计人员编制、保持人员相对稳定。要加强职业道德教育和专业培训工作,开展多种形式的学习交流,提升统计人员能力素质,全力打造精干高效的卫生健康统计工作队伍。

(六)推进信息发布共享,注重应用分析。要健全完善部门内部统计信息共享机制,提高共享服务的及时性有效性。在数据归集上报上,要强化归口管理,要有扎口处室,严禁"数出多门",要加强处室沟通,做好日常基础数据管理,提高统计质量。同时也要推进部门间统计信息共享交换,通过签订协议明确共享责任、内容、方式、时限、渠道,提高统计数据综合使用效益。要依据统计调查制度,切实加强统计公报、年鉴、提要等资料编撰工作,及时利用政府门户网站、全民健康信息平台等途径发布,方便社会公众查询使用。要创新统计方式方法,利用大数据、人工智能等信息化手段,多提出预警性的判断和分析,提高数据报送、分析、处理的效率和准确性。强化对统计人员大数据挖掘、数据展示等综合能力的培养。运用新兴技术提高统计工作的数据质量与效率,加快实现实时、准确和可视化统计结果展示,充分发挥统计数据价值。充分利用统计调查数据,探索建立与高水平医疗卫生机构以及高等院校、科研机构等第三方"智库"的合作机制,强化统计结果应用。

在2020年全省医院工作会议上的讲话(摘要)

副主任、一级巡视员　李少冬

(2020年6月30日)

一、充分肯定2019年医院工作取得的显著成效(略)

二、深刻认识医院工作面临的新形势新要求(略)

三、正确处理好医院工作中四对重大关系(略)

四、全力以赴完成2020年医院各项重点任务

今年时间已经过半,医院工作时间紧、任务重、要求高。2020年全省医院工作总体要求是:以习近平新时代中国特色社会主义思想为指导,深入贯彻落实党的十九大以及十九届二中、三中、四中全会精神,按照省委十三届七次全会部署,坚持以人民健康为中心,以健康江苏为统领,以高质量发展为主题,以加强制度建设为主线,适应新冠肺炎常态化防控形势,突出推进重大疫情医疗救治能力建设、分级诊疗制度建设、现代医院管理制度建设、整合型医疗卫生服务体系建设、医疗服务能力建设、医院行风建设、医院法治建设、医院党的建设这八大建设,发挥好医院精细化管理、医院绩效考核、医院信息化、医疗服务综合监管四大保障作用,全面改善医疗服务,全力保证医疗质量安全,加紧制定"十四五"医疗事业发展规划,加快实现医疗服务治理体系和治理能力现代化,为建设"强富美高"新江苏提供有力医疗服务保障。

(一)全面加强重大疫情医疗救治能力建设

一是加强体系建设论证。梳理应对重大疫情医疗救治的短板问题,列出任务清单,制定切实可行的实施方案和配套政策,明确牵头部门和责任人员,细化推进举措、时间节点,采取切实有效的措施保证任务落实。各地卫生健康行政部门要积极主动向党委政府汇报,将此纳入地方改善民生重点任务,列入高质量发展年度考核重点指标。二是尽快补齐弱项短板。加快制定重大疫情医疗救治体系建设行动方案和配套建设项目,争取财政投入和配套政策支持。推进制定江苏省传染病医院建设标准,加强省、市级传染病医院基础设施建设。强化综合医院感染性疾病科、重症医学科等专科建设,提高重大疫情救治支撑能力。修订江苏省一、二、三类发热门诊设置规范,指导发热门诊和留观隔离中心(点)建设。三是完善应急救治响应机制。在各市网格化医联体基础上,按照平战结合要求,建立由政府主导,传染病医院、综合医院、基层医疗卫生机构、康复机构、疾病预防控制机构共同参与的整合型重大疫情救治协作机制,建立完善重大疫情应急响应预案,明确各级各类医疗卫生机构在重大疫情救治中的功能任务和合作关系。四是建立健全医院内部公共卫生科室。推动二级及以上公立医院设立预防保健科(公共卫生科室),在重大疫情中承担突发公共卫生事件报告、传染病疫情监测、院内传染病防治职能。各级人民医院预防保健科承担辖区医疗机构重大疫情防治管理指导职能,提高区域内医疗机构传染病预防控制、临床识别和疫情直报能力。五是积极参与监测预警体系建设。医院重点是实现门急诊病历的电子化、标准化、格式化。同时加大医院内部研判,及时发现可疑疫情,特别是对可能的新发传染病要保持高度警觉,提高"四早"能力。

(二)全面加强分级诊疗制度建设

一是进一步明确各级医疗卫生机构在医疗服务体系中的功能定位和职责分工,利用医保、准入等综合手段,规范医院诊疗项目、诊疗技术开展。二是全面推进预约诊疗服务,实行分时分段预约,形成良好的就医秩序。三是落实好国定高血压、糖尿病等慢性病分级诊疗技术方案。四是指导各地制定本地医联体、医共体双向转诊指南,细化转诊流程,畅通上下转诊渠道。五是加强五大危急重症救治中心建设,到今年底各市建成市级救治中心不少于2个,县级医院救治中心力争实现全覆盖。六是落实医保、财政、人事分配、家庭医签约服务等配套政策措施,促进分级诊疗秩序的形成。七是要探索落实转诊审核责任制。这是《基本医疗卫生与健康促进法》的明确规定,改变目前转诊无序和随意的现象。

(三)全面加强现代医院管理制度建设

以改善医院外部治理体系、健全医院内部管理制度、完善医院法人治理结构为三大中心任务,全面加强现代医院管理制度建设。总结推广现代医院管理制度建设试点工作经验,推进医院章程规范化建设,发挥好医院章程审核专家委员会的作用,将医院章程制定和实施纳入医院评审、绩效考核、不定期重点工作检查范围,确保年内所有医院完成章程制定工作。对照我省实施意见,适时对医院健全内部管理制度情况进行检查,突出人事薪酬制度改革等重点制度落实情况。总结医院完善法人治理结构的好做法好经验。

(四)全面加强整合型医疗卫生服务体系建设

各地要按照体系完整、分工明确、功能互补、密切协作、运行高效的总要求,全面加强整合型医疗卫生服务体系建设。今年,重点借助紧密型医疗集团、医共体,大力推进城乡整合型医疗卫生服务体系建设。要通过医联体建设,将医疗资源融会贯通、医疗服务整合一体,打造医疗服务供给侧新的组织形态。在城市按照网格化布局,组建由市级医院牵头的紧密型医疗集团,统筹负责网格内居民疾病诊治、健康管理、康复护理等一体化、连续性医疗服务。在农村按照县乡一体化、乡村一体化原则,组建以县级医院为龙头的紧密型县域医共体。推动二级及以上医院设立公共卫生科室承担突发公共卫生事件报告、传染病疫情监测、院内传染防治、落实双向转诊等职能,有效串联和整合。探索对医联体实行医保资金和基本公共卫生服务经费打包预付,结余留用、合理超支分担,促进医防深度融合,建立整合型医疗服务体系。

(五)全面加强医疗服务能力建设

一是加强学科建设,提升临床服务能力。医院要根据功能定位、自身实际、区域疾病谱,制定学科发展规划,重视平台学科建设,重点加强重症医学科、感染科、麻醉科、影像科、检验科、病理科的建设,提升平台学科临床服务能力,为开展先进医疗技术、高水平手术操作和疑难复杂疾病诊疗提供保障。二是加强高素质人才队伍建设,提高核心竞争力。实施卫生健康高峰人才队伍提升计划,重点围绕临床医学、公共卫生、医院管理等人才队伍,通过建设人才孵化室、推动人才海外游学、举办重要学术会议、加大招引力度、实施梯次培养等措施,进一步扩大我省在器官移植、康复医学、重症医学、介入医学、中医学等方面的人才优势,着力推动肿瘤、心血管、骨科、烧伤整形等方面的人才队伍建设水平整体提升。首先制定计划,严把人才引进关口。医院应当立足现实和发展需要,科学制定岗位需求计划,通过公开、公平、公正的招聘和考核,为医院发展选择岗位急需,同时各方面能力素质与岗位相适应的专业人才。其次筑巢引凤,打造人才集聚高地。要加大人才引进的投入量,可通过开通"绿色通道",出台倾斜政策等方式,有目的、有针对性地予以引进。最后精心栽培,优化人才队伍结构。要注重对医院内部人才的规划和培养,稳定现有人才队伍,加快人才梯队建设。鼓励职工学习深造,搭建人才海外培养平台,探索青年人才到境外培训,并给予资助,努力打造江苏医疗卫生人才高地。三是加强县医院服务能力建设,解决大部分疾病不出县的问题。各地要对标县医院服务能力标准,加大人才队伍建设、专科能力建设、基础设施建设、信息化建设、债务化解等方面的政策支持,强化对口支援,着力提升县医院肿瘤、心脑血管、感染性疾病等诊疗能力。制定评价指标体系,量化评估内容,开展评估总结,通报评估结果,对县医院能力进行综合评价、排名强化评估结果运用,将符合条件的县医院转设为三级医院。年底前,力争公立县医院100%达国家服务能力推荐标准;其他县级综合医院90%以上达国家服务能力基本标准,60%以上达推荐标准。

(六)全面加强医院行风建设

一是加强行风工作组织领导。各地卫生健康行政部门要进一步健全行风建设和监督机制,加强与纪检监察部门协同,落实行风案件查处制度,加大行风案件查处力度。建立行风案件督办机制,建立重大行风案件约谈通报制度,对重大、有影响的案件,组织力量查办或移送纪检监察或司法部门。完善医德医风评价体系,评价结果与评优评先、晋升晋职、工资绩效等挂钩。指导医疗机构建立党委主导、院长负责、党政内设机构齐抓共管的行风工作机制,强化落实问责追责,切实落实各级管理者的责任。二是健全行风制度机制。严格执行国家卫生健康委行业作风"九不准"规定,不断加强医德医风和行风建设,防微杜渐,坚决杜绝"触底线、碰红线、触碰高压线"行为。完善医疗机构岗位职责与权力运行管理制度,健全决策机制,规范权力运行,加强风险防控和管理。各医疗机构要充分发挥党委纪委职能作用,切实履行好主体责任和监督责任,对一切不正之风敢于亮剑,对发生重大行风案件的地方、部门和单位,实行"一案双查",既要追究当事人责任,又要追究相关领导责任,着力构建医院行风建设的长效机制。三是弘扬行业新风正气。以习近平总书记重要指示精神为指引,办好2020年"中国医师节"主题活动,大力营造尊医重卫的良好氛围。强化医学人文服务、医德医风教育和行业自律,组织开展公立医院"强行风、促发展"活动,加强先进经验交流。按照卫生健康相关法律要求,完善医务人员表彰奖励制度,加强医务人员表彰奖励。四是加大行风问题专项整治。深刻吸取杨向军、易利华案件的教训,严厉打击借助学术、捐赠、科研等行为进行利益输送的不当行为,继续开展对药品耗材、医疗服务秩序等重点领域和关键环节以及红包回扣问题的专项整治。卫生健康行政部门要不断增强依法执业监管,组织监督员积极参与作风建设明察暗访活动,查找作风建设反面典型,促进医疗机构转变作风、提升效能。建立存在问题以及行风监督员意见建议清单制度,跟踪落实整改,实行整改销号。

(七)全面加强医院法治建设

首先要加强普法。今年是"七五"普法收官之年,要以《基本医疗卫生与健康促进法》普法教育为重点,全面落实普法任务。要推进二级以上医院成立法务部门负责医院法律事务和普法教育工作。全省各级卫生健康行政部门要以本法实施为契机,通过对本法普法,全面促进我省卫生健康系统法治建设。要积极探索卫生健康系统和医院法治建设的路径方法,不能应付。当前,要在依法执业、依法规范医疗服务行为上狠下功夫。

(八)全面加强医院党的建设

一是深入贯彻《江苏省加强公立医院党的建设工作实施办法》。落实党委领导下的院长负责制,进一步压实书记抓党建工作"第一责任人"责任、班子成员"一岗双责"责任,完善党建日常检查督查机制、年度述职评议考核机制,将党建纳入绩效考核重要内容,与公立医院领导班子年度考核、干部选拔任用、评先评优等挂钩,促进公立医院党建工作标准化、规范化。二是充分发挥基层党支部战斗堡垒作用。以《中国共产党支部工作条例(试行)》为依据,落实省委基层党建"五聚焦五落实"部署要求,优化医院党支部设置,把"支部建在科室",使之与医疗科研、医务管理等深度融合,充分发挥支部的战斗堡垒作用和党员的先锋模范作用。三是持续加强医院文化建设。发挥党建引领的文化建设在医院建设尤其是政治建设中更基础、更广泛、更深厚的作用,深度提炼总结并持续发扬"战疫精神",开展"科室事、医患情"身边故事讲述、疫情防控中先进典型和感人事迹宣讲活动,大力弘扬新时代崇高职业精神,增强员工凝聚力、创造力,提高人民群众获得感满意度。

（九）全力推进医院精细化管理

一是要培养一支队伍。各地都要全面加强医院管理干部队伍培养培训工作，打造一支宏大的品德好、懂法律、会管理、善经营、敢担当、勇奉献的医院管理干部队伍。二是要运用管理工具。要学习借鉴国内外先进、有效的医院管理工具和方法，提高精细化管理的水平和能力。三是借助信息化智能化手段。在健全完善医院信息化集成平台和数据中心的基础上，开发应用HRP系统，实现所有医疗服务要素、资源和过程的精细化管理。要通过实施精细化管理，实现医院医疗质量“标准化”，医疗技术“路径化”，服务流程“精准化”，人才成长“阶梯化”，内部结构“扁平化”，绩效考核“要素化”。

（十）全力推进医院绩效考核

一是要完善基本数据。大力推进医院（门急诊、住院）电子病历标准化、规范化建设，完善HIS等信息系统，提升绩效考核相关的基础数据质量，确保数据真实、可靠、标准、规范。二是要分析存在问题。对前两年医院绩效考核结果进行全面回顾性分析和研究，找出存在问题和薄弱环节，明确整改方向。三是要突出重点措施。聚焦存在问题和薄弱环节，采取有针对性的重点措施进行整改。四是要持续深入改进。深刻把握医院绩效考核的内涵要求，体现绩效考核的导向，真正把社会效益放在首位，把改善医疗服务贯穿于医院工作全过程，把综合管理做精做细做实，把可持续发展的基础打牢。省里将加大力度深入推进这项工作，各地要做好二级及以下公立医院绩效考核工作。同时要积极探索实施《基本医疗卫生与健康促进法》规定的所有医疗机构绩效评估制度。

（十一）全力推进医疗服务综合监管

各地要围绕新冠肺炎常态化防控、院感防控、依法执业、行风建设、医院安全等五大方面，加大综合监管力度。要高度重视医疗服务综合监管平台建设，实现监管的信息化、智能化、瞬时化。现在的关键是数据的质量保证，省里将会对数据质量采取严格的措施，落实医院数据质量保证的主体责任。市、县两级都要加快推进本级综合监管平台建设。

（十二）全力推进医院信息化

首先要打牢医院信息化建设的基础，按医院信息化建设的年度投入不低于业务收入的1.5%的标准，解决经费和硬件设施保障问题。落实电子病历全面建设和改造升级任务，今年底，所有三级公立医院基本建成院内集成平台和数据中心，电子病历系统应用水平达5、6级的医院数量进一步增加，努力实现7级突破；各设区市不少于50%的三级医院使用门、急诊电子病历。落实医联体和分级诊疗制度信息化支撑任务，今年底，全省县级以上公立医院全部开展面向基层的远程医疗服务；所有县（市）都建有支持基层的网络化的区域影像、心电、检验检查中心。落实与区域全民健康信息平台互联互通的任务，医院信息平台要通过区域全民健康信息平台，实现与城乡居民电子健康档案互联互通；实现与传染病报告、卫生应急、卫生监督、医疗保障、药品供应保障、基层卫生、采供血等信息系统对接，连点成面，促进区域健康信息化整体协同发展，助推卫生与健康事业现代化。

（十三）全力改善医疗服务

继续落实改善医疗服务三年行动计划，以智慧医院建设为抓手推进改善医疗服务重点任务，加强第三方满意度调查、不定期进行暗访，推进我省进一步改善医疗服务行动计划中8项工作制度、12项创新举措和15项“为民服务解难题”服务措施有效落实。

（十四）全力保证医疗质量和医院安全

今年是全省“安全生产专项整治年”，各级各类医疗机构要进一步树牢安全发展理念和医院整体安全理念，为患者就医营造安全稳定环境。医疗质量安全是核心。各地、各单位要进一步强化医疗机构医疗质量与安全，深入贯彻落实《医疗质量管理办法》，不断提高医疗机构管理水平，排查医疗隐患，提升医疗风险防范，切实做到医疗质量常抓不懈，医疗安全警钟长鸣。一是强化医疗质量安全及监管。医疗机构要进一步落实主体责任，加强组织领导，建立健全本机构医疗安全管理相关组织架构，制订并严格落实各级人员岗位职责，牢固树立底线思维和“红线”意识，消除侥幸心理、麻痹思想和松懈情绪，建立健全本机构医疗安全与风险管理体系，完善医疗安全管理与风险防范相关工作制度、应急预案和工作流程。各级卫生健康行政部门要采取“四不两直”形式，组织对医疗机构进行不定期重点检查，以及医疗护理质量、医疗技术临床应用管理、药事管理专项检查，促进医疗质量安全核心制度落实。二是加强医疗技术临床应用监管。出台《江苏省医疗技术临床应用管理实施办法》，组织开展医疗技术临床应用管理专项检查，严肃查处违法违规开展医疗技术行为。加快推进全省统一OPO建设进程，完善省级统一人体捐献器官获取与分配组织管理制度、工作机制及相关政策。建立健全医疗安全评价和监管体系，充分运用信息化手段加强日常管理和监督检查，确保各项制度措施落实到位。三是筑牢医院感染管理防线。深入落实《江苏省预防与控制医院感染行动计划（2018—2020）》，持续提升对发热门诊管理、围手术期安全、血透室管理、实验室安全风险管理等重点部门、重点环节和重点操作的安全风险管理工作，及时消除安全隐患。推进医院感染质量控制和医疗废物管理信息化建设，今年年底前，所有三级医院、60%的二级医院运用信息化手段实现医院感染监测及医疗废物全程在线监管。生产安全是保障。坚决落实全省安全生产专项整治行动有关要求，以问题为导向，把握好目标要求、时间节点和整治重点，重点对医疗质量安全管理、院感管理、危险化学品管理、废弃物管理、治安和后勤管理等关键环节，进行全面深入的摸排和安全防范，构建安全生产防线。要筑牢人员思想防线，自觉强化安全生产责任意识，筑牢安全生产“思想防线”，做到警钟长鸣，让“安全”这个永恒的主题深深烙印在脑海。

（十五）抓紧制定“十四五”医疗事业发展规划

一是梳理问题，明确目标和发展方向。要借助“十三五”规划评估、规划专项课题研究等手段，深入细致地发现和梳理事业发展中存在的突出问题，在此基础上，明确事业发展的目标和发展方向。二是立足全局，明确定位和重点任务。各地尤其是各级医院，在制定规划中一定要从全国、全省和当地的事业发展全局出发，找准自身的发展定位，明确发展的重大任务，使规划具有较强的针对性。三是强化操作，明确措施和各方责任。规划的生命力在于实施。规划制定必须体现可操作性，便于实施落实。同时，要明确各方责任，形成事业发展合力。不能让规划成为卫生健康部门或医院一家的独唱。四是分解目标，明确重点和分项规划。要把事业发展总体规划与专项规划制定有机结合起来。各市、县级都要针对事业发展短板、弱项，研究制定专项事业发展规划，如传染病等疫情救治、儿童、精神、康复、急救医疗等事业专项规划。

在2020年中医院院长培训班开班仪式上的讲话（摘要）

副主任、省中医药管理局局长　朱　岷

（2020年11月9日）

……（略）

就贯彻落实《江苏省中医药条例》，推动中医药工作，我讲几点意见。

一、创新方式方法，进一步加大《条例》的宣传贯彻力度。法律的学习宣传是法律实施的基础性工作，必须下大力气、下真功夫抓好做实。各地各单位要按照省卫生健康委、省中医药管理局要求，组织开展形式多样的宣传活动，进一步提升宣传的针对性和时效性，营造全社会“知中医、信中医、爱中医、用中医”的浓厚氛围，形成共同发展中医药的良好格局。要创新普法方式方法，推动将《条例》纳入各级党委、政府以及相关部门特别是卫生健康系统学法用法重要内容，倡导各级领导干部带头尊法学法守法用法，提升宣传贯彻广度和深度。

二、坚持统筹推进，形成贯彻落实《条例》的组合拳。省委深改委已审议通过《关于促进中医药传承创新的实施意见》，这也是我省中医药发展的纲领性文件。要把《条例》和《实施意见》贯彻落实统筹起来，做到共同推动、相互促进，实现制度建设和完善政策机制的有机统一，确保立法精神和省委省政府决策部署落地落细落实。要将贯彻落实《条例》和《实施意见》与推进中医药发展“十三五”规划目标任务完成，谋划编制“十四五”规划结合起来，既立足当前，又谋划长远，形成更加有力的“组合拳”。

三、突出关键举措，推进中医药高质量发展走在前列。振兴发展中医药，有很多难题要攻克，有很多任务要完成。

一是要在健全完善中医药服务体系上下功夫。这次疫情对我们的服务体系就是一场大考，既考验了服务体系的覆盖面，更考验了我们的中医医疗机构在应对突发公共卫生事件中的反应、处置能力和水平。我们总以为服务体系在不断地健全完善，机构的服务能力在不断地提高，但真正碰到像新冠肺炎疫情这样的重大公共卫生事件时，我们的真实实力怎么样呢？我们的差距还很大，要提升的地方还有很多很多。有近一半的中医院床均建筑面积不达标，与江苏的经济社会发展不相符。“十四五”要推动中医院建设上新的台阶。中医药服务体系建设既要铺天盖地，更要顶天立地。我们要高起点规划建设一批像省中医院这样的高水平综合性中医院，发挥示范带动作用，形成“榕树效应”，也要发展综合医院、专科医院、妇幼保健院中医科室。当前，结合疫情防控需要，我们还要重点加强中医院发热门诊、可转换传染病区和重症监护室建设，增强“平战结合”能力，只有把工夫花在平时，我们才能在大战大考中交出一份人民群众满意的答卷。

二是要在提升基层中医药服务能力上下功夫。中医药在基层有着深厚的群众基础和广阔的发展空间。但目前，基层中医药总体还比较薄弱，是中医药服务的短板。要将中医药发展重点向基层倾斜，促进中医药优质资源下沉，建设好基层中医馆、中医阁，筑牢筑密基层网底，提高服务可及性。今年，我们又遴选确定了315个2020年度基层医疗卫生机构中医药综合服务区（中医馆）建设单位，印发了《关于确定2020年基层医疗卫生机构中医诊疗区（中医馆）服务能力建设项目单位的通知》，推进乡镇卫生院和社区卫生服务中心中医馆标准化建设，促进基层医疗卫生机构中医药综合服务能力提升。中医馆建设项目是一项民生工程，是基层中医药服务能力提升工程“十三五”行动计划核心内容，连续多年被省政府列为年度十大主要任务、百项重点工作。完成中医馆建设验收工作不仅是完成省政府的工作任务，还是“十三五”的收官之作，今年年底前必须要全部建成，以实现全省社区卫生服务中心和乡镇卫生院中医诊疗区（中医馆）全覆盖。要认真完成县级中医医院医疗服务能力评估工作。为有效落实国家卫生健康委、国家中医药管理局《关于印发全面提升县级医院综合能力工作方案（2018—2020年）的通知》要求，进一步明确我省县级中医医院诊疗服务功能定位，我们制订并印发了《江苏省县级中医医院医疗服务能力基本标准评估细则（试行）》和《江苏省县级中医医院医疗服务能力推荐标准评估细则（试行）》，目的就是要不断加强县级中医医院能力建设。为此，我们下发了《关于开展县级中医医院医疗服务能力调查评估工作的通知》，推进县级中医医院能力评估工作，希望各市各单位抓住这次评估机会，全面了解和评估自身服务能力基本情况，对标找差，不断提升医疗服务能力，在县域内真正起到龙头作用。评估工作已经布置，各级各单位要高度重视，不折不扣按照要求和时间节点完成评估。

三是要在加强中医药特色优势建设上下功夫。《条例》强调，中医医疗机构应当坚持以中医药服务为主的办院模式和服务功能。中医药特色优势是中医药的生存之本，发展之魂。要纠正一定程度上存在的坚持中医特色就没有效益、就不能生存发展的不正确认识，做到坚持特色与促进发展的辩证统一。加强重点专科建设，强化中医在治未病、疾病康复、重大疾病治疗，包括传染病中作用。要研究有利于突出中医药特色优势的具体办法，合理确定中医医疗服务收费项目和价格，充分体现服务成本和技术劳务价值，从制度上保障中医药特色优势的发挥。这里，我要重点强调加强疫情防控中西医协同工作。明年，我们将启动传染病医院中医临床科室规范化建设，把12个我省传染病医院中医临床科室建设列入今后一段时期重点工作予以推进，目前已完成《江苏省传染病医院中医临床科室建设标准（试行）》的制定，正在组织专家进行论证，计划于2020年底出台传染病医院中医临床科室的江苏省建设标准，希望大家做好相关工作准备和软硬件储备。目前，在新冠肺炎疫情常态化防控中，要加强中西医常态化协作，合理调配辖区内中医力量，及时对确诊病例组织中医专家会诊，实施中医药对症治疗。加强对疑似病例、无症状感染者、康复患者的中医药介入治疗，帮助提高治疗和康复效果。同时，加强中药储备等物资保障，满足医疗救治需求。

四是要在加强中医院绩效管理上下功夫。特别需要指出的是公立中医医院绩效考核中反映出来的问题，中医院信息化建设严重滞后。三级中医院要加快医院信息化建设，按不低于业务收入的1.5%的标准加大投入，解决经费和硬件设施保障问题。大力推进信息系统升级改造，三级中医院电子病历系统应用水平100%达4级，二级中医院100%达3级，提升绩效考核相关的基础数据质量，确保数据真实、可靠、标准、规范。各级中医院要加强绩效考核的组织领导，成立绩效考核领导小组，明确一把手总负责，强化职能部门责任意识，强化统筹协调，对绩效考核数据管理建立相关制度，确保审核把关到位，确保上报数据真实、准确。要组织专班认真对照国家和省绩效考核相关文件要求进行研究分析，坚持问题导向、目标导向，找出本单位存在的薄弱环节，责任细化到具体的项目、科室、岗位和人员，采取有效可行的措施认真落实整改。各设区市中医行政管理部门要加强指导、督导，确保工作落到实处。

五是要在大力推进中医药科技创新上下功夫。习近平总书记讲，传承精华、守正创新，要处理好继承与创新之间的关系，进一步加强创新驱动。继承传统中医药理论的精髓，特别是整体观念与辨证论治这两大法宝不能丢。我省中医名医、流派众多，要做好挖掘、整理、研究，利用好这些宝贵资源。在加强中医药科学研究中，既要善于运用传统中医药研究方法，也要积极吸收利用现代科技手段，推进中医药理论和实践的不断创新，拿出高质量的证据，向世界展示中医药的疗效作用。要加大中医临床研究支持力度，从中医药事业可持续发展的高度来推动中医临床医学研究工作，改革完善中医临床研究条件，探索促进中医临床医学研究的新模式和新机制，搭建专业化的临床研究协同创新网络，全面提升中医临床研究的能力。

六是要在培养高质量的中医药人才上下功夫。要遵循中医药人才成长特点，重视师承教育、重视经典研读、重视临床实践、重视名师教导、重视中医思维与能力的训练，培养真中医、名中医。要强化培养中医临床领域高水平创新型人才，以期实现重点突破，为创建国家、省中医临床医学研究中心、培养领军人才、产生重大成果提供支撑，打造我省中医药人才发展高地，提高在全国的影响力。探索中医人才评价和激励机制，改变过分强调课题、文章，以及套用西医评价制度等做法，探索建立以中医临床能力为核心的评价机制，让能看病、有专长的人能脱颖出来，让更多的人安心从事中医工作、乐于投身中医药事业。

七是要在弘扬中医药文化开放交流上下功夫。中医院要发挥弘扬中医药文化的主阵地作用，找准中医药文化与时代发展、社会环境、群众健康需求的对接点，适应新时期大众传播特点，主动融入百姓生活，进一步提高中医药社会认知度。要积极对接“长三角一体化”和“一带一路”工作，发挥我省中医基础较好的优势，搭建医疗、教育、科研、产业发展网络，丰富中医药合作内容和形式，推动江苏中医药走向世界，让中医药既有吸引力、又有影响力。

在2020年全省职业健康工作会议上的讲话（摘要）

副主任　周明浩

（2020年5月19日）

一、2019年职业健康工作实现起好步开好局（略）

二、认清当前我省职业病防治严峻形势（略）

三、深化规律认识，遵循职业健康工作基本策略（略）

四、以钉钉子精神抓落实，全面完成今年目标任务

今年是“十三五”规划收官之年，是全面建成小康社会目标的实现之年。职业健康工作作为卫生健康部门的重要职责，各地要高度重视，把职业健康工作摆上重要位置，与卫生健康各项工作同研究、同部署、同推进。要强化以人民健康为中心的理念，在大力推进职业病危害源头控制、职业病诊断救治两个重点任务的同时，坚持以劳动者职业健康为中心，着眼全方位、贯穿全周期、服务全过程，奋力推进职业健康保护行动。

在今年全省卫生健康工作会议上，谭颖主任要求，各地通过增加编制、调整监督和疾控机构内部职能等多种形式,年内基本形成职业健康监督执法和技术支撑网络。扎实推进尘肺病防治攻坚行动和矿山、冶金、化工行业领域尘毒危害治理行动,确保企业职业病危害项目申报、危害因素定期检测、职业健康检查、企业相关人员培训率达95%以上。加大职业卫生监督执法和健康企业创建力度,推动企业严格落实职业病防治主体责任。我们要深刻领会省卫生健康委党组对职业健康工作的部署要求,明确今年职业健康工作总体思路,以钉钉子精神抓好落实。

2020年全省职业健康工作总体思路是:以习近平新时代中国特色社会主义思想为指导,认真贯彻《职业病防治法》,全面完成职业病防治“十三五”规划、尘肺病攻坚行动、尘毒危害专项治理、职业病危害现状调查等目标任务,从建设健康企业和强化监督执法两端共同发力,进一步压实卫生行政部门的监管责任、疾控机构的支撑责任、卫生监督机构的执法责任、用人单位的主体责任,借助公共卫生体系建设东风,大力推进职业病防治体系能力建设,努力推动职业健康工作取得新成效、迈上新台阶。

去年是职业健康转隶之年,我们做了很多打基础、谋长远的工作。今年“十三五”规划、尘肺病防治攻坚行动、尘毒危害专项治理、职业病危害现状调查就要见真章、看实效;《江苏省职业病防治条例》修订、“十四五”规划编制都事关今后一个时期工作大局,必须不折不扣地完成既定目标;职业健康保护行动、职业病防治专项整治、职业健康监管体系建设等重点工作,是需要长期抓落实的任务。2020年全省职业健康工作要点,职业健康处已印发各地。这里,我着重就抓好落实提几点要求:

(一)以强化政府责任促落实。职业健康工作实践告诉我们,责任制是灵魂,是最直接、最有效的制度力量。首先要强化政府责任落实。要通过签订责任状、目标考核、严格问责、跟踪问效等形式,逐级传导压力,逐级压实责任,强化政府组织领导和协调各方的作用。去年,谭颖主任分别与13个设区市政府主要负责人签订目标责任书,就是要把责任传递给市级政府,省抓市,市抓县,县抓乡,层层推动责任落实到最末端。各地区工作进展不平衡,有22个县(市、区)没印发方案,53个县(市、区)没成立领导小组;一些地区随访工作不扎实,前期调查数据经不起推敲,失访和无保障尘肺病患者比例较高,这些地区要认真整改,上半年要继续“补课”。职业健康处要建立定期调度制度,及时跟踪掌握工作进展,对工作迟缓、效果不明显的地区要进行通报和约谈。各地卫生健康部门也要采取调度、通报、约谈等方式,推动“落后地区”迎头赶上。其次要强化部门责任落实。职业健康工作绝不只是卫生健康部门一家的事,需要相关部门根据职责分工承担各自责任,形成工作合力。各级卫生健康部门要进一步增强大局意识、责任意识,在党委政府统一领导下,履行好综合协调职能,建立健全职业病防治工作协调机制,推动相关部门各司其职、各负其责。负有职业病防治职责的有关行业主管部门要将职业病防治工作作为行业领域管理的重要内容,从行业规划、产业政策、法规标准、行政许可等方面加强职业健康工作。无锡、徐州、南通、淮安市政府已经先行一步,成立领导小组或建立联席会议制度或出台加强职业病防治工作的意见,对地方政府及部门的职业健康监管职责作出明确规定,值得大家学习借鉴。

(二)以强化考核评价促落实。要组织对重点工作开展年度考核和评价,加强考核结果运用,充分发挥考核评价的“指挥棒”作用,推动职业健康各项任务落实到位。

一是以考核推动攻坚行动见实效。国家对这项工作高度重视。孙春兰副总理多次强调要深入推进尘肺病防治攻坚行动,把各项要求落到实处,务求实效。攻坚行动今年年底就要验收,时间紧、任务重,各级卫生健康部门务必抓紧抓实,主要领导要切实担负起第一责任人的责任,分管负责人要切实加强督促和指导,抓出成效,全面完成攻坚任务。今年底,委里要根据督导考核情况对地方工作进行排名,并通报省及设区市政府。

二是以考核推动监测摸底见实效。李斌副主任在全国会上部署职业病防治工作时着重强调要加强监测、监管和监督工作:监测主要是查清底数,发现问题;监管主要是落实部门监管,推动企业落实主体责任;监督主要是加大执法力度,依法依规进行处罚。要健全完善尘肺病随访工作方案和技术措施,利用各种手段努力提高随访效率和质量,务必在前期工作基础上进一步摸清患者底数,为制定保障政策奠定基础。要根据《全国职业病危害现状统计调查制度》,重点推进国家在各县(市、区)随机抽取的20%乡镇(街道)开展矿山、制造以及电力、热力、燃气及水生产和供应等行业职业病危害现状调查;同步推进未被抽取的80%乡镇(街道)的工业企业开展职业病危害项目申报工作,实现全省工业企业申报全覆盖,基本摸清我省工业企业职业病危害现状。

三是以考核推动职业健康保护行动见实效。要按照省政府落实健康中国行动推进健康江苏建设的意见,坚持一手抓责任落实、一手抓考核评价。职业健康保护行动明确了7项行动目标,其中3项预期指标是“约束性”要求,是规定动作,4项倡导指标是“激励性”标准,要根据目标任务细化考核方案,扎实推进职业健康保护行动,确保工作年年有进展。要以健康企业为载体促进防治水平提升。大力组织开展健康企业建设,抓紧研究制定相关规范标准,在重点行业建设一批具有示范引领作用的健康企业,发挥健康企业的正向激励作用。此外,省安委会制定的《2019年市级政府安全生产和消防工作考核细则及评分标准》已将职业健康工作列入考核范畴,我们要利用好这个考核机制,推动职业健康重点工作落实。

(三)以强化能力建设促落实。要针对当前职业健康监管能力存在的突出问题，借助公共卫生体系建设东风，按照与监管任务相匹配的原则：一是市、县两级卫生健康行政部门要加大职业健康内设机构及队伍建设，推动职业病防治任务重的市、县（市、区）建设职业病防治院。二是市、县两级疾控机构、卫生监督机构要成立职业卫生科室。三是乡镇（街道、开发区、园区）要有专人管、卫生院（社区卫生服务中心）要配合管职业健康工作。四是我委将出台《全省职业病防治技术支撑体系建设实施意见》和《全省疾病预防控制机构职业卫生工作规范》，年内要建设命名省级职业卫生重点实验室，以满足职业卫生高端检测技术需求及突发中毒应急事件处置需要。加强职业健康信息化建设，提高监管效率。

（四）以强化监督执法促落实。要严格依法履职，强化对用人单位和职业健康技术服务机构的监管执法，做到执法尽责，敢于亮剑。要突出重点行业、企业、机构，实行分级分类监管，抓住矿山、化工、冶金、建材等重点行业领域，将职业病危害浓度（强度）严重超标的企业作为执法重点，特别是屡次发生尘肺病等职业病的企业，要加大处罚力度。坚持法律面前人人平等，发现违法违规行为，不论涉及什么地方、什么企业，都要一律依法依规严肃查处。对纳入尘毒危害治理的重点行业建设项目“三同时”实施率、用人单位监督检查覆盖率达95%以上，对职业（含放射）卫生技术服务机构、职业健康检查机构和职业病诊断机构全面开展专项执法检查。要尽快出台职业健康监督执法自由裁量细化标准。

（五）以强化作风建设促落实。要坚持党建工作和业务工作统筹推进，落实全面从严治党责任，大力加强思想政治建设，努力提高全系统党的建设和队伍建设水平，建设一支忠诚、干净、担当的职业健康监管队伍。要加强作风建设，大力弘扬求真务实和敬业奉献的良好风气，把严格要求与关心爱护统一起来，进一步增强队伍的凝聚力、战斗力。要突出实绩实效，坚持结果导向。各级领导干部要坚持以身作则、亲力亲为，敢于较真，把抓落实当作一项重大政治任务，绝不能光说不做，一说了之；既要当指挥员，又要当战斗员，扑下身子，一线指挥，做到重要工作亲自部署，重大方案亲自把关，关键环节亲自协调，确保贯彻落实不偏不走样。

在全省老龄办主任暨老龄健康工作会议上的讲话（摘要）

副主任　邱泽森

（2020年7月17日）

一、深入贯彻积极老龄化战略（略）

二、全力推进老年健康服务体系建设

今年以来，我们正在联合八个部门联合起草《关于建立完善老年健康服务体系的实施意见》，已提请省政府同意，印发给各市政府。我们要坚持问题导向、效果导向，坚持保障基本、突出重点，注重制度衔接、精准施策，着力补短板、强弱项，加快构建包括健康教育、预防保健、疾病诊治、康复护理、长期照护、安宁疗护的综合连续、覆盖城乡的老年健康服务体系。

一是广泛开展健康教育。充分运用各种宣传媒介，通过医疗卫生、养老和社区服务机构等平台，面向老年人及其照护者开展健康教育，积极开展老年健康宣传周、全民健康生活方式日等主题活动，营造关心支持老年健康的社会氛围。普及老年健康科学知识和相关政策，开展老年健康教育促进活动，提高老年人健康素养水平。把健康教育纳入老年学校和老年教育机构课程体系和教学内容，促进养教结合。加强基层老龄协会等老年活动平台建设，组织引导老年人积极参与社会活动，自觉做健康管理的主人。这次新冠肺炎疫情给广大老年人在生活、就医、照护、心理健康等方面带来一系列实际困难和问题。江苏本土确诊的631名病例中，老年人有118位，占比将近五分之一；重症、危重症患者中，绝大部分都是老年人。因此，老年人的健康教育至关重要。

二是全面加强预防保健。建立健全老年健康危险因素干预、疾病早发现早诊断早治疗、失能预防三级预防体系。加强老年人健康管理，为老年人提供生活方式和健康状况评估、体格检查、辅助检查和健康指导服务，有效整合健康体检基本项目，加强质量控制，提升老年人健康管理水平。将老年人健康管理作为基本公共卫生服务项目绩效评价的重要内容，加强适老环境建设和改造，建设老年友好示范社区，减少老年人意外伤害。这里要着重强调一下老年人健康体检，这是列入省政府民生实事工程的重点督办项目，由于新冠肺炎疫情，今年的工作启动较晚。现在已是三季度了，各地要加快进度，倒排时间，把前面丢失的时间抓紧补回来，确保按时序、高质量完成任务。

三是着力强化疾病诊治。提升老年健康服务机构数量和质量，合理配置服务资源，争取通过2~3年的努力，建立完善以基层医疗卫生机构为基础，老年医院和综合性医院老年医学科为核心，相关教学科研机构为支撑的老年医疗服务网络。这就需要通过新建、医疗机构转型等方式，积极发展老年医院、康复医院、护理院，同时推进二级及以上综合性医院设置老年医学科。我们的目标是到2022年，全省每个设区市至少设立1个三级老年医院、人口超过50万的县（市、涉农区）设立1个以上老年医院，全省二级及以上综合性医院设立符合标准的老年医学科的比例达80%以上，二级以上中医医院全部设立治未病科，80%以上的综合性医院、康复医院、护理院和基层医疗卫生机构成为老年友善医疗卫生机构（“加强老年友善医疗卫生机构建设”，是2020年国家卫生健康委重点任务）。

目前，根据省委省政府《关于深入排查解决突出民生问题清单及需要省级层面解决的政策事项的通知》要求，省卫健委正在抓紧制定《关于排查解决医疗卫生领域突出民生问题推进方案》。该方案已将"到2022年,全省每个设区市至少设立1个三级老年医院、人口超过50万的县(市、涉农区)设立1个以上二级老年医院"列入了工作目标,并提出了相应的支持政策。

四是完善康复护理服务。加快发展老年护理服务,构建以机构为支撑、社区为依托、居家为基础的老年护理服务网络,探索建立从居家、社区到专业机构的失能老年人长期照护服务模式。积极开展老年护理需求评估工作,实施基本公共卫生服务项目,为失能老年人提供上门健康评估和健康服务。据了解,江苏的护理院数量占全国的三分之一,但是在省内分布并不均衡,苏南地区有157家,占到63.8%;苏中地区共有51家,占到20.7%;苏北五市只有38家,仅占15.5%。目前,我省仍有25个县(市、区)没有护理院,这些都是我们需要补齐的硬件设施的短板。这项工作也列入了民生补短板项目。

五是探索开展长期照护和安宁疗护。探索建立从居家、社区到专业机构的失能老年人长期照护服务模式。实施基本公共卫生服务项目,为失能老年人上门开展健康评估和健康服务。依托护理院(站)、护理中心、社区卫生服务中心、乡镇卫生院等医疗卫生机构,为失能老年人提供长期照护服务。推动医疗卫生机构开展安宁疗护服务,探索建立机构、社区和居家安宁疗护相结合的工作机制,形成畅通合理的转诊制度。认真总结前期试点经验,完善安宁疗护服务收费项目及标准,稳步扩大安宁疗护试点。

六是发展老年健康服务队伍。老年健康服务队伍基础薄弱,人员缺口较大。从刚性需求上看,全省有护理服务刚性需求的老年人大约为130万人,按照国际标准,每3个失能半失能老人配备一名护理人员来计算,全省需要43万养老护理人员;从机构配比来看,从事健康养老服务的专业医护人员严重短缺,以护理院的医护比为例,按国家《护理院基本标准(2011版)》要求,需要30619名护士和护理员,现仅有1.97万人,缺口1.09万人。从职业定位上看,健康养老服务从业人员流动性大,职业化、专业化从业人员招不到、留不住问题突出。

前段时间,我到南京部分医养结合机构调研,发现机构聘任的医生大多是的退休医生,而且工资待遇远低于周边社区卫生服务中心医务人员薪资水平。针对这一现状,要加强老年健康人才培养,支持开展老年健康服务相关从业人员的继续教育,将老年医学和康复、护理专业培训纳入医疗卫生专业人员培训计划。

国家卫健委等12个部门印发的《关于深入推进医养结合发展的若干意见》明确指出:医养结合机构中的医务人员享有与其他医疗卫生机构同等的职称评定、专业技术人员继续教育等待遇,医养结合机构没有条件为医务人员提供继续教育培训的,各地卫生健康行政部门可统筹安排有条件的单位集中组织培训。

发挥退休护士作用,鼓励其从事老年人护理指导、培训和服务等工作。加强医疗护理员培训,扩大老年护理服务队伍,补齐服务短板,完善老年健康相关职业资格认证制度和以技术技能价值激励为导向的薪酬分配体系,拓宽职业发展前景。

三、充分发挥老龄工作机构职能作用

这一轮机构改革,老龄工作职能转隶到卫生健康部门,一方面,从全周期保障人民健康的思路上,老龄工作被赋予新的时代内涵;另一方面,作为老龄委的常设办事机构,卫生健康部门将承担起综合协调、统筹推进老龄工作的职能。

一要健全老龄工作机制。全国老龄委和省老龄委已经先后召开全体会议,明确了老龄委组成人员和工作规则,印发了老龄委成员单位工作职责。

2018年11月8日,机构改革后第一次全国老龄委全体会议召开;2019年7月12日,孙春兰副总理再次主持召开第二次全国老龄委全体会议。2019年12月27日,省老龄工作委员会全体会议在省政府召开。会议传达了全国老龄工作委员会全体会议精神,回顾总结了全省老龄工作的成绩和经验,审议了《江苏省贯彻〈国家积极应对人口老龄化中长期规划〉实施方案(2020—2022年)》和《江苏省老龄工作委员会工作规则》,安排部署了当前和今后一个时期老龄工作。副省长、省老龄委主任陈星莺出席会议并讲话,省卫生健康委主任、省老龄委副主任谭颖作全省老龄工作情况报告,省政府副秘书长、省老龄委副主任王思源主持会议。陈星莺副省长强调,老龄工作的综合性、系统性很强,各地各有关部门要树立老龄工作"一盘棋"意识,按照职责分工,密切配合,不断健全老龄工作机制,认真履行工作职责,加强机构队伍建设,形成齐抓共管的老龄工作大格局,共同把全省老龄事业的目标任务落到实处。会上,省发展和改革委员会、省民政厅、省人力资源和社会保障厅、省财政厅分别作了交流发言。省老龄工作委员会全体组成人员、各成员单位联络员共80多人参加会议。

据了解,到目前为止,13个设区市中还有个别市没有调整老龄委组成人员,仅有南京和宿迁召开了老龄委全体会议。相关市、县要尽快组建新一届老龄委,进一步完善老龄委工作机制,定期召开老龄委全委会,建立工作报告、经验交流、督办反馈等工作制度,促进各成员单位加强沟通、密切协作,推动形成老龄工作强大合力。国家卫健委已将"建立老龄工作评估制度",作为2020年重点任务,由老龄健康司牵头,8月底前完成。我们将参照国家卫健委做法,对各设区市老龄工作进行评估。

二是强化老龄机构职能。充分发挥老龄委及老龄办组织协调、调查研究、检查指导等职能,及时研究部署老龄工作,定期通报、报告老龄事业发展状况(今年的白皮书将增设各市专章),督促落实相关法规政策,认真研究解决有关重要问题。去年,我们联合省参事室围绕"江苏人口老龄化与健康养老"相关问题进行了调研,吴政隆省长就我们的调研报告专门作出批示。

省委党校今年第一期《唯实》杂志全文刊登了这篇调研报告。这次调研,为我们今年起草相关文件提供了很好的参考。据了解,国家卫健委已将编制“十四五”老龄事业发展规划作为今年的重点任务,要求12月底前完成。我们也将抓紧着手制定《全省老龄事业“十四五”发展规划》。

三是营造良好社会环境。要着力构建养老、孝老、敬老政策体系和社会环境,建立健全老年人权益保障法规政策,为维护老年人合法权益提供法律保障。要深入开展人口老龄化国情、省情教育,实施老年人精神关爱项目,扩大“敬老文明号”社会效应。加大宣传表彰力度,及时报道各地各部门老龄工作好经验、好做法,树立和表彰敬老孝老典型,形成良好社会风尚。

经全国评比达标表彰工作协调小组办公室批准,国家卫生健康委、全国老龄办决定开展2020年全国敬老爱老助老活动评选表彰工作,设立全国“敬老文明号”、全国“敬老爱老助老模范人物”奖项。这是我们老龄工作的一个重要抓手。请大家认真组织推荐。全省第四届“敬老文明号”创建活动也即将开始。

四是加强涉老组织管理。建立健全省市县乡村五级老年人协会组织网络,加强对各类涉老社会组织的指导和管理,发挥老年人自我管理、自我教育、自我保护、自我服务和服务社会的作用。要培育壮大为老志愿服务队伍,支持助老慈善公益事业发展。要善于依托和借助老龄社会组织力量,推动基层老龄工作,保证城乡社区老龄工作有人抓、老年人事情有人管、老年人困难有人帮。今年,我们举办的相关活动,都与省老龄协会、省老年大学协会、省老龄体育协会等联合举行。请各市县参照执行。

在全省人口家庭工作研讨会上的讲话(摘要)

二级巡视员　祁爱平

(2020年8月17日)

一、以创建活动为契机,大力推进人口家庭工作创新创优

上一轮全国计划生育优质服务先进单位创建活动国家于2016年开展,我省23个县(市、区)受到表彰。今年国家决定开展新一轮全国计划生育优质服务先进单位创建活动,各地要高度重视,认真组织实施,充分利用好创优活动这个重要抓手,推进新时期人口家庭各项重点工作落到实处。

一要提高认识。本次创优活动是国家卫生健康委保留的全国评比达标表彰项目之一,由县级人民政府申报,层级高、荣誉高,体现了国家对人口家庭工作的高度重视,导向鲜明,意义深远。希望各地高度重视本次创优活动,抓住创优活动这个契机,进一步强化各级对人口家庭工作的重视和支持,为推进做好人口家庭重点工作提供有力的保障。

二要突出重点。当前人口和计划生育工作正面临转型发展的重要时期,本次创优活动的评估指标内容突出当前工作的重点任务,具有重要的现实意义。各地要紧紧围绕加强人口监测预警、促进生育政策和相关经济社会政策配套衔接、大力发展普惠婴幼儿照护服务、完善计划生育家庭扶助关怀制度等重点工作内容,借创优之力,切实加强对各地工作的指导,推动各地把人口家庭工作做好做细做实,持续改善管理,破解工作难题,提升服务能力,不断增强群众获得感和幸福感。

三要以点带面。这次创优活动,先进单位名额较少,只能推荐评选一批工作实绩比较突出的县(市、区),各市一定要统筹指导,积极营造争先创优的良好氛围,通过创优活动,发挥示范引领作用,总结推广先进典型经验,结合本地实际,建立健全相应的激励机制,充分调动各地做好新时期人口家庭工作的积极性,进一步提升人口家庭工作整体水平。

四要求真务实。按照我省创建活动的安排,8月底完成市级推荐工作,时间紧、任务重,各地要集中精力,抓紧落实,要坚持实事求是,改进评估方法,科学运用已有数据,切实减轻基层负担,要杜绝弄虚作假,防止搞形式、走过场。要严格把握标准,坚持客观公正,严明工作纪律,确保创建工作风清气正,取得实效。省级评审将采取材料评估、数据评估、专家评估等相结合的方式,并赴部分地区开展现场调查,根据综合评估结果,把求真务实、业绩突出、群众满意的先进单位评选出来,总结一批可复制、可推广的典型经验。

二、做实专项行动,切实提升计生特殊家庭扶助水平

全省各地高度重视计划生育特殊家庭帮扶工作,各级卫生健康部门会同计生协会,广泛动员各方力量,开展多种形式的关心关爱活动,涌现一大批温暖人心、帮扶特殊家庭的典型案例。上年11月,省卫健委联合计生协会召开了全省计划生育特殊家庭扶助关怀工作会议,总结交流各地落实“三个全覆盖”等工作的经验做法。6月,召开全省连心家园建设推进会,评选一批连心家园省级优秀项目单位。疫情期间,为切实解决疫情期间特殊家庭面临的困难,各地认真落实属地责任,将疫情防控与关爱计生特殊家庭相结合,发放防疫物资,开展健康指导,提供健康服务,加强生活关怀,做好心理援助,向计生特殊家庭送去党和政府的关怀。

计划生育特殊家庭帮扶工作始终是人口家庭工作的重中之重。近日,国家卫生健康委办公厅发文部署开展落实计划生育特殊家庭联系制度等“三个全覆盖”专项行动;本月初,国家卫生健康委人口家庭司领导专题赴泰州市调研督导我省专项行动落实情况。全省各地要坚决贯彻国家要求,以“三个全覆盖”专项行动为着力点,扛起责任,加大力度,落细落实各项帮扶举措,解民忧、办实事,进一步提升计生特殊家庭的获得感。

各地一定要认真按照国家和省相关文件要求，制定落实具体方案，细化工作任务，明确工作责任，精准帮扶到户到人，要通过开展专项行动，进一步排查问题，逐条对照，逐项落实，落实落细“三个全覆盖”各项任务，切切实实为特殊家庭解决实际问题。省卫健委将结合国家创优活动，开展调研督导，推进专项行动取得实效。

三、高质量推进普惠托育项目，确保托育机构安全健康发展

省委省政府高度重视发展托育服务，2020 年初，省政府印发《关于促进 3 岁以下婴幼儿照护服务发展的实施意见》，省政府工作报告将“新增普惠托育服务机构 80 家”列为 2020 年省政府民生实事项目，之后又列入省政府十大主要任务百项重点工作考核指标、省委 2020 年重点任务。5 月，省卫健委联合省发展改革委、省财政厅下发《2020 年普惠托育民生实事项目实施方案》，各地按照省委省政府要求，统筹做好托育机构疫情防控、推进普惠托育民生实事的重要任务。同时，深入开展支持社会力量发展普惠托育服务专项行动，省发改委分解下达普惠托育机构建设项目 42 个，涉及我省 5 个市 19 个县(市、区)，中央预算内投资 3625 万元。托育机构备案工作有序开展，目前我省在国家托育备案信息系统注册的托育机构超过 1000 家，完成备案的 100 多家，均居全国首位。南京市托育机构管理办法(政府令)2 月起施行，常州出台了 1 +2 系列文件；南京、苏州、南通、泰州、宿迁等多地举办了托育服务从业人员系列培训；南京、苏州、淮安等地深入开展托育机构情况调研；南京、无锡、常州等地积极培育相关行业协会；各设区市全面动员所辖各县(市、区)积极申报普惠托育民生实事项目，好中选优向省级推荐，重点培育示范项目，充分挖掘储备项目。总体来看，全省各地克服了疫情带来的不利影响，托育服务稳步复苏，普惠托育实事项目进展良好。

与此同时，托育机构发展总体面临政策支持不足、备案比较困难、服务质量不高、行业规范缺失、发展良莠不齐等问题。今年以来，受新冠疫情影响，托育机构较长时间暂停收托服务，民办托育机构运营成本加重，经营困难，发展受到较大冲击。因此普惠托育政府民生实事项目的实施面临可持续发展、高质量发展的现实挑战，有待各地进一步加强项目支持、规范项目管理、提升项目水平。

为稳妥有序促进托育服务健康安全发展，近期省卫健委下发了《关于进一步做好托育机构复托相关工作的通知》，要求各地进一步做好托育机构复托后的常态化疫情防控工作，推进实施省政府 2020 年普惠托育民生实事任务，提出落实属地责任、严格健康管理、推进登记备案、强化安全管理、加强调研督导等工作要求。

一是加强政策支持。各地要加强调查研究，及时了解托育机构面临的现实困难和突出问题，积极争取党委政府的支持，加强与发展改革、财政等部门的沟通，结合本地实际，落实支持发展普惠托育的各项优惠措施，营造有利于托育服务发展的政策环境，落实普惠托育项目补助经费，合力推动普惠托育民生实事及普惠托育专项行动的落实，高质量完成省委省政府重点工作。

二是加强规范管理。托育机构目前面临的突出问题就是五证不全、备案困难，国家也在积极关注。各地要主动协调编制、民政、市场监管、住建消防等部门，加强部门协作，协调解决登记备案中的问题，指导托育机构依法依规登记备案。省卫健委已经下发《关于规范托育机构卫生评价工作的通知》，为全省托育机构卫生评价工作提供规范指南，各地要加强委内工作协同，与妇幼条线密切协作，指导做好托育机构卫生保健工作。我们将继续与民政、市场监管等部门沟通，制定完善托育机构登记和备案管理的工作办法；近期省卫健委与教育厅联合发文组建专家库，充分发挥专家在决策咨询、学术研究、指导评审等方面的重要作用，请各地认真推荐本地专家，上下联动，资源共享，为促进婴幼儿照护服务发展提供专业化支撑、规范化指导。

三是加强安全管理。各地要认真落实托育机构常态化疫情防控及安全生产专项整治工作要求，加强与市场监管、公安、消防、住建等部门联动，会同妇幼、疾控、监督等单位，督促托育机构落实好疫情防控和安全管理主体责任，突出卫生防疫、建筑安全、消防安全、食品安全等重点，严格落实疫情防控制度措施，加强日常健康管理，深入排查并及时消除安全隐患，制定完善安全管理制度，完善人防、物防、技防体系，加强托育机构工作人员安全教育和应急培训演练，严防安全事故发生，切实保障婴幼儿生命安全和身体健康。

四是加强监督指导。各地要加强对普惠托育民生实事项目、普惠托育专项行动项目的跟踪监管，定期了解进展，指导解决问题，确保已建成的项目安全规范、服务优质、群众满意。同时，以点带面，分类指导，落实分级管理责任，探索建立部门协同监管机制，加强面上托育机构的监督管理，加强从业人员的教育和培训，提升托育机构服务水平。省级将组织专家组，对普惠托育机构进行调研督导，并适时召开托育服务推进会，交流典型经验，推进民生实事项目高质量完成。

发展托育服务是得民心、惠万家的民生工程。国家卫生健康委紧锣密鼓，积极作为，婴幼儿照护服务示范活动正在按程序报批；相关专家正在制定托育机构保育大纲及系列培训教程；“十四五”期间将深入实施普惠托育专项行动。

文件与法规

江苏省中医药条例

（2020年7月31日江苏省第十三届人民代表大会常务委员会第十七次会议通过）

目　录

第一章　总　则

第一条　为了传承和发展中医药，弘扬中医药文化，保障和促进中医药事业及产业发展，保护人民健康，根据《中华人民共和国中医药法》等法律、行政法规，结合本省实际，制定本条例。

第二条　本条例适用于本省行政区域内中医药医疗、预防、保健、康复、教育、科研、产业、文化、对外合作与交流以及监督管理等活动。

第三条　发展中医药事业，应当遵循中医药发展规律，传承精华、守正创新，坚持中西医并重、中西药并用，促进中医药和西医药相互补充、协调发展；继承和发扬中医药特色优势，发挥中医药在治未病、疾病治疗和康复中的重要作用；运用现代科学技术，促进中医理论和实践的发展，实现中医药现代化、产业化。

第四条　县级以上地方人民政府应当将中医药事业纳入国民经济和社会发展规划，完善中医药服务、教育、科研和管理体系。

县级以上地方人民政府应当建立中医药工作联席会议制度，统筹协调解决中医药发展中的重大问题，督促本级人民政府有关部门履行中医药管理职责，采取措施为中医药事业的发展提供条件和保障。

第五条　县级以上地方人民政府中医药主管部门负责本行政区域的中医药管理工作。

县级以上地方人民政府发展改革、教育、科技、农业农村、工业和信息化、财政、人力资源社会保障、医疗保障、市场监督管理、药品监督管理、文化和旅游等部门在各自职责范围内，负责与中医药管理有关的工作。

第六条　县级以上地方人民政府及其中医药主管部门等应当加强对中医药事业的宣传，普及中医药防病治病知识，营造珍视、热爱、发展中医药的社会氛围。

每年10月为全省中医药宣传月。

第二章　中医药服务

第七条　县级以上地方人民政府应当加强中医药服务体系建设，根据医疗服务需求、医疗服务能力等，制定中医医疗机构设置规划，举办规模适宜的中医医疗机构，扶持和促进中医药特色优势的医疗机构发展，提供覆盖全民和全生命周期的中医药服务。

中医医疗机构的用地、业务用房、医疗设备等应当达到国家规定的标准。

中医医疗机构设置规划对中医门诊部、中医诊所不作布局、数量限制。

第八条　设区的市人民政府应当至少举办一所三级中医医疗机构，县（市）人民政府应当至少举办一所二级以上中医医疗机构。支持区人民政府举办规模适宜的中医医疗机构。

政府举办的中医医疗机构不得擅自合并、撤销，或者改变其中医医疗性质。

因特殊原因确需合并、撤销政府举办的中医医疗机构或者改变其中医医疗性质的，应当事先征求上一级人民政府中医药主管部门的意见，并按照规划的要求重新设置。

设区的市人民政府中医药主管部门对县级人民政府举办的中医医疗机构合并、撤销或者改变其中医医疗性质的意见，应当报省人民政府中医药主管部门。

第九条　政府举办的综合医院、妇幼保健机构、传染病医院以及其他有条件的专科医院，应当设置中医药科室和中医床位。

社区卫生服务中心、乡镇卫生院应当设置中医药科室，并提供中药饮片等中医药服务。

社区卫生服务站、村卫生室应当配备常用中成药，提供中医药服务。

第十条　鼓励社会力量举办各种类型的中医医疗机构。鼓励有资质的中医专业技术人员按照规定开办中医门诊部、中医诊所。

社会力量举办的中医医疗机构在准入、执业、等级评审、基本医疗保险、科研教学、医务人员职称评定等方面,享有与政府举办的中医医疗机构同等的权利。

鼓励社会力量举办的中医医疗机构实行连锁方式运营。

第十一条　对中医诊所按照国家规定实行备案管理。

中医诊所应当将诊疗范围、中医医师姓名及其执业范围等备案信息在诊所的明显位置公示。

中医诊所按照备案的诊疗科目、技术开展医疗活动,不得超出备案范围开展医疗活动。

第十二条　举办中医养生保健机构应当符合国家有关规定。

中医养生保健机构可以提供中医健康状态辨识与评估、咨询指导、健康干预、健康管理等非医疗类健康服务,不得开展中医医疗活动,不得使用带有中医医疗特征的名称,不得进行带有中医医疗性质的宣传。

提供中医养生保健服务的企业登记经营范围应当使用"中医养生保健服务(非医疗)"的规范表述。

第十三条　中医医疗机构应当主要运用中医药理论、技术和方法开展医疗活动、提供健康服务,中医药服务量和中医药诊疗费用所占比例应当符合国家和省规定的要求,并纳入中医医疗机构评审评价内容。

综合医院、妇幼保健机构、专科医院和基层医疗卫生机构应当规范开展中医医疗活动、提供健康服务。

第十四条　中医医疗机构应当坚持以中医药服务为主的办院模式和服务功能,建立健全体现中医药特点的现代医院管理制度。

中医医疗机构应当筛选中医优势病种,建设中医优势专科,推广和应用中医药适宜技术。支持有条件的中医医疗机构研发中药制剂,设置中医经典病房。

第十五条　中医医疗机构配备医务人员应当以中医药专业技术人员为主,中医药专业技术人员占本机构卫生技术人员的比例应当超过百分之六十。

社区卫生服务中心、乡镇卫生院应当配备中医药专业技术人员,社区卫生服务站、村卫生室应当根据实际情况合理配备中医药专业技术人员。

第十六条　开展中医医疗活动的人员,应当依法取得中医医师资格,并进行执业注册。

中医医师应当主要提供中医药服务,服务内容和所占比例纳入职称评审内容。

第十七条　经考试取得医师资格的中医医师,在培训、考核合格后,可以在医疗活动中采用与其专业相关的现代科学技术方法。在医疗活动中采用现代科学技术方法的,应当有利于保持和发挥中医药特色优势。

经考试取得医师资格的中医医师可以在综合医院、妇幼保健机构、专科医院等医疗机构的临床科室执业。

第十八条　经考核取得医师资格的中医(专长)医师,应当在注册的执业范围内开展中医医疗活动。

中医(专长)医师开展中医医疗活动时,应当在诊疗场所明显位置公示执业范围以及可以采用的治疗方法。

第十九条　非中医类别执业医师,按照规定通过西学中、跟师等系统的中医药专业知识培训后经考核合格,以及取得中医或者中西医结合专业学历、学位的,可以开展中医医疗活动。

第二十条　社区卫生服务中心、乡镇卫生院、社区卫生服务站、村卫生室的非中医类别执业医师、乡村医生,参加县级以上中医药主管部门举办的中医药知识和技能培训,经考核合格的,可以在临床工作中运用相应的中医药适宜技术。

第二十一条　政府举办的中医医疗机构应当指导帮助社区卫生服务中心、乡镇卫生院开展中医药服务。

社区卫生服务中心、乡镇卫生院应当组织中医药专业技术人员到社区卫生服务站、村卫生室开展中医医疗、预防、保健、康复等多种形式的医疗服务和技术协作。

支持中医医疗机构牵头组建或者参与各类医疗联合体建设。中医医疗联合体内医疗机构可以通过临床带教、业务指导、科研和项目协作等多种方式,提升基层医疗卫生机构服务能力。

乡村医生、家庭医生团队应当掌握中医药基本理论、基本知识和基本技能,运用中医药技术防治常见病、多发病。家庭医生签约服务应当包含中医药内容。

第二十二条　鼓励和支持中医医疗机构发展中医远程医疗、移动医疗、智慧医疗等新型医疗服务模式,开展线上线下一体化服务和远程医疗服务,建设互联网中医医院。

第二十三条　县级以上地方人民政府应当将中医医疗机构纳入传染病防治、公共卫生应急管理体系,建立中西医协同机制、中医药参与应急救治工作协调机制,加强中医药应急物资、设备、设施、技术与人才资源储备和基地建设,将中医药专业技术人员纳入紧急医学救援队伍,发挥中医药在传染病防治、突发公共卫生事件应急中的独特优势。

发生突发公共卫生事件时,省人民政府中医药主管部门应当组织中医药专家研究制定防治方案,选派中医药专业技术人员参与紧急医学救援,实行中西医联合救治。医疗机构可以按照省人民政府中医药主管部门确定的固定处方开展集中调配服务。

第二十四条　县级以上地方人民政府应当采取措施,发展中医治未病、中医特色康复等中医药服务。

二级以上中医医疗机构应当设置治未病科、老年病科、康复科,开展相应的中医药服务。

基层医疗卫生机构应当为居民提供中医健康监测、中医药咨询评估、中医养生调理等治未病服务。

鼓励养老机构开展中医药健康养老服务。支持中医医疗机构与养老机构合作开展中医药健康养老服务。

第二十五条 县级以上地方人民政府应当充分利用本行政区域的中医药资源优势，推动中医药与养生保健、养老、旅游、文化等产业的融合发展。

第三章 中药保护与发展

第二十六条 省人民政府应当根据本省中医药事业发展实际，制定和完善中药产业发展规划，不断发挥中药资源优势，加快中药产业发展。

第二十七条 中药材的繁育应当遵循科学的种植养殖标准，执行国家相关标准；没有国家相关标准、需要制定地方标准的，由省人民政府农业农村、自然资源、药品监督管理、中医药主管部门提出，标准化行政主管部门组织制定。

规范中药材新品种培育程序。品种登记参照非主要农作物品种登记办法执行。

第二十八条 县级以上地方人民政府应当支持中药材种植养殖基地规范化、规模化建设，鼓励道地药材种植，推广中药材种植养殖技术，培育经营主体、推动农企联结、引导股份合作，提升中药材种植养殖产业化水平。

县级以上地方人民政府农业农村、科技、林业、中医药等主管部门，应当做好中药材规范化种植养殖科学引导和技术指导工作，为中药材产业发展提供保障。

第二十九条 县级以上地方人民政府药品监督管理部门应当加强对中药材、中药饮片质量的抽查检验。省人民政府药品监督管理部门应当定期公告中药材、中药饮片的质量抽查检验结果。

第三十条 县级以上地方人民政府有关部门应当加强中药质量管理，推动建立中药材、中成药、中药饮片生产流通使用全过程追溯体系，推动中药生产经营企业诚信体系建设。

第三十一条 中药材生产经营企业、使用单位应当遵守相关法律、法规和技术标准，建立健全信息化追溯管理制度。

药品生产企业购进中药材、中药饮片，应当建立进货查验记录制度，中药材、中药饮片的经营者应当建立进货查验和购销记录制度，并标明中药材产地。

第三十二条 鼓励研制中药新药和生产来源于古代经典名方的中药复方制剂。

鼓励医疗机构应用传统工艺配制中药制剂。

第三十三条 县级以上地方人民政府有关部门应当促进中医药科技成果的转化和推广，支持与中医药相关的科技企业孵化器建设。

县级以上地方人民政府有关部门应当支持中药新药的研究开发，支持企业运用现代技术和工艺研究开发传统中成药，鼓励进行二次开发研究，提升产品质量和疗效。

依法保护中医药领域知识产权和商业秘密。鼓励和支持中医药领域的专利申请、商标注册、地理标志产品保护申请。

第三十四条 有条件的地方应当支持中医药产业集群发展，支持中医药企业形成核心品牌，扶持拥有知识产权或者列入中药保护目录的品种生产，推进中医药企业兼并重组，优化资源整合，提高竞争力。

第三十五条 支持中药生产企业装备升级、技术集成和工艺创新，加速中药生产工艺、流程的标准化、现代化，提升中药制造标准化、现代化、国际化水平。

第三十六条 医疗机构根据本单位医师处方的需要炮制市场上没有供应的中药饮片，应当具备与之相适应的条件、设施和质检制度，向所在地设区的市人民政府药品监督管理主管部门备案，并由具有三年以上炮制经验的中药学专业技术人员负责。

医疗机构炮制中药饮片，应当符合国家药品标准；国家药品标准没有规定的，执行本省中药饮片炮制规范。

按照麻醉药品管理的中药饮片和毒性中药饮片，医疗机构不得在本单位内炮制。

医疗机构对中药饮片进行再加工，参照本条规定执行。

第三十七条 经省人民政府药品监督管理部门批准，医疗机构配制的中药制剂可以在指定的医疗机构之间调剂使用。

在同一设区的市行政区域内申请调剂使用医疗机构中药制剂的，省人民政府药品监督管理部门可以委托设区的市人民政府药品监督管理主管部门批准。

省人民政府药品监督管理部门应当简化批准手续，中药制剂调剂使用可以按照品种批准。

对临床急需且市场短缺的中药制剂，省人民政府中医药主管部门会同药品监督管理部门可以从医疗机构临床使用五年以上，疗效确切、安全稳定、无严重不良反应的医疗机构中药制剂中遴选确定可调剂的品种目录，并确定在全省医疗机构中的使用单位。

配制中药制剂的医疗机构应当对调剂使用中药制剂的医疗机构开展指导和培训，确保合理使用；运输、储存医疗机构配制的中药制剂，应当符合相关规定，确保质量安全。医疗机构应当加强对中药制剂品种的不良反应监测，并按照国家有关规定报告。药品监督管理部门应当加强对医疗机构配制、使用的中药制剂质量的监督检查。

第三十八条 符合下列情形之一的，不纳入医疗机构中药制剂管理：

（一）中药加工成细粉，临用时加水、酒、醋、蜜、麻油、饴糖等中药传统基质调配、外用；

（二）鲜药榨汁；

（三）受患者委托，按照医师处方（一人一方）应用中药传统工艺加工而成的汤剂、丸剂、散剂、丹、锭等制品；

（四）依法不纳入医疗机构中药制剂管理的其他情形。

第四章 中医药人才培养与科学研究

第三十九条 中医药教育和人才培养应当体现中医药学科特点和文化特色，以中医药内容为主，注重中医药经典理论和临床实践、现代教育方式和传统教育方式相结合,突出中医药思维能力培养。

高等学校开展临床医学教育的,应当将中医药基础理论列为专业必修课,将中医基本技能课程列为选修课;中医类专业应当将中医经典课程列为必修课。

鼓励和支持中医药高等学校和其他学校联合培养高层次复合型中医药人才。

第四十条　省人民政府应当建立健全与中医药事业发展需求相适应的,规模适宜、专业及层次结构合理的中医药学校教育体系,支持建设中医药一流大学、一流学科,支持发展高水平中医药高等职业教育。

中医药教育机构和专业的设置,应当征求省人民政府中医药主管部门的意见。

第四十一条　县级以上地方人民政府教育、人力资源社会保障、卫生健康、中医药等主管部门应当组织开展中医药毕业后教育,加强中医住院医师规范化培训,推进医教协同培养中医药人才。

第四十二条　县级以上地方人民政府教育、人力资源社会保障、卫生健康、中医药等主管部门应当完善中医药专业技术人员继续教育制度,制定中医药专业技术人员培训计划。

中医药专业技术人员应当按照规定参加继续教育,所在机构应当为其接受继续教育创造条件。

县级以上地方人民政府卫生健康主管部门应当加强对全科医生、乡村医生中医药基本知识和技能的培训,将中医药知识纳入非中医类别医师继续教育培训内容。

第四十三条　县级以上地方人民政府应当发展中医药师承教育,支持有丰富临床经验和技术专长的中医医师、中药专业技术人员带徒授业、到相关高等学校担任兼职学业导师。

完善师承教育制度与学位、研究生教育制度衔接的政策机制,支持符合条件的师承教育继承人申请中医硕士、博士专业学位。

参加省级以上老中医药专家学术经验继承工作的中医药专业技术人员,经考核合格,符合职称晋升有关规定的,在同等条件下优先评审高一级职称。

第四十四条　省和有条件的设区的市人民政府应当发展中西医结合教育,培养高层次的中西医结合人才。鼓励临床类别医师及其他学科人员学习、研究和应用中医药。临床类别医师按照规定通过学习培训并经考核合格后,可以参加中西医结合职称评聘。

第四十五条　省人民政府应当建立健全名中医评选制度,开展常态化的名中医评选,统筹推进全省名中医培养工作。

设区的市人民政府应当注重中医药人才队伍建设,建立本地区的名中医培养和评选制度,加快中医药学术技术带头人和中青年技术骨干的选拔和培养。

第四十六条　省和设区的市人民政府应当将中医药科研纳入科学技术发展规划,制定中医药科学研究和技术开发计划,设立中医药科技发展专项,加大中医药科学技术投入,支持开展中医药科学研究,健全完善符合中医药特点的科学技术创新体系,促进中医药理论和技术方法的传承创新。

支持建设国家和省中医药科研机构、临床研究基地、临床研究中心、技术创新中心和重点研究室、重点实验室、重点学科等创新平台。

鼓励和支持有条件的县(市)人民政府制定中医药科学研究和技术开发规划、计划,设立中医药科技发展专项,加强中医药临床研究和技术创新。

第四十七条　省人民政府科技主管部门与中医药主管部门应当建立协调联动的中医药科研规划、管理机制,完善符合中医药规律的科研评价标准和创新发展机制,对中医药科学研究项目立项、评审和成果奖励给予积极扶持。

第四十八条　支持科研机构、高等学校、医疗机构和企业等运用现代科学技术和传统中医药研究方法,开展中医药基础理论、诊疗技术、疗效评价和中医药标准化建设等系统研究,鼓励多学科交叉融合、协同创新。

鼓励和支持挖掘整理中医药文献资料和民间中医药诊疗方法,推动中药新药和中医诊疗仪器、设备以及智能化、信息化系统的研制开发,加强重大疾病的联合攻关和常见病、多发病、慢性病的中医药防治研究。

第四十九条　县级以上地方人民政府应当完善中医药产学研融合创新模式,重视中医药技术开发和科技成果转化,采取资金扶持、政府购买服务等措施,推广、应用中医药科学技术成果,支持与中医药相关的科技企业发展,培育、壮大中医药技术市场。

第五十条　鼓励组织和个人捐献具有科学研究和应用价值的中医药文献、秘方、验方、诊疗方法和技术。

第五十一条　县级以上地方人民政府应当加强中医药行业学会和协会等社会团体的建设和管理,支持中医药学术交流,提升中医药学术技术水平。

鼓励与国内外知名研究机构的学术技术合作,推进涉外中医药医疗服务、技术合作、科技成果转让和科研课题合作研究等活动。

第五章　中医药传承与文化传播

第五十二条　县级以上地方人民政府应当采取措施,推进吴门医派、孟河医派、龙砂医派、山阳医派、澄江学派等中医学术流派的挖掘、保护和传承,发挥地方中医学术流派在临床应用、科学研究、学术推广、人才培养、文化建设和对外交流等方面的作用。

第五十三条　县级以上地方人民政府中医药主管部门应当会同有关部门组织开展具有地方特色的历代中医名家学术思想研究,总结临床诊疗经验,抢救濒临失传的珍稀和珍贵古籍文献,搜集整理中医药经典名方、民间验方、秘方和传统疗法,做好传统制药、鉴定、炮制技术及老药工经验的挖掘整理利用。

第五十四条　省人民政府中医药主管部门应当会同有关部门组织遴选中医药学术传承项目和传承人,并为传承活动提供必要条件。

支持设立国医大师、名中医、老药工和学术流派传承工作室(坊),传承推广中医药学术和临床经验。

第五十五条　县级以上地方人民政府应当统筹开展中医药传统知识保护工作,采取非物质文化遗产代表性项目、地理标志等方式保护中医药文化及其文化生态,推进名老中医学术经验、老药工传统技艺的活态传承。

省人民政府中医药主管部门应当会同有关部门建立中医药传统知识保护数据库、保护名录。

第五十六条　县级以上地方人民政府科技、教育、卫生健康、文化和旅游、新闻出版部门和科协及有关学术团体,应当通过多种途径弘扬中医药文化,在全社会普及中医药知识。

省人民政府教育主管部门应当将通俗易懂的中医药知识纳入中小学健康教育。鼓励开发中医药特色课程和校本教材。

支持建设中医药博物馆、文化馆和宣传教育基地,鼓励创作中医药文化和科普作品。

第五十七条　鼓励和支持开展中医药国际交流和服务贸易。

鼓励和支持中医药类高等学校、科研院所、中医医疗机构在海外设立中医类诊所、门诊部、诊疗中心、文化中心,开展医疗服务、学术交流、留学教育和文化交流等合作。鼓励和支持有关组织和个人依法在海外举办和开展以中医药为主题的文化推广、参访交流、产品展示等活动,促进中医药文化海外传播。

第六章　保障与监督

第五十八条　县级以上地方人民政府应当制定有利于中医药发展的政策措施,将中医药工作纳入政府绩效考核内容,保障和促进中医药事业的发展。

县级以上地方人民政府应当将中医药服务纳入公共卫生服务体系,根据本地实际增加中医药服务项目。

第五十九条　县级以上地方人民政府应当将中医药事业发展经费进行预算单列,加大对中医药事业发展的投入力度;落实对政府举办的中医医疗机构投入倾斜政策,制定有利于促进中医医疗机构发挥中医药特色医疗服务的补偿办法。

政府安排的中医药事业发展经费,应当专项用于扶持中医药事业的发展。

第六十条　鼓励社会力量投资或者捐助中医药事业,按照国家规定利用境外资金发展中医药事业。

鼓励设立政府引导、社会资本参与、市场化运作的中医药发展基金。

第六十一条　县级以上地方人民政府应当推进中医非基本医疗保健事业的市场化、产业化进程。

鼓励社会力量投资或者捐助中医非基本医疗保健事业,鼓励中医医疗机构开展中医养生保健服务。

第六十二条　设区的市人民政府及其有关部门制定基本医疗保险支付政策,县级以上地方人民政府及其有关部门制定药物政策等其他医药卫生政策,应当有中医药主管部门参加。

县级以上地方人民政府有关部门应当按照国家规定,将符合条件的中医医疗机构纳入基本医疗保险定点医疗机构范围。省人民政府有关部门应当将符合条件的中医诊疗项目、中成药、中药饮片和医疗机构中药制剂纳入基本医疗保险基金支付范围。

第六十三条　对于经国家筛选发布的中医治疗优势病种,实施按照病种付费,合理确定付费标准,中医医院、中西医结合医院实行与同级综合医院相同的病种医保支付标准。

第六十四条　建立完善科学合理的中医医疗服务价格形成机制,合理确定中医医疗服务的收费项目和标准。中医医疗服务收费标准,应当体现中医医疗服务成本和专业技术价值,并实行动态调整。中医药主管部门可以对中医医疗服务价格的动态调整提出建议。

第六十五条　县级以上地方人民政府及其有关部门应当加强中医药信息化工作,加大对中医医疗机构信息化及中医药信息化公共服务平台的投入,推动“互联网+”中医医疗。

第六十六条　开展法律、行政法规规定的与中医药有关的下列活动,应当成立中医药评审、评估、鉴定的专门组织,或者有中医药专家参与:

(一)科研课题立项、评奖;

(二)专业技术职称资格评审;

(三)医疗事故技术鉴定,医疗损害鉴定;

(四)属于评审、评估和鉴定的其他活动。

第六十七条　支持科研、教学、医疗机构以及有条件的其他组织,发起、设立中医药评审、评估和鉴定的专门组织。

鼓励符合条件的中医药专家积极参加与中医药有关的评审、评估和鉴定活动。

第六十八条　对有下列行为之一的组织和个人,按照国家和省有关规定给予表彰、奖励:

(一)贯彻执行中医药法律、法规、规章和方针、政策,对促进中医药事业发展有重大贡献的;

(二)在中医药医疗、教育、科研和管理方面取得突出成绩的;

(三)捐献具有独特疗效的民间中医药诊疗方法和有价值的中医药文献、文物、秘方、验方的;

(四)知名中医药专家带徒授业,取得突出成绩的;

(五)资助中医药事业发展,贡献突出的;

(六)在发展中医药事业方面做出其他突出贡献的。

第六十九条　县级以上地方人民政府中医药主管部门应当加强中医药监督管理能力建设,合理配备人员力量,开展中医药服务监督检查。

县级以上地方人民政府市场监督管理部门应当会同有关部门加强对中医养生保健机构的监督管理,依法查处养生保健服务中的虚假宣传和欺诈行为。

第七十条　县级以上地方人民政府中医药主管部

门应当建立中医诊所不良执业行为记录制度,对违规操作、不合理收费、虚假宣传等进行记录,并作为对中医诊所进行监督管理的重要依据。

第七章　法律责任

第七十一条　县级以上地方人民政府中医药主管部门及其他有关部门有下列行为之一的,由本级人民政府或者上级人民政府有关部门责令改正,对直接负责的主管人员和其他直接责任人员依法给予处分;构成犯罪的,依法追究刑事责任:

(一)违法颁发执业许可证或者执业证书的;

(二)发现违法行为不依法查处的;

(三)有其他滥用职权、玩忽职守、徇私舞弊等行为的。

第七十二条　违反本条例第十一条第一款规定,举办中医诊所应当备案而未备案的,由所在地县级人民政府中医药主管部门责令改正,没收违法所得,并处一万元以上三万元以下罚款,向社会公告相关信息;拒不改正的,责令停止执业活动,其直接责任人员自处罚决定做出之日起五年内不得从事中医药相关活动。

违反本条例第十一条第三款规定,中医诊所超出备案范围开展医疗活动的,由所在地县级人民政府中医药主管部门责令改正,没收违法所得,并处一万元以上三万元以下罚款;情节严重的,责令停止执业活动。中医诊所被责令停止执业活动的,其直接负责的主管人员自处罚决定做出之日起五年内不得在医疗机构内从事管理工作。医疗机构聘用上述不得从事管理工作的人员从事管理工作的,由原发证部门吊销执业许可证或者由原备案部门责令停止执业活动。

第七十三条　违反本条例第十二条第二款规定,中医养生保健机构开展医疗活动的,由县级以上地方人民政府中医药主管部门依法处理;使用带有中医医疗特征的名称或者进行带有中医医疗性质的宣传的,由县级以上地方人民政府市场监督管理部门依法处理;构成犯罪的,依法追究刑事责任。

第七十四条　违反本条例第十八条第一款规定,经考核取得医师资格的中医(专长)医师超出注册的执业范围从事医疗活动的,由县级以上地方人民政府中医药主管部门责令暂停六个月以上一年以下执业活动,并处一万元以上三万元以下罚款;情节严重的,吊销执业证书。

第七十五条　违反本条例规定,种植、生产、经营中药材、炮制中药饮片或者进行中药制剂调剂使用的,依照相关法律、法规给予处罚;构成犯罪的,依法追究刑事责任。

第八章　附　则

第七十六条　本条例所称中医医疗机构,包括中医医院、中西医结合医院、民族医医院、中医门诊部、中西医结合门诊部、民族医门诊部、中医诊所、中医综合诊所、民族医诊所等。

第七十七条　本条例自2020年10月1日起施行。1999年12月21日江苏省第九届人民代表大会常务委员会第十三次会议通过的《江苏省发展中医条例》同时废止。

江苏省出生缺陷防治办法

江苏省人民政府令第145号

(2020年12月31日颁布)

第一章　总　则

第一条　为了加强出生缺陷防治,提高出生人口质量,推进健康江苏建设,根据《中华人民共和国基本医疗卫生与健康促进法》《中华人民共和国母婴保健法》《江苏省实施〈中华人民共和国母婴保健法〉办法》等有关法律法规,结合本省实际,制定本办法。

第二条　本办法适用于本省行政区域内的出生缺陷防治工作。

第三条　出生缺陷防治遵循预防为主、防治结合的原则,建立政府主导、部门协作、社会参与的工作机制,构建覆盖城乡居民,涵盖婚前、孕前、孕产期、新生儿和儿童各阶段的预防、筛查、诊断、治疗、康复全程服务的出生缺陷防治体系。

第四条　县级以上地方人民政府应当加强对出生缺陷防治工作的领导,将其纳入国民经济和社会发展规划,建立健全工作协调机制,促进出生缺陷防治服务公平可及、人人享有。

第五条　县级以上地方人民政府卫生健康部门(以下简称卫生健康部门)主管本行政区域内的出生缺陷防治工作。

县级以上地方人民政府发展改革、教育、科技、公安、民政、财政、人力资源社会保障、生态环境、交通运输、市场监管、医疗保障等部门,按照职责分工,共同做好出生缺陷防治工作。

总工会、共产主义青年团、妇女联合会、残疾人联合会、红十字会、计划生育协会等社会团体应当协助做好出生缺陷防治工作。

乡镇人民政府和街道办事处配合做好出生缺陷防治工作,动员辖区居民接受出生缺陷防治教育。

新闻媒体应当开展出生缺陷防治公益宣传。

第六条　用人单位应当积极改善职工劳动安全卫生条件,建立健全职工劳动保护和安全生产制度,提高职工生殖健康保障水平。

用人单位应当加强对准备怀孕、孕期和哺乳期女职工的劳动保护,不得安排孕期、哺乳期女职工从事对本人和胎儿、婴儿有危害的作业。

第七条　个人应当树立正确的出生缺陷防治观念,学习出生缺陷防治知识,提高认知水平,主动接受出生缺陷防治服务。无民事行为能力人或者限制民事行为能力人的监护人应当帮助其接受出生缺陷防治服务。

第八条　县级以上地方人民政府和省级有关部门

按照规定对在出生缺陷防治工作中做出显著成绩和贡献的单位和个人给予表彰和奖励。

第九条　鼓励社会力量通过捐赠捐助、设立基金、志愿活动等方式支持和参与出生缺陷防治工作。

第二章　防治措施

第十条　出生缺陷防治实行三级预防。

一级预防是在婚前、孕前和孕早期进行健康教育和指导,预防出生缺陷的发生,主要措施包括普及出生缺陷防治知识,开展优生咨询服务、婚前医学检查、孕前优生健康检查,指导科学备孕,加强女职工劳动保护等;

二级预防是在孕期进行产前筛查和产前诊断,减少出生缺陷的发生,主要措施包括规范孕产妇健康管理,实施艾滋病、梅毒、乙肝等疾病的母婴阻断措施,开展产前筛查和诊断等;

三级预防是对新生儿先天性疾病进行筛查,对出生缺陷儿进行治疗和康复,主要措施包括规范儿童健康管理,开展遗传代谢性疾病、听力障碍、先天性心脏病等出生缺陷的筛查、诊治和康复服务。

第十一条　县级以上地方人民政府应当加强生育健康教育与促进工作,组织开展出生缺陷防治法律、法规和知识的宣传教育,保障计划怀孕夫妇获得优生科学知识和孕前技术服务。

县级以上地方人民政府应当实施最严格的环境保护制度,持续改善大气环境质量,提升水环境质量,加强土壤污染防治,采取措施预防和控制与环境污染有关的出生缺陷。

第十二条　县级人民政府应当整合服务资源,优化服务流程,推行婚姻登记和婚前医学检查等协同就近服务。

婚姻登记机关应当对办理结婚登记的育龄人员进行预防出生缺陷宣传,引导其参加婚前医学检查。

第十三条　既往生育过严重遗传性疾病或者严重缺陷患儿的,再次妊娠前,当事人双方应当到医疗保健机构进行遗传咨询。医务人员应当对当事人介绍有关知识,给予咨询和指导。

第十四条　基层医疗卫生机构应当加强婚前、孕前卫生指导,将孕产妇纳入家庭医生签约服务重点保障人群,为孕妇提供妊娠风险筛查与评估、孕期保健等服务,引导孕妇到有资质的医疗机构进行产前筛查和产前诊断。

第十五条　鼓励怀孕妇女孕 26 周前至少接受 1 次产前筛查。产前筛查发现高风险或者怀疑胎儿异常的,医疗机构应当书面告知孕妇。

第十六条　孕妇有下列情形之一的,应当主动进行产前诊断:

(一)产前筛查发现或者怀疑胎儿异常的;

(二)孕早期接触过可能导致胎儿出生缺陷的物质的;

(三)有遗传病家族史或者分娩过严重出生缺陷儿的;

(四)羊水过多或者过少的;

(五)年龄超过 35 周岁的。

对产前诊断确诊的严重出生缺陷病例,医疗机构应当及时给予医学指导和建议,在取得当事人明确同意的前提下,积极开展干预措施。

第十七条　医疗机构实施新生儿疾病筛查,应当将筛查的项目、条件和费用等情况如实告知新生儿监护人,并取得其明确同意。经筛查发现异常的,应当告知新生儿监护人进行确诊、治疗,并定期随访。

第十八条　医疗机构应当为 0 ~ 6 岁儿童提供定期健康检查和视力、听力、智力、肢体残疾以及孤独症等筛查,为筛查异常者提供随访、确诊、治疗和干预服务。

第十九条　县级以上地方人民政府应当协调有关部门和医疗机构,为出生缺陷儿童治疗和早期康复训练提供便利条件,建立新生儿出生缺陷筛查、诊断、干预一体化工作机制。

医疗机构、康复机构应当为出生缺陷儿童提供早期康复服务,帮助其恢复或者补偿功能,减轻残疾程度,增强其参与社会生活的能力。

第三章　保障及监管

第二十条　卫生健康部门应当健全出生缺陷防治网络,及时公布提供出生缺陷防治服务的医疗机构信息,普及筛查适宜技术,建立全省统一的妇幼健康信息系统,实现出生缺陷信息互联互通,提高出生缺陷综合防治服务可及性。

卫生健康部门指定妇幼健康服务机构,负责辖区内出生缺陷防治的技术指导、监测分析和健康教育等工作。

第二十一条　医疗机构及其医务人员提供出生缺陷防治服务,应当依法取得相应资质,遵守相关规章制度和医疗技术操作规范,保护服务对象隐私。

医疗机构发现新生儿出生缺陷,应当及时向县级卫生健康部门报告出生缺陷相关信息。

卫生健康部门应当建立医疗机构出生缺陷防治技术质量管理评价制度,定期组织开展评价工作并在行业内发布评价结果。评价结果作为医疗机构母婴保健技术校验、医院评审以及绩效考核的重要依据。

第二十二条　市级以上地方人民政府教育、卫生健康部门应当加强出生缺陷防治相关专业人才培养,构建适合行业特点的医学人才培养培训体系。

第二十三条　县级以上地方人民政府应当提供婚前医学检查、孕前优生健康检查、孕妇产前筛查、新生儿疾病筛查等免费服务。服务项目的具体内容由省卫生健康部门会同省财政部门确定并向社会公布。鼓励有条件的地区增加出生缺陷防治免费服务项目的种类。县级以上地方人民政府应当根据本地区实际情况,统筹财政补助资金和其他渠道基金,给予专项支持。

第二十四条　出生缺陷儿童纳入城乡居民基本医疗保险保障范围,符合规定的医疗费用由城乡居民基本医疗保险基金支付。符合医疗救助对象条件的纳入医疗救助范围,享受医疗救助待遇。

第二十五条　县级以上地方人民政府民政、教育、住房城乡建设、人力资源社会保障、财政等部门应当向因出生缺陷儿童治疗、康复等造成基本生活一定时期内出现严重困难的家庭提供临时救助。

第二十六条　鼓励和支持高等院校、科研院所、医疗卫生机构等开展出生缺陷防治科学技术研究,促进出生缺陷防治科研成果和成熟技术的转化应用,提高出生缺陷防治水平。

第四章　附　则

第二十七条　本办法中下列用语的含义是:

(一)出生缺陷,是指婴儿出生前发生的身体结构、功能或者代谢异常。

(二)产前筛查,是指通过临床咨询、医学影像、生化免疫等技术项目对胎儿进行先天性缺陷和遗传性疾病筛查。

(三)产前诊断,是指通过遗传咨询、医学影像、细胞遗传和分子遗传等技术项目对胎儿进行先天性缺陷和遗传性疾病诊断。

(四)新生儿疾病筛查,是指在新生儿期对严重危害新生儿健康的先天性缺陷和遗传性疾病施行专项检查,提供早期诊断和治疗。

第二十八条　本办法自2021年2月1日起施行。

江苏省卫生健康委员会
重大行政决策程序规定

江苏省卫生健康委员会

(2020年12月16日印发)

第一条　为了规范重大行政决策程序,促进重大行政决策科学化、民主化、法治化,提高决策质量和效率,明确决策责任,根据国务院《重大行政决策程序暂行条例》《江苏省重大行政决策程序实施办法》等,结合本委实际,制定本规定。

第二条　本委重大行政决策的作出和调整程序,适用本规定。

第三条　本规定所称重大行政决策,主要包括下列事项:

(一)制定全省卫生健康重要发展战略和规划;

(二)制定卫生健康服务方面的重大政策措施;

(三)决定需要实施的重大卫生健康建设项目;

(四)对全委及全省卫生健康系统工作有重大影响、涉及重大公共利益或者社会公众切身利益的其他重大事项。

法律规范或者上级机关对上款规定事项的决策程序另有规定的,从其规定。代为拟定省政府重大行政决策草案的,参照本规定的程序作出。立法相关决策以及突发事件应急处置决策,不适用本规定。

第四条　作出重大行政决策应当遵循科学决策、民主决策、依法决策原则,履行公众参与、专家论证、风险评估、合法性审查与集体讨论决定等法定程序,并在决策出台前,提交委党组会议审定。

第五条　根据职责权限,各处室对各方面提出的决策事项建议,依照《重大行政决策程序暂行条例》第十条规定进行研究论证后,提出是否纳入年度重大行政决策事项建议交委办公室。

委办公室收集各处室提出的重大行政决策事项建议,会同法规处提出年度重大行政决策事项建议目录,经主任办公会议审议后,确定年度重大行政决策事项目录及决策承办处室或者牵头承办处室(以下统称决策承办处室)。因形势变化,经委主任办公会议审议,可以调整年度重大行政决策事项。

第六条　决策承办处室应当深入开展调查研究,采取多种形式听取各方意见,全面、准确掌握与决策事项有关的信息,梳理与决策事项有关的法律规范和政策规定,对决策事项设计的成本效益进行分析预测,自行或者委托有关专家、专业机构拟定决策草案。

有关方面对决策事项存在较大分歧难以取得一致的,决策承办处室可以提出两个以上方案,并对争议问题进行说明。

第七条　重大行政决策实行专家论证制度。

对专业性、技术性较强的决策事项,决策承办处室应当组织至少5名以上专家(含专业机构)对决策事项的必要性、可行性、科学性进行论证,形成论证报告。专家不得与决策事项有直接利害关系,独立开展论证,对发表的意见负责。论证报告应当作为决策的重要依据。

逐步健全和完善涵盖卫生健康不同专业领域的决策咨询专家库。

第八条　重大行政决策实行听取意见制度。

除依法不得公开的事项外,决策承办处室应当充分听取公民、法人或者其他组织以及特定群体的意见,视情采用以下一种或者多种有利于公众参与的方式:

(一)书面征求意见;

(二)向社会公开征求意见;

(三)座谈会;

(四)听证会;

(五)实地调研和走访;

(六)问卷调查;

(七)民意调查;

(八)网络平台互动;

(九)与特定群体进行沟通协商;

(十)其他方式。

采用向社会公开征求意见、座谈会、听证、民意调查方式听取意见的,应当遵守《江苏省重大行政决策程序实施办法》第十三条、第十四条、第十五条、第十六条的规定。

第九条　决策承办处室应当对征求到的意见建议

进行分析研究，充分采纳合理意见和建议，并通过适当方式反馈有关人员。

第十条　重大行政决策实行风险评估制度。

决策承办处室应当对重大行政决策方案草案进行风险评估，也可以按规定指定有关部门或者机构作为风险评估主体，或者委托专业机构、第三方进行。未经评估并形成风险评估报告或者评估结果风险不可控的，不得作出决策。

第十一条　重大行政决策实行合法性审查制度。

对拟进行委领导集体讨论决定的重大行政决策事项，决策承办处室应当将以下材料送法规处进行合法性审查，并对其真实性、有效性、完整性负责：

（一）决策方案草案及说明；

（二）有关法律、法规、规章和政策规定；

（三）履行决策法定程序的说明及材料。

决策草案涉及市场主体经济活动的，还应当包含公平竞争审查有关情况。

送请合法性审查，应当保证必要的审查时间，一般不少于7个工作日。因提供的材料不符合要求，被退回或者要求补充的，退回、补充的时间不计入审查时间。

未经合法性审查或者经审查不合法的，不得提交委领导集体讨论并作出决策。

第十二条　法规处应当自行或者委托法律专业人士对决策方案草案进行合法性审查，并形成书面审查意见，不得以会签、征求意见、参加审议等形式替代。审查内容包括：

（一）决策事项是否符合法定权限；

（二）草案拟制过程是否符合法定程序；

（三）决策内容是否合法。

第十三条　重大行政决策实行集体讨论决定制度。

决策方案草案经决策承办处室的委分管领导审核后，由委主要领导决定提交委主任办公会议讨论。

提交办公会议讨论的重大决策事项，承办处室应当向办公室报送以下资料：

（一）本规定第十一条规定的材料；

（二）合法性审查意见；

（三）其他需要提交的材料。

第十四条　讨论决策草案，会议组成人员应当充分发表意见，委主要领导最后发表意见并在集体讨论的基础上，作出同意、不同意、修改、暂缓或者再次讨论的决定。委主要领导拟作出的决定与会议组成人员多数人的意见不一致的，应当在会上说明理由。

委主任办公会议应当记录重大行政决策方案草案的讨论情况及决定，对不同意见应当载明。

第十五条　重大行政决策需要其他部门同意或者上级机关批准的，委提出决策意见后，按程序征得其他部门同意或者报上级机关批准。

第十六条　重大行政决策作出后，承办处室应当按照档案相关规定将履行决策程序形成的记录、材料及时完整归档，除法律、法规另有规定的，应当自出台之日起20日内向社会公布。

第十七条　作出的重大行政决策事项，纳入委年度绩效考核指标体系，明确工作任务和责任分解，由人事处负责跟踪检查、督促催办。

第十八条　重大行政决策执行处室应当全面、及时、准确地贯彻落实重大行政决策，并及时报告重大行政决策执行情况，不得抗拒、变通、推诿、拖延重大行政决策的执行。

第十九条　决策执行处室的委分管领导应当经常了解重大行政决策落实情况，及时协调解决执行过程中出现的问题；涉及多位委分管领导且问题复杂的，可以提请委主要领导召开专题会议，研究完善落实决策的措施。

第二十条　重大行政决策实行实施情况评价制度。

决策执行处室应当自行或者委托除决策做出前承担主要论证评估外的第三方通过抽样检查、跟踪调查、评估等方式，对决策实施情况进行后评价，及时发现决策执行中存在的问题，适时调整和完善决策。

对公民、法人和其他组织向本委提出的重大行政决策质疑或者建议，决策执行处室应当认真对待、分析研究，适时提出处理意见。

第二十一条　已实施的重大行政决策，出现下列情形之一的，决策执行处室应当形成决策后评价报告，报委领导研究审定：

（一）明显未达到预期效果；

（二）公民、法人或者其他组织提出较多意见；

（三）其他有必要的。

委领导对决策后评价报告审定后，集体讨论形成对决策继续执行、停止执行、暂缓执行或者修订的最终决定。

第二十二条　违反本规定，有下列情形之一，依照有关规定追究有关责任人员的责任：

（一）属于重大行政决策事项，未按本规定进行决策的；

（二）应当依法作出决策而不作出决策，玩忽职守、贻误工作的；

（三）决策执行处室违反本规定，导致重大行政决策不能正确执行的。

第二十三条　本规定自2021年1月1日起施行。原《江苏省卫生和计划生育委员会重大行政决策程序规定（试行）》同时废止。

大事记

1月

9日　以省卫生健康委副主任周明浩为团长的慰问团一行赴泰州市姜堰区溱湖医院，慰问该院的麻风休养员，看望奋战在一线的麻风防治工作者，并与当地麻风防治工作者进行座谈。

11日　江苏省第八届老年春节联欢会暨第三届江苏省"敬老文明号"授牌仪式在南京五台山体育馆隆重举行，本次活动由省卫生健康委、省老龄办、中国人寿保险股份有限公司江苏省分公司、省老龄协会联合主办。副省长、省老龄委主任陈星莺，省政协原副主席、省老龄协会会长包国新，国家卫生健康委老龄健康司一级巡视员张晖，省卫生健康委党组书记、主任、省老龄委副主任谭颖，省政府副秘书长、省老龄委副主任王思源等领导出席联欢会，并为获得第三届江苏省"敬老文明号"单位和集体授牌。

12日　2019年度全省"安康关爱行动"总结表彰会在南京召开，会议回顾总结了2019年全省"安康关爱行动"实施情况，研究部署了2020年工作目标和任务，表彰了全省"安康关爱行动"工作的先进单位和先进个人。省卫生健康委二级巡视员邱泽森出席会议并讲话。

13日　省卫生健康委副主任李少冬一行赴省政务服务中心卫生健康综合服务窗口调研指导，看望卫生健康综合服务窗口工作人员，了解人员安排、进驻审批事项业务办理、行政审批系统运行等情况；与省政务服务管理办公室副主任李晓雷就进一步优化卫生健康审批服务、推进卫生健康"互联网＋政务服务"等有关工作进行沟通交流。

14—15日　省卫生健康委副主任李少冬带队分别赴省医学会、省肿瘤医院督导春节期间安全防范工作，听取省医学会、省肿瘤医院负责人就省卫生健康委安全生产大排查大整治和大型医院巡查问题整改情况汇报。

16日　成立江苏省卫生健康委疫情防控工作领导小组和专家组，印发防控工作方案。

17日　省卫生健康委、省老龄办、省老龄协会在南京举行江苏省涉老社会组织2020年新春联谊会，陈焕友、顾浩、冯敏刚、王湛、包国新等老领导，以及20多个省级老龄社会组织的代表出席联谊会。

19日　将江苏省卫生健康委疫情防控工作领导小组改为江苏省卫生健康委新型冠状病毒感染的肺炎疫情防控工作指挥部，下设7个工作组。

是日　省卫生健康委副主任李少冬、二级巡视员祁爱平一行赴省血液中心宣布主要领导的任免决定，并就春节期间安全防范工作进行督导。

是日　2020年全省卫生健康工作会议在南京召开。会议深入学习贯彻党的十九大和十九届二中、三中、四中全会精神，落实省委十三届七次全会、省十三届人大三次会议和2020年全国卫生健康工作会议精神，总结2019年工作情况，安排部署新一年改革发展目标任务。

20日　第29期援桑给巴尔、第15期援圭亚那和第15期援马耳他医疗队新春座谈会在南京召开，省卫生健康委副主任李少冬出席并与全体队员座谈。

是日　2020年全省卫生健康法治工作会议在南京召开。会议深入贯彻党的十九大和十九届二中、三中、四中全会和省委十三届七次全会精神，全面落实2020年全国、全省卫生健康工作会议部署，总结2019年卫生健康法治工作情况，部署2020年法治建设重点工作。省卫生健康委副主任李少冬出席会议并讲话。

21日　省卫生健康委党组书记、主任谭颖主持召开委专题会议，研究部署新型冠状病毒感染的肺炎防控工作。当晚，谭颖再次主持召开新型冠状病毒感染的肺炎防控工作指挥部会议，传达学习习近平总书记、李克强总理对近期陆续发生新型冠状病毒感染的肺炎疫情的重要指示、批示精神，以及省委常委会、省政府专题会议精神，研究部署防控工作。

是日　省卫生健康委在南京召开2020年全省妇幼健康工作会议，总结2019年妇幼健康工作，研判新形势新要求，全面部署2020年全省妇幼健康工作目标任务。省卫生健康委副主任李少冬出席会议并讲话。

22日　全省基层卫生健康工作电视电话会议召开。会议深入学习贯彻党的十九大和十九届二中、三中、四中全会精神，全面落实2020年全国基层卫生健康工作电视电话会议和全省卫生健康工作会议精神，总结2019年工作，分析当前形势，部署2020年基层卫生健康工作。

是日 国家卫生健康委确认苏州一例新型冠状病毒感染的肺炎确诊病例。

春节前夕 省卫生健康委党组书记、主任谭颖，二级巡视员管皎分别带队走访慰问老领导和生病住院离退休干部，代表委党组向老同志送去党组织的关怀和新春祝福。委办公室、人事处、离退休干部处负责人及相关工作人员参加慰问。

23日 省长吴政隆赴省疾控中心、南京鼓楼医院检查指导新型冠状病毒感染的肺炎疫情防控工作，看望慰问坚守岗位的医务人员，代表省委省政府向全省人民，特别是奋战在一线的群众生命安全和身体健康守护者致以新春美好祝福。省卫生健康委党组书记、主任谭颖陪同。

25日 147名医疗队员乘坐高铁从南京南站出发前往武汉。省卫生健康委党组书记、主任谭颖在南京南站送行。领队为省卫生健康委二级巡视员邱泽森。

27日 省委书记娄勤俭到省疾病预防控制中心等单位调研指导疫情防控工作，看望慰问奋战在防控一线的医护、疾控人员和24小时坚守岗位的工作人员。

2月

2日 省长吴政隆视频连线江苏省援湖北医疗队，代表省委省政府和省委书记娄勤俭，以及全省人民向奋战在抗击疫情最前线的广大医护人员表示衷心感谢，致以崇高敬意，期盼江苏人民的英雄儿女圆满完成任务，平安凯旋。吴政隆希望医疗队牢记习近平总书记的殷殷嘱托，在当地党委、政府的领导下，发挥江苏医疗队水平高、作风硬、能力强的优势，坚定必胜信心，奋力攻坚克难，同时做好自身安全防护工作，以更精湛的技术、更昂扬的斗志、更充沛的精力救死扶伤，为全国打赢疫情防控阻击战做出更大贡献。

是日 第三批江苏援湖北医疗队在南京禄口机场集结，启程驰援湖北。副省长陈星莺、省政府副秘书长王思源，省卫生健康委党组书记、主任谭颖，省卫生健康委二级巡视员祁爱平到机场送行。

3日 省卫生健康委党组书记、主任谭颖采取“四不两直”方式赴玄武区玄武门社区老年康复护理院、玄武门社区卫生服务中心检查指导疫情防控工作。

4日 省纪委副书记、省监委副主任黄继鹏与省卫生健康委党组书记、主任谭颖，省纪委监委派驻省卫生健康委纪检监察组组长骆凤琴视频连线。

4—5日 国家卫生健康委药政司原司长郑宏率第十工作指导组到江苏省指导疫情防控工作，省政府副省长陈星莺，省卫生健康委党组书记、主任谭颖分别汇报了江苏省疫情防控工作情况。

9日 省委书记娄勤俭赴南京禄口机场为第5批江苏援湖北医疗队壮行，省卫生健康委党组书记、主任谭颖陪同。

10日 第三支国家中医医疗队（江苏）在南京南站集结出征，援助武汉抗击新冠肺炎疫情。省卫生健康委副主任、省中医药管理局局长朱岷，省卫生健康委二级巡视员祁爱平前往南京南站为“勇士们”加油壮行。

11日 310名医务人员从南京禄口机场乘坐南京至武汉航班赴湖北黄石。省委副书记、省长吴政隆，省委常委、常务副省长樊金龙，省政府秘书长陈建刚，省卫生健康委党组书记、主任谭颖，驻委纪检组长骆凤琴，副主任兰青，副主任、省中医药管理局局长朱岷以及派队市、单位负责人到机场送行。

12日 省委书记娄勤俭主持召开专题会议研究做好江苏援鄂医护人员保障工作。随后，省长吴政隆主持召开省疫情防控工作领导小组视频调度会议。下午，省委书记娄勤俭主持召开省委常委会研究部署疫情防控工作，省卫生健康委党组书记、主任谭颖参加会议并作疫情防控工作汇报。

16日 省长吴政隆主持召开省疫情防控工作领导小组会议，省卫生健康委党组书记、主任谭颖，副主任李少冬、周明浩参加会议。国务院应对疫情联防联控机制指导组到省人民医院、省疾控中心实地调研指导疫情防控工作，谭颖陪同指导。

21日 江苏省第九批援武汉医疗队[第五批国家中医医疗队（江苏）]从南京南站前往武汉市，与先前抵达的第三批国家中医医疗队（江苏）会合，增援江夏方舱医院（B区），开展新冠肺炎患者中医医疗救治工作。省卫生健康委党组书记、主任谭颖，省卫生健康委副主任、省中医药管理局局长朱岷前往南京南站为“勇士们”加油壮行。

27日 省长吴政隆召开专题会议研究分区分级精准防控工作，省卫生健康委党组书记、主任谭颖，副主任周明浩参加会议。谭颖与援武汉医疗队视频连线，代表委党组向前方医疗队员表示慰问。召开省卫生健康委疫情防控工作指挥部例会。召开专题会议研究不同风险地区差异化疫情防控措施。

28日 国务院应对疫情联防联控机制第十指导组在省政府召开专题座谈会，反馈在江苏期间疫情防控检查指导情况，省卫生健康委党组书记、主任谭颖，副主任兰青参加会议。谭颖召开专题会议传达贯彻省政府疫情防控工作领导小组视频调度会议精神。

是日 省卫生健康委党组书记、主任谭颖调研南京南站疫情防控工作，召开省卫生健康委疫情防控工作指挥部例会。

3月

5日 省卫生健康委党组书记、主任谭颖主持召开专题会议，传达学习习近平总书记在北京考察新冠肺炎防控科研攻关工作时的讲话精神，全面梳理总结前期全省新冠肺炎疫情防控科研与临床救治工作情况，研究进一步加强我省疾病防控、公共卫生科研体系和能力建设。

8 日　省卫生健康委副主任周明浩带领委疾控处、应急办和省疾控中心、卫生监督所负责人,到南京禄口机场现场调研指导新冠疫情防控工作。

11 日　省卫生健康委党组书记、主任谭颖主持召开专家座谈会,听取专家对加强江苏省重大疫情防控救治体系的意见建议,指出要站在提升卫生健康治理体系和治理能力现代化的高度,进一步完善重大疫情防控救治体系网络、结构、功能,结合江苏实际,立足长三角一体化,努力打造全国重大疫情防控救治体系建设的蓝本。

12 日　省卫生健康委在南京举行省新冠肺炎疫情防控应急预案演练。省卫生健康委党组书记、主任谭颖出席演练并讲话,副主任周明浩主持演练。

18 日　省卫生健康行业党委召开党委会议,审批援湖北医疗队第四批、第五批发展的预备党员。

22 日　省卫生健康委副主任周明浩带队赴南京禄口机场检查指导口岸防疫工作,详细察看入境口岸防控流行病学调查、采样检测、隔离留观、人员转运等环节和点位,与海关、边检、民航等部门现场协调办公,就进一步做好流行病学调查、密切接触者排查、人员转运等工作提出要求。

27 日　省卫生健康委党组书记、主任谭颖带队赴南京市第九中学督导检查疫情防控措施落实和复学准备情况。南京市卫生健康委主任方中友等陪同。

31 日　江苏省支援湖北医疗队 828 人乘飞机从武汉返回,抵达南京禄口机场和无锡硕放机场。省委书记娄勤俭专程到南京禄口机场迎接,代表省委省政府和全省人民向援鄂医疗队员致以最崇高的敬意。

4 月

9 日　应阿根廷圣菲省方面请求,省卫生健康委副主任、省中医药管理局局长朱岷以及江苏省新冠肺炎防治相关专家与阿根廷圣菲省就疫情防控、诊断救治、病例跟踪、医护人员工作规范等议题进行视频交流,阿根廷圣菲省省长奥马尔·佩罗蒂、卫生厅厅长卡洛斯·帕罗那等 8 位官员和专家参加此次交流。朱岷向阿方介绍了中国和江苏新冠病毒肺炎防控策略,并和省内相关专家就阿方关注的确诊患者的确定与诊疗、医务人员零感染、呼吸机使用、正确佩戴口罩、防护服穿脱、儿童检测等问题进行解答。

11 日　省卫生健康行业党委召开党委会,审批援湖北医疗队发展的第六、第七批预备党员。

16 日　省卫生健康委党组书记、主任谭颖赴无锡市疾病预防控制中心、无锡市滨湖区济康医院集中采样点现场调研新冠肺炎疫情防控工作,听取无锡市疫情防控工作情况汇报,并与实验室检测人员视频连线,向坚守在疫情防控一线的疾控工作者表示感谢和慰问。

27 日　江苏省慰问旅德同胞视频连线会议在省卫生健康委举行,副省长惠建林,省卫生健康委党组书记、主任谭颖等出席视频连线会议。

29 日　江苏省委全面依法治省委员会办公室召开会议,发布由省委依法治省办、省委宣传部、省司法厅联合开展的江苏省第四届“十大法治事件”“十大法治人物”评选结果,并为全省法治政府建设示范单位授牌。

30 日　省委书记娄勤俭到省卫生健康委进行专题调研,他代表省委省政府向全省医务工作人员表示崇高的敬意和衷心的感谢,并主持召开座谈会,强调要深入学习贯彻习近平总书记 4 月 29 日在中央政治局常委会议上的重要讲话精神,时刻绷紧疫情防控这根弦,进一步统筹做好疫情防控和经济社会发展工作,为高水平全面建成小康社会,加快推进“强富美高”新江苏建设做出更大贡献。

是日　省卫生健康委召开全省卫生健康系统新冠肺炎疫情常态化防控工作视频调度会,学习贯彻习近平总书记 4 月 29 日在中央政治局常委会会议上的重要讲话精神,落实 4 月 26 日国家卫生健康委召开的全国新冠病毒疫情常态化防控工作电视电话会议部署,传达省委书记娄勤俭到省卫生健康委专题调研时的讲话要求,就抓紧、抓实、抓细常态化疫情防控工作作出部署。

5 月

2 日　委机关组织对委直属在宁单位“五一”节日安全生产和值班值守情况进行暗访检查,重点检查门急诊大厅、发热门诊、消防控制室、配电房、消防泵房、污水处理站、危险化学品库等,对发现的问题,能现场整改的当场要求整改;现场不能整改的限期整改。

6 日　2020 年江苏援外医疗队培训班开学典礼在南京举行,省卫生健康委副主任、一级巡视员李少冬出席会议并讲话。

7 日　省卫生健康委召开欢迎机关援鄂医疗队员凯旋座谈会。党组书记、主任谭颖代表委党组充分肯定机关派出的 14 名援鄂医疗队员的工作成效,高度赞扬他们听党指挥、对党忠诚的政治品格,临危不惧、甘于奉献的责任担当,敢做善为、务实肯干的机关作风和知重奋进、连续作战的战斗精神。

8 日　省卫生健康委党组书记、主任谭颖带队赴南通市开展工作调研。南通市副市长徐新民、南通市卫健委主任陈冬梅等陪同调研。

9 日　省直单位全国人大代表专题调研南京市二院和省疾控中心,省卫生健康委党组书记、主任谭颖代表省卫生健康委汇报了全省卫生系统新冠肺炎疫情防控工作情况。组织召开专家座谈会研究完善《江苏省新冠肺炎疫情防控应急预案》。

12 日　省卫生健康委党组书记、主任谭颖一行赴省肿瘤医院开展工作调研,深入了解医院常态化疫情防控工作情况,慰问奋战在工作一线的护理人员。

19 日　省委副书记任振鹤一行调研公共卫生应

急管理体系建设，省卫生健康委党组书记、主任谭颖代表省卫生健康委汇报了江苏疾病预防控制体系和重大疫情救治体系建设。

是日 2020年全省职业健康工作视频会议召开，省卫生健康委副主任周明浩出席会议并讲话。会议通报了2019年全省职业健康重点工作完成情况和近3年江苏省职业病防治技术工作情况，分析当前存在突出问题，研究部署2020年职业健康重点工作。南京市、苏州市、淮安市、扬州市、镇江市、宜兴市和靖江市卫生健康委作交流发言。

22日 省卫生健康委党组书记、主任谭颖带队赴昆山市，督导常态化疫情防控工作，调研县级公立医院（中医医院）建设、公共卫生应急管理体系和能力建设。省卫生健康委副主任、省中医药管理局局长朱岷、苏州市卫健委主任谭伟良、昆山市市长周旭东等陪同调研。

26日 省卫生健康委在南京举行《基本医疗卫生与健康促进法》贯彻实施新闻通气会，《新华日报》、江苏广播电视总台、《现代快报》等近20家省内主要媒体参加通气会。省卫生健康委副主任、一级巡视员李少冬出席通气会，向媒体介绍《基本医疗卫生与健康促进法》学习贯彻的相关情况，并就院前急救、该法对江苏卫生健康事业的促进作用等群众关心的热点问题回答记者提问。

28日 省卫生健康委召开2020年全省卫生监督重点工作推进电视电话会议，省卫生健康委副主任周明浩出席会议并讲话。会议总结了2019年以来全省卫生监督工作取得的成绩，分析了当前存在的突出问题，研究部署了2020年全省卫生监督重点工作。南京市、常州市、苏州市、扬州市卫生健康委作交流发言，省卫生监督所通报2019年全省卫生监督统计报告和信息化建设情况。

29日 省卫生健康委在南京召开实施国家基本药物制度综合试点工作交流会。南京溧水区、无锡江阴市、徐州邳州市、南通启东市、连云港赣榆区、扬州仪征市等6个地区就试点工作进展情况、存在的问题以及下一步的打算作交流，相关药物政策专家对各地的做法作点评，副主任兰青出席会议并讲话。

6月

3日 省卫生健康委在南京召开2021年江苏援外医疗队组队会议，副主任、一级巡视员李少冬出席会议并讲话。苏州大学附属第一医院党委书记、苏州大学副校长陈卫昌，南通大学附属医院院长施炜，常州市卫生健康委党委书记朱柏松及有关派人单位主要负责人参加。

6日 联合省教育厅在省妇幼保健院学术报告厅举办"爱眼日"主题宣传活动。省卫生健康委副主任、一级巡视员李少冬同志出席活动并致辞。

9—10日 省卫生健康委副主任邱泽森带队赴南京市调研医养结合工作。

10日 全省卫生健康系统党风廉政建设工作会议以电视电话形式召开，省卫生健康委党组书记、主任、行业党委书记谭颖作题为"接续奋斗，砥砺前行，全力推动党风廉政建设工作迈上新台阶"的讲话。

12日 全省卫生健康系统《基本医疗卫生与健康促进法》《民法典》学习培训班在南京举办。

14日 国务院发展研究中心公共管理与人力资源研究所所长李建伟率领"老龄化背景下养老服务业人力资源创新发展研究"课题组在江苏调研。省卫生健康委副主任邱泽森出席调研座谈会并汇报江苏省老龄工作情况。

16日 省委省级机关工委副书记朱学山带领第六调研组到省卫生健康委，围绕贯彻落实省委"五抓五促"提效能、全力夺取"双胜利"专项行动等党建重点工作开展调研。省卫生健康委副主任、直属机关党委书记兰青就"五抓五促"专项行动作专题汇报。

17日 全省《关于加快急救医疗事业高质量发展的意见》宣传贯彻培训班在宜兴举办，省卫生健康委副主任、一级巡视员李少冬出席培训班并讲话。

19日 省卫生健康委党组书记、主任谭颖向省委副书记、副省长等省领导专题汇报排查解决医疗卫生领域突出民生问题有关情况。

23—24日 省卫生健康委联合省对口帮扶陕西省工作队、省委驻灌云县帮扶工作队，在省卫生健康委组织富平、灌云优质产品展销会。展销会展出115种产品，预售出81种商品144单，合计金额24431元。

是日 省卫生健康委副主任兰青带队赴扬州和镇江调研公立医院党建工作，并召开由市卫生健康委领导、公立医院党组织书记及党员代表参加的座谈会，深入了解市公立医院党建工作指导委员会和公立医院落实《江苏省加强公立医院党的建设工作实施办法》进展情况。

24日 省卫生健康委以视频会议形式举办全省农村卫生户厕改造培训班，深入贯彻落实党中央、国务院和省委省政府关于农村"厕所革命"的决策部署，传达2020年全省农村人居环境整治现场推进会精神，总结全省农村无害化卫生户厕改造进展情况，部署推进下一阶段改厕工作。省卫生健康委副主任周明浩出席培训班并讲话。

29日 由省卫生健康委、省老龄工委办公室、省老龄协会、省广播电视总台、省老年大学协会共同主办的"讴歌新时代，唱响新生活"2020江苏省老年大学合唱节启动仪式在江苏电视台举行。省卫生健康委副主任邱泽森、省老龄协会副会长何小鹏、省广播电视总台副台长李声出席启动仪式。

30日 省卫生健康委党组举行理论学习中心组学习会，党组书记、主任谭颖就全省卫生健康系统切实做好安全生产工作进行专题学习宣讲。

7 月

1 日 省卫生健康委举办庆祝建党 99 周年暨抗疫事迹报告会。委党组书记、主任谭颖出席会议,代表委党组向奋战在全省卫生健康战线的共产党员致以节日问候和崇高敬意。

是日 省卫生健康委在雨花台烈士陵园组织集体过政治生日暨新党员宣誓活动。40 名机关党员代表及 12 名新发展的党员面向党旗重温入党誓词。副主任、直属机关党委书记兰青领誓并讲话。

3 日 省卫生健康委党组书记、主任谭颖带队对南京市高考疫情防控工作进行现场指导。指导组现场查看高考考点南京市第一中学、南京市第十三中学的体温检测点、体温复测点、备用考场、备用隔离考场、防疫物资储备仓库等设施,详细询问考点对体温异常考生处理流程、考场消毒措施、防疫副主考配备、驻点卫生人员调配等情况,对考点的高考疫情防控工作进行技术指导。

是日 由省卫生健康委、省老龄办、省老龄协会、常州市卫生健康委联合主办的 2020 江苏省老年太极健身推广活动在常州启动。省卫生健康委副主任邱泽森、省老龄协会副会长何小鹏、常州市副市长陈正春、常州市老龄协会会长孙健、常州市卫生健康委主任朱柏松、常州市天宁区区长许小波等出席启动仪式。

13 日 省卫生健康委党组书记、主任谭颖先后赴南京市口腔医院、南京医科大学考试基地,对考试组织和疫情防控情况进行现场督导。副主任、一级巡视员李少冬陪同巡考。

14 日 省卫生健康委召开汛期安全工作电视电话会议,副主任周明浩出席会议并讲话。

17 日 省卫生健康委召开全省老龄办主任暨老龄健康工作电视电话会议。会议回顾总结 2019 年以来全省老龄工作和老龄健康工作取得的成绩,分析当前工作中存在的主要问题,研究部署 2020 年工作任务和措施。省卫生健康委副主任邱泽森出席会议并讲话。

22 日 省卫生健康委在 1 楼应急指挥中心举行江苏援外医疗队视频慰问活动,副主任、一级巡视员李少冬出席并讲话。

是日 省卫生健康委党组书记、主任谭颖赴泰州市调研中医药工作。谭颖一行先后来到泰州市中医院、泰州医药高新区寺巷人民医院、扬子江药业集团江苏龙凤堂中药有限公司、济川药业集团等地,详细了解中医药特色发挥、人才队伍建设、新冠病毒疫情防控、中药生产研发和企业文化建设等情况。

24 日 省卫生健康委召开党组理论学习中心组学习会。会议学习传达了习近平总书记关于"百年未有之大变局"的重要论述,并作集体研讨交流。党组书记、主任谭颖主持会议并讲话。

29 日 江苏省抗疫一线医务人员高考志愿填报专场咨询会在江苏省教育考试院举行。此次活动由省教育厅、省卫生健康委联合主办,省卫生健康委党组书记、主任谭颖出席。

31 日 国家卫生健康委召开 2020 年全国卫生健康系统对口支援西藏和四省藏区工作电视电话会议,国家卫生健康委副主任李斌出席会议并讲话。省卫生健康委党组书记、主任谭颖代表江苏在会上作交流发言。

8 月

3 日 省卫生健康委召开会议传达学习省委十三届八次全会精神,研究部署贯彻落实工作。党组书记、主任谭颖主持会议并讲话。

是日 接国务院联防联控机制医疗救治组通知,按照省政府要求,江苏省组派 3 支核酸检测队,每支检测队携带 5 套检测设备,赴新疆支援新冠病毒核酸检测工作。省卫生健康委党组书记、主任谭颖,副主任、一级巡视员李少冬,副主任、省中医药管理局局长朱岷前往机场送行。

5 日 全省中医药传承创新工程项目现场推进会在盐城市召开。省卫生健康委副主任、省中医药管理局局长朱岷出席会议并讲话。

7 日 省卫生健康委在南京召开全省县域医共体建设推进会,副主任、一级巡视员李少冬出席会议并讲话。

11 日 省卫生健康委党组书记、主任谭颖赴省疾控中心调研,副主任周明浩陪同调研。

是日 省卫生健康副主任、一级巡视员李少冬赴江苏援外医疗队培训基地看望慰问正在接受培训的江苏省援外医疗队员,并对医疗队厨师的培训效果进行实地考核。

13 日 省卫生健康委召开全省卫生健康重点工作推进电视电话会议,深入学习贯彻国务院联防联控机制严防聚集性疫情做好秋冬季防控工作电视电话会议、全国卫生健康系统半年工作电视电话会议有关精神,以及省委十三届八次全会会议、全省疫情防控工作电视电话会议精神,进一步贯彻落实省委书记娄勤俭 4 月 30 日到省卫生健康委专项调研时的讲话精神,总结疫情防控及当年以来卫生健康各项工作取得的成绩,对扎实做好疫情常态化防控、统筹做好年度改革发展工作进行安排部署。党组书记、主任谭颖出席会议并讲话。

14 日 省卫生健康委党组召开 2020 年度巡察工作动员部署会。党组书记、主任、委党组巡察工作领导小组组长谭颖出席会议并讲话。驻委纪检监察组组长骆凤琴传达省委书记娄勤俭关于巡视工作的批示和全省巡视巡察工作会议精神,二级巡视员祁爱平出席会议,副主任兰青主持会议并宣读《关于成立 2020 年度巡察组的通知》。

17 日 省卫生健康委党组书记、主任谭颖出席江苏省庆祝 2020 年中国医师节大会并讲话,副主任、一级巡视员李少冬参加会议。

20 日 省卫生健康委召开 2020 年全省卫生健康

科教工作暨加强生物安全和科研管理工作电视电话会议。党组书记、主任谭颖出席会议并讲话，副主任、省中医药管理局局长朱岷主持会议。

21日 省卫生健康委在徐州召开援圭亚那医疗队轮换交接工作座谈会，副主任、一级巡视员李少冬出席会议并讲话。第15期、第16期援圭亚那医疗队全体队员及徐州医科大学附属医院党委书记王人灏参加活动。

21—23日 江苏省考区举行2020年医师资格考试医学综合考试，全省共有1.7万余名考生在各市考点21个考场参加考试。

22日 以“提升健康素养　乐享银龄生活”为主题的江苏省2020年老年健康宣传周暨老年健康科普促进行动启动仪式在宁举行，省卫生健康委副主任邱泽森出席并致辞。

26—27日 全省老年健康和医养结合工作培训班在南京举办，省卫生健康委副主任邱泽森出席开班仪式并讲话。

30日 江苏省中医住院医师规范化培训管理委员会和专业委员会成立大会在南京召开。省卫生健康委副主任、省中医药管理局局长朱岷出席开幕式并讲话。中国医师协会毕教部中医处处长郑金福，首都医科大学附属北京中医医院院长刘清泉和来自全省13个设区市卫生健康委分管中医住培工作副主任以及代表等120余人参加会议。

31日 由省卫生健康委、省老龄办、省老龄协会、省广电总台、省老年大学协会共同主办的“讴歌新时代，唱响新生活”2020江苏省老年大学合唱节会演在南京举行。省卫生健康委副主任邱泽森、省老龄协会副会长何小鹏等出席活动。

9月

4日 省安委会召开视频会，就全省应急管理系统与卫生健康系统深度合作，进一步加强紧急医学救援进行部署。省及13个设区市、96个县（市、区）应急管理厅（局）、卫生健康委（局）分管领导及业务处室负责人参加会议。

8日 全国抗击新冠肺炎疫情表彰大会在北京人民大会堂隆重举行，中共中央总书记、国家主席、中央军委主席习近平在大会上发表重要讲话。全省卫生健康系统中，邱海波等26人被评为全国抗击新冠肺炎疫情先进个人（含追授1人），江苏省支援湖北医疗卫生队等9个集体被评为全国抗击新冠肺炎疫情先进集体，邱海波等2人被评为全国优秀共产党员（含追授1人），南京市第二医院（江苏省传染病医院）等2个集体被评为全国先进基层党组织。

9日 省卫生健康委召开党组理论学习中心组学习扩大会。会议学习传达习近平总书记关于“十四五”期间经济社会发展目标和规划的重要论述精神，围绕江苏“十四五”卫生健康发展规划，邀请国家卫健委“十四五”规划课题组组长、国家卫健委卫生发展研究中心健康战略与全球卫生研究部主任王秀峰，省发改委发展战略和规划处处长孙志高授课辅导。党组书记、主任谭颖出席会议并讲话。

是日 第四批全国中医（临床、基础）优秀人才和第三批省中医临床优秀人才培训班在南京开幕。省卫生健康委副主任、省中医药管理局局长朱岷出席开班仪式并讲话。南京中医药大学副校长乔学斌和第三批全省中医临床优秀人才培养对象等90余人参加开班仪式。

9—10日 2020年全国卫生健康行政执法培训班在南京举办，国家卫生健康委综合监督局局长赵延配出席开班仪式并讲话，省卫生健康委副主任周明浩参加培训班并致辞。

14日 国家卫生健康委党组成员、国家中医药管理局党组书记余艳红在江苏调研中医药工作。省卫生健康委党组书记、主任谭颖，副主任、省中医药管理局局长朱岷陪同调研。

15日 省卫生健康委在南京召开传达贯彻全国抗击新冠肺炎疫情表彰大会精神会议。会议传达学习了全国抗击新冠肺炎疫情表彰大会精神和9月11日省委常委会议精神，观看了委机关和直属单位“全国抗击新冠肺炎疫情先进个人”和江苏援湖北医疗卫生队、江苏省卫生健康委“全国抗击新冠肺炎疫情先进集体”先进事迹视频，援鄂医疗队员代表、委疫情防控指挥部代表发表感言。党组书记、主任谭颖出席会议并讲话。

15—16日 省卫生健康委在南京举办全省卫生应急管理实战能力培训班。副主任周明浩出席开班仪式并讲话。

16日 省卫生健康委党组书记、主任谭颖现场观摩指导省人民医院消防安全演练。

17日 黄石市委书记董卫民率领黄石市党政代表团到省卫生健康委座谈交流。省卫生健康委党组书记、主任谭颖出席座谈会并致辞。

17—18日 全省妇幼健康后备管理人员培训班在南京举办，省卫生健康委副主任、一级巡视员李少冬出席并讲话。

24日 省卫生健康委党组书记、主任谭颖带队赴无锡，对秋冬季疫情防控和安全生产工作进行督导。

25日 省卫生健康委召开离退休干部工作情况通报会，副主任邱泽森出席会议并讲话，委离退休干部党支部书记、副书记、委员和党小组长参加会议。

27日 由省卫生健康委、省老龄工委办公室、中国人寿保险股份有限公司江苏省分公司、省老龄协会、扬州市卫生健康委联合主办的江苏省第九届老年春节联欢会启动仪式在扬州举行。省卫生健康委副主任邱泽森、扬州市副市长余珽、省老龄协会副会长何小鹏、中国人寿保险股份有限公司江苏省分公司副总经理冉正源、江苏广电总台体育休闲频道总监肖强、扬州市卫生健康委主任赵国祥、扬州市老龄协会副会长潘建民、中国人寿保险股份有限公司扬州市分公司总经理姚盛锋出席启动仪式。

27—28 日　全省卫生健康系统法治建设暨“放管服”工作实务培训班在南京举办。省卫生健康委副主任、一级巡视员李少冬出席开班仪式并讲话。

28—30 日　省卫生健康委在南京举办委直属机关党务干部培训班。副主任、委直属机关党委书记兰青出席开班动员会议并讲话。

29 日　省卫生健康委召开党组理论学习中心组学习扩大会。会议围绕学习《基本医疗卫生与健康促进法》，邀请国家卫生健康委法规司司长赵宁作专题辅导，并进行研讨交流。党组书记、主任谭颖主持会议并讲话。

10 月

9 日　省长吴政隆赴省卫生健康委调研，看望慰问工作人员，对秋冬季疫情防控工作进行再部署、再强化、再落实。

14—15 日　省卫生健康委党组书记、主任谭颖随江苏省代表团一行赴新疆克孜勒苏柯尔克孜自治州（简称“克州”）、伊犁哈萨克自治州（简称“伊犁州”）考察，代表团先后考察了克州人民医院、伊犁州临床医学研究院等单位。其间，谭颖专程看望慰问江苏省第十批援疆（克州、伊犁）医疗队。

15—16 日　全省积极应对人口老龄化学习培训班在南京举办，省卫生健康委副主任邱泽森出席开班仪式并讲话。

16 日　由省卫生健康委、省老龄办、省老龄协会、新华报业传媒集团联合主办的 2020 年江苏省“敬老月”主题宣传活动暨老年太极健身展演在南京玄武湖情侣园举行。省老领导冯敏刚、王湛、包国新，全国老龄办党组成员、中国老龄协会副会长吴玉韶，省卫生健康委副主任邱泽森，省老龄协会副会长佘义和、何小鹏，《新华日报》社副总编辑黄建伟，南京市卫生健康委副主任赵军，玄武区区委常委马千山等出席活动。

19 日　省卫生健康委在南京组织召开贯彻落实省政府赋予中国（江苏）自由贸易试验区第一批卫生健康事项工作座谈会。省卫生健康委副主任、一级巡视员李少冬出席座谈会，与各方签订责任书并讲话。

21 日　省卫生健康委党组书记、主任、省老龄委副主任谭颖走访慰问南京市鼓楼区高龄老人和为老服务团队，并送上节日问候和祝福。省卫生健康委副主任邱泽森、南京市副市长胡万进、南京市卫生健康委副主任赵军、鼓楼区副区长冯泉陪同慰问。

22 日　省卫生健康委召开党组理论学习中心组学习扩大会。会议围绕学习《习近平谈治国理政》第三卷组织集体研讨交流。党组书记、主任谭颖主持会议并讲话。

27 日　苏州市重大卫生健康建设项目集中开工仪式在吴中区举行。省委常委、苏州市委书记许昆林宣布项目开工，省卫生健康委党组书记、主任谭颖出席开工仪式并致辞，苏州市委副书记、市长李亚平在开工仪式上讲话。

28 日　省卫生健康委在连云港市灌云县举行全省三级医院对口帮扶重点帮扶县县医院签约仪式，省卫生健康委党组书记、主任谭颖出席签约仪式并讲话，连云港市副市长徐家保出席签约仪式并致辞，省卫生健康委副主任、一级巡视员李少冬主持仪式。

11 月

3—5 日　国家卫生健康委药政司司长于竞进一行 8 人到江苏，就实施国家基本药物制度综合试点、短缺药品供应保障和“互联网＋”药品供应保障服务等工作进行调研。省卫生健康委党组书记、主任谭颖会见调研组一行，副主任兰青全程陪同调研。

4 日　省卫生健康委党组书记、主任谭颖主持召开学习宣传贯彻《江苏省中医药条例》（以下简称《条例》）专家学者座谈会，听取专家学者关于实施《条例》的意见建议，共商推动江苏中医药事业传承创新发展的举措。

5 日　省卫生健康委、省教育厅在南京联合召开全省学校结核病等传染病防控工作视频会议，分析研判学校结核病等传染病防控形势，查找近期学校传染病防控工作中的主要问题，部署全省学校结核病等传染病防控工作。省教育厅二级巡视员李金泉、省卫生健康委副主任周明浩出席会议并讲话。

是日　苏、皖、鲁、豫四省卫生应急合作机制会议暨卫生应急联合演练在南京市溧水区举行。此次活动是苏、皖、鲁、豫四省 2016 年签订卫生应急合作协议后开展的第五次联合演练，由江苏省具体承办。国家卫生健康委及中国疾控中心有关领导、专家出席了演练活动，省卫生健康委副主任周明浩参加演练并讲话。

5—10 日　第三届中国国际进口博览会在上海举办。11 月 6 日，省卫生健康委党组书记、主任谭颖，副主任周明浩率省卫生健康委交易分团巡馆。

9—10 日　省卫生健康委、省中医药管理局在南京举办 2020 年中医医院院长培训班。党组书记、主任谭颖就中医医院建设发展提出要求。副主任、省中医药管理局局长朱岷出席并讲话。

13 日　江苏省建立健全现代医院管理制度试点工作推进会在南京召开。会议通报了全省建立健全现代医院管理制度试点工作进展情况，对下一步工作进行动员部署。省卫生健康委副主任、一级巡视员李少冬出席会议并讲话。

14—15 日　2020 年国家医师资格考试医学综合考试“一年两试”第二试举行，江苏省考区各项组织工作圆满完成，共有 5000 余名考生在 13 个设区市考点 15 个考场参加考试。

17 日　国务院医改领导小组秘书处、国家卫生健康委在北京召开新闻发布会，介绍“十三五”综合医改试点省份医改典型经验。省医改办副主任、省卫生健康委副主任、一级巡视员李少冬出席发布会并介绍江苏省经验。

19日 陕西省第三届医疗卫生对口帮扶体系建设擂台赛暨三年工作总结会在西安举办，省卫生健康委副主任、一级巡视员李少冬应邀出席并致辞。

20日 省暨南京市冬季爱国卫生运动现场推进活动在南京市江宁区东山街道举行。省爱卫会副主任、省卫生健康委党组书记、主任谭颖，南京市爱卫会主任、南京市副市长胡万进出席并讲话，省爱卫会办公室主任、省卫生健康委副主任周明浩出席。

21日 南京鼓楼医院国家公共检测实验室揭牌仪式在鼓楼医院江北国际医院举行。省卫生健康委副主任、一级巡视员李少冬出席并为实验室揭牌。

23日 省卫生健康委召开全省卫生健康系统电视电话会议，深入贯彻党的十九届五中全会和习近平总书记视察江苏重要讲话指示精神，认真落实11月20日省委常委会暨省委应对疫情工作领导小组会议和11月22日全国卫生健康系统新冠肺炎疫情防控工作电视电话会议精神，进一步压实防控责任，部署冬春季疫情防控各项措施。党组书记、主任谭颖出席并讲话。

24日 江苏省危化品运输爆炸事故紧急医学救援应急演练活动在江阴市举行。省卫生健康委副主任周明浩、省应急管理厅副厅长沈仲一和无锡市卫生健康委、江阴市政府主要领导出席演练活动。

25日 江苏省第29期援桑给巴尔、第15期援圭亚那和第15期援马耳他医疗队回国总结会在南京召开，省卫生健康委副主任邱泽森出席会议并讲话。

26日 江苏省抗击新冠肺炎疫情表彰大会在南京隆重举行，省委书记娄勤俭出席大会并讲话。省卫生健康系统共有545名抗击新冠肺炎疫情先进个人和119个抗击新冠肺炎疫情先进集体受到表彰。

26—27日 2020年"优质服务基层行"家庭医生团队感控技能竞赛省级决赛在江苏卫生健康职业学院举行。省卫生健康委副主任、一级巡视员李少冬出席并讲话，省委省级机关工委二级巡视员施学良、省总工会副主席井良强出席决赛。

27日 江苏省抗击新冠肺炎疫情先进事迹首场报告会在省委党校举行。报告会由省委宣传部联合省卫生健康委共同举办，省委宣传部部长张爱军，省政府副省长陈星莺，省政协副主席、农工党江苏省委主委周健民出席报告会，省卫生健康委党组书记、主任谭颖，副主任、省中医药管理局局长朱岷陪同出席。

28—29日 全省三级医院院长和医政管理干部培训班在南京举办，省卫生健康委副主任、一级巡视员李少冬出席开班仪式并讲话。

30日—12月1日 根据省委统一安排，省委宣讲团成员，省卫生健康委党组书记、主任谭颖赴盐城市阜宁县作党的十九届五中全会精神宣讲。

是日 由省卫生健康委与省人社厅联合主办、省护理学会承办、江苏卫生健康职业学院协办的2020年江苏省急危重症护理技能竞赛省级决赛在南京举行。省卫生健康委副主任、一级巡视员李少冬出席闭幕式并讲话。

12月

1日 第33个"世界艾滋病日"。全省卫生健康系统根据国家统一部署，组织开展"艾滋病检测月"和"性病宣传周"等活动。

8日 省卫生健康委副主任、一级巡视员李少冬赴省政务服务中心调研，与省政务服务管理办公室副主任李晓雷就进推进卫生健康政务服务事项"应进必进"，提升"互联网+政务服务""一网通办"等有关服务质量等进行沟通交流。

9日 省卫生健康委召开党组理论学习中心组学习扩大会。会议围绕贯彻落实党的十九届五中全会精神和习近平总书记视察江苏重要讲话精神，进行研讨交流。党组书记、主任谭颖主持会议并讲话。

11日 省卫生健康委召开全系统安全生产工作电视电话会议，深入学习贯彻党的十九届五中全会精神，认真落实省委省政府部署要求，总结2020年全系统安全生产工作情况，研究部署当前和今后一段时间安全生产重点工作。党组书记、主任谭颖出席会议并讲话。

25日 省卫生健康委党组召开全省卫生健康系统警示教育大会。党组书记、主任、行业党委书记谭颖出席会议并讲话。

28日 省卫生健康委副主任、一级巡视员李少冬，副主任周明浩带领相关处室负责人，一同走进"政风热线"直播室，现场与群众连线交流，解答反映的问题。

30日 省卫生健康委召开全省卫生健康系统电视电话会议，落实党中央、国务院和省委省政府决策部署，按照省委十三届九次全会和12月29日国家卫生健康委电视电话会议要求，统一思想，提高认识，部署全面抓好元旦春节农村地区新冠肺炎疫情防控工作，严防散发病例传播扩散，严防出现聚集性疫情。党组书记、主任谭颖出席并讲话。

是日 省卫生健康委召开直属单位党组织书记述职述责述廉评议会。会议由党组书记、主任谭颖主持。副主任兰青，副主任、一级巡视员李少冬，副主任、省医药管理局局长朱岷，副主任邱泽森，二级巡视员祁爱平出席会议。

（柳润涛）

工作进展

综 合 管 理

【**2020 年卫生健康工作综述**】 2020 年,面对突如其来的新冠肺炎疫情,江苏省卫生健康系统组织全系统12 万党员、78 万医卫人员,充分发挥主力军作用,为全省、湖北乃至全国疫情防控取得重大战略成果作出重要贡献。习近平总书记视察江苏时,充分肯定江苏省统筹疫情防控和经济社会发展取得的成绩,称赞江苏“为我国在全球主要经济体中率先恢复正增长作出了突出贡献”。国务院联防联控机制举行江苏专场新闻发布会,邀请江苏省介绍疫情防控工作成效和经验。省委书记娄勤俭、省长吴政隆分别到疾控机构、医疗卫生单位和委机关调研慰问。

在抓好常态化疫情防控的同时,省委常委会年度工作要点、省政府十大主要任务百项重点工作中涉及省卫生健康委的 20 项任务圆满完成,其中 7 项超额完成;全省卫生健康年度 140 项重点工作全部完成。省高质量发展监测评价指标中卫生健康领域 5 项指标整体位居全国前列。以高质量党建引领事业发展,基层党组织战斗堡垒作用进一步发挥,涌现出 2 名全国优秀共产党员、2 个全国先进基层党组织、17 名全省优秀共产党员,9 个单位获第六届全国文明单位称号,省人民医院援武汉重症医疗队获评全国时代楷模、邱海波获评江苏时代楷模,全省卫生健康系统 137 个先进集体、624 人次受到国家和省部级以上表彰。

一、新冠肺炎疫情防控。省卫生健康委第一时间成立疫情防控指挥部,及时向省委省政府提出启动和调整应急响应等建议,因应施策,提出分区分级差异化防控、“外防输入、内防扩散”“外防输入、内防反弹”等一系列细化措施,第一时间印发 300 多个方案文件。强化预检分诊、发热门诊监测,设立 72 个哨点医院加强呼吸道传染病监测,最早推出基层防控 10 条举措。发动 15 万基层医卫人员参与社区防控。率先制定工业企业复工复产等 20 个疫情防控指南,派出 9.8 万人次现场指导复工复产复学、中高考等防疫工作,出动 29.2 万人次开展 20 轮专项督查,组织实施隔离观察 33.6 万人、冷链食品等样本检测 17.8 万份、核酸检测 2500 万份,为全省在全国率先复工复产、恢复正常生产生活秩序提供保障。统筹调度专家等资源进驻定点医院,建立“专综结合”、分片包干等 10 项制度,用不到两个月时间实现本地确诊病例全部治愈出院。在全国确诊病例 200 人以上的省区市中,唯一保持患者“零病亡”、医务人员“零感染”。先后派出 2813 人驰援湖北,在全国各省份中人数最多、参战最早、战线最长、坚守最久、执行国家任务最不讲条件。医疗队共收治患者 5500 余人,其中重症危重症 1400 余人,累计治愈 3400 多人,实现“打胜仗、零感染”目标。派出 306 人支援黑龙江、吉林、北京、新疆等多地,30 名专家赴委内瑞拉、巴基斯坦等国指导抗疫,承办 24 场国际抗疫交流会。率先对国内中高风险地区和境外来苏人员实施健康监测、核酸检测,率先对入境人员实施“14 + 14”健康管理,大范围开展冷链食品、进口货物以及相关环境和从业人员新冠病毒抽样检测。坚持多病共防,做好手足口病、登革热、流感等重点传染病监测,有序接种新冠肺炎疫苗 146 万针次。制定秋冬季防控工作方案、小规模疫情处置工作指引,全力推进秋冬季疫情防控准备。每日核酸检测最大能力从 1.2 万份提高到 91 万份,508 个发热门诊标准化建设达标率从 27.1%提高至 93.8%。组建核酸检测、流调工作专班和相应工作队,强化实操演练,实现应急演练省、市、县三级全覆盖。提请省委省政府出台《关于完善重大疫情防控体制机制健全公共卫生应急管理体系的意见》,各级疾控中心增加编制 2300 名。

二、安全生产专项整治。贯彻“三必须”要求,落实省政府安全生产“1 + 27”行动方案,深入开展全省卫生健康系统安全生产专项整治。省、市、县联动开展 2 轮拉网式大排查,对消防安全、特种设备安全等进行专项整治,查出隐患 1157 个并建立清单督促整改。部署危化品使用安全专项治理,摸清危化品底数,建立安全风险分布档案。出台全省卫生健康系统安全生产制度,实施安全生产责任清单化管理。指导医疗卫生单位完善消防安全等13项制度,启动全系统安全生产监管信息系统建设,推动加强消防等基础设施建设。组建省级专家库,组织开展安全生产培训1.95万人次、演练7.3万场次。进一步深化突发事件紧急医学救援深度合作机制,高效开展徐州"9·12"爆炸等10余起突发事件的紧急医学救援。完成尘肺病防治攻坚行动年度任务,工业企业职业病危害现状调查和申报企业总数均列全国第一。

三、健康扶贫工作。联合有关部门开展健康扶贫领域突出问题整改"回头看",开发全省健康扶贫信息管理系统,动态监测和评估工作情况。落实低收入人口在定点医院住院"先诊疗后付费"、一站式结算等政策,救治低收入大病患者4.74万人次,减免医药费用8000余万元,低收入人口县域内住院个人负担均次费用下降到367元。组织省管三级医院与12个重点帮扶县人民医院签订新一轮对口帮扶协议,实现低收入人口家庭医生签约服务和年度免费体检全覆盖。在省人大开展的社会救助专题询问中省卫生健康委工作获得好评。

四、健康江苏建设。认真贯彻《落实健康中国行动推进健康江苏建设的实施方案》,组织实施25个专项行动。召开健康江苏建设现场推进会,推广先进经验。制定考核办法和考核工作方案,对各地开展试考核。建设省健康科普资源库和专家库,实施健康素养促进行动,新增国家级健康促进试点县2个、省级试点县14个,全省居民健康素养水平由2019年的25.33%提高至27.66%。全省基本公共卫生服务项目人均补助提高至82.7元,国家基本公共卫生服务项目绩效评价结果列全国第一。甲、乙类法定报告传染病发病率控制在103.29/10万,艾滋病抗病毒治疗覆盖率93.27%、肺结核患者管理率98.61%、严重精神障碍患者规范管理率95.57%。组织开展秋冬季爱国卫生运动,省、市、县联动举办现场推进活动,开展城乡环境卫生整治等4个专项行动。新建成省健康镇46个、省健康村341个,新增改厕89350座,农村无害化卫生厕所普及率95%以上。

五、医药卫生体制改革。印发进一步深化医药卫生体制改革的实施方案,遴选100个典型案例在全省推广,国务院医改领导小组秘书处举办综合医改典型经验专题发布会介绍江苏省经验。加强公立医院党的建设,印发《加强公立医院党建工作评价办法》,1595个二级以上医院全部完成章程制定。在宁省部属医院部分中医诊疗项目价格平均提高45.2%,介入诊疗等3类20项医疗服务价格平均提高38.2%。69个应开展县域医共体建设的县(市、区)全部出台建设方案,共成立139个县域医共体并逐步实体化运行。新增医联体56个、家庭医生工作室600家,全省居民两周患病首选基层就诊比例72.07%,县域就诊率93.28%,同比提高2个百分点。制定短缺药品保供稳价、短缺药品清单管理等意见,对18种药品实施省级定点储备,168个医疗机构申请调剂使用35种院内制剂。牵头建立医疗卫生行业综合监管部门协调机制,对6个设区市开展首轮督察,在23个市、县(市、区)开展"信用+综合监管"试点。全面实施执法全过程记录等3项制度、创新监管机制等做法得到国家督察组充分肯定。

六、城乡医疗服务能力。推进委省共建国家医学中心和区域医疗中心,组织开展儿童、口腔、创伤等7类国家区域医疗中心自评和建设。印发《江苏省区域医疗中心设置实施方案》,制定儿童、口腔等8类省级区域医疗中心设置标准。建成省级胸痛、卒中等五大救治中心75个、市级510个。新增三级医院15个,其中县人民医院8个,县级医院服务能力基本标准和推荐标准达标率均列全国第一。推进优质服务基层行,61.19%的乡镇卫生院、社区卫生服务中心达国家基本以上标准,建成农村区域医疗卫生中心80个,新增社区医院64个、社区医院示范县区9个。新增4个省级专业质控中心,22个医院、18个科室、13名个人获评2018—2020年全国改善医疗服务先进典型,三级公立医院绩效考核住院患者和门诊患者满意度分列全国第一和第二。

七、中医药传承创新发展。提请省委省政府印发《关于促进中医药传承创新发展的实施意见》,全力做好《江苏省中医药条例》宣传贯彻工作。新增三级中医医院4个、基层中医药综合服务区建设单位315个,1491个标准化中医馆通过验收。评选表彰省名中医100名,遴选省西学中高级人才71名,持续推进106名全国、100名省老中医药专家学术经验继承工作,获省科学技术奖7项。组织开展"岐黄校园行""中医药就在你身边"等宣传活动114场次,惠及17.1万人次。

八、重点人群健康保障。省、市、县联动大力推进"所转院",新建成县级妇幼保健院8个,全省50万人口以上的县(市、涉农区)妇幼保健院建成率从2018年的30.5%提高至61%。实现产前检查筛查和新生儿疾病筛查全覆盖。办理生育登记44.55万件、再生育审批13461件,16个县(市、区)被命名为全国计划生育优质服务先进单位。提请省政府出台《关于促进3岁以下婴幼儿照护服务发展的实施意见》,新增普惠托育机构92家。提请省委省政府出台《江苏省贯彻〈国家积极应对人口老龄化中长期发展规划〉实施方案(2020—2022年)》,会同有关部门印发《关于建立完善老年健康服务体系的实施意见》《关于深入推进医养结合发展的若干措施》,新增二级以上老年医院4个、护理院23个、医养结合机构55家,完成65岁以上老年人免费健康体检686万人,全省老年人意外伤害保险覆盖率提高至80.63%。71家单位获评全国"敬老文明号"、109人获评为全国"敬老爱老助老模范人物"。

九、事业发展支撑。初步完成"十三五"卫生健康规划终期评估,形成"十四五"卫生健康规划初稿。组织全省卫生健康系统深入学习《民法典》《基本医疗卫生与健康促进法》、《江苏省出生缺陷防治办法》正式颁布，职业病防治、精神卫生、传染病防治立法工作顺利推进。新增国家临床医学研究中心分中心5个、省级重点实验室1个、省级医学工程研究中心4个，获得省级科技进步奖42项，同比增长23.5%。组织专家团队参与国家新冠疫苗联合攻关，新增江苏特聘医学专家9名、卫生类世界名校博士136名。推动50%以上的县(市、区)实施基层人才“县管乡用”，新招录农村订单定向医学生1962人、招聘基层卫生人才6836人、确认骨干人才7352人，“江苏：强基工程解基层人才难题”入选2020年度全国“推进医改服务百姓健康十大新举措”。“智慧健康”建设步伐进一步加快。新增电子病历应用水平达国家4级以上标准的三级医院30个，100个互联网医院线上诊疗31.13万人次。启用省妇幼健康信息系统，实施基层卫生信息化提档升级工程，开展居民健康档案随身带行动，93%的县区健康档案向签约居民开放。“互联网+政务服务”等10个应用入选国家卫健委典型案例。

十、全面从严治党。强化政治机关意识，召开33次全系统电视电话会议，认真学习贯彻落实习近平总书记对疫情防控和卫生健康工作的重要讲话指示精神，坚持“第一议题”学习制度，及时用新思想武装头脑、指导实践、推动工作。选树全国时代楷模、医德标兵等先进典型，举办18场全省抗疫先进事迹巡回报告会。落实意识形态工作责任制，省级以上媒体刊发卫生健康领域新闻报道7790篇，其中中央媒体906篇。组织开展“三个一线”突击行动，坚持抗疫战场在哪里、党组织就建到哪里，设立207个临时党组织，实现疫情防控工作党组织全覆盖。在省内和支援湖北两个“战场”成立1362个党员突击队、党员示范岗，感召1.9万名医护人员递交入党申请，159人火线入党。援湖北医疗队在全国率先喊响“我是党员我先上”，危急关头党员挺身而出，险重任务党员率先示范，关键时刻党员无私奉献。开展“五抓五促”提效能专项行动，深入整治疫情防控中的形式主义和官僚主义，着力为基层减负。加强理想信念教育，召开省、市、县三级5000人参加的警示教育大会，以案明纪、以案促廉。开展“三合理”规范落实和药事质控检查，组织行风监督员明察暗访，开展医疗乱象专项整治，发现处理各类问题2252个。

(柳润涛)

【卫生健康信访工作】　一、基本情况。全年委机关本级共办理信访9614件，具体为：①办理群众来信、来访1600件次，同比上升4.2%。其中纸质来信863件，同比上升7.1%(含联名信28件)。接待来访737人次，同比下降29%(其中集体访9批次109人次)；②接听电话来访约3600人次，同比上升10%；③办理网上信访件4414件，同比上升65%，其中，委官网领导信箱信件900件，同比上升92.6%；投诉举报信件987件，同比上升48%；在线咨询信件2338件，同比上升68%；省委书记、省长信箱转送信88件，同比上升28.4%；省信访局转交的阳光信访件101件，同比上升18%。办理委主要领导批阅群众来信93件。另外，办理“江苏12345在线”交办卫生健康系统工单25303件，其中涉及疫情防控20664件(疾控中心办理涉及苏康码工单14315件)，占81.67%，工单及时签收率100%、实时退单率100%、按时办结率100%，满意率98.2%。

省本级反映的问题主要分为三种情况：一是医疗纠纷、医疗服务管理问题仍然是反映的突出问题，占比超过50%；二是对医疗机构监管、卫生执法等投诉；三是其他计生手术并发症患者对鉴定结果有异议、反映待遇标准低问题、部分企业退休职工反映独生子女奖励费兑现难以及人力资源方面等问题。需要重点关注的群体主要是“失独”人员和乡村医生，10月12日，省内部分“失独”人员陆续到省卫健委聚集上访，参与53人涉及11市，总体比较平稳，没有发生门前聚集，对反映的问题及时交办各地，要求各地对符合政策规定的抓好落实，不符合政策规定的做好解释工作，确保稳定。发生1起乡村医生到委集体访(盐城5人)、2起计划到省集访预警(均为扬州高邮乡村医生，经做工作未成行)。

二、所做工作。一是委领导高度重视信访工作。委主要领导亲自过问，重要信访信件亲自阅批。3次组织召开委主任办公会和信访专题办公会，分析信访形势提出工作要求，先后10次对信访工作作出批示。分管领导多次专门听取信访情况汇报，指导解决信访工作中存在的困难和问题。其他班子成员及时督促分管业务处室做好信访矛盾问题化解。每周对信访情况进行汇总分析，形成《信访工作每周专报》呈委领导。二是持续规范信访工作基础业务。健全完善《省卫生健康委集体访接待工作规范》《省卫生健康委来信来访办理工作流程》《信访转办单》等工作规程和文书格式。主动畅通信访渠道，升级完善委官网群众互动平台，设立领导信箱、投诉举报、在线咨询等栏目接受群众问题反映，效果明显。坚持每周交班碰头、每月汇总统计、季度分析研判信访工作。2020年，委省信访局网络信访及时受理率100%、按期办结率100%。6篇省委书记、省长信箱信访答复件被江苏省政府网站“我向省长说句话”栏目作为优秀回复选登。三是重点做好疫情防控期间的信访稳定工作。按照“即时响应、即接即办、每日清零”原则，做到在第一时间回应群众疑问。对于群众关心的热点问题，协调职能处室共同梳理汇总，通过省信访局阳光信访系统、委官网等平台快速作出回应。做好疫情常态化防控下卫生健康领域信访风险隐患分析研判，专门下发通知，要求各地根据疫情防控期间卫生健康领域群众信访事项和诉求，对常态化情况下可能引发的卫生健康领域信访风险点进行梳理分析，制定落实防范化解措施。四是开展集中治理重复信访、化解信访积案专项工作。印发《全省卫生健康系统集中治理重复信访、化解信访积案专项工作方案》通知，从2020年9月至2023年8月在全省卫生健康系统开展重复信访、化解信访积案治理专项工作。及时办理国家信访交办重复信访2件、省信访局交办15件，同时对照省信访局要求核实梳理本级办理的重复信访事项，列出清单转送各地办理。五是做好重大节日和重要时期的信访稳定工作。在国庆中秋节日和中共十九届五中全会召开、进博会期间，专门组织研究部署，提出要求，确保期间社会稳定。

（卢　勇）

【政府信息公开工作】　一、主动公开情况。一是主动公开重点工作信息。全年通过委网站主动公开政府信息4708条，通过"健康江苏"微信推送信息1790条、微博推送信息2938条，做到"应公开、尽公开"。及时公布上一年全省卫生健康重点工作进展情况、事业发展年度统计信息等。按要求公布年度财政预、决算信息，采购信息，以及重大建设项目审批办理情况等信息。主动公开公共医疗卫生、传染病疫情及防治、卫生监督、食品安全等基本医疗卫生领域信息。二是提升办事服务便利度。加强省卫生健康委政务服务旗舰店建设，将500余项公共服务事项，24项行政许可、7项行政给付、19项行政奖励、12项行政确认、10项行政其他、228项行政处罚事项全部挂网，逐一编制办事指南，明确办理依据、条件、程序等，并设立行政许可和行政处罚等信用信息公示专栏，及时公布行政许可办理结果和行政处罚决定，实现网络化、透明化办事。三是依法依规做好疫情发布工作。从1月22日起，每天9点前通过委网站和"健康江苏"微博、微信公众号公布前一日全省疫情信息动态，细化病例信息和行程轨迹，各设区市官方平台及时规范转载，联动发布。累计发布疫情信息345期。同时，根据疫情形势变化，邀请专家有针对性地开展规范佩戴口罩、通风消毒等健康防护科普，解读支持保障复工复产复学等文件和卫生学指南。2020年共推出科普长图239张，海报80组，动漫短视频97个，专家访谈节目60期。

二、依申请公开情况。2020年，新收政府信息公开申请76件，所有申请均按程序及时办结。其中，予以公开31件，部分公开6件，不予公开3件，无法提供19件，不予处理1件，其他14件，结转下年2件。收到政府信息公开行政复议1件，其中结果维持1件；收到行政诉讼3件，均为未经复议直接起诉，其中结果维持2件，尚未审结1件。

三、政府信息管理情况。加强政府信息日常管理，对于制作或获取的政府信息，在做好信息文稿归档的同时，坚持公开为常态、不公开为例外，除属于国家秘密、法律法规禁止公开、危及"三安全一稳定"等情形外，均通过网站主动发布或依申请公开等形式向社会公布。系统梳理涉及卫生健康工作的法律、法规、规章等规范性文件，做好立改废工作，集中统一对外公开并动态更新。

四、平台建设情况。按规范要求对信息公开专栏进行全方位改版，下设政府信息公开指南、制度、法定主动公开内容、公开年报等栏目，并按照组配分类和主题分类将政府信息进行归类公布。进一步完善更新政府信息公开指南和制度栏目。在政府信息公开年报栏目，及时公布委各年度政府信息公开工作报告。设置政府信息网上依申请公开系统，方便群众按要求申请公开政府信息。设置政府信息公开意见箱，广泛听取群众对政府信息公开工作的意见建议。

五、监督保障情况。坚持把政务公开作为一项重要工作摆在重要位置予以推进。委主要负责人多次做出批示，要求"规范有序推进政务公开工作，务求走在前列"，并定期召开办公会听取情况汇报，专题进行研究。健全委机关政务公开工作网络，由办公室牵头负责，各处室具体负责，形成"各负其责、齐抓共管"的良好工作格局。办公室、各处室均明确专人负责，建立工作联络群，及时沟通情况，抓好跟踪推进。注重加强工作考核，将政府信息公开工作列入委机关年度服务高质量发展目标规划，推动各处室切实履行责任。参加国家卫生健康委、省政府组织的政府信息公开工作培训班，不断提升队伍能力水平。

六、标准目录编制情况。2020年6月，在苏北、苏南、苏中分别选择1个县（市、区）作为《江苏省卫生健康领域基层政务公开标准目录》编制的示范点，部署启动基层政务公开标准目录编制工作。成立基层政务公开标准目录编制工作小组，制定工作方案，搭建沟通平台，加大指导推进力度，定期会商研究解决问题，每周通报进展情况。在目录编制过程中，全面梳理盘点权责清单和公共服务清单，针对每一事项逐项认定各运行环节产生的政府信息公开属性和公开对象，明确公开内容、依据、渠道、主体、时限、方式、层级等要求。汇总编制《江苏省卫生健康领域基层政务公开标准目录》，共编制12项一级事项，375项二级事项，为下一步全面推进基层政务公开标准化规范化工作打下坚实基础。

（刘星山）

【提案建议办理】　2020年，省人大、省政协向省卫健委共交办省十三届人大三次会议代表建议和省政协十二届三次会议委员提案203件，其中，建议90件、提案113件，主办120件、会办83件。截至6月底，所有建议提案全部答复完毕。

一、加强对建议提案办理工作的组织领导。高度重视建议提案办理工作，将之作为推动卫生健康事业发展的有效助力，切实加强组织领导。一是认真谋划部署。收到提案建议后，办公室立即进行梳理，明确责任处室，制定办理工作方案，并召集相关处室专题研究，对做好办理工作进行统一部署。二是压实工作责任。构建主要领导亲自抓、分管领导具体负责、办公室牵头协调、各处室各司其职的工作格局，每件建议提案逐一明确分管领导、牵头处室和具体承办人，并建立工作台账。三是领导亲自挂帅。坚持委主要负责人领办重点建议提案。当年主办的建议提案一共有7件列入省人大、省政协重点督办计划,其中建议4件、提案3件。对于重点建议提案,委主要负责人亲自主持办理,召开专题会议研究办理工作;分管领导直接负责督办、参与办理,确保重点建议提案按时高质量答复。

二、严格建议提案办理各项流程。严格执行办理、答复、公开、跟踪办理等环节工作制度,努力在提升办理工作规范化水平上下功夫。在办理环节,各承办处室、承办人在认真分析的基础上深入基层调查研究,掌握第一手材料,认真撰写建议提案答复材料。在答复环节,办公室对各处室上交的答复意见初稿审核后,正式拟写书面答复,经分管委领导审查修改审定后,按统一格式,整理、核对、打印,分送各位代表、委员及省有关部门。在公开环节,认真落实《省政府办公厅关于做好全国和省人大代表建议政协提案办理结果公开工作的通知》要求,坚持“公开为原则、不公开为例外”,在委机关门户网站公开建议提案办理结果、工作动态等情况,提高办理工作透明度,拓展办理工作监督渠道,保障代表、委员及公众知情权和参与权。2020年,除涉及工作秘密的建议提案答复外,所有建议提案答复均在委门户网站公开,共计公开147件。在跟踪办理环节,对代表委员在反馈意见表中提出进一步办理意见的,尤其是代表委员对答复不满意的,认真分析代表委员不满意的原因,抓紧落实重新办理方案,切实解决具体问题,努力让代表委员满意。抓好B类建议提案的跟踪办理工作,对2020年度19件B类建议提案的承诺事项逐一建立台账,明确跟踪办理要求;同时,认真梳理本届以来69件B类建议提案的落实情况,及时向代表委员反馈工作进展。

三、进一步提高建议提案办理效率。在办理建议提案过程中,注重实际调查研究,充分听取各方意见,努力提高办理工作的针对性和实效性。加强与会办单位的协调配合,主动深入沟通,充分吸收会办单位意见,使答复意见更全面、更具针对性,全面提升办理工作质量。对在宁代表委员的建议提案,原则上件件上门答复,当面听取意见;对重点建议、提案采取请进来专题座谈,或组织现场办理;对外地代表、委员的建议、提案,采取信函或电话先征求意见,后正式行文答复,有的还利用出差机会或专程上门答复。

四、进一步加大督办考核力度。将建议提案办理工作作为委机关督查工作的重要内容,列入年度督查计划,办公室通过电话督办、现场检查、定期通报等方式,加强督办催办,确保建议提案在规定时间内办结。将办理工作纳入各处室年度绩效考核,对存在办理进展缓慢、“重答复,轻落实”等问题的处室酌情扣减绩效考核分值,促进各承办处室认真落实各项办理工作要求。扩大建议提案办理成效。当年,建议提案主要针对新冠肺炎疫情防控、老龄健康服务、婴幼儿早期教育发展、中医药传承创新发展等社会高度关注的卫生健康领域难点、热点问题提出了意见建议,许多建议针对性、操作性都很强。省卫健委进一步加强研究和调研,积极吸收采纳代表委员建议。比如,针对新冠肺炎疫情防控暴露出的公共卫生应急管理体系不健全的问题,谋划制定《关于完善重大疫情防控救治体系健全公共卫生应急管理体系的意见》,提请省委省政府印发,并同步制定疾病预防控制体系建设方案(2020—2025)和重大疫情救治体系建设行动方案(2020—2025);针对卫生健康领域存在的短板弱项,起草《关于排查解决医疗卫生领域突出民生问题推进方案》;围绕改善老龄健康服务,会同省有关部门制定印发《关于建立完善老年健康服务体系的实施意见》和《关于深入推进医养结合发展的若干措施》;中医药方面,制定了《省委省政府关于促进中医药传承创新发展的实施意见》。在一系列文件中,代表委员一些好点子、好办法都转化为实实在在的政策举措,为推动卫生健康事业改革发展提供了强大助力。

(张　磊)

【政务信息工作】 加强素材收集,积极向国家卫健委、省委办公厅、省政府办公厅报送信息。省委办公厅信息处发来感谢信。2020年,省委办公厅采用203条,被中央办公厅采用6篇,获得省领导批示6件次,累计质量系数509,在省级机关中排名第5。省政府办公厅采用信息433条、省政府领导批示2条,其中参与组稿并被国办采用信息3条、国务院领导批示3条,政务信息年度考核积分在省有关部门中排名第2位。“江苏反映区域医疗中心建设进展情况、面临的问题及建议”得到国务院领导批示;“我省互联网医院发展情况及推进建议”“江苏反映疫情背景下‘互联网+医疗’发展面临多方面制约”等信息得到吴政隆省长批示,为领导科学决策发挥了积极作用。

(柳润涛)

【安全生产工作】 2020年,省卫健委严格落实省委、省政府关于做好安全生产工作一系列决策部署,牢固树立安全发展理念,坚守红线意识、底线思维,把安全生产责任作为政治责任抓紧抓实,坚持疫情防控和安全生产工作“两手抓”,不断健全安全生产隐患排查和风险防控体系,确保了全省卫生健康系统安全生产态势持续稳定向好。

一、加强组织领导,全面压实安全生产责任。一是提高政治站位。委党组高度重视安全生产工作,主任谭颖17次主持召开党组会、办公会专题研究安全生产工作,认真落实省委省政府关于安全生产工作的决策部署,先后3次召开全系统安全生产电视电话会议,及时动员部署各阶段安全生产工作。二是明晰安全责任。根据省委省政府安全生产要求,党组会专题研究制定《省卫生健康委关于落实省委省政府〈关于中央纪委国家监委纪检监察建议整改工作方案〉的具体措施》,明确4个方面14项任务29条具体措施。制定《委党组成员和委领导班子2020年安全生产重点工作清单》《委机关处室安全生产重点工作清单》,以及《省卫生健康委落实安全生产工作责任考核评价指标的具体措施》,从委领导和机关层面压实责任。委与直属单位签订安全生产责任书,各地各单位按照“横向到边,纵向到底”目标,组织层层签订。参照省《企业落实安全生产主体责任重点事项清单》,督导各级卫生健康单位制定本级主体责任清单,落实全员安全生产责任。三是完善制度机制。坚持委领导安全生产联系点制度,委领导分头对口联系13个省辖市和所有委直属单位。每逢重要时段和重要活动,委领导分片带队检查指导联系点安全生产工作。参照省安委办有关文件,制定印发《全省卫生健康系统安全生产制度》,进一步规范完善警示提示、组织约谈、重要工作事项督办、履职报告、检查督导等安全生产制度。

二、坚持问题导向,扎实推进专项整治行动。省委省政府部署安全生产专项整治行动后,迅速成立以主任谭颖为组长的专项整治领导小组,组织召开全系统安全生产专项整治动员部署电视电话会议,先后制定《全省卫生健康系统安全生产专项整治实施方案》和《全省卫生健康系统安全生产专项整治三年行动方案》,坚持“一年小灶”和“三年大灶”同步推进。多次召开党组会、办公会分专题听取全系统落实火灾防控专项整治和危险化学品安全综合治理情况汇报,提出“六个一”整治目标,即“健全一套责任体系、建立一张基础图表、建立一个问题清单、完善一套制度体系、构建一套实时在线管理系统、培育一支专业化的管理队伍”。为防止专项整治存在盲区漏点,及时制定下发《关于进一步加强全省卫生健康系统特种设备、建筑施工、既有建筑、电力系统、燃气系统、危险废物处置、车辆管理安全生产专项整治工作的通知》,明确47项具体整治内容,确保专项整治工作全覆盖。2020年初,在全系统安全生产大排查大整治基础上,组织明察暗访检查,共检查84家单位,查找问题隐患606个,目前全部整治到位。4月中旬,召开全系统安全生产电视电话会议,对安全生产专项整治行动进行再动员再部署,组织各地各单位开展自查自纠。各地各单位对照专项整治行动标准要求,组织对全系统9294个电梯、462个锅炉、649个液氧罐等8类特种设备,1381个配电间(房)、1567个变压器、1243个发电机组等电气设备,以及25个在建项目施工工地、243辆专业用车等进行逐一检查,自查自纠问题隐患共6877个。7月至8月,组织全系统开展为期一个月的暗查暗访检查,安排15个工作组,采取“四不两直”方式,暗查暗访89家单位(委直属32家,市、县57家),共检查出551个问题隐患,目前整治545个,还有6个正按时序进度整改。据统计,当年13个市卫生健康委组织65次检查,检查覆盖6946家单位,查出7475个问题隐患,均整改完毕。国庆、中秋前,结合新冠疫情防控,主任谭颖带队组织节前检查,先后检查无锡市卫生健康委、无锡市人民医院、省原子医学研究所、省血防所等单位。按照分片挂钩安排,其他委领导分头带队进行节前检查。

三、坚持全面摸排,持续推进危险化学品安全综合治理。根据省委省政府危险化学品安全综合治理部署要求,及时制定本级实施方案,成立领导小组,制定下发《关于全面加强全省卫生健康系统危险化学品安全生产工作方案》。按照危险废物处置专项整治要求,与生态环境厅等部门联合制定《关于进一步加强实验室废物安全管理的通知》,明确了相关规定。对照国务院安委会编制的《涉及危险化学品安全风险的行业品种目录》,始终把医院作为综合治理重点对象,重点对组织机构、制度建设、人员资质、存放与使用管理、事故应急准备等方面进行检查督导,逐个单位摸底排查目录明确的3大类8种典型危险化学品使用和管理情况,每月收集汇总数据,建立危险化学品安全风险分布档案,形成危险化学品安全风险一张图。11月按照省政府部署,迅速开展危险化学品使用安全专项治理行动,制定实施方案,明确10个方面内容进行整治,全面掌握危险化学品采购、储存、使用、处置、销账等环节,确保危险化学品全流程管控。

四、紧盯消防安全,深入开展火灾防控工作。年初,按时限与消防部门对账销号10家挂牌督办单位整治任务,火灾防控工作得到省消委办充分肯定,在年初全省消防安全工作会议作经验交流。组织全系统深入学习贯彻国家卫生健康委颁布的《医疗卫生机构消防安全管理九项规定(2020版)》和《医疗和疾控机构消防安全管理工作指南》,开展“三自主两公开一承诺”活动。紧盯医院、所属卫生类院校等人员密集场所,开展消防安全检查和火灾隐患排查整治,重点整治违规使用易燃可燃材料装饰装修、违规动火动焊、私拉乱接电线、占堵疏散通道、损坏消防设施等问题。5月,各地各单位均按时限要求完成消防通道划线任务。紧盯盲区死角,重点加强出租出借场所、宾馆招待所、员工(学生)宿舍、老旧建筑、地下车库、各类库房,以及分部(院)、老院区等小散远单位火灾风险防控,委直属32家单位全部完成电动自行车库智能充电改造。11月,在全系统集中开展冬春火灾防控工作,制定下发实施方案,围绕七项重点任务,在全省医疗卫生机构开展消防安全“十个一”活动,即“签订一份消防安全责任书;对消防安全管理制度组织一次清理;开展一次消防安全自查;对消防设施进行一次系统检测和维护保修;对电气线路和油烟管道组织一次检测保养和安全检查;对消防安全标识进行一次更新维护;组织一次消防安全培训;组织一次初起火灾扑救和应急疏散演练;对消防安全档案进行一次梳理完善;作出一次消防安全承诺”,高标准做好全省大型商业综合体和大型医疗建筑消防安全专项检查准备工作,切实把火灾防控落到实处。

五、坚持“两手抓、两手硬”,全力做好疫情防控期间安全生产工作。及时下发《关于做好疫情防控期间安全生产工作的通知》等指导意见,将疫情防控和安全生产同部署同检查同落实。深刻吸取福建泉州“3·7”坍塌事故教训,举一反三,先后下发3份加强涉疫场所安全管理工作文件,迅速组织全系统排查涉疫场所安全隐患。委领导带队对定点医院、集中隔离观察点、发热门诊等场所开展专项安全检查。13个设区市卫生健康部门同步开展检查,共检查2440个单位,查找出1732个问题,在住建、消防等部门的协同下完成整改。及时召开汛期安全工作会,先后5次发文,对汛期和高温季节安全进行全面部署。制定下发值班工作规范,加强应急值守,严格落实领导在岗带班、值班员24小时值班制度,落实人员、装备、物资准备,随时做好各类公共卫生、自然灾害等突发事件的卫生应急准备。

七、加强宣传培训,不断提升全员安全素质。一是开展安全生产宣讲活动。组织“春风行动”宣讲和安全生产月活动,制定下发实施方案,开展专题宣讲、知识竞赛、警示教育等9项系统活动。组织委机关干部集中收看《江苏省安全生产教育培训视频教材——深刻吸取“3·21”事故教训专篇》,并赴所有委直属单位组织巡回播放27场次;开展全方位、立体化、密集式安全生产专题宣讲,6月30日,委党组理论学习中心组学习会主任谭颖带头进行宣讲,7月至8月,其他委领导分赴各自安全生产联系点组织宣讲,共8个场次,1050人参加。市、县卫生健康行政部门主要负责人带头开展安全生产专题宣讲。二是组织安全生产业务培训。年初召开领导干部安全生产工作专题学习会,邀请省应急管理厅一级巡视员喻鸿斌围绕安全生产责任制作专题辅导。6月5日开展全系统安全生产培训,组织省、市、县、乡四级安全生产负责人和职能部门人员,共计1500余人,邀请消防、危化品和特种设备专家进行网络视频培训。三是开展安全生产应急演练。8月至9月,组织委直属单位开展安全生产突发事件应急演练,安排11个委直属医院各围绕一个专题进行演练,并摄制成示范教学片,统一编辑下发,为全系统演练提供参照样板。

(张　军)

【节能工作】 当年共有3家单位建成“省级节能示范单位”,1家单位建成“国家级节能示范单位”,1家单位建成“国家级能效领跑者”。推进生活垃圾强制分类,组织开展垃圾分类知识培训,制作下发垃圾分类指导手册,定时开展垃圾分类收集、收运。

(张　力)

【公务用车管理】 推进公车信息化、标识化、平台化管理。委机关和委属单位通过公务用车管理信息系统,按照公务用车申请、审批、派遣、调度、反馈等流程,做到公务用车基础信息完善、准确,调度使用方便、及时,路径清晰、精准,数据分析真实、客观,车辆管理全面、科学。及时组织各单位管理员及时登录平台完善相关信息(单位基础信息、司勤人员基础信息和车辆基础信息等)。要求各单位原则上所有派车均需通过平台实施,委机关定期组织检查和讲评。对各单位保留的公务用车、业务用车原则上一律安装具备北斗导航定位功能的车载终端,专门下发《安装公务用车北斗导航系统中有关通讯卡的情况说明》。按照统一样式和标准,公务用车、业务用车由定点修理厂喷制。严格落实车辆配备更新和使用处置情况统计报告制度,建立健全公务用车使用管理制度,加强监督,降低运行成本。凡涉及委属单位公务用车的报废更新,统一由委办公室和账务处审核,经委领导签批方可实施。委办公室利用车辆管理系统平台,加强车辆管控,定期调阅行车轨迹,杜绝私自改变行车路线等情况发生。严格实行公务用车回单位停放或指定地点停放制度,节假日期间除特殊工作需要外,封存停放。严格查处违规用车现象,要求各级落实领导干部不得驾驶公务用车,不得指派单位司勤人员长期为领导干部驾驶私车,不得因工作变动擅自带走车辆。对政府热线12345投诉的公车使用管理问题,及时核实处置,接受社会监督,对违纪违规行为按有关规定进行处理。组织22家委管协会学会召开会议,做好公务用车自查统计和整改工作。

(张　军)

规划发展与信息化

【规划发展与信息工作综述】 一、服务疫情防控大局。疫情暴发之初,快速搭建全省新冠患者诊疗平台,30多个收治医院患者所有信息实时上传汇聚省平台,通过统一的APP展示给专家组所有成员,为救治工作提供有效的信息支撑。启动远程会诊系统,每日开展线上会诊,分区分片远程会诊,每位患者诊疗都经过省专家组和各地专家组的论证,每一份医嘱都经过共同讨论。开展对黄石远程诊疗,第一时间对接黄石,700多名具有副高以上职称的医生在线提供远程医疗服务。疫情稳定后,组织多点触发预警系统开发建设,部署搭建新冠疫情包括各种传染病的多点触发预警系统,目前该系统已开始发挥作用。推进省传染病院项目建设,开展16个省管医疗机构发热门诊建设专题调研,会商协调省财政落实项目建设补助资金。组织重大项目专家评审会,完善优化项目建设方案。会同相关部门开展调研评估,督促省级重大疫情防控救治基地和16个县级救治能力提升工程建设,组织系统内新增公共卫生领域中央投资项目储备。

二、加强规划监测评估。开展"十三五"卫生健康发展规划终期评估工作。全省26项主要发展指标中，24项完成或提前实现确定的预期目标，8个约束性指标全部达标。其中人均期望寿命、肺结核发病率、3岁以下儿童系统管理率、千人口床位数、千人口执业医师数、千人口注册护士数、万人口全科医生数均居全国前列。全省人均预期寿命78.5岁，孕产妇死亡率控制在8/10万以下，婴儿死亡率4‰以下，城乡居民主要健康指标位居全国前列。全省13个设区市和21个县级市全部建成国家卫生城市，18个县建成国家卫生县城，3个设区市和7个县级市入选首批全国健康城市建设示范市。政府卫生支出较2015年增长28.8%，个人卫生支出占卫生总费用的比重下降至23%左右，处于全国前列。全省甲、乙类传染病发病率维持在120/10万左右，位于全国最低水平。新冠肺炎防控实现患者"零死亡"。结核病发病率稳步下降至30.65/10万。艾滋病疫情全人群感染率小于0.05%。全省免疫规划疫苗的接种率98%以上。标准化儿童预防接种门诊实现全覆盖。心脑血管疾病、癌症、慢性呼吸系统疾病和糖尿病导致的过早死亡率降至9.87%。65岁及以上老年人家庭医生签约服务覆盖率71.75%，健康管理率72.4%。全省城乡居民基本公共卫生服务人均最低补助标准由2015年40元提高至80元，基本公共卫生服务绩效评价全国领先。全省卫生人员和床位总量跻身全国前列，三级公立医院住院患者、门诊患者满意度分别列全国第一、第二位。24个国家紧密型县域医共体试点县(市、区)进入实体化运行。县域内就诊率91.2%。

三、"十四五"规划编制工作。统筹推进"十四五"卫生健康规划编制工作。组织召开专家座谈会，听取规划编制建议，成立课题研究小组，完成公立医院高质量发展等"十四五"规划编制6个课题研究工作，组织开展《"十四五"江苏完善公共卫生健康服务体系总体思路和举措》重点专项课题研究。成立规划编制领导小组，建立起草工作专班，科学谋划"十四五"重大工程项目、重大改革试点及纳入省"十四五"规划《纲要》重大事项，编制完成《"十四五"卫生健康发展规划》征求意见稿。参与省政府及相关部门政策性、规划类文件起草，落实服务业、富民增收、完善促进消费体制、自由贸易试验区等部门工作参与配合职责。履行长三角一体化参与职能，编发《2020年长三角卫生健康一体化重点任务及职责分工》。配合省长三角办制定《长三角公共卫生等重大突发事件应急体系建设方案》《2020年度长三角一体化发展重点合作事项清单》等文件。

四、信息化建设。落实国家健康医疗大数据中心试点建设任务，推进南京江北新区和常州钟楼区健康医疗大数据中心建设，完成全省31TB医疗健康数据迁移；完成全省统一的医疗卫生数据交换管道建设，形成全省167个三级医院、13个设区市和67个县(市、区)的信息交换共享机制。印发《江苏省健康信息平台共享数据集》《江苏省区域健康信息平台功能应用分级评价标准》等40多项标准，建立了全省统一的信息标准服务体系。实施省平台三期建设，13个设区市、96个县区均开展全民健康信息平台建设，其中县级平台建成69个实体平台、27个市代建虚拟平台。开展平台应用水平分级评价，全省区域平台建设总体水平居全国前列。落实国家标准规范，推进集智慧医疗、智慧服务、智慧管理为一体的医院信息化建设。全省514个医院参加电子病历应用水平国家评审，其中苏北人民医院、连云港人民医院达6级水平，18个医院达5级，128个医院达4级。省人民医院、南京市鼓楼医院、南京市儿童医院互联互通标准化成熟度评价达国家5级乙等。开展基层医疗卫生机构信息系统提档升级，4个试点县区按照省统一标准完成系统改造已上线试运行。全省统一的妇幼信息系统完成部署应用，覆盖1.5万个医疗卫生机构。全省统一的儿童计划免疫接种管理信息系统全省联网运行，实现疫苗全程可追溯。构建全省统一的互联网医疗健康服务监管平台，通过自建系统接入或入驻平台方式，开展互联网医院建设，提供统一标准的互联网医疗健康服务。到2020年底，我省建有互联网医院103个，准入执业人员近1.7万名，累计服务总量36万人次，开具在线处方22万张。开发全省统一的"江苏健康通"，为全省居民提供一站式健康信息服务。全省98%的县区依托县以上医院开展区域内远程会诊、远程心电等服务。推进大数据应用发展，省平台汇聚诊疗和公共卫生服务等数据300多亿条，包括6100多万份健康档案信息、320多万糖尿病患者、720万高血压患者数据，为大数据应用奠定了基础。首批15家临床和公共卫生大数据应用示范中心(基地)等单位围绕肿瘤等疾病防治、医学影像诊断、中医医疗、疾病监测和健康管理等领域开展大数据、人工智能应用研究和试点，形成一批示范成果。探索5G、区块链等新技术应用，基于区块链的全省预约诊疗平台正在试点建设，基于省平台搭建全省影像云也正在加快推进。落实网络信息安全主体责任，组织开展卫生健康行业"网安2020"专项行动及"护网2020"攻防演练。及时通报、处置和整改国家卫健委、省委网信办和省公安厅通报的34件卫生健康网络安全漏洞事件，涉及全省16个医疗卫生单位。组织各设区市和委直属各单位开展涉疫情防控网络安全自查工作，督促指导委机关及直属单位落实信息安全等级保护，完成三级等级保护备案信息系统17个、测评55个，二级等级保护备案信息系统33个、测评45个。开展网络信息安全培训，邀请专家授课辅导，针对"勒索病毒"攻击进行应急处置演练。组织开展2020年度委直属单位网络安全责任制落实情况考评。

五、基本建设。健全基建项目管理制度，实施《江苏省省级政府投资非营利性工程项目集中建设管理办法》。推进卫生健康领域政府投资非营利性工程项目集中建设。完善建设情况定期报送机制，开发部署全省卫生健康基本建设项目监管系统，在部分委直属单位率先运行测试。开展既有建筑安全排查整治,制定实施《江苏省地震易发区医院加固工程实施方案》。更新维护全国医疗卫生机构建设管理系统江苏全系统数据。2020年,重点推进省妇幼保健院门急诊地下停车库、省级机关医院医疗综合楼改造装修、南医大二附院门诊病房综合楼等项目建设,协调解决医院建设资金缺口问题。当年国家新下达中央投资项目24个,总建筑面积127.27万平方米,投资规模110.45亿元。争取省级财政安排2200万元,提升省疾控中心实验室能力;争取省财政投入6080万元,推进16个省属医疗机构发热门诊标准化建设。

六、卫生健康统计。开展卫生健康统计调查,完成3.5万个医疗卫生机构各类信息收集、审核、汇总工作,发布《江苏省卫生健康事业发展统计公报》。采用自查、互查及利用数据质量评估系统等方式,开展全省统计数据质量评估。开展卫生健康高质量发展监测考核。修订完善年度设区市、县(市、区)、城区高质量发展绩效评价及考核指标,召开年度高质量发展监测评价暨统计工作培训会。

(王爱年　曹　伟)

【"十四五"江苏完善公共卫生健康体系总体思路和工作举措研究】 根据省政府办公厅《关于深入开展"十四五"规划编制若干重大课题研究的通知》,组织专家和有关处室开展"十四五"江苏完善公共卫生健康体系的总体思路和举措研究论证工作。

一、相关背景。5月9日,省委常委会召开会议,要求组织开展规划编制重大课题研究,提出分领域研究报告,为做好"十四五"规划编制工作提供支撑;6月21日,省政府办公厅根据省委常委会会议精神,印发关于开展重大课题研究的通知,确定26项重大研究课题及部门分工,省卫健委研究任务为第23项"十四五"江苏完善公共卫生健康体系的总体思路和举措研究,要求7月31日前完成课题研究工作,将课题研究报告上报省政府;6月24日,谭颖主任主持召开委党组会会议,贯彻落实省委省政府部署要求,听取"十四五"省卫生健康发展规划编制工作有关情况汇报,要求全面总结"十三五"卫生健康发展成就,全面做好"十四五"规划编制工作,决定成立"十四五"规划工作领导小组,设立领导小组办公室,组建工作专班和专家小组,集中组织力量,开展规划编制相关课题研究,组织开展省政府相关课题研究,及时上报研究报告。

二、研究过程。根据委党组会部署和分管委领导的要求,规划信息处牵头组织各有关处室及专家,共同开展课题研究和报告起草工作。主要分4个阶段:一是搭建课题研究框架。6月30日形成课题研究总体框架初稿。7月2日,组织有关专家召开座谈会,征求课题研究框架的意见和建议,进行修改完善形成第二稿。7月6日,召开相关处室负责人座谈会,征求课题总体框架修改意见后形成第三稿。7月10日,将第三稿提交相关专家再次征求意见。7月14日,分管委领导召集各有关处室,听取情况汇报并集中讨论交流,在充分采纳各处室意见的基础上,最终确定课题研究报告框架。二是组建研究起草小组。健康促进、疾控、医政、基层等10个相关处室,分别指定一名情况熟悉、文字基础好的同志担任本处室联络员,组织联络员及相关专家成立研究报告起草小组。三是起草研究报告。7月15日开始,采取集中办公方式,开展研究及报告起草工作。根据框架内容,制定工作计划,严格时间节点,明确任务分工,分头分块开展专题研究。7月19日,进行汇总和编稿,形成研究报告初稿。四是进一步修改完善。研究报告初稿形成后,先后多次征求专家及各处室意见,经反复修改完善,7月24日,形成《"十四五"江苏完善公共卫生健康体系总体思路和工作举措研究报告(摘要)》(征求意见稿第六版),同时呈报所有委领导阅示,反馈各相关处室进行再次修改完善。根据反馈的修改意见进行完善,于7月29日形成研究报告送审稿。

三、几个问题的说明。一是课题所用的"公共卫生"概念是世界卫生组织(WHO)采纳的,由winsiow1920提出的定义,即:公共卫生是通过有效组织的社会努力来预防疾病、延长寿命、促进健康的科学和艺术。现代公共卫生的主要任务为:疾病预防、健康促进和健康保护。二是课题的总体考虑上:第一,贯彻落实习总书记一系列重要指示精神,主要是习总书记6月2日在专家学者座谈会上的重要讲话,重点是完善疾病预防控制体系,增强早期监测预警能力,重大疫情救治机制,中西医结合、中西药并用。第二,把公共卫生体系建设放在落实国家总体安全观,国家治理体系和治理能力现代化,以及经济社会发展的大格局中进行谋划,突出服务国家战略,服务省域经济社会发展。在指导思想和目标任务中,提出推进长三角卫生健康一体化发展,全面实施健康江苏战略,把制度优势转化为健康治理优势,围绕江苏高质量发展走在前列、"强富美高"新江苏建设再出发,构建与江苏基本现代化相适应的、强大的公共卫生健康体系。

四、框架及主要内容。研究报告梳理总结了"十三五"我省公共卫生服务体系发展的主要成效和经验,分析查找发展过程中存在的短板和问题,研究提出"十四五"期间公共卫生体系发展方向和建设重点。根据省政府统一的格式要求,报告分前言、基础与现状、总体要求、重点任务与举措、重大工程项目、保障措施及附件共七个部分。前言:主要阐述研究的目的和意义,公共卫生服务体系内涵和定义,完善公共卫生健康服务体系的目标定位和重要作用。第一部分:基础与现状。从医疗卫生资源更加充足,医药卫生体制改革向纵深推进,公共卫生服务能力进一步加强,医疗服务能力进一步增强,重点人群健康保障全面加强,卫生健康综合保障更加有力6个方面总结"十三五"发展成效和建设经验;从资源、机制、能力和保障4个方面,疏理存在的短板和问题;从公共卫生发展日趋全球化,健康影响因素呈现多元化,人民群众对生命安全、身体健康提出新的期待和要求，人口老龄化影响和压力加大，卫生信息化、网络化、智能化快速发展5个方面，阐述“十四五”面临的机遇和挑战。第二部分：总体要求。包括指导思想、基本原则、发展愿景与主要目标。一是提出4条基本原则，即：目标引领，问题导向；补齐短板，拉长长板；完善法规，依法治理；提升能力，完善机制。二是提出发展愿景与主要目标：到2025年，实现“五个更加”，即省、市、县、乡、村五级公共卫生治理体系更加健全，覆盖城乡的疾病预防控制体系更加完善，应急处置体系更加顺畅，省医疗救治保障体系更加成熟，财政投入、科技和人才支撑体系更加稳固，法治和物资保障体系更加完善。初步建成与江苏经济社会发展水平相适应的公共卫生健康体系。到2035年，人人享有高水平公共卫生健康服务，社会公众健康理念和公共卫生素养达国内先进水平，公共卫生治理体系与治理能力现代化达国际先进水平。三是提出2025年主要指标及资源配置标准。涉及健康水平、疾病防控与健康促进、公共卫生资源、智慧健康四大类共27项“十四五”发展指标。第三部分：重点任务与举措。包括完善疾病预防控制体系、完善重大疫情防控救治体系、完善中医药公共卫生服务体系、发挥基层公共卫生服务主力军作用、健全完善妇幼健康服务体系、建立健全老年健康服务体系、健全完善协同高效的卫生应急体系、提升全社会健康管理水平、健全完善职业健康监管服务体系、健全完善公共卫生服务监管体系共10个方面的内容。围绕补短板、强弱项、提质量、转模式，提出疾病预防控制、重大疫情救治两大体系建设重点，明确中医药、基层、妇幼、老龄健康、应急、健康促进、职业健康及卫生监督等八个公卫体系建设领域的发展举措。第四部分：重大项目工程。“十四五”期间完善公共卫生健康服务体系，拟组织实施的重大项目工程。分别是：疾病防控优化升级工程、公立医院高质量发展与服务模式优化工程、中医传承与创新发展工程、基层医疗卫生机构健康服务赋能工程、智慧健康服务能力提升工程、“一老一小”健康保障工程、职业健康能力提升工程、高水平公共卫生学院和公共卫生教育提升工程、卫生监督执法能力提升工程。第五部分：保障措施。从加强组织领导、健全制度保障、加大政府投入力度、加强人才队伍建设、强化科技支撑、促进健康产业发展、加强国际交流合作七方面加强完善公共卫生健康服务体系的支撑与保障。

（曹　伟）

【信息化建设】　一、开展省统筹全民健康信息平台（三期）项目建设，将平台建设成为省、市、县各级、各部门开展业务的支撑平台。升级平台基础功能，支持安全、高效的医疗健康信息服务，提升对业务部门的信息支撑能力，实现省与市、县级平台，市、县级平台与所辖区域各类机构的互联互通和信息共享。加强信息资源规划与数据管理，通过数据治理提高数据质量，并实现全省所有三级医疗机构的数据采集和综合监管。通过数据资产管理汇聚不少于1300个不重复的数据项，促进医疗大数据资源的互联互通和有效利用；针对200余个接入点开展数据采集联调、存量数据上传、增量数据流程监控、数据质量分析等工作，通过高质量的数据服务提升对业务部门的信息支撑水平；加强数据监管与分析，实现对省级云计算、大数据、“互联网+医疗健康”的应用支撑，提升对各部门的业务支撑能力；依托省互联网医疗服务监管系统，对接全省互联网医院，对各医疗机构开展的互联网诊疗服务进行实时监管，实现互联网诊疗服务的全程留痕、可追溯。省平台实现与166个三级医院对接，持续提高上传数据质量；采用扁平化模式完成与13个市、58个县（区）平台直接对接，以健康档案为抓手，促进基层改善数据质量；支撑互联网医院基础数据服务与省内部分三级医院向国家传输药品、耗材和医疗服务价格数据；与国家平台实现互联互通，上传居民电子健康档案相关数据；向市、县（市、区）健康信息平台下发计划免疫和人力资源数据；开展医疗服务监管、基层卫生服务监管、中医药服务监管及医疗病案分析系统等数据服务，同时有效支撑三级医院评审和重点专科建设评审；与其他部门数据共享，向纪委、审计署共享有关健康医疗数据，支持与省政务办数据上传工作。截至目前省全民健康信息平台已累计采集数据350亿余条，数据存储总量31TB，收集了接入的三级医院、市、县级平台上传的10亿人次的门诊和3980万人次的住院信息。形成6150万份健康档案，以及卫生人力资源、医疗服务综合监管等基础数据库。

二、推进国家健康医疗大数据中心建设。国家健康医疗大数据中心（南京江北新区）已完成江苏省卫健委云平台项目，1月迁回新区基因大厦数据中心，4月完成数据及系统迁移专家组评审，正式展开数据汇交。将省级全民健康信息平台向大数据中心迁移，开始提供居民电子健康档案、医疗机构影像数据等集中存储服务。为省卫健委各类云上业务（如医院数据采集系统、医院综合监管系统、卫生计生基础业务应用系统、大数据分析、机器学习等）提供弹性可扩展、按需快速分配的计算、网络、存储资源。

三、统筹各类业务系统建设。全省统一的省妇幼健康信息系统在各设区市、各基层医疗卫生机构，以及全省所有具有母婴保健技术资质的医疗卫生机构全面推广应用。年内完成孕妇建卡54.1万人、录入产前检查信息426.3万人次，登记分娩信息51.6万人，完成儿童建卡96.9万人，录入儿童体检信息742.8万人次，签发出生证54.8万张，已投入应用出生医学证明电子证照的生成。实施全省1300个基层机构中医诊疗区（中医馆）的信息系统对接部署工作，配合省中医药局进行系统建设应用验收。同时，开展省中医药综合监管系统、中医药数据直报系统、中医科技管理系统、中医住院医师规范化培训系统、中医在线系统、中医住院医师规范化培训考核系统等建设运维工作。启动全省医疗机构传染病监测预警系统建设，发挥新冠疫情联防联控机制优势,高质量归集症候群和环境监测数据,运用大数据、云计算和人工智能等技术,构建多部门、多层级、多系统联动的预警系统,以及传染病和异常健康事件智慧化预警和多点触发示警机制。起草《全省传染病及异常健康事件监测预警系统设计建设方案》(征求意见稿),提出阶段性建设目标和重点内容。完成电子病历升级改造方案制订、数据采集标准规定和数据质量初步分析工作。开始在哨点医疗机构率先实施改造。全省哨点监测75个医疗机构,省统筹全民健康信息平台可直采其中48个机构的数据,现已采集了47个。组织传染病专家和医疗信息技术专家共同研究修订症候群信息,基于省平台现有数据先抓取流感症候群(发热+咳嗽/咽痛)信息。研究建立预测模型,以现有数据为基础,对门诊电子病历中的主诉和现病史字段进行症状词提取,分析监测数据与流感(流感样病例)流行趋势相关性,找出与流感流行相关的主要症状指标;以主要的症状指标为基础,探讨机器学习算法在流感趋势预测中的应用;尝试建立流感流行的风险评估模型。

四、推进“互联网+医疗健康”服务。持续推进全省互联网医院建设,截至2020年底,全省共建成103个互联网医院。互联网医院准入执业人员16929名,诊疗科目268个,诊疗科室4899个,累计服务患者390210人次。特别是新冠肺炎疫情期间,开设免费发热咨询门诊,累计提供6万余人次的咨询服务;及时上线新冠肺炎自我筛查工具,使用量90多万人次;新增28个医院实现医保脱卡支付,保证不因支付问题影响互联网医院参与疫情防控。同时,江苏省于2020年4月开展互联网医疗监管系统分级部署与医院数据迁移工作并推进落实监管各地责任到人,实现互联网医疗属地化监管。

五、助力新冠肺炎防治。一是下发《关于加强新冠肺炎防控相关信息化工作的通知》,大力开展互联网医院咨询和诊疗服务,防范患者到实体医院就诊时可能发生的交叉感染风险。截至2020年2月10日,全省有55个医院上线发热门诊咨询服务,296名医生在线提供咨询服务,累计服务14619人次。二是建设新冠肺炎病例远程诊疗专家系统,实时掌握患者在各定点医院救治的动态情况。依托省平台实现数据的实时交换共享,仅用4天时间实现46个新冠肺炎患者收治医院共500多名患者的基本信息、医嘱信息、检验检查信息、病程记录、用药信息和医学影像图像采集上传省平台,每一小时同步1次。同步开发了远程调阅、查询和会诊功能,专家在桌面或手机端,根据医院、患者姓名等查询条件调阅个案详细信息资料,并支持实时浏览CT影像,专家组在线同屏影像讨论等。三是开发上线新冠肺炎防治服务综合平台,通过“江苏健康通”APP,统一为全省居民提供互联网发热门诊咨询、发热门诊导航、来苏人员健康状况申报、新冠肺炎AI自诊、疫情防控知识和行程疫情查询等综合性服务。四是开发新冠肺炎疫情决策支持应用系统。该系统涵盖每日新冠确诊、疑似、出院、危重、重症等指标及趋势分析;可以查看新冠肺炎确诊救治情况及会诊专家和会诊患者数据,也能够关联每个患者在医院的治疗情况;汇聚全省发热门诊统计数据,分析全省在互联网线上发热门诊咨询数据;对接来苏返苏人员健康登记系统,对来苏返苏人员情况进行汇总分析;对全省密切接触人员情况进行汇总和趋势分析;联通卫生资源系统,展示全省医生、护士、床位数,重点显示新冠定点救治医院情况及能够收治新冠患者的床位数。同时,对接省卫生人力资源系统,对支援湖北的2000多名医护人员按批次、类别、专业进行综合管理。

六、探索5G、人工智能等信息技术应用。收集整理医疗卫生单位与电信运营企业开展5G合作项目需求,部分医疗机构在电信运营企业支持下,协同开展一批5G网络应用试点。开展临床和公共卫生大数据应用示范中心建设,试点地区和医疗卫生机构通过与企业、科研院所、高校等合作方式,围绕肿瘤等疾病防治、医学影像诊断、中医医疗、疾病监测等领域开展研究,形成一定成果和示范效应。

七、强化信息安全保障。印发《关于调整省卫生健康委网络安全和信息化领导小组的通知》,明确新的信息化领导小组组成成员,明确责任处室和职责分工,设立网络安全专职人员。联合省委网信办组织开展“网安2020”(卫生健康行业)专项行动,梳理上报委直属单位信息资产241项,各设区市信息资产412项。专项行动对全省各主要医疗卫生单位接入互联网信息系统开展了网络安全全面检查和风险评估。检查委直属单位35家、共241个系统,发现并整改漏洞、问题139个。配合省公安厅开展卫生健康行业“护网2020”攻防演练。演练覆盖全省卫生健康系统109家单位、648个信息系统,通过同步检测、同步整改形式,及时有效地化解了网络安全风险。

(王　玲)

【推进长三角区域公共卫生合作】 2020年6月,长三角地区主要领导座谈会在浙江湖州召开。为深入贯彻中央关于疫情常态化防控要求,巩固统筹疫情联防联控机制,三省一市卫生健康部门联合签署了《长江三角洲区域公共卫生合作协议》,本着服务大局、风险共治、优势互补、合作共赢的原则,协议从区域卫生应急合作、卫生信息互联互通、远程诊治合作、科技联合攻关、学科人才队伍建设和医疗救治资源配置六个方面,加强区域公共卫生合作,提出区域共同应对疫情防控常态化的指导性要求。为确保合作协议落地见效,对照协议条款内容,省卫健委研究制定了具体《工作举措》。《工作举措》细化了积极对接、主动参与区域公共卫生深层次合作交流的具体举措,对任务进行分解,明确了责任分工。内容分为六个方面19项具体举措,重点围绕破除体制机制障碍,加强信息互联共享,汇聚区域资源优势,健全合作联动机制,完善人才引进培养,加大科研联合攻关等方面,以疫情防控为重心,促进区域间合作为重点,推进长三角公共卫生服务一体化。《工作举措》于2020年7月印发各设区市卫健委,统筹指导全省卫生健康系统进一步深化区域间公共卫生合作交流,逐步提升长三角区域疫情监测、医疗救治、物资保障、科研攻关、应急治理等方面能力。

(曹 伟)

【推进江苏省中央预算内投资公共卫生防控救治能力建设项目建设】 2020年5月9日,国家发改委、国家卫健委、国家中医药局下发《公共卫生防控救治能力建设方案》,要求各地根据《建设方案》,抓紧建立项目储备库,做好项目建设前期工作,预先谋划好投资安排建议方案。根据省发改委通知要求,省卫健委部署了全省公共卫生领域相关中央投资项目的储备工作,要求各地按照补短板、堵漏洞、强弱项的原则,加强公共卫生应急管理体系建设,积极与当地发改部门投资处主动对接,做好项目申报工作,在疾控体系、公共卫生、应急救治等多方面加强建设。同时要求省直各单位,加强与省卫健委及省发改委对接,做好项目储备工作。经会同省发改委汇总梳理,共收到30个储备项目申请,总投资117.34亿元,申请中央投资16.92亿元。

2020年5月27日,国家发改委办公厅、国家卫健委办公厅、国家中医药局办公室下发《关于优化调整2020年度卫生领域中央预算内投资计划建设方案的通知》,要求优化调整《全民健康保障工程建设规划》建议方案内容,编报《公共卫生防控救治能力建设方案》部分专项建议方案,及试点省编报区域医疗中心试点项目建议方案。根据国家要求,省卫健委会同省发改委完成县级医院救治能力和省级重大疫情救治基地建设两个方向的申报工作。本次共申报10个项目(县级医院救治能力提升打包上报为1个项目),申请中央预算内投资8.96亿元。其中,省级重大疫情救治基地项目4个,总投资18.59亿元。南通大学附属医院新建病房楼(平疫结合)为前期储备项目,省人民医院为重新调整项目。申报县级医院救治能力提升项目共16个,总投资40.51亿元,申请中央投资0.96亿元。其中有4个项目为前期储备项目[海安市人民医院南莫院区门急诊病房综合楼建设项目,建湖县人民医院新建传染病科楼、医技楼、污水处理站,高邮市人民医院东区医院(二期)工程门诊楼、精神病治疗中心、传染病治疗中心等建设项目,泗洪县第一人民医院提升改造工程]。

7月14日,省发改委分解下达2020年国家发改委卫生领域中央预算内投资计划,通大附院、中大医院和省人医为重大疫情救治基地项目建设单位,项目总投资累计15.26亿元,中央预算内投资每个项目补助1亿元。全省9个设区市共16个县级医院能力提升建设项目,总投资累计40.58亿元,中央预算内投资补助共0.96亿元。从2020年10月起,对上述19个项目按月进行调度。另外,根据国家卫健委要求,同步完成"全国医疗卫生机构建设管理系统"项目历史信息库完善工作。

7月29日,省财政厅将2020年中央基建投资预算(拨款)指标下达给各建设单位,专项用于公共卫生防控救治能力建设项目。9月17日,省卫健委下发《关于开展全省2020年中央预算内投资公共卫生防控救治能力建设项目专项调研评估工作的通知》,联合省发改委邀请有关专家组成4个调研督导小组,对3个省重大疫情防控救治基地和16个县级医院救治能力提升工程项目推进情况逐一排查梳理。总体来看,19个项目的中央补助资金已全部到位,地方配套资金也基本已到位,各项建设进展顺利。

(王 睿)

财 务

【财务工作综述】 2020年,全省卫生健康财务系统紧紧围绕"保障、政策、监管、服务、扶贫"职责,在协调争取政府卫生健康投入、保障疫情防控物资和经费需求、提高卫生健康经济管理水平、推进医疗服务价格改革、巩固提升健康扶贫工作成效等方面取得成效。省级财政资金预算绩效目标编制和国有资产年报编报工作获省财政厅通报表扬;卫生健康财务年报编制工作获全国卫健系统二等奖;省管医疗卫生机构发热门诊标准化建设和疫情防控检测能力提升采购项目纳入省政府采购精品工程。

一、协调落实政府卫生健康投入。2020年省级财政安排卫生健康专项资金38.5亿元,比2019年增加7561万元,在财政收支平衡压力较大的情况下,确保卫生健康支出只增不减。疫情期间,配合协调省财政厅下拨我委新冠肺炎防治专项经费共约6亿元;协调省财政厅、人民银行南京分行提高春节假日期间小额支付限额,确保紧急采购物资款项顺利支付。落实保护关心爱护一线医务人员相关政策措施,做好省属医疗卫生机构防控专项经费、援湖北医疗队员省政府一次性慰问金、临时性生活补助、临时性工作补助等资金拨付工作。

二、持续提升卫生健康经济管理能力。一是扎实做好部门预决算管理工作。准确及时编制年度卫生决算、部门决算及全省卫生健康财务年报。二是开展疫情期间公立医院经济运行监测工作。分析疫情期间全省医疗卫生机构经济运行指标,通过提前下拨补助资金、加大专项补助力度缓解医院运行压力。三是开展专项资金绩效管理工作。全面实施中央转移支付资金、省级卫生健康支出以及部门整体绩效评价工作;完成年度省级卫生健康专项资金绩效评价报告编报和绩效目标公开工作。四是强化卫生健康行业审计监督。围绕国有资产管理、“三公两费”管理及专项资金绩效管理等方面对12个直属单位开展专项审计工作,梳理问题清单,印发检查通报并组织开展整改工作。五是配合推进医疗收费电子票据改革工作。会同省有关部门转发《财政部　国家卫生健康委　国家医保局关于全面推进医疗收费电子票据管理改革的通知》,出台《关于扎实推进医疗收费电子票据管理改革的通知》,就系统对接模式、部门职责分工、改革时间进度等提出明确要求,会同省财政厅分别召开全省医疗收费电子票据管理改革推进会和部分省级医疗机构医疗收费电子票据管理改革推进会,督促各地各单位落实医疗收费电子票据管理改革相关要求。截至2020年底,全省已有130个三级医院、34个区域全民健康信息平台上线或联调中。六是完成年度乙类大型医用设备配置评审工作。开发江苏省乙类大型医用设备在线申报平台,实现乙类大型医用设备配置在线申报;通过评审共批复新增乙类大型医用设备配置许可261台。七是规范开展卫生健康行业国有资产管理。会同省中医药管理局印发《江苏省省属公立医院国有资产处置管理补充规定》,进一步明确财政部门、主管部门和省属公立医院在国有资产处置工作中的职责划分,赋予省属公立医院一定的资产处置权限,建立国有资产处置报告备案制度。八是开展卫生健康财务重点课题研究。委托苏州大学附属第一医院和镇江市第一人民医院牵头开展“疫情影响下公立医疗机构投入补偿机制研究”和“公立医院成本测算研究”两项课题,为开展卫生健康经济管理相关工作提供理论和实证支撑。

三、巩固拓展健康扶贫工作成效。一是完善健康扶贫工作体系。认真履行牵头职责,会同省有关部门和委内相关处室,细化明确年度低收入人口健康管理、疾病救治、医疗保障和经济薄弱地区体系建设、公共卫生等目标任务和政策措施,不断完善政策体系。二是持续推动工作落实。联合开展健康扶贫领域突出问题整改“回头看”,通报发现的问题。建设应用“江苏省健康扶贫信息管理系统”,实时监测评估健康扶贫工作进展,推动健康扶贫各项政策落地落实。组织省管三级医院和12个重点帮扶县县人民医院对口帮扶签约仪式,助推重点帮扶县县医院加快建成三级综合医院,提升经济薄弱地区县域医疗服务能力。从信息系统监测和各地反馈情况看,我省健康扶贫工作取得明显成效:低收入人口家庭医生免费签约、免费健康体检实现全覆盖,累计救治低收入大病患者19.67万人次,低收入人口参加基本医保由财政全额资助、大病保险和医疗救助向低收入人口倾斜等政策得到落实,“先诊疗后付费”一站式结算平台全面建立,低收入人口县域内住院个人负担的均次费用从2016年的1364元减少至367元,占住院总费用的比例由2016年的32.05%下降至7.56%。

(沈敏华　戴　德　顾　遥)

【推进医疗服务价格改革】 一是配合制定新冠病毒检测价格政策。会同省医保局印发《关于新增、完善部分医疗服务项目价格的通知》《关于降低新型冠状病毒核酸检测等项目价格的通知》等文件,新增并动态调整新冠病毒抗体检测和病毒核酸检测等医疗服务项目价格标准。二是完善新增医疗服务项目价格管理。会同省有关部门印发《新增医疗服务价格项目申报评审服务指南》,梳理完善新增医疗服务项目价格的申报、评审和结果公布等程序。配合省医疗保障局印发《关于完善新增医疗服务项目价格管理事项的通知》,明确评审时间、试用期设定及综合评估等方面工作内容。三是出台心脏电生理等专科医疗服务项目价格调整方案。利用心脏支架、起搏器带量采购形成的调价空间,配合省医保局印发《关于调整公立医疗机构介入诊疗、心脏电生理诊疗、冠状动脉搭桥术等部分医疗服务项目价格的通知》,调整介入诊疗、心脏电生理诊疗、冠状动脉搭桥术等部分医疗服务项目价格,完善归并22项、修订特殊医用耗材2项、调整价格标准20项。四是进一步梳理规范检验类医疗服务项目价格。配合省医保局按照分批分类、逐步到位原则,组织专家进行论证,拟删除15项、完善3项、调整价格标准48项。

(沈敏华　戴　德　顾　遥)

法　　规

【法规工作综述】 2020年,认真落实省委依法治省委员会部署要求,紧扣卫生健康高质量发展目标,全面履行法治建设第一责任人职责,扎实推进法治政府建设各项任务,加大公共卫生普法和涉疫法治宣传力度,为统筹推进经济社会发展和疫情防控提供了强有力的法治保障。

一、牢牢扛起第一责任人职责,层层压实法治建设主体责任。一是持续跟进学习贯彻习近平法治思想。把法治建设学习纳入党组中心组学习重要内容,通过中心组学习扩大会议、专题讲座等形式,邀请国家卫生健康委法规司、省委党校、高校等专家多次就《民法典》《基本医疗卫生与健康促进法》《江苏省中医药条例》做专题培训。委主要领导专题领学习近平法治思想、健康中国战略的重要讲话和论述,以及卫生健康领域法规体系建设、"十四五"卫生健康规划等方面内容。第一时间跟进学习习近平总书记关于依法防控、国家治理体系和治理能力现代化建设等方面重要讲话和指示批示精神,及时研究制定贯彻落实措施,在法治轨道上推进疫情防控和经济社会发展"双胜利"。二是建立健全法治建设的责任体系。建立由委主要领导任组长的法治建设、依法行政、法治宣传教育工作领导小组,构建形成主要领导负总责、分管领导牵头抓、各职能处室具体落实的齐抓共管责任体系和工作格局,不断推动卫生健康法治建设工作理念、机制和方法创新,将普法与法治政府建设、卫生健康法治实践相结合,加强卫生健康部门自身法治建设,建立健全一批制度规范,用法治思维和法治方式保障卫生健康事业改革发展。三是一体谋划部署推进法治建设任务。年初召开全省卫生健康法治工作会议,制定全省卫生健康法治建设年度工作要点、全省卫生监督工作要点、全省卫生健康法治宣传工作计划。将法治建设纳入卫生健康工作总体规划,与业务工作同部署、同推进、同督促、同考核、同奖惩。全年委主要领导召开主任办公会、专题会研究、听取法治建设工作3次,做出涉及法治建设的批示26次。分管法治工作领导坚决贯彻落实法治政府工作要求,加强立法、执法、普法、用法统筹协调力度,高质量推进法治政府各项工作。建立指导律师、值班律师、驻点律师"三位一体"制度,健全法律顾问、公职律师参与重大决策、重要文件起草等工作机制,充分发挥法律顾问在卫生健康重大决策和立法制规、风险防范等方面的作用。

二、主动服务疫情防控大局,做好依法防疫各项工作。一是把握疫情发展趋势,及时完善防控规制。在疫情防控期间,所有涉疫决策均有疾控、医疗机构的权威专家全程参与,经过专家论证、民主讨论等各环节。在疫情防控不同阶段,及时组织研究提出分区分级差异化防控、常态化防控、秋冬季防控等具体意见和防控措施。联合有关部门在全国率先制定餐饮服务单位、公共场所等16个疫情防控卫生学技术指南和4类场所疫情应急处置指引,出台涉及社区防控、重点场所重点环节防控、疫情监测、流行病学调查和处置、中高风险地区人员及入境人员健康管理、大型考试以及大型活动疫情防控等针对性文件300多份。及时制定《新冠肺炎小规模疫情处置工作指引》《江苏省冬春季低风险地区新冠疫情防控指南》《关于进一步做好秋冬季传染病多病共防工作的通知》等文件,从监测预警、处置准备、规范处置、常态化防控等方面提出明确要求,全力做好秋冬季疫情防控各项准备工作。二是紧跟疫情防控形势,加大公共卫生普法力度。制定《省卫生健康委党组关于深入学习贯彻习近平总书记重要讲话精神　全面做好依法防疫和公共卫生普法工作的意见》等文件,通过召开新闻通气会等形式,大力宣传《基本医疗卫生与健康促进法》《传染病防治法》等涉疫法律法规,引导广大干部群众学习遵守相关法律法规,增强法治意识。综合运用"健康江苏"微信平台"刘蜀黍说法"栏目、官方微博、委门户网站等新媒体,及时转发疫情防控最新资讯,以微专题形式推送疫情防控、法律法规政策解读22期,及时转发疫情防控最新资讯,推送《传染病防治法》《突发事件应对法》等疫情防控相关知识。向委机关全体人员、委法律顾问、委直属单位、设区市和省管县卫生健康委发放《基本医疗卫生与健康促进法》《民法典》《行政诉讼复议案例汇编》普法宣传用书2000余册。全省卫生健康行政部门开展法治宣传教育活动2260场,累计培训102.36万人次;组织旁听庭审2198人次;开展《宪法》《基本医疗卫生与健康促进法》《民法典》宣传743场,累计培训45.45万人次。三是加强涉疫监督执法,指导服务复工复产复学。截至目前,全省卫生监督机构已开展20余轮次省级督导检查,并坚持每日巡查,依法查处涉疫违法违规行为387起。对督查发现问题,立即责令整改,及时通报全省和各相关单位,督促整改落实,发现问题及时整改到位率98.1%。高度重视疫情后期和疫后法治领域突出问题,多次召开领导班子碰头会,加强疫情分析研判,加强复工、复产、复学卫生学指导。在前期疫情防控物资尤其是消毒产品极度短缺的情况下,第一时间启动消毒生产企业卫生许可审批和紧急上市消毒产品备案绿色通道,以审批许可"加速度"赢得疫情防控先机,全省审批、公示消毒产品生产企业卫生许可461件,有效缓解我省消毒产品供应紧缺状况。进入常态化疫情防控新阶段,大力推进"互联网+行政审批"等改革,借助事前咨询、网上申请、不见面指导、委托审核、邮寄送达等措施,帮助复产复工复商的企业加快生产经营。

三、对标对表全年目标任务,完成法治建设各项工作。一是加强制度供给,完善卫生健康法治体系。《江苏省中医药条例》于2020年7月31日经省人大常委会审议通过,并于2020年10月1日施行;《江苏省出生缺陷防治办法》于2020年12月20日经省政府常务会审议通过,自2021年2月1日起施行。加快《江苏省传染病防治条例》《江苏省精神卫生条例》《江苏省职业病防治条例》等地方性法规立法修法进程,形成草案稿,完成向社会公开征求意见、风险性评估、专家论证和合法性审查程序,已经委主任办公会讨论通过。梳理现有公共卫生法律法规,提出下一步完善公共卫生法律体系意见和建议。做好相关立法草案等意见修改反馈工作,研究办理省人大常委会、省司法厅及有关部门《中华人民共和国传染病防治法(修订草案)》等意见反馈105件,其中立法草案89件。依法依规对《江苏省医疗技术临床应用管理实施办法》《江苏省短缺药品清单管理办法(草案)》等规范性文件开展合法性审查。对委负责起草或者牵头起草的省政府规章、省政府规范性文件以及委现行有效60件规范性文件进行清理。加强规范性文件报备工作,报备率、及时率、合格率100%。修订完成《江苏省卫生健康委员会重大行政决策程序规定》,严格按照重大决策5个法定程序有序推进重大行政决策进程,健全科学、民主、依法决策机制。印发委机关重大行政决策制定计划并及时在委门户网站公开公示,及时增补《江苏省短缺药品清单管理办法》为2020年重大行政决策事项,经委主任办公会审议通过。《"十四五"卫生与健康规划》等跨年度重大行政决策,已完成社会公开征集意见和专家论证。按照国家标准化综合改革试点方案要求,结合卫生健康工作实际,推进临床诊断与治疗、疾病预防与控制、卫生监督、健康服务等重点领域标准制修订工作。组织地方标准申报,17项标准被省标准化委员会列入2020年度省地方标准制修订计划。有序推进获批地方标准项目的编制工作,按时高质完成编制任务。2020年,共发布卫生健康地方标准27项,其中25项为新型冠状病毒肺炎疫情防控相关的技术规范,有力指导新型冠状病毒肺炎疫情防控工作。二是深化简政放权,精准对接市场需求。指导各地做好消毒产品生产企业卫生许可审批工作。向省编办申请调整江苏省卫生健康系统部分行政权力事项清单,梳理报送简政放权事项,经省政府批准,取消行政权力9项,部分取消3项。驻政务服务中心窗口共受理卫生健康行政审批服务申请1837件,办结(发放证件)1403件,审核公示2025件。印发《关于做好省政府赋予中国(江苏)自由贸易试验区第一批卫生健康事项工作的通知》,组织召开卫生健康自贸区赋权工作座谈会,与南京、苏州、连云港市卫生健康委等相关单位签订《省政府赋予中国(江苏)自由贸易试验区第一批卫生健康事项监管责任书》。印发在自贸试验区开展"证照分离"改革全覆盖试点卫生健康事项实施方案,根据各自贸试验区需求,同意7个行政权力事项赋权自贸试验区,提升赋权的准确性和精准性。连云港自贸试验区公共场所卫生许可"零材料"即时办理改革经验在省内国家级开发区复制推广。做好江苏省政务服务管理系统升级及卫生健康政务服务数据迁移,推进"江苏省卫生健康委政务服务系统"升级改造,进行职业健康检查机构备案、乙类大型医用设备配置许可模块开发设计。制定《卫生健康部门行政权力事项业务办理项标准化资料》,推进卫生健康政务服务事项实施清单及办事指南标准化建设。召开委"放管服"工作协调会,研究推动人口库、电子证照库涉及卫生健康证照信息归集报送问题解决方案。推动政务服务系统许可事项数据与监督管理系统数据交流利用,提升政务服务信息化建设水平。做好全省六类行政权力事项调整后卫生健康事项认领和实施清单编制工作,对南京、无锡、苏州、泰州、徐州等5个设区市卫生健康委增加市设权力事项请示进行审核并及时完成批复。对涉企的卫生健康改革事项,按照审批改备案、实行告知承诺、优化审批服务等方式分类推进。三是坚持人民至上,不断提高依法行政水平。全年共办理行政复议、行政应诉案件70件,作出的行政行为未有被确认为违法或被撤销。在委门户网站上及时公开行政复议决定书25份。召开案例汇编工作研讨会,编印《卫生健康行政复议与应诉案例汇编》两册。对苏州市姑苏区法院司法建议书进行审慎研究,并及时做好回复。完善依申请公开内部流程,健全督查督办机制,做到及时规范公开或答复。2020年,收到依申请公开76件,其中经法制审核50件,办结率100%。做好主动公开,全年在网站公开信息4708条,完成信息公开栏目全方位改版,严格落实统一规范的要求。高质量完成《江苏省卫生健康领域基层政务公开标准目录》编制,共编制12项一级事项,375项二级事项。针对卫生健康重点、热点,特别是疫情防控、深化医改等关系群众切身利益的重大事项,做好新闻发布,及时公开重大突发公共卫生事件相关信息,2020年公布345期疫情报告信息。开展网络舆情监测引导,编写《卫生健康舆情摘报》92期,在全省党委政府年度新闻发布考核中被评为优秀,获通报表扬。

(苏　慧)

【完善综合监管制度　严格规范文明执法】 制定《江苏省改革完善医疗卫生行业综合监管制度实施方案》,建立委医疗卫生行业综合监管领导小组,建立由委主要领导任召集人、省有关部门分管负责人为成员的省医疗卫生行业综合监管部门协调机制,召开协调机制部门联络员会议,分解落实重点工作和任务分工到具体业务处室。规范卫生行政执法文书制作,组织全省卫生行政执法案例评查工作,落实《江苏省卫生系统规范卫生行政处罚自由裁量权指导意见(试行)》。截至目前,全省共有卫生监督机构113家,卫生监督人员3064名,共配有执法记录仪2040台。在全省范围内全面推行行政执法公示制度、执法全过程记录制度、重大执法决定法制审核制度三项制度。委"卫生健康执法全过程记录制度"得到原国务院法制办和国家卫生健康委的高度认可。严格对照行政许可和行政处罚等信用信息公示工作要求,规范、完整地向社会公开各类行政处罚信息。制定重大执法决定法制审核办法,2020年,办理行政处罚案件29件,法制审核率、行政执法公示率均达100%。完成全省卫生监督综合管理系统建设,实现监督执法业务应用系统全省全覆盖,并与国家卫生监督信息平台及医疗机构注册、医师、护士执业注册联网管理系统和省"互联网+监管"、双随机监管等平台实现对接,共推送监管对象数据16702条、行政检查115712条、行政处罚3133条。省卫生监督所开发建成移动执法系统,实现现场移动执法,检查结果同步上传至国家信息报告系统,确保信息数据的真实性、实时性和准确性。扎实开展全省公共卫生、医疗卫生、职业卫生、学校卫生等重点领域监督检查,部署开展综合监督专项整治和监督抽检,注重监督执法和公共服务有机结合,通过日常检查等方式,强化常态化监管机制,切实提高监管效率和水平。2020年全省各级卫生监督机构监督检查204508户次,查处案件7400件。

(苏　慧)

体制改革

【医改工作综述】 一、统筹谋划重点工作，推动医改落地落实。组织制定《2020年全省深化医药卫生体制改革重点工作任务及分工》和委内任务分工，形成7个方面32项工作任务92条具体工作，并细化分解到各地各部门各处室。根据国务院办公厅《深化医药卫生体制改革2020年下半年重点工作任务》，提出6个方面126条贯彻举措。学习推广福建省和三明市医改经验，印发《关于进一步深化医药卫生体制改革的实施方案》，提出14个方面49条工作措施。落实省委深改委年度重点改革任务。全面总结十八届三中全会以来，特别是省级综合医改试点以来改革经验，遴选100个医改典型案例在全省推广。组织对公立医院综合改革真抓实干成效明显地方开展实地调研，印发《关于学习推广2019年度我省公立医院综合改革真抓实干成效明显地方典型经验的通知》。按照"月总结、季通报、年评估"医改工作督查推进机制要求，全年按季度印发4期全省医改工作进展情况的通报，及时掌握面上医改工作推进情况，并将各地落实情况通报各级党委政府。

二、全面推进分级诊疗，加快形成有序就医秩序。落实委省共建国家区域医疗中心合作协议，积极创建国家区域医疗中心。以三级综合医院、三级专科医院为龙头，推进市级医疗中心建设。推进市、县级胸痛、卒中、创伤救治中心建设。加快推进医联体建设，持续推进双向转诊工作。做好各设区市双向转诊情况监测，按季度通报情况。做实重点人群签约服务，加快家庭医生工作室建设，推行个性化"点单式"签约服务，修订完善家庭医生签约服务项目库。遴选92个县(市、区)及基层医疗卫生机构开展服务模式创新，探索形成可复制可推广的经验做法。

三、加快推进现代医院管理制度建设，增强公立医院公益性。印发《2020年全省医院党建指导工作要点》，指导各设区市全部成立医院党建工作指导委员会。落实党委领导下的院长负责制相关要求，省属和市属医院全部完成党委书记和院长分设。加快推进医院章程制定，将章程制定纳入医院评审、不定期重点工作检查范围。开展建立健全现代医院管理制度试点工作调研，总结工作进展情况，形成调研报告。召开全省建立健全现代医院管理制度试点工作推进会，印发《关于建立健全现代医院管理制度试点工作进展情况的通报》。指导省卫生健康委直属事业单位推进同工同酬，为编外人员缴纳企业职工基本养老保险费。扎实开展公立医院绩效考核。开展2020年县级医院医疗服务能力摸底调查工作。动态了解相关县(市、区)儿童专科建设情况和县级医院医疗服务能力基本标准、推荐标准达标情况。

四、全面推进医保制度改革，健全全民基本医保体系。以实施全民参保计划为抓手，采取扩大覆盖范围、完善缴费政策、提高居民医保财政补助等措施，大力推进参保扩面，分类推动各类人群持续缴费、稳定参保。稳步推进市级统筹，印发《关于实施基本医疗保险和生育保险市级统筹的意见》。推进DRG付费改革国家试点，全面实施按病种付费。支持互联网医院开展"互联网+"门诊医疗服务，并将相关费用纳入医保支付范围。健全医保基金监管长效机制。建立完善日常巡查、专项检查、飞行检查、重点检查、专家审查等结合的多形式检查。开展"源头治理"工作。长三角异地就医直接结算稳步推进，已将全省所有定点医院纳入跨省异地就医直接结算范围。

五、完善药品供应保障机制，稳步实施国家基本药物制度。选择6个县(市、区)开展国家基本药物制度实施综合试点，建立基本药物配备使用情况双月通报制度。制定年度短缺药品供应保障工作计划，执行短缺药品每月零报告制度。制定加强医疗机构药事管理促进合理用药实施方案和合理用药考核工作实施方案，开展合理用药考核。落实抗菌药物使用目录备案和抗菌药物、细菌耐药监测网日常监测制度。修订智能化静脉用药集中调配中心建设管理规范。组建省抗丙型病毒性肝炎药品临床综合评价专家组。聚焦心血管、肿瘤、儿科领域，开展年度药品临床综合评价主题和品种遴选。组织全省2300余个公立医疗机构和军队医疗机构参与国家组织开展的三批药品带量采购。督促医疗机构按约定采购量采购和使用国家组织集中采购中选药品。成立由全省157个三级公立医疗机构组成的省阳光采购联盟，先后开展四轮组团联盟集中采购，涉及心脏支架、冠脉球囊等8个品种。

六、深化"放管服"改革，加快建立医疗卫生行业综合监管制度。落实《江苏省改革完善医疗卫生行业综合监管制度实施方案》。建立医疗卫生行业综合监管协调机制。省有关部门建立联席会议制度，省卫生健康委内成立医疗卫生行业综合监管领导小组。联合相关部门开展医疗卫生行业综合监管督察，对6个设区市开展首轮督察，重点了解掌握各地医疗卫生行业综合监管制度落实情况以及推进新冠肺炎疫情防控各项措施落实情况。全面开展"双随机一公开"抽查，调整省级"双随机"抽查比例实施差异化监管措施。继续推进医疗卫生信用体系建设，在南京、无锡等设区市、县(市、区)开展"信用+综合监管"试点。组织专家组继续对相关省管医院开展大型医院巡查。组织对13个设区市开展行风及改善医疗服务工作情况检查，实施全省医疗行业作风建设工作专项行动。实现省平台与公立医疗机构采购系统或HIS系统联网，强化对药品耗材招、采、配、用、管全流程监管。探索建立定点医药机构社会信用制度,开展医保基金监管智能监控,建立健全基金监管举报线索处理工作机制。

七、坚持预防为主、防治结合,加快推进“健康江苏”建设。出台《落实健康中国行动推进健康江苏建设的实施方案》,组织实施25个专项行动。印发《健康江苏建设2020年重点工作任务》《落实健康中国行动推进健康江苏建设考核办法》。推进健康城镇和“健康细胞”建设。加强健康教育宣传,实施健康素养促进行动。探索完善公共卫生应急管理和救治体系,提升突发事件卫生应急能力和水平。印发《关于进一步提升我省新冠肺炎聚集性疫情防控能力的通知》。加强疾病预防控制体系建设,加强传染病检测能力建设、国家卫生应急队伍能力提升、基层疫情防控能力提升等项目建设。完善流行病学调查协查工作机制。加强医防协同,坚持多病共防,提升疫情防控能力。做好重点传染病综合监测。全面完成省政府艾滋病防治行动计划、慢性病防治中长期规划等4个重大疾病防治规划。成立省癌症中心,开展癌症患者康复指导和随访管理。调整完善职业病防治工作联席会议制度,超额完成国家下达的职业病危害现状调查任务。全面完成尘肺病防治攻坚行动任务。开展粉尘危害专项治理行动。

八、统筹推进其他领域改革,推动卫生健康事业高质量发展。一是加强政府财政投入。根据新型冠状病毒感染肺炎疫情防控进展情况,建立财政部门疫情防控保障工作机制。稳妥推进基层医疗卫生机构公益一类保障责任,参照二类管理政策。二是稳步推进医疗服务价格改革。开展新增医疗服务价格项目论证工作,召开医疗服务项目价格调整工作座谈会。支持中医传承创新发展,提高中医诊疗项目价格。建立医疗服务价格与高值耗材带量采购联动机制。三是完善基层医疗卫生服务体系。制定印发《江苏省社区医院示范县(市、区)建设评估标准》。推动南京市、扬州市城乡联动开展社区医院建设试点。新扶持80个基层特色科室建设。组织专家完成103个农村区域性医疗卫生中心现场复核和省集中评定。开展优质服务基层行活动。推进县级妇幼保健机构“所转院”建设。加强卫生人才队伍建设。推进扩大“县管乡用”试点覆盖面,实行动态监测。做好医学生院校培养基础性工作。扩大全科医师招收规模,加强全科医生培养。动态调整全科医生规范化培训基地,提升全科医生规范化培训质量。五是促进中医药传承创新发展。推进出台《江苏省中医药条例》。组织对40个三级中医医院中医经典病房建设项目进行督导评估。印发《关于确定2020年基层医疗卫生机构中医诊疗区(中医馆)服务能力建设项目单位的通知》,遴选确定315个2020年度基层医疗卫生机构中医药综合服务区(中医馆)建设单位,推动乡镇卫生院和社区卫生服务中心中医馆标准化建设。推动公立中医医院基础设施达标建设,支持符合条件的中医医疗机构转设为三级中医医院。六是推进医养结合。印发《关于建立完善老年健康服务体系的实施意见》《关于深入推进医养结合发展的若干措施》。通过有条件的公立医疗机构转型和支持社会力量举办等方式,加快老年医疗资源补短板建设。加强医养结合机构服务规范化建设,开展医养结合服务质量提升行动。加快推进二级以上公立综合医院老年医学科建设。七是加快发展“互联网+医疗健康”。持续提升医院电子病历应用水平,推进互联网医院建设,推进全民健康信息平台(三期)建设,组织参加国家区域互联互通标准化成熟度测评。八是大力推进健康扶贫。制定年度全省健康扶贫工作要点和任务分工,组织开展健康扶贫领域突出问题整改情况“回头看”,实施健康扶贫定期报告制度。组织省管三级医院和12个重点帮扶县人民医院签订新一轮对口帮扶协议。开展大病专项救治,做细做实健康管理,落实托底医疗保障。

(赵淮跃　韩　毅　董天啸)

【综合医改试点省典型经验专题发布会】 2020年11月,国务院医改领导小组秘书处、国家卫生健康委在北京召开新闻发布会,介绍“十三五”综合医改试点省份医改典型经验。省医改办副主任、省卫生健康委副主任、一级巡视员李少冬出席发布会并作江苏省经验介绍。“十三五”以来,特别是省级综合医改试点以来,全省强化组织领导,坚持先行先试,加强“三医”联动,积极探索创新,医改政策框架基本形成,分级诊疗格局加快构建,公立医院综合改革不断深化,公共卫生服务更加均等化,药品供应保障平稳有序,全民医保制度高效运行,综合监管制度进一步完善,智慧健康加快发展,全省综合医改试点取得了阶段性成效。发布会上,李少冬从构建分级诊疗制度、完善现代医院管理制度、增强医疗卫生服务能力、强化综合保障支撑能力等方面作了简要经验介绍,并就社区医院建设试点、提升基层医疗卫生服务能力、推进人事薪酬制度及备案制管理改革等问题,回答了记者提问。

(韩　毅　纪　平)

【全省建立健全现代医院管理制度试点工作推进会在南京召开】 11月13日,全省建立健全现代医院管理制度试点工作推进会在南京召开。会议通报了全省建立健全现代医院管理制度试点工作进展情况,对下一步工作进行动员部署。省卫生健康委副主任、一级巡视员李少冬出席会议并讲话。常州市卫生健康委、南通大学附属医院、南京鼓楼医院、淮安市中医院、新沂市人民医院等5个单位作交流发言。各设区市卫生健康委分管负责人、有关处室负责人、建立健全现代医院管理制度4个国家试点和38个省级试点医院主要负责人、省委编办、省财政厅、省人力资源社会保障厅、省卫生健康委、省医保局有关处室负责人参加会议。

(韩　毅　董天啸)

【征集综合医改试点典型案例100例】 2015年1月，国家确定在江苏等省首批开展省级综合医改试点。经过几年努力，江苏改革步入"快车道"，医改跑出"加速度"，高质量发展凸显"新优势"，中共中央办公厅、国务院办公厅文件将江苏医务人员薪酬制度改革、建设现代综合监管体系、家庭医生健康服务包等有关深化医改经验向全国推广。为更好地贯彻在福建省三明市召开的全国医改推进现场会精神，全面总结江苏综合医改经验，巩固和扩大医改成果，省医改办向各地、各部门和单位征集党的十八届三中全会以来，特别是省级综合医改试点以来深化医改工作的典型案例，共征集到案例156个。经过遴选，最终确定100个案例汇编成册。涵盖实施"三医"联动改革、全面推进健康江苏建设、深化公立医院综合改革、探索人事薪酬制度改革、构建整合型医疗服务体系、推进分级诊疗制度建设、加强紧密型医联体建设、深入推进基层运行机制改革、做实家庭医生签约服务、实行医保支付方式改革、深化药品供应保障制度改革、提高基本公共卫生服务质量、推动中医药事业传承创新、提升卫生人才队伍建设水平、开展医养融合工作、支持民营医疗机构发展、健全卫生行业综合监管制度、促进"互联网+医疗健康"发展等18个方面，充分释放先进典型的标杆、示范和导向作用，为各地、各部门和单位推进深化医改工作提供参考和借鉴。

（纪 平 汤 斌）

【开展公立医院综合改革真抓实干成效明显地方专题调研】 为进一步强化正向激励，更好地调动地方推进改革发展的积极性、主动性和创造性，发挥真抓实干成效明显地方的示范引领作用，推广典型经验，推动全省医改工作向纵深发展，根据委领导批示要求，6月10—22日，组成3个调研组，赴南京和连云港、南通、盱眙等11个分别被国务院和省政府表彰为2019年度公立医院综合改革真抓实干成效明显地方开展专题调研。调研采取听取地方政府有关负责人、卫生健康委有关处室和医院负责人汇报，召开院领导、中层干部和医务人员座谈会，实地到市、县公立医院、基层医疗卫生机构走访，了解各地工作进展情况，总结真抓实干成效明显的地方经验做法，分析存在问题，提出对策建议，形成《关于2019年度公立医院综合改革真抓实干成效明显地方的调研报告》。在此基础上印发了《关于学习推广2019年度我省公立医院综合改革真抓实干成效明显地方典型经验的通知》，推广典型地区的经验做法，鼓励各地深化改革，真抓实干。

（韩 毅 董天啸）

【开展建立健全现代医院管理制度试点工作进展情况专题调研】 为系统研究、分析和总结建立健全现代医院管理制度试点工作进展情况，9月，对全省建立健全现代医院管理制度试点工作开展调研。分苏南、苏中、苏北三个片区，分别在南京、常州、泰州、徐州等地召开试点工作座谈会，实地调研常州市第二人民医院、常州市第三人民医院、武进区中医院、南京鼓楼医院、南京高淳人民医院、泰州市人民医院、徐州市第一人民医院和徐州市中医院等试点医院。召开卫生健康行政部门、医院管理人员和医务人员座谈会，了解试点地区和医院运行情况和工作进展，总结经验做法，发现存在问题，指导试点地区和医院进一步解放思想、创新突破，形成《关于建立健全现代医院管理制度试点工作进展情况的调研报告》。

（韩 毅 董天啸）

【开展公立医院综合改革效果评价工作专题研究】 2015年以来，江苏省每年组织开展公立医院综合改革效果评价工作。为总结五年来全省公立医院综合改革效果评价工作实施情况，系统分析评价工作的组织、评价方法的规范性、有效性、合理性，评价内容与评价指标体系的区域性、动态性、可量化性、层次性以及评价效果，省卫健委联合南京中医药大学开展专题研究，采用文献研究法、政策文本研究法与问卷调查法，结合政策文件与近五年全省公立医院综合改革效果评价工作具体实施情况，对效果评价工作进行量化评估，并使用专家咨询以及深度访谈法进行定性评估，发现评价工作过程中存在的主要问题，探讨如何进一步优化完善评价方案，改进和提升评价工作质量。

研究结果显示，全省公立医院综合改革效果评价指标体系逐渐优化，在完整性、协调性和比例的适宜性方面逐年调整，评价指标体系的构建体现了公平公正、系统全面、可靠客观，在指标体系的发展上表现出连续稳定的趋势。在政策覆盖面上，城市和县级公立医院综合改革效果评价指标体系总体上都覆盖了国家颁布的城市以及县级公立医院综合改革指导意见中的各项内容。在评价工作效果方面，全省公立医院综合改革效果评价工作获得较高的参与者认可度，并对推动公立医院综合改革发挥了实质性作用。

课题组从科学配置评价主体、充分发挥"三医联动"协同工作机制、持续评价改革重点领域和关键环节、优化评价指标体系、灵活调整评价方式以及进一步运用评价结果加强示范引领作用等六个方面提出了具体政策建议，为完善全省公立医院综合改革效果评价工作提供了理论指导和操作指引。

（赵淮跃 孙嘉尉）

【开展公立医院综合改革效果评价第三方满意度调查工作专题研究】 为进一步做好公立医院综合改革效果评价第三方满意度调查工作，总结工作成效，指导工作实践，在回顾性分析第三方满意度调查工作情况的基础上，开展专题研究。该项研究从满意度调查工作安排、指标体系、近年来调查结果等方面，总结了全省公立医院综合改革满意度调查工作的有关情况，并分别设计针对卫生行政人员、医务人员、门诊患者和住院患者的调查问卷，就当前满意度调查工作的开展、调查问卷内容、调查方式方法、满意度计算及结果运用等方面，了解各类人群的看法。最终收到各地行政人员问卷280份、医务人员问卷727份、门诊患者问卷705份、住院患者问卷821份，共计2533份。通过收集和分析各调查对象对第三方满意度调查的认同程度和意见建议，对公立医院综合改革效果评价第三方满意度调查提出了明确满意度调查指向、调整满意度调查范围、优化调查方式、改良调查问卷、完善满意度计算方法、改进结果运用等建议，为进一步做好第三方满意度调查工作提供了实证依据。

（赵淮跃　孙嘉尉）

【组织开展2020年度公立医院综合改革效果评价工作】　为客观评价全省公立医院综合改革进展和成效，扎实推动政策落实，强化改革督查指导，激励和引导各地公立医院综合改革真抓实干、持续推进，省医改办在开展公立医院综合改革效果评价和第三方满意度调查专题研究的基础上，广泛征求省有关部门和各设区市医改办的意见建议，制定了《2020年度江苏省公立医院综合改革效果评价工作方案》，并于第四季度对全省城市公立医院和县级公立医院综合改革情况开展效果评价。评价内容主要包括管理体制和运行机制、费用控制、收支结构、分级诊疗制度、医保支付方式改革、药品供应保障、人才队伍建设、信息化建设、新冠肺炎疫情防控和满意度等。通过查阅资料、提取数据等，对照评价指标进行评分，形成各地得分排名和评价报告。

评价分为五个阶段：一是地方自评。由各设区市医改办会同市委编办、市发展改革委、财政局、人力资源社会保障局、卫生健康委、市场监管局、医保局等部门组织专门班子，对本市城市公立医院和县级公立医院综合改革情况开展自评，分别以设区市、县（市、区）为单位填报评分表，并撰写自评报告。二是现场抽查。现场抽查组由省有关部门、医院工作人员和高校专家组成，共分6个小组，分别完成对13个设区市和被抽查的县（市、区）的所有现场抽查工作。每个设区市抽查1～2个城市公立医院和1个县（市、区）所属的1个县级公立医院。现场抽查不召开座谈会，不听取有关汇报，直接对需现场抽查的指标进行材料审核、现场查看、数据拷贝等，并进行现场评分。三是集中复核。将省有关部门、省属医院有关人员和高校专家分成8个专家小组，对城市和县级公立医院综合改革效果评价指标体系中，除现场抽查打分指标、满意度指标之外的指标，按照分工进行归类，由复核小组分别对13个设区市和53个县（市、区）的该类指标进行统一打分。四是满意度调查。省医改办委托第三方机构对公立医院综合改革情况进行满意度调查，了解门诊患者、出院患者和医务人员对公立医院综合改革的满意度。五是分析总结。省医改办结合复评结果对自评分进行校准，对各地公立医院综合改革效果评分进行排序，并形成全省公立医院综合改革效果评价有关情况的通报和报告书。

评价工作的特点：一是公平公正。指标公平。所有设区市使用同一份指标评分表，县级指标评分表则根据县级特点，在尽量对应城市指标评分表的基础上增加个别县级特色指标（如县域内就诊率）。对各设区市及各县（市、区）的指标要求来自业务处室，有文件依据，在任务完成的时间、数据的抓取等方面也进行了统一规定。分组公平。现场抽查组均由省级机关处级干部带队，并配有熟悉医院医务和财务工作的专业人员，经过专门的培训和及时在线答疑，能够做到全程打分一把尺子。集中复核组更是体现了专业性和一致性，组长均为业务处室处级干部担任，负责全程调度和把关，每个指标由3位以上专家共同为13个设区市和53个县（市、区）打分，扣分规则明确、扣分原因清晰，提高了专家复评分的权威性。二是精准高效。现场抽查和集中复核分别在3天内全部完成，专家复核分数反馈固定为1周，之后各地得分即已确定。节约了往年因担心扣分尺度不一等问题而进行个别指标重新复核、分数多次核对的时间。各地对此次专家复评分数基本没有质疑，体现了专家复评的专业性和较高认可度。三是科学合理。现场抽查仅抽查有现场抽查需求的指标，并且有明确的扣分点，既减轻了基层负担，又突出了工作重点。而集中复评则体现了用专业的人做专业的事，集中力量把事情办好。现场抽查和集中复核均得到专家和各地的一致好评。

通过开展评价工作，梳理了各地公立医院综合改革进展和成效、存在问题和困难，城市评分排名表和县级评分排名表还被作为表彰奖励公立医院综合改革真抓实干成效明显地方的主要依据。第三方满意度调查结果显示，2020年全省公立医院综合改革总体满意度90.41分，其中，门诊患者综合满意度93.89分，出院患者综合满意度85.56分，医务人员综合满意度91.77分。

（赵淮跃　孙嘉尉　汤　斌）

健康促进

【健康促进与爱国卫生工作综述】　一、全面推进健康江苏建设。一是强化高位推动。省政府出台《落实健康中国行动推进健康江苏建设的实施方案》。省健康办制定印发健康江苏建设年度工作要点，委托第三方细化健康江苏建设考核指标分值权重和评分细则，制定《落实健康中国行动推进健康江苏建设试考核工作方案》,组织对各设区市开展2019年健康江苏建设试考核。省政府在张家港市召开健康江苏建设现场推进会,部署下一阶段健康江苏建设工作任务。二是完善工作机制。省健康办印发工作规则,建立工作例会、专家咨询等制度,加强日常协调。南京等市均成立领导小组或推进委员会,徐州等市相继出台市级实施方案。三是推广典型经验。定期编发《健康江苏建设工作动态》,及时通报工作进展。编印《健康江苏建设示范点案例集》,总结推广健康江苏建设示范点工作经验,鼓励各地突出地域特点,因地制宜做好自选动作,加快推进健康村镇建设。组织专家对健康村镇进行评估,2020年新建设省健康镇(街道)46个、省健康村341个、省健康社区346个。

二、大力开展爱国卫生运动。省爱卫会印发《关于深入开展秋冬季爱国卫生运动的通知》,开展健康知识普及、市场环境综合整治、城乡环境卫生整洁、健康环境建设等四大行动。省爱卫办联合省委宣传部等部门在南京市江宁区组织冬季爱国卫生运动现场推进活动,联合省文明办、省市场监管局等部门先后印发《关于进一步做好新冠肺炎疫情防控期间爱国卫生工作的通知》等多个文件,掀起爱国卫生运动热潮。省爱卫办联合省文明办、省机关事务管理局印发《共建健康环境　共享美好生活》倡议书,呼吁干部职工参与爱国卫生运动。联合省文明办把爱国卫生运动作为评选新一届全国和省级精神文明建设先进的依据。组织第32个爱国卫生月活动,开展"我是接力爱国卫生运动火炬手"公益传播活动。联合省广电总台推出"约见名医"爱卫月特别节目。举办线上爱国卫生知识竞赛,参与63万人次。

三、不断强化健康教育。一是深入开展健康教育宣传活动。充分利用各类宣传阵地,依托爱国卫生月、世界无烟日等卫生宣传日,印发宣传海报、折页等宣传品,普及文明健康知识。建设省健康科普资源库和专家库,印发《江苏省健康科普资源库运行实施方案(试行)》,组织开展健康巡讲。省卫生健康委、省机关事务管理局联合举办省级机关健康科普知识巡展。二是加快实施健康素养促进行动。印发2020年健康素养促进项目工作通知,举办项目培训班。推进健康促进县(市、区)和健康促进医院建设,全省新增14个省级健康促进县(市、区)试点,2个国家级健康促进县(市、区)通过国家评估。开展全省居民健康素养和烟草流行监测,2020年全省居民健康素养水平提高至27.66%。省卫生健康委、省人社厅、省总工会联合举办全省健康促进与健康教育技能竞赛。三是强化烟草烟雾危害控制。组织开展"世界无烟日"宣传活动,连续第四年举办"健康江苏　我为控烟发声"公益接力活动,年度参与313万人次。省卫生健康委、省机关事务管理局联合印发《关于加强无烟党政机关建设的通知》,举办项目培训班,并委托第三方开展无烟党政机关建设评估。省卫生健康委、省中医药局联合印发《关于进一步加强无烟医疗卫生机构建设的通知》,持续推进无烟医疗卫生机构建设。

四、深入实施环境卫生集中整治。省卫生健康委、省商务厅、省市场监管局、省文明办等部门联合开展全省农贸市场环境卫生集中整治周以及中秋国庆假期农贸市场集中整治活动,并组织实地暗访。开展"十三五"城乡环境卫生整洁行动终期评估,并通过国家组织的终期评估。依托有害生物防制服务机构,规范开展病媒生物综合防制。指导各地针对重点单位以及公共场所,开展环境清洁和消杀。开展"世界害虫日"主题宣传活动,省卫生健康委、省广电总台联合制作访谈节目,制作《人人动手除四害　清洁家园保健康》病媒生物防制视频短片,在南京市各条地铁线循环播放。组织开展登革热媒介专项监测与风险评估,减少虫媒传染病与新冠肺炎叠加风险。

五、持续巩固卫生创建成果。组织专家对接受复审的15个国家卫生城市、19个国家卫生乡镇(县城)进行暗访和调研,完成省级复审并上报全国爱卫办。指导海安市创成国家卫生城市。督促各设区市对新申报的国家及省级卫生镇进行指导与考核,并组织省级专家开展暗访及技术评估。做好农村无害化卫生户厕改建工作。

(李　勇)

【省政府出台《落实健康中国行动推进健康江苏建设实施方案》】 国务院印发《关于实施健康中国行动的意见》后,省政府领导先后做出批示,省卫生健康委认真组织制定实施方案。2020年1月20日,省长吴政隆主持召开省政府常务会议,审议《落实健康中国行动推进健康江苏建设的实施方案》,指出要深入学习贯彻习近平总书记关于卫生健康的重要指示精神,牢固树立大卫生、大健康理念,坚持预防为主,深化改革创新,促进"以治病为中心"向"以人民健康为中心"转变,全力推进健康江苏建设,实现与高水平全面小康、高质量发展、高品质生活相匹配的高水平全民健康。1月26日,出台《省政府关于印发落实健康中国行动推进健康江苏建设实施方案的通知》。《实施方案》正文分3个部分,第一部分为总体要求,提出到2022年和2030年的总体发展目标。第二部分为主要任务,以健康江苏"十大行动"为主线,整合健康中国15个专项行动,汇总形成25个专项行动,包括:健康知识普及行动、合理膳食行动、控烟行动、心理健康促进行动、全民健身行动、医疗卫生服务体系优化行动、心脑血管疾病防治行动、癌症防治行动、慢性呼吸系统疾病防治行动、糖尿病防治行动、传染病及地方病防控行动、妇幼健康促进行动、学生健康促进行动、职业健康保护行动、老年健康促进行动、残疾人健康促进行动、扩大中医药服务行动、全民医保制度完善行动、食品安全保障行动、药品安全保障行动、农村供水保障行动、生活垃圾分类行动、健康环境促进行动、健身休闲产业培育行动、促进"智慧健康"建设行动。第三部分为保障措施,包括加强组织领导、动员各方参与、健全支撑体系、加强监测考核、加强宣传引导等5个方面。《实施方案》共有4个附件。附件1为省级部门任务分解表,明确了25个专项行动的牵头部门和责任部门。附件2为考核办法,包括考核总体要求、考核主体、考核内容、结果运用和考核管理等。附件3为考核指标框架,共36项指标,包括健康中国行动考核指标24项和江苏特色考核指标12项。附件4为监测指标,共142项指标,包括健康中国行动监测指标122项和江苏省增加的20项监测指标。

(张　璇)

【省政府召开健康江苏建设现场推进会】 2020年12月16日,省政府在张家港市召开健康江苏建设现场推进会,学习贯彻党的十九届五中全会精神和习近平总书记视察江苏重要讲话精神,总结交流健康江苏建设情况,部署下一阶段全面推进健康中国行动的目标任务。副省长陈星莺出席会议并讲话。

陈星莺指出,近年来,全省上下加快推进健康江苏建设,人民健康状况持续改善,全省居民健康主要指标位居全国前列。下一阶段,全省各地各部门要深入学习贯彻习近平总书记关于健康中国建设的重要论述,认真落实新时代卫生与健康工作方针,坚持医防融合、体医融合、体教融合、医养融合,推进各项事业互促共进,让广大人民群众享有公平可及、系统连续的预防、治疗、康复、健康促进等公共服务。要聚焦重点领域和关键环节,着力提高全民健康素养,织密织牢公共卫生防护网,持续改善医疗服务质量,切实加强重点人群保护,不断深化医疗保障制度改革,全面保障食品药品安全,扎实推进健康环境建设,加快发展健康产业,不断增强人民群众的获得感、幸福感、安全感。

省政府副秘书长王思源主持会议,省卫生健康委党组书记、主任谭颖通报健康江苏建设进展情况。省教育厅、扬州市、溧水区、张家港市、东台市作交流发言。各设区市政府分管负责人,省、市卫生健康委、教育局、体育局有关负责人,健康江苏建设领导小组成员单位负责人参加会议。会议代表参观了张家港市社会心理服务指导中心、健康公园、健康学校、养老服务、健康村等健康城市建设现场。

(张　璇)

【2020年全省居民健康素养水平监测】 江苏省卫生健康委印发《关于做好2020年健康素养促进项目工作的通知》,组织开展全省居民健康素养监测。全省各级卫生健康行政部门和专业机构有序推进监测工作,加强质量控制。全省共抽样调查7812户家庭,其中城市人口3931人,占50.32%;农村人口3881人,占49.68%;男性3593人,占45.99%;女性4219人,占54.01%;男女性别比0.85。监测结果显示,2020年全省城乡居民健康素养水平为27.66%,居民对健康素养知识点评测指标正确认知度74.43%。其中,基本健康知识和理念素养34.49%、健康生活方式与行为素养37.35%、基本技能素养39.37%,科学健康观素养54.44%、传染病预防素养31.33%、慢性病预防素养30.78%、安全与急救素养75.01%、基本医疗素养30.65%、健康信息素养55.91%。全省城乡居民健康素养呈现以下特征:健康素养水平持续上升,不同年龄、文化程度和工作性质居民的健康素养水平差异较大,健康生活方式与行为素养水平仍然较低,基本医疗素养和慢性病预防素养水平较低。

(张　璇)

【江苏省健康促进与健康教育技能竞赛】 2020年10月,江苏省卫生健康委、省人力资源社会保障厅、省总工会联合印发《2020年江苏省健康促进与健康教育技能竞赛实施方案》。竞赛被列入江苏省职业技能竞赛省级二类竞赛项目,主题为:致力健康促进,共建健康江苏。全省各地积极举办初赛、复赛,激励广大健康促进与健康教育专业人员学习知识、钻研业务、苦练技能,达到以赛促学、以赛促练的目的。2020年12月20—21日,江苏省健康促进与健康教育技能竞赛省级决赛在江苏省广电总台演播厅举行。13个设区市疾控机构(健康教育机构)、医院、基层医疗卫生机构的52名选手参加省级决赛。经过笔试、健康教育方案设计、健康科普演讲、现场知识竞答等多环节比拼,最终决出团体一、二、三等奖和个人奖。盐城市代表队获团体一等奖,南京市代表队、苏州市代表队获团体二等奖,无锡市代表队、徐州市代表队、连云港市代表队获团体三等奖,泰州市代表队、徐州市代表队、连云港市代表队获竞赛组织奖。黄媛、金一、李瑾、马艳、石呈、马洁桃、吴琼、邓鑫鑫、吉昱、李岩等10名选手获健康促进专业奖,蒋姝亭、钱雪芬、王卉、冒晨霞、韦敏、胡孟云、裴晶晶、陈莉、丁小燕、陈韬等10名选手获健康促进科普奖,20名获奖选手被省卫生健康委授予“江苏省健康促进与健康教育岗位能手”称号,黄媛、金一、李瑾、蒋姝亭、钱雪芬、王卉等6名选手被省人力资源社会保障厅授予“江苏省技术能手”称号,被省总工会授予“江苏省五一创新能手”称号。

(张　璇)

【卫生创建】 2020年1月22日,江苏省爱卫会印发《关于命名2019年江苏省卫生镇(乡)、卫生村的通知》,命名南京市溧水区和凤镇等75个镇(乡)为“江苏省卫生镇(乡)”,南京市浦口区星甸街道十里村等1250个村为“江苏省卫生村”。

2020年7月29日,全国爱卫会印发《关于2019年国家卫生城市(区)和国家卫生乡镇(县城)复审结果的通报》,重新确认50个城市(区)为国家卫生城市(区),其中包括江苏省南京市、常州市、镇江市、溧阳市、丹阳市;重新确认971个乡镇(县城)为国家卫生乡镇(县城),其中包括江苏省如东县城等7个县城和南京市禄口街道等80个街道(乡镇)。溧阳市、丹阳市在巩固国家卫生城市工作方面成效显著,复审中成绩突出,受到全国爱卫会通报表扬。7月—11月,省爱卫办根据国家安排,对徐州等15个接受复审的国家卫生城市和无锡市惠山区玉祁街道等19个接受复审的国家卫生乡镇(街道)进行暗访调研,并向全国爱卫办报送省级复审工作情况报告。9月14—17日,全国爱卫办组织专家组对海安市创建国家卫生城市工作进行技术评估,经现场审核,海安市达《国家卫生城市标准》要求,通过技术评估。9月—12月,省爱卫办组织对申报国家卫生乡镇(街道)的地区开展省级暗访和技术评估,南京市江宁区秣陵街道等46个乡镇(街道)通过省级暗访和技术评估。同时,组织开展省级卫生镇村创建评审工作。经地方申报、专家暗访、资料审核和技术评估等程序,南京市高淳区古柏镇等47个镇、南京市江宁区秣陵街道长山社区等959个村分别达省卫生镇、省卫生村创建标准。

(储剑伟)

【农村无害化卫生户厕改建】 2020年,省爱卫办组织专家编印《农村无害化卫生户厕改造建设工作手册》,召开全省农村卫生户厕改造培训班,对各市、县(市、区)开展技术培训。强化宣传引导,以世界厕所日、爱国卫生月等重要节点为契机,编印改厕宣传折页20万份、海报6万张发至各地。组织赴南京、徐州、南通、连云港、淮安、盐城、扬州、镇江、泰州、宿迁等地开展农村无害化卫生户厕改建工作督查,抽查改厕现场,对发现的问题督促基层整改到位。组织对南京市江宁区等76个县(市、区)农村人居环境整治三年行动重点任务逐县销号,开展无害化卫生户厕省级现场核查。开展2020年度改厕项目验收,市、县、镇、村逐级自查核查,省爱卫办组织专家组通过查看资料台账、开展实地抽查等形式对农村无害化卫生户厕任务进行省级验收。验收结束后,各地在村级进行现场公示、在县级卫生健康网站进行网上公示。2020年度中央财政、省财政补助资金支持的89350座农村户厕改造任务全部完成。

(储剑伟)

【江苏省“十三五”农村改厕绩效评估报告】 2020年10—11月,省爱卫办委托省血吸虫病防治研究所对全省“十三五”期间农村改厕项目实施情况进行调查评价。调查组在13个设区市各选择1个项目县(市、区)作为评估点,每个评估点随机选取2个村,每个村随机抽查15户农户,对实施三格式无害化户厕改造的效果进行综合评估。调查结果显示,“十三五”期间全省无害化卫生户厕普及率已超过95%,全面完成目标任务。群众改厕知识知晓率95.1%,对改厕工作支持率100%,对改厕状况满意率97.6%。农村无害化卫生户厕改造有效改善了农村环境卫生,提高了农民生活质量,为促进经济社会和谐发展、提升民生幸福指数做出了积极贡献。体现在四个方面:一是在环境效益方面。评估村整体环境优良,绿化覆盖率高,水源清洁;无害化卫生户厕化粪池达到相关技术标准,能有效降解粪液中的病原微生物和化学有机物质,减少粪液对环境土壤的污染。二是在卫生效益方面。全省乙类传染病、肠道传染病以及病毒性肝炎的流行呈现总体下降趋势,达到血吸虫病传播阻断状态,人群重点寄生虫病处于极低水平。三是在社会效益方面。农村改厕宣传教育工作取得实效,群众对改厕认同感不断提高,能积极响应改厕政策,改变以往陈旧不良的用粪习惯。四是在经济效益方面。农村居民由肠道传染病等造成的经济费用支出不断减少,医疗负担下降明显。同时,农户改善生活卫生条件的需求日益提升,配备家用卫生设施的消费逐年升高,产生了良好的经济效益。

(储剑伟)

疾病预防控制

【疾病预防控制工作综述】 一、新冠肺炎疫情防控工作。一是及时科学提出防控策略。根据国家防控方案,及时调整江苏相关防控措施,全年印发防控方案和配套技术方案等300多份防控文件。各地细化疫情防控工作要求,形成了江苏特色的疫情防控工作制度体系。二是加强疫情监测研判和流调。强化市、县两级72个医疗机构为日常监测哨点,有序开展10项监测。建立确诊病例流行病学调查及密切接触者追踪排查工作机制。三是加强重点地区赴苏人员管理。及时调整中高风险地区来苏人员健康管理措施,先后组织对10多个中高风险地区赴苏的人员进行隔离医学观察。组织对所有江苏入境人员实行“14+14”健康管理,对从上海机场入境到江苏人员先后实行“7+7” “3+11”接转,指导规范开展集中隔离。指导单位和社区实施网格化管理,实现对入境人员从“国门”到“家门”全程闭环管理。四是强化集中隔离场所管理。指导规范设置集中隔离场所,配足医务人员,加强日常健康监测和巡查,提供心理健康支持服务,落实防控措施。对集中隔离观察场所的所有工作人员每周开展核酸检测,建立健康档案。五是利用“苏康码”加强人员流动管理。加强“苏康码”核验,做好健康码互信互认,推动人员有序流动;加强入境人员防疫健康信息码推广使用,累计有8.3万名入境赴苏人员申领“苏康码”。整顿各类疫情防控码层层加码的问题,加强健康码信息安全管理。六是全力指导复工复产复学疫情防控和重大活动保障。先后制定30余个企业复工复产技术方案和疫情应急处置方案,累计派出5.9万人次进驻企业指导,实现开工企业、员工健康管理、防控技术培训等“三个全覆盖”。加强对外卖配送和快递业、进口冷链食品和货物企业的疫情防控工作指导。印发会议、会见会谈、现场调研、考试等活动防控指引,派出专业医务人员保障大型活动、大型考试疫情防控工作。七是坚持人物同防。制作农贸(集贸)市场疫情防控技术指南宣传培训视频和科普长图,在全省组织开展5轮进口冷链和货物及相关环境的新冠病毒应急监测和每周的常规监测。冷链食品新冠病毒常态化监测相关样品114.6万份,发现阳性136份。组织对冷链食品和进口货物从业人员核酸检测,确保“每周必检”“应检尽检”。八是加强心理疏导和心理危机干预工作。成立心理救援和心理援助热线专家技术指导组,开展紧急心理危机干预工作的技术指导与人员培训,组建898人的心理救援队伍和453人的心理援助热线队伍。九是核酸检测能力提升和队伍建设。全省每日核酸检测最大能力由1.2万份提高至20.2万份。全省成立流调溯源转班,建立1.4万人的流队、1.1万人的消杀队、8000人的核酸检测队、2000人的心理服务队,共计3.6万人的疫情专业防控队伍。南京市率先在全省建立进口冷链食品“集中监管仓”,无锡市启用“集中监管仓+追溯系统”,盐城市率先完成核酸检测能力建设、重点人群新冠疫苗接种,泰州市中高风险地区来苏人员接驳转运全程受控,苏州昆山市承担江苏经上海入境接驳转运工作。有7个市作为江苏第一入境点,承担全省入境人员集中隔离医学观察工作。

二、疾病预防控制各项常规工作。部署做好新冠肺炎疫情期间预防接种工作,增设健康申报区域,加强消毒和个人防护措施。拟定儿童预防接种示范门诊标准和修订医院产科新生儿、狂犬病、成人、集体等预防接种单位的建设要求。调整儿童免疫规划脊灰和麻腮风疫苗免疫程序。会同省药监局筹备疫苗国家监管体系评估工作。全面推进全省1376个狂犬病暴露处置门诊部署使用,实现门诊接种和狂犬病监测全流程无纸化。南京、无锡、常州、苏州、盐城、镇江在全省率先将水痘疫苗纳入地方免疫规划,为适龄儿童提供两针次的水痘疫苗免费接种。无锡、苏州、南通3个市将23价肺炎疫苗纳入地方免疫规划。调整全省83个结核病诊治定点医疗机构、13个麻风病诊治定点医疗机构名单。在全省13个设区市的市级结核病定点医院有效实现二线抗结核病药品的免费供应,全省所有市、县级实验室全面实现耐药结核病分子诊断技术覆盖。省级财政项目县启动麻风家庭医生签约服务。2020年全省肺结核患者管理率99.46%。连云港、镇江、南通3市减轻患者负担,肺结核单病种定额报销比例达70%以上。新增省级老年人群艾滋病监测点13个,组织对全省各类医疗卫生机构开展省、市、县三级艾滋病检测工作监督检查。开展高危人群干预,为暗娼人群提供优质性病诊治咨询转介和艾滋病检测咨询服务,在高校开展学校HIV自助检测材料免费发放工作试点。联合社区开展艾滋病防治健康社区行活动。全省艾滋病抗病毒治疗比例93.3%,病毒载量检测率94.3%,病载抑制率97%。推进第四轮艾滋病综合防治示范区建设,及时向教育、人社部门通报学生艾滋病疫情并提出防控干预建议。完成省艾滋病防治行动计划(2018—2020年)终期评估。南京市探索高危男男性行为人群互联网干预工作,在男同常用的APP向2万名用户私信推送健康宣教和动员检测知识。南通市和宿迁市探索将艾滋病检测纳入老年人群体检,取得良好效果。做好地方病常规监测、监测点监测以及风险监测等相关工作,完成查螺年度任务的105%、药物灭螺年度任务的105.7%。完成“十三五”规划县级数据审核和地方病血吸虫病攻坚行动方案省级自评。实现消除疟疾目标,连续9年未有本地病例或输入性引起的继发病例。完成全省人群碘营养监测、碘盐监测、地方性氟(砷)中毒监测、水源性高碘地区监测工作。完成全省氟病区村临床诊断8000例患者X线拍片筛查工作。南京市江北新区、高淳区,扬州市广陵区、江都区、经济开发区,镇江市京口区、镇江新区等7个县(市、区)顺利通过血吸虫病消除达标评估。徐州市贾汪区、新沂市、邳州市,连云港市赣榆区、东海县,盐城市射阳县等6个县(市、区)通过饮水型氟中毒控制达标评估。开展以综合监测为基础、单病种监测为重点的传染病监测工作培训,落实国家和省级主要传染病监测工作任务,国家致病菌识别网全年监测病菌菌株1826株,完成预定任务量的117.1%。召开夏秋季重点传染病防控工作会议,有效处置南通市一起霍乱疫情、常州市一起人感染H5N6禽流感。全年登革热、流行性腮腺炎、手足口病累计报告发病率比上年同期下降95.03%、57.65%、57.66%。全省甲、乙类法定报告传染病报告发病率103.29/10万,传染病疫情明显低于往年。对全省37个国家级示范区实行动态管理,全省5个示范区的创新模式入选国家优秀案例集。开展肿瘤随访登记,在6个监测点开展急性心脑血管事件监测,对2.2万名人员开展心血管病高危人群早期筛查与综合干预项目,被国家项目办评选为“全国先进奖”。组织对6.6万名脑卒中高危人群开展筛查和综合干预,制定全省慢性病自我管理项目实施方案,编写自我管理小组组员手册和活动标准课件。推进健康生活方式行动。提升基层慢性呼吸系统疾病早期筛查干预能力。无锡市推进重点癌症筛查,将市区25万企业退休人员和65岁以上老年人的12种肿瘤标志物筛查列入为民办实事项目。强化学校传染病联防联控工作机制,进一步明确教育、卫生等七方工作责任,建立健全疫情定期通报制度、联合处置等六项制度。会同省教育厅召开结核病等传染病防控工作会议。推进儿童青少年近视防控工作,会同省教育厅开展新冠肺炎对学生近视影响调查,建立中小学生视力健康档案462.8万人份,建档率45.8%,排在前三位的是:盐城(78.2%)、泰州(64.4%)、苏州(61.4%)。全省缺课监测年平均上报率94.8%,预警处置率99.6%。启动

7个县(市、区)社会心理服务体系建设试点工作并开展督导。组织开展全省精神卫生工作规划终期评估。对我省严重精神障碍信息系统进行改造,实现与国家信息系统对接。组织制定新冠肺炎治愈患者心理评估量表和心理健康知识读本。协调政法、公安等有关部门开展严重精神障碍患者社区筛查,各级精神卫生医疗机构均对门诊确诊及出院患者信息进行登记和报告。苏州市2020年5月1日正式颁布实施《苏州市精神卫生条例》。2020年全省13个市严重精神障碍管理治疗工作5项指标综合评分平均429.41分,泰州、扬州和苏州市位列前3名。定期通报全省生活饮用水卫生安全状况。在全省4947个监测点开展饮用水卫生监测。开展空气污染(雾霾)对人群健康影响监测。组织对8类食品安全国家标准及1项地方标准开展跟踪评价,全年完成食品企业标准备案3328件。食品安全风险监测点覆盖我省全部县(区、市),食源性疾病病例监测覆盖全省所有县级以上综合性医院,并向社区卫生服务中心延伸,定期会同省相关部门研判分析食品安全风险隐患。广泛开展营养与食品安全主题宣传活动。起草《江苏省传染病防治条例》和《江苏省精神卫生条例》的征求意见稿,并多方征求意见,完成相关准备工作。对结核病、精神卫生、血吸虫病等6个规划进行"十三五"期间评估。

(石健峰)

【慢性病防治工作】 一是推进慢性病综合防控示范区建设。全省示范区申报优秀特色案例,经国家专家评选,5例入选国家案例集。确定沭阳县为"江苏省慢性病综合防控建设达标区";重新确认南京市高淳区、徐州市泉山区、沛县、常州市金坛区、苏州市吴中区、常熟市、如东县、启东市、灌云县、灌南县、盱眙县、滨海县、阜宁县、建湖县、东台市、镇江市新区、泰兴市等17个县(市、区)为"江苏省慢性病综合防控示范区"。二是开展癌症早诊早治项目。2019—2020年度,淮安市淮安区、淮安市清江浦区、淮安市淮阴区、盱眙县、阜宁县、东台市、宝应县、扬中市、丹阳市和泰兴市等10个农村上消化道癌早诊早治项目点完成项目任务12202人,完成率101.68%,早诊率87.41%。淮安市洪泽区、涟水县、金湖县、盐城市盐都区、盐城市亭湖区、射阳县、滨海县完成癌症早诊早治年度工作任务,上消化道癌任务完成率102.92%(任务数3978例,完成4094例),早诊率86.57%;肝癌早诊任务完成率105.17%(任务数7000例,完成7362例),早诊率80.95%。三是规范开展心血管疾病高危人群筛查和干预、脑卒中高危人群筛查和干预项目。徐州市贾汪区、常州市、常熟市、海安县、东海县、淮安市、泰州市和盐城大丰区等8个心血管疾病高危人群筛查和干预项目点共计完成初筛调查20422人,检出5912名高危人群,完成5137人的高危干预,完成短期随访4641人,完成长期随访25326人,江苏省获国家心血管病中心颁发的2019年度项目全国先进奖。在脑卒中高危人群筛查和干预工作中,南京、无锡、徐州、常州、苏州、南通、连云港、盐城和扬州等9个设区市11个项目基地医院2019—2020年度共完成社区筛查90395例,完成院内干预45596例。四是开展重点慢性病监测。68个县(市)区的2017年肿瘤登记数据通过省级审核,上报国家癌症中心。江苏省获国家癌症中心颁发的"2019年度肿瘤登记工作省级杰出贡献奖"。推进死因监测、心脑血管事件报告工作的规范化开展,2020年江苏省死因监测工作获"组织管理奖""质控控制奖"和"数据分析与利用奖"。五是开展糖尿病、高血压患者规范化管理。积极推广慢性病患者管理的适宜技术,在全省开展慢性病患者自我管理小组规范化建设,2020年规范建成高血压自我管理小组454个,糖尿病自我管理小组455个。六是开展全民健康生活方式行动。9月在全省疾控系统组织开展以"健康江苏·我行动"为主题的健步走比赛,广泛开展三减三健核心信息宣传。依托江苏疾控微信平台,开展"全国肿瘤宣传周""全民健康生活方式日"和"高血压防治宣传周"宣传活动,通过微信向群众传播健康生活方式和慢性病防控核心知识。在职业人群中普及健康生活方式核心知识,组织全省11个慢性病综合防控示范区参加第五届"万步有约"职业人群健走激励大奖赛,共有380个团队5403人参赛。

(孙 超 周金意)

【血吸虫病防治】 截至2020年,全省血吸虫病防治地区64个县(市、区)全部达血吸虫病传播阻断标准,其中7个设区市达血吸虫病消除标准,57个县(市、区)达血吸虫病消除标准。全省已经连续12年无急性血吸虫病病例,连续14年未查到阳性家畜,连续11年未查到本地感染患者。

做好查灭螺、查治病工作。省血防研究所于5月份下发2020年查灭螺工作方案,对各地查灭螺工作进行部署,明确南京、扬州、镇江3个设区市各20个重点环境,开展秋季螺情监测。3月29日—4月3日,省血防研究所组成钉螺调查专业队对全省沿江重点江滩开展现场钉螺调查工作。共调查南京、镇江、扬州3个设区市9个县(市、区)18个重点环境,查出有螺环境15个,累计查螺1970框,捕获钉螺3327只,活螺3073只,活螺平均密度1.56只/0.11平方米。2020年,我省血吸虫病防治地区在10个设区市,64个县(市、区),467个乡镇,3656个行政村开展查螺工作,共完成查螺面积7.35亿平方米,完成年度任务的105%。查出有螺环境561个,查出有螺面积2046.63万平方米。全省累计实施药物灭螺8455.35万平方米,完成年度任务的105.69%,其中药物巩固灭螺面积1483.19万平方米。环境改造灭螺面积95.73万平方米,其中历史有螺环境改造面积50.22万平方米。5月5—10日,对南京、镇江和扬州等三市开展查灭螺质量考核,共抽查南京、扬州、镇江3个市的6个县(市、区)12个环境,共计调查1280框,抽查江滩总面积535.73万平方米,解剖所有捕获钉螺,未发现感染性钉螺,药物灭螺后活螺密度大幅度下降。对盐城、淮安、南通、泰州、苏州、无锡和常州等7个市开展查灭螺质量及重点工程督导检查。2020年全省完成居民血清学查病33.03万人次,查到血清学阳性2263人;完成流动人口血清学查病2.92万人次,查到血清学阳性209人。完成病原学查病2.75万人次,未发现本地阳性病例;流动人口病原学查病1389人次,扩大化疗3619人次。

推进血吸虫病消除评估工作。推进南京市高淳区、江北新区,扬州市开发区、广陵区、江都区,镇江市京口区、镇江新区等7个县(市、区)消除血吸虫病评估工作。省血防研究所安排专人负责各县(市、区)消除评估资料上报,监测能力培训等工作。10月份,省血地办组织卫生、农业、林业、水利等部门专家,对7个县(市、区)开展螺情、病情、监测能力、资料审核等综合评估工作,现场考核结果显示,7个县(市、区)血吸虫病病情指标和螺情指标都已达血吸虫病消除标准,监测体系完善。截至2020年,全省64个血吸虫病防治县(市、区)89.06%达血吸虫病消除标准(57/64),达"十三五"规划85%的既定目标。

做好"十三五"规划评估及"十四五"规划谋划。按照全国"十三五"血吸虫病防治规划评估方案的要求,江苏省制定并下发江苏省"十三五"血吸虫病规划评估方案,制定各类数据上报表格,收集相关卫生血防评估数据、资料。指导64个血吸虫病防治县(市、区)完成规划自评工作,省血吸虫病防治研究所完成全省"十三五"规划及"地方病血吸虫病防治攻坚行动方案"自评报告,报国家卫生健康委。为谋划"十四五"规划,科室对近年遇到的水源地保护区、长江豚类保护区等药物灭螺难以实施的现有钉螺环境,长江保护修复、生态湿地建设、退耕还林还草还湖等区域涉及的历史有螺环境,可疑钉螺滋生环境类型演变开展调查、信息收集。召开"十三五"规划总结暨"十四五"规划设想研讨会,凝练"十三五"期间防治经验,分析存在的问题及难点,为科学制定"十四五"规划提供有力保障。

把好防急感工作关。省血地办制定并下发《关于切实做好2020年急性血吸虫病防控工作的通知》及急性血吸虫病防控督导工作方案,明确防急感责任人和责任区域,常态化开展急感防控明察暗访工作。7月10日召开全省防急感工作会议,明确要求全省各地加强对急感防治工作的组织领导,明确责任,扎实做好"高危地带""高危人群"和"高危季节"的急性血吸虫病疫情监测和防治工作,建立完善急性血吸虫病疫情应急处置机制。省血防研究所印发《江苏省汛期血吸虫病防控技术方案》,指导各地开展汛期血吸虫病防控工作。新冠肺炎疫情防控条件下,重点指导血吸虫病的及时诊治工作,沿江地区医疗机构的发热门诊实行首诊负责制,严格做好血吸虫病相关询诊工作,对沿江所有医疗机构发热患者进行跟踪回访监测,对重点人群开展血吸虫病检测。省血地办、省血防所多次组织人员对沿江重点环境汛情、急感防控工作开展调研,分区域对全省高风险环境逐一排查,要求各地压实压牢各项血吸虫病防控措施,对高危水体投放氯硝柳胺展油膜剂或缓释药包,高危地带坚决杜绝放牧行为。对涉水人员进行造册登记,尤其是参与防洪抢险的解放军和武警官兵,主动做好跟踪监测工作。6月、9月,省血地办、省血防研究所联合组织督导组2批次对南京、扬州、镇江3个设区市沿江重点区域的"急感"防控工作开展专项暗访督查,督查结果全省通报。

强化血吸虫病监测工作。制定并下发《江苏省血吸虫病监测方案(2020年版)》,收集监测点村、哨点医院等信息,组织开展监测方案及监测技术培训。根据监测方案要求完成常规病例监测、流行因素监测以及风险监测等相关工作。全省64个监测点累计调查钉螺环境3201个,调查面积10854.82万平方米,累计查出有螺面积377.09万平方米,其中复现面积73.66万平方米,新发面积1.17万平方米,RAA检测混合样本数1511个,累计检测钉螺11705个,未发现阳性样本;全省64个监测点共开展血清学检测13545人,血检阳性37人,阳性率0.27%,所有血检阳性均开展病原学检测,未检获阳性;全省64个监测点中,共1个县开展家畜监测,检测羊等引进家畜100头,粪便孵化结果均为阴性。按照方案要求在监测点钉螺监测区域以及人群和家畜经常活动的野外环境,开展野粪调查,本年度捡获野粪3份,粪检均为阴性。

推进省际联防,加强省内联控。江苏省按照《湘、鄂、赣、皖、苏五省血吸虫病联防联控方案》的要求,将血吸虫病联防联控工作纳入全年工作计划,有关市、县(市、区)加强对省际血吸虫病联防联控工作的领导,落实联防工作经费,统一组织联防乡镇和有关部门认真落实区域联防联控措施。高淳县、江宁区、浦口区和宜兴市按照联防联控"六同步"要求,共完成钉螺调查8642.42万平方米,药物灭螺1506.11万平方米,人群查病2.45万人次,人群治疗1642人次,晚血治疗54人次,中小学生健康教育21.1万人次,印发宣传品25.7万份,保持(树立)禁牧标志51块,保持(树立)警示牌129块。11月23—25日,国家卫生健康委疾控局、湖南省卫生健康委对江苏省洪涝灾害后血吸虫病联防联控工作开展调研,并高度评价江苏省血吸虫病联防联控工作。江苏省在联防联控县(市、区)加大对重点地域环境的综合改造治理。一是按照"因地制宜、分类指导"的原则,强化对联防区域家畜血吸虫病查治、禁牧和淘汰易感牲畜等措施。二是水利、交通部门积极推进联防区域内血防综合治理工作。与安徽省比邻的高淳区于2020年10月在水阳江干流左岸(小蔡河—乌溪河段)开始堤防加固工程,工程覆盖全部高宣圩,实施堤身加固,迎水坡硬化护砌,新增加涵闸1处,沉螺池3处。浦口区在江浦街道通过不围垦种的环改方式,完成25.61万平方米的环境综合治理灭螺。宜兴市实施泄洪沟环改灭螺两个血防项目,沟渠硬化1050米,扩大灭螺面积2.4万平方米。除省际的湖区五省联防联控外，省内在宁镇扬常泰地区、苏锡常地区、高宝邵湖区构建三大区域性联防片区，形成省、市、县、乡镇四级工作网络，做到上下联动、信息互通、工作互助、整体推进。

开展健康教育。全省64个县（市、区）开展血吸虫病健康教育示范社区和示范学校创建工作，组织开展血寄防健康知识科普读物评比活动。收集上报的科普读物作品78件，评出故事类和科普类各一等奖3名、二等奖5名、三等奖10名；组织编写并率先出版一本血吸虫病防治权威科普读物《为了人民的健康——血吸虫病防护》；印发《血吸虫病防治知识》宣传折页5万份、水利工程工地健康教育宣传画《施工不忘安全　防新冠不放松》500张，血防宣传海报6万张。利用微信公众号、抖音号等新媒体平台，播出“找钉螺”微信小游戏、哔哩哔哩网络直播钉螺饲养等，并通过学习强国平台播放健康慕课“血吸虫病防治”科普视频。

（田增喜）

【疟疾防治工作】　2020年江苏省共报告疟疾90例，较2019年（244例）下降63.11%，均为境外输入病例。其中，恶性疟59例、间日疟5例、三日疟2例、卵形疟23例、恶性疟与卵形疟混合感染1例，无死亡病例。

一、创新开展新冠肺炎疫情下输入性疟疾防控工作。省卫生健康委在全国率先下发《关于在新冠肺炎疫情常态化防控形势下加强输入性疟疾防控工作的通知》，在入境人员隔离点和中转站等地，全面加大发热人员疟疾筛查和疟疾防控知识宣传，组织开展现场工作调研与交叉检查，确保输入性疟疾病例及时诊断和治疗。在无锡召开新冠肺炎防控常态化输入性疟疾防控工作研讨会，各地交流新冠肺炎期间的疟疾防控经验做法。

二、切实保障消除后监测经费和物资需求。继续整合中央财政疟疾防治项目经费和省财政疟疾防治经费，为各地落实疟防措施提供经费支持；继续实行有奖报病制度，为相关人员提供报病、样本采集补助；为全省13个设区市及所辖县（市、区）疾控中心采购5万人份的疟原虫快速诊断试纸条（RDT）和50台生物显微镜，为全省疟疾病例诊断提供保障。2020年全省共血检124151人次。

三、提高病例诊治水平与工作报告质量。组织开展江苏省第二期疟疾镜检能力评估研修班，持续推动全省镜检人才专家库建设工作。各地按照“1－3－7”消除疟疾工作规范，开展疟疾病例的管理和疫点调查处置工作。江苏省血寄防所每周编发《疟疾疫情周报》和手机短信，通报全省上一周疫情、病例诊断、血样收集和接受治疗等情况，分析当前疫情特点和关注重点，指导各地开展疟疾防控工作。

四、开展全国疟疾日宣传活动。在“4·26”全国疟疾日期间，围绕“消除疟疾控新冠，同防输入再传播”主题，充分利用微信、微博、广播、电视等平台，采用线上线下等多种形式开展系列主题活动，进一步提升重点人群对疟疾的认知和防控意识。

五、做好区域联防联控工作。2020年江苏省是苏、鲁、豫、皖、鄂五省疟疾联防联值班省。江苏省组织开展苏、鲁、豫、皖、鄂五省疟疾联防联控检查，同时，接受山东省对江苏省防止疟疾输入再传播工作的检查，并带队对湖北省进行检查，在无锡召开五省疟疾联防联控交叉检查总结会。徐州市铜山区作为值班单位召开苏、皖两省第四十五届疟疾联防会议。

（朱国鼎　田增喜　曹　俊）

【艾滋病防治工作】　2020年，全省共报告检测各类人群约1436万人次，占全人群的17.79%，较上年同期上升12.72%；新报告艾滋病病毒感染者和患者3923例，较上年同期下降8.92%，其中艾滋病病毒感染者3077例，艾滋病患者846例；报告艾滋病病毒感染者和艾滋病患者死亡476例，较上年同期下降7.93%。全省现存活艾滋病病毒感染者和患者31760例，其中艾滋病病毒感染者19761例，艾滋病患者11999例，累计报告死亡4529例。目前31547名艾滋病病毒感染者和患者接受江苏省管理。一是开展宣传教育。利用“世界艾滋病日”“国际禁毒日”“世界肝炎日”等主题日，面向全社会开展形式多样、内容丰富的预防艾滋病宣传教育活动。在13个设区市全面开展与社区联合推行的艾滋病防治健康社区行活动，针对老年人群、青年学生、职业人群等广泛传播艾滋病防治健康知识，增强大众艾滋病防治意识。开展江苏省首届艾滋病防治健康教育作品征集大赛活动，并通过公开展览、地铁宣传等途径宣传优秀作品。利用微信小程序等信息技术判断艾滋病防治重点人群，精准推送防治信息。二是深入推进综合干预。加强重点干预，建立并完善高危人群行为干预体系，继续实施100%安全套推广等娱乐场所行为干预措施，拓展男男同性性行为人群综合干预模式，在高危人群中开展艾滋病病毒暴露前后预防工作，扶持社会组织开展社区宣传干预和动员检测活动，促进感染者早期发现和早期治疗，减缓艾滋病传播。全年累计干预暗娼325893人次，检测63994人，发现艾滋病病毒感染者5例；累计干预男男同性性行为人群111834人次，检测31434人，发现艾滋病病毒感染者1009例。发挥社会组织易于接触特殊人群、工作方式灵活等优势，鼓励支持社会组织在高危行为干预、随访管理、健康教育等领域开展工作。发挥艾滋病防治社会组织孵化基地作用，全省有24个项目获得2019—2020年度国家社会组织参与艾滋病防治基金项目资助，经费合计141.7万元。发挥省级社会组织参与艾滋病防治基金作用，重点支持青年学生等积极参与预防艾滋病宣传教育和干预活动。13个设区市共设置艾滋病病毒暴露前后预防门诊20个，为高危人群提供生物医学干预措施。三是扩大监测检测和治疗。进一步完善艾滋病检测网络，全省艾滋病检测网络已扩展到14个确证实验室（其中包括1个省级确证中心实验室，13个市级确证兼筛查中心实验室）、709

个艾滋病筛查实验室、1807 个艾滋病检测点，共 2530 家检测服务机构，其中承担 CD4 细胞检测的实验室 32 个、病毒载量检测实验室 14 个，基因型耐药检测实验室 2 个。组织开展全省艾滋病检测监督检查工作和检测质量考评活动。全省共设置 VCT 门诊 375 个，每年为各类人群提供免费检测咨询超过 8 万人次。进一步完善艾滋病监测网络，设置各类人群监测哨点 130 个，全省哨点共监测 4.9 万余人次。提高抗病毒治疗及时性，扩大抗病毒治疗覆盖面，全省在治成人患者 30147 人，在治儿童患者 48 人，抗病毒治疗覆盖率 94.1%。为艾滋病病毒感染者和患者提供 CD4 细胞检测服务 36828 人次，病毒载量检测服务 30642 人次，病毒载量抑制率 96.8%。四是加强社会综合治理。强化吸毒人群行为干预，全省 18 个社区戒毒药物维持治疗门诊累计收治 9949 名滥用阿片类物质成瘾者，其中包括 185 名艾滋病病毒感染者和患者，在治 1286 人，年均保持率 92.97%，部分地区积极扶持禁毒社工组织开展社区吸毒人员干预。联合省监狱管理局在省新康监狱举行主题帮教活动；联合省戒毒管理局在省女子强制隔离戒毒所和省句东强制隔离戒毒所举行主题帮教活动。对羁押场所内的新关押人员进行艾滋病病毒抗体筛查工作，全省共筛查 81597 人次，其中抗体筛查阳性 148 人次。五是推进学生艾滋病防控。强化部门协同合作，共同推进学生艾滋病防控工作。继续通过疫情通报制度加强学校艾滋病防控工作。继续开展江苏省青年学生艾滋病宣传教育，在 194 所学校开展宣讲和艾滋病自助检测材料进校园活动。六是创新引领模式探索。成立省级示范区技术指导办公室和专家组，为各示范区提供技术指导和支持；开展基线调查，全面了解示范区工作基础情况；全省 4 个国家级、9 个省级示范区探索创新模式 27 个。七是提升性病丙肝防治规范性。重点加强性病区域监测，规范开展病例报告管理和性病检测工作，全省通过传染病网络直报系统共报告梅毒 25309 例和淋病 5874 例。加强丙肝病例报告、聚集性疫情处置培训，全省通过网络直报系统共报告丙肝病例 4208 例，较上年同期下降 5.76%。

（孙　超）

【重点寄生虫病监测】　一、全省实现肠道线虫病有效控制。2020 年江苏省完成南京市等 4 个设区市的有效控制肠道线虫病效果评估工作。截至年底，全省所有设区市及其所辖的县（市、区）均达江苏省有效控制肠道线虫病的标准。

二、圆满完成十三五规划防控目标。2020 年，按照《全国包虫病等重点寄生虫病防治规划（2016—2020 年）终期评估方案》的要求，结合江苏省实际制定《江苏省重点寄生虫病“十三五”规划终期评估方案》，完成了全省重点寄生虫病“十三五”规划终期评估报告。

三、食源性寄生虫感染风险监测。2020 年，江苏省针对饮用水、小龙虾、蝲蛄、溪蟹、淡水鱼及海鱼等开展食源性寄生虫感染风险的监测工作。全省累计完成饮用水样检测 25 份，未检出贾第虫包囊或隐孢子虫卵囊；累计检测小龙虾 777 只，未检出寄生虫囊蚴；完成蝲蛄和野生溪蟹中致病寄生虫的监测工作，累计监测蝲蛄 300 只、溪蟹 52 只，未发现并殖吸虫囊蚴；累计检测淡水鱼 2214 尾，检出肝吸虫囊蚴 67 尾，阳性率 3.03%，检出东方次睾吸虫囊蚴 18 尾，阳性率 0.81%；累计检测海鱼 578 尾，检出阳性 143 尾，阳性率 24.74%；充分基于融媒体技术，设计开发“随手拍福寿螺”系统，发现了江苏省近 300 个福寿螺自然滋生环境，累计检测福寿螺 527 只，未检出广州管圆线虫的幼虫；同时结合“全国食品安全宣传周”活动，充分利用“江苏省寄生虫病防治”微信公众号和抖音短视频，开展食源性寄生虫病知识有奖答题、健康科普等系列的线上宣传活动，累计参与 10 万人次。

四、重点寄生虫病监测。2020 年江苏省继续通过设立监测点开展人群重点寄生虫病的监测工作。在常州市武进区等 32 个县（市、区）设立人群重点寄生虫感染监测点，累计调查 45905 人次，阳性 74 人，总感染率 0.16%，包括蛔虫感染 23 人、钩虫感染 33 人、鞭虫感染 7 人、肝吸虫感染 9 人、蛲虫感染 2 人，未发现混合感染及其他虫种的人体感染，连续 11 年全省人群寄生虫感染处于 0.5% 以下的水平。针对幼儿及低年级小学生，2020 年在南京市鼓楼区等 5 个县（市、区）设立蛲虫感染监测点，累计调查 2900 人次，阳性 13 人，感染率 0.45%。2020 年全省网报包虫病病例 2 例，均为输入性病例；加强对宜兴市、溧阳市等 2 个重点地区开展包虫病监测工作；累计监测重点地区犬粪 279 份，触检羊肝、羊肺累计 351 份，监测重点人群血清样本 501 份，均未检出阳性；同时开展健康教育累计 3356 人次。

五、健康扶贫关怀照料慢性丝虫病患者。2020 年江苏省继续针对慢丝患者开展关怀照料工作。截至 2020 年底，江苏省现存慢性丝虫病患者 2890 例，全部下发慢丝关怀照料包，累计开展现场技术指导 10 余次，接受现场及电话关于慢丝照料方法咨询 30 余次。

（戴　洋　田增喜　曹　俊）

【碘缺乏病预防控制】　一、盐碘监测项目。强化对省级定点生产企业及各地区盐业零售单位的食盐碘含量监测，采集零售网点进行食盐品种和食盐碘含量监测，采用最新碘盐含量标准（盐碘含量均值 25 毫克/千克，范围 18～33 毫克/千克）判定合格碘盐。2020 年全省生产、零售及居民户层次食盐碘含量均数基本稳定在 25 毫克/千克略微偏下的水平（介于 20～25 毫克/千克）之间。生产层次个别单位部分月份盐碘均值在 20 毫克/千克左右（偏低于江苏省 25 毫克/千克的盐碘含量标准），除 2 月检出 1 份盐碘含量结果为 38 毫克/千克为不合格盐样外，其余均未见不合格盐样。2020 年全省共监测 13 个市 52 个县（市、区）8504 份零售层次盐样,盐碘含量均数为21.81毫克/千克,中位数23.1毫克/千克,标准差5.01毫克/千克。其中合格碘盐有8156份,占95.91%,非碘盐有209份,占2.46%,不合格碘盐有139份,占1.63%。不合格碘盐本省和外省来源的都有。全省13个市所有县(市、区)开展居民户食用盐监测工作,全部97个缺碘监测县区单元(含南京江北新区、苏州工业园区、泰州医药高新区,镇江新区和京口区合作1个调查单元,共计97个县级调查单元)在现场半定量检测的基础上,开展碘盐定量监测,2个完全高碘县和4个高低碘混合县开展半定量监测,无监测盲点,有效监测率100%。共监测29234户居民家中食用盐,盐碘均数为23.39毫克/千克,中位数为23.7毫克/千克,标准差为4.85毫克/千克。其中27762户居民食用合格碘盐,碘盐覆盖率98.04%,碘盐合格率96.85%,合格碘盐食用率94.96%。2020年在水源性高碘地区共采集居民户盐样1365份,其中未加碘食盐1341份,未加碘食盐覆盖率98.24%。

二、人群碘营养监测项目。2020在全省13个设区市、97个缺碘县区进行人群碘营养调查及评估(含南京江北新区、苏州工业园区、泰州医药高新区,镇江新区和京口区合作1个调查单元,共计97个县级调查单元)。2020年完成19505名儿童的尿碘检测,全省尿碘中位数为229μg/L,未见有县区儿童尿碘中位数(MUI)低于100μg/L,未见儿童尿碘中位数小于50μg/L的县比例超过20%的县市。2020年完成9729名孕妇尿碘检测,全省尿碘中位数168.4μg/L。2020年,全省共计完成45个县市的学龄儿童甲肿县B超检测,共计检测9047名儿童。2020年监测县区中,未见有甲肿率超过5%的县区。全省各县均进行了甲状腺触诊,全省触诊甲肿率小于0.01%。综上,江苏省无论是学龄儿童还是孕妇人群均处于碘营养较为适宜的水平。

三、水源性高碘地区病情监测。2020年在新划定水源性高碘地区作为国家级监测点开展高碘监测,国家级监测点共监测8~10岁儿童1365份尿样,尿碘中位数为405.6μg/L,B超检测儿童1365人显示甲肿率3.22%。孕妇监测57份尿样其尿碘中位数为282μg/L。各县(市、区)儿童甲肿率均低于5%。

四、碘缺乏病健康教育项目。2020年5月15日是第二十七个"全国防治碘缺乏病日",江苏省在"江苏疾控"微信公众号平台开展"5·15"碘缺乏病防治知识竞答抢红包活动,累计参与79428人,累计答题467328次,累计中奖45289人次。

五、地方病攻坚评价(碘缺乏病和水源性高碘防控)。对照地方病防治专项攻坚目标和江苏省责任书,2020年地方病防治专项终期评估中,全省94个碘缺乏病防治县全部达2019版重点地方病消除和评价办法中碘缺乏病消除标准,6个涉水源性高碘的县(市、区)达水源性高碘控制标准(试行)。

(王培桦 田增喜 徐 燕)

【氟砷病预防控制】 一、地方性氟中毒监测项目。在全省26个县开展地方性氟中毒监测。2011个饮水型氟中毒病区村中改水2011个,占病区村的100%;改水工程正常运转病区村2011个,占病区村总数的100%;水氟合格的病区村2011个,占病区村总数的100%。全部26个县(市、区)改水措施到位水氟全部合格,其中20个县(市、区)已实现饮水型氟中毒控制目标(2020年新增徐州市邳州市、连云港市赣榆区达饮水型氟中毒控制标准),占全部26个病区县(市、区)的76.92%。徐州市开发区、云龙区、铜山区、丰县、沛县、睢宁县6个县(区)已单独实现防治措施达标。2020年在26个病区县普查8~12岁儿童147193人,检出氟斑牙患者22774例,8~12岁儿童氟斑牙总体患病率15.47%。

二、地方性砷中毒监测项目。在盱眙、泗洪2个中央补助饮水型地方性砷中毒监测县和睢宁、金湖、洪泽3个省级饮水型地方性砷中毒监测县开展监测任务。共计监测33个高砷村(2020年宿迁市泗洪县拆迁1个),其中已改水村33个,占监测村数的100%,所有高砷村均无地方性砷中毒新发病例。所有高砷县均保持饮水型砷中毒消除水平。

三、降氟/砷改水工程监测。2020年降氟改水监测共采集2139份水样,其中水源水33份,出厂水95份,末梢水2011份。水源水、出厂水、末梢水水氟含量全部合格,没有超标。在徐州、宿迁、淮安的高砷村开展降砷改水工程监测。共监测33个村,9个改水工程,水砷含量均合格。

四、地方性氟中毒病区村档案、统计年报。现有氟病区村2011个,已改水村2011个,其中水氟达标村2011个,占全部村数的100%。33个高砷村全部改水,水砷检测全部合格。

五、临床氟骨症患者随访工作。制定下发《氟骨症患者确诊方案》《地方病患者服务管理方案》和《地方病患者治疗管理方案》。全省X线诊断氟骨症患者1460人,分布在徐州市、连云港市、盐城市、宿迁市的12个地方性氟中毒病区县(市、区),其中轻度1218人占83.42%,中度206人占14.11%,重度36人占2.47%。共有患者男性630人、女性830人。2020年对所有X线诊断氟骨症患者1460人进行随访,随访率100%。在患者自愿的基础上,体检1343人,体检率93.65%;治疗1153人,治疗率80.4%。

六、地方病防治攻坚评价(地氟砷病)。截至2020年11月底,20个县(市、区)实现饮水型氟中毒控制目标(2020年新增徐州市邳州市、连云港市赣榆区达到饮水型氟中毒控制标准),占全部病区县(市、区)26个的76.92%。徐州市开发区、云龙区、铜山区、丰县、沛县、睢宁县6个县(区)已单独实现防治措施达标。全省既往涉及高砷村的5个县(市、区)全部达到饮水型砷中毒消除标准。

(王培桦 田增喜 徐 燕)

【严重精神障碍患者管理治疗】 截至2020年12月31日,江苏省严重精神障碍信息系统在册患者350677人,报告患病率4.36‰。全省在管的严重精神障碍患者336399例,在册患者管理率95.93%。全部在册患者中,18~59岁患者占70.06%,贫困线标准以下的患者占39.62%,精神分裂症患者占62.89%。

2020年12月,全省共随访患者77545人。在随访患者中,危险性评估3级及以上的患者58人,占0.08%。病情稳定、基本稳定、不稳定患者分别为67889人、4685人、76人,分别占87.55%、6.04%、0.1%。规律服药、间断服药、不服药患者分别为57807人、2256人、10823人,分别占74.55%、2.91%、13.96%。报告患病率分市统计情况:截至2020年12月31日,全省13个设区市中,12个设区市严重精神障碍报告患病率超过4‰,仅南京市低于4‰;徐州、南通和泰州市报告患病率超过4.5‰。在册患者管理分市统计情况:2020年1月1日—12月31日,全省严重精神障碍患者规范管理率95.57%,体检率54.03%,面访率87.53%。在册患者服药分市统计情况:2020年1月1日—12月31日,全省在册患者服药率83.53%,在册患者规律服药率70.86%;在册精神分裂症患者服药率88.25%,在册精神分裂症患者规律服药率76.51%。其中,常州、南通、淮安和宿迁服药率低于80%;南通和淮安规律服药率低于60%。严重精神障碍管理治疗工作综合评分:以报告患病率、规范管理率、规范面访率、规律服药率及精神分裂症服药率等5项核心指标对13个设区市严重精神障碍管理治疗工作情况进行综合评分,全省平均429.41分。泰州、扬州和苏州位列前三位,南京、常州、南通、淮安、镇江和宿迁低于全省平均水平。精神卫生专业机构信息登记报告情况:2020年1月1日—12月31日,全省具有精神障碍诊疗资质的100个医疗机构在江苏省严重精神障碍信息系统中,共录入门诊确诊严重精神障碍患者信息8428例,录入出院患者信息20189例。

(顾　华)

【社会心理服务体系建设试点】 2020年省卫生健康委等9部门联合转发国家卫健委等9部门《关于印发全国社会心理服务体系建设试点2020年重点工作任务及增设试点的通知》,在江苏省新增加常州市金坛区、灌云县、淮安市淮安区、仪征市、丹阳市、兴化市、宿迁市宿豫区等7个县(市、区)开展省级社会心理服务体系建设试点工作,使全省开展试点的地区覆盖全省13个设区市,并对各试点地区完善社会心理服务网络,建立社会心理服务人才信息库,完善心理健康服务队伍,推进心理健康宣教及服务等重点工作提出明确要求。

截至2020年12月31日,南京、徐州、苏州、连云港、淮安、扬州、镇江、泰州、宿迁等9个设区市已按照要求成立跨部门试点工作组(或专家组),苏州、无锡、徐州、南通、宿迁市已组织开展市级多部门联合调研,指导试点县(市、区)开展社会心理服务体系建设工作。2020年新增的7个省社会心理服务体系建设试点县(市、区)已全部印发试点实施方案、成立试点工作领导小组,常州市金坛区等5个县(市、区)召开了试点工作启动会议。

截至2020年12月31日,苏州市全国社会心理服务体系建设试点和南京市溧水区等9个省级试点县(市、区)召开本年度领导小组会议;苏州市全国社会心理服务体系建设试点和南京市溧水区、无锡市梁溪区、徐州市铜山区、常熟市、南通市通州区、东台市、宿迁市宿豫区等7个省级试点县(市、区)安排试点工作经费515万元;徐州市铜山区等11个试点地区已初步建立社会心理服务体系建设试点工作人才信息库,共有入库人员2364人,其中,社会工作者461人,心理咨询师807人,心理治疗师105人,心理健康教育教师991人。

截至2020年12月31日,试点地区中,26.87%的村(社区)建成心理辅导室或社会心理服务场所;100%高校按1∶4000师生比配备心理健康教育专职教师;92.75%中小学校建立心理辅导室;2095个党政机关、企事业单位为员工提供心理健康服务;100%的精神专科医院开设心理门诊,57.66%的二级以上综合医院开设心理门诊;苏州市全国社会心理服务体系建设试点和14个省级试点县(市、区)均建立心理危机干预队伍,并开设心理援助热线;100%的乡镇(街道)建立精神卫生综合管理小组;苏州市和无锡市梁溪区开展抑郁症防治、老年痴呆症防治等特色项目;所有试点地区均开展多种形式科普宣传,共举办各部门各行业心理健康知识讲座140余场次,累计120228人次参加。

(顾　华)

【全省肺结核病发病人数稳步下降】 2020年,全省各地开展遏制结核病行动,实施结核病分级诊疗和综合防治服务模式,推进分子生物学诊断技术的应用,全省结核病疫情稳步下降。2020年登记报告肺结核病患者22520例,比2019年(24738例)下降8.97%,是自2005年我省肺结核病发病人数达最高峰以来的连续15年下降。

(顾鹏程)

【全省疾病预防控制体系改革实现突破】 省卫生健康委提请,省委、省政府2020年印发《关于完善重大疫情防控体制机制健全公共卫生应急管理体系的意见》,对改革完善疾病预防控制体系提出纲领性意见,首次明确“允许突破现行事业单位工资调控水平,允许疾病预防控制机构面向社会提供公共卫生技术服务,服务收入扣除成本并按规定提取各项基金后主要用于人员激励”,这项政策将极大提高疾控机构内生发展动力。另外,在疾控机构编制上作出突破性规定。首次将“每万常住人口疾控人员数”纳入2020年高质量考核指标，全省编制不达标的设区市疾控中心数量从2019年末的13家降至2020年末的2家，成效明显。全省各级疾控机构2020年共核增编制3715个，化解了疾控机构因编制不足制约人才招募的困难。当年，投入2300万元为省疾控中心配备全自动测序系统、全自动分子检测工作站等高端仪器设备，提高省疾控中心"一锤定音"的检验检测能力。全省91个县（市、区）疾控中心建成生物安全二级实验室，大幅提升基层疾控机构新冠病毒核酸检测能力。

（顾鹏程）

医政医管

【医政医管工作综述】 2020年，江苏省医政医管工作围绕新冠肺炎医疗救治和健康江苏建设工作要求，全力做好新冠肺炎医疗救治工作，推进分级诊疗制度建设，大力推动县医院能力建设，持续改善医疗服务，提升护理服务质量，强化医院信息化建设，开展"平安医院"创建活动，做好医院评审、大型医院巡查工作，加强医师、药事、医院感染管理工作。

一、疫情防控有力有序有效。一是未雨绸缪，关口前移。强化预检分诊管理，全省二级以上医院预检分诊点均配备1名呼吸科或感染科高年资医师，对所有就诊患者预检分诊，对所有来院人员测量体温，有效提高对无症状或无明显流行病学史患者的早发现能力，确保首诊不漏、应转尽转。在全国率先明确发热门诊设置要求，第一时间向社会公布541个设有发热门诊的医疗机构，引导发热等症状患者及时就近诊治。全省60个互联网医院全部开通"互联网+发热门诊"服务。发挥江苏重症医学技术优势，在全国较早把ICU技术力量充实到省、市级专家组和隔离病区一线，确保隔离病区一线每一位患者都有一名ICU主治以上骨干亲自负责。在疫情应对早期即制定病例监测相关敏感指标，利用省医疗服务综合监管系统，加强病例每日巡诊分析。二是系统推进，提升能力。构建分级分层分流的重大疫情救治机制。加强定点医院救治床位储备，改造三区两通道、供氧、通风、供暖、污水污物处理等设施。加强救治设备储备，配备负压病床、负压救护车、移动CT、呼吸机、ECMO、心电监护仪等设备。加强可转换病区和方舱医院建设，制定"平疫结合"可转换病区设置指导意见和方舱医院改造指南，指导各地做好体育馆、会展中心等封闭式大空间建筑改造为方舱医院。加强发热门诊规范化建设，在全国率先制定江苏省医疗机构发热门诊建设标准和评估验收标准，争取省财政补助，全省发热门诊达标率93.82%。加强核酸检测能力建设，组建省级应急检测队3支、市级应急检测队24支，推动各设区市建设19个市级公共检测实验室。三是精准防控，从严管理。制定加强医疗机构发热门诊建设管理等6项制度，发放新冠肺炎防治知识读本，完善肺炎防控制度和医用外科口罩佩戴流程等17个操作流程，所有医务人员全面便捷获取和掌握防治知识和防护技能。组织6次全省性新冠肺炎救治相关消毒隔离和个人防护等方面知识视频培训。督促医疗机构规范预检分诊、发热门诊、留观病室基本设置以及新冠肺炎患者就诊流程，有效预防和控制院内感染。推进医院感染质量控制信息化，全省有194个三级医院、284个二级医院建成院感监测信息系统。四是同舟共济，倾情支援。坚决服从中央统一指挥、统一协调、统一调度，先后派出八批医疗队，全力支援武汉、黄石等地抗击疫情。累计派出2948名卫生工作者支援湖北、新疆等地抗疫，是全国派出人数最多的省份。利用省远程医疗服务平台，迅速搭建"江苏—黄石远程医疗服务平台"，组织省内专家团队轮流值守，随时远程为湖北各医院提供远程线上医疗服务。

二、分级诊疗制度建设取得新进展。将分级诊疗制度建设摆在突出位置，列入对各市年度高质量发展考核指标，大力推进区域、城乡、上下、急慢分开，基层首诊、双向转诊、急慢分治、上下联动的分级诊疗格局加快形成。主动争取省委省政府和国家卫生健康委支持，将江苏省创建国家医学中心和国家区域医疗中心纳入委省共建范围。组织创建医院对照建设标准，深入分析优势和差距，提出建设重点方向和硬件设施、高端人才培养、创新平台建设等主要方面的经费支持需求，研究制定《关于创建国家医学中心和国家区域医疗中心的实施方案》。各创建医院以高质量建成国家区域医疗中心为目标，对照设置标准，以项目化推进为抓手，统筹推进中心建设发展。印发《进一步推进全省远程医疗系统建设的意见》，加快推进省、市、县三级卫生信息综合平台建设，实现县医院与对口支援的城市三级医院远程协作全覆盖，建立远程协作网111个，1066个医疗机构参与建设。发挥省属省管医院临床重点专科技术优势，开展远程会诊、病理诊断、影像诊断、继续教育，年服务量近100万次，县域内患者更加便捷地享受优质医疗资源。

三、现代医院管理制度建设全面推进。一是扎实推进医疗质量管理。印发《关于加强全省医疗质量控制组织机构管理的通知》，在做好各专业质控基础上，进一步理顺省级医疗质量控制中心管理的组织体系、职责任务和工作机制，成立省医疗质量控制管理办公室，新成立医疗美容、健康体检与管理、创伤救治、胰腺专病等4个专业省级医疗质量控制中心，健全完善江苏省医疗质量管理与控制体系。二是规范医疗技术临床应用管理。开展全省医疗机构医疗技术临床应用排查整顿,加强对限制临床应用医疗技术的事中事后监管,保障医疗安全。开展人体器官捐献与移植专项整治工作,深入剖析人体器官获取和移植问题,成立全省统一人体器官获取组织,合理划分现有 OPO 服务区域,确保 OPO 服务区域全覆盖且互不重叠。三是推进医院评审工作。制定印发三级传染、口腔等 6 个专科医院评审标准实施细则,对无锡市人民医院等 19 个医院开展现场评审,完成 2020 年度 19 个三级医院现场评审工作。四是全力推进医院章程制定。强化落实党委领导下的院长负责制,进一步完善医院内部治理体系,建立健全议事决策机制和运行管理要求,逐步构建现代医院管理制度体系,全省 1595 个医院全部完成章程制定工作。五是完成公立医院绩效考核任务,制定《江苏省二级公立医院绩效考核工作实施方案》,对 2018 年度三级公立医院绩效考核结果和国家监测指标进行深入分析。完善三级公立医院绩效考核权重体系和评分方法,全省 118 个三级公立医院、67 个二级公立医院圆满完成 2019 年绩效考核各项相关工作。六是做好省级临床重点专科建设。改进省级临床重点专科评审方法,依托信息化手段完成 444 个新申报专科、64 个周期满省级临床重点专科及 88 个省级临床重点专科建设单位评审及复核工作,全省共建成省级临床重点专科 691 个。七是逐步提高医院信息化程度。制定省医疗服务综合监管系统功能升级方案,同步推进市级监管系统建设,全省 13 个市均完成市级监管系统建设环境搭建。制发全省结构化门急诊电子病历升级改造实施方案和门急诊电子病历模板,推动各医疗机构建设统一标准的门急诊电子病历系统,为以症候群监测为主的传染病监测预警系统建设提供支撑。全省 20 个医院电子病历系统应用水平达 5 级以上,其中 2 个达 6 级,164 个医院达 4 级及以上,全省三级公立医院电子病历系统应用平均水平位于全国前列。八是规范社会办医。会同发改委等 10 个相关部门出台《江苏省促进社会办医持续健康规范发展的实施意见》,进一步完善社会办医制度政策。2020 年,新增社会办医疗机构 1789 个、床位 8887 张。九是全面做优县级医院。继续推进县级医院服务能力提升工程,2020 年新增 8 个县级医院为三级医院,全省县级三级综合医院达 50 个,占县级医院总数的 74.6%。十是药事管理不断强化。

四、医疗卫生机构的公益性质日益彰显。根据全国三级公立医院绩效考核国家监测显示,江苏省住院患者满意度列全国第一、门诊患者满意度列全国第二。一是实施号源紧张专家弹性门诊。针对群众看病就医需求大、号源紧张的专家,由专家所在医院根据专家工作安排,48 个三级医院开设专家弹性门诊,进一步满足患者需求。各医院公布专家弹性门诊时间、地点安排,尽可能实现网上预约。二是全面推行预约诊疗,保障老年人等特殊人群现场预约需求。全省医院诊疗服务平台已接入 300 多个二级以上医院,2020 年预约成功率 83.96%。三是推广多学科诊疗。在全省医疗机构实行“专家门诊中心制”和专科联合会诊制度,并建立中西医会诊制度。全省共有 331 个医疗机构开展 MDT,充分发挥其在疑难病诊断、慢性病全程管理、确定肿瘤最佳治疗方案和提高治疗安全性等方面的作用。四是推行临床路径管理。全省 458 个医院实施临床路径管理,各医疗机构不断扩大临床路径管理的专业覆盖面,临床路径管理工作步入常态运转。五是完善日间手术,优化日间手术工作制度和工作流程,创新日间医疗服务模式,全省 246 个医疗机构开展日间手术,年均开展日间手术 24.5 万台次。六是继续实施医务社工和志愿者制度。各级医疗机构院内社工与志愿者管理职责由相关部门专人负责,通过招募医务人员、医学生、有爱心的社会人士等,经过培训后为患者提供诊疗、生活等患者支持服务。七是深化优质护理服务。全省开展“优质护理服务”的三级医院计 187 个,优质病房 4753 个,优质护理服务病房覆盖率 99.7%,其中 A 类病房 2212 个。二级医院开展优质护理服务计 339 个,优质病房 2682 个,优质护理服务病房覆盖率 91.76%,其中 A 类病房 861 个。八是推广检验检查互认。在加强检验质量控制的基础上,全省检验结果互认单位 419 家,检验互认项目 6 大类 44 项。九是完善对口援助。十是大力实施健康扶贫工程。落实低收入人口在定点医院住院“先诊疗后付费”、一站式结算、托底医疗保障等政策,低收入人口定点医院住院个人自付比例由 2017 年末的 20.55% 下降至 2020 年末的 8.44%。十一是持续保障血液供应。2020 年累计组织开展无偿献血 100.86 万人次,同比增长 1.05%,采血总量 373.26 吨,同比增长 2.66%,再次实现无偿献血人次和献血量“双增加”。十二是创新院前急救模式。举办航空医疗救护联合演练,开展航空医疗救护培训,探索建立航空救护多部门信息联动机制。开展院前医疗急救呼救定位试点工作,实现急救中心调度平台与通信企业移动电话平台对接定位,缩短院前急救响应时间。

五、医疗行业突出问题专项整治扎实开展。一是持续开展医疗乱象治理。联合省发展改革委、省医保局等 8 部门开展医疗乱象专项整治,全省共排查医疗机构 2.82 万个,覆盖率 86%。会同省网信办、教育厅等 8 部门下发《关于进一步加强医疗美容综合监管执法工作的通知》。二是严厉打击涉医违法犯罪。联合省公安厅制定加强新冠肺炎定点收治医院安保工作十项措施,与公安、法院、检察院密切协作,对疫情期间发生的医闹、伤医等扰乱医疗秩序和伤害医务人员人身安全等违法犯罪行为,从严从快惩处。将 21 人列入国家诚信系统严重失信人员名单,由相关部门对其实施联合惩戒。三是开展医疗机构安全风险排查整治。组织开展安全风险自查和问题整改,全省 609 个二级以上医院设置警务室,设置率 83%。四是开展医保基金专项治理。会同省医保局开展医保定点医疗机构规范使用医保基金行为专项治理,严查违规收费、重复收费、超医保支付范围、无指征诊疗、不规范诊疗服务等行为。五是开展行业作风建设专项行动整治。出台

《2020 年全省医疗行业作风建设工作专项行动实施方案》,着力解决医疗服务中违规违纪违法、侵害患者合法权益、医德医风缺失等突出问题。组织对各地各医疗机构的行风领导组织体系建设、“九不准”落实、“四排一控”工作、纠风工作、医德医风教育、行风结果运用情况等开展检查。六是组织开展全省庆祝第三个中国医师节系列活动。

(刘益兵　管士弟)

【新冠肺炎医疗救治】 一是全力做好医疗救治工作。落实“四早”“四集中”原则,按照“先三级传染病专科医院、后三级综合医院感染科、再县级综合医院感染科”的顺序,实施分阶段有序开放。推动南京、苏州等8个市借鉴“小汤山”模式,通过新建板房、改建现有病房等,在较短时间内新增1500张收治床位。将681名确诊患者集中在29个定点医院救治,实现确诊患者零死亡。加强血氧饱和度、乳酸、呼吸频率等指标监测,利用省医疗服务综合监管系统,强化临床大数据统计分析,重点关注老年、孕产妇、合并其他原发病等重点人群,研究制定新冠肺炎患者病情转重风险智能评估系统,实时根据患者生命指征和检验检查结果智能评估出病情转重、转危重的可能性,给临床治疗提供预警信息,及早采取干预措施防止病情恶化。成立涵盖省呼吸、重症、感染、急诊、中医、院感、儿科、影像、妇产、康复等专业92人的省级医疗救治专家组,坚持省、市级专家组蹲点隔离病区、片区专家分片巡诊、省级专家现场会诊和远程会诊、多学科专家会诊等制度措施,落实“一人一小组”“一人一方案”,确保重型、危重型病例24小时处在专家组监测中。组织省级专家现场会诊1035例次、片区长巡诊400余例次。统筹全省医疗资源,支持陈静瑜医疗团队成功开展全国首例新冠肺炎双肺移植手术。先后制定下发三版《江苏省新型冠状病毒肺炎中医辨治方案》,指导全省辨证施治;省中医院研究推出2个新冠肺炎防治中药院内制剂,通过省药监局备案,运用于临床防治。加强患者营养、免疫调节和心理疏导,积极运用康复患者恢复期血浆治疗技术,提高救治效率。二是从严开展疫情防控。做好入口管理,向各级各类医疗机构通报国际国内中高风险地区变化情况,指导预检分诊点精准开展流行病学调查。制定印发《江苏省发热门诊建设标准(试行)》,明确发热门诊的建筑布局、医护人员防护等建设和技术标准,推动医院发热门诊规范化建设。做好发热门诊运行监测,建立并落实发热门诊境外和离鄂离汉入苏人员留观病例日报告制度,确保在最快的时间精准监测到新冠肺炎病例。强化关口管控,要求医疗机构落实主体责任,实行医疗区和非医疗区分隔管理,建立医院分区分级感染动态风险评估制度。召开全省医疗机构防控新冠肺炎疫情和院感风险工作视频会议,部署医疗机构开展医疗机构疫情防控和医疗救治自查,卫生健康行政部门开展专项督导检查。深入开展新冠肺炎院感防控“回头看”和新冠病毒核酸检测工作专项督查工作,对督查中发现的问题印发情况通报,列明问题清单,督促整改落实。转发《关于进一步加快提高医疗机构新冠病毒核酸检测能力的通知》,督促各地建成符合要求的临床检验实验室,部署开展医疗机构核酸检测能力和应检尽检执行情况进行摸底调查,指导医疗机构扎实做好重点人群“应检尽检”工作。加快推进公共检测实验室建设,省疾控中心和南京鼓楼医院完成国家级区域公共检测实验室建设;南京市第二医院建成省级公共检测实验室;推动各设区市加快建设19个市级公共检测实验室。加强核酸检测队伍建设。通过培训考核,全省11075人具备核酸检测能力。组建省级应急检测队3支61人、市级24支497人。印发《江苏省秋冬季新冠肺炎疫情救治应对方案》《新冠肺炎定点救治医院建设基本要求》,全省明确三个批次46个定点医院,可腾空救治床位24716张,占全省二级以上综合医院总床位数的12.4%;有ICU床位1079张,占定点医院床位总数的4.4%。印发《医疗机构“平疫结合”可转换病区设置指导意见(试行)》《方舱医院改造建设及感控流程指南(试行)》,指导可腾空医院三区两通道改造,以及大规模疫情暴发时方舱医院改建工作。三是完善省重大疫情医疗救治体系建设。做好疫情应对预案,保持定点医院不撤销、隔离病区不缩减,保留各级专家组建制和医务人员梯队编组。进一步谋划和完善重大疫情医疗救治体系建设,加快制定建设行动方案和配套建设项目;积极会同疾控、信息等部门开展疫情预警系统建设,进一步促进医防深度融合。印发《江苏省发热门诊建设标准(试行)》《江苏省医疗机构发热门诊评估验收标准(2020年版)》和《关于开展全省医疗机构发热门诊评估验收工作的通知》,明确发热门诊建筑布局、医护人员防护等建设和技术标准,分级组织开展发热门诊评估验收工作,推进发热门诊规范化建设。推进中大医院建设立足江苏,领先全国的“三大中心、一个平台”。推进省传染病医院传染病区域医疗中心、检验检测和研发中心等六大中心建设。四是合力支援湖北、新疆等地抗疫。做好派出援湖北、新疆等地人员数据的统计和扎口,认真仔细做好江苏所有赴湖北、新疆等地人员的信息收集、分类分析和归档工作,做好与前方医疗队沟通联络、相关信息报送、物品捐赠协调工作。协调各方做好各批次队员接站。负责对返苏人员全省休养隔离点的管理,每天向指挥部报送隔离期间医疗队员健康状况监测情况,并按规定向国家报送队员隔离休养情况。对国家派遣的专家等零星队员,起草《关于慰问留守吉林抗疫专家家属工作方案》,定时做好信息沟通、交流工作。

(顾昱晖)

【分级诊疗制度建设】 大力推进区域、城乡、上下、急慢分开,基层首诊、双向转诊、急慢分治、上下联动的分级诊疗格局加快形成。2020年,江苏省居民两周患病首选基层就诊比例达72.07%,县域内就诊率达

93.28%。一是全面实施预约诊疗。印发《关于在新冠肺炎疫情期间全面实行预约诊疗的通知》,自2020年3月12日开始,除急诊、发热门诊外,全省二级以上医院所有普通门诊、专科门诊、专家门诊全面实行预约诊疗、分时段就诊,对于病情复杂患者,通过医联体预约转诊至二级以上医院就诊。各三级医院提前两周预留不少于20%的专家号源供基层转诊预约。全年全省三级医院预约诊疗率57.03%、二级医院30.8%,较上年同期分别上升27.61%、19.11%。二是全力打造区域高峰。制定口腔、创伤、癌症、精神、心血管病、呼吸等6个类别国家区域医疗中心建设方案,向国家卫健委申报创建。制定印发《江苏省区域医疗中心设置实施方案》,确定省级综合类别、专科类别区域医疗中心设置数量,遴选标准、程序与设置进度等,并制定印发儿童、口腔、创伤、精神、心血管病、癌症、呼吸、神经疾病等8类省级医疗中心设置标准,开展省级医疗中心设置工作,带动区域内学科发展和医疗服务能力提升。三是持续做实医联体。大力开展医联体和专科联盟建设,制定出入院和双向转诊标准,全面推进"上下分开"。全省共有各种模式和性质的医联体578个,其中城市医疗集团91个,县域医共体116个,专科联盟219个,实现县(市、区)全覆盖。69个应开展县域医共体建设的县(市、区)全部出台建设方案。有55个城市医疗集团、97个县域医共体制定章程;有52个城市医联体、66个县域医共体开展医联体绩效考核;有15个城市医疗集团、22个县域医共体实行医保打包付费改革,建立"结余留用、超支合理分担"新机制;有5个医疗集团、18个县域医共体实行同一法人管理机制,推行医联体内人、财、物统一管理。四是加快推进急慢分治。全面加强胸痛、卒中等五大救治中心建设,建成省级救治中心75个。建成市级胸痛中心118个、卒中中心139个、创伤中心205个,较上年分别增加12个、11个、8个;建成县级胸痛中心41个、卒中中心43个、创伤中心38个,较上年分别增加8个、7个、7个。加快发展康复、护理、临终关怀等长期照护服务,建成二级以上老年医院15个、康复医院94个、护理院275个,糖尿病、高血压患者规范化管理率分别达80%、76%。

(丁远锋)

【县医院能力建设】 全省共有50个县级三级综合医院,其中甲等6个,较2019年增加3个;乙等21个、未定等23个。县级三级综合医院中苏南18个、苏中14个、苏北18个。2019年,香港艾力彼医院管理研究中心发布的"2018中国医院竞争力·县级医院100强"排行榜,江苏省有4个位列前10,26个位列前100,总数居全国首位。一是开展县医院服务能力评估。参加国家卫健委开展的2020年县医院医疗服务能力调查评估工作,同步开展省级评估。二是逐步提升县医院服务能力。国家卫健委发布的2019年县级医院服务能力评估结果显示,江苏省县级医院医疗服务能力基本标准、推荐标准达标率分别为95.97%、81.91%,均列全国第一位。三是建立健全县医院评估标准体系。组织起草《江苏省县级医院医疗服务能力评估细则(试行)》,从县级医院部门设置、人员配置、医疗技术水平、医疗服务、设备设施、医疗质量与医疗安全、信息化建设等七个方面完善江苏省县级医院评估体系。四是继续开展县医院转设三级医院工作。结合国家、省县级医院服务能力评估结果,遴选基本符合三级综合医院的相关条件的县医院开展转设三级医院工作。

(仇晓明)

【城乡医院对口支援】 一是完成省内城乡对口支援工作。坚持"统筹协调、全面覆盖、因地制宜、精准帮扶"的原则,建立起多层次、全覆盖、科学合理的城乡医疗卫生机构对口支援工作格局。2020年,各支援医疗机构累计向基层派驻支援人员8812人次,诊疗患者132.58万人次,指导或开展手术2.83万台次,累计培训基层医务人员13.6万人次;帮助受援医院新建临床科室255个,引入开展适宜新技术782个、新项目192项,基层医疗机构常见病、多发病和康复医疗服务能力有效提升。省属省管医院对口支援下派817人,下拨对口支援经费800万元。二是做好东西部对口帮扶工作。江苏60个医院全覆盖对口支援陕西56个贫困县医院,江苏42个医疗卫生单位对口西藏拉萨和新疆克州12个医疗卫生单位,省级卫生系统对口拉萨市、克州市直医疗卫生机构,南京市、苏州市、镇江市、泰州市医疗系统分别对口墨竹工卡、林周、达孜、曲水县人民医院;南京、无锡、苏州市卫生系统分别对口帮扶青海省西宁市、海东市和贵州铜仁市卫生系统。江苏卫生系统实行突出重点和按需可行相结合,技术支援和管理支援相结合的原则,针对受援医院的薄弱科室和实际需要,有针对性地开展支援工作,全省卫生健康系统累计派出610余名专业人员参加对口帮扶支援工作,援派队员累计诊疗患者7.28万人次,指导和直接参与各类手术10628台次,参加会诊及疑难病例讨论7561次,开展新技术新业务421项,如腹腔镜、紧急剖宫产、心脏超声、CT重建等技术均已在受援地常规开展。在2020年11月举办的"陕西省医疗卫生对口帮扶擂台赛"决赛中,前10支代表队中有6支代表队是江苏省三级医院对口支援的,省卫生健康委获"医疗卫生对口帮扶奉献奖"。

(顾昱晖)

【医院评审】 一是公布2019年三级医院评审结果。召开省医院评审委员会全体委员会议,审议2019年三级医院评审结果,经公示后下发《关于确认2019年三级医院评审结果的通知》。二是制定评审计划。下发《关于2020年三级医院评审工作安排的通知》,对全省2020年评审工作进行部署和安排。三是加强省级评审员队伍建设。印发《关于推荐省级医院评审员的补充通知》,完善省医院评审员库管理制度,充实省级医院评审员库,加强评审员队伍建设。四是完善评审标准。印发《关于江苏省三级传染、口腔、儿童、肿瘤、眼科、精神等6个专科医院评审标准实施细则的通知》,健全完善江苏省等级医院评审体系。五是组织现场核查。组织专家组对盐城东台市人民医院整改情况进行现场核查,恢复东台市人民医院评审等级。六是规范开展现场评审。依据相关评审标准实施细则,采取现场检查的方式,完成19个三级医院现场评审工作。

截至2020年底,全省共有160个三级医院(不含中医类医院),其中三级综合医院94个(甲等39个、乙等26个、未定等29个),三级专科医院55个(甲等21个、乙等7个、未定等27个),三级妇幼保健院11个(甲等11个)。

(王　军)

【医院信息化建设】 一是继续推进预约诊疗工作。下发《关于基于区块链开展预约诊疗服务监管试点工作的通知》,截至2020年12月底,省集约式预约诊疗服务平台注册用户总量约729.03万人,同比增长19.37%;预约总量975.67万人次,同比增长19.71%;预约成功率83.4%,好评率93.83%。二是推进医院信息化。开展二级以上医院电子病历系统应用水平分级评价工作,2020年,全省共114个三级医院电子病历系统应用水平达4级及以上水平,平均水平位列全国第二位。全省达5级以上水平的医院有20个(5级18个、6级2个),较2019年增加10个。三是推进结构化电子病历。印发《江苏省结构化门(急)诊电子病历升级改造实施方案》《江苏省门(急)诊电子病历(模板)》等文件,在全省启动结构化门(急)诊电子病历升级改造,全省72个急性呼吸道传染病综合监测哨点医院有71个完成系统改造。四是加强专业人员培训。依托江苏卫生健康职业学院成立江苏省病案管理人员培训基地,2020年举办两期全省病案统计管理人员培训班。

(仇晓明)

【改善医疗服务】 继续落实进一步改善医疗服务三年行动计划和为民服务解难题各项服务举措。加强督导检查,组织检查组对26个县(市、区)卫生健康行政部门、52个医疗机构开展改善医疗服务落实情况进行检查,通报结果,对发现的问题,督促整改。

(邹少春)

【优质护理服务、护士队伍管理】 一是先后派出1935名护士援助武汉等地,为新冠肺炎疫情防控取得阶段性胜利做出重大贡献。二是继续推进优质护理服务。全省开展"优质护理服务"的三级医院(含中医院、专科医院)全覆盖。三是加强专科护理队伍建设,完成451名三级医院护理管理人员岗位培训,完成2020年954名专科护士培训,新增老年护理、社区护理省级专科护士培训项目,截至2020年底,已建立42个省级专科护士培训基地,开展18个专业的专科护士培训。四是组织开展"5·12"护士节宣传活动,围绕"致敬护士队伍,携手战胜疫情"主题,联合江苏城市频道、《新华日报》开展访谈及专刊宣传活动。五是落实护理质量安全核心制度。组织专家对全省57个二级以上医院进行护理质量安全核心制度执行情况飞行检查。六是组织开展江苏省"十三五"护理事业发展规划终期评估工作,完成终期评估报告。七是会同省人力资源和社会保障厅开展2020年江苏省急危重症护理技能竞赛,全省13个设区市和在宁省管医院共遴选出14支参赛队、112名急危重症护理选手参加省级决赛。

(王　红)

【急救医疗服务】 加强院前急救体系建设。举办《关于加强急救医疗事业高质量发展的意见》宣传贯彻培训班。印发《关于进一步做好航空医疗救护试点工作的通知》《关于开展医疗机构所属直升机场网上备案工作的通知》,明确航空医疗救护试点工作相关标准及要求、工作流程。联合公安、空军等部门在南京市举办航空医疗救护联合演练,推进航空医疗救护联合试点工作。印发《江苏省院前医疗急救呼救定位试点工作实施方案》,缩短院前急救响应时间,提高救治成功率。组织开展"十三五"院前急救医疗事业发展终期现场评估调研工作,总结经验做法、分析难点问题,为制定"十四五"院前急救医疗事业发展规划提供科学依据。

(邹少春)

【医疗质量管理和医疗技术】 印发《关于加强全省医疗质量控制组织机构管理的通知》,新增医疗美容、健康体检与管理、创伤救治、胰腺专病4个质控中心,推动各专业质控组织向市、县(市、区)纵向延伸。截至2020年底,全省已成立47个省级、425个市级、751个县级质控组织。组织全省300余个医院参加2019年全国医疗质量数据抽样调查。转发国家神经系统疾病、肾病、护理、药事管理等专业以及相关器官移植质控指标,通过应用质量环、临床路径等医疗质量管理工具,开展医疗质量管理与自我评价,促进医疗质量持续改进。开展血透、病历、药事、护理等专项督查,强化医疗机构医疗质量安全管理主体责任。组织参加第七届长三角地区医疗质量控制管理论坛,并签订临床检验、病理、院内感染、口腔科、医疗器械设备管理和妇科6个质控中心一体化合作协议。

加强医疗技术临床应用备案管理。转发国家原发性肝癌、儿童急性感染性腹泻病、人体器官移植、体外膜肺氧合等技术管理规范。组织开展全省医疗技术临床应用排查整顿,加强医疗技术临床应用的事中事后监管。推进人体器官获取和移植工作规范开展。召开全省人体器官获取和移植工作会议,会同江苏省红十字会联合印发《关于成立全省统一人体器官获取组织的通知》,推进人体器官获取和移植工作规范开展。组织人体器官移植资质申报省级审核,将通过省级审核的器官移植项目上报国家卫生健康委审定。开展人体器官移植医师资质认定工作,全省共有69名医师获得人体器官移植医师资质。全省共完成人体器官移植手术600余例,接受器官捐献195例,获取人体大器官565个。

(王 军)

【医师管理】 一是医师资格考试组织工作。印发《关于调整江苏省医师资格考试领导小组及其办公室组成人员的通知》,对省医考领导小组和办公室人员进行调整。印发《关于推荐2020年医师资格考试实践技能考试考官的通知》,组织开展全省医师资格考试实践技能考试考官遴选推荐,全省共有符合条件的实践技能考试考官1714名。印发《江苏省医师资格考试实践技能考试实施方案》《关于做好全省2020年医师资格考试疫情防控工作的通知》《江苏省2020年医师资格考试疫情防控工作指南》,指导做好江苏省2020年医师资格考试实践技能考试组织工作和考试期间的疫情防控工作,选派委机关工作人员赴各地巡考,完成2020年医师资格考试实践技能考试和医学综合考试考务管理、安全保密和考试期间疫情防控工作。2020年,全省新增首次注册医师(包括执业助理医师)21900人,注销3958人,离岗备案4741人,各类医师注册变更41139人次。全省注册医师共220687人,其中执业医师176864人、执业助理医师43823人。二是医师注册管理。继续规范完成全省医师注册管理、医师资格信息修改、定期考核、医师变更、多机构备案等工作。召开全省医疗机构、医师、护士电子证照管理培训会,印发《省卫生健康委办公室关于印发医疗机构、医师、护士电子证照申领操作指南的通知》,推进全省医疗机构、医师、护士电子证照发放和申领试用。三是组织开展中国医师节江苏省庆祝活动。印发《关于组织做好庆祝2020年中国医师节有关工作的通知》,召开江苏省庆祝2020年中国医师节大会,组织8名医务工作者参加省委省政府座谈会。

(丁远锋)

【药事管理】 一是加强医疗机构药品管理。印发《关于2019年全省药事管理飞行检查的通报》,将评分结果、问题清单等下发至被查医院,跟踪督促整改。开展2020年全省药事管理专项督查,各级卫生健康行政部门督查医疗机构3090次。二是进一步规范医师处方行为管理。联合省医保局印发《关于做好疫情常态化防控期间慢性病长期用药处方管理工作的通知》,指导医疗机构做好疫情常态化防控期间医疗机构慢性病长期用药处方管理,减少患者取药次数和院内人员聚集。印发《关于进一步明确非中医类别医师开具中药处方管理要求的通知》,规范非中医类别医师开具中药处方行为。三是加强静配中心建设。组织专家组对南京医科大学附属逸夫医院等20个医院静脉用药集中调配中心(室)进行初审,组织开展对2020年合格证到期和通过建设图纸初审的39个三级医院静脉用药集中调配中心(室)现场复核验收,对通过现场复核的35个医院静配中心发文确认。四是配合做好国家医保谈判集中采购药品落地工作。联合省医疗保障局印发《关于转发〈国家医疗保障局国家卫生健康委员会关于做好2019年国家医保谈判药品落地工作的通知〉的通知》,推进医疗机构采购、使用国家医保谈判的集中采购药品。第二批国家谈判药品集中采购于2020年4月27日、第三批于2020年11月1日落地江苏省执行。

(丁远锋)

【医院感染管理】 一是落实院感管理制度。有力有效预防和控制医院感染,杜绝医院感染暴发,印发《关于建立医院感染管理约谈制度的通知》《新冠肺炎医院感染防控实用手册》。二是加强院感防控督查指导。组织开展6次省级院感防控督查,共督查各级各类医疗机构492个,并对存在的问题及时进行通报。三是强化院感知识培训。利用"感控家园"微信公众号实现随时培训、随机考核,分批次组织省级在线考核,参加考核人数共计97169人。截至12月,全省各级各类医疗机构在"感控家园"微信公众号注册近60万人。举办全省医院感染管理岗位培训,分别在南京、苏州、淮安分片区进行培训,培训对象为二、三级医院感染管理专业人员(包括专职和兼职人员),共培训893人。四是会同相关部门印发《关于印发江苏省医疗机构废弃物综合治理工作实施方案的通知》,全面规范江苏省医疗机构废弃物管理工作,实现医疗机构废弃物减量化、资源化、无害化和安全处置。五是继续推进医院感染信息化监测和医疗废弃物信息化管理平台建设,截至12月份,全省171个三级医院、145个二级医院实现医院感染信息化监测,193个三级医院、284个二级医院安装医疗废物管理信息系统。

(王 红)

【无偿献血工作】 2020年,江苏省第4次也是连续4次被国家卫生健康委、中国红十字总会评为"无偿献血先进省",13个设区市也均被评为"无偿献血先进市"。2020年末,全省一般血站27个,其中血液中心2个、中心血站12个,中心血站分站13个。单采血浆站2个。一是创新无偿献血宣传方式。于2017年起,在全国率先将每年12月确定为全省无偿献血宣传月。每年围绕宣传月主题开展形式多样、重点突出、由点及面的宣传,借助微信、微博等新媒体平台及时发布活动内容,利用电视、广播、纸媒传递献血科普及健康知识,无偿献血在视、听、影"三位一体"上全面普及。2020年,全省采供血机构累计组织开展无偿献血100.86万人次,较上年增长1.05%;无偿献机采血小板11.64万人次,较上年增长6.57%;采集全血总量1666177单位，较上年增长2.05%；采集机采血小板200107治疗量，较上年增长8.03%。常住人口每千人献血率13.94%。基本满足医疗用血需求，继续保持无偿献血占临床用血100%，自愿无偿献血100%，无偿捐献机采血小板100%。二是全面落实无偿献血者相关人员费用报销政策。2020年1月起，全省全面实施无偿献血者及其亲属省内就医用血费用出院直接减免工作，现已覆盖全省427个医疗机构，占全省80%用血量。无偿献血者在医疗机构内就可完成临床用血费用减免，实现“一个窗口办理、一站式服务、一次性减免”。全年累计为患者院内直接减免用血费用8409人次825.36万元。三是助力打赢疫情阻击战。疫情期间，全省采供血系统严格按照标准防护要求，开展新冠肺炎防控防护全员培训，献血场所严把“四道关”，采取分时段分批开展采血服务，保持场所通风，为献血者配备必要的防护用品，保障献血者和工作人员的生命安全。策划并推出“预约献血，专车接送献血者”活动，为不方便前往献血点的爱心市民提供便利，开通精准献血通道，制作单位和个人的感谢状。率先开展新冠肺炎康复者恢复期血浆采集和临床使用，支援湖北省新冠病毒肺炎康复者恢复期血浆11250毫升。

（顾昱晖）

【平安医院创建】 一是加强创建工作组织领导。把推进平安医院创建工作纳入社会治安综合治理重要内容和考核评价体系，列入全省卫生健康工作重要内容，强化整体部署、联动推进。根据各成员单位工作实际，调整平安医院创建活动协调小组办公室组成人员，进一步强化“党政领导、卫生牵头、综治推进、部门联动”工作机制。把平安医院创建工作与“健康江苏”工作同部署、同推进、同考核，制定《2020年全省平安医院创建工作要点》，联合省公安厅、省司法厅等成员单位组织开展2020年“平安医院”和“平安示范医院”创建工作考评，东台市人民医院等14个医院通过“平安医院”创建达标考评，邳州市人民医院等9个医院通过“平安示范医院”创建达标考评，全省三级医院“平安医院”达标率92%。二是推进医疗纠纷处理法治化进程。持续推进《医疗纠纷预防和处理条例》《江苏省医疗纠纷预防与处理条例》和《医疗机构投诉管理办法》的贯彻实施，印发关于做好《条例》学习宣传贯彻工作的通知，举办《条例》学习培训班进行动员部署，全省各级均制定了宣传贯彻《条例》实施方案，建立贯彻实施《条例》工作领导小组。经统计，全省各级共举办《条例》培训、讲座2730余次，参训37.35万人次；举办《条例》知识竞赛、理论考核920余次，参加8万人次。各地加强与宣传部门沟通协作，配合主流媒体和内部宣传，向社会公众集中宣传《条例》。全省各级共配合报纸、杂志、广播、电视等新闻媒体宣传报道《条例》860篇次，利用网络、微博、微信、APP等新媒体推送宣传《条例》1600余次；制作与《条例》相关的各类横幅、标语、海报、宣传栏、电子屏幕等1.22万余个；印制发放《条例》单行本、折页、宣传册等12.83万余册，其中向社会发放6.7万余册，为《条例》实施营造良好的舆论环境，医患双方依法处理医疗纠纷的意识显著增强。坚持预防为主，源头防范医疗纠纷，出台《江苏省医疗质量管理实施办法》，印发《江苏省进一步加强患者安全管理工作实施方案》，组织开展医疗质量案例点评活动，指导全省医疗机构建立完善患者安全组织管理与制度体系，落实医疗质量安全各项核心制度，开展患者安全教育培训，构建医院安全文化，有效减少医疗服务中可避免的不良事件。各医疗机构按照《条例》要求修订完善医疗安全管理和医疗纠纷处理细则、预案等制度。三是多元化解医患矛盾纠纷。快速有效处置和化解医患纠纷。在全国率先出台《江苏省医疗损害鉴定管理办法》，探索形成“五统一”鉴定模式，组建由8100余名专家组成的全省统一的医疗损害鉴定专家库，医疗损害鉴定意见在人民法院的采信率达98.7%。探索建立集咨询、受理、调查、调解、理赔于一体的“一站式”医患纠纷调处服务模式，设立165个医患调解组织，核增专职领导职数，配备专职调解员503人。2020年共调解医患纠纷4900余件，重大疑难纠纷80%通过人民调解解决。将建立医疗风险分担制度列入“平安医院”建设考评指标体系，实行“一票否决”制。全省2593个医疗机构参加医疗责任保险，317个医疗机构建立医疗风险互助金制度，341个医疗机构推行医疗意外险，较好地发挥保险在医疗风险分担机制中的保障作用。四是筑牢安全防范工作基础。按照“预防在先、发现在早、处置在小”的原则，建立健全“公安、卫生健康、医疗机构”三方联动机制，始终保持对涉医违法犯罪严打高压态势。出台《江苏省医疗机构治安保卫工作规定》，召开全省平安医院建设现场推进会，推广邳州市人民医院智慧安防试点经验。开展安全防范排查整治，投入近2亿元升级改造安防系统，二级以上医院安防系统达标率92.7%，重点区域、重点部门视频监控覆盖率100%。出台《江苏省医疗机构警务室工作规定》，推进标准化驻医警务室建设，二级以上医院警务室设置率85%，派驻民警980余名。在就诊量大的医院主要出入口安装人脸识别系统，与公安机关数据库联网。2020年全省医院警务室民警联合医院保卫部门处置矛盾纠纷650起。制定《江苏省医疗纠纷突发事件应急处置预案》和《加强新冠肺炎定点收治医院安保工作十项措施》。疫情期间，公安机关接报处置伤医、医闹案事件80余起，抓获各类涉医违法犯罪嫌疑人156人。

（陈泉锦）

【行风建设】 一是部署推进工作。按照全省卫生健康工作会议、全省医院工作会议要求，出台《2020年全省卫生健康行风工作要点》，组织收听收看国家卫生健康委纠正医药购销和医疗服务中不正之风联席会议22次暨行业作风专项整治总结会议，联合省工信厅等9部门转发《关于转发国家卫生健康委等9部门2020

年纠正医药购销领域和医疗服务中不正之风工作要点的通知》,按照国家卫生健康委统一要求,出台《2020年全省医疗行业作风建设工作专项行动实施方案》,开展专项整治活动,制定《2020—2022年度大型医院巡查方案》,对全年和行风工作进行安排和部署。二是开展行业作风专项行动。根据国家卫生健康委的统一部署,出台《2020年全省医疗行业作风建设工作专项行动实施方案》,于2020年8—12月,组织全省各级各类医疗机构开展专项行动。6—11月,组织检查组对市、县(区)卫生健康行政部门、省管医院、市属三级医院、专科医院和县(区)医院开展行风专项行动的检查。共有26个市、县(区)卫生健康行政部门,52个医疗机构接受检查,其中46个三级医院、6个二级医院,以点带面,对各级各类医疗机构行风工作开展情况进行推进。各地各医疗机构从坚决惩处患者身边"微腐败",严厉打击医疗机构从业人员收受回扣违法违规行为,深化警示教育,加强医疗机构及从业人员执业行为的监管,严肃查处医药产品生产、经营企业的经销人员在医疗机构内的违规营销行为,重拳打击欺诈骗取医保基金行为等6个方面落实责任。专项行动取得预期成效。三是严厉整治行风,解决侵害群众利益问题。各地各医疗机构严肃查处违反医疗行风建设"九不准"规定情况,重点整治收受红包"微腐败"等严重损害行业信誉的不法行为,通过信访举报、委领导信箱、"12345"热线、患者满意度第三方调查渠道,收集问题线索,对重点岗位、重点人员以及苗头性、倾向性或者信访举报的有关人员进行约谈提醒,保护大多数,严惩极少数。各地各医疗机构围绕药品、耗材(包括矫形器具等相关产品)、检验检测试剂、医疗设备等四大物品采购使用情况认真开展排控工作,采取自下而上和自上而下相结合的方式,全面深入排查可能存在和发生不规范行为的环节。各医疗机构聚焦重点科室、重点岗位、重点人员,共排查各类风险自查问题640个,开展廉洁提醒谈话14442人。组织检查组,围绕"九不准"规定落实、开展"四排一控"活动、纠正医药购销领域和医疗服务中不正之风、开展医德医风教育、行风建设领导体制和工作机制落实情况进行检查抽查,52个医疗机构健全行风建设领导体制,进一步压实行风主体责任。医院在职员工、新入职员工以及进修生在内的广大医务人员普遍知晓"九不准"条款,不断增强遵纪守法和廉洁从医意识。严肃查处医药产品生产、经营企业的经销人员在医疗机构内的违规营销行为。省卫健委下发《省卫生健康委关于公立医疗机构加强医药代表活动管理的通知》,进一步规范医药代表行为,各地各医疗机构根据本地区实际,制定医药代表接待制度,各公立医院与配送企业签订药品、医用耗材廉洁购销合同。同时,各医疗机构加强督查,加大对门急诊等诊疗区域巡查,禁止医药代表进入诊室、病房,及时约谈违规医药代表及公司,严重的将该公司及产品逐出本地区本单位。强化警示教育,各地各医疗机构组织学习《江苏省卫生健康系统党员干部违纪违法典型案例选编》《关于通报医药购销领域和医疗服务中不正之风典型案件的函》《关于医药购销领域和医疗服务中不正之风典型案件的通报》,以案说法、以案警醒。全系统开展宣传先进人物、典型事迹64504例,287498人次参与。进行行风培训9658场次,104万人次参加,其中涉及"九不准"培训3945场次,479730人次接受教育。四是严厉打击欺诈骗取医保基金行为。省卫健委会同省医保局下发《江苏省医疗保障局、江苏省卫生健康委员会关于转发国家医保局国家卫生健康委开展医保定点医疗机构规范使用医保基金行为专项治理工作的通知》和《关于联合开展定点医药机构抽查复查的通知》要求,联合省医保局、驻卫健委纪检组开展打击欺诈骗取医保基金行动,组织全系统自查自纠,省开展医保基金自查自纠情况的抽查复查,检查各类医疗机构和乡镇卫生院169个,追回医保基金本金8431.46万元,处违约金1237.5万元,行政罚款561.74万元。五是开展大型医院巡查。9—12月,组织省大型医院巡查组完成对南通大学附属医院、江苏大学附属医院、扬州大学附属医院、南京医科大学附属逸夫医院大型医院巡查工作,各医院完成初步整改工作。各地相继完成对190个大型医院的巡查,其中三级医院65个,二级医院125个。民营三级医院7个,民营二级医院46个。六是接受社会群众监督。出台《关于省卫生健康系统行风监督员行风建设暨改善医疗服务体验日活动的通知》,组织省级卫生健康行风监督员于2020年8—9月间,采取全省联动、同步开展的形式,深入医疗机构通过听、看、查、访,开展行风明察暗访。共对58个医疗机构进行改善医疗服务和行风工作情况体验,形成55份体验报告下发,促进各地各医院医德医风和行风建设、改善医疗服务,进一步提高群众看病就医的满意度。组织全省二、三级公立医疗机构参加国家卫生健康委对江苏省二级及以上医院开展移动互联网满意度调查,在31省(区、市)和新疆建设兵团中,江苏省门诊患者满意度位列第6,住院患者满意度位列第1,员工满意度位列第22。

(江　虹)

【医疗综合服务】 一是实施低收入人口大病救治。继续开展农村低收入人口30种大病医疗救治,加强低收入人口大病救治台账的动态管理,组织定点医院做好医疗救治工作,确定农村低收入人口大病专项救治定点医疗机构636个,全年累计救治患者6万余人次,减免医药费用8000余万元。全省11个设区市已全部落实"先诊疗后付费"政策,实行出院费用"一站式"结算。二是推进全省康复医疗服务体系建设。扎实开展《江苏省康复医疗事业"十三五"发展规划》终期评估工作,江苏省共有4个三级康复专科医院,66个二级康复专科医院,全省272个二级以上综合医院设有康复医学科,康复医学科床位21743张,比"十二五"末增长114.67%。全省二级综合医院康复医学科床位数占医院床位数1.06%,三级综合医院康复医学科床位数占医院床位数2.79%，全省拥有康复医师6336人，比“十二五”末增长60.81%，康复治疗师5290人，较“十二五”末增长118.5%、康复护士5281人，较“十二五”末增长93.66%。康复医疗服务体系日益健全，康复医疗能力和水平大步提升。积极组织各级医疗机构中级职称以下的在职康复治疗师参加各指定培训点岗位培训，现已培训康复治疗师3183名；省卫健委在全国率先开展儿童康复治疗师培训，成立儿童康复培训专家组，明确培训定点单位，全年完成300名儿童康复治疗师培训。三是开展防聋防盲工作。认真组织“爱眼日”“爱耳日”等专题宣传活动，全省共派出医务人员2000余人次，组织宣传活动500余场次，印制发放宣传资料15万余份，组织开展视力、听力筛查100余次，筛查5万余人次，接受义诊咨询共计2万余人次。四是做好征兵体检。组织2020年征兵和消防员体检工作，举办全省征兵体检工作培训班，完成8万多人体检任务。五是开展大型义型活动。印发《2020年“健康江苏服务百姓”大型义诊活动周实施方案》，完成义诊周活动各项任务，全省共有1449个二级及以上医疗卫生机构、选派12036名医务人员现场义诊，其中7522名医生，具有副高级职称以上专家4089人，占54.4%。共开展义诊174457人次，其中建档立卡低收入农户13007人次，线上12451人次。现场收治住院1565人次，为住院患者义诊手术482台次，住院患者减免费用152.07万元。接受健康宣教135173人次，发放宣传资料251166份。

（顾昱晖）

【临床重点专科建设管理】 一是完成2019年64个原省级临床重点专科现场复核结果汇总和公示，下发《关于公布2019年省级临床重点专科复核结果的通知》。二是完成2020年436个新申报专科评审和88个原省级临床重点专科复核工作。三是积极向省财政争取专项经费用于支持专科能力建设，2020年专项经费较2019年增加1500万元。四是成立江苏省溶酶体贮积症诊疗协作组，更好地推动戈谢病、庞贝病、法布雷病、黏多糖贮积症Ⅰ型等溶酶体贮积症的早发现、早诊断和规范化治疗。会同省医保局、财政厅出台《关于建立罕见病用药保障机制（试行）的通知》，初步建立江苏省罕见病用药保障机制。

复旦大学医院管理研究所公布的2019年中国医院排行榜（综合）中，江苏省有5个医院进入前100名，江苏省人民医院位列第22，南京鼓楼医院位列第37，东部战区总医院位列第43，苏州大学附属第一医院位列第49，东南大学附属中大医院位列第52。其中2个医院排名较2018年有所上升；13个专业位列前10，分布在10个医院的18个专科。

（仇晓明）

【干部保健工作】 一、预防保健工作。一是开展疫情防控知识宣传活动。省人民医院、省中医院、省级机关医院、南京鼓楼医院、省太湖疗养院等医疗单位定期举办各种专科、老年病、慢性病防治知识专题讲座。通过干部病房、特约门诊的保健宣传园地，宣传疾病预防和健康保健知识。省级机关医院出版发行12期2万余份《实用老年医学》杂志。在新冠病毒疫情防治期间，保健局印发了“新型冠状病毒感染的肺炎防控知识手册”，系统介绍工作区域防护、个人防护、居家防护以及就医流程等方面的预防措施，印发保健对象阅读。各大医院还设立了健康咨询服务站，为保健对象就医提供咨询服务。二是完善“江苏健康助手”平台。2020年，“江苏健康助手”累计注册用户4463人，在线咨询924人次，推送健康资讯428篇，阅读访问量429429人次，签约服务1499人。进一步优化“江苏健康助手”平台功能，通过手机APP或者微信公众号获得及时的健康资讯、查询最新的体检数据和疗养信息，实现手机预约挂号和及时的专家咨询。运用“江苏健康助手”远程监测功能，实时监测保健对象血压、血糖变化情况，并实时预警异常情况，提醒签约医生及时干预，远程监测使保健对象的健康服务从原来的面对面关怀延伸到了“互联网+保健”模式。三是调整省干部保健系统药品目录库。按照国家及江苏省医保药品目录更新进展，与省财政厅、省医保中心密切沟通，实时维护《江苏省省级机关特约医疗药品目录》库和《干部保健诊疗项目、医用耗材目录》库，完成省干保、省医保药品目录（共计59511条信息）、诊疗项目与耗材目录（共计57245条信息）的比对分析，并形成省干保药品目录、诊疗项目与耗材目录临时更新方案，动态调整1123条信息。四是落实医疗巡诊制度。组织保健医护人员定期到省人大、省政协等单位医疗巡诊，采用一周两次的巡诊模式，及时了解掌握保健对象的健康状况，主动为保健对象提供科学的健康管理和健康指导。五是增加定点医院。2020年，将省级机关特约医疗定点医院由原来3个增加至6个（不含专科医院），进一步提高了保健对象就诊的便利性。六是健康体检工作。2020年应参检52410人，实际参检44483人，扣除住院患者等因素，省级机关干部职工体检率89.2%。副省级以上干部实行门诊体检和住院体检相结合的方式；两院院士参加集中体检，体检率100%。2020年度体检共检出恶性肿瘤145例，占总检人数的3.2‰。七是健康疗养工作。2020年省级机关共组织安排1142名保健对象参加疗养，其中省部级66名，院士12名，满意度调查显示疗养服务满意率95%。

二、干部保健基地建设。一是完成高端医疗设备配置。2020年，“十三五”实施的省级高端医疗设备项目全部采购完毕，当年配置给省人民医院的PET-MR设备、省口腔医院的口腔数字化3D打印系统招标采购。二是干部病房建设。各医院老年医学科分别配备了常用的检查治疗设施，包括双源CT、数字摄片机、普通心电图机、动态心电图检查设备、彩色多普勒超声设备、纤维支气管镜、电子胃镜、电子肠镜、肺功能测定设备、骨质疏松治疗仪等。省人民医院建成干部保健远程会诊中心和无线远程健康监护中心,完善移动监护平台运作,实现24小时监测血压、心电图、血氧饱和度。各保健基地医院还通过强化干部病房内部管理,努力挖掘现有资源潜力,加快床位周转率,增强服务能力,提高医疗质量,保健对象住院条件明显改善,住院难的矛盾得到一定程度的缓解。三是加强自身建设提升基地医院医疗服务水平。省人民医院完成年度各项重要保健保障任务,以网格化方式做好干部病房疫情管理,包括物理通道管理、病员陪护管理、特殊单元管理、医护人员疫情监控管理等工作,保证了对干部保健对象的医疗服务。省中医院优化诊疗服务流程,拓宽服务渠道,提高保健对象就医获得感和满意度;老年医学科积极开展老年心理认知测评、冬病夏治、中医体质辨识、膏方调理、敷贴治疗等中医特色诊疗技术,老年医学科被评为中国中医医院最佳临床型专科,获批国家老年医学临床研究中心网络核心成员单位。省级机关医院完成年度重要保健对象巡诊保健任务,出诊3700人次,巡诊150人次,安排会诊800余次,其中院外会诊100人次;承担各级医疗保障任务计345天,其中派出医生59人次,派出护士57人次;医院创新服务模式,深入开展优质护理,延伸、拓宽护理服务范围,为慢性病保健对象保驾护航;保健门诊与干部保健二病区,特约门诊与干部保健一病区分别紧密对接,院内开展综合评估与多学科干预,院外专科护理技术为保健对象提供居家护理支持;成功申报解放军总医院和四川大学华西医院国家老年疾病临床研究中心分中心、全国老年医院联盟老年营养示范病房。省肿瘤医院规范服务管理,提高医疗质量,发挥医院肿瘤手术、放疗、化疗、免疫治疗、介入微创治疗、中西医结合治疗等肿瘤治疗专科齐全的优势,开展肿瘤多学科综合治疗(MDT)工作,保障了保健对象的检查、治疗及时、准确。省中西医结合医院遵循"以人为本"的服务理念,突出门诊特色服务,设立干部保健特约门诊,由专人负责协调管理,规范服务流程,在保健对象看病、划价、记账、检查、取药、办理住院手续实行"一站式"服务,重点保障对象由专人全程陪同。另外增设专科门诊,增加专家门诊,方便保健对象就医。

三、干部保健人才队伍建设。2020年继续投入专项经费108万元,专项用于干部保健科研建设。当年批准设立35个科研课题,38个科研课题进行中期评估,35个科研课题完成设计的科研任务,达到预期目标,顺利结题。省人民医院老年医学科继续加强干部保健工作科研,2020年获得国家自然基金项目7项,省干部保健科研课题7项,其他省部级课题1项,获得江苏省卫健委新技术引进二等奖1项。省中医院老年医学科在研厅级课题10项、省自然基金课题1项、国家自然基金青年基金课题3项,省级机关医院加强学科建设,建设一支既有专科知识又有全科医疗技术水平的"一专多能"的高级老年医学人才队伍。2020年发表论文6篇,其中SCI收录论文4篇,参编出版著作5部,申报各级课题10项。

四、干部保健医疗管理。2020年,省级机关干部保健对象4089人,其中,副省级以上干部273人,享受副省标准报销待遇人员151人,两院院士105人,厅局级干部3665人。新增保健对象118人,减少91人。2020年,保健对象住院4795人次,同比下降27.54%。特约门(急)诊就医34.29万人次,同比下降29.36%。全年基地医院保健医护人员院内巡诊656人次、出诊224人次。全年为省级干部及享受省级待遇的干部(院士)组织联系外地高级专家会诊9次。保健基地医院派医护人员参加重大活动医疗保障136人次,累计保障196天。

五、干部保健医疗经费管理。一是保健医疗经费管理。2020年,省干部保健对象共有定点医疗单位66个。实行"总额包干、节余奖励、超支分担"的经费管理办法。各定点医院坚持"因病施治,合理检查,合理治疗,合理用药,合理收费"的原则,继续推行医疗收费标准公开制,住院费用一日清单制,门诊收费清单制,医疗服务费用公示制等内部控制制度,严格实行按级就诊和转诊制度,加强经费使用过程中的监督管理,提高医疗经费使用效率。每月对医药费开支情况进行审核、分析,对费用较大的出院患者医药费重点核查,对年度经费开支变化大以及月定额超支多的医院,了解费用变化及超支原因,遏制医药费过快上涨。医药费支出数与定额持平的有15个,定额节余的有29个,超过定额的有22个。超定额的主要原因是危重患者住院和抢救费用。各定点医疗单位通过强化内控机制,优化服务流程,改善服务质量,提高资金使用效率,保健对象的正常医疗需求得到有效保障。二是特约医疗证、医疗卡管理。2020年12月,对符合干部保健对象范围的4089名保健对象进行医疗年审。为新任职的118名厅局级以上干部办理特约医疗证、医疗卡;为293名保健对象因搬家、更换居住地点等情况调整定点医院;为886名保健对象补办丢失、被盗、损坏的医疗证、医疗卡。对工作变动、病故人员的医疗证、医疗卡及时收回注销。

六、重大活动医疗保障工作。2020年,江苏省承办了多项大型会议、活动,省保健局遵循"保密、简化、高效、有力"的原则,通过细化保障预案、规范处置流程、落实岗位责任等举措,确保医疗保障工作责任到人、措施到位,有备无患、万无一失。全年共承担各级各类医疗保障任务76项,派出保健基地医护人员248人次,完成了中央首长、外国元首及重要保健对象在江苏期间的医疗保障任务,同时完成了江苏省及全国"两会"、省委省政府党政代表团去贵州、青海、陕西、新疆考察活动和省委老干部双先表彰会、省委省政府表彰大会等重要会议、大型活动的医疗保障任务。受到中央保健局和省委省政府的充分认可。

(葛宁海　陈开来)

【健康体检工作】 2020年是省级机关保健对象及全体机关干部职工体检年。承担体检任务的医院为：省人民医院、省中医院、省级机关医院、省中西医结合医院、南医大二附院、东南大学附属中大医院、省太湖疗养院、省连云港海滨康复医院和省钟山康复医院。各医院分工一名院领导负责，实行科室首检医师责任制。体检标准为一般干部职工每人次900元，保健对象每人次1300元，省级干部及两院院士每人次3500元。

健康体检的形式：一是特约医疗保健对象及一般干部职工实行集中体检，医院对参检人员的体检结果进行综合分析，给每位参检人员提出书面的《健康指导意见书》。二是两院院士以省人民医院为主，实行集中体检。9月份，省人民医院组织院内临床一线专家和业务骨干组成体检团队为两院院士体检，体检专家对照每位院士历年体检档案进行一对一的全面检查，院士体检实行影像学专家双审核制及体检结论二次复核制，完善部分体检项目，在增加体检肿瘤筛查项目的基础上，按照个人自愿原则，将消化道内镜检查纳入体检项目，根据既往病史加查心脏双源CT、腹部增强CT。医院对两院院士的体检结果进行专家会诊，给每位院士提出个性化的健康指导意见。三是副省级以上干部的体检，以省人民医院和省级机关医院为主，采取门诊和住院相结合的办法进行。体检的时间、形式由保健医生负责联系。保健办组织有关医疗专家在省级机关医院对省级保健对象的体检情况进行会诊，对每个人的体检资料进行全面分析，实行面对面的意见反馈和医疗保健指导。

2020年，省级机关应参加体检52410人，其中，厅局级干部3582人，一般干部职工48356人，省级干部和在宁两院院士472人。实际参加体检44483人，扣除省级干部住院体检和住院患者等因素，省级机关干部职工体检率89.2%，较2019年上升3.1%，副省级以上干部和在苏两院院士体检率100%。2020年度体检共检出恶性肿瘤145例，占总检人数的3.2‰，同比下降4.6%。冠心病和糖尿病的发现及诊断率同比下降2.8%和3.1%，脂代谢异常下降6.3%。体检发现的肿瘤患者绝大部分是无症状的早期患者，发现后均得到及时诊断和治疗。体检中发现的许多无症状性早期高血压、糖尿病、冠心病、高脂血症、高尿酸血症等危害身体健康的疾病，均得到及时治疗。

（陈开来）

【健康疗养工作】 2020年，省级机关健康疗养对象为享受特约（门）医疗人员和在江苏的两院院士。疗养地点为省太湖康复医院、省连云港海滨康复医院和省钟山康复医院。疗养时间为每人每期疗养15天，原则上按上半月和下半月两个时间段安排。在职领导干部根据工作需要，可分段安排疗养，原则上每年不超过2次，疗养总天数不变。疗养经费是省级机关干部和两院院士的疗养费用均采取省财政、单位和个人分担的办法解决。其中单位和个人分担的费用如下，床位费由单位承担每人每天20元（疗养时按实际疗养天数交费，凭发票回单位报销），不足部分由省保健办与康复医院结算。伙食费为个人缴纳每人每天10元基本伙食费，与康复医院伙食标准的差额由省保健办补贴。交通费上，疗养人员往返交通费由单位承担。个别疗养人员确需家属陪同，限带配偶且不另外占用房间。家属每人每天缴纳基本伙食费15元、杂费5元、床位费30元，其他费用自理。

2020年省级机关干部疗养工作将健康疗养和健康体检相结合，健康疗养和医疗康复相结合，合理安排每批次疗养人员的数量和时间。其中，共组织安排1142名保健对象疗养，其中省级干部60人、两院院士12人、厅局级干部1050人、其他离休干部20人。疗养对象在疗养院的选择上，选择省太湖疗养院的约占一半，选择省连云港海滨康复医院和省钟山干部疗养院的各占四分之一。省级机关各单位重视和关心干部的健康，指定部门、指定专人负责疗养工作，许多单位的领导带头参加疗养，全年有352名在职干部参加疗养。各康复医院提出管理、质量、服务、效率、效益的工作思路，通过进一步提升软、硬件实力，为保健对象提供优质疗养服务。省太湖疗养院作为全国健康管理示范基地旗舰单位，在疗养服务上精益求精，围绕健康管理、疗养保健、慢病康复三大业务板块，紧抓质量、效率、技术三大核心要素，努力提升业务能力。不断探索专病专科疗养模式。根据疗养员个体健康需求、健康评估状况，按病种相对集中收治，实施入院评估、中期干预、后期评价和出院后随访制度，形成一套规范的疗养服务流程。年内蝉联“全国文明单位”，并跻身艾力彼全国三级医院健康管理学科排名15强，位列全国疗养院第一名。省连云港海滨康复医院在加强自身管理上做文章，服务质量明显提升，积极拓展温泉疗养业务，打造“福如东海”疗养基地，创新以“温泉疗养”为特色的健康管理项目，增加冬季健康疗养服务内容。省钟山康复医院结合自身的地理优势和自身特色，因地制宜、因人而异制定健康教育计划，定期开展气功、太极拳、健身操等健身项目。针对疗养对象糖尿病、高血压、高血脂等慢性疾病，制定营养可口的菜谱，以“食疗”替代“药疗”，慢病干预取得比较好的效果。

（陈开来）

基层卫生健康

【基层卫生健康工作综述】 一、抓好新冠肺炎疫情防控。1月22日在全国率先提出基层疫情防控十条措施,召开省市县乡四级视频会议贯彻落实。确定“优质服务基层行”活动主题为“基层感染控制质量提升年”;明确在农村区域性医疗卫生中心建设发热门诊、社区医院建设发热诊室,其他机构建立预检分诊点。在每个乡镇卫生院、社区卫生服务中心设立1名感控专管员,联合省级机关工委、省人社厅、省总工会开展家庭医生团队感控技能竞赛。

二、创新基层服务体系建设。制定全面推进县域紧密型医共体建设实施意见,69个涉农县区出台实施方案,24个国家试点地区进入实体化运行。完成省政府建设80个农村区域性医疗卫生中心民生实事项目任务。评定第三批省社区医院64个、首批示范县区9个,协助国家卫生健康委举办二期社区医院建设现场培训会。“强化基层医疗、当好健康守门人”被省委改革办选定为大型改革案例向社会宣传。年度新增201个基层医疗卫生机构达国家推荐标准,数量全国第一。江苏“七个强化”推进“优质服务基层行”做法在国家专题会议上发言。新扶持80个基层特色科室建设,建有1个以上特色科室的基层医疗卫生机构数占比50.6%。

三、加强基层卫生人才队伍建设。建立省级卫生人才强基工程组织实施进展定期监测报告制度,推动卫生人才强基工程重点政策落地落实,全省基层卫生人员28.58万人,占全省卫生人员总数的34.71%,67个县区明确实施“公益一类保障、公益二类绩效管理”政策。新招聘基层卫生人员8798人,新遴选基层卫生骨干人才7352名,建成基层实训基地82个。组织150名临床医生、32名护理人员参加卫生适宜技术省级师资培训,完成700名乡镇卫生院临床医师、3000名乡村医生务实进修培训。开展2020年县乡村卫生人才能力提升国培项目,完成652名学员线上及线下培训。“江苏:强基工程解基层人才难题”入选2020年度“推进医改服务百姓健康十大新举措”。

四、开展家庭医生签约服务。在92个县(市、区)及基层机构开展家庭医生服务模式创新探索,遴选确认50个年度创新创优单位。印发基层专家工作室(联合病房)建设管理指南。将口腔、眼科、肾脏病、肿瘤等服务纳入“点单式”签约范围,全省个性化签约服务领域从12类900项扩大到16类1200项。开展“世界家庭医生日”宣传活动,征集基层医务人员参加抗疫先进事迹并大力宣传,遴选家庭医生代表参与江苏广电总台“约见名医”——世界家庭医生日2期特辑节目。新增家庭医生工作室600个,新评定星级60个,一般人群签约率40.3%,重点人群签约率74.6%,建档立卡低收入人口签约率99.72%,健康体检率95.68%。

五、提升基本公共卫生服务水平。全省人均补助经费提高到80元以上。完成新划入基本公共卫生服务项目工作方案及经费使用测算,保证业务条线项目实施。编印《国家基本公共卫生服务健康管理与实践手册》。联合省内分泌孵化中心推动基层糖尿病并发症工作站建设,验收65个,在建185个。借助人工智能阅片、并发症筛查管理平台、首席医生制度等建设,推动基层基本公共卫生服务能力提升。提高信息报送质量,建立基本公共卫生服务报表管理、审核与日常数据抽查机制,完成对各设区市2019年度项目实施情况现场评价。联合省财政厅通报绩效评价情况,依据评价结果结算项目补助经费。江苏做法在国家专题会上交流发言,2019年度基本公共卫生服务项目绩效评价成绩获全国第一。

六、推进基层卫生信息化建设提档升级。制定实施方案,明确具体建设任务,完成核心业务流程、管理需求梳理,基本完成门诊电子病历、公共卫生表单等应用模块开发。张家港市、南京市雨花台区、栖霞区、溧水区4个试点单位基本完成提档升级信息系统升级切换、电子病历与电子健康档案数据共享。部署开展电子健康档案随身带行动,整合居民临床用药信息、检验检查信息、体检报告信息,4个试点县区均实现以微信公众号或APP为载体的随身带应用建设。推进居民健康档案电子化,93%的县(市、区)实现电子健康档案向签约居民开放。

(姜　仑)

【基层新冠肺炎疫情防控】 1月22日,印发《关于印发江苏省基层医疗卫生机构新型冠状病毒感染的肺炎疫情防控基本要求(试行)的通知》。转发国家新型冠状病毒感染的肺炎诊疗方案,组织动员20多万基层卫生人员日夜奋战在预检分诊、交通卡口查验、居家观察人员“四包一”服务、集中隔离医学观察、可疑病例转运、咽拭子采样等防控一线。广泛征集宣传基层卫生人员抗击新冠肺炎疫情先进事迹。转发国家卫生健康委办公厅《关于基层医疗卫生机构在新冠肺炎疫情防控中分类精准做好工作的通知》,引导基层医疗卫生机构统筹做好疫情防控和日常工作。将2020年“优质服务基层行”活动主题确定为“基层感染控制质量提升年”,在每个乡镇卫生院、社区卫生服务中心创新设立1名以上感控专管员,全省共组建1684名基层医疗卫生机构感控专管员队伍。

(曹　扬)

【全省农村医疗卫生服务保障水平提升行动】 4月，委党组召开会议专题研究部署。印发《关于开展〈全省农村医疗卫生服务保障水平提升行动方案〉核心指标监测的通知》，确定19项核心指标，分业务条线对各设区市定期监测通报。12月，基本完成2020年度全省农村医疗卫生服务保障水平提升行动目标任务。农村基层卫生新补充5170人列为2020年度乡村振兴战略实绩考核指标，实际招聘6836人，任务完成率132%；农村无害化卫生户厕普及率、农村区域性医疗卫生中心两项乡村振兴监测指标的完成率分别为95%、100%，均达目标要求。

（曹 扬）

【紧密型县域医共体建设】 加强工作联系，持续跟踪调度24个国家紧密型县域医共体试点县（市、区）工作进展。召开部分医共体建设地区卫生健康行政部门领导和医共体建设牵头单位院长代表座谈推进会。协调省六部门研究制定《关于全面推进县域紧密型医疗卫生共同体建设的实施意见（会签稿）》。12月，会同省医保局转发国家《关于印发紧密型县域医疗卫生共同体建设评判标准和监测指标体系（试行）的通知》。年内全省纳入县域医共体建设的69个涉农县（市、区）全部出台实施方案，其中24个纳入国家县域医共体建设试点地区均进入实体化运行。

（汤苏川）

【社区医院示范县（市、区）建设】 一是加强常态化建设指导。推动城乡基层机构按照省社区医院21条重点建设任务加快建设；印发《关于转发国家卫生健康委关于全面推进社区医院建设工作的通知的通知》，推动南京市、扬州市作为国家社区医院建设试点市，整体推进社区卫生服务中心和乡镇卫生院转设社区医院建设试点工作。二是启动社区医院示范县（市、区）建设。印发《江苏省社区医院示范县（市、区）建设评估标准》，组织21个县（市、区）整体推进社区医院建设。国家卫生健康委基层司司长聂春雷调研南京栖霞区迈皋桥和江宁区禄口社区医院建设工作。协助国家在南京市举办二期全国社区医院建设培训班。经过地方遴选、设区市自评、省综合评选，确认第三批江苏省社区医院64个，首批江苏省社区医院示范县（市、区）9个。

第三批省社区医院名单：

南京市：栖霞区迈皋桥社区卫生服务中心、栖霞区八卦洲社区卫生服务中心、建邺区南苑社区卫生服务中心、鼓楼区幕府山社区卫生服务中心、鼓楼区建宁路社区卫生服务中心、雨花台区岱山社区卫生服务中心、雨花台区雨花社区卫生服务中心、雨花台区西善桥社区卫生服务中心、江宁区横溪街道丹阳社区卫生服务中心、江宁区东山街道上坊社区卫生服务中心、溧水区东屏街道卫生院、高淳区漆桥中心卫生院、江北新区盘城街道社区卫生服务中心、江北新区沿江街道社区卫生服务中心。

无锡市：滨湖区雪浪街道社区卫生服务中心、惠山区阳山镇卫生院、梁溪区扬名街道社区卫生服务中心、锡山区羊尖镇卫生院、锡山区东北塘街道社区卫生服务中心。

徐州市：云龙区黄山社区卫生服务中心、邳州市官湖镇中心卫生院、邳州市运河镇社区卫生服务中心、睢宁县睢城镇睢城社区卫生服务中心。

常州市：溧阳市南渡镇中心卫生院、钟楼区五星街道社区卫生服务中心。

苏州市：张家港市大新镇卫生院、常熟市辛庄中心卫生院、太仓市浏河镇卫生院、昆山市巴城镇社区卫生服务中心、吴江区七都镇卫生院、吴江区同里镇卫生院、吴中区郭巷街道社区卫生服务中心、相城区阳澄湖镇卫生院。

南通市：海安市高新区中心卫生院、启东市汇龙镇中心卫生院、如东县栟茶镇中心卫生院、如皋市白蒲镇卫生院。

淮安市：淮安区施河镇卫生院、淮安区苏嘴中心卫生院、淮安区城东乡卫生院、淮阴区渔沟中心卫生院、淮阴区丁集中心卫生院、淮阴区刘老庄中心卫生院、淮阴区棉花中心卫生院、涟水县梁岔中心卫生院、盱眙县马坝中心卫生院。

盐城市：射阳县临海中心卫生院、射阳县洋马中心卫生院、射阳县特庸镇卫生院、东台市安丰中心卫生院、东台市三仓中心卫生院、东台市富安中心卫生院、东台市时堰中心卫生院、大丰区三龙中心卫生院、大丰区小海中心卫生院、盐都区龙冈镇卫生院。

扬州市：宝应县氾水镇中心卫生院、宝应县射阳湖镇中心卫生院、高邮市送桥中心卫生院、广陵区李典镇中心卫生院、仪征市大仪中心卫生院、仪征市新集镇卫生院、仪征市月塘中心卫生院。

泰州市：医药高新区寺巷卫生院。

首批“江苏省社区医院示范县（市、区）”名单：

南京市江宁区
南京市雨花台区
南京市栖霞区
南京市秦淮区
无锡市惠山区
徐州市云龙区
淮安市淮阴区
东台市
仪征市

（汤苏川）

【农村区域性医疗卫生中心建设】 年初，省组织各地开展农村区域性医疗卫生中心建设情况摸底，初步遴选80个重点建设单位。建设80个农村区域性医疗卫生中心纳入省政府2020年度民生实事项目。4月，省印发《关于做好2020年农村区域性医疗卫生中心建设工作的通知》，明确具体建设要求和完成时间节点，并将目标任务细化分解到各设区市、县（市、区）。确定年度80个重点建设单位和40个备选建设单位名单。在宝应、江宁两地举办三期农村区域性医疗卫生中心建设现场培训推进会。《健康报》、江苏卫视新时空和《新华日报》对江苏省农村区域性医疗卫生中心建设情况进行采访报道。10月，组织专家完成103个农村区域性医疗卫生中心现场复核和省集中评定，确定江苏省首批农村区域性医疗卫生中心基本建成单位80个。

首批80个省农村区域性医疗卫生中心基本建成单位名单：

南京市：江宁区禄口街道社区卫生服务中心、溧水区白马中心卫生院、高淳区东坝中心卫生院。

无锡市：江阴市祝塘卫生院、江阴市华士卫生院、宜兴市官林镇卫生院、锡山区鹅湖镇中心卫生院、惠山区长安街道社区卫生服务中心、惠山区堰桥街道堰北社区卫生服务中心、惠山区前洲街道社区卫生服务中心、惠山区玉祁街道社区卫生服务中心。

徐州市：贾汪区大吴中心卫生院、贾汪区汴塘镇中心卫生院、铜山区大许镇中心卫生院、铜山区郑集镇中心卫生院、沛县敬安镇中心卫生院、沛县鹿楼镇中心卫生院、睢宁县双沟镇中心卫生院、睢宁县古邳镇中心卫生院、邳州市铁富镇中心卫生院、邳州市碾庄镇中心卫生院、邳州市八路镇中心卫生院、新沂市马陵山镇中心卫生院、新沂市阿湖镇卫生院、丰县欢口镇中心卫生院、丰县首羡镇卫生院。

常州市：溧阳市南渡镇中心卫生院、金坛区直溪中心卫生院、武进区湟里镇卫生院、新北区春江中心卫生院。

苏州市：吴中区角直镇卫生院、相城区黄埭镇卫生院。

南通市：海门区三厂街道中心卫生院、海门区悦来镇中心卫生院、通州区平潮中心卫生院、通州区石港中心卫生院、如东县栟茶镇中心卫生院、如东县岔河镇中心卫生院、启东市汇龙镇中心卫生院、启东市吕四港镇中心卫生院、如皋市石庄镇卫生院、如皋市白蒲镇卫生院、海安市李堡中心卫生院、海安市南莫中心卫生院、海安市曲塘中心卫生院。

连云港市：赣榆区班庄中心卫生院、赣榆区塔山镇卫生院、灌云县杨集中心卫生院、东海县青湖中心卫生院、东海县安峰中心卫生院、灌南县堆沟港中心卫生院。

淮安市：淮阴区南陈集中心卫生院、淮阴区渔沟中心卫生院、淮安区车桥镇中心卫生院、盱眙县马坝中心卫生院、涟水县高沟中心卫生院。

盐城市：东台市安丰中心卫生院、东台市三仓中心卫生院、盐都区楼王中心卫生院、建湖县上冈中心卫生院。

扬州市：宝应县氾水镇中心卫生院、宝应县射阳湖镇中心卫生院、宝应县曹甸镇中心卫生院、高邮市送桥中心卫生院、高邮市临泽中心卫生院、仪征市大仪中心卫生院、仪征市新集镇卫生院、江都区大桥中心卫生院。

镇江市：丹阳市界牌镇卫生院、句容市下蜀中心卫生院、句容市天王中心卫生院。

泰州市：姜堰区溱潼镇中心卫生院、姜堰区张甸镇中心卫生院、靖江市斜桥镇中心卫生院、靖江市新桥镇中心卫生院、兴化市戴南镇中心卫生院、兴化市戴窑镇中心卫生院、泰兴市虹桥镇卫生院。

宿迁市：泗阳县运南区域医疗卫生中心、宿城区龙河中心卫生院。

（汤苏川）

【优质服务基层行活动】　一是确定活动主题。印发《关于做好2020年“优质服务基层行”活动工作的通知》，明确重点强化七方面工作，并确定活动的重点及主题是“基层感染控制质量提升年”。二是加大推动实施力度。召开优质服务基层行活动省级专家研讨论证会，分领域统一制作全省基层机构服务能力标准及指南解读课件视频；组织全省各地和基层机构集中学习优质服务基层行活动培训视频，组织开展基层机构服务能力标准自评估，进一步对标找差、持续改进；参加国家优质服务基层行活动启动会，江苏省被国家卫健委选为2个典型省份之一作会议交流发言。三是组织推荐申报。完成各县(市、区)优质服务基层行活动实施方案的制定，经各地自评拟申报推荐标准的基层机构数量达290个。组织省级专家继续指导各地按照优质服务基层行活动基层机构服务能力标准持续改进和问题答疑。召开优质服务基层行活动省级专家会，启动推荐标准基层机构线上资料复核。10月，组织省、市级专家开展申报基本标准和推荐标准的基层机构线上资料复核和现场一致性评价工作。年内全省符合复核评价条件并填报的乡镇卫生院、社区卫生服务中心共1487个，占机构总数的93.46%；全省共有910个乡镇卫生院、社区卫生服务中心达国家基本以上标准，占比61.19%；有248个乡镇卫生院、社区卫生服务中心达国家推荐标准，占比16.68%，超额完成年度60%、10%的目标任务；年度新增推荐标准基层机构201个。

2020年新增达国家推荐标准201个基层机构名单：

南京市：玄武区新街口社区卫生服务中心、秦淮区止马营社区卫生服务中心、秦淮区夫子庙社区卫生服务中心、秦淮区朝天宫社区卫生服务中心、秦淮区淮海路社区卫生服务中心、秦淮区秦虹社区卫生服务中心、建邺区南苑社区卫生服务中心、建邺区莲花社区卫生服务中心、鼓楼区中央门社区卫生服务中心、栖霞区龙潭社区卫生服务中心、雨花台区雨花社区卫生服务中心、雨花台区西善桥社区卫生服务中心、雨花台区板桥社区卫生服务中心、雨花台区岱山社区卫生服务中心、雨花台区赛虹桥社区卫生服务中心、江宁区禄口街道社区卫生服务中心、江宁区湖熟街道社区卫生服务中心、江宁区东山街道社区卫生服务中心、江宁区汤山街道社区卫生服务中心、江宁区横溪街道丹阳社区卫生服务中心、江宁区东山街道上坊社区卫生服务中心、江宁区淳化街道土桥社区卫生服务中心、浦口区江浦街道社区卫生服务中心、浦口区永宁街道社区卫生服务中心、浦口区桥林街道社区卫生服务中心、六合区龙袍街道东沟社区卫生服务中心、六合区金牛湖街道社区卫生服务中心、六合区竹镇镇社区卫生服务中心、溧水区东屏街道卫生院、溧水区洪蓝街道卫生院、溧水区白马中心卫生院、高淳区东坝中心卫生院、高淳区漆桥中心卫生院、高淳区椏溪中心卫生院、江北新区盘城街道社区卫生服务中心、江北新区泰山街道社区卫生服务中心。

无锡市：江阴市文林卫生院、梁溪区广瑞通江街道社区卫生服务中心、梁溪区江海街道社区卫生服务中心、梁溪区扬名街道社区卫生服务中心、锡山区锡北镇卫生院、锡山区厚桥街道社区卫生服务中心、锡山区东北塘街道社区卫生服务中心、锡山区安镇街道社区卫生服务中心、惠山区堰桥街道社区卫生服务中心、惠山区洛社镇杨市卫生院、滨湖区胡埭镇卫生院、滨湖区荣巷街道社区卫生服务中心、滨湖区雪浪街道社区卫生服务中心、新吴区新安街道社区卫生服务中心。

徐州市：邳州市运河镇社区卫生服务中心、邳州市八路镇中心卫生院、邳州市戴庄镇卫生院、邳州市官湖镇中心卫生院、邳州市车辐山镇中心卫生院、新沂市港头镇卫生院、新沂市棋盘镇中心卫生院、铜山区马坡镇卫生院、铜山区郑集镇中心卫生院、铜山区张集镇中心卫生院、铜山区汉王镇中心卫生院、铜山区柳新镇卫生院、铜山区利国镇中心卫生院、丰县欢口镇中心卫生院、丰县首羡镇卫生院、沛县鹿楼镇中心卫生院、沛县敬安镇中心卫生院、沛县龙固镇中心卫生院、睢宁县凌城镇中心卫生院、睢宁县睢城镇睢城社区卫生服务中心、睢宁县双沟镇中心卫生院、贾汪区大吴中心卫生院、贾汪区汴塘镇中心卫生院、云龙区云龙社区卫生服务中心、云龙区黄山社区卫生服务中心。

常州市：溧阳市南渡镇中心卫生院、溧阳市戴埠镇中心卫生院、金坛区金城镇卫生院、金坛区直溪中心卫生院、新北区春江中心卫生院、新北区奔牛中心卫生院、钟楼区五星街道社区卫生服务中心、天宁区青龙街道社区卫生服务中心、经济开发区横山桥镇卫生院。

苏州市：张家港市大新镇卫生院、常熟市支塘中心卫生院、太仓市沙溪镇卫生院、昆山市巴城镇社区卫生服务中心、吴江区黎里中心卫生院、吴江区同里镇卫生院、吴江区七都镇卫生院、吴江区松陵社区卫生服务中心、吴中区郭巷街道社区卫生服务中心、吴中区城区社区卫生服务中心、吴中区角直镇卫生院、吴中区光福镇卫生院、相城区阳澄湖镇卫生院、相城区黄埭镇卫生院、相城区渭塘镇卫生院、相城区元和街道社区卫生服务中心、姑苏区平江街道娄江社区卫生服务中心、姑苏区虎丘街道留园社区卫生服务中心、工业园区斜塘社区卫生服务中心、虎丘区苏州科技城社区卫生服务中心。

南通市：海安市城东镇中心卫生院、海安市高新区中心卫生院、海安市曲塘中心卫生院、如皋市白蒲镇卫生院、如皋市石庄镇卫生院、如东县马塘镇中心卫生院、如东县岔河镇中心卫生院、启东市吕四港镇中心卫生院、启东市寅阳镇中心卫生院、海门区悦来镇中心卫生院、海门区四甲镇中心卫生院、海门区海门港新区（包场镇）中心卫生院、通州区石港中心卫生院、通州区平潮中心卫生院。

连云港市：海州区孔望山社区卫生服务中心、赣榆区沙河中心卫生院、赣榆区班庄中心卫生院、东海县青湖中心卫生院、东海县安峰中心卫生院、东海县桃林中心卫生院、灌云县伊山镇中心卫生院、灌云县四队中心卫生院、灌南县堆沟港中心卫生院。

淮安市：清江浦区钵池山社区卫生服务中心、淮阴区王营社区卫生服务中心、淮阴区果林社区卫生服务中心、淮阴区三树卫生院、淮阴区刘老庄中心卫生院、淮阴区南陈集中心卫生院、淮阴区徐溜中心卫生院、淮阴区棉花中心卫生院、淮阴区渔沟中心卫生院、淮安区淮城镇卫生院、淮安区施河镇卫生院、淮安区上河镇卫生院、淮安区城东乡卫生院、淮安区车桥镇中心卫生院、淮安区苏嘴镇中心卫生院、洪泽区岔河镇中心卫生院、经济开发区徐杨卫生院、盱眙县马坝中心卫生院、涟水县高沟中心卫生院、涟水县红窑中心卫生院、涟水县梁岔中心卫生院。

盐城市：阜宁县东沟中心卫生院、射阳县特庸镇卫生院、射阳县合德镇卫生院、射阳县海河中心卫生院、射阳县新坍镇卫生院、射阳县盘湾中心卫生院、建湖县庆丰中心卫生院、建湖县上冈中心卫生院、东台市安丰中心卫生院、东台市时堰中心卫生院、东台市三仓中心卫生院、东台市富安中心卫生院、东台市金海社区卫生服务中心、大丰区大中社区卫生服务中心、大丰区三龙中心卫生院、大丰区小海中心卫生院、盐都区秦南中心卫生院、盐都区龙冈镇卫生院、亭湖区南洋中心卫生院。

扬州市：宝应县氾水镇中心卫生院、宝应县射阳湖镇中心卫生院、宝应县望直港镇中心卫生院、高邮市开发区社区卫生服务中心、高邮市送桥中心卫生院、高邮市临泽中心卫生院、高邮市卸甲中心卫生院、仪征市真州镇胥浦社区卫生服务中心、仪征市大仪中心卫生院、仪征市月塘中心卫生院、仪征市新集镇卫生院、江都区大桥中心卫生院、江都区邵伯中心卫生院、江都区真武中心卫生院、邗江区方巷中心卫生院、广陵区汤汪乡社区卫生服务中心、广陵区李典镇中心卫生院。

镇江市：句容市宝华卫生院、丹徒区辛丰中心卫生院、丹徒区谷阳中心卫生院、润州区七里甸社区卫生服务中心。

泰州市：海陵区城西街道社区卫生服务中心、高港区永安洲镇卫生院、医药高新区泰州医药高新区寺巷卫生院、姜堰区罗塘街道城中社区卫生服务中心、兴化市安丰镇中心卫生院、兴化市沙沟镇中心卫生院、靖江市新桥镇中心卫生院、靖江市季市镇中心卫生院、泰兴市虹桥镇卫生院、泰兴市滨江镇卫生院、泰兴市河失镇常周卫生院、泰兴市滨江镇马甸卫生院、泰兴市宣堡镇卫生院。

(汤苏川)

【基层特色科室建设】 2月,确认年度新扶持80个基层特色科室重点建设单位和专业领域。启动"十三五"时期基层特色科室评估,组织专家拟定建设效果评价指标体系,开展全省基层特色科室建设成效情况调查;组织第五批省级基层特色科室复核评估申报,全省各地共申报省复核特色科室143个,组织专家对申报初审合格的103个开展现场复核和技术指导。印发《关于2020年基层特色科室孵化中心"五个一"重点工作安排的通知》。9月,开展省级基层特色科室孵化中心年度工作评估,分别评定一等奖3名、二等奖6名、三等奖9名和优秀奖2名。完成"十三五"时期基层特色科室评估报告,全省有811个乡镇卫生院和社区卫生服务中心,共建成1087个基层特色科室,其中省级特色科室277个。建成1个以上特色科室的乡镇卫生院和社区卫生服务中心数占比50.8%。乡镇卫生院和社区卫生服务中心建有特色科室的比例分别为50.6%、51.1%。

2020年基层特色科室省级孵化中心获奖名单:

一等奖:江苏省人民医院呼吸内科、东南大学附属中大医院内分泌科、江苏省省级机关医院内分泌科。

二等奖:南通大学附属医院心血管内科、南通大学附属医院眼科、江苏省中医院骨伤科、江苏省中医院护理部、江苏省口腔医院口腔科、江苏省人民医院消化内科。

三等奖:江苏省人民医院(省妇幼保健院)产科、江苏省中医院呼吸内科、南京市儿童医院儿内科、江苏省人民医院消化内镜中心、江苏省省级机关医院老年医学科、南京鼓楼医院疼痛科、南京医科大学眼科医院眼科、南京医科大学第二附属医院普外科、南京医科大学第二附属医院消化医学中心。

优秀奖:江苏省人民医院老年医学科、江苏省人民医院康复医学科。

(汤苏川)

【"强基工程解基层人才难题"入选2020年度全国"推进医改　服务百姓健康十大新举措"】 印发《关于开展江苏省卫生人才强基工程组织实施进展情况监测的通知》,建立定期报告制度,加强动态监测和管理,推动各地贯彻落实《江苏省卫生人才强基工程实施方案(2019—2023年)》。将全省基层高级专业技术岗位比例提高到11%,95个建制县(市、区)中,有60个推进实施基层卫生人才"县管乡用"制度、67个明确执行"公益一类财政保障、公益二类绩效管理"。年内,新招聘补充基层卫生人员6836人。扩大农村定向医学生培养规模,实际招录农村定向医学生培养1962人。"江苏:强基工程解基层人才难题"入选2020年度"推进医改服务百姓健康十大新举措"。

(高　溶)

【开展新一轮基层卫生骨干人才遴选】 4月,按照省卫健委、省财政厅关于基层卫生骨干人才两年一轮的遴选要求,印发《关于开展2020年基层卫生骨干人才遴选工作的通知》,开展第三轮基层卫生骨干人才遴选,鼓励各地按照不低于乡镇卫生院、社区卫生服务中心卫技人员总数8%的比例,扩大基层卫生骨干人才规模。2020年新遴选确定基层卫生骨干人才7352名,其中省级基层卫生骨干人才2500名。基层卫生骨干人才实施协议工资制1843人,不纳入本单位绩效工资实施范围。

(高　溶)

【依托实训基地开展适宜技术培训】 按照"实用、实训、实效"原则,持续推进在县域内建设基层卫生人员实训基地。9月,印发《关于依托基层卫生人员实训基地推广应用首批适宜卫生技术的通知》,以基层医疗卫生机构为主推进基层卫生人员实训基地建设,加强对基层在岗卫生人员的实用技能培训,解决工学矛盾,提升服务技能。2020年全省建成基层卫生人员实训基地82个。依托基层实训基地,分全科医生、护理、乡村医生三类确定适宜卫生推广技术各10项,年度参训人员8万人次。组织150名临床医生、32名护理人员参加卫生适宜技术省级师资培训。

(高　溶)

【2020年度家庭医生签约服务创新创优评选】 3月,印发《关于组织申报2020年家庭医生服务模式创新建设单位的通知》,确定预约上门和家庭病床服务、医联体上下联动、医保政策支撑下的慢病管理机制、商业保险支持、首席家庭医生等5个重点创新领域。经过推荐和遴选,确认92个家庭医生服务模式创新建设单位。分领域举办4期家庭医生服务模式创新试点交流培训会。10—11月,组织基层卫生管理、家庭医生等44名专家,分组开展2020年度家庭医生签约服务工作绩效评价。经现场评估和集中评审,公布确认50个"2020年度家庭医生服务模式创新单位"。

2020年度家庭医生服务模式创新单位名单:

南京市:建邺区、秦淮区、玄武区、栖霞区、浦口区江浦街道社区卫生服务中心、江宁区丹阳社区卫生服务中心、江北新区葛关路社区卫生服务中心、江北新区、鼓楼区建宁路社区卫生服务中心、雨花台区、江宁区淳化街道土桥社区卫生服务中心。

无锡市:新吴区、锡山区羊尖镇卫生院。

徐州市:泉山区、云龙区、丰县、新沂市、鼓楼区。

常州市:武进区、钟楼区、天宁区。

苏州市:姑苏区、姑苏区虎丘街道留园社区卫生服务中心、昆山市震川社区卫生服务中心。

南通市：海安市、崇川区、海安市曲塘中心卫生院。

连云港市：连云区、东海县、海州区海州社区卫生服务中心、赣榆区、海州区中正卫生院、连云区云山社区卫生服务中心。

淮安市：淮阴区。

盐城市：东台市、大丰区、大丰区三龙中心卫生院。

扬州市：扬州市、广陵区文峰社区卫生服务中心、高邮市、宝应县射阳湖中心卫生院、广陵区汤汪社区卫生服务中心、仪征市。

镇江市：扬中市。

泰州市：高港区大泗镇卫生院、兴化市安丰镇老圩卫生院、泰兴市滨江镇马甸卫生院、靖江市东兴镇惠丰卫生院。

宿迁市：泗洪县、宿豫区。

（曹　扬）

【家庭医生工作室建设】　印发《关于做好2020年家庭医生工作室建设工作的通知》，明确500个家庭医生工作室建设任务和重点内容，并分解到各市。每季度收集汇总各地建设进度，提升内涵建设。经过机构申报、地方推荐，共遴选95个星级家庭医生工作室候选单位。截至12月，年内新增600个、累计建成1302个家庭医生工作室。组织专家开展星级家庭医生工作室现场评估，确认第二批"江苏省星级家庭医生工作室"60个。

第二批江苏省星级家庭医生工作室名单：

南京市：建邺区莲花社区卫生服务中心金穗花园家庭医生工作室、秦淮区大光路社区卫生服务中心大阳沟社区家庭医生工作室、玄武区同仁街社区卫生服中心丹凤邮家家庭医生工作室、鼓楼区挹江门社区卫生服务中心丁山家庭医生工作室、江北新区泰山街道社区卫生服务中心明发社区普斯康健家庭医生工作室、江宁区横溪街道丹阳社区卫生服务中心孟兆琴家庭医生工作室、雨花台区雨花社区卫生服务中心邻里荟家庭医生工作室。

无锡市：新吴区硕放街道社区卫生服务中心新锦园家庭医生工作室、滨湖区胡埭镇卫生院马鞍社区家庭医生工作室、锡山区云林街道社区卫生服务中心云龙家庭医生工作室、宜兴市丁蜀镇卫生院公园路社区家庭医生工作室。

徐州市：泉山区西苑社区卫生服务中心民建社区家庭医生工作室、云龙区东苑社区卫生服务中心康馨社区家庭医生工作室、云龙区云龙社区卫生服务中心宣武社区家庭医生工作室、泉山区庞庄社区卫生服务中心华美热电家庭医生工作室、徐州经济技术开发区城东社区卫生服务中心翠湖（珑湾）社区家庭医生工作室、邳州市城西社区卫生服务中心锦江花园家庭医生工作室、鼓楼区琵琶社区卫生服务中心宜居嘉园家庭医生工作室、鼓楼区环城社区卫生服务中心米兰社区家庭医生工作室。

常州市：武进区遥观卫生院遥观镇勤新村委家庭医生工作室、钟楼区新闸街道社区卫生服务中心西电常变家庭医生工作室、新北区奔牛人民医院奔南社区家医工作室、天宁区青龙街道社区卫生服务中心常州旭荣集团家庭医生工作室。

苏州市：常熟市唐市中心卫生院常昆村家庭医生工作室、姑苏区苏锦街道平江新城社区卫生服务中心苏锦一社区家庭医生工作室、吴江区横扇卫生院横扇社区家庭医生工作室、吴中区城区社区卫生服务中心江丽萍家庭医生工作室、张家港市南丰镇社区卫生服务中心永联家庭医生工作室、昆山市锦溪镇社区卫生服务中心顾家浜家庭医生工作室、昆山市青阳社区卫生服务中心绣衣家庭医生工作室。

南通市：海门区三厂镇社区卫生服务中心工房街家庭医生工作室、崇川区和平桥街道第二社区卫生服务中心北濠东村社区家庭医生工作室、海安市城东镇中心卫生院立发街道南屏村家庭医生工作室。

连云港市：东海县牛山街道卫生院湖畔社区家庭医生工作室、海州区新浦社区卫生服务中心后河社区家庭医生工作室、海州区浦西社区卫生服务中心蔷薇社区家庭医生工作室、赣榆区宋庄镇卫生院刘郭社区家庭医生工作室、连云区墟沟社区卫生服务中心院前家庭医生工作室、海州区新南社区卫生服务中心海南社区家庭医生工作室、连云区云山社区卫生服务中心李庄村家庭医生工作室。

淮安市：淮安区淮城镇卫生院翔宇家庭医生工作室、清江浦区淮西社区卫生服务中心富丽花园家庭医生工作室、清江浦区市中社区卫生服务中心工农社区家庭医生工作室。

盐城市：亭湖区毓龙街道社区卫生服务中心县前路社区家庭医生工作室、亭湖区东亭湖街道社区卫生服务中心在水一方社区家庭医生工作室、亭湖区文峰街道社区卫生服务中心西苑社区家庭医生工作室。

扬州市：广陵区文峰街道社区卫生服务中心鼎园家庭医生工作室、高邮市城南社区卫生服务中心水部楼社区家庭医生工作室、江都区真武中心卫生院油缘社区家庭医生工作室、邗江区汉河社区卫生服务中心完美集团家庭医生工作室、广陵区东关街道社区卫生服务中心新仓巷家庭医生工作室。

镇江市：扬中市三茅街道社区卫生服务中心丰裕社区裕园小区家庭医生工作室、句容市崇明社区卫生服务中心梅花社区家庭医生工作室。

泰州市：高港区大泗镇卫生院大泗镇敬老院家庭医生工作室、姜堰区罗塘街道城中社区卫生服务中心叶舍社区家庭医生工作室、靖江市靖城街道东兴街社区卫生服务站公园弄家庭医生工作室。

宿迁市：宿豫区顺河街道顺河医院京东社区家庭医生工作室、泗洪城北社区卫生服务中心大楼街道隆源居委会家庭医生工作室、沭阳县南湖街道良种场社区卫生服务站南湖街道良种场社区家庭医生工作室、泗阳县众兴卫生健康服务中心红光社区网格点。

（曹　扬）

【举行“优质服务基层行”家庭医生团队感控技能竞赛】 为提高加强基层医疗卫生机构应对新冠肺炎疫情防控和感控管理的能力,省卫生健康委、省委省级机关工作委员会、省人力资源和社会保障厅、省总工会联合印发《关于印发2020年“优质服务基层行”家庭医生团队感控技能竞赛活动方案的通知》。组织省级专家编写《基层感控知识要点大纲》,录制25集基层感控操作技能视频课程,在省级信息平台设立“基层感控”“每日一练”线上培训学习窗口,全省共有12.6万名基层卫技人员在线学习,163.7万人次学习视频,238.5万人次参与每日答题测试。11月22日,在“江苏基层卫生”微信公众号上,组织基层感控知识网络竞赛,全省近6万名基层卫生人员参加。11月26—27日,四部门在南京联合举办以“同心抗疫、凝聚合力、提升能力”为主题的省级决赛。经过岗位练兵、地方竞赛、选拔备战,13个设区市、104名基层卫生人员,分别组成13支社区队和13支卫生院队。省级决赛分复赛和决赛两轮进行,复赛包括综合笔试、操作技能和复赛知识竞答3个环节,决赛包括决赛知识竞答和情景展示2个环节。共评出一等奖2名、二等奖4名、三等奖4名、优秀奖16名,优秀组织奖5个、创新组织奖8个、特殊贡献奖5个。第1名团队4位选手获得“江苏省五一劳动奖章”,团队一、二等奖24名选手获“江苏省五一创新能手”,并获得人民币3万元、1.5万元、1.2万元、9000元、6000元、3000元奖励,同时在职称晋升时予以政策倾斜。

2020年“优质服务基层行”家庭医生团队感控技能竞赛省级决赛获奖名单:

团体一等奖:

南京市卫生院队:江宁区江宁街道社区卫生服务中心(江宁区江宁街道卫生院)曹承兰、江宁区东山街道社区卫生服务中心(江宁区东山街道卫生院)吴琼、江宁区江宁街道铜井社区卫生服务中心(江宁区江宁街道铜井卫生院)秦牛、江宁区麒麟街道社区卫生服务中心(江宁区麒麟街道卫生院)庞玉玲。以上4人同时获“江苏省五一劳动奖章”。

扬州市卫生院队:仪征市大仪中心卫生院郭超;宝应县曹甸镇中心卫生院王兆娟;宝应县柳堡镇中心卫生院罗静;高邮市送桥中心卫生院钱学云。

团体二等奖:

南京市社区队:秦淮区止马营社区卫生服务中心王正英、于晓娜、高梦媛、江国兰。

盐城市社区队:东台市金海社区卫生服务中心何继东、王妍艳;东台市海丰社区卫生服务中心王平;东台市四灶社区卫生服务中心倪玲林。

镇江市卫生院队:镇江市大路镇卫生院孔波;句容市白兔中心卫生院栾长慧;扬中市新坝中心卫生院颜艳红;丹阳市界牌镇卫生院王丹丹。

无锡市社区队:宜兴市宜城街道社区卫生服务中心沈建英、沈玉宇、勇超;宜兴市新街街道社区卫生服务中心刘丽萍。

团体三等奖:

镇江市社区队:句容市华阳社区卫生服务中心梁新梅;扬中市三茅街道社区卫生服务中心王彩华;润州区官塘桥社区卫生服务中心张海燕;丹徒区宜城社区卫生服务中心王霞。

苏州市卫生院队:吴江区同里卫生院林竹宇;太仓市浏河人民医院俞叶叶;相城区漕湖人民医院全东杰;工业园区星湖医院孙海银。

连云港市社区队:连云区墟沟社区卫生服务中心吴海霞、王亚、沈丛、席艳娟。

徐州市卫生院队:铜山区柳泉镇卫生院葛延峰;铜山区大许镇中心卫生院郑春侠、王友健、李雪。

团体优秀奖:

南通市卫生院队:海安市李堡中心卫生院吉勇、许冬梅;海门区三厂街道中心卫生院张晓亚;如皋市石庄镇卫生所王海荣。

扬州市社区队:广陵区头桥社区卫生服务中心朱建国;邗江区双桥社区卫生服务中心王璇;广陵区曲江街道社区卫生服务中心游佳;广陵区汤汪乡社区卫生服务中心王宏云。

苏州市社区队:苏州高新区浒墅关镇社区卫生服务中心陆桂花;吴中区郭巷街道社区卫生服务中心符晨梅;姑苏区平江街道娄江社区卫生服务中心李姣;昆山市柏庐社区卫生服务中心邵志强。

泰州市社区队:泰兴市滨江镇社区医院苏爱华;泰兴市济川街道鼓楼社区卫生服务中心屈亚琴、陈琴;泰兴市济川街道燕头社区卫生服务中心任君婷。

常州市卫生院队:金坛区薛埠镇茅麓卫生院徐云祥;新北区薛家镇卫生院钱静;武进区礼河卫生院牟丽君;金坛区水北中心卫生院黄英。

宿迁市社区队:泗阳县众兴卫生健康服务中心何建成;泗洪县城北社区卫生服务中心王秀秀;宿迁市宿豫区豫新街道社区卫生服务中心徐赛虎、朱红娟。

南通市社区队:通州区城西社区卫生服务中心曹莉丽;崇川区永兴街道社区卫生服务中心耿美英;崇川区秦灶街道社区卫生服务中心高雅;通州区兴东街道社区卫生服务中心田秀美。

泰州市卫生院队:靖江市新桥镇中心卫生院杨勇、卢静霞;靖江市斜桥镇中心卫生院郑红娟;靖江市城南中心卫生院佘红霞。

宿迁市卫生院队:泗阳县中西医结合医院叶北玲;泗阳县八集医院王巧云;宿城区龙河中心卫生院翟孟娟;宿迁市湖滨新区黄墩镇医院张锦花。

常州市社区队:武进区湖塘镇马杭社区卫生服务中心毛商;新北区三井街道社区卫生服务中心奚春萍;钟楼区永红街道社区卫生服务中心张蕾;天宁区青龙街道社区卫生服务中心章蕾。

淮安市卫生院队:盱眙县鲍集镇卫生院毛懋;盱眙县马坝中心卫生院沈艳、张春红;盱眙县盱城街道卫生院陈建军。

盐城市卫生院队:东台市三仓人民医院孟亚平;东

台市安丰镇中心卫生院陈吉玲；东台市五烈镇卫生院曹素兰；东台市梁垛镇卫生院崔红梅。

无锡市卫生院队：江阴市青阳医院徐琴玉；江阴市青阳卫生院胡蓓君；江阴市中医肝胆医院刘金芬；江阴市马镇卫生院朱萍。

连云港市卫生院队：赣榆区柘汪镇马站卫生院王宝涛；灌云县四队中心卫生院梁艳；东海县安峰中心卫生院杨怀家；东海县白塔中心卫生院相玲。

徐州市社区队：泉山区城西社区卫生服务中心王永梅；泉山区泰山社区卫生服务中心公梦雪、施丹峰；泉山区泉山社区卫生服务中心郭艳。

淮安市社区队：清江浦区北京南路社区卫生服务中心黄春梅、刘影；清江浦区城南街道社区卫生服务中心张思文；清江浦区市中社区卫生服务中心哲俊红。

（曹　扬）

【基层医防融合试点】 印发《关于开展2020年度江苏省基层糖尿病并发症筛查工作站建设工作的通知》，明确依托基层特色科室省级孵化中心技术支撑，组织开展基层糖尿病并发症工作站等建设工作，借助人工智能阅片、并发症筛查管理平台、首席医生制度等建设，常态化推动基层基本公共卫生服务能力提升。印发《关于启动家庭医生团队服务糖尿病患者全过程健康管理效果评估项目的通知》，进一步做实基本公共卫生服务项目中糖尿病健康管理，优质服务和综合管理糖尿病患者，立足于糖尿病并发症筛查工作站，开展以糖尿病健康管理为突破口，两筛三防促进医防融合，发挥家庭医生团队优势，探索糖尿病前期筛查和干预，做实糖尿病规范化管理，延伸并发症诊疗，推动上下协作和双向转诊机制，充分评估家庭医生团队在医防融合模式下的糖尿病健康管理效果。举办家庭医生团队服务糖尿病患者全过程健康管理效果评估工作培训。12月，印发《关于确认省级基本公共卫生服务创新试点项目——基层糖尿病并发症筛查工作站第五批建设合格单位的通知》，确认建成31个单位，共计建成80个。在省级内分泌特色科室孵化中心规范培训基层医生38人，护士48人。印发《关于召开基层糖尿病并发症筛查工作站建设总结会的通知》，全面总结基层医疗卫生机构标准化糖尿病并发症筛防工作，着力提升基层医疗卫生机构糖尿病管理水平。

（王咏梅）

【基本公共卫生服务绩效考核】 1月，印发《关于开展2019年度基本公共卫生服务项目省级绩效评价方案的通知》，明确2019年度抽查的基本公共卫生服务项目绩效评价指标体系。省卫生健康委会同省财政厅联合开展2019年度基本公共卫生服务项目省级绩效评价工作。组织5个省级专家组随机抽查13个县（市、区）、26个乡镇卫生院（社区卫生服务中心），现场调阅各类健康档案2340份，访谈各类服务对象1300人，组织260名全科医生进行理论考试。优化评价方式方法。一是减少现场评价县区。由两个县区改为随机抽取一个县区，省按照该县区自评价位次抽查2个基层医疗卫生机构，现场拆封评价机构名称；二是减少省级评价组人数。由原来10个组减为5个小组，由组长、质控员兼联络员及5名专家组成；三是注重运用信息化手段。省开发基于PAD的信息化评价工具，减少考评专家数量，通过信息化智能化手段，实行语音、图片和视频等方式客观、准确记录问题，提升绩效评价质量；四是突出重点抽查复核。在现场评价过程中突出重点政策落地落实、居民获得感，减少台账资料、工作记录审核；五是条线专家集中会审。现场评价结束后，采取各条线专家集中会审评分，按县区和机构详细列出问题清单和改进意见，推动基层医疗卫生机构按照质量、规范、真实要求做好服务工作；六是第三方机构参与评价。省财政厅将2019年度基本公共卫生服务项目列入重点绩效评价项目，委托大华会计事务所全程参与，保证整个评价过程公平、公正，评价结果真实、客观。形成《关于2019年度基本公共卫生服务项目省级绩效评价情况的通报》，针对本次绩效评价发现问题，要求各设区市逐一制定整改措施，确保问题不再重复出现。9月，在2019年度国家基本公共卫生服务项目绩效评价中，江苏列全国第一。

（王咏梅）

【启动基层卫生健康信息化建设提档升级工作】 成立省卫生健康委基层卫生信息化提档升级工作领导小组，印发《关于印发全省基层卫生健康信息化建设提档升级工作实施方案的通知》，制定实施方案，明确无锡等三个设区市和南京雨花台区等11个县（市、区）为试点区，张家港市等四个省联系重点试点地区。建立每周开一次例会、出一份简报、做一个小结、订一周计划“四个一”工作机制。9月，印发《关于加快推进省基层卫生健康信息化建设试点地区提档升级工作的通知》，张家港市、南京市雨花台区、栖霞区、溧水区初步实现提档升级信息系统升级切换、电子病历与电子健康档案数据共享和互联互通试点任务。启动“电子健康档案随身带行动”，印发《关于推进居民健康档案“随身带”行动的通知》，制定电子健康档案随身带的主要内容以及携带模式，整合居民临床用药信息，检验检查信息，体检报告信息，四个重点试点区域均实现以微信公众号或者APP为载体的随身带应用建设。印发《关于规范推进居民健康档案电子化的通知》，以居民电子健康档案普及推广和务实应用为导向，充分发挥电子健康档案的基础信息支撑和便民服务作用，逐步取消纸质健康档案，减轻基层卫生人员负担，93%的县（市、区）实现电子健康档案向签约居民开放。

（赵　金）

卫 生 应 急

【卫生应急工作综述】 一、新冠肺炎疫情防控工作。一是制定江苏省应对新型冠状病毒肺炎疫情防控应急和扩散防控应急等有关预案,修订《江苏省新冠肺炎防控应急预案(试行)》,制定《江苏省快速扑灭新冠肺炎局部暴发疫情工作预案(试行)》等。二是组织专家进行风险研判,就应急响应的启动和级别调整进行论证并向政府提出建议,组织开展防境外输入新冠肺炎疫情的防控应急预案演练,指导各地进行相应的应对。三是组织全省卫生应急系统参加《国家新冠肺炎疫情控制应急预案(试行)》视频培训会,召开全省新冠肺炎疫情防控应急预案视频培训会。转发国家关于充分利用网络直报系统做好新冠肺炎疫情日报告和零报告工作通知,组织全省参加国家视频培训会。参与起草加强航空、海港口岸新冠肺炎输入性疫情防治工作指导意见的工作方案。四是参与省政府新型冠状病毒感染的肺炎疫情防控领导小组办公室综合协调、疫情分析研判、文稿起草等办公室工作;参与省疫情防控领导小组涉外联防联控指挥部工作,承担综合协调工作;承担省卫生健康委防控指挥部综合组文件运转、整理等工作,收集、分析和汇总13个设区市相关信息,每日报送新型冠状病毒肺炎疫情信息日报表、境外新冠肺炎输入性病例信息日报表、武汉流动人员健康筛查日报表和落实国务院新冠肺炎科学防治精准施策分区分级情况日报表,全面做好疫情防控工作。

二、突发事件处置与重大活动保障工作。一是科学做好突发事件卫生应急处置工作,快速有效做好沪苏浙高速平望段交通事故伤员医疗救援,指导南京、扬州、徐州等地做好“6·10”南京板桥汽修厂爆炸、“6·10”扬州宝应宝胜科技创城中毒事件、“9·12”徐州铜山爆炸火灾事故等10余起突发事件紧急医学救援工作。二是全力做好防汛抗洪等卫生应急工作。加强汛前卫生应急准备工作,开展汛前卫生应急准备工作督查和全国防灾减灾日宣传教育活动并向国家报送工作报告。下发《关于进一步加强防汛卫生应急工作的通知》《关于进一步做好防汛抗洪医疗卫生保障工作的紧急通知》等文件,召开专题视频会议,开展专项督导,指导各地做好防汛抗洪卫生应急准备。做好防汛抗洪人员及受灾转移安置群众医疗卫生保障。做好宣传工作,向灾区群众普及洪涝灾害可能造成的公共卫生危害和卫生防病知识,向媒体和公众做好灾害风险沟通,引导群众养成良好卫生习惯。参加淮河抗洪省政府的工作督导和指导,参与盱眙抗洪和苏南防汛驻点督导。部署台风“黑格尔”、台风“巴威”、9号台风“美莎克”的处置准备工作。三是加强各项应急准备工作,加强全省突发事件监测、信息报告和卫生应急值守工作,做好元旦重要时期及节假日期间突发事件卫生应急防控和处置工作,组织做好全省卫生健康系统反恐怖防范和卫生应急工作。圆满完成疫情期间高考、国家公祭日等卫生应急保障任务。

三、公共卫生应急管理体系完善工作。以问题为导向,针对本次新冠肺炎疫情防控中暴露出来的薄弱环节,研究完善江苏省公共卫生应急管理体系相关工作,召开专家座谈会,组织制定健全完善江苏省公共卫生应急管理体系工作方案,并在方案指导下,扎实推进各项工作。组织指导各地加强对习近平总书记重要讲话精神的学习宣传贯彻,研究江苏省提升重大疫情防控能力,健全公共卫生应急管理体系的相关问题,积极向国家卫生健康委提出意见建议,参加省委研究室的座谈并建言献策。完成《江苏省突发公共卫生事件应急预案》《江苏省突发公共事件医疗卫生救援应急预案》修订,基本完成《国家突发公共事件医疗卫生救援预案》修订调研论证报告。制定下发江苏省突发公共卫生事件应急预案和突发公共事件医疗卫生救援应急预案贯彻实施的指导意见、《进一步推进乡镇(街道)卫生应急规范化建设的指导意见》《推进疾控机构和医疗机构卫生应急规范化建设工作指导意见》等。

四、紧急医学救援工作机制深化工作。进一步梳理江苏省紧急医学救援工作机制,与省应急管理厅研究签署合作框架协议,从信息共享、医疗救治、常态化联动、联合培训、联合演练、科普宣传、协作共建等7个方面建立强化突发事件紧急医学救援和事故灾害医疗救治的深度合作机制。贯彻落实副省长樊金龙讲话精神,细化各项工作措施,进一步强化意外事故医疗救治工作,提高救治效率。下发《关于建立紧急医学救援分级分片工作机制的通知》,进一步规范江苏省意外事件的紧急医学救援工作。与省应急管理厅联合召开突发事件紧急医学救援视频会,就全省应急管理系统与卫生健康系统深度合作,进一步加强紧急医学救援进行部署。

五、培训演练工作。一是深化跨省合作机制,形成区域联动合力。召开苏、鲁、豫、皖四省卫生应急合作机制协调会,举办苏、皖、鲁、豫四省小规模疫情暴发联合处置联合演练。二是举办卫生应急培训,夯实救援基础。举行全省卫生应急实战能力培训班及省暨南京市2020年新冠肺炎疫情处置应急演练;举行第四届江苏省儿科应急救援及重症基础知识技能主题讲座活动;举办2020年全省120联网运行卫生应急培训班,提升全省120联网运行监测预警和突发事件应急处置能力;举办全省首届突发公共事件应急心理干预师资培训,加强师资队伍建设,提高应急心理干预紧急医学的学科水平和增强突发事件应对能力;召开全省12320卫生热线管理人员工作会议暨基于12320的

"互联网+公众健康服务"培训会,提升全省12320卫生热线管理水平。三是组织卫生应急演练,提升救援技能。下发《关于进一步加强卫生应急演练工作的通知》,贯彻落实国家突发公共卫生事件演练管理办法,对全省卫生应急演练工作提出明确要求。举办危化品运输爆炸事故紧急医学救援演练,进一步完善全省紧急医学救援一体化网络,提升重大突发事件现场紧急医学救援处置能力。江苏省4支国家卫生应急队伍与东部战区总医院开展军地联合集训,提升队伍联动与实战能力。

六、自救互救素养提升工程。会同省应急管理厅等13个部门联合下发关于组织开展2020年"江苏省安全应急科普环省行"活动的通知。在淮安联合组织2020年江苏省安全应急科普环省行启动暨进社区活动,先后在常州、镇江、苏州、南京四地组织2020年江苏省安全应急科普环省行文艺巡演,在宿迁组织进学校活动。开展省安全应急科普环省行活动知识竞赛,向公众宣传普及自救互救知识和技能。会同南京市急救中心开展卫生应急"进消防"活动,捐赠AED及便携式应急包等,与省消防总队、南京市消防医院建立合作联动机制。

(顾帮朝　陈　英)

【2020年全省突发公共卫生事件分析】 2020年,全省通过国家突发公共卫生事件管理信息系统累计报告突发公共卫生事件289起,报告病例10775人,死亡1人。其中,较大级别1起,报告病例1人,死亡1人,其余均为一般级别事件。从事件性质来看,突发传染病事件288起(甲类传染病1起,乙类传染病42起,丙类传染病84起,其他类传染病161起),发病10767人;突发食物中毒事件1起,中毒8人,死亡1人。发生在学校的突发公共卫生事件243起(占84%),主要为突发传染病事件(水痘159起,流行性感冒36起,其他感染性腹泻24起,手足口病16起,流行性腮腺炎6起,腺病毒感染1起,肺结核1起)。

2020年全省突发公共卫生事件的主要特点:一是受新冠肺炎流行的影响,全省报告突发公共卫生事件总起数和发病/中毒人数均较2019年明显下降;二是事件类别依旧以传染病和食物中毒事件为主;三是学校报告传染病事件诊断类型较往年没有明显变化,依旧以水痘、其他感染性腹泻、手足口病和流感等类型为主。

(顾帮朝　陈　英)

【确诊1例人感染H5N6禽流感病例】 2020年11月30日,江苏省确诊1例人感染H5N6禽流感病例。患者谢某,女,81岁,农民,居住常州市溧阳市上沛镇缪巷村委江家村16号。11月16日,患者出现发烧、咳嗽、腹泻等症状,分别在村卫生室、镇卫生院、溧阳市中医院治疗。11月25日,转至东南大学附属中大医院就诊,诊断为"重症肺炎、肺栓塞、高血压病2级(高危)、高血压性心脏病、感染性休克、两侧胸腔积液"。因患者感染难以控制、休克难以纠正,多器官功能衰竭,甚至出现呼吸心搏骤停,11月27日15时家属要求出院,当日19时左右死亡。11月27日,华大基因检测公司检测东南大学附属中大医院采集的患者肺泡灌洗液样本H5N6禽流感病毒核酸阳性。11月28日南京市疾控中心和11月29日江苏省疾控中心复核结果H5N6核酸阳性。11月30日,东南大学附属中大医院诊断该病例为人感染H5N6禽流感确诊病例。

(顾帮朝　邱晓辉)

【苏、皖、鲁、豫四省举行卫生应急联合演练】 2020年11月5日,苏、皖、鲁、豫四省卫生应急合作机制会议暨卫生应急联合演练在南京市溧水区举行。此次活动是苏、皖、鲁、豫四省2016年签订卫生应急合作协议后开展的第五次联合演练,由江苏省具体承办。国家卫生健康委、中国疾控中心有关领导专家出席演练活动,省卫生健康委副主任周明浩参加演练活动。此次演练针对当前国内新冠肺炎疫情防控形势,模拟了一起涉及四省的新冠肺炎局部聚集性疫情应急处置全过程,采取桌面推演的方式,设置了疫情发现与报告、病例确诊和信息发布、流行病学调查、密接排查及病毒溯源、人员排查与核酸检测、区域精准防控、进口产品来源和加工后流向排查、调查结果及疫情研判等具体环节,全面检验了四省卫生应急队伍应对突发公共卫生事件的相互协作能力、远程协调能力和联合处置能力。通过演练,进一步丰富和完善了区域卫生应急协作机制的内容,进一步探索了跨省区联合应对重大突发事件、实施综合救援的实战方法,为推进四省合作和联合演练常态化、多样化、信息化、规范化开展,构建区域化大健康大应急体系打下了基础。

(顾帮朝　楼乔华)

【国家卫生应急队伍集训】 12月2日至4日,2020年江苏省国家卫生应急队伍集训在东部战区总医院86临床部举行,来自东部战区总医院、省人民医院、省疾控中心、省中西医结合医院等单位的165名军地卫生应急队员参加集训。国家紧急医学救援队、国家核和辐射突发事件卫生应急队、国家突发急性传染病防控队和国家中医应急救治队四支国家卫生应急队伍抽组参加了集训。集训以"军民融合、联训联动"主题,突出"连队化管理、军事化科目、实战化训练"特色,邀请东部战区总医院和部分省内卫生应急专家授课,组织定向越野、军事体能、单兵队列、救援演练、研讨交流、装备展示等演训活动,以训促教、以训促建、以训促管、以训促战,做到练作风、练技能、练保障、练协同。通过集训,增强了队员体能素质,强化了专业理论和实践技能,全面提升了卫生应急队伍现场处置综合协调能力,对打造装备精良、技术精湛、保障有力、处置高效的卫生应急队伍起到了很好的推动作用。

(顾帮朝　楼乔华)

【江苏省危化品运输爆炸事故紧急医学救援应急演练】 2020年11月24日,江苏省危化品运输爆炸事故紧急医学救援应急演练活动在江阴市举行。无锡、苏州、泰州市急救中心,江阴市公安、交通、文旅、卫生和消防等单位共112人参加演练。演练旨在落实省委省政府和国家卫生健康委关于安全生产、防灾减灾救灾和卫生应急等工作决策部署,构建以信息共享、区域配合、联防联控、平战结合、上下联动为目标的紧急医学救援体系与机制,提高自然灾害、事故灾难类突发事件应急处置的效率和成功率,保障人民群众生命财产安全和社会稳定。演练模拟危化品运输爆炸造成批量人员伤亡,按照突发事件发生、发展的时序过程和紧急医学救援卫生应急预案内容要求,设置了事故发生、预警响应、救援实施、信息报告、总结评估等环节,实现了紧急医学救援多科目综合全过程演练,起到了磨合机制、规范程序、锻炼队伍、检验预案的作用。

(顾帮朝　楼乔华)

【江苏省安全应急科普环省行活动】 为树牢安全发展理念,强化安全应急科普,加强公众安全自救教育,进一步提升公众安全避险和防灾减灾救灾能力,增强公众安全意识和社会责任意识,在全社会形成关爱生命、关注安全的浓厚氛围,省卫生健康委联合省应急管理厅、省人民防空办公室、省科协等相关单位共同组织开展了"2020年度江苏省安全应急科普环省行"活动。活动结合全国安全生产月、"5·12"全国防灾减灾日、全国科普周、"9·18"防空警报试鸣日、世界急救日、"11·9"全国消防日等重要节点的宣传要求,创新运用文艺演出、专家讲座、知识竞赛等形式,在南京、常州、苏州、淮安、盐城、镇江、宿迁等地共组织8场专场活动,推动安全应急科普知识进企业、进农村、进社区、进学校、进家庭,切实唤起社会各界对公共安全风险的高度关注。活动被中国科协评选为2020年全国科普日优秀活动,被江苏省"典赞·科技江苏"评为十大科学传播活动。

(顾帮朝　楼乔华)

科技教育

【科技教育工作综述】 一、卫生科技。深入实施《江苏省卫生健康科技创新与成果转移转化行动计划(2019—2021)》和"科教强卫工程",全省卫生科技创新体系更加健全,医学创新和服务高质量发展的能力进一步增强。医疗卫生机构获得国家和省部级各类项目立项数量与资助金额同步增长。2020年度全省医疗卫生机构获国家和部委级各类重大项目立项500余项,累计获得直接支持经费2.47亿元;获省科技厅社会发展和省自然基金项目226项,获直接支持经费近8873.75万元。2020年省卫健委立项医学科研项目248项,加大心脑血管疾病、恶性肿瘤等63项重大疾病防治重点项目财政支持力度,引进284个医学新技术获奖项目。指导各国家临床医学研究中心强化内涵建设;新增国家临床医学研究中心区域分中心7个、省重点实验室1个,省工程研究中心等省级科技创新平台2个;全省医疗卫生机构获得国家科技进步二等奖2项、省科技一等奖7项、二等奖10项、三等奖25项,获奖总数创近3年来最高水平。

二、医学教育。医学人才院校培养。深化医教协同工作机制,与省教育厅、相关高校建立常态化沟通机制,科学指导涉医类院校合理规划设置医学类专业,稳定医学生培养规模,优化培养结构,提高培养质量。配合省教育厅做好2020年度全省高校医学类本科新专业设置工作,指导南京医科大学康达学院等4所院校申报儿科学、预防医学等3个紧缺专业。配合省教育厅做好2020年全省卫生职业学校新增医药卫生类5年制高职专业备案工作,指导南通卫生高等职业技术学校申报健康管理专业。开展麻醉与康复等紧缺专业人才培训,共组织112名县级医院麻醉与康复骨干专科医师进入培训基地接受为期1年时间的培训。农村订单定向医学生免费培养。联合省教育厅等部门下发工作通知,明确招生政策,摸清各地需求,扩大培养规模,完成1962名农村订单定向医学生招录。全省农村订单定向医学生免费培养本专科层次的招生录取完成情况全面超出预期目标。住院医师规范化培训。加强师资培训。举办麻醉专业、妇产专业、儿科专业等7期师资培训班,共培训师资500人;举办全科骨干师资培训班和全科/助理全科基地带教师资培训班,共培训570人。完成学员招录与考核,招录住院医师规范化培训学员6936人,其中全科招收306名。组织6600名学员报名参加住院医师规范化培训结业考核,考核通过率91.7%。全科医生队伍建设。组织711名符合条件的人员进入基地培训开展全科医师转岗培训;推动2020年毕业的农村订单定向大专生近550人进入基地进行助理全科医生规范化培训。

三、卫生科教法制管理。病原微生物实验室生物安全管理。制定《江苏省生物安全领域协调机制工作方案》,成立省生物安全领域协调机制领导小组,进一步加强江苏省生物安全管理体系和能力建设。建立实验室备案和全员培训等10项核心制度,指导各地规范实验室生物安全管理。建立生物安全日报和督导制度,动态监测新冠病毒核酸检测实验室生物安全管理情况,省市联动督查实验室1480家。分类组织生物安全培训,累计培训3万余人次。按照省委国安办统一部署,在全系统开展生物安全领域反渗透专项排查。配合省科技厅组织开展基因合成及高致病性病原微生物相关研究及实验活动专项排查。医学科研伦理管理。印发《关于加强伦理委员会日常监督管理工作的通知》,指导各地组织辖区内医疗卫生机构按照通知要求开展自查和现场检查。会同省药监局组织江苏省干细胞临床研究专家委员会和伦理专家委员会的专家对江苏省人民医院等6个单位报送的9个干细胞临床研究项目机构和项目材料进行线上评审。配合省科技厅督促全省医疗卫生机构做好《中华人民共和国人类遗传资源管理条例》的学习、宣传和贯彻落实工作,依法规范委属单位开展涉及人的遗传资源研发活动。医学科研诚信建设。学习贯彻科技部等多部委联合下发的《科研诚信案件调查处理规则(试行)》,配合国家卫健委科教司、省科技厅指导有关委属医疗机构对涉嫌学术不端的行为进行调查处理。指导各设区市卫健委和全省医疗卫生机构加强科研诚信制度建设,推动论文备案和制度落实,强化全过程科研监管,进一步规范科研行为。

(王晓芳 叶 荣 叶崎毅)

【国家及省科学技术奖提名】 根据《国家科学技术奖励工作办公室关于2020年度国家科学技术奖提名工作的通知》,东部战区总医院刘志红等“肾小球肾炎诊治策略和关键技术的创新与应用”、苏州大学附属第一医院沈振亚等“缺血性心脏病干细胞治疗临床转化的关键技术创新”、无锡市第二人民医院鲁晓杰等“内镜神经外科关键技术的创新与推广应用”、东部战区疾病预防控制中心李越希等“系列传染病基因工程抗原、诊断试剂及检测技术的研制和应用”、江苏省中医院沈洪等“溃疡性结肠炎中医药规范化诊疗体系的创建、应用及机制研究”等5项成果由省卫健委提名2020年度国家科技进步奖。2020年8月,经国家科学技术奖励评审委员会评审,公布初评通过226个项目,其中东部战区总医院刘志红等“肾小球肾炎诊治策略和关键技术的创新与应用”、苏州大学附属第一医院沈振亚等“缺血性心脏病干细胞治疗临床转化的关键技术创新”2项成果初评获2020年度国家科学技术进步奖二等奖。

根据《省科技厅关于2020年度江苏省科学技术奖提名工作的通知》,苏州大学附属第一医院阮长耿为2020年度省科学技术突出贡献奖候选人、江苏省人民医院张劲松等“ECMO在心肺复苏中的应用(ECPR)”等145个申报项目由省卫健委提名2020年度江苏省科学技术奖。经省科学技术奖励评审委员会组织评审,并报省人民政府批准,按照省政府《关于2020年度江苏省科学技术奖励的决定》,苏州大学附属第一医院黄建安等“肺癌相关介入肺脏学诊疗新技术建立及其治疗新靶点的转化应用”等7项成果获2020年度省科学技术一等奖、江苏省人民医院李春坚等“急性冠脉综合征早期诊断与优化溶(抗)栓治疗研究”等10项成果获2020年度省科学技术二等奖、南京医科大学第二附属医院张建平等“基于肿瘤—微环境交互作用的肝癌侵袭转移分子机制研究”等25项成果获2020年度省科学技术三等奖。

省科学技术一等奖成果简介:

1. 成果名称:肺癌相关介入肺脏学诊疗新技术建立及其治疗新靶点的转化应用

第一完成单位:苏州大学附属第一医院

完成人:黄建安、陈成、穆传勇等。

成果简介:项目整合呼吸病学、介入肺脏病学、免疫学,创新和推广了新型介入肺脏学技术的临床运用,探索了免疫检查点分子及其抑制剂在肺癌中的应用基础,拓展了肺癌驱动基因和靶向治疗研究领域,有效解决了肺癌诊断难点,有力提高了肺癌治疗水平。主要创新点:(1)构建了完整的肺癌相关介入肺脏病学应用平台,解决了肺癌临床诊断技术难题,在省内率先开展超声支气管镜技术,推广并改良了常规TBNA技术;(2)系统研究了免疫检查点分子在肺癌中表达特征,探索了肺癌免疫治疗新靶点,揭示了内源性PD-L1分子的作用机制,证实了PD-L1分子内含子4的8923位点处存在的A/C单核苷酸多态性与肺癌易感性相关;(3)发现了EGFR-TKI获得性耐药新机制、EGFR-KDD可作为肺腺癌驱动基因且可被第二代TKI干预等,开展了伴罕见驱动基因改变的肺腺癌靶向治疗。该项目发表文章43篇,他引1100余次,单篇最高引用435次;授权实用新型专利1件;参编专著6部,统编教材1部,行业指南、共识10部,写入欧洲呼吸学会官方文件1项,写入英国免疫检查点分子检测技术说明1项,TBNA技术创新应用写入美国复发性软骨炎临床指南。

2. 成果名称:慢性肾病肾心脑轴影像研究体系建立和创新应用

第一完成单位:中国人民解放军东部战区总医院

完成人:张龙江、唐春香、黄伟等。

成果简介:项目提出肾心脑轴系统影像学的创新学术思想,建立了一套肾脏保护的影像技术方法,进而解决了CKD心脏和神经损伤精准诊断的临床难题,提升了我国慢性病防治水平。主要创新点:(1)建立了超低剂量对比剂CT血管成像(CTA)技术体系,优化检查流程,降低对比剂用量(仅为60mL),为临床预防抗凝治疗、改善预后提供了科学依据;(2)建立了安全精准的心脏CT成像技术体系,研发了70kV管电压为主的超低辐射剂量冠脉CTA新技术,辐射剂量降至最低0.1mSv,诊断准确性93%,解决了心脏CT辐射剂量高的问题;(3)建立了肾脑轴多维度神经影像研究体系,为CKD患者有效神经保护提供科学依据,开拓并引领肾脑轴神经影像学研究领域的发展。该项目发表论文128篇,被写入8部医学指南,5篇主要论文被*Nature Methods*等引用50余次,主编专著3部,制定中国专家共识3部,获国家重点研发计划等国家和省部级课题4项。

3. 成果名称:脑胶质瘤分子靶点筛选及转化的关键技术创新

第一完成单位:徐州医科大学附属医院

完成人:于如同、周秀萍、刘洪梅等。

成果简介:项目筛选了脑胶质瘤分子治疗靶点,设计出小分子靶向抑制剂,利用纳米转化技术,实现了从基础研究到临床前转化。主要创新点:(1)首次揭示HIF-1α、GOLPH3和YAP等为脑胶质瘤的分子治疗靶点;(2)发现CRM1是胶质瘤预后的分子标志物,获得新型可逆的CRM1抑制剂;(3)应用具有自主知识产权的前药纳米技术递送体内易降解的GOLPH3等基因药物、小分子抑制剂和化疗药物;(4)运用磁共振弥散张量成像技术,在活体无创清晰直观地显示脑胶质瘤与脑白质纤维束关系,提高脑胶质瘤手术的治疗效果和判断预后。该项目发表论文232篇,其中SCI收录论文112篇,累计IF336.2分;授权中国发明专利4项。作为副主编参编《中国脑胶质瘤临床管理指南》,参与脑胶质瘤免疫和靶向治疗等三部专家共识的编写。

4. 成果名称:缺血性脑卒中相关精准诊疗转化研究

第一完成单位:南京鼓楼医院

完成人:徐运、张梅娟、李敬伟等。

成果简介:项目针对缺血性脑卒中的高发病率、高死亡率、高致残率、高复发率,进行了缺血性卒中相关的精准诊疗转化研究,对减少缺血性脑卒中死亡率、致残率,提高患者生活质量具有重要意义。主要创新点:(1)证明小胶质细胞介导的免疫炎症反应参与卒中发生、发展和转归的整个病理过程;(2)发现靶向病理机制的老药新功能,包括提高血脑屏障完整性,改善脑血流灌注和侧支循环等;(3)研究发现糖尿病的卒中患者发生颈动脉斑块的风险机理,为糖尿病患者强化降脂治提供了理论依据。该项目发表SCI收录文章86篇,影响因子总计291.42,中文215篇。代表性论文5篇,引用119次,他引105次。获得发明专利1件,主笔和参编中国脑血管病诊疗指南12部。已在国内外推广。

5. 成果名称:外科感染防治的进步

第一完成单位:中国人民解放军东部战区总医院

完成人:任建安、赵允召、吴秀文等。

成果简介:项目在前期临床经验的基础上,开展了外科感染防治的系列研究,相关结论被欧洲肠外肠内营养学会《炎症性肠病临床营养指南》引用作为克罗恩病外科并发症防治的依据。主要创新点:(1)研究克罗恩病的手术部位感染等感染性并发症的发生发展规律,揭示诊断延迟对并发外科感染的影响;(2)系统建立腹腔感染的综合治疗体系,引进严重腹腔感染概念,组建了肠瘘与腹腔感染治疗中心;(3)揭示肠源性感染与肠屏障损伤新机制,开展肠源性感染肠黏膜屏障功能损伤研究。该项目研究成果发表文章94篇,其中SCI收录论文55篇,总被引用900余次。培养硕士、博士及博士后29名。组建中国肠瘘诊治协作网,接受转诊的国内外外科感染患者1000余人。

6. 成果名称:血小板调控机制及其相关血栓与出血疾病诊断治疗应用研究

第一完成单位:苏州大学附属第一医院

完成人:戴克胜、何苏丹、朱力等。

成果简介:该项目围绕血小板在血栓与出血性疾病的发生中的核心地位,对血小板调控血栓与出血的机制进行原创性研究,创立了血栓与出血性疾病诊断和治疗新策略,已成为我国ITP、TTP等疾病的诊疗标准和指南。主要创新点:(1)发现血小板寿命调控机制及其在出血性疾病发生中的作用机制;(2)发现血小板功能调控机制及血栓、肿瘤的发生机制,发现中草药成分能够抑制多种致瘤基因的表达,为肿瘤治疗提供新策略;(3)建立血小板相关出血与血栓性疾病诊断、治疗新策略,率先开展抗CD20单抗和硼替佐米治疗TTP的临床研究,相关策略列入《血栓性血小板减少性紫癜诊断与治疗中国专家共识(2012年版)》。该项目发表论文145篇,SCI收录论文82篇,总影响因子373.6,他引1743次,单篇最高他引266次;授权国家专利8件。

(叶　荣)

【省级科技创新平台建设】　针对东南大学附属中大医院重症医学科工作基础,指导、论证并获批"江苏省重症医学重点实验室",江苏省财政厅、江苏省科学技术厅联合下文批复建设配套资金400万元。根据江苏省发展和改革委员会《省发展改革委关于开展2020年江苏省工程研究中心申报工作的通知》,推荐江苏省人民医院申报江苏省慢病大数据应用与智慧健康服务工程研究中心。根据《省发展改革委关于同意建设2020年江苏省工程研究中心的通知》,江苏省人民医院获批江苏省慢病大数据应用与智慧健康服务工程研究中心,苏州大学附属第一医院获批建设江苏省血液疾病诊疗药物工程研究中心。

(叶　荣)

【医科院全国医院科技量值STEM排行】　中国医学科学院最新发布的2019年度中国医院科技量值排行榜中,江苏省有江苏省人民医院、苏州大学附属第一医院、南京鼓楼医院、东南大学附属中大医院、江苏省中医院、南通大学附属医院等6个医院进入综合实力榜单前100名,其中前3个进入前50名;31个专业学科排行榜中,江苏省共计246个进入前100名、118个进入前50名、54个进入前20名。

(叶　荣)

【国自然基金、省社发和省自然基金立项情况】　根据国家科技部、国家自然基金委员会和其他相关部委2020年项目申报指南要求,组织全省医疗卫生机构积极申报,获批项目500余项,累计获得直接支持经费

2.47亿余元。根据省科技厅2020年度社会发展项目和省自然基金项目申报指南要求，组织全省医疗卫生机构积极申报，获批项目226项，获直接支持经费8873.75万元。

（叶　荣）

【年度医学科研项目和新技术引进评估评审】 根据《关于组织开展省卫生健康委2020年度医学科研项目申报工作的通知》及《关于组织开展省卫生健康委2020年度医学新技术引进评估申报工作的通知》精神，组织2020年度医学科研项目及新技术引进评估评审工作，通过专家网络评审，经公示无异议，确认苏州大学附属第一医院陈亮的“多相微纳米仿生骨膜促进骨缺损修复的研究”等63个研究项目为重点项目，江苏省中医院赵苏苏的“基于CD33介导的砒霜纳米粒靶向急性早幼粒细胞白血病递药系统的构建与评价”等105个项目为面上项目，滨海县人民医院钱雷的“IL－35调控NLRP3/caspase－1信号通路降低缺血再灌注诱导的血脑屏障通透性的机制研究”等80个项目为指导性项目；确认江苏省人民医院王宁宁等人完成的“内科治疗抵抗的肾性甲旁亢患者多学科精准诊疗”等77个医学引进新技术为一等奖，江苏省疾病预防控制中心韩磊等人完成的“机器学习在职业性尘肺病精准诊断与预防中的应用”等207个医学引进新技术为二等奖。

（叶　荣）

【住院医师规范化培训】 2020年共招录住院医师规范化培训学员6936人（其中住院医师2786人，专硕4150人），全科、儿科、妇产科、精神科、麻醉科等紧缺专业分别招收306人、153人、134人、101人、134人。参培对象满意度95%以上。组织开展全省2020年住院医师规范化培训和助理全科医生培训结业考核，6600人报名参加住院医师规范化培训结业考核，考核通过率91.7%。

举办麻醉专业、妇产专业、儿科专业等7期师资培训班，共培训师资500人；举办全科骨干师资培训班和全科/助理全科基地带教师资培训班，共培训570人。组织开展全国住院医师规范化培训“优秀带教老师”“优秀专业基地主任”“优秀住院医师”“优秀住培基地负责人”“优秀住培管理工作者”评选活动，东南大学附属中大医院滕皋军获“优秀住培基地负责人”称号；江苏省人民医院唐大龙获“优秀住培管理工作者”称号；扬州大学附属医院冷俊岭获“优秀专业基地主任”称号；常州市第一人民医院周曙俊、盐城市第一人民医院边德志、徐州市第一人民医院施海、镇江市第一人民医院阳韬获“优秀带教老师”称号；无锡市人民医院江涛获优秀“住院医师”称号。

苏州大学附属第一医院、徐州医科大学附属医院、南京鼓楼医院成为国家麻醉科重点专业基地；东南大学附属中大医院、苏州市立医院成为国家全科重点专业基地；淮安市第一人民医院、苏州大学附属儿童医院、南京市儿童医院成为国家儿科重点专业基地；南京脑科医院成为国家精神科重点专业基地；扬州大学附属医院成为国家妇产科重点专业基地。该10个基地成为全科等5个专业的重点专业基地。南京市第二医院、南京市妇幼保健院、徐州矿务集团总医院、南京鼓楼医院集团宿迁人民医院、宿迁市第一人民医院5个医院成为国家第三批住院医师规范化培训基地。组织试点专业专科培训学员招收工作，完成心血管10个专业基地2020年招生70名。协助疾控处完成公共卫生医师规范化培训试点招收工作，招收学员17名。

按照属地化原则，指导督促住培基地所在的市级卫生健康行政部门对辖区内的住院医师规范化培训基地开展检查。组织省内专家开展对泰州市人民医院、江苏大学附属医院、金湖县人民医院等3个全科专业住院医师规范化培训基地调研，并提交调研报告。

（顾　丰）

【继续医学教育】 一是改革学分管理办法。明确Ⅰ类和Ⅱ类继续医学教育学分可在一定范围内相互补充；医务人员参加远程和面授继续医学教育项目所获Ⅰ类和Ⅱ类学分可不限比例，相互补充。对国家级和省级继续医学教育项目实行学分证书电子化管理。二是调整管理要求。结合疫情防控实际，支持各地各单位根据需要将2020年度国家和省级继续医学教育面授项目执行方式部分或者全部调整为线上学习，调整后项目参照面授项目管理。三是实施继续医学教育项目。2020年举办国家级继续医学教育项目448项，72122人次参加培训；举办省级继续医学教育项目1369项，135435人次参加培训。全年通过省级继续医学教育项目管理平台抽查继续医学教育项目1609项，督促整改22项。四是组织2021年国家级和省级继续医学教育项目申报。对各地各有关单位申报的445项国家级继续医学教育项目进行专家初审，对1779项省级继续医学教育项目进行专家评审。

（叶崎毅）

【全科医生培养】 多措并举加强全科医生培养工作。一是将全科医师规范化培训纳入规培紧缺专业予以重点要求，优先保障，并将全科专业招生任务完成情况作为核心指标与基地年度综合考核挂钩，2020年招收全科专业规培学员306人。二是将农村订单医学生全部纳入全科医师规范化培训和助理全科医生培训。三是举办全科骨干师资培训班和全科/助理全科基地带教师资培训班，共培训570人。四是指导各地按照国家《全科医生转岗培训大纲》组织711名符合条件的人员进入培训基地开展全科医师转岗培训，考核合格后注册为全科医生。五是推动2020年毕业的农村订单定向大专生近550人进入基地进行助理全科医生规范化培训。截至2020年末,全省每万城乡居民拥有全科医生4.21人。

(顾 丰 王舒心)

【农村订单定向医学生免费培养】 2020年2月,联合省人社厅开展2020年农村订单定向医学生免费培养需求调查,经各县上报、设区市审核,准确掌握了各地2020年度订单定向培养需求,全省共上报培养需求3423人,其中安排编制岗位1719个。经与省教育厅等相关部门和各培养院校沟通、协商和走访,最终确定2020年农村订单定向医学生免费培养招生计划2055人(比上年招生计划增长8%),其中本科955人(比上年增长6%)、专科1100人(比上年增长10%)。本科层次培养继续由南京医科大学、苏州大学、南通大学、江苏大学、扬州大学、徐州医科大学、南京中医药大学等7个公办院校和南京医科大学康达学院、南通大学杏林学院2个独立学院承办,专科层次培养继续由苏州卫生职业技术学院、江苏医药职业学院和江苏卫生健康职业学院承办。公办院校本科招生放在本一批次,独立学院招生放在本二批次,专科招生政策不变。

2020年农村订单定向医学生免费培养实际招收1962人(其中本科生912人,专科生1050人),总体招生计划完成率95.5%,较上年提升1.5个百分点。其中,本一批次计划录取715人,实际招收673人,招生完成率94%;本二批次计划录取240人,实际招收239人,招生完成率99%;专科批次计划录取1100人,实际招收1050人,招生完成率95%。从各市招生情况看,南京市、无锡市、苏州市、连云港市、淮安市、盐城市、扬州市、镇江市、泰州市招生完成率95%以上;常州市、南通市、宿迁市招生完成率90%—95%;徐州市招生完成率不足90%。

(王舒心)

【干细胞临床研究】 根据国家《干细胞临床研究管理办法(试行)》和《关于做好2020年干细胞临床研究监督管理工作的通知》,会同省药品监督管理局主要做了3个方面工作:一是指导干细胞临床研究机构和项目实施线上填报。自2020年2月起,组织省内相关机构在医学研究登记备案信息系统中实行干细胞临床研究机构和项目备案线上申报、审核和过程管理,医疗机构须在线填报并提交备案材料,经省级两委局组织专家线上审核后,线上提交至国家两委局。二是开展对相关研究机构和项目的省级审查。对东南大学附属中大医院和江苏大学附属医院报送的干细胞临床研究机构备案,以及徐州医科大学附属医院等6个单位报送的"人脐带间充质干细胞注射液促进慢性难治性创面愈合的临床研究"等9个干细胞临床研究项目进行形式审查,并组织省内干细胞临床研究专家委员会和伦理专家委员会的专家对机构和项目进行线上评审。目前,省内共有南京鼓楼医院等5个医院通过国家干细胞临床研究机构备案。三是加强日常管理。通过召开专题会议进行政策宣传以及强化日常医学科研立项过程中的伦理审查等,加强对省内医疗卫生机构干细胞临床研究的督促管理。此外,开展调研,加强对各相关干细胞临床研究机构的指导。

(王舒心)

【实验室生物安全】 一是落实省生物安全协调机制牵头单位责任。印发《江苏省生物安全领域协调机制工作方案》,成立协调机制领导小组,明确成员单位职责分工和定期研判等工作制度。全年牵头完成全省生物安全领域会商研判3次。开展防范生物安全渗透、基因合成及高致病性病原微生物相关研究及实验活动等专项排查。二是规范病原微生物实验室生物安全管理。完善实验室备案等10项核心制度,指导各地规范实验室生物安全管理。建立生物安全日报和督导制度,动态掌握新冠病毒核酸检测实验室风险隐患,省市联动开展督导检查50余次,督查实验室1480个,责令整改383个。三是分类组织生物安全培训。联合省级疫情防控组和医疗救治组,组织全省卫生健康行政管理人员、疾控机构和相关医院负责人、实验室负责人和病原微生物实验室技术人员等进行生物安全培训,累计培训3万余人次。四是强化全系统生物安全风险防控和应急管理。制定《江苏省病原微生物实验室生物安全事件应急处置预案》,督促所有开展新冠病毒核酸检测的实验室进行生物安全事故应急演练,指导各地有效预防、快速应对和及时控制病原微生物实验室生物安全事件。

(叶崎毅)

【全省卫生健康科教工作暨加强生物安全和科研管理工作电视电话会议】 召开全省卫生健康科教工作暨加强生物安全和科研管理工作电视电话会议,总结近年来科教工作成绩,分析当前形势,对守牢卫生健康科技工作的安全底线、大力推动卫生健康科技创新能力提升和坚持医教协同加强卫生健康专业人才培养等重点任务提出明确要求,统筹推进年度各项任务落实,确保完成常态化疫情防控中涉及科教的相关工作任务。各设区市、县(市、区)卫生健康委负责人、分管负责人和科教工作负责人、直属单位及相关医疗机构负责人,委机关相关处室和委直属单位负责人共900余人参加会议。

(王晓芳 叶 荣 叶崎毅)

综合监督

【综合监督工作综述】 一、参与新冠肺炎的疫情防控。一是组织全省卫生监督机构开展疫情防控的监督检查。根据国家、省印发的疫情防控等要求,采取多种形式进行督导检查。二是派员分别参加省新冠肺炎疫情防控工作领导小组学校防控组、省驻上海涉外疫情协调指挥部、委疫情防控指挥部防控督查的工作。三是组织专家紧急制定《新型冠状病毒肺炎疫情防控公共场所消毒技术规范》等5项江苏省地方标准。并与省市场监管局共同发布,于2月24日正式实施。省卫生健康委专门下发通知,要求各地认真贯彻执行。四是下发《关于进一步加强学校传染病防控等监督工作的通知》,全面加强学校(含托幼机构)新冠肺炎常态化防控、饮用水卫生以及中、高考期间的学校卫生监督检查工作。

二、统筹部署医疗卫生行业综合监管工作。一是健全综合监管机制。指导各地贯彻《江苏省改革完善医疗卫生行业综合监管制度实施方案》。13个设区市均印发具体实施方案。建立由省卫生健康委主要负责人为召集人、省有关部门分管负责人为成员的省医疗卫生行业综合监管部门协调机制,召开部门联络员会议。同时成立省卫生健康委综合监管领导小组,落实处室重点工作和任务分工。二是开展国家现场督察反馈整改。根据国家卫生健康委等7部门印发的《关于反馈2019年医疗卫生行业综合监管督察反馈意见的函》,研究制定《江苏省2019年医疗卫生行业综合监管督察反馈意见的整改方案》,经省医改领导小组(扩大)会议专题审议后,上报国家卫生健康委,同时要求各设区市加以整改落实。三是开展现场督察。在制定现场督察方案的基础上,经省政府同意,省卫生健康委会同省发展改革委、公安厅、医保局、市场监管局、药监局等组成3个督察组,以明察暗访相结合等方式,对常州等6个设区市开展综合监管实地督察,重点督察贯彻落实国家和省相关政策、综合监管责任落实、领导责任落实等情况。

三、全面推行"双随机一公开"抽查。创新监管方式,探索医疗卫生信用分级分类监管和"双随机一公开"抽查监管相结合的新模式、新做法,推进卫生健康行政管理由"门槛管理"向"信用管理"转变,进一步提升卫生健康治理水平和治理能力现代化建设。探索将医疗卫生信用分级分类监管与"双随机一公开"抽查监管融合,实行"双随机一公开"监督抽查差异化监管,对信用较好、风险较低的监管对象,合理降低抽查比例和频次;对违法失信、风险较高的,则提高抽查比例和频次,实行严管和惩戒。及时更新全省卫生监督检查对象名录库和执法人员名录库信息,制定下发《2020年全省"双随机一公开"监督抽查实施方案》。年内,国家和省双随机任务分别完成17447件、12592件,总完成率88.07%,完结率100%。对抽查中发现的违法行为,各地依法进行查处,查处案件1337件,共计罚款人民币113.36万元。及时通报2020年度全省双随机监督抽查工作情况,相关的处罚信息及时进行网站公示,接受社会监督。

四、强化信用体系建设。下发《关于调整省卫生健康委社会信用体系建设领导小组的通知》《2020年省卫生健康委医疗卫生信用体系建设工作任务清单和分工》和《关于做好医疗卫生行业"信用+综合监管"试点工作的通知》等,在无锡、徐州等23个市、县(区)开展"信用+综合监管"试点。省卫生健康委获2019年度省级部门社会信用体系建设工作二等次,受邀参加省政府"加快推进以信用为基础的新型监管"新闻发布会。及时组织对实施信用承诺方式取得卫生许可证的公共场所经营单位,开展承诺事项的核查。

五、深入开展"互联网+监管"工作。一是加强省监管事项目录清单动态管理。2020年新增目录清单数1项,目录清单总数38项,子项总数418项,清单编制完成率100%。7月根据省政务办通知要求,对检查实施清单编制情况进行质量控制,清理、完善各类不合格的检查实施清单315条,编写检查细则84条。二是联通系统网络,实现监管数据汇聚推送。2020年3月江苏省卫生监督平台迁移至专网环境,打通监督系统网络和省级政务外网,实现全省各级监督机构和省"互联网+监管"系统数据自动对接。2020年共推送监管对象数据16702条,行政检查115712条,行政处罚3133条。监管行为覆盖率84.62%,正确率83.67%。10月,省政务办召开座谈会发布最新版的数据汇聚标准,省卫健委第一批完成数据接口标准进行升级改造工作,新标准数据成功入库。2020年3月底前完成"双随机、一公开"监管数据报送工作,累计向省政务办上报双随机数据8210条。4月,省市场监管局召开省双随机工作平台对接座谈会,并启动对接数据的标准化工作。6月省卫健委实现数据前置机与省市监局的网络联通,并推送数据,截至10月底,向省市场监管信息平台报送双随机计划数65条,任务数40条,抽取主体数6355条,结果回填数3528条,未回填数2827条,结果回填率55.52%,回填率排名全省第5。同时,4月实现通过单点登录的形式,"江苏省卫生健康监督执法全过程记录大数据实时分析"应用模块与省"互联网+监管"系统对接,是全省10个非现场监管应用之一。三是处置风险预警线索。2020年,全省共接收国家下发315条风险预警线索,各级卫生行政部门已处办270条。目前省级风险预警模型正在结合信用监管系统同步开发当中。四是按时完成信息报送。每月定期报送监管动态、曝光台等工作信息,累计45条。

六、全面推行行政执法“三项制度”。督促全省推进行政执法全过程记录制度,实现卫生行政执法全程记录、全程留痕和可回溯管理,依法查处抽查中发现的各类违法行为。省卫生健康委获省委全面依法治省委员会“全面推行行政执法三项制度示范单位”并作大会交流。所有一线卫生监督员均配备执法记录仪。全省卫生健康系统共有4个案卷分别入选省全面推进依法行政工作领导小组和省司法厅联合开展的首届江苏省“十佳行政处罚案卷”“十佳行政许可案卷”(各占20%)。所有卫生行政处罚案件无一起行政复议和行政诉讼。

七、提升卫生监督执法能力。一是试点卫生监督在线监督监测。制定《江苏省卫生监督在线监督监测工作管理暂行办法》,印发《关于开展卫生监督在线监督监测试点工作的通知》,在5个设区市和20个县(市、区)开展试点。已在生活饮用水、餐饮具集中消毒服务等10多个执法领域开展在线监督监测工作。二是有序推进分类分级监督执法试点。按照《国家卫生健康委监督局关于开展职业卫生分类分级监督执法试点的通知》要求,印发《关于认真做好职业卫生分类分级监督执法试点工作的通知》,成立试点工作领导小组,召开职业卫生分类分级监督执法试点工作推进会。三是推进尘毒危害专项执法工作。根据《国家卫生健康委办公厅开展尘毒危害专项执法工作的通知》和《江苏省加大专项整治力度提升卫生健康综合监管水平行动方案(2019—2020年)》要求,省卫生健康委印发《尘毒危害专项执法工作实施方案》,于2019年7月至2020年11月,在全省矿山、冶金、建材、化工等重点行业领域开展尘毒危害专项执法工作,突出重点环节,加大监督执法力度,对发现的违法违规行为坚决立案查处,所有县区卫生监督机构全部消除零办案。截至2020年11月30日,全省发现存在职业危害的矿山、冶金、化工、建材重点行业用人单位3622家,监督检查用人单位3574家,监督检查覆盖率98.67%,罚款金额559.91万元,责令停止作业5家,提请关闭17家。四是继续开展消毒产品生产企业分类监督综合评价试点工作。贯彻落实国家卫生健康委监督局在常州召开的消毒产品生产企事业分类监督综合评价推进会会议精神,转发国家卫生健康委办公厅《关于进一步加强新冠肺炎疫情防控期间消毒产品监管工作的通知》,下发《关于继续开展消毒产品生产企业分类监督综合评价试点工作的通知》,确定南京、无锡、徐州、常州、苏州、南通、连云港、镇江和泰州等9市开展试点,推进试点工作任务,开展调研和指导,及时总结提炼试点工作经验和不足并按时上报相关工作总结报告。五是加强医疗美容领域监管。落实国家卫生健康委员会办公厅等8部门《关于进一步加强医疗美容综合监管执法工作通知》,针对医疗美容领域突出问题,会同省有关部门联合下发文件,明确各部门分工,开展规范医疗美容服务、规范药品和医疗器械生产经营使用、规范医疗美容言行发布等专项整治,将美容机构列入信用监管的范围。对历次投诉举报未查实的、多次查处成效不明显的医疗美容窝点和地区,要开展重点暗访,依法严肃查处违法行为,并上报相关总结。六是扎实推进“智慧卫监”建设。与省政务办“互联网+监管”、省市场监管局“双随机一公开”监管等系统实现互联互通和共享应用。依托省级全民健康信息平台,着手医疗卫生行业信用信息监管系统升级改造,以统一归集医疗卫生行业监管数据,实现信用信息“一张网”,形成数据同步、措施统一、标准一致的信用监管协同机制。七是积极推动长三角一体化卫生监督执法工作。加强与长三角地区省市开展交流互动,指导省市交界的市、县、区(市、区)探索区域卫生监督联合执法行动。

(*唐月明　史　群*)

【职业卫生执法工作】　一是推进尘毒危害专项执法工作。截至2020年11月30日,全省监督检查用人单位8860家,实际监督检查19302家次,立案1544起,罚款金额1820.33万元,责令停止作业12家,提请关闭17家。二是深入开展职业病防治专项整治。在全省开展职业病防治专项整治工作,加强对自2018年以来有新增职业病患者、疑似职业病患者或职业病危害因素超标的企业和有职业卫生信访举报的企业的监督检查,监督检查覆盖率95%以上。加大对职业卫生服务机构的监督力度,2020年全省职业卫生服务机构监督检查覆盖率100%。三是有序推进分类分级监督执法试点。成立以分管副主任为组长,职业健康处处长、综合监督处处长、卫生监督所主要负责人及试点市、县(市、区)卫生健康委分管领导和相关负责人为成员的领导小组,加强组织领导和沟通协调。印发《关于认真做好职业卫生分类分级监督执法试点工作的通知》,要求试点地区认真做好分类分级试点工作,评估完善相关指标体系。召开职业卫生分类分级监督执法试点工作推进会,研究制定试点工作方案。参与试点的无锡宜兴市和常州金坛区按照国家试点工作方案要求,制定了符合当地实际的试点工作方案。四是圆满完成国家随机监督抽查任务。2020年,全省“双随机”抽查职业健康检查机构23家、放射卫生技术服务机构17家,职业卫生技术服务机构87家,共计127家,监督抽检率32.5%。全省共完成“双随机”监督检查125家,完成率98.4%,完结率100%,合格112家,合格率89.6%。其中监督检查职业健康检查机构和放射卫生技术服务机构38家,完成率95%,完结率100%,合格34家,合格率89.5%;监督检查职业卫生技术服务机构87家,完成率100%,合格78家,合格率89.7%。监督检查结果均按规定在政府网站公示。五是全面加强监督执法队伍能力建设。全省职业卫生监督执法人员参加各级各类职业卫生相关培训共计1537人次,平均每人参加培训2.9次,人员培训率100%。继续组织实施职业卫生监督执法能力提升项目,为全省卫生监督机构配备一批移动执法终端。

(汤际红)

【医疗卫生行业综合监管工作】 一是建立健全综合监管机制。建立由省卫生健康委主要负责人任召集人、省有关部门分管负责人为成员的省医疗卫生行业综合监管部门协调机制,召开协调机制部门联络员会议。同时,成立省卫生健康委医疗卫生行业综合监管领导小组,落实委内相关处室的重点工作和任务分工。指导督促各地贯彻省政府办公厅印发《江苏省改革完善医疗卫生行业综合监管制度实施方案》,全省13个设区市均印发具体实施方案。二是开展国家综合监管督察反馈意见的整改。认真落实国家卫生健康委等7部门印发的《关于反馈2019年医疗卫生行业综合监管督察反馈意见的函》,针对存在问题和反馈意见,深入分析原因、查找问题症结,在广泛征求各地、各相关部门的意见基础上,研究制定《江苏省2019年医疗卫生行业综合监管督察反馈意见的整改方案》,经省医改领导小组(扩大)会议专题审议通过后,上报国家卫生健康委。同时,下发各设区市进行整改落实。三是组织开展综合监管现场督察。经省政府办公厅同意,省卫生健康委于10—11月,会同省发展改革委、公安厅、医保局、市场监管局、药监局等部门,以明察与暗访相结合等形式,对常州、淮安、盐城、镇江、泰州、宿迁等6个设区市综合监管工作开展实地督察,重点督察设区市贯彻落实国家和省相关政策、综合监管责任落实、领导责任落实等情况。

(汤际红)

【全省学校传染病防控等监督工作情况】 为落实落细学校传染病防控等各项常态化防控措施,省卫生健康委印发《关于进一步加强学校传染病防控等监督工作的通知》,要求各地围绕新冠肺炎常态化防控、饮用水卫生以及中、高考期间卫生保障等开展学校卫生监督工作。通过监督检查,学校卫生主体责任进一步强化,传染病防控能力上了一个新台阶,教学及生活环境卫生状况不断改善,饮用水卫生管理不断规范。

一是加强组织部署,扎实推进。各地根据省卫生健康委文件要求,开展学校传染病防控等监督检查工作,强化学校落实主体责任,指导督促学校落实各项防控措施,保障师生安全和健康。省卫生监督所于11月对南通、盐城市进行督导调研,通过听取汇报、查看资料、现场检查、座谈等形式,了解各地工作进展情况,对检查中发现的问题,进行实时反馈,现场指导并帮助解决问题。

二是强化联防联控,形成合力。各级卫生健康委和卫生监督机构强化与教育部门、疾控机构的协调配合,齐抓共管,提高监管效果。在对全省245个高考考点、1033个中考考点的检查中,结合新冠肺炎疫情防控及中高考卫生保障等相关要求,对中、高考考点学校的突发公共卫生事件应急管理、传染病防控措施落实、生活饮用水卫生管理及考点周边住宿场所卫生开展专项监督检查。常州市、徐州市等地卫生监督机构,还与疾控机构等协同配合,成立突发公共卫生事件应急处理小组。

三是紧紧抓住重点,多措并举。在加强学校传染病防控的同时,各地还将学校饮水卫生安全、教学和生活环境卫生也作为学校卫生工作的重中之重。针对以往检查中发现的突出问题,采取针对性措施。南京市卫生健康委与南京市教育局联合开展校园安全(生活饮用水)专项整治行动。淮安盱眙县在该县第二中学进行试点,投入资金设立生活饮用水水质监测点,24小时动态监测水质指标,为开展学校饮用水卫生安全动态监测监督管理积累经验。全省在对使用管道直饮水、净水器、桶装水饮水机等三种饮水方式的学校饮用水卫生进行抽检,对2019年饮水水质抽检不合格的学校必检,高考考点学校、国家与省"双随机一公开"抽中的学校必检,共抽检学校1460所,检测指标合格的学校有1342所,合格率91.91%,对67所水质检测不合格学校进行行政处罚。南通市组织开展学生近视防控"蓝盾护航"工程,通过加强学校教学环境监督检测、开展近视防控相关培训、加大处罚力度等综合措施,分批次逐步推进各级各类中小学校教学环境达标。苏州市在2019年学校卫生监督分级管理工作的基础上,继续对辖区内学校卫生风险状况进行摸底排查,针对新改扩建项目,教学环境、饮用水卫生抽检不合格、发生过突发公共卫生事件等卫生安全风险较高的学校,定点跟踪监管,加大监督力度,采取增加监督频次、约谈、现场指导等措施。

四是强化宣传,扩大影响。全省各级卫生健康行政部门和卫生监督机构在利用传统媒体加强宣传的同时,充分利用微信、微博、移动客户端等新媒体平台向社会广泛宣传普及学校新冠肺炎疫情防控知识和相关法律法规、学校卫生监督工作举措和成效。省卫生监督所公众号推送学校疫情防控等信息51篇。南京市6月开展"安全生产月"系列活动之"安全进校园"宣传活动。宿迁市指导各校充分利用广播、板报、健康教育宣传栏、电子屏、教师群、家长微信群等,向广大师生宣传常规卫生保健知识、个人卫生习惯、传染病防治、心理辅导等方面知识,开展学校结核病防治宣传。

据统计,全省学校卫生监督"双随机一公开"抽检任务1132所,完成1106所(关闭26所),完结率100%,依法对48所学校实施行政处罚。对674所学校开展学校卫生综合监督评价,综合监督评价结果为优秀的161所(占23.89%),合格的513所(占76.11%),不合格的0所(占0%)。

根据国家卫生健康委监督局《国家卫生健康委监督局关于开展学校教室采光和照明、课桌椅设置不达标问题整改情况"回头看"的通知》,各地还对2020年国家"双随机一公开"监督抽查中因教室采光、照明、课桌椅设置不达标进行立案查处的68所学校的整改情况进行“回头看”,并将不达标问题整改情况进行汇总和上报。

(丁良杰)

【消毒产品生产企业分类监督综合评价试点工作】为贯彻落实国务院“放管服”改革要求,督促消毒产品生产企业履行主体责任,优化监管模式,提高执法效率,省卫生健康委选定南京、无锡、徐州、常州、苏州、南通、连云港、镇江、泰州等9市(以下简称试点市)开展消毒产品生产企业分类监督综合评价试点工作(以下简称试点工作)。试点工作按照准备阶段、监督评价阶段、总结上报阶段等3个阶段进行。同时,各试点市卫生健康行政部门将试点工作作为推进依法行政、促进卫生监督工作新发展的抓手,专人负责,保障试点工作顺利实施,及时掌握消毒产品生产企业现状、突出问题及影响因素,提出可行性意见和建议。

参加试点的9个设区市的消毒产品生产企业共261家。按照生产企业产品类别,其中消毒剂生产企业73家,占27.97%;消毒器械生产企业73家,占27.97%;卫生用品(抗抑菌剂除外)生产企业82家,占31.42%;抗(抑)菌剂生产企业33家,占12.64%。按照产品风险类别,第一类消毒产品生产企业62家(占23.75%),第二类消毒产品生产企业117家(占44.83%),第三类消毒产品生产企业82家(占31.42%)。

由于参加试点的有17家生产企业因停产等原因未进行终评而无评价结果。实际评价的244家试点企业中,经过数据库比对分析,得出综合评价结果,评价结果为优秀单位的为138家,占56.56%,其中消毒剂类企业49家、消毒器械类企业34家、卫生用品类企业40家、抗(抑)菌剂类企业15家;合格单位为92家,占37.7%,其中消毒剂类企业19家、消毒器械类企业29家、卫生用品类企业38家、抗(抑)菌剂类企业6家;重点监督单位14家,占5.74%,其中消毒剂类企业1家、消毒器械类企业7家、卫生用品类企业4家、抗(抑)菌剂类企业2家。

从生产类别看,244家生产企业总标化得分为85.99分,其中消毒剂、抗(抑)菌剂类企业平均标化得分90.93分、消毒器械类企业平均标化得分82.97分、卫生用品类企业平均标化得分83.68分。从分项评价结果看,“综合管理”平均标化得分77.47分,其中“生产过程管理”平均标化得分为86.9分、“产品卫生质量”平均标化得分91.79分。企业平均标化得分较低的均为“综合管理”,分别为:消毒剂、抗(抑)菌剂类企业83.92分、消毒器械类企业73.24分、卫生用品类企业74.02分。

此次试点还对22家生产企业的22件消毒产品进行卫生质量抽检,其中消毒剂11件、抗(抑)菌制剂2件、卫生用品9件,22件消毒产品检测结果均为合格。

通过本次分类监督综合评价试点工作,深入梳理出监管的重点环节,对重点监督单位进行重点指导,基本实现了“监管可控、成效可量、模式常态、效率优先”的监督工作目标。

(史　群)

【新冠肺炎疫情防控卫生监督工作】面对突如其来的新型冠状病毒疫情防控工作,全省卫生健康行政部门和卫生监督机构认真贯彻落实省委省政府的决策部署,投入到“战疫”一线,筑牢全省“战疫”的卫生监督防线,科学精准落实疫情防控举措,全面开展疫情防控督查工作,确保疫情防控各项措施落细落实。组织专家紧急制定《新型冠状病毒肺炎疫情防控公共场所消毒技术规范》(DB32/T3756－2020)、《新型冠状病毒肺炎疫情防控　学校消毒技术规范》(DB32/T3757－2020)、《新型冠状病毒肺炎疫情防控　集中医学观察场所消毒技术规范》(DB32/T3758－2020)、《新型冠状病毒肺炎疫情防控　病例居室消毒技术规范》(DB32/T3759－2020)、《新型冠状病毒肺炎疫情防控　防控人员消毒技术规范》(DB32/T3760－2020)等5项江苏省地方标准,会同省市场监管局共同发布,并指导各地认真落实。各地紧紧围绕疫情防控,及时主动调整卫生健康监督的重点,将日常监督执法融合到重点领域、环节的疫情防控之中,调派卫生监督力量,聚焦医疗卫生机构、公共场所、学校、用人单位等重点场所和单位,强化精准监督执法检查,确保疫情防控监督“全流程、无死角”。据统计,全省2000余名卫生监督员承担具体的督导检查工作,共出动卫生监督员29.78万人次,检查单位28.45万家次,依法查处涉疫违法违规行为387起。

卫生监督队伍经受住抗击疫情的重大考验,监督的成效得到广泛认可。全省有26名卫生监督员、9家卫生监督所分别获得国家、省级表彰。有340名卫生监督员和31家卫生监督所获得市、县级表彰。

(周曾荣)

【医疗卫生社会信用体系建设工作】2020年,省卫生健康委贯彻落实国家、省政府社会信用体系建设工作要求,基本建立覆盖医疗卫生行业的信用监管新模式。结合机构改革,及时调整委社会信用体系建设领导小组,下发《关于调整省卫生健康委社会信用体系建设领导小组的通知》《2020年省卫生健康委医疗卫生信用体系建设工作任务清单和分工》等文件,确定在南京、无锡等23个市和县(市、区)开展“信用+综合监管”试点工作。受邀参加省政府“加快推进以信用为基础的新型监管”新闻发布会,省卫生健康委被省社会信用体系建设领导小组办公室评定为省级部门社会信用体系建设工作一等次。一是试行开展信用承诺。针对新冠疫情防控的工作需要本着“程序合规便企、争取政策提速、指导精准到位、保质提速审批”原则,制定出适宜应急的消毒产品生产企业卫生许可审批流程,最大限度简化要件和缩短审批时限。二是及时运用信用审查。对实施信用承诺方式取得卫生许可证并营业的公共场所经营单位,及时对其承诺的事项进行核查,引导监管相对人遵章守纪。在医疗卫生行业开展的评优、评先,采购、招标等工作中开展信用审查,凡是有失信记录的,一票否决。三是开展“双随机一公开”抽查差异化监管。探索将医疗卫生信用分级分类监管和“双随机一公开”抽查相结合的新模式、新做法。对于信用好、风险低的企业,降低抽查频次,做到“充分放手、无事不扰”,对信用差、风险高的企业,提高抽查频次,做到“重点监管、违法必究”,该做法得到国家卫生健康委的肯定,并在省“双随机一公开”监管联席会议上作经验交流。四是实时推送红黑名单。根据《关于依法防控新型冠状病毒感染肺炎疫情切实保障人民群众生命健康安全的决定》,省卫生健康委将获得新冠肺炎疫情防控工作先进个人名单作为“红名单”报送省信用办。将经调查核实在卫生高级职称申报伪造材料、弄虚作假的4名失信医务人员作为“黑名单”进行报送省信用办。五是创建医疗卫生信用监管示范行业。配合省社会信用体系建设领导小组出台《江苏省重点领域信用监管示范工程实施方案》,构建医疗卫生领域以信用为基础的新型监管机制,实现“事前管标准、事中管检查、事后管处罚、信用管终身”的信用管理新格局。

(周群霞　周曾荣)

【医疗美容综合监管执法】 省卫生健康委联合省网信办、公安厅、市场监管局等8部门联合下发《转发国家卫生健康委员会办公厅等8部门关于进一步加强医疗美容综合监管执法工作通知》,要求各地认真贯彻落实省政府办公厅印发的《江苏省改革完善医疗卫生行业综合监管制度实施方案》,转变监督管理的理念、体制和方式,强化组织领导,进一步加强辖区医疗美容综合监管执法工作,督促医疗美容机构提高依法执业意识,强化行业自律、鼓励社会监督,促进医疗美容服务的规范发展。各地、各部门结合实际情况细化工作方案,明确排查计划和整治重点,做好组织协调、督导检查、信息通报和案件督办等工作,开展形式多样的监督检查,形成严打高压态势。各地公布投诉举报渠道,完善监管网络,开展拉网式监督检查,做到“发现一起、查处一起”,有力震慑了违法违规医学美容行为。在强化现场监管的同时,各地落实专人负责互联网不良信息监测,密切监控网络、平台等各类媒体,及时发现不符合要求信息并进行跟踪处理。

据统计,全省共查处无证行医案件1551件(其中医疗美容214件),没收违法所得431万元,罚款2310万元,移送案件132件,法院判决11件。各地通过加强医疗美容综合监管执法,加大违法行为的打击力度,对整治中被要求整改和处罚的单位进行重点“回头看”监督检查,有效地落实医疗美容机构、医务人员的主体责任,并探索推行信用监管、在线监测等监管方式,进一步维护群众的健康权益。

(周曾荣)

【医疗卫生行业“信用+综合监管”试点工作】 省卫生健康委根据国家卫生健康委的统一部署,制定《省卫生健康委办公室关于做好医疗卫生行业“信用+综合监管”试点工作的通知》,要求各地将“信用+综合监管”作为深入推进“放管服”改革、优化营商环境和推动卫生健康事业高质量发展走在前列的重要举措,分管领导靠前指挥,将此项工作列入年度综合考核内容进行强力推进。在自愿申报的基础上选择23个设区市、县(市、区)和省卫生监督所作为本次“信用+综合监管”试点单位。要求各地结合当地实际,在卫生健康综合监督执法领域所涵盖的公共场所卫生、饮用水卫生、学校卫生、医疗卫生、职业卫生、放射卫生、传染病防治、计划生育和中医服务业等专业中确定4个以上(含)专业纳入当地试点的范围。2020年7月,省卫生健康委召开“信用+综合监管”试点工作会议,解读工作内容,明确时间节点,提出具体要求。

(周曾荣)

【全省卫生健康“双随机一公开”监督抽查】 为做好2020年全省卫生健康“双随机一公开”监督抽查工作,省卫生健康委印发《江苏省卫生健康委关于印发2020年全省随机监督抽查实施方案的通知》,随机抽查事项涵盖公共场所卫生、饮用水卫生、学校卫生、医疗卫生、职业卫生、放射卫生、传染病防治、计划生育和中医服务业等卫生健康监督执法领域,并在完成国家随机抽查任务的基础上,增加江苏省抽查任务。实施过程中,探索应用医疗卫生信用分级分类监管和“双随机一公开”抽查相结合的新模式、新做法,实施监督抽查差异化监管。各地及省卫生监督所按照实施方案的要求,组织开展“双随机一公开”监督抽查。新冠肺炎疫情防控期间,各地还加强对医疗废弃物处置、病原微生物实验室生物安全等重点场所开展多次监督检查。

据统计,2020年全省国家“双随机一公开”监督抽查任务共11类34107件,完成30039件,总完成率88.07%,完结率100%。抽查对象覆盖被监督单位的比例首次达到省定的20%的规定要求。对抽查中发现的违法行为,各地卫生健康部门依法查处1337件,罚款163.6万元。及时向社会及时通报全省“双随机一公开”抽查结果、公示行政处罚信息。

(唐月明　周曾荣)

药物政策与基本药物制度

【药物政策与基本药物制度工作综述】 2020年,全省药政工作坚持以提高药品供应保障水平为主线,以落实国家基本药物制度和短缺药品保供稳价政策措施为重点任务,以药品临床综合评价、药品使用监测和药学队伍建设为主要支撑,不断完善政策、创新机制、强化措施、提升水平,切实履行药政管理工作新职能。

一、稳步实施国家基本药物制度。一是强化基本药物主导地位。明确2020年全省基层医疗卫生机构、二级综合医院、三级综合医院配备使用基本药物品种和金额占比在2019年基础上提高5~10个百分点,分别达55%、45%、35%,并将该任务纳入《2020年全省卫生健康工作要点》进行统筹部署。二是建立基本药物配备使用情况双月通报制度。区分各设区市和省管医疗机构两个层面,每单月通报前两个月医疗卫生机构基本药物配备使用品种和金额占比情况。先后4次对全省医疗卫生机构基本药物配备使用情况进行分析通报,肯定成绩,查找不足,针对性提出整改要求,督促补齐短板。全省基层医疗卫生机构、二级综合医院、三级综合医院配备使用基本药物品种占比分别达67.89%、48.96%、38.89%。三是开展基本药物配备使用评价。在全省医疗卫生机构开展基本药物配备使用评价工作,明确六个方面的16项考核指标,通过医疗卫生机构开展自查自评,卫生健康部门实施评价复核、抽样分析等程序,推动基本药物制度各项政策落地落实。四是推进国家基本药物制度综合试点。在确定南京市溧水区等6个地区开展基本药物综合试点基础上,聚焦基本药物配备使用、上下级医疗机构用药衔接等六个方面实施中的重点难点问题,督促指导各地加大探索。坚持问题导向,5月、11月两次召开综合试点工作交流会,邀请相关专家现场点评,对存在问题及时纠偏。同时分赴6个试点地区开展工作调研,了解综合试点工作情况,帮助解决遇到的困难问题,促进试点取得突破。

二、保障短缺药品临床供应。4月底印发《2020年江苏省短缺药品供应保障工作计划》,从加强会商联动、完善监测预警、实施分类应对处置、落实常态储备制度、强化日常监管等五个方面明确联动机制各成员单位任务分工,强化协调配合,形成工作合力。一是出台"一份文件"。会同省发展改革委、省工信厅等14部门,于4月26日出台《关于进一步做好短缺药品保供稳价工作的若干措施》,文件结合我省短缺药品供应保障实际,提出36项工作措施,并将任务分解到省相关部门和各设区市人民政府。二是制定"一个办法、两个清单"。制定《江苏省短缺药品清单管理办法(试行)》,明确了制定依据、相关定义、制定主体、适用范围以及制定原则等。除遵循国家办法核心内容外,还立足江苏实际,明确了制定周期、动态调整以及与储备机制衔接等。按照国家卫生健康委药政司报关短缺药品清单的要求,对省短缺药品监测平台监测信息和临床必需且近3年来在全省曾经发生过短缺、生产企业少的品种进行分析评估,经组织专家论证和省短缺药品供应保障部门会商联动机制成员单位审议,最终确定省短缺药品清单(13种)、省临床必需易短缺药品重点监测清单(16种)。三是落实"两项制度"。严格执行省短缺药品监测预警"每月零报告"制度,按月对短缺药品信息进行汇总分析并形成监测预警报告,为各方分类应对药品短缺问题提供依据。省级全年共收集到短缺药品监测信息1.3万条,认真核实分析药品短缺原因,对盐酸维拉帕米注射液等13种因价格倒挂无法正常供应的药品,商请省医保局组织直接挂网采购。组建由50名药学专家组成的省短缺药品信息审核工作组和60名临床医学、药学、中医学等专业领域专家组成的专家库,分别对月度监测信息和省级清单进行审核确认,提出处置建议。协调省财政厅安排1000万元、累计安排3000万元,用于支持省级短缺药品储备工作。在对一年来短缺药品信息汇总分析及组织专家论证基础上,确定将去乙酰毛花苷注射液等18种药品列入《江苏省短缺药品储备清单(2020年版)》,由省公共资源交易中心组织价格谈判并确定入围企业,委托省医药、南京医药、国控江苏三家省级储备企业分类储备供应全省。四是保障两类人群药品供应。简化儿童专用制剂在不同医院之间调剂使用手续,进一步扩大儿童用药供给渠道,推动南京市儿童医院等10个医疗机构将抗601合剂等35种院内制剂调剂给168个医疗卫生机构使用,调剂总量12.5万盒(瓶、袋、套)。联合省药监局对儿童医院专用制剂调剂使用情况开展调研,了解调剂使用进度、审批备案、人员培训等方面存在的问题,为下一步完善政策提供指导。委托省医院协会药事管理专业委员会组织江苏省人民医院等相关单位专家制定《江苏省罕见病药品目录》(共收录药品383种,涉及罕见病116种)和《江苏省罕见病重点保障供应药品目录》(共收录药品38种,涉及罕见病23种),为省罕见病诊疗协作网成员医院(19个)和与其建立双向转诊机制的医疗卫生机构配备使用罕见病药品提供依据。委托省医学会罕见病学分会开展"罕见病云课堂"医生赋能系列线上培训,邀请北京、上海、广东等地罕见病领域权威专家分专题进行线上授课,目前已累计安排8个专题,来自罕见病分会委员及部分基层医疗卫生机构的400余名临床医生参加培训。强化供需对接,指导国控江苏公司等大型药品经营企业,发挥药品供应链调拨优势,开发罕见病用药供应信息系统,方便罕见病患者就近购药。五是畅通群众购药渠道。依托省全民健康信息平台采集的数据，结合省医疗服务综合监管信息系统建设情况，在“江苏健康通”APP和“江苏健康通”微信公众号上开发加载购药查询功能，向社会公开公立医疗机构入库药品的名称、剂型、规格等产品信息以及入库时间、医疗机构药学服务电话等信息。7月起，首批公开全省三级公立医疗机构配备使用药品信息，群众“动动手指、打个电话”就能查询到需要购买的药品。

三、试点推进药品临床综合评价。2020年探索试点开展丙肝抗病毒药品综合评价，聚焦心血管、肿瘤、儿科等领域，以国家基本药物为重点，遴选药品开展综合评价工作。一是完善管理体系。组建省药品临床综合评价专家委员会，主要由卫生技术评估、药物经济学、临床药学、临床医学、行政管理等领域15名专家组成，负责开展综合评价主题遴选，评估综合评价结果及其在药物政策和临床合理用药中的运用等事宜。二是明确组织机构及职责分工。结合药品临床综合评价实际，明确组织管理机构（省卫生健康委）、工作机构（省医学会）、技术中心（中国药科大学）以及主持单位和参与单位等评价参与各方的主要职责和任务，建立统筹协调、运转有序、分工衔接、科学明确的工作机制，确保评价工作高效运转。三是试点实施丙肝药品临床综合评价。按照由易到难原则，从文献基础较好的丙肝药品临床综合评价试点开展，成立由省医学会肝病学分会、传染病学分会、临床药学分会、流行病学分会专家组成的丙肝药品综合评价专家组，遴选5种丙肝抗病毒药品为评价品种，确定省人民医院等18个医院为参与单位，期间共完成文献检索93篇，分别对115名临床专家、399名患者开展问卷调查，从无锡市卫健委数据库提取2015年以来的16661名门诊患者和5299名住院患者的数据信息，并初步完成评价报告撰写。四是完成心血管等领域主题遴选。聚焦心血管、肿瘤、儿科等领域综合评价主题遴选，6月初召开主题遴选启动会，委托省学会三个相关专科分会主委单位牵头，结合疾病负担、基本用药需求、药品费用等情况开展遴选，经过前期专家多轮研究论证认为，心血管、儿科等领域相对成熟。10月20日，省药品临床综合评价专家委员会现场投票，确定非瓣膜房颤抗凝治疗的华法林和新型口服抗凝药物为心血管病评价主题和药品，确定治疗儿童注意缺陷多动障碍的哌甲酯、托莫西汀为儿童用药评价主题和药品。

四、加强药学队伍建设。一是开展家庭药师培训。印发《关于开展家庭药师培训工作的通知》，明确采取线上教学与集中授课相结合的方式，在全省开展家庭药师培训工作，为居家重点人群健康管理提供一支药学专业技能强的家庭药师队伍。二是提高县级药学服务能力和水平。指导省人民医院牵头组织省内56个医疗机构联合编写《江苏省县级医疗机构药品处方集》，加强县级医院药学队伍建设，提高县级医疗机构医疗质量和药物治疗水平，规范临床用药行为、指导和促进临床合理用药。加强县级药学服务能力现状调研，召开县级医疗机构座谈会，听取各单位工作亮点和特色做法，委托中国药科大学开展课题研究，分析全省县级公立医疗机构药学服务能力现状，提出能力提升的方法和路径。

（崔　林　张宜启）

【实施基本药物配备使用双月通报】 3月31日，省卫生健康委印发《关于建立全省基本药物配备使用情况双月通报制度的通知》（以下简称《通报制度》），明确自2020年起在全省建立基本药物配备使用情况双月通报制度，以查促改，以改促进，不断推动各级医疗卫生机构提升基本药物配备使用占比，全面实现2020年全省医疗卫生机构配备使用基本药物品种和金额占比在2019年基础上提高5～10个百分点的目标。《通报制度》明确以省药品（医用耗材）阳光采购和综合监管平台数据为依据，以双月为一个“周期”，每单月份在全系统通报前2个月各设区市、省管各医疗机构基本药物配备使用情况。通报内容以各级医疗卫生机构基本药物配备使用品种和金额占比为主，计算方法则以医疗卫生机构配备使用的国家基本药物产品数/金额数比上该机构配备使用的药品产品总数/总金额，分别计算比值。通报范围区分各设区市和省管各医疗机构两个层面。其中，各设区市，区分基层医疗卫生机构、二级综合医院和中医院、二级专科医院、三级综合医院和中医院、三级专科医院五个类别，以设区市为单位对各类别医疗卫生机构基本药物配备使用品种和金额的平均占比进行通报。

（王　玥）

【省卫生健康委等14部门联合出台《关于进一步做好短缺药品保供稳价工作的若干措施》】 4月26日，经省政府同意，省卫生健康委会同省发展改革委等14部门联合印发《关于进一步做好短缺药品保供稳价工作的若干措施》，进一步健全完善江苏省短缺药品监测应对、配备使用、采购供应、价格监管等相关政策，更好地保障群众基本用药需求。《若干措施》结合全省短缺药品供应保障实际，围绕六个方面内容提出36条工作措施，并将任务分解到省相关部门和各设区市人民政府。其中，第一部分“强化短缺药品监测预警和分级应对”，要求加强协同监测、实行清单管理、完善分级应对、实施分类处置、落实短缺药品停产报告制度。第二部分“加强医疗机构药品配备和使用管理”，要求促进优先配备使用基本药物、优化医疗机构短缺药品管理、推动医疗机构合理用药。第三部分“完善短缺药品采购和供应机制”，要求落实直接挂网采购政策、允许医疗机构自主备案采购、严格药品采购履约监管。第四部分“加大药品价格监管和执法力度”，要求加强价格异常情况监测和常态监管、加大对原料药垄断等违法行为的执法、分类妥善处理药品价格过快上涨问题。第五部分“完善短缺药品多层次供应体系”，要求建立健全短缺药品常态储备机制、提升原料药和制剂生产供应能力。第六部分“加强组织领导,确保实施到位”,要求建立定期报告制度、强化监督问责、加强宣传引导。

(张宜启)

【开展全省家庭药师培训工作】 6月9日,省卫生健康委印发《关于开展家庭药师培训工作的通知》,正式启动2020年度江苏省家庭药师培训工作。培训以全省基层医疗卫生机构药学人员为对象,采取线上教学与线下集中授课相结合的方式,实施统一教材、统一标准、统一考核的规范化培训路径。线上教学运用信息化平台,围绕《国家基本药物处方集》《国家基本药物临床应用指南》、处方审核通识、药物治疗管理、社区常见慢病的药物治疗等内容,设计1729分钟的26门在线理论知识与案例学习课程。线下集中授课由江苏省十余个医疗机构的资深临床药师,根据《临床药物治疗管理学》(家庭药师版)的教学要求,以实践案例为重点,精心打造覆盖基本药物临床使用管理、慢病及特殊人群药物治疗管理等内容的教材。同时,设置情景模拟考核环节,由省内资深药学专家团担任考官,深入考察学员的人文能力及药学专业知识,全方位评估学员学习成果。全省共有273名学员通过考核,获得江苏省医院协会颁发的2020年度江苏省家庭药师培训证书。

(王　玥)

老龄健康

【老龄健康工作综述】 一、完善老龄健康政策体系。制定印发《关于建立完善老年健康服务体系的实施意见》和《关于深入推进医养结合发展的若干措施》,就建立完善老年健康服务体系从总体要求、主要任务和保障措施等方面工作进行全面部署,针对医养结合工作中存在的突出问题,明确十三条具体措施,为推进老年健康服务体系建设和医养结合深入发展奠定了政策基础。将老年健康服务体系建设和推进医养结合发展纳入《江苏省贯彻〈国家积极应对人口老龄化中长期规划〉实施方案(2020—2022年)》《落实健康中国行动推进健康江苏建设的实施方案》等省委省政府文件,明确目标计划和行动要求,并将有关工作纳入考核指标大力推进。组织开展《江苏省“十四五”健康老龄化规划》编制工作,对“十四五”时期健康老龄化的发展目标、主要任务、重点工程、保障措施等进行谋划布局,推进健康老龄化的政策不断完善。开展江苏省“十三五”老龄事业发展规划实施情况末期评估、对规划实施发展指标、重点任务、重点工程推进情况督查评价,形成全省“十三五”老龄事业发展末期评估报告。开展老龄政策调研,赴南京、无锡、徐州、南通等地围绕老年人照顾服务、“十四五”老龄事业发展规划编制等课题开展实地调研,完成《关于老年人照顾服务项目实施情况调研报告及评估建议》,在全国老龄办立项的课题论文《后疫情时代老年群体健康服务和公共卫生安全保障机制研究》获优秀奖。在现状分析和调研论证基础上,向省人大提出《江苏省老年人权益保障条例》法规修订草案。

二、建设老年健康服务体系。将老年医院、护理院等老年医疗服务机构建设纳入省委、省政府《关于排查解决医疗卫生领域突出民生问题的推进方案》,加快补齐老年医院和护理院资源短板。召开全省老龄办主任暨老龄健康工作电视电话会议,对推进老年医院、护理院和老年医学科建设进行重点部署。委领导带队先后赴南京、无锡等地调研指导老年医院和老年医学科建设,协调推进南京市中心医院、无锡市第二人民医院转型建设三级老年医院。截至2020年底,全省建成二级以上老年病医院15个,护理院275个,护理院总数居全国第一。推动《老年医学科建设与管理指南(试行)》落实,加强调研指导,开展督促检查,促进老年医学科规范化发展,全省共104个二级以上公立综合医院开设老年医学科,占二级以上公立综合医院总数的60.5%。

三、推进医养结合发展。实施“两提升两规范两培训”,强化医养结合服务监管,提升服务质量。“两提升”即开展医养结合服务质量提升行动和养老院服务质量提升行动:一是结合全国“质量月”活动,组织开展医养结合服务质量提升行动,对全省医养结合机构开展检查,建立问题台账,压实整改责任,落实整改措施。二是配合省民政厅开展2020年全省养老院服务质量建设专项行动,加强医养结合机构医疗卫生服务管理。“两规范”即落实《医养结合机构服务指南(试行)》和《医养结合机构管理指南(试行)》。会同省民政厅、省中医药管理局先后转发两个指南,就加强医养结合机构服务和管理规范化建设进行部署,并赴无锡、常州、南通等地开展检查督导,推进工作落实。“两培训”即开展线上和线下培训:组织1320名专业技术人员参加全国医养结合人才能力提升培训项目线上培训,促进各类人员业务能力提升;举办全省老年健康和医养结合工作培训班,组织150余名老龄健康条线行政干部参加线下培训,专题解读有关文件精神,指导基层落细落实。此外,通过组织开展医养结合典型经验遴选工作,加强示范引领,江苏12个医养结合案例入选全国医养结合典型经验名单,数量位居全国前三。同时,还遴选确定了21个省级医养结合典型经验。遴选5个医养结合机构参加全国老龄健康医养结合远程协同服务试点，推动医养结合机构远程医疗服务发展。截至2020年底，全省建成医养结合机构705个，比上年新增55个。三是推进智慧健康养老工作。配合省工信厅印发《转发关于促进老年用品产业发展的指导意见的通知》，开展《智慧健康养老产品及服务推广目录(2020年版)》组织申报和第二批省级智慧健康养老示范基地、示范企业申报遴选工作，全省共有38款产品和服务入选推广目录，3家企业被评为第四批智慧健康养老示范企业，1家街道被评为智慧健康养老示范街道。

四、做实老年健康促进和健康服务。一是做实“为680万65岁以上老年人免费提供一次基本健康体检服务”省政府民生实事。印发《关于做好65岁以上老年人健康体检工作的通知》，明确各市目标任务和工作责任。印发《关于推进重点工作落实的通知》，就65岁以上老年人体检、提升医养结合机构服务质量等工作进行专项部署，指导各地加快推进民生实事项目落实。加强督查指导，先后赴常州、苏州、南通等8个设区市开展工作调研和重点工作督查。全省完成65岁及以上老年人健康体检686万人，超额完成年度目标任务。二是推进安宁疗护试点。南京、常州、连云港3市被确定为第二批国家安宁疗护试点单位。省级确定9个县(市、区)开展第二批省级安宁疗护试点。各试点地区制定试点方案，推进试点工作，截至2020年底，全省共有1个独立设置的安宁疗护中心，设置有安宁疗护病区或开展安宁疗护服务的机构100家。三是做细老年人心理关爱项目。全省分两批确定138个项目点，全面开展调查工作，走访调查4万余人，为6800多名不同类型人员开展相应的干预活动。组织350名工作人员参加线上线下培训，发放工作手册400余份。

五、做好老年人和医养结合机构新冠肺炎疫情防控工作。出台《关于加强老年人新型冠状病毒感染肺炎疫情防控工作的通知》《关于做好老年人新型冠状病毒感染肺炎疫情防控贯彻落实工作的通知》《关于进一步做好新型冠状病毒肺炎疫情防控期间养老机构老年人就医和医养结合机构疫情防控工作的通知》，就做好居家、社区和入住养老机构老年人的疫情防控工作、养老机构老年人就医等工作进行部署。开展全省医养结合机构疫情防控专项督查，对南京市、无锡市部分医养结合机构进行抽查。指导各地医养结合机构落细落实疫情常态化防控措施。

六、做好建议提案办理工作。结合人大代表建议、政协委员提案办理，加强工作调研和督查推进力度，推动群众关注度高的老年健康和医养结合工作开展。全年办理提案建议24件，其中主办13件，2件被列为省人大重点督办建议，省人大常委会副主任王燕文先后4次开展督办调研并专题听取省卫生健康委有关工作情况汇报。

(赵恒松　姜晓健　李文萃)

【遴选确定21条全省医养结合典型经验】 为进一步推动医养结合发展，充分发挥先进典型的示范引领作用，经各地申报、专家评审等程序，确定21条全省医养结合典型经验，名单如下：

1. 南京市鼓楼区卫生健康委：运用三大理念，构建医养结合区域化发展新路径
2. 南京东方颐和养老服务有限公司：CCRC模式下“医养一体化”的探索
3. 无锡九如城养老产业发展有限公司：连锁化、品牌化、智能化、融合化发展医养结合服务
4. 无锡市梁溪区广益街道：聚力实施“暖心工程”，医养工作融合发展
5. 徐州市泉山区卫生健康委：积极构建服务网络，着力提升康养服务质量
6. 徐州博济康复医院：用专业做医疗、以情怀做养老
7. 常州市天宁区卫生健康委：创新实践医养结合体系，健康养老高质量发展
8. 常州市钟楼区荷花池街道社区卫生中心：“零距离式”医养结合的探索与实践
9. 苏州市卫生健康委：家庭诊疗助推居家养老，全力打造老年人健康“守门人”
10. 苏州市吴江区卫生健康委：上下联动，建立医养护慰融合发展的安宁疗护模式
11. 南通市卫生健康委：坚持需求导向，强化精准发力，着力构建多层次立体化医养结合新格局
12. 南通市启东市卫生健康委：盘活基层医疗资源，满足农村养老需求
13. 南通市第一老年病医院：探索整合型老年健康服务体系建设
14. 连云港市赣榆区卫生健康委：整合资源，多元互动，积极构建医养结合服务工作体系
15. 淮安市淮安区卫生健康委：创新服务内涵，健全服务体系
16. 盐城市悦鹤健康养老有限公司：千鹤湾打造老年人温馨的港湾
17. 扬州市仪征市卫生健康委：社会参与，融合融入，扎实推进医疗卫生与养老服务相结合
18. 扬州市社会福利中心：满足“老有所医”，实现“老有所养”
19. 镇江市句容市边城医养中心：政府出资保投入，医院托管强服务
20. 泰州市姜堰区卫生健康委：开展基层卫生院转型，实现医养融合发展
21. 宿迁市泗阳县卫生健康委：创新医养结合模式，构筑医养结合平台

(姜晓健)

【开展老年健康促进系列活动】 一是深入推进“安康关爱行动”。召开全省“安康关爱行动”总结表彰会，部署年度工作目标任务，下发《关于深入推进2020年

"安康关爱行动"的通知》,加强调研指导,进一步推进老年人意外伤害保险工作。2020 年末,全省 1478.93 万老年人承保,承保覆盖率 80.63%,共支付赔款 3.89 亿元,赔付率 71.21%,惠及 133.32 万老年人,切实提升了老年人的抗风险能力。二是开展老年精神关爱活动。依托老年精神关爱项目,举办江苏省第八届老年春节联欢会暨第三届江苏省"敬老文明号"授牌仪式、省级涉老社会组织新春联谊会等联欢活动,举办江苏省老年书画摄影作品展、老年大学合唱节、老年太极健身推广等文化体育活动,开展江苏省老年健康科普及促进活动,共举办 28 场健康讲座和 32 场专家义诊,为全省有需要的老年人提供优质的精神关爱资源。三是老年人新冠疫情防控工作。分阶段做好新冠疫情防控工作,疫情兴起时,发布《写给全省老年人的倡议书》,号召老年人科学防疫;疫情常态化后,印发《关于在常态化疫情防控中进一步做好老年人照顾服务工作的通知》,进一步加强常态化疫情防控下全省老年人照顾服务工作;进入冬春季,下发《关于做好老年人冬春季新冠肺炎疫情防控工作的通知》,严把冬春易感季关口。四是组织开展 2020 年全省老年健康宣传周活动,宣传周期间全省开展各类广场活动 200 余场、老年健康讲座近 1000 场、义诊巡诊活动 1500 余场,惠及老年人近 80 万人。开展老年健康科普及促进项目,活动历时 9 个月,在 13 个设区市共举办 28 场老年健康大讲堂专家科普讲座,30 余场专家义诊咨询服务,现场为老年人提供免费健康咨询,常见病诊察等服务。发放各类健康手册、健康海报、健康读物近两万份,近万名老年人参加活动。在报纸、杂志、电视台、互联网、公众号等媒体上推出 136 篇老年健康科普文章、科普短视频和活动报道。

(李文萃　姜晓健)

【全国敬老爱老助老评选表彰】　2020 年,根据国家卫健委、全国老龄办《关于开展 2020 年全国敬老爱老助老活动评选表彰的通知》要求,组织开展我省第三届全国"敬老文明号"和全国"敬老爱老助老模范人物"推荐申报工作,经逐级申报、审查、公示,全省共 71 家单位(集体)获评全国"敬老文明号",109 人获评全国"敬老爱老助老模范人物"。

第三届全国"敬老文明号"名单

南京市

南京市公安局六合分局人口管理大队

江苏悦心养老产业有限公司

南京市秦淮区城市管理综合行政执法大队"一抹绿"志愿服务队

南京市建邺区社会福利院

南京朗诗常青藤养老服务有限公司

南京市栖霞区颐养院

南京江宁沐春园护理院

南京市浦口区中医院财务科挂号室

无锡市

无锡市社会福利中心

江阴市老年大学

宜兴市老干部大学

无锡市锡山区老年人体育协会

无锡市滨湖区蠡湖街道美湖社区居家养老服务中心

徐州市

徐州市中心医院泌尿外科

中国人寿保险股份有限公司徐州分公司团体业务部

徐州市老干部大学

徐州交通广播《我的幸福我做主》

丰县有情有义志愿者服务队

邳州市养心居养老服务中心

徐州市铜山区三堡街道潘楼村村民委员会

常州市

常州市军队离休退休干部服务管理中心

常州开放大学老年学院

常州市公共交通集团有限责任公司营运发展部

常州鼎武医院有限公司

溧阳市援通为老综合服务中心

苏州市

苏州市老龄协会

苏州市吴中区法律援助中心

苏州市吴江区老年大学

苏州科技城(东渚)老年大学

苏州和源护理院

苏州工业园区久龄养老院

昆山市老年医院

南通市

南通市第六人民医院

南通市北护理院

南通瑞慈美邸护理院

启东市聚南护理院

如东经济开发区颐养福利中心

连云港市

连云港市社会保险管理中心办事大厅

连云港市消防救援支队云台山风景区消防大队

连云港市第一人民医院肿瘤安宁疗护病区

连云港市中级人民法院少年及家事案件审判庭

淮安市

淮安市城市公共交通有限公司 7 路线

淮安市洪泽区老年公寓

淮安市淮安区翔宇消防救援站

盱眙县振兴养老服务中心

盐城市

中国人寿保险股份有限公司盐城市分公司团体业务部

盐城市盐都区老龄协会

盐城市大丰区老年大学
东台市心连心志愿者协会
射阳县养老中心有限公司

扬州市

扬州市景区梅岭街道便益门社区
仪征市龙河护理院
宝应县安宜镇罗巷社区
江苏省苏北人民医院老年医学科

镇江市

镇江市法律援助中心
镇江12349为民便民服务中心
镇江市京口区正东路街道京口路社区居民委员会
句容市华阳街道五保供养服务站

泰州市

泰州市老年活动中心
泰州市中医院老年病科
泰州市姜堰中天护理院
泰州市高港区退休人员管理服务中心

宿迁市

宿迁市宿城区康颐老年公寓
宿迁市宿豫区下相街道虚拟养老院
泗阳县夕阳红康复颐养院
泗洪县中心养老护理院

省老龄委成员单位

江苏省司法厅普法与依法治理处
江苏省中医院挂号收费处
江苏省扬州五台山医院老年康复科
江苏省老年人体育协会
广发银行股份有限公司南京水西门支行

全国"敬老爱老助老模范人物"名单

南京市

崔圣菊(女)　南京市公安局雨花台分局西善桥派出所
李传邦　南京市浦口区老年人体育协会
刘大伟　南京市祖堂山社会福利院
阮国清　南京市栖霞区人民政府八卦洲办事处公共服务科
王玉军　南京扬子物流有限责任公司
杨凤珠(女)　南京市雨花台区西善桥街道天虹山庄志愿服务队
赵　琨(女)　南京市鼓楼区卫生健康委员会
周雪梅(女)　南京市秦淮区石门坎社区卫生服务中心
张桂芳(女)　南京佑康康复指导中心
戴纪红(女)　南京武家嘴老年公寓

无锡市

周云开　无锡市新吴区江溪街道景渎社区
李国莉(女)　无锡市滨湖区太湖养老服务中心
李全兴　江阴市周庄镇山泉村村民委员会
李志浩　宜兴市老年协会
孙大功　无锡市惠山区洛社镇双庙村老年活动室
涂家钦　无锡朗高养老集团股份有限公司
谢耀平(女)　无锡市老干部艺术团
朱　东　无锡市梁溪区北大街街道梨花社区居民委员会

徐州市

谢淑华(女)　丰县商业局局职工学校
辛元元　徐州市鼓楼区海元亨老老年服务中心
王清贞(女)　徐州市贾汪区天莲夕阳红居家养老服务中心
刘云荣(女)　徐州经济技术开发区金山桥街道石桥社区居委会
康言让　沛县言让公益联盟
马子孝　邳州市港上镇卫生院
董建安　徐州市泉山区博济老年公寓
郭典军　国家税务总局徐州市税务局老干部科
赵克胜　徐州市铜山区汉王镇中心卫生院
陈　侠(女)　新沂市同心缘公益服务中心

常州市

薛来娣(女)　常州市金坛区春风二村
张惠莉(女)　常州市遥观村委窑湾里
朱梅琴(女)　溧阳市老龄协会
姜娟萍(女)　常州市天宁区政成公寓
杨秀秀(女)　常州市湖塘国贸公司
孙亚萍(女)　常州市新北区奔牛福利院
陈伯海　常州市钟楼区荷花池街道西新桥三村

苏州市

梁雪芳(女)　太仓振辉化纤有限公司
顾桂福　苏州市渭塘镇社会事业局
常新霞(女)　张家港市虹雨针织有限公司
钱桂华(女)　常熟琴湖惠民医院
江丽萍(女)　苏州市吴中城区社区卫生服务中心
许　玲(女)　苏州市姑苏区平江街道
杨阿琴(女)　苏州市周庄镇镇区社区卫生服务站
卜　秋(女)　苏州市卫生健康委员会
刘贵祥　苏州市民政局养老服务处

南通市

陈银忠　江苏华医大健康服务股份有限公司
谌　洁(女)　南通市财政局
刘　俊　南通市通州区委统战部
罗　蓓(女)　南通市卫生健康委员会
史加华　海安市卫生健康委员会
吴智勇　南通市海门区正余镇卫生院
肖玉华(女)　南通市第二人民医院
张凤琴(女)　南通市崇川区狼山镇街道社区卫生服务中心
赵颖东　中国邮政集团有限公司如皋市分公司搬经支局

连云港市

高建梅(女)　东海县民政局
徐进利(女)　灌云县公安局
贾　嵘　连云港市第二人民医院
姜立学　连云港市医学会办公室
刘瑞凤(女)　连云港市第二人民医院老年医学中心
孙永梅(女)　连云港市第一人民医院安宁疗护中心
张建新　板桥街道台南社区

淮安市

丁珊珊(女)　淮安市清江浦区颐园老年公寓
董育鸿(女)　淮安市淮阴区丁集镇兰之馨老年公寓
郭万勤(女)　淮安市洪泽区东双沟镇郭贝村
郭雯霞(女)　淮安经济技术开发区禾康智慧养老服务中心
胡鹤本　盱眙县人民医院
林　斐(女)　淮安经济技术开发区社会组织发展促进中心
罗时悦　涟水县红窑镇浅集小学
招以琴(女)　金湖县银涂镇农村五保供养服务中心

盐城市

吴秀来　东台市唐洋镇老干部办公室
李文杰　阜宁县卫生健康委员会
聂素梅(女)　滨海县八巨镇八巨居委会
杨怀恩　建湖铭星助老志愿服务中心
刘银花(女)　盐城市开步凤镇三龙村委会
陈　彪　盐城市民政局
李　峰(女)　盐城市亭湖区毓龙街道社区卫生服务中心
吴玉芳(女)　响水县交通运输局农村公路管理办公室
孙志庚　盐南高新区新河街道办事处

扬州市

李　彬　扬州市江都妇幼保健院
李文彬　仪征市社会福利中心
潘志才　扬州市江都区社会福利院
王春燕(女)　扬州市邗江区景区颐和文化养老服务中心
王建华　高邮经济开发区管理委员会
王　萍(女)　扬州市送桥镇人民政府卫健科
徐亚香(女)　苏北人民医院

镇江市

冷　燕(女)　扬中市兴阳老年幸福之家
罗明波　句容市天王中心卫生院
钱　静(女)　江苏天坤集团有限公司
汤龙保　万新光学集团
辛志斌　国网江苏省电力有限公司镇江供电分公司
杨　凌(女)　镇江市京口区健康路社区卫生服务中心
俞一衡　镇江市丹徒区荣炳卫生院

泰州市

张翼飞　泰州市老龄协会
谢桂香(女)　泰州市中医院
李玉兰(女)　泰州市社会福利中心
谢志强　泰州祥和老年康乐中心
张开凤(女)　泰州市姜堰区俞垛镇人民政府老龄委
葛江宏　华达汽车科技股份有限公司
蔡海军　泰兴市社会福利院

宿迁市

彭　影(女)　沭阳县铭和养老服务中心
李春美(女)　宿迁市卫生健康委员会
王新新　宿迁市宿豫区卫生健康局
王　云(女)　宿迁市宿城区王官集镇仝李村卫生室
许　茹(女)　泗洪县陈圩卫生和计划生育服务中心
周增梅(女)　泗阳县张家圩中心小学

省老龄委成员单位

潘丽娟(女)　江苏省卫生健康委员会
赵卫红(女)　江苏省人民医院
许家仁　江苏省老年病医院
王　蔚(女)　江苏省高级人民法院
张志新　无锡市成人教育协会

(李文苹)

【江苏省第三届“百佳孝星”评选】　2020年,省老龄办联合省文明办、省老龄协会组织开展江苏省第三届“百佳孝星”推选活动,经各县(市、区)、设区市层层推选和审核,全省共评选出第三届“百佳孝星”179人。

江苏省第三届“百佳孝星”名单

省直

闵克祥　省秦淮河水利工程管理处河湖科长
姚文俊(女)　省外办民间交流促进处一级主任科员
周　群　省审计厅派出审计一处副处长

南京市

陈文明(女)　玄武区　中美联泰大都会人寿财务规划师
夏　莎(女)　秦淮区　南京针织四厂财务人员
张连香(女)　建邺区　建邺区军休所工作人员
张存兰(女)　鼓楼区　幕府山街道云谷山庄社区退休职工
王喜发　雨花台区　赛虹桥街道民生保障部工作
顾美玉(女)　栖霞区　燕子矶街道电瓷社区退休职工
柏立红(女)　江宁区谷里街道箭塘

		社区皮库村居民
荀宜宏	江北新区	汤泉中学校长(退休)
王荣花(女)	六合区	龙池街道四柳社区计生专干
栾昌梅(女)	溧水区	洪蓝街道姜家村村民
张小马	高淳区	阳江镇新正村农民
臧　红(女)	江北新区	顶山街道珍珠路社区社工
赵秀英(女)	栖霞区	好来屋公益服务中心志愿者
彭道美(女)	六合区	红太阳老年服务中心创始人
谢小红(女)	江北新区	沿江街道慧贤居家养老服务中心负责人
钱平桃		南京市慈善总会顾问
李　红(女)	鼓楼区	金色阳光老年公寓院长
陈　明	玄武区	卫生健康委负责人

无锡市

孙燕萍(女)		江阴彩悦姿化妆品有限公司法人
谈　敏(女)	宜兴市	宜城街道新华社区党总支书记
商慧红(女)	梁溪区	山北街道惠景社区惠景家园居民
尤丽芳(女)	锡山区	东北塘街道裕巷村民委员会妇女主任
蒋彩琴(女)	惠山区	阳山中心小学退休教师
杜智勇	滨湖区	河埒街道协民社区退休职工
张红燕(女)	新吴区	新安街道新安花苑第三社区居民
黄巧娣(女)		经济开发区华庄街道桑南社区居民
郑华叶(女)	江阴市	申港街道创新村党总支书记
龚育才	惠山区	苏嘉集团、耘林养老集团联合董事长
沈松林	经济开发区	太湖街道志愿者
窦秀兰(女)		原南长区政协退休干部
潘泉生	锡山区	华夏房地产开发有限公司董事长
勇乾虎	宜兴市	湖㳇镇老年协会副会长

徐州市

何　丽(女)	鼓楼区	康平老年护理院护理员
王清贞(女)	贾汪区	天莲夕阳红居家养老服务中心创始人
李　伟(女)	云龙区	堤东里47号居民
孙红艳(女)	泉山区	火花学校教师
赵彦鸿(女)	经济技术开发区	大庙街道马庄村一队村民
王思坤	丰县	福利印刷厂职工
王永林	沛县	大屯街道郝寨居委会居民
王传玲(女)	邳州市	运河街道三连社区三组退休工人
倪文敏(女)	新沂市	马陵山镇曹刘村村民
王传建	铜山区	柳泉镇前郁村村民，原徐矿集团庞庄煤矿职工
王　玉(女)	新沂市	红叶林老年公寓院长
张颜君(女)	云龙区	津浦花园社区居民
赵荣良	睢宁县	岚山镇胡集村老年协会会长
宋磨存	邳州市	戴庄镇皂树村退休工人
王嘉亮		沛县老龄协会会长

常州市

陈西马		溧阳市前马村村民
罗亚萍(女)	溧阳市	埭头镇集镇居委会农村妇女
缪国凤(女)	金坛区	指前村个体户
章金锁(女)	金坛区	薛埠镇个体户
邵秀丽(女)	武进区	嘉泽镇甘荡村邵家村农民
钱维力	武进区	湟里镇敬老院院长
陆爱场(女)	新北区	新桥街道仲家村村民
顾丽萍(女)	新北区	罗溪镇欣阳养老院院长
王岳忠	天宁区	中村村委下庄村村民，原戚墅堰纸箱厂职工
施紫玉(女)	天宁区	金属集团总公司职工
冯凤仙(女)	钟楼区	南大街世纪明珠园居民，市供电局退休
周海燕(女)		常州瑞源钢管有限公司董事长
姚金妹(女)		开发区公共卫生管理服务中心干部

苏州市

黄保年	张家港市	杨舍镇民丰村村民
陶丽霞(女)		常熟市税务局工作人员
倪佳秋	太仓市	太胜社区世福二园居民
施八弟	昆山市	淀山湖镇红星村农民
沈培林(女)	吴江区	震泽镇八都前港村村民
周文年	吴中区	胥江社区居民
顾桂福	相城区	渭塘镇正股职干部
刘俊秋		姑苏区居家养老服务中心主任
顾水才	高新区	横山街道退休职工
赵金华	工业园区	胜浦街道浪花苑社区党委副书记、居委会主任
薛栋华	张家港市	永联镇退休职工
霍红霞(女)	常熟市	虞山街道社区卫生服务中心党支部书记

戴凤宝(女)	吴江区	盛泽镇退休职工
唐明生	昆山市	多威运动鞋有限公司董事长
钟金德	吴中区	私企水电工
吴　琰(女)		苏州市老龄协会秘书处处长

南通市

缪海琴(女)	海安市	医疗保障局办事员
陈德明	如皋市	白蒲镇林梓社区农民
徐菊英(女)	启东市	合作镇庙店村农民
陈敦军	如东县	长沙镇黄海村渔民
刘文侠(女)	通州区	先锋街道润锋花苑居民
陈　悦(女)	海门区	海西粮库职工
杨　锋	崇川区	润邦重工有限公司职工
黄学兰(女)	经济技术开发区	通盛花苑居民
薛　建(女)	海安市	曲塘镇老年服务志愿者、敬老院院长退休
季　进	通州区	东社镇河东村养殖户
戴　艳(女)	海门区	包场镇浩西村村委会网格员
夏泽华	如皋市	水明楼酒业有限公司董事长
吴迪富	如东县	江苏宇迪光学股份有限公司董事长、党委书记
盛叶红(女)	启东市	汇龙镇圩北村“老年关爱之家”养老院长

连云港市

孙可以	灌南县	堆沟港镇居民
高　超	灌云县	伊山镇彭洼村村民
王　俐(女)	赣榆区	蒲公英志愿服务中心理事长
兰洪红(女)	连云区	墟沟街道南山社区党委书记
张长华	东海县	江苏华苑老龄产业发展有限公司董事长
王　芳(女)	海州区	锦屏镇桃花涧老年公寓负责人
徐传凤(女)	海州区	新坝镇敬老院院长

淮安市

韩晓明(女)	清江浦区	长西街道引河社区党委副书记
李春梅(女)	清江浦区	武墩街道武墩村村民，家家福超市职工
李兆网	淮安区	复兴镇大李村村民
祁广来	淮安区	漕运镇戴湾村治安主任
徐彩霞(女)	淮阴区	长江路街道营西社区农民
戈玉荣(女)	淮阴区	淮高镇王兴敬老院护工
王承义	洪泽区	三河镇草桥村村民
陈士明	洪泽区	岔河镇南街村南京艺宁电器安装公司总经理
陈宇杰	涟水县	新涟社区副书记、社区主任
崔　胜		金湖县人民医院麻醉手术科医生
王海艳(女)	盱眙县	兴牧养牛场场长
程振兴	盱眙县	振兴养老服务中心总经理
罗前新		淮安市社会福利院书记、院长

盐城市

陈晓霞(女)	盐南高新区	新都街道工作人员
季红翠(女)	响水县	陈家港镇下辛村村民
周小燕(女)	阜宁县	阜宁县实验初中教师
杨美凤(女)	大丰区	白驹镇沿堤村村民
鲁国平(女)	东台市	新街镇郝苴村农民
张亚娟(女)		滨海锦桥物业有限公司养老服务部经理
陆玉英(女)	建湖县	航运公司办公室副主任、县妇联委员
蔡美玲(女)	亭湖区	便仓镇富仓一巷49号居民
吴素萍(女)	射阳县	长荡镇长荡居居民
王正清	盐都区	江苏永汇建设集团有限公司山东分公司董事长
史加胜	建湖县	近湖街道花园社区党总支书记
韩凤彦	阜宁县	瑞泰护理院董事长、院长
陈锦英(女)	射阳县	幸福养老院院长
王俊东		盐都区老龄协会流通分会会长

扬州市

孟信举	广陵区	头桥镇九圣村农民
徐爱娣(女)	邗江区	甘泉新冠帽业有限公司职工
姚苏梅(女)	江都区	武坚镇杨景村农民
卞祖梅(女)	经济开发区	八里镇港南村村民
吴义全	生态科技新城	泰安镇勤俭村退休工人
蒋　瑜	蜀冈—瘦西湖区	扬州职大人文学院副教授
朱志凤(女)	宝应县	耐火砖厂职工
赵美玲(女)	高邮市	送桥镇郭集村村民
曹庆山	仪征市	月塘镇桃园村黄竹组农民
王　芳(女)	广陵区	曜阳养老服务中心养老护理员
姜永东		宝应县金汜水志愿者协会会长

张开文	仪征市	扬州宏业船舶配套公司工人
曹功庆	江都区	江苏新时高温材料公司董事长
王兆明	高邮市	扬州明旺花木有限公司董事长
高　红(女)		扬州市社会福利中心颐和养老院护理员

镇江市

马永梅(女)	句容市	中医院护士
孙国武	丹阳市	总前委旧址纪念馆工作人员
张纪珍(女)	扬中市	八桥镇永胜村农民
李　文(女)	京口区	江滨新村自主创业人员
何海萍(女)	润州区	黎明社区卫生服务中心工作人员
王　瑛(女)		镇江市社会儿女公益服务社副社长
汤龙保	丹阳市	万新光学集团董事长、党委书记
罗晓君		江苏慧明智能科技有限公司董事长
魏国红(女)		镇江信缘康护理院护理三区护理班长

泰州市

钱美华(女)	靖江市	马桥镇徐周村农民
曹桂仙(女)	泰兴市	河失镇失迷巷居委会巷上六组理发员
乔存英(女)	兴化市	合陈镇高桂村村民
郑祝凤	姜堰区	梁徐街道葛联村村民、油漆工
杨春兰(女)	海陵区	九龙镇五厦村居民
蒋　维	高新区	寺巷街道社区教育学校原副校长
刘巧英(女)	高港区	胡庄镇刘荡村农民
徐珍女(女)	泰兴市	九久乐养老院院长
刘月平		姜堰中天护理院院长
樊冬梅(女)	海陵区	樊家粥馆经理
毛留彬	靖江市	江苏建阳金属制品有限公司总经理
沈德刚	兴化市	张郭镇居民
吴华宝		泰州市社会福利中心护理员

宿迁市

乙松奎(女)	沭阳县	湖东居委会二组农民
赵炳元	泗阳县	众兴街道卫生服务中心职工
滕爱兰(女)	泗洪县	界集镇香城居委会农民
蔡荣芳(女)		宿豫区安汇护理院护理员
郭　菊(女)	宿城区	支口街道探楚居委会居民
黄金芝(女)	经济开发区	三棵树街道道许圩居委会志愿者
赵学武	湖滨新区	嶂山林场居民、三台山生态墓园退休职工
胡道林	洋河新区	洋河镇太平村卫生室退休村医
张　倩(女)	沭阳县	中城美地幼儿园老师
叶书状	泗洪县	界集镇曹圩村卫生室负责人
高　方		宿迁市芳草志愿者协会会长
徐德军	宿城区	龙河镇医院董事长
蒋学涛	洋河新区	宿迁春禧养老服务有限公司总经理
李　静(女)	泗洪县	重岗街道敬老院院长

（李文萃）

妇幼健康

【妇幼健康工作综述】 一、做好妇女儿童疫情防控。出台《江苏省儿童和孕产妇新冠肺炎疫情防控工作方案》等文件，组织编写《新冠肺炎流行期间母婴健康防护问答手册》《女职工防疫小手册》《幼儿园开学防控工作手册》等指南，成立省级孕产妇和新生儿救治专家指导组，保障孕产妇、儿童有序安全就诊。指导妇幼保健机构加强常态化防控，开展预约诊疗、远程医疗等“云上妇幼”服务。

二、完善妇幼健康服务体系。规划江苏省妇幼保健院雨花院区，推动“一院两区”建设取得进展；苏州市、泰州市妇幼保健院开工建设，宿迁市将新建妇幼保健院纳入2021年度政府实事。大力推进县级妇幼保健机构“所转院”建设，推动纳入省政府高质量发展考核指标，首次争取到省级财政资金4500万元用于“所转院”后能力提升，年内新建成8个县级妇幼保健院；在乡镇社区，对前期获评省级示范妇幼健康规范化门诊的基层医疗卫生机构开展“回头看”。启动全省妇幼保健机构绩效考核工作。制定《江苏省三级妇幼保健院现场验收细则》。确认2020年度省妇幼健康科研项目和引进新技术奖72项、22项。

三、筑牢母婴安全保障防线。严格落实24项高危孕产妇管理制度，强化医疗机构产安办职能，构建危重孕产妇"早发现、早管理、早处置"机制。联合省妇女儿童基金会开展"我助妇儿康——大病救治"项目,保障贫困高危孕产妇和新生儿不为救治经费困扰。开展省级孕产妇和新生儿危急重症救治中心评审和绩效评估工作,新增5个省级救治中心,整改1个单位,4个单位获国家母婴安全优质服务单位表彰。2020年全省常住人口孕产妇死亡率、婴儿死亡率突破性控制在5.09/10万、2.44‰。

四、优化妇女生殖健康服务。举办全省生殖健康技术服务人员技能竞赛,大力推进免费避孕药具"进医疗机构、进高校、进机关、进企业",全省284个医院、157个高校安装发放机570台。开展预防母婴传播省级督导质控,做细艾、梅、乙传播预防,全省孕产妇艾、梅、乙检测率99%以上,艾滋病母婴传播率控制在4%以下。出台《江苏省产后康复服务规范(2020版)》,成立江苏省流产后关爱(PAC)项目联盟,指导加强人工流产后避孕服务工作。开展女职工生殖健康和"两癌"筛查三年行动,推进用人单位将"两癌"筛查纳入女职工体检,完成城乡适龄妇女宫颈癌、乳腺癌检查217.1万人、218.6万人。

五、促进儿童健康全面发展。推动省政府出台《江苏省出生缺陷防治办法》。连续第三年将出生缺陷综合防治纳入省政府民生实事项目,全年为54.2万名孕产妇和约56万名新生儿免费提供产前血清学筛查和新生儿疾病筛查服务,做到全覆盖。做好0~6岁儿童眼保健和在园儿童视力档案建档工作,为191万名在园儿童建立电子档案。加强儿童早期发展基地建设,公布第三批省级儿童早期发展基地名单,累计培育建成22家省级基地。加强托幼机构卫生保健指导,明确省内托育机构卫生保健工作要求,编制0~3岁儿童托育服务人员培训教材。

六、提升妇幼综合治理效能。推动省妇幼健康信息系统全面启用,制定部署实施验收标准并组织验收。全年开展培训35301人次,覆盖3954个提供妇幼健康服务的医疗卫生机构。严格妇幼服务技术监管,制订产前诊断(筛查)技术专项监督检查工作方案,建立辅助生殖技术随机抽查长效机制。规范出生医学证明管理,完成420万份出生医学证明电子证照生成,开发"刷脸"比对新生儿父母身份证件防范冒领出生医学证明,完成217万份出生医学证明档案进馆。

(束一平　刘智俊)

【全省主要妇幼信息分析】

一、儿童保健主要指标

2020年,全省新生儿访视率98.02%,较2019年的96.5%上升1.58%。地区分布上,苏南地区97.45%,较2019年的95.35%上升2.2%;苏中地区98.3%,较2019年的96.83%上升1.52%;苏北地区98.57%,较2019年的97.63%上升0.96%。

全省3岁以下儿童系统管理率95.75%,较2019年的95.17%出现0.61%的小幅上升。地区分布上,苏南地区95.59%,较2019年的94.85%上升0.78%;苏中地区95.93%,较2019年的93.58%上升2.51%;苏北地区95.86%,较2019年的96.05%基本持平。

全省7岁以下儿童保健管理率98.12%,较2019年的97.88%基本持平。地区分布上,苏南地区98.24%,苏中地区98.29%、苏北地区97.94%。

全省5岁以下儿童低体重患病率0.43%,较2019年的0.55%下降22.12%。5岁以下儿童生长迟缓率0.44%,较2019年的0.53%下降17.67%。全省5岁以下儿童超重率9.76%,较2019的9.12%上升7.09%。全省5岁以下儿童肥胖率3.68%,较2019年的3.18%上升15.43%。

全省0~6岁儿童眼保健和视力检查覆盖率95.36%,较2019年的92.02%上升3.63%。全省6岁儿童视力不良检出率13.24%,较2019年的16.53%下降19.91%。地区分布上,苏南地区15.67%,较2019年的17.38%下降9.85%;苏中地区11.51%,较2019年的14.54%下降20.86%;苏北地区11.69%,较2019年的16.27%下降28.18%。

二、孕产妇保健主要指标

2020年,全省孕产妇产前检查率98.67%,较2019年的98.52%基本持平。地区分布上,苏南地区98.62%,苏中地区98.52%,苏北地区98.78%。

全省产后访视率97.49%,较2019年的95.91%上升1.65%。地区分布上,苏南地区97.11%,苏中地区97.19%,苏北地区98.03%。

全省孕产妇系统管理率93.35%,较2019年的88.71%上升5.23%。地区分布上,苏南地区93.03%,苏中地区92.83%,苏北地区93.91%。

三、妇女病筛查主要指标

2020年,全省妇女病普查率91.54%,较2019年的86.54%上升5.78%。地区分布上,苏南地区93.55%,苏中地区91.74%,苏北地区89.99%。

全省妇女病筛查疾病检出率16.25%,较2019年的16.6%下降2.12%。地区分布上,苏南地区17.69%,苏中地区15.61%,苏北地区15.51%。

四、婚检主要指标

2020年,全省婚前医学检查率89.19%,较2019年的83.55%上升6.75%。地区分布上,苏南地区89.61%,苏中地区85.93%,苏北地区89.93%。

全省婚前检查疾病检出率7.92%,较2019年的7.7%上升2.76%。

五、母婴保健技术服务执业机构与人员情况

截至2020年12月,全省获得婚前医学检查执业许可的机构共108个,人员988人;获得产前诊断执业许可的机构共23个,人员470人;获得助产技术执业许可的机构共819个,产科医师11339人,助产士8726人;获得结扎手术执业许可的机构共787个,人员10168人;获得终止妊娠手术执业许可的机构共1717个,人员12921人。

六、妇女儿童健康指标

（一）儿童死亡发生情况

2020 年全省新生儿死亡率 1.6‰，较 2019 年的 1.63‰下降 1.93%。地区分布上，苏南地区 1.35‰，较 2019 年的 1.56‰下降 13.24%；苏中地区 1.58‰，较 2019 年的 1.46‰上升 8.38%；苏北地区 1.88‰，较 2019 年的 1.77‰上升 6.16%。

2020 年全省婴儿死亡率 2.44‰，较 2019 年的 2.52‰下降 3.18%。地区分布上，苏南地区 2.02‰，较 2019 年的 2.26‰下降 10.70%；苏中地区 2.25‰，较 2019 年的 2.36‰下降 8.8%；苏北地区 2.99‰，较 2019 年的 2.87‰上升 4.25%。

2020 年全省 5 岁以下儿童死亡率 3.69‰，较 2019 的 3.74‰下降 1.31%。地区分布上，苏南地区 3.06‰，较 2019 年的 3.34‰下降 8.30%；苏中地区 3.39‰，较 2019 年的 3.71‰下降 8.53%；苏北地区 4.52‰，较 2019 年的 4.20‰上升 7.68%。

2020 年全省非户籍人口新生儿死亡率 1.19‰，较 2019 年的 1.97‰下降 39.39%；非户籍人口婴儿死亡率 1.70‰，较 2019 年的 2.62‰下降 35.28%；非户籍人口 5 岁以下儿童死亡率 2.67‰，较 2019 年的 3.76‰下降 28.86%。

（二）孕产妇死亡发生情况

2020 年全省孕产妇死亡率 5.09/10 万，较 2019 年的 7.78/10 万下降 34.65%。地区分布上，苏南地区 5.25/10 万，较 2019 年的 8.61/10 万下降 39.01%；苏中地区 3.57/10 万，较 2019 年的 6.64/10 万下降 46.22%；苏北地区 5.48/10 万，较 2019 年的 7.31/10 万下降 25.02%。

非户籍人口孕产妇死亡率 4.78/10 万，较 2019 年的 10.66/10 万下降 55.2%。其中苏南地区 5.61/10 万，苏中和苏北地区则为 0 死亡。

（林　松）

【全省妇幼保健机构运行情况】 截至 2020 年底，全省共有妇幼保健机构 111 个，其中省级 1 个、市级 13 个、区县级 97 个。妇幼保健机构中，有三级甲等妇幼保健院 12 个，二级妇幼保健院 13 个（其中甲等 9 个、乙等 4 个），妇幼保健所 86 个（其中甲等 45 个）。

一、机构发展情况

全省妇幼保健机构固定资产总额 84.37 亿元，省级机构 1 个 8.38 亿元，市级机构平均 4.39 亿元，区县级机构平均 1952.76 万元，全省、市级、区县级机构分别比上年同期增长 12.22%、21.27%、2.98%，省级机构比上年同期降低 13.34%。全省妇幼保健机构业务用房建筑面积 142.67 万平方米，省级机构 6.21 万平方米，市级机构平均 5.53 万平方米，区县级机构平均 6659.63 平方米，全省、省级和区县级机构分别比上年同期增长 13.53%、11.29%、38.66%，市级机构比上年同期降低 2.12%。

全省妇幼保健机构核定床位 12854 张，实际开放床位 10124 张，分别比上年同期增长 14.58%、4.52%。省级机构核定床位 1500 张，与上年同期持平，实际开放床位 652 张，比上年增长 14.19%；市级机构平均核定床位 767 张，比上年同期增长 11.48%，实际开放床位 669 张，比上年同期降低 0.59%。

全省妇幼保健机构万元以上设备总数 24407 件，其中 10 万元以上设备 5981 件，分别比上年同期增长 13.37%、22.74%。省级机构万元以上设备 1820 件，其中 10 万元以上设备 485 件，分别比上年同期增长 17.72%、19.46%。市级机构平均万元以上设备 1106 件，其中 10 万元以上设备 273 件，分别比上年同期增长 8.22%、18.7%。区县级机构平均万元以上设备 85 件，其中 10 万元以上设备 20 件，分别比上年同期增长 23.19%、33.33%。

全省妇幼保健机构在职职工总数 21407 人，比上年同期增长 4.23%，其中卫技人员 18028 人，占 84.22%。卫技人员中，专职保健人员占 21.21%，本科学历人数占 61.42%，硕士及以上学历人数占 16.10%。高级职称人数占卫技人员的 20.92%，高、中、初级人员比例为 1∶1.62∶1.96。在省级及以上刊物共发表论文 1967 篇，比上年同期增长 8.73%；其中 SCI 收录论文 399 篇，比上年同期增长 22.39%。

二、机构经济运行状况

省级机构总收入 8.52 亿元，比上一年降低 1.05%，其中财政补助 4245 万元，业务收入 7.62 亿元，分别比上年同期降低 18.93% 及 3.79%。业务收入中药品收入占 35.19%，比上年同期增长 5.90%；门诊均次费用 391 元，平均住院费用 14449 元，分别比上年同期增长 36.24%、7.92%。

市级机构平均总收入 5.72 亿元，比上年同期降低 2.39%，其中财政补助 5554.44 万元，比上年同期增长 47.91%；业务收入 4.99 亿元，比上年同期降低 6.73%；业务收入中药品收入占 22.55%，比上年同期降低 3.51%；门诊均次费用 295 元，平均住院费用 9208 元，分别比上年同期增长 8.89% 和 5.28%。

区县级机构平均总收入 2560.36 万元，其中财政补助 1209.68 万元，分别比上年同期增长 1.29% 及 4.24%；业务收入 1279.92 万元，比上年同期降低 2.79%；业务收入中药品收入占 16.75%，比上年同期降低 5.15%；门诊均次费用 127 元，平均住院费用 4708 元，分别比上年同期增长 23.33% 和 9.41%。

乳腺癌、卵巢恶性肿瘤、妊娠高血压综合征和子宫肌瘤 4 个单病种医疗费用中药品费用比例分别为 25.01%、24.32%、17.6% 及 19.19%，与上年同期相比，乳腺癌、卵巢恶性肿瘤及妊娠高血压综合征的药占比分别降低 7.2%、7.53% 及 7.12%，子宫肌瘤的药占比增长 0.68%。

三、工作任务完成情况

全省妇幼保健机构共完成门急诊服务 1672.87 万

人次,其中保健服务578.14万人次,分别比上年同期降低14.63%、14.37%;提供院外保健服务188.93万人次,比上年同期降低25.21%。省级机构完成门急诊82.52万人次,其中保健12.11万人次,分别比上年同期降低19.74%、5.91%。市级机构平均完成门急诊服务79.72万人次,其中保健服务19.5万人次,分别比上年同期降低14.98%和18.75%;提供院外保健服务3.69万人次,比上年同期降低18.72%。区县级机构平均完成门急诊服务5.71万人次,其中保健服务3.22万人次,分别比上年同期降低13.09%和10.8%;提供院外保健服务1.45万人次,比上年同期降低27.5%。

全省妇幼保健机构出院患者(含产妇)43.75万人次,其中出院产妇13.99万人,分别比上年同期降低13.73%及13.05%;剖宫产率45.27%,比上年同期增长10.98%。省级机构出院患者(含产妇)3.04万人次,其中出院产妇6128人,分别比上年同期降低18.06%及9.19%;剖宫产率40.03%,比上年同期降低4.44%。市级机构平均出院患者(含产妇)3.16万人,其中出院产妇10134人,分别比上年同期降低14.82%及14.52%;剖宫产率45.54%,比上年同期增长13.06%。区县级机构平均出院患者(含产妇)3147人,其中出院产妇1175人,分别比上年同期降低4.14%及6%;剖宫产率45.35%,比上年同期增长4.9%。

四、工作效率与质量指标

省级机构开放总床日数21.79万天,比上年增长4.21%;平均住院日6.2天,比上年同期增加0.2天。入出院诊断符合率100%,与上年持平;住院患者治愈率47.98%,比上年增长5.27%,好转率51.91%,比上年同期下降4.45%;手术前后诊断符合率100%,与上年持平;危重患者抢救成功率98.35%,与上年同期基本持平。

市级机构平均开放总床日数24.65万天,比上年同期增长19.08%,平均住院日6.4天,与上年同期持平。入出院诊断符合率97.93%,比上年同期增长1.28%;住院患者治愈率65.5%,比上年增长2.99%,好转率27.27%,比上年增长0.59%;手术前后诊断符合率99.88%,比上年同期增长0.03%;危重患者抢救成功率98.82%,比上年同期增长0.40%。

区县级机构平均开放总床日数3.2万天,比上年同期增长7.38%,平均住院日5.4天,比上年同期增加0.2天。入出院诊断符合率99.87%,比上年同期增长2.78%;住院患者治愈率75.97%,比上年增长1.84%,好转率22.92%,比上年增长59.5%;手术前后诊断符合率99.82%,比上年同期增长9.92%,危重患者抢救成功率100%,与上年同期持平。

五、群体保健工作

2020年度全省托幼机构7252个,对6371个托幼机构进行卫生保健工作情况检查,合格率99.36%;对申报爱婴医院(含爱婴卫生院)称号的医疗机构进行评审(复评),重新确认377个爱婴医院和102个爱婴卫生院。全省妇幼保健机构接待基层医务人员进修1289人次,对3797个医疗卫生机构进行业务指导,专职保健人员下基层总计4.76万个工作日,平均每个机构下基层428个工作日。举办各类培训班1701期,培训15.56万人次。全省妇幼保健机构共有专职健康教育人员281人,开展健康教育(讲座、咨询、孕妇学校等)7686场次,制作宣传材料2516种,发放宣传材料623.24万册。每个市、县(市、区)都建有覆盖基层医疗卫生机构的妇幼保健计算机管理网络,配备专职妇幼卫生信息人员414人。

(李　准)

【县级妇幼保健机构"所转院"建设】 针对江苏省县级妇幼保健机构以"所"居多,服务能力偏弱的问题,省卫生健康委积极推进50万人口以上县(市、涉农区)妇幼保健所转型升格为妇幼保健院工作。截至2020年底全省59个目标县妇幼保健院建成率61%。一是强化组织领导。将"所转院"工作纳入江苏省"十三五"妇女儿童发展规划和决胜高水平全面建成小康社会补短板项目。自当年起,省级财政每年设立奖补资金4500万元,用于支持"所转院"机构能力提升。年内全省有8个县级妇幼保健院获得400万~900万元不等的补助资金。二是强化考核评估。将"所转院"工作纳入对各设区市政府高质量发展考核指标体系,协同省发改委,为每个县量身定制考核指标,明确从开工到建成各环节工作要求,并列出完成时间表、路线图。建立工程建设季度通报制度和年终考核评估制度,引导各地进一步加大工作力度。三是强化系统联动。制定"所转院"验收评估细则,加强对"所转院"硬、软件建设的指导。推动县域内产科资源向"所转院"倾斜,组织省内综合实力强的妇幼保健院对"所转院"实行分片包干,迅速补齐"所转院"临床服务能力短板。牵线省内妇幼保健专家指导新建机构拓展产后保健、儿童早期发展等特色项目。

(刘智俊)

【启动县级妇幼保健机构三级妇幼保健院现场工作】 省卫生健康委在国家《医疗机构基本标准》和《江苏省三级妇幼保健院评审标准实施细则》的基础上,制定下发《江苏省三级妇幼保健院现场验收细则》。10月22—23日,组织相关专家按照《江苏省三级妇幼保健院现场验收细则》对启东市妇幼保健院进行三级妇幼保健院现场验收,成为江苏省第一个纳入三级妇幼保健院管理的县级妇幼保健机构。

(相　莉)

【母婴安全行动计划】 一是完善保障机制。根据《江苏省母婴安全行动计划实施方案(2018—2020年)》,明确2020年度母婴安全保障任务,依托省妇幼健康信息系统应用,优化梳理孕产妇生育全程服务网络,建立孕产妇早发现、早报告、早救治的服务网络;明确产科安全管理办公室职责任务,印发《江苏省危重孕产妇评审实施方案》,建立危重孕产妇及时报告制和危重孕产妇评审制度。联合省妇女儿童基金会开展“我助妇儿康——大病救治”项目,完善贫困孕产妇和新生儿救治经费保障机制。二是健全救治体系。成立中大医院牵头的江苏省高危孕产妇救治联盟,对责任区域加强业务指导和能力提升功能。继续开展省级孕产妇和新生儿危急重症救治中心评审和绩效评估工作,共建成45个省级、48个市级、145个县级孕产妇和新生儿危急重症救治中心。组织开展国家和省级母婴安全优质服务单位评比。三是强化重点督导。密切监测各地母婴安全形势,动态掌握各地高危孕产妇和孕产妇死亡情况,及时组织专家分析,开展针对性的指导。分层分级开展孕产妇妊娠评估、危急重症救治能力、护理人员等线上线下培训覆盖3万余人,免费发放1000本《常见病高危妊娠诊疗规范》,指导和提升各地救治能力和服务水平。开展重点地区孕产妇死亡省、市联合评审和异位妊娠专题评审,对典型病例进行系统性回顾和示范评审,督促指导重点地区、重点机构做好孕产妇死因分析和整改工作,推进母婴安全行动计划深入实施。

（徐　妍）

【出台《江苏省出生缺陷防治办法》】 《江苏省出生缺陷防治办法》自2021年2月1日起正式施行。《防治办法》共4章28条,具有五个特点:一是强化政府主导、部门协作的机制。明确乡镇人民政府和街道办事处要动员辖区居民接受出生缺陷防治教育,社会团体要协助做好相关工作,鼓励用人单位提高职工生殖健康保障水平,动员社会力量参与捐赠捐助、志愿活动,呼吁新闻媒体开展公益宣传,形成全社会共同关注支持出生缺陷防治的良好氛围。二是突出预防为主、防治结合原则。完善三级预防措施:一级预防是在婚前、孕前和孕早期进行健康教育和指导,预防出生缺陷的发生;二级预防是在孕期进行产前筛查和产前诊断,减少出生缺陷的发生;三级预防是对新生儿先天性疾病进行筛查,对出生缺陷儿进行治疗和康复,减少或者减轻出生缺陷导致残疾的发生。三是明确全程干预、健康管理措施。贯穿婚前、孕前、孕产期、新生儿、儿童等各阶段开展出生缺陷防治工作,婚前接受医学检查,孕前接受优生健康检查,孕期进行产前筛查和诊断,新生儿接受疾病筛查和残疾筛查,建立出生缺陷筛查、诊断、干预一体化工作机制。四是强调个人主责、健康第一理念。推动个人践行对自己健康负责的理念,重视出生缺陷防治,科学孕育和养育健康新生命。五是加强完善保障、规范监管的举措。围绕健全防治网络、加强技术监管、强化人才培养、优化服务项目、加强信息支撑、加快技术研发等,明确一系列保障和监管措施。同时,为困难群体设计救济条款。

（相　莉）

【出生缺陷综合防治政府实事项目】 2020年,全省各地继续实施出生缺陷省政府民生实事项目。省卫生健康委联合省财政厅、省政府妇儿工委办公室下发《关于做好2020年度出生缺陷综合防治民生实事项目的通知》,开展出生缺陷人才培训项目,组织“中国预防出生缺陷日”主题宣传活动,定期通报各地出生缺陷综合防治民生实事项目工作进展情况,省、市、县三级财政共拨付1.84亿元(省级8000万元),全年全省常住人口产妇526009人,完成孕妇产前筛查541995人;常住人口活产数531701人,完成新生儿遗传代谢病筛查570274人、新生儿听力筛查561353人、新生儿先天性心脏病筛查554061人,实现产前检查筛查、新生儿疾病筛查全覆盖。通过筛查和进一步明确诊断,共确诊1963例染色体异常胎儿和6459名患儿(其中含苯丙酮尿症93人,先天性甲状腺功能减低症325人,先天性心脏病5571人)。以上确诊病例都得到及时干预和治疗。

（相　莉）

【产前诊断(筛查)技术监管】 2020年6月省卫生健康委下发《关于加强产前筛查与产前诊断技术管理的通知》,统一全省孕妇外周血胎儿游离DNA产前筛查知情同意书、检测申请单和临床报告单,公示全省开展产前诊断、产前筛查技术的医疗机构名单。

其中开展产前诊断的医疗机构名单如下:

开展产前诊断的医疗机构表

序号	医疗机构名称	许可项目	备　注
1	江苏省妇幼保健院	遗传咨询、医学影像、生化免疫、细胞遗传、分子遗传	
2	东南大学附属中大医院	遗传咨询、医学影像、生化免疫、细胞遗传、分子遗传	
3	南京医科大学第二附属医院	遗传咨询、医学影像、生化免疫、细胞遗传	整改中(生殖遗传类PCR实验室已通过验收)

续表

序号	医疗机构名称	许可项目	备　注
4	南京鼓楼医院	遗传咨询、医学影像、生化免疫、细胞遗传、分子遗传	
5	南京市妇幼保健院	遗传咨询、医学影像、生化免疫、细胞遗传、分子遗传	
6	无锡市妇幼保健院	遗传咨询、医学影像、生化免疫、细胞遗传、分子遗传	
7	徐州市妇幼保健院	遗传咨询、医学影像、生化免疫、细胞遗传、分子遗传	
8	徐州医科大学附属医院	遗传咨询、医学影像、生化免疫、细胞遗传	
9	徐州市中心医院	遗传咨询、医学影像、生化免疫、细胞遗传	与徐州市妇幼保健院合作开展分子遗传(NIPT)技术(合同有效期2020年6月—2021年6月)
10	常州市妇幼保健院	遗传咨询、医学影像、生化免疫、细胞遗传、分子遗传	
11	苏州市立医院	遗传咨询、医学影像、生化免疫、细胞遗传、分子遗传	
12	苏州大学附属第一医院	遗传咨询、医学影像、生化免疫、细胞遗传	整改中(生殖遗传类PCR实验室已通过验收)
13	南通市妇幼保健院	遗传咨询、医学影像、生化免疫、细胞遗传、分子遗传	
14	南通大学附属医院	遗传咨询、医学影像、生化免疫、细胞遗传	
15	连云港市妇幼保健院	遗传咨询、医学影像、生化免疫、细胞遗传、分子遗传	
16	淮安市妇幼保健院	遗传咨询、医学影像、生化免疫、细胞遗传、分子遗传	
17	淮安市第一人民医院	遗传咨询、医学影像、生化免疫、细胞遗、分子遗传	
18	盐城市妇幼保健院	遗传咨询、医学影像、生化免疫、细胞遗传	与武汉华大医学检验所合作开展分子遗传(NIPT)技术(合同有效期2019年11月29日—2022年11月30日)
19	扬州市妇幼保健院	遗传咨询、医学影像、生化免疫、细胞遗传、分子遗传	
20	苏北人民医院	遗传咨询、医学影像、生化免疫、细胞遗传、分子遗传	
21	镇江市妇幼保健院	遗传咨询、医学影像、生化免疫、细胞遗传	生殖遗传类PCR实验室已通过验收
22	泰州市人民医院	遗传咨询、医学影像、生化免疫、细胞遗传、分子遗传	
23	宿迁市第一人民医院	遗传咨询、医学影像、生化免疫、细胞遗传、分子遗传	

(相　莉)

【人类辅助生殖技术服务】 截至2020年12月31日，全省经批准开展人类辅助生殖技术的医疗机构共31个，经批准开展人类精子库的医疗机构1个（不包括2个部队医疗机构），其中提供夫精人工授精技术（AIH）31个，提供供精人工授精技术（AID）5个，提供体外受精—胚胎移植/卵泡浆内单精子显微注射技术（IVF－ET/ICSI）23个，提供植入前胚胎遗传学诊断技术（PGD）6个。

（徐　妍）

【基本公共卫生妇幼新增项目工作进展】 一是完成年度任务。下发《关于做好2020年基本公共卫生妇幼新增项目工作的通知》，明确年度目标任务，拨付中央和省级补助资金经费14391.2万元。联合省财政厅等部门印发《江苏省2020年城乡妇女"两癌"检查工作方案》，抽取苏南、苏中、苏北部分地区开展避孕节育项目省级复核。2020年完成农村妇女补服叶酸31.58万人，目标人群服用率97.95%。完成城乡妇女"两癌"检查435.66万人次，其中宫颈癌检查217.08万人，早诊率94.98%，乳腺癌检查218.58万人，早诊率79.5%。完成孕前优生健康检查41.95万人，目标人群覆盖率100%，筛查出风险人群5.43万人。二是推进避孕药具发放。编制药具需求计划，下发《2020年江苏省基本避孕服务项目药具工作实施方案》，进一步规范药具发放管理。继续推进免费避孕药具进医疗卫生机构和省属高校工作，15个省属医疗机构安装免费避孕药具发放机25台，289个市、县两级公立医院有269个医院安装避孕药具发放机327台，覆盖率93.07%，157个高校安装避孕药具发放机218台，无锡等9市实现"进医疗机构、进高校"全覆盖。有序推进免费避孕药具进企业工作，加强避孕药具发放信息化建设，制定扫码平台试点工作方案。全省全年药具发放总金额1296万元，实名领取106.95万人，基本避孕药具发放覆盖率29.18%。三是加强健康宣教。联合省总工会下发《关于开展女职工生殖健康和"两癌"筛查"三年行动"的通知》，在南京举办"520特别的爱给特别的你"为主题的女职工健康关爱活动启动仪式，在全省推进用人单位普及女职工生殖健康知识和普遍实施"两癌"筛查。在健康江苏微信公众号推送"两癌"检查动漫宣教知识，开展"9·26"世界避孕日主题宣传活动和"最美药具员"评选活动。四是加强培训考核。举办全省"两癌"检查、孕前优生健康检查项目等线上培训班，全省近8000人次管理和技术人员参加培训。制定并下发"两癌"检查项目质控方案，在全省13个设区市开展"两癌"质量控制工作，下发质控通报。委托省卫生健康发展研究中心开展2020年孕前优生项目两次室间质评。加强项目考核，下发考核通知，组织各地开展自评价工作。

（汪　蓓）

【儿童眼保健和视力检查】 4月16日，省卫生健康委联合省教育厅、财政厅下发《关于做好儿童眼健康和视力筛查工作的通知》，部署各地做好0～6岁儿童眼保健和在园儿童视力档案建档工作，全年为191万名幼儿园儿童开展视力筛查，建立视力健康电子档案。组织专家开展在园儿童视力健康档案建档工作调研，配合相关部门开展爱眼日主题宣传教育活动，营造全社会关心儿童青少年眼健康的良好氛围。

（相　莉）

【省级儿童早期发展示范基地建设】 按照《关于开展省级儿童早期发展基地培育活动的通知》要求，依据《江苏省儿童早期发展基地标准和评估细则》，从组织管理、场地设施、人员配置、设施设备、门诊服务、培训与业务指导和科研能力等方面对10个申报省级儿童早期发展基地的机构进行评估。7月14日，省卫健委召开申报材料评审会，对各个医疗卫生机构上报的《儿童早期发展基地申报书》进行初评。8月18—22日，组织专家对申报儿童早期发展基地的机构进行现场抽查，最终确定南通大学附属医院等6个机构为第三批省级儿童早期发展基地。

第三批省级儿童早期发展基地名单如下：

1. 南通大学附属医院
2. 常州市儿童医院
3. 连云港市第一人民医院
4. 昆山市妇幼保健所
5. 宝应县妇幼保健院
6. 靖江市妇幼保健院

（相　莉）

【推进生殖健康项目】 下发《关于切实加强人工流产后避孕服务（PAC）工作的通知》，成立江苏省PAC项目联盟，全省推进开展PAC项目，落实高效避孕节育措施，减少重复人流数量。截至12月底，全省建成全国PAC长效避孕培训基地5家，PAC优质服务医院13个，PAC医院59个，PAC医院建成数位居全国第一。下发《江苏省产后康复服务规范（2020版）》，规范江苏省产后康复工作，提升女性产后健康水平。联合省人社厅、总工会下发《2020年江苏省生殖健康技术服务人员技能竞赛实施方案》，举办省级生殖健康技术服务人员技能竞赛。

（汪　蓓）

职业健康

【职业健康工作综述】 2020年,江苏省统筹做好疫情防控和职业健康工作,多项工作走在全国前列,11项工作受到通报表扬。在全国职业健康宣传教育与健康促进工作会议上作“跨越2009—2020,江苏省职业健康宣传与健康企业建设回顾及展望”交流发言;在全国职业病管理工作会议上作“江苏省职业病管理工作进展”交流发言;在2021年全国职业健康工作会议上作“完善体系布局,提升能力水平,全力打造职业病防治技术支撑高地”交流发言。

一、坚持疫情防控和职业健康工作“两手抓”。下发《工业企业新冠肺炎疫情防控卫生学技术指南》《做好企业复工人员健康筛查和管理工作》《加强复工复产用人单位职业病危害防控工作》《新冠肺炎疫情防控期间职业健康监护工作指南》《做好放射诊疗安全监管服务保障工作》等涉及疫情防控的职业健康文件14个。组织对13个市疫情防控、复工复产、职业病防治工作开展督查。坚持疫情防控和职业健康工作“两手抓”做法刊登于国家卫健委《卫生健康工作交流》(第32期)——职业健康工作专刊(第5期)。

二、完成国家、省“十三五”规划实施情况终期评估。根据国家卫生健康委统一安排,印发开展职业病防治“十三五”规划终期评估工作通知,在各地完成自评估并报送评估报告的基础上,组织对13个市的自评工作进行全面复核和指导。8月底将江苏省评估报告报送国家卫生健康委职业健康司,9月国家卫生健康委职业健康司到江苏省专题调研“十三五”规划完成情况,得到充分肯定。

三、如期完成江苏省尘肺病防治攻坚行动目标。联合10部门印发《江苏省尘肺病防治攻坚行动实施方案》,省政府成立以省长吴政隆为组长的江苏省尘肺病防治攻坚行动领导小组,谭颖主任与13个设区市人民政府主要负责人签订尘肺病防治攻坚行动责任书。2020年以来尘肺病防治攻坚行动实行每季度调查统计各地、各部门目标任务完成情况。多次对各市尘肺病防治攻坚行动推进情况进行通报,倒逼推动任务落实。每季度向职业健康司报送江苏省攻坚行动工作总结和报表。6月向省政府书面汇报江苏省攻坚行动工作总结。省10个部门联合对13个设区市开展省级评估,各地均如期完成攻坚行动目标任务。下发《2020年江苏省职业性尘肺病患者随访调查方案》,会同4个厅局印发《关于开展江苏省职业性尘肺病患者有关信息核查工作的通知》。开发启用江苏省尘肺病随访管理信息化平台(江苏省特色做法得到国家卫生健康委职业健康司肯定),对全省数据实时监控,建立日报制度。召开职业性尘肺病患者随访调查重点地区工作推进会。国家下达江苏省随访病例28643例,江苏省随访到28178例(其中存活17470例、死亡10708例),随访率98.4%。启动尘肺病康复站建设试点工作。经各市推荐、国家确定,全省试点建设10个康复站、1个康复点,确定8名专家组成的技术指导组。向国家卫生健康委职业健康司报送《江苏省2020年职业病防治能力提升项目实施方案》。召开试点工作启动会,举办康复站专业人员培训班,统一招标10个康复站设备。

四、完成全省职业病危害摸底调查任务。印发全省工业企业职业病危害摸底调查工作通知,举办培训班,召开启动会,加大督查指导、定期通报力度。全省完成职业病危害现状调查企业116716家,申报职业病危害项目企业133253家。调查企业数和申报数均列全国第一,其中申报数占全国27.5%。完成尘毒危害专项治理工作。完成2480家矿山、冶金、化工企业尘毒危害专项治理任务。

五、调整完善江苏省职业病防治工作联席会议制度。按照省政府要求,经商省委宣传部等15个部门后,向省政府请示调整江苏省职业病防治工作联席会议制度有关事项。经省政府同意,印发《江苏省职业病防治工作联席会议制度》。

六、出台职业病防治技术支撑体系建设两个文件。在全国最先出台加强职业病防治技术支撑体系建设实施意见,率先开展职业健康重点实验室建设工作,在职业卫生、放射卫生和职业医学3个领域命名12个省级重点实验室,旨在凝聚和培养优秀职业健康人才,大力提升一锤定音检验检测能力。

七、开展粉尘危害专项治理行动。印发《煤矿、非煤矿山、冶金、建材、船舶制造等重点行业粉尘危害专项治理工作指南和技术指南的函》,指导用人单位对粉尘危害重点岗位进行工艺及工程防护设施改进,集中开展粉尘危害专项治理工作。印发《关于在全省开展粉尘危害专项治理工作“回头看”的通知》,指导陶瓷生产、耐火材料制造、石棉制品、石材加工、石英砂加工、玉石加工、宝石加工等7个重点行业领域805家危害重点企业专项治理“回头看”,6个指标达95%以上。继续推进2017年部署的水泥生产企业对包装和装车环节的治理改造,全省治理前有130家水泥企业,经整改治理,不达标的20家企业已停产关闭或转产,其余110家企业粉尘浓度均已达标。

八、推进实施职业病防治监测项目。印发《2020年江苏省职业病防治项目工作方案》,包括重点职业病、工作场所职业病危害因素、医疗卫生机构医用辐射防护、非医疗机构放射性危害因素和职业性放射性疾病等5项监测。按照国家要求下发《关于对江苏省2019年职业病防治3个监测项目发现问题进行限期整改的通知》，要求各地对 2019 年监测发现的问题进行复核、整改和监督检查，实行闭环管理，整改落实情况已报职业健康司。

九、强化职业健康服务机构监管。印发《关于做好当前职业卫生技术服务机构资质管理工作的通知》《关于做好职业卫生技术服务机构丙级资质认可改革有关工作的通知》《关于放射卫生技术服务机构管理有关事项的通知》，延长资质有效期，强化资质管理，加强机构监管，规范技术服务行为。对 84 家职业卫生技术服务机构、77 家职业健康检查机构、42 家放射卫生技术服务机构、9 家职业病诊断机构、2 家化学品毒性鉴定机构进行质量考核或监督执法，结果通报全省，要求限期整改到位。

十、调整完善职业病诊断和鉴定体制。经各地推荐，确认全省 37 个职业病诊断机构，13 个设区市均具备十大类职业病诊断能力和资质。将省级职业病鉴定办事机构从省预防医学会调整到省疾控中心，增加省医学会为省级职业病鉴定办事机构，受理由省疾控中心诊断患者的省级鉴定工作。将盐城市职业病诊断机构由盐城市疾病预防控制中心门诊部（已被盐城市委编办撤销）调整为盐城市第二人民医院和盐城协和医院。

十一、培训和宣传工作。举办 284 人参加的 2020 年全省职业健康监管培训班，印发《关于组织开展全省职业卫生监督人员业务培训的通知》，举办两期市级职业卫生监督人员培训班，同时按照统一内容、分级实施、全员参训的要求，由各市举办辖区内职业卫生监督人员（含协管员）培训班，全省共培训 4500 多人。省疾控中心举办 10 期 1280 人参加的职业病诊断医师培训班，省预防医学会举办 37 个诊断机构 260 人的诊断能力提升培训班。在全国首届职业健康传播作品征集活动中，江苏省 10 件作品获奖，省卫健委获最佳组织奖（总分位居全国第一）。根据国家五部委部署，联合省民政厅、人社厅、医保局、总工会下发通知，开展以“职业健康保护 · 我行动”为主题的全省《职业病防治法》宣传周活动。

十二、修订《江苏省职业病防治条例》。《条例》修订工作被列为 2020 年省人大立法预备项目。成立草案起草工作组，制定《条例》修订工作推进表。工作组赴无锡等 6 个市开展调研。向各设区市卫生健康委、委直单位和委机关各处室征求意见，向社会公开征求意见 30 天，同时向省人社厅等 8 个部门征求意见，向人大代表、政协委员以及其他社会组织征求意见建议。完成委相关处室的合法性、公平性审查和社会稳定性风险评估。《条例》审议稿经委主任办公会审议通过。

（袁家牛　赵　雯　李　冉）

【完成尘肺病患者随访调查任务】 按照国家卫生健康委等五部委《关于开展职业性尘肺病患者有关信息核查工作的通知》，省卫生健康委主要采取以下措施：一是加强组织领导。针对随访工作失访率相对较高、随访任务不达标等问题，省卫生健康委高度重视，成立省卫生健康委尘肺病随访调查领导小组和尘肺病随访调查工作组。二是迅速制定方案。根据国家卫生健康委等 5 部门《关于开展职业性尘肺病患者有关信息核查工作的通知》，4 月 27 日，省卫生健康委会同省公安厅、民政厅、人社厅、省医保局联合下发《关于开展江苏省职业性尘肺病患者有关信息核查工作的通知》，并在国家文件基础上，结合本省实际，创新性提出“对仅有患者姓名信息的，公安部门协助卫生健康部门进行排查”。4 月 30 日，下发《关于印发 2020 年江苏省职业性尘肺病患者随访调查方案的通知》；5 月在省疾控中心举办《江苏省职业性尘肺病患者随访调查工作方案》培训，各设区市卫生健康委职业健康和有关处室负责人、各设区市疾控中心、南京市职防院相关负责人及技术骨干参加。中国疾控中心职业卫生所专家通过视频连线远程对参会人员进行了《职业性尘肺病随访调查技术方案》培训。三是调整任务数量。省卫生健康委职业健康处会同省疾控中心通过查阅《全国尘肺流行病学调查研究资料集》（1949—1986）、《江苏省尘肺流行病学调查研究报告》（1949—1989）及相关论文等资料，经过深挖排查，重新调整职业性尘肺病患者随访任务数量。四是强化重点推进，组织召开职业性尘肺病患者随访调查重点地区工作推进会。五是密切部门配合。卫生健康部门商请公安部门获取患者身份信息、人社部门获取工伤保险情况、民政部门获取低保情况、医保部门获取 2019 年患者门诊和住院报销情况，加强协作配合，大力推进信息核查工作。六是建立日报制度。7 月以来，省疾控中心利用尘肺病随访管理平台对全省数据实时监控，依据省疾控中心反馈的数据，省卫生健康委对全省尘肺随访进展缓慢、质量不高的地区进行督导，查明原因，进行技术指导，责令限期整改。七是加强督导通报。会同省疾控中心对当年尘肺病随访任务数较多的南京、无锡、徐州、苏州、盐城市进行现场督导检查，听取工作进展汇报，详细掌握整体随访工作进度以及存在的问题，并进行技术指导。向全省 13 个设区市通报职业性尘肺病患者随访进展情况，要求各地务必采取切实有效措施，进一步加大工作推动力度。八是完善平台使用。5 月江苏省职业病信息管理平台（尘肺病随访模块）正式启用，6 月手机 APP 正式上线，7 月指导省疾控中心联合软件公司持续完善省职业病信息管理平台（尘肺病随访模块）的相关统计分析功能，便于尘肺随访管理部门及时掌握全省随访进度。

（李　冉）

【完成国家、省“十三五”规划实施情况终期评估】 根据国家卫生健康委统一安排，6 月 16 日省卫生健康委印发《关于开展江苏省贯彻落实国家职业病防治规划行动方案实施情况终期评估工作的通知》，对照方案要求的强化源头治理、落实用人单位主体责任、加大职业卫生监管执法力度、提升防治服务水平、落实救助保障措施、推进防治信息化建设、开展宣传教育和健康促进、加强科研及成果转化应用等8项主要任务的实施情况进行总结评估。6月至7月指导各设区市自下而上开展自评估并上报报告;8月组织省疾控中心、省卫生监督所相关人员对所有13个设区市自评工作进行全面复核、抽查企业印证数据,狠抓工作落实和评估质量;8月根据各设区市自评报告和省直有关部门提供的相关材料进行梳理汇总,召开专家论证会;9月向国家卫生健康委上报省自评估报告,并迎接职业健康司专题抽查复核。

"十三五"期间,全省建立健全了用人单位负责、行政部门监管、行业自律、职工参与和社会监督的职业病防治工作格局。全省职业病防治相关法规和标准体系基本完善,职业卫生监管水平明显提升,职业病防治服务能力显著增强,救治救助和工伤保险水平不断提高,重点职业病和新发职业病的监测评估能力得到强化,职业卫生服务体系和监督管理体系进一步健全。职业病危害源头治理力度持续加大,用人单位主体责任有效落实,工作场所作业环境不断改善,职业健康监护工作有序开展,劳动者职业健康权益得到切实保障,接尘工龄不足5年的劳动者新发尘肺病报告例数明显下降,重大急性职业病危害事故、慢性职业性化学中毒、急性职业性放射性疾病得到有效控制。全省13个设区市共有职业病诊断机构37个,13个设区市均具有10大类职业病诊断能力。95个县级行政区共有职业健康检查机构218个,年底实现职业健康检查机构县级全覆盖。重点职业病监测实现县(市、区)全覆盖,职业病诊断机构报告率100%。据省人社部门提供资料,全省劳动者依法参加工伤保险达2041.7万人。

(陈亚生)

【调整完善江苏省职业病防治工作联席会议制度】 根据国务院办公厅印发的《关于同意调整完善职业病防治工作部际联席会议制度的函》,经商省委宣传部等15个部门后,省卫生健康委向省政府请示调整江苏省职业病防治工作联席会议制度有关事项。经省政府同意,省卫生健康委印发《江苏省职业病防治工作联席会议制度》。联席会议由省卫生健康委、省委宣传部、省发展改革委、省教育厅、省科技厅、省工业和信息化厅、省民政厅、省财政厅、省人力资源社会保障厅、省生态环境厅、省住房城乡建设厅、省应急管理厅、省国资委、省市场监管局、省医保局、省煤矿安监局、省总工会等17个部门(单位)组成,省卫生健康委为牵头单位。联席会议主要职责是在省委省政府领导下,贯彻落实党中央、国务院关于职业病工作的决策部署,统筹协调全省职业病防治工作。督促落实职业病防治法律法规和省委省政府有关方针、政策,建立信息通报和发布机制、职业病危害监测预警机制和重大事件联合督查机制,组织开展部门联合执法、专项整治和监督检查,协调指导各地做好职业病防治工作,研究拟订加强职业病防治的重大政策措施,向省政府提出建议,完成省委、省政府交办的其他事项。

(李　冉)

【加强职业病防治技术支撑体系建设】 印发《关于加强职业病防治技术支撑体系建设的实施意见》《关于开展江苏省职业健康重点实验室建设工作的通知》,旨在通过开展省级职业健康(分职业卫生、放射卫生、职业医学3个专业)重点实验室建设,大力提升职业卫生、放射卫生、职业医学高端检验检测能力水平,推动江苏省职业病危害因素、职业病诊断、职业健康检查检验检测能力进入全国第一方阵。13个设区市相关医疗卫生机构和省疾控中心共有22个实验室申请报名。省卫健委邀请国内相关领域知名专家组成评审组,根据基础设施条件、人员组成素质、仪器设备配置、学科科研产出、检测能力具备和加分项等6个方面16项评估内容(具体检测能力重点参数项目:职业卫生68个、放射卫生89个、职业医学87个),明确相应赋分、客观公正评分、逐轮淘汰晋级细则,规范单位申报、主管部门同意、设区市卫生健康委推荐、专家评审、实地核查,到全省公示、研究批准程序,确保被评重点实验室的质量。首批命名6个职业卫生重点实验室、3个放射卫生重点实验室、3个职业医学重点实验室。

(陈亚生)

【开展尘毒危害专项治理】 按照《国家卫生健康委办公厅关于在矿山、冶金、化工等行业领域尘毒危害专项治理工作的通知》和《2020年全省职业健康工作要点》目标任务要求,督促全省纳入专项治理的2480家(其中矿山42家、冶金598家、化工1840家)企业查找职业卫生管理存在的问题,指导其制定整改措施、落实企业主体责任,加强职业卫生培训、职业病危害因素定期检测、职业健康检查以及职业病危害申报工作。截至2020年底,江苏省正常生产的治理企业2203家,主要负责人参加职业卫生培训2184家,培训率99.1%;职业健康管理人员参加培训2196家,培训率99.6%;对接触尘毒危害劳动者培训2188家,培训率99.3%;开展职业病危害项目申报2168家,申报率98.4%;开展职业病危害定期检测2106家,定期检测率95.6%;组织接触职业病危害劳动者开展在岗期间职业健康检查2139家,职业健康检查率97.1%。同时强化监督检查,对纳入专项治理的企业进行集中整治,大力开展监督执法,对发现的违法违规行为坚决立案查处。全省共监督检查6905家次,下达执法文书3921份,立案322起,警告414项,责令限期整改2690项,罚款金额376.41万元。

(吴海鹰　王国富)

【实施粉尘危害专项整治三年行动】 按照《全省卫生健康系统安全生产专项整治三年行动工作实施方案》

要求，下发《江苏省粉尘危害专项整治三年行动实施方案》，自2020年至2022年，在全省深入开展粉尘危害专项整治三年行动。2020年为排查摸底年，结合尘肺病防治攻坚行动、职业病危害摸底调查以及工作场所职业病危害因素监测等重点工作，摸清全省采矿、冶金、建材、船舶制造、陶瓷生产、耐火材料制造、石棉制品、石材加工、石英砂加工、玉石加工、宝石加工等重点行业领域用人单位粉尘浓度超标和职业卫生管理情况。截至2020年底，已摸清全省辖区内粉尘危害基本情况并建立粉尘危害基础数据库的企业共75019家。2021年为集中攻坚年，实施分级分类监督检查，对存在问题的用人单位进行集中攻坚整治，建档销号闭环；2022年为巩固提升年，全方位全领域纵深推进职业健康风险隐患排查整治，深入分析职业健康风险、共性问题和难点问题，挖掘制约职业健康的深层次矛盾和问题，逐条逐项推动落实，进一步加强对粉尘浓度超标用人单位的监督管理。

（吴海鹰　王国富）

【强化职业健康服务机构监管】　一是加强职业卫生技术服务机构资质管理。根据国家卫生健康委《关于做好当前职业卫生技术服务机构资质管理工作的通知》和江苏省卫生健康委《关于做好当前职业卫生技术服务机构资质管理工作的通知》有关规定，变更苏州国环环境检测有限公司职业卫生技术服务乙级机构资质，并在委网站通告。二是加强放射卫生技术服务机构管理工作。按照《国家卫生健康委关于放射卫生技术服务机构管理有关事项的通知》要求，印发《关于放射卫生技术服务机构管理有关事项的通知》，规范行政审批相关放射卫生技术中介服务行为，加强放射卫生技术服务机构的监督管理。三是通报全省放射卫生技术服务机构质量控制工作情况。全省共有43家机构参加了DR放射卫生防护检测报告、个人剂量监测实验室比对、DR和CT放射卫生防护检测能力质控现场考核。参加报告抽检考核的30家，参加个人剂量监测实验室比对考核的38家，参加DR和CT放射卫生防护能力质控考核的分别是40家和38家，完成全部3项能力考核的共28家，合格率均为100%。四是通报全省职业健康检查机构暨职业病诊断机构质量考核情况。印发《关于2020年全省职业健康检查机构暨职业病诊断机构质量考核情况的通报》。抽取77家职业健康检查机构及9家职业病诊断机构开展考核和评估工作，对现场抽查考核结果进行通报，要求各地做好辖区内职业健康检查机构和职业病诊断机构的质量考核整改。

（赵　雯　吴海鹰　王国富）

【开展职业健康宣传活动】　2020年4月25日至5月1日联合省民政厅、人社厅、医保局、总工会等5部门，以"职业健康保护·我行动"为主题，开展全省《职业病防治法》第18个宣传周活动，组织省疾控中心、卫生监督所送职业健康知识进企业，结合尘肺病攻坚行动"回头看"现场检查企业职业病防治制度落实情况，总结全省宣传周活动典型经验、创新做法和存在不足。共开展进企业活动4486场、培训企业职业健康管理人员3824场，核心知识知晓率问卷调查15.55万人次，印发宣传材料（海报、资料、用语）75.9万份，传播展示优秀作品212个、点击量154.9万次，出动人员6297名，受众252.7万人次。活动正值新冠肺炎疫情防控、企业复工复产特殊时期，统筹疫情防控知识宣传、指导企业复工复产，开展了系列线上为主、线下为辅宣传活动，在发挥传统宣传方式作用发挥的同时，注重用好新兴媒体，推进职业健康知识普及。

2020年国家卫生健康委和中华全国总工会联合举办首届职业健康传播作品征集活动，江苏省卫生健康委获最佳组织奖（排名全国第一），获得1个一等奖、1个二等奖、6个三等奖、2个优秀奖的好成绩。经过设区市推荐、形式审查、专家评审等程序，全省评选出图文类特、一、二、三等奖作品19件，优秀奖作品5件；视频类特、一、二、三等奖作品17件，优秀奖作品4件；语言类一等奖作品1件。淮安市卫生健康委、无锡市卫生健康委、淮安市总工会获省最佳组织奖，南京、泰州、苏州、扬州、连云港、南通等6个设区市卫生健康委获省优秀组织奖，省疾控中心获省组织贡献奖。

（陈亚生）

人口监测与家庭发展

【人口监测与家庭发展工作综述】　一、深入实施全面两孩政策。一是落实目标管理，完成十三五目标。制定下发2020年全省人口监测与家庭发展工作要点，部署落实年度重点工作任务。向省政府上报2019年全省计划生育工作情况报告，协助做好向中央上报相关工作。督促各地及时上报年度目标完成情况报告，向省委上报设区市年度目标任务完成情况综合报告。对省全国文明家庭等进行计划生育审核。组织做好全国计划生育优质服务先进单位创建活动，16个县（市、区）被命名为全国计划生育优质服务先进单位。结合医疗卫生行业综合监管督察工作，完成"十三五"人口和计划生育目标管理责任制终期评估。二是实施好全面两孩政策，加强监测评估。指导各地落实好全面两孩政策各项任务，妥善处理好政策实施中的问题,加强政策实施情况监测评估,督促各地完成全面两孩政策实施情况监测报表。建立健全人口监测统计制度,指导各地做好人口监测统计报表,分析人口和计划生育形势,撰写年度人口与家庭发展报告、全面两孩政策实施效果评估报告。完成15个样本县2019年人口与家庭动态监测调查、17个监测县2020年全面两孩政策实施效果调查。深化人口发展研究,10项课题获省人口学会优秀研究成果奖。三是完善配套措施,优化服务管理。推进母婴设施建设,完善母婴设施台账,建立健全管理制度,规范日常管理,推进母婴设施标准化建设,开展母婴设施建设情况的自查评估,形成工作情况报告。全省建成母婴设施项目4638个,比上年增加899个,在应配置母婴设施的公共场所和用人单位基本建成标准化的母婴设施。完善生育登记服务制度,规范生育登记工作要求,为群众提供便捷高效服务,深化生育登记服务系统应用,推进网上办证,生育登记已在江苏政务服务移动客户端上线试运行。2020年全省办理生育登记44.55万件,办理再生育审批13461件。四是加强基层基础,总结典型经验。及时妥善办理群众来信来访等相关工作,做好人大、政协提案议案回复。落实好省政协重点督办提案相关工作。指导各地坚持依法行政,严格规范计划生育行政行为,切实维护群众合法权益。交流总结各地典型经验,汇编人口家庭工作动态13期。托育机构信息系统应用、南京市母婴设施建设、常州市人口监测、泰州计划生育特殊家庭扶助关怀等经验做法在全国相关会议上作典型发言,相关工作情况入编国家《卫生健康工作交流》。五是加强部门联动,协调做好工作。落实省农民工领导小组办公室要求,协调相关处室做好农民工卫生健康服务工作。推进建立农民工返岗服务协调小组,落实相关职责分工。汇总农民工返岗复工"点对点"健康保障、农民工均等化服务、农民工职业健康保护等工作情况,在全省农民工工作座谈会上作典型发言。

二、促进托育服务发展。一是坚持普惠优先,推进民生实事。全力推进省政府"新增普惠托育服务机构80家"的民生实事项目,支持建设新改建普惠托育机构项目42个,争取中央预算内投资3625万元。全省新增普惠托位8000个左右。二是强化政策引导,促进多元发展。各地充分调动社会力量的积极性,发展各类营利性机构、非营利性机构,加大对社区托育服务机构的支持,支持用人单位、有条件的幼儿园提供托育服务,注重发展社区嵌入式托育服务,提供就近可及的普惠托育服务。通过购买服务、提供场地、财政补贴、税费优惠、以奖代补等措施,鼓励支持各类主体兴办普惠托育机构,培育发展社区服务模式、社会服务模式、托幼一体模式、单位服务模式、医育结合模式等多元化的托育服务。发挥行业优势,连云港市、高淳区妇幼保健院树立示范标杆,分别新建1家医育结合模式的托育机构。海门区在新建保障房小区配建托育机构,努力打造1+N的普惠托育服务新模式,1个示范托育中心带动N个社区普惠托育园共同发展。三是加强规范管理,强化安全健康。认真落实国家关于托育机构设置管理相关标准和规范,会同省委编办、省民政厅、省市场监管局制定《关于做好托育机构登记备案工作的通知》,规范市场准入,落实登记制、备案制、承诺制,推进托育机构依法依规办园发展。开展全国托育服务供给状况调查,摸清托育机构发展现状。培训推广托育机构备案信息系统,动员托育机构主动备案,在国家托育备案信息系统注册的托育机构超过1500家。落实完善托育机构疫情防控、卫生保健、安全管理相关工作要求,制定下发《关于切实做好托育机构疫情防控工作的通知》《关于进一步做好托育机构复托相关工作的通知》《关于规范做好托育机构卫生评价工作的通知》等文件,全面落实托育机构常态化疫情防控及卫生保健、安全管理工作要求。四是鼓励创新创优,提升能力水平。南京市出台地方性政府规章《南京市婴幼儿托育机构管理办法》,建立实训基地,提升照护服务水平;常州市、连云港市成立市级婴幼儿照护服务指导中心,发挥培训、指导、督查等重要作用;南京、无锡、常州、连云港等地积极培育相关行业协会,加强行业自律,助力托育服务事业发展;无锡市开通"好宝宝婴幼儿照护"公众号;苏州市编印10万册《0~3岁科学育儿指导服务手册》免费发放;常熟市科学育儿指导中心开展公益性服务每年惠及8万多人次。全省各地加强托育服务从业人员培训,线上线下相结合,2020年培训各类托育服务从业人员超过9500人次。

三、落实奖励扶助政策,加大扶助关怀。一是落实好奖励扶助制度,做好资金发放工作。督促各地做好计划生育家庭奖励扶助对象资格确认和数据上报工作。严格政策界限,规范工作程序,加强绩效管理,确保目标人群和资金发放准确无误。2020年全省奖励扶助对象216.86万人,计划生育特别扶助对象16.08万人(独生子女死亡对象79845人,独生子女伤残对象55332人,计划生育手术并发症对象25595人)。全省总计发放奖励扶助金32.5亿元。二是实施专项行动,加大扶助关怀力度。深入实施计划生育特殊家庭联系人制度、家庭医生签约、就医绿色通道"三个全覆盖",印发《江苏省开展落实计划生育特殊家庭联系人制度等"三个全覆盖"专项行动实施方案》,召开各市会议,专题部署实施,开展专项行动自查及督查,推进"三个全覆盖"专项行动各项任务落实到位,帮扶工作落实到位。做好疫情期间计划生育特殊家庭相关工作,开展多种形式的关心关爱活动。听取群众诉求,落实属地管理,加强重点人群防控,多措并举,化解矛盾,保持计划生育特殊家庭信访稳定。三是深入推进暖心行动,提升"连心家园"建设水平。联合省计生协会召开全省"连心家园"建设推进会、"连心家园"省级优秀项目评审会,总结各地建设情况,交流经验做法,评选一批优秀单位,充分发挥示范引领作用,推进各地提升"连心家园"建设水平,为计划生育特殊家庭提供多方位扶助。

（杨　柳　张志平）

【普惠托育实事项目】 2020年1月，省政府办公厅印发《关于促进3岁以下婴幼儿照护服务发展的实施意见》。"新增普惠托育机构80家"列为2020年省政府民生实事，省卫生健康委与省发改委、省财政厅联合印发《2020年普惠托育民生实事项目实施方案》，各地精心组织实施，强化支持保障，培育建设一批普惠示范托育项目。全年建成普惠托育机构92家，示范性托育机构27家。七成县（市、区）新增1家以上普惠托育机构，有效增加了城乡普惠托育服务供给。

（曾　山）

【母婴设施建设】 2020年，全省各地、各相关部门高度重视母婴设施建设，认真落实《国务院办公厅关于促进3岁以下婴幼儿照护服务发展的指导意见》及国家10部门《关于加快推进母婴设施建设的指导意见》，强化制度保障，部门协同推进，加强规范管理，母婴设施建设工作取得长足进步，在应配置母婴设施的公共场所和用人单位基本建成标准化的母婴设施。

据卫生健康部门统计，至2020年10月底，全省母婴设施配置数量4638项（含年内建成），建成面积69904平方米，主要公共场所母婴设施配置率100%，其中，医疗卫生机构建成母婴室1660个。2020年12月，全国母婴设施建设经验交流会在南京召开，南京市作典型交流发言，江苏省母婴设施建设工作得到国家充分肯定。

（曾　山）

【全面两孩政策实施效果调查】 为深入评估实施全面两孩政策工作进展，进一步了解基层计划生育服务管理改革现状，国家卫生健康委于2020年11—12月在全国422个人口监测点调查评估全面两孩政策实施效果，开展人口基础数据评估和政策实施情况调查，为优化生育政策、增强生育政策包容性提供支撑。江苏省17个监测县（市、区）参加调查。

本次调查问卷分为省级、县级监测点两类，其中省级问卷包括领导机构及其运行情况、计划生育工作机制、落实全面两孩政策的配套措施等。监测点问卷包括计划生育服务管理情况、社会抚养费征收情况、计划生育特殊家庭扶助关怀情况、基层网络等情况。省及各监测县（市、区）利用综合调查平台，在线完成统计数据的采集、上报、入库工作。

（曾　山）

【计划生育特殊家庭"三个全覆盖"】 针对计生特殊家庭生活、医疗、养老等方面的困难，省卫生健康委印发《江苏省开展落实计划生育特殊家庭联系人制度等"三个全覆盖"专项行动实施方案》，专题部署实施特殊家庭联系人制度、家庭签约服务、就医绿色通道"三个全覆盖"专项行动，开展自查及督查，各地加大优先优惠，实施精准帮扶，推进专项行动各项任务落实到位。一是完善联系人制度。全省各地创新联系责任主体，动员家庭医生、协会会员、党员、爱心人士等建立"1+1+N"（乡镇街道联系人+村居联系人+志愿者）联络机制，构建政府主导、社会参与、多方协同的计生特殊家庭联系人制度。各地结合地方扶助政策，自主设计联系卡，明确特扶对象可享受的各项优先优惠政策、联系人姓名及联系方式，并将独居的特扶对象作为重点人群，提高联系频次，落实帮扶措施。二是做好家庭医生签约服务。将计划生育特殊家庭纳入签约服务的重点人群，优先提供基本公卫、基本医疗、健康管理等连续性服务。全省共组建1.29万个家庭医生团队，以全科医生为核心，吸纳专科医生、护士、药师、健康管理师、志愿者等为成员，尽可能满足不同家庭的健康需求。各乡（镇、街道）将辖区内特扶对象名单提供给基层卫生机构，按照自愿原则进行家庭医生签约。特扶对象选择基层医生签约作为首诊医生的，减免相关个人付费项目，实现特扶对象基层首诊签约全覆盖。三是全面落实就医绿色通道。省级确定南京医科大学附属第二医院为计生特殊家庭成员定点医疗服务机构，13个市至少明确1个三级综合性公立医院，县级至少明确1个二级以上综合性公立医院作为特扶对象定点医疗机构，凭有效凭证在定点医疗机构享受优先优惠。四是优先享受健康养老服务。2018年起，江苏省对低保和低收入家庭中60周岁以上的"失独"老人，按照每人每月不低于60元的标准给予护理、服务补贴。全省护理院数量达269家，各地在医养结合机构建设时专门为特扶对象预留床位，优先满足有入住需求的60周岁以上特扶对象。镇江市为年满60周岁的"失独"家庭免费安装居家呼叫设备，泰州市对符合条件的计生特扶对象发放机构托养券、社区照护券及邻里互助券。五是打造"连心家园"服务阵地。全省各级共建成"连心家园"657家，县级层面已基本实现全覆盖，其中省级"连心家园"96家，市级"连心家园"153家。2018年以来，建立中国计生协"暖心家园"12个。2020年创建了苏州张家港、无锡梁溪、南通如东、泰州高新区、淮安盱眙5个中国计生协"暖心家园"，项目点按照项目实施方案和"暖心家园"管理手册创新开展帮扶活动。"暖心家园""连心家园"为计生特殊家庭开辟了一个温馨的活动场所，让"失独"老人找到归属感。

（李　昆）

【全省"连心家园——关爱'失独'家庭行动"优秀项目点评选】 为贯彻落实国家卫生健康委、中国计生协《关于开展"暖心行动"的通知》，深入推进全省计生特殊家庭扶助关怀工作，经市级推荐和省级评审，确定无锡市惠山区玉祁街道"连心家园"等20个项目点为2020年全省"连心家园"优秀项目点，苏州市太仓市璜泾镇"连心家园"等6个项目点为提名项目点。

一、2020全省"连心家园——关爱'失独'家庭行

动”优秀项目点名单

1. 无锡市惠山区玉祁街道“连心家园”
2. 苏州市张家港市杨舍镇“连心家园”
3. 淮安市清江浦区闸口街道“连心家园”
4. 泰州市泰兴市济川街道“连心家园”
5. 苏州市常熟市琴川街道“连心家园”
6. 无锡市宜兴市新街街道“连心家园”
7. 苏州市昆山市周市镇“连心家园”
8. 常州市武进区西湖街道“连心家园”
9. 扬州市高邮市三垛镇“连心家园”
10. 南京市江宁区麒麟街道“连心家园”
11. 南通市崇川区虹桥街道“连心家园”
12. 无锡市新吴区梅村街道“连心家园”
13. 南通市如东县洋口港开发区“连心家园”
14. 淮安市淮安区河下街道“连心家园”
15. 镇江市句容市白兔镇“连心家园”
16. 南京市高淳区阳江镇“连心家园”
17. 连云港海州区新南街道“连心家园”
18. 徐州市云龙区彭城街道“连心家园”
19. 宿迁市泗阳县“连心家园”
20. 盐城市大丰区大中街道“连心家园”

二、2020 年全省“连心家园——关爱‘失独’家庭行动”提名项目点名单

1. 苏州市太仓市璜泾镇“连心家园”
2. 苏州市吴江区盛泽镇“连心家园”
3. 无锡市锡山区云林街道“连心家园”
4. 淮安市淮阴区长江路街道“连心家园”
5. 常州市天宁区青龙街道“连心家园”
6. 南京市江北新区沿江街道“连心家园”

(符爱东)

宣　　传

【宣传工作综述】 一、全力做好疫情防控宣传教育。一是规范发布疫情信息。每日通过委官网和健康江苏微信、微博平台发布，省级媒体、各设区市政府发布平台、全省卫生健康系统政务新媒体矩阵联动转发，全年发布 345 期；指导各市在保护患者隐私的前提下，概述确诊病例情况，压缩不实信息传播空间，避免因发布失当引发舆情。省卫健委在全省党委政府年度新闻发布考核中被评为优秀，获通报表扬。二是突出做好抗疫宣传。主动对接媒体，通过联合策划、专业指导、保障服务，多方位、多角度、多形式地做好宣传报道，省级以上媒体刊发卫生健康新闻报道 7790 篇。联合省内媒体开设抗疫专栏、专版、专题节目，发挥不同类别媒体优势，推出融媒体宣传精品。支持省广播电视总台推出江苏援湖北医疗队 8 集纪录片《逆行者——江苏援湖北医疗队战疫纪实》，3 集江苏战“疫”全景纪录片《抗击新冠肺炎疫情江苏纪事》。徐州、扬州等地在各级各类媒体刊发抗疫宣传报道超过 6000 篇次，苏州超过 1 万篇次。三是注重典型宣传。联合省委宣传部、省广播电视总台，创新以“云发布”形式，推出“江苏时代楷模” “最美医务工作者”(5 期)、“最美青年医务工作者”(2 期)共计 50 名抗疫典型。省媒同步推出图文报道、H5、融媒体海报、短视频等宣传产品。云发布网络阅读总量超 8.3 亿人次，点赞量超 3523 万人次。联合省委宣传部组建全省抗击新冠肺炎疫情先进事迹巡回报告团，开展抗疫先进事迹巡回宣讲 18 场，直接听众 5000 人，视听受众 1300 余万人次。联合省委宣传部、省广播电视总台、省文联等部门，组织专业力量共创文艺精品，举办“逆行者之歌”慰问演出、“以艺术致敬医术”抗疫主题书画展、“同心战疫”主题图片展、“放歌新时代”主题摄影展等，全方位展示江苏卫生健康工作者的责任担当和精神风貌。南京、常州、苏州、盐城等地通过汇编图书、拍摄纪录片等形式，分享抗疫故事，发挥典型示范作用。四是强化科普宣传。倡导“每个人是自己健康第一责任人”的理念，筑牢疫情防控的社会防线。组织 60 期专家访谈，推出群众易于接受的融媒体宣传产品，如科普长图(239 张)、海报(80 组)，短视频(97 个)，宣传手册(3.2 万册)、科学防疫知识慕课(播放量超过亿次)、防控科普手机短信(触达 5247 万人次)。通过省广电荔枝云平台，将健康科普产品下发至县级融媒体中心使用。省人民医院承办 2020 年新时代健康科普作品征集大赛表演总决赛，通过歌舞、相声等喜闻乐见的形式传播健康知识。省中医院、苏州大学附属儿童医院分别制作中医、儿科特色的防疫短视频，在抖音上推送。

二、努力做强卫生健康正面宣传。委党组成员全年参加各级各类新闻发布会、媒体通气会共计 13 场次，内容涉及疫情防控、深化医改、健康扶贫、老龄健康服务、强化基层医疗、爱国卫生运动等主题；组织、接受媒体采访 71 次，发布新闻通稿 577 篇，特别是参加了国务院联防联控机制江苏专场发布会，全方位介绍江苏疫情防控、支援湖北工作成效；委党组成员参加省政府《咱们都是小康发言人》、省委改革办《黄金时间》、省纪委监委《政风热线》等全媒体访谈节目，直面舆论监督。组织中央媒体就江苏深化综合医改情况进行集中调研，新华社、央广网等刊发长篇深度报道。围绕健康扶贫、县级医院服务能力提升等主题，联合主流媒体推出系列专题报道，展示卫生健康事业高质量发展成效。继续组织开展“文化科技卫生三下乡”，配合开展爱国卫生运动等品牌活动。围绕中国医师节、国际护士节、世界卫生日、世界人口日等重要节日、纪念日，组

织开展丰富多彩的社会宣传活动。无锡的“健康文化大会”,扬州的“健康科普大巡演”,镇江的“全民健康节”,在当地都已打造成有口皆碑的医疗惠民品牌活动。

三、推动意识形态责任制落实。突出重点,加强督查,营造良好舆论氛围。抓好学会、协会意识形态工作,把意识形态工作责任制落实作为社团年检把关内容;学会、协会严格执行《关于委管社会团体举办大型活动实行报备制度的通知》要求,在举行报告会、研讨会、讲座、论坛等大型活动时实行“一会一报”,全年报备103场次。健全5所委属医学院校意识形态工作联络员制度,每季度报送意识形态工作情况;督促各院校完善制度建设,加强对师资队伍、学生社团、思政课堂、活动报备、新媒体、网络舆情、对外交流等的管理。健全舆情监测平台建设,强化舆情分析研判工作,基本形成部门联合、上下联动、沟通顺畅、处置迅速的舆论引导工作机制,全年舆情总体平稳。南通建立意识形态分析研判联席会制度;淮安优化系统内网评员队伍;泰州稳步推进网络安全和信息化工作。在全省网络评论工作会议上,省卫健委作交流发言。

(吴慢慢)

【央媒高度关注江苏战“疫”经验成效】 新华社、《人民日报》《光明日报》、中央广播电视总台、中国新闻社等央媒合计刊发江苏省战“疫”相关稿件906篇。新华社刊发江苏省抗疫事迹报道52篇,推出长篇通讯《向“零”而行,江苏战“疫”靠什么》《共盼风雨后,春回万物苏——江苏对口支援黄石市抗击疫情纪实》《“最远逆行者”委内瑞拉抗疫记》等重点稿件;《人民日报》(含客户端、微信公众号)刊发81篇,推出长篇通讯《用血肉之躯,为患者筑起“新的长城”——记江苏省人民医院援武汉重症医疗队》等重点稿件;央视《新闻联播》11次以较长篇幅介绍江苏援湖北医疗救治工作成效,《战疫情》《焦点访谈》《新闻周刊》等节目也多次大篇幅报道。在国务院联防联控机制江苏专场新闻发布会、湖北省疫情防控工作新闻发布会和相关媒体通气会上以及央媒组织的相关访谈节目中,江苏介绍了省内防疫工作和支援湖北抗疫的江苏经验。

(吴慢慢)

【“健康江苏微博”抗疫宣传】 新冠肺炎疫情防控期间,“健康江苏微博”坚持正确的政治方向和舆论导向,发布每日疫情通报,挖掘抗疫前线的先进典型事迹,报道基层疫情防控中的感人故事,发布新冠肺炎疫情科学防控知识,回应网民私信留言,扩大健康江苏的影响力。2020年,“健康江苏微博”为疫情发声2500余次,获得1.5亿次的阅读,13万次的互动以及4万次的点赞,单条微博获得最高1200万次的阅读量,获2020年度“全国十大卫健微博”、2020年度政务微博战“疫”优秀案例等荣誉。

(李亚威)

【组织媒体调研县级医院服务能力提升工作】 围绕国家卫生健康委办公厅通报的2019年县级医院服务能力评估情况(江苏省县级医院医疗服务能力基本标准达标率95.97%,推荐标准达标率81.91%,两项指标均排名全国第一),7月组织新华社江苏分社、《新华日报》《健康报》等媒体记者到兴化、江阴调研采访县级医院服务能力提升工作,《健康报》刊发《江苏:县医院看病 接得住 看得好》,《新华日报》刊发《小病不出村 大病不出县》,深入报道江苏省提升县级医院能力建设的创新实践举措。

(吴慢慢)

【开展健康扶贫工作新闻采访活动】 组织《新华日报》《健康报》等媒体记者,先后赴宿迁、淮安、泰州、连云港等地开展健康扶贫工作新闻采访活动。《健康报》头版“走向我们的小康生活”专栏刊发报道《致富路上,不能落下“3.8公分”》,《新华日报》推出健康扶贫专题调研报道《全省各地多措并举推进健康扶贫——小康路上,不让一个人因病掉队》,报道江苏省各地多措并举,想方设法防止低收入人群因病致贫、因病返贫,全省健康扶贫工作交上了一份闪亮答卷。

(吴慢慢)

【开展庆祝第三个中国医师节系列宣传活动】 2020年8月19日是第三个中国医师节,围绕“弘扬抗疫精神,护佑人民健康”主题,省卫健委联合主流媒体推出系列特别策划、重磅报道,大力宣传疫情防控工作中涌现出来的先进典型,致敬全省医务工作者。《健康报》头版“致敬中国医生”栏目刊发《重症八仙:宏大篇章里的精彩插曲》,中央电视台国际频道推出《守望生命——2020中国医师节特别节目》,报道江苏省医师邱海波、郑瑞强,回顾抗疫历程。《新华日报》8月19日头版刊发《娄勤俭、吴政隆向全省广大医务工作者致以节日的问候 向新时代最可爱的人致敬 全面提升健康江苏建设水平》;3版整版推出“致敬中国医师节特别报道”并配发评论《树立尊医重卫社会风尚》。交汇点推出H5《谢谢你们,用生命护佑生命》,《扬子晚报》推出图文策划《点赞了不起的儿科医生》,中国江苏网与学习强国江苏学习平台联合推出“学习海报”《大医精诚 大爱无垠》,江苏广电总台城市频道“约见名医”策划“致敬中国医师节”专场节目,江苏健康广播推出致敬2020中国医师节特别节目——“江苏好医生”的战疫故事,《现代快报》推出《致敬!江苏三名医生获“中国医师奖”》,从不同角度对医务工作者开展系列采访报道,挖掘医师职业生涯中的感人瞬间,推出有生命力的鲜活典型。

(吴慢慢)

【媒体关注江苏省全面深化医改成效】 9月,省卫健委组织中央和省级媒体记者赴南京、常州等地开展医改调研。新华社刊发《江苏医改一线观察:基层医院如何做到兜得住、接得稳、包得紧》,央广网刊发《江苏省医改成绩单:医疗服务细节显　智慧诊疗处处见》,报道江苏坚持以人民健康为中心,建立完善医疗服务体系,同时依托信息化与“物联网+”先进技术,助推优质资源下沉,全面深化改革成效不断显现,群众获得感、幸福感、安全感持续增强。

(吴慢慢)

【组织2020年度“健康江苏”优秀新闻作品征集评选活动】 为系统梳理总结2020年度卫生健康宣传报道,特别是抗击新冠肺炎疫情等重点选题的优秀报道,展示卫生健康改革发展成就,弘扬伟大抗疫精神,省卫健委组织开展2020年度“健康江苏”优秀新闻作品征集活动。经各地各单位初审推荐,共有各类新闻作品156篇(组)进入省级评选。经组织专家评审,《用血肉之躯,为患者筑起“新的长城”》等15篇(组)作品获一等奖,《常州互联网医院开通线上问诊,居民足不出户享受医疗服务》等20篇(组)作品获二等奖,《关注孩子眼健康》等25篇(组)作品获三等奖。

(吴慢慢)

对外合作交流

【对外合作交流工作综述】 一、涉外疫情防控。一是按照国务院应对新冠肺炎疫情联防联控机制外事组统一部署,由江苏承派的中国赴委内瑞拉抗疫医疗专家组于3月29日—4月13日协助委方抗疫,92888件防护生活物资、省政府捐赠的委方急需抗疫物资也同机抵达。在委期间,专家组先后参加委方国家疫情防控领导委员会、卫生部、经财部、科技部、社会保险协会、军方卫生局、国家卫生学院实验室及相关疫情防控职能部门召开的16次会议,开展针对性培训6次、现场技术指导6次、线上交流2次,就疫情防控策略、治疗方案优化、危重症救治及护理、隔离人群管理等热点问题,分享中国抗疫经验,提供防控诊疗建议和指导,并对委内瑞拉国家防控方案进行审定。同时,对当地中资企业人员、留学生和华人华侨开展医疗卫生指导和帮助。委内瑞拉总统马杜罗亲自接见专家组一行,副总统罗德里格斯亲赴机场送别并授予专家组全体成员弗朗西斯科·德·米兰达二级勋章,中国驻委大使馆专门发来感谢信。二是关注全球新冠肺炎疫情发展情况,建立疫情防控涉外专家库,先后与20多个国家和地区通过网络会议、视频连线、邮件往来和微信沟通等方式分享江苏经验,开展疫情防控交流。纳米比亚、圭亚那卫生部部长,波兰小波兰省、阿根廷圣菲省、白俄罗斯莫吉廖夫州等省(州)长和医疗中心技术人员等与江苏专家就疫情防控、危重症救治、医护人员防护与筛查、复工复产、后疫情时代对外交流合作等议题进行交流研讨。采取多种形式为近10万名中资机构人员、华人华侨提供疫情防控与救治指导。三是跟踪掌握委直属单位因公出访人员情况,指导各单位做好在外人员的健康支持和心理疏导,要求回国人员严格遵守相关规定,做好集中医学观察。规范疫情防控交流和对外防疫物资捐赠,鼓励各级医疗卫生机构通过多种形式与国外友好医院或合作单位互表关切。上半年,直属单位5对国际友好医院开展12次视频交流,13对友好医院通过微信、邮件、电话进行交流,6个医院与境外18个其他医院开展疫情防控交流。下半年,采取线上、线下相结合的方式,支持直属单位分别举办“后疫情时期医学发展云平台国际会议”“首届中国国际袖状胃+双通路学术会议”“第八届金陵肥胖及代谢疾病手术治疗进展高峰论坛”“首届全国神经内分泌肿瘤高峰论坛”和“‘一带一路’胃癌手术国际培训班”等学术交流活动。

二、援外医疗工作。一是完成为期3个月的2020年援外医疗队出国前培训,加大对传染病防控特别是新冠肺炎防控相关知识的培训和现场模拟演练。举办2020年援外医疗队欢送会,副省长陈星莺到会为医疗队授旗并讲话。9月下旬至10月中旬,分别完成第30期援桑给巴尔、第16期援圭亚那、第16期援马耳他医疗队的派出和交接班工作。完成第31期援桑给巴尔、第17期援圭亚那、第17期援马耳他医疗队选拔组建。援桑给巴尔、圭亚那、马耳他医疗队共完成门急诊、住院和查房10万人次,开展手术近9000例,抢救危重患者1700余人,开展新技术、新项目146项,20多次赴边远地区、养老院、孤儿院义诊。在圭亚那乔治敦医院建立中国医疗队可视化麻醉中心,这也是江苏省建立的第10个医疗中心。二是成立江苏省援外医疗队境外疫情应对指导专家组,指导医疗队视疫情形势动态调整工作模式,做好“稳住人心、稳在当地”工作。紧急采购国外急需的防疫物资,第一时间运往桑给巴尔、圭亚那和马耳他。针对因延期换队和疫情相关因素导致的队员焦虑、抑郁等症状,组织心理健康专家会诊,并对全体队员开展心理辅导。对3支医疗队五个驻地进行安全隐患大排查,开展驻地改造,消除事故隐患。加大对援外医疗队员的关心关爱力度。三是加强对桑给巴尔、圭亚那和马耳他政府应对新冠肺炎的措施研判,与受援国卫生部、疾控中心、世卫组织代表等组成工作小组,定期会晤,用中国的抗疫经验指导受援国医院进行院区改造、技能培训、抢救危重患者。省政府向桑给巴尔捐赠30万副一次性医用口罩,企业和历届援外医疗队员采购捐赠一次性医用外科口罩8万副、N95口罩2.25万副。与圭亚那视频连线分享江苏疫情防控经验,并捐赠一台圭方急需的核酸提取仪。中国驻马耳他大使馆、驻圭亚那大使馆和驻桑给巴尔总领事馆专门发来感谢信。四是对医疗队在疫情期间提供医疗服务、参与突发事件医疗救治等加强宣传报道。中央电视台、《人民日报》、新华社、学习强国、江苏电视台、《新华日报》等国内省级以上主流媒体202次报道江苏省援外医疗队主动参与疫情防控海外阻击战和其他工作。坦桑尼亚电视台、桑给巴尔国家电视台、《马耳他时报》等国外媒体、报刊报道26次,高度赞扬中国医疗队在新冠期间奋斗在抗疫一线的义举,感恩中国政府数十年来为受援国人民的健康做出的贡献。

三、卫生对外交流工作。一是完成中国—桑给巴尔—世界卫生组织三方合作项目——桑给巴尔血吸虫防治项目。共选派6批30名专家赴桑给巴尔开展现场工作,实现奔巴岛人群抽样调查全覆盖,项目示范区的人群发病率从3年前的8.92%下降至0.64%,达预期目标。项目组为当地培养了一支血防队伍,构建了首个非洲血吸虫病信息化管理平台。同时,探索多部门合作机制,并编制援外血防工作标准操作规程。二是落实习近平总书记对外宣布的建立30个中非对口医院合作机制,确定江苏省人民医院与桑给巴尔基文吉区医院、查克查克区医院建立对口医院合作机制。将省人民医院与埃及艾因夏姆斯大学奥伯尔城附属医院的合作上升为国家层面,纳入30个中非对口医院合作机制。在调研交流的基础上,结合3个对口合作医院的实际情况,开展视频连线确定合作内容,分别开展"疝气"等普外科治疗和新冠患者救治远程培训与交流。申报国家卫健委两项国别研究课题,分别对圭亚那和桑给巴尔的概况、卫生体系、接受国际援助情况、受援助需求情况与中国的双边关系、中国的援助情况及挑战等进行研究。三是设立江苏省卫生国际(地区)交流支撑计划创国际一流医学中心项目,省人民医院胰腺中心、消化内镜中心、康复医学中心,南京鼓楼医院泌尿肿瘤中心,南京市第一医院心血管外科中心,无锡市人民医院胸外科肺移植中心,江南大学附属医院烧伤整形中心,苏北人民医院中以应急救治医学中心等8个医学中心分别入选。举办10多场线上、线下相结合的国际会议或国际培训班,介绍新冠肺炎转阴患者双肺移植手术,分享消化内镜专科的疫情防控要点,深化在结构性心脏病、大血管疾病和心衰外科等方面的交流合作计划,促成扬州市与以色列卫生部云签署城市应急合作备忘录。省人民医院胰腺中心代表国际胰腺外科研究组在国际权威外科期刊上发表专家共识。

(李　郁　邢　燕　魏平平　王慧银)

【援桑给巴尔医疗队轮换】 2020年9月20日,由镇江市、江苏大学共同组派的中国(江苏)第30期援桑医疗队21名队员经广州出境赴桑给巴尔执行援外医疗任务。该队由江苏大学附属医院针灸科副主任中医师王一茗任队长,镇江市第一人民医院普外科主任医师邹晨任副队长。

第29期援桑给巴尔医疗队原定于2020年7月下旬完成为期一年的援外任务回国。由于新冠肺炎疫情,中国往返受援国的航线中断,医疗队延期两个月回国,并在杭州接受为期14天的入境隔离。一年来,累计完成门诊76424人次,住院13382人次,手术5531例,麻醉1080人次,开展教学查房170次,处理危重患者1057人次,急诊会诊410人次,MRI2500多人次,CT2000多人次,胃肠镜检查728人次,服务总领馆362次,接受中资机构、华人华侨咨询2178人次,并因地制宜开展腹腔镜下小儿疝囊高位结扎术、无支架回肠双腔造口术、腹腔镜下侧方淋巴结清扫术、侧卧位连续硬膜外穿刺技术、坐骨神经封闭术等121项新技术、新项目。

与桑给巴尔卫生部及其他相关部门合作,先后赴学校、警局、养老院、边远地区等开展义诊11次。2019年奔巴岛发生疑似致命性传染病事件,有7例患儿死亡,导致当地居民极度恐慌。医疗队接到奔巴卫生署紧急求援后连夜召开会议,研究病情、明确分工,与国内专家联系,第二天奔赴病区,成功控制病情。在第二届中国医师节,赴桑岛南部的一个村落开展义诊,诊疗712人次,发放各类药品351份,直播网络在线80万人。陪同桑给巴尔总统夫人、中国驻桑给巴尔总领夫人及劳工社会保障部长等人赴当地最大的敬老院给近百名孤寡老人进行健康体检、送医送药。在国际听力日和纳兹莫加医院联合到学校开展义诊、讲座。充分发挥医学院附属医院临床带教工作的优势,通过手把手示范和现场指导,开展科室讲座和临床教学查房330次。陶俊和顾海军两名队员作为考官参与桑给巴尔国立大学医学生的职业考试。

2020年3月,桑给巴尔发生首例新冠肺炎病例。第29期援桑医疗队第一时间制定《新冠肺炎防控方案》及《新冠防控期间的管理规定》,严格落实执行。加强队内培训和学习交流,及时调整工作安排,增加远程视频查房、指导。在做好自身防护的同时,主动分享中国经验,定期与桑给巴尔卫生部、疾控中心、世卫组织代表等组成工作小组,了解防治形势,累计转发中国方案、标准等30多次。制作英文宣传海报和传单用于当地医院和卫生部张贴,制作并发放防疫爱心包70个。启动为期一个月的"手卫生科普千人计划",到当地小学提升手卫生及新冠病毒肺炎居家防控讲座,到场师生超过600人。开展针对医护人员新冠肺炎个人防护的培训及考核工作,累计培训200人次。发出"爱国卫生月"倡议,制定居家隔离方案,通过电话、微信、远程视频等方式提供疫情相关咨询700多人次。为包机回国的中国同胞提供乘机、转机过程中新冠防护的咨询,为中资机构负责人进行复工复产过程中防疫工作远程培训。

2019年7月24日,桑给巴尔副总统SeifIddi到奔巴医院慰问医疗队员,感谢中国政府、江苏省卫生健康委和援桑给巴尔医疗队为改善桑给巴尔人民健康做出的卓越贡献。2019 年 11 月 11 日,副总理孙春兰在访问加纳期间主持召开援非医疗队长座谈会,第 29 期援桑医疗队作为东非地区的唯一代表受邀参会。孙春兰充分肯定桑给巴尔五大医疗中心建设和医疗队眼科医生林小俊三代援桑的故事,要求注重加强援外创新项目的支持力度,根据受援国实际情况精准援外,充分发掘身边的人物和事迹,做好宣传工作。2020 年 1 月 11 日,中国驻坦桑尼亚大使王克赴驻地观看中国援桑给巴尔医疗队成立 55 周年图片展,高度赞扬医疗队员不畏艰辛、无私奉献精神。桑给巴尔卫生部为每位队员颁发金质奖章和荣誉证书。

2020 年 11 月 25 日,第 29 期援桑给巴尔医疗队回国总结会在南京市召开,副主任邱泽森出席会议并讲话。

中国(江苏)第 30 期援桑给巴尔医疗队队员名单如下:

桑岛:

王一茗　女　江苏大学附院针灸科副主任中医师,队长

季春燕　女　江苏大学附院妇产科主任医师

王　燕　女　江苏大学附院麻醉科副主任医师

张　炜　男　江苏大学附院消化内科主任医师

朱荣刚　男　江苏大学附院眼科副主任医师

杨旭东　男　江苏大学附院耳鼻喉科副主任医师

周飞军　男　江苏大学附院口腔颌面外科副主任医师

孙　康　男　江苏大学附院胃肠外科副主任医师

陈兵海　男　江苏大学附院泌尿外科副主任医师

张礼荣　男　江苏大学附院放射科主任医师

李　莹　女　江苏大学外国语学院讲师

郦　强　男　江苏大学附院厨师

奔巴:

邹　晨　男　镇江市一院普外科主任医师,副队长

陈　琳　女　镇江市一院妇产科副主任医师

刘　欣　女　镇江市一院儿科主任医师

王　洪　男　镇江市一院麻醉科主任医师

嵇　鹏　男　镇江市一院骨科副主任医师

顾　韵　女　镇江市一院耳鼻咽喉科副主任医师

袁丹军　男　镇江市一院医学影像科副主任医师

郭纪群　男　镇江市一院内科副主任医师

季国勇　男　镇江市一院高级烹饪师

(李　郁　邢　燕　魏平平　王慧银)

【援圭亚那医疗队轮换】　2020 年 9 月 30 日,由苏州市组派的中国(江苏)第 16 期援圭医疗队 16 名队员乘坐中资机构组织的包机前往圭亚那执行援外医疗任务。该队由苏州市立医院普外科副主任医师乔志明任队长,苏州市立医院本部普外科副主任医师袁政任副队长。

第 15 期援圭医疗队任期内累计完成门诊 11613 人次,查房 9740 人次,救治危重患者 600 余人次,开展手术 3420 余例,因地制宜开展早产儿脐静脉置管、早产儿鼻塞 CPAP 辅助通气、胆道镜胆总管取石、双手徒手旋转胎头法纠正胎方位、自制简易实时动脉血压检测仪辅助高风险麻醉、光棒气管插管和日间手术等 25 项新技术,先后赴中国港湾集团、Kwakwani 和 Durban Backlands 社区、荣安公司 TSA01 – 17 林区、中国驻圭亚那大使馆、林登医院幼儿园、乔治敦敬老院和乔治敦小孤儿院开展义诊活动,开展三孔腹腔镜手术以及胆道镜使用、眼科超声、腹腔镜妇科手术、光棒插管、超声引导下多种神经阻滞等可视化技术教学培训。

2019 年 7 月 29 日,乔治敦驻地出现子弹袭击事件,一枚弹头击穿屋顶射入队员宿舍房间内,严重威胁队员的人身安全。医疗队迅速联系相关中资机构进行房屋设计评估,经国家和省卫健委批复后立即启动驻地改造工程。历时 4 个多月,完成乔治敦驻地围墙和大门非透明化改造、屋顶加固翻新改造、房间窗户玻璃增贴防弹防爆膜、驻地监控改造、给排水设施改造、健身及娱乐场所改造、小菜园改造及乔治敦林登两地部分生活设施的维修维护工作。

根据中圭两国政府签署的议定书要求,第 15 期援圭医疗队于 2020 年 1 月 17 日起回国休假,原计划于 2 月 5日返回圭亚那。因国内新冠肺炎疫情暴发,圭卫生部出于本国安全考虑,拒绝医疗队返回,直至 9 月底均无航班赴圭亚那,医疗队不得不提前结束任期。第 15 期援圭医疗队通过微信、邮件等方式与圭亚那卫生部保持密切联系,介绍中国抗疫成功做法和经验,采取一对一方式和受援国同行保持沟通并进行远程帮扶,提供抗疫和其他疾病诊治指导。部分专业如麻醉科等在线参与指导新冠患者的救治,眼科医生翻译《眼科防护指南》,转发给乔治敦公立医院。同时,协助驻圭亚那大使馆做好加勒比地区疫情变化和发展趋势分析及预测。通过微信分七组为 2700 多名华人同胞提供服务,开展在线普通疾病和疫情防控咨询。协同大使馆和华为公司为华人同胞和即将赴圭亚那投资的厦门紫金矿业等开展多个专题的新冠防控远程培训,参会者 200 余人次。驻圭亚那大使馆致函向省卫生健康委和援圭医疗队表示感谢。

2020 年 11 月 25 日,第 15 期援圭亚那医疗队回国总结会在南京市召开,副主任邱泽森出席会议并讲话。

中国(江苏)第 16 期援圭亚那医疗队队员名单如下:

乔治敦:

乔志明　男　苏州市立医院普外科副主任医师,队长

张治华　男　苏州市立医院整形外科主治医师

张向鑫　男　苏州市立医院骨科主任医师

靳政玺　男　苏州市立医院肾内科主治医师

鲁曦婷　女　苏州市立医院眼科副主任医师

陆　恬　女　苏州市立医院妇产科主任医师

戴德纯　男　昆山市中医医院针灸科主任中医师

瞿　慧　女　苏州市立医院麻醉科副主任医师
陈　颖　男　苏州市立医院放射科副主任医师
魏　玮　男　常熟市二院病理科主治医师
陈建峰　男　苏州市立医院后勤保障部高级工
林登：
袁　政　男　苏州市立医院普外科副主任医师，副队长
秦公照　女　苏州市立医院妇产科副主任医师
潘建华　男　苏州市立医院麻醉科副主任医师
王旭莉　女　苏州市立医院新生儿科副主任医师
汪昔慷　男　苏州市立医院东区食堂技师

（李　郁　邢　燕　魏平平　王慧银）

【援马耳他医疗队轮换】　2020 年 10 月 2 日，由苏州市、镇江市、苏州卫生职业技术学院和省太湖疗养院共同组建的中国（江苏）第 16 期援马耳他医疗队 6 人经杭州出境赴马执行为期 1 年的援外医疗任务。该队由苏州市中医院副主任中医师蒋亚文担任队长。

10 月 11 日，第 15 期援马医疗队在延期近 3 个月后顺利回国，并在南京接受为期 14 天的入境隔离。任期内，共完成门诊 8000 余人次，其中地中海中医中心 4300 余人次，圣母医院 3500 余人次，戈佐医院 500 余人次，患者涉及马耳他、英国、法国、意大利、罗马尼亚、美国等几十个国家，治疗范围扩大到面瘫、头痛、失眠、抑郁、针刺促排卵、IBS、前列腺疾病及哮喘、中风后失语、不明原因疼痛等疑难杂症。2019 年8 月 23 日，地中海地区中医中心颈肩腰腿痛专科门诊正式挂牌，马耳他保拉市市长、桑塔露琪亚市副市长到场祝贺。

医疗队秉承"推动中医药走出去"的使命，开展中医讲座，先后在静园为马耳他老年居民介绍艾灸，为龙龟武馆学生以及马耳他居民开展针灸穴位以及经络讲座。参加孔子学院第 27 届校园之夜、第五届马耳他华侨华人游园会、马耳他国际圣诞展销会义卖公益慈善活动等多场义诊。新华社对"瓦莱塔之夜——中国文化街"义诊活动，CRI 中国国际广播电台、法国《欧洲时报》对医疗队中心专科门诊挂牌仪式以及"中国文化之夜"义诊活动进行报道。队员让中风 5 年的失语、记忆障碍的患者开口说话被 CCTV 华人世界报道。

新冠疫情期间，医疗队编制中英文版的《新冠肺炎居家防护中医指南》，用中医方法协助马方抗击肺炎疫情；参加马耳他华联会承办的"新冠病毒防治问题在线解答"活动，就当地华人关心的自我防护、新冠病毒诊疗以及中西医治疗理念等进行解答和互动交流；与中国文化中心合作开展"八段锦和中医知识锦囊在线课堂"活动，指导当地侨民和马耳他居民学习八段锦功法，帮助调节身心；开展历时八节课的"有关中医防护新冠肺炎知识"的线上活动，详细介绍艾灸疗法、穴位的自我识别和按摩等。同时利用微信、电话接受大使馆及当地华人华侨各类咨询 20 余次。

2020 年 6 月 11 日，经马耳他卫生部和中国驻马耳他大使馆协商同意后，地中海地区中医中心门诊恢复。回国前，中国驻马耳他大使馆专门发来感谢信，表扬医疗队为支持使馆开展外交和经贸工作所做的贡献。

2020 年 11 月 25 日，第 15 期援马耳他医疗队回国总结会在南京市召开，副主任邱泽森出席会议并讲话。

中国（江苏）第 16 期援马耳他医疗队队员名单如下：

蒋亚文　女　苏州市中医医院针灸推拿科副主任中医师，队长
王焕勇　男　苏州市中医医院推拿科副主任中医师
刘鸿燕　女　镇江市中医院针灸科主治中医师
徐利飞　男　镇江市中医院针灸科主治中医师
盛洁瑾　女　苏州卫生职业技术学院英语教研室讲师
刘　金　男　江苏省太湖疗养院中级工

（李　郁　邢　燕　魏平平　王慧银）

【江苏省卫生国际（地区）交流支撑计划 10 周年】　江苏省卫生国际（地区）交流支撑计划自 2009 年实施以来，作为江苏卫生国际交流合作尤其是卫生人才海外培养的主渠道，正日益成为提高全省医疗卫生机构科研临床能力，加快事业发展的重要途径。10 年来，170 个医疗卫生机构 8800 人次参与支撑计划的申报，2192 名医疗卫生人员受资助赴国（境）外研修；同时，邀请国（境）外高水平专家 60 余人访问江苏。据不完全统计，研修人员学成归来后共发表文章 10727 篇（其中 SCI 收录 4244 篇），承担省级以上课题 1026 项，获得省级以上科技奖和新技术引进奖 869 项，开展新技术新项目 1000 项，获得专利 480 项。

（李　郁　邢　燕　魏平平　王慧银）

中　医　药

【中医药管理工作综述】　一、实施《江苏省中医药条例》。一是配合省人大常委会做好中医药立法相关工作。配合开展中医药立法调研，牵头《江苏省中医药条例（草案）》修订工作，10 月 1 日《条例》正式施行。二是组织《江苏省中医药条例》学习宣传工作。制定《关于学习宣传贯彻〈条例〉的工作方案》《2020 年全

省中医药宣传月活动实施方案》。配合省人大常委会召开《条例》宣传贯彻座谈会,在“江苏中医药”微信公众号上开设“宣传贯彻《中医药条例》”“中医药宣传月”专栏,开展多种形式、各具特色的宣传活动。三是组织开展好《中医药法》实施三周年宣传月活动。组织各地各单位通过网站、微信公众号,利用显示屏、海报、宣传册页等形式进行宣传,全省共展示海报展板1725块,悬挂标语横幅90条,投放电子显示屏223块,发放宣传册15.71万份。加强微信宣传矩阵、网络有奖竞答活动等线上宣传。组织开展配套宣传活动,全省开展中医义诊、巡讲、特色体验等中医药推广活动114场次,直接惠及群众17.1万人次。

二、推进《省委省政府关于促进中医药传承创新发展的实施意见》出台。牵头《实施意见》起草工作,深入调研,广泛征求省有关部门和各地、各单位意见,不断优化完善政策举措,11月4日,省委深改委第十四次会议审议通过。12月11日,省委省政府印发《实施意见》。配合省委深改委办公室召开新闻发布会,宣传解读《实施意见》。组织开展中医医疗服务价格动态调整机制的研究,配合省医保局召开中医药价格政策座谈会,推动《医疗保障支持促进中医药发展若干措施》出台,会同省医保局、省卫生健康委印发《完善新增医疗服务项目价格管理事项》,调整在宁省(部)属公立医疗机构31项中医医疗服务项目价格。

三、中医药参与抗击新冠肺炎疫情。及时汇编、发布各地各单位中医药参与新型肺炎防控救治的工作信息,配合媒体做好宣传工作,及时将典型事迹上报国家中医药管理局。完成全国卫生健康系统新冠肺炎疫情防控工作先进集体、先进个人江苏省中医药系统推荐工作,国家援鄂抗疫中医医疗队(江苏)、省中医院史锁芳同志分别获表彰。配合省卫健委财务处做好省直中医单位新型冠状病毒肺炎疫情防控物资采购、经济运行、疫情防治物资采购费用等相关数据统计报送工作。中医综合处派出张小凡赴武汉参与援武汉医疗卫生队指挥部工作,圆满完成各项工作任务,获记三等功一次。

四、评估与编制中医药发展规划。做好全省中医药事业发展“十三五”规划总结评估工作。委托第三方机构开展《江苏省中医药事业发展“十三五”规划》实施情况终期评估,开展实地调研,完成终期评估报告。启动“十四五”中医药事业发展规划编制工作,印发通知,召开座谈会,网上公开征集社会意见建议,对各地、各单位规划编制工作提出指导性要求。牵头中医处室提出“十四五”中医药重大规划项目,纳入“十四五”卫生健康事业发展规划。

五、中医机构基本建设管理。加强中医领域国家和省重大项目建设的跟踪指导和精细化管理,会同省发展改革委召开中医药传承创新工程项目现场推进会,会同委规划信息处对全省2020年中央预算内投资建设项目进行调研评估,推进项目建设。配合省审计厅完成对2019年省重大项目的审计工作。推进公立中医医院基础设施达标建设。组织全省中医医疗机构申报“十四五”中央预算内投资计划。

六、中医单位财务管理工作。组织省直中医单位编报2019年度部门决算和卫生决算,开展第三方核查。组织开展2021年部门预算、三年财政规划和预算绩效目标编制工作。完成2020年部门预算、决算公开、批复工作。组织开展2019年度中央转移支付中医药资金绩效评价工作,配合省财政厅效能中心完成2017—2019年度省级中医药资金绩效评价重点评价工作。会同省财政厅及时下达2020年中央和省级中医药事业发展专项资金,督促各地、各单位加快中医药专项资金预算执行进度。组织省直中医单位梳理房屋租金减免政策落实情况,做好2019年度资产年报、月报以及债务月报等编制工作。

七、中医药文化建设和社会宣传。组织开展全省中医药健康文化推进行动。全省共举办第十届“中医药就在你身边”健康巡讲3386场次,“岐黄校园行”走进校园313所,举办有规模的中医药文化推广活动494场次,直接受益群众56.21万人次。征集中医药主题VLOG、卡通形象文创作品,启动学龄前儿童科普读物编撰工作。新增1家省级中医药文化宣传教育基地,完成9家基地督导复核工作。与“学习强国”平台、中国江苏网、江苏健康广播、江苏新闻广播、《扬子晚报》、江苏卫视等媒体合作开展“我们身边的名中医”和中医药科普宣传。开通“江苏中医药”微信公众号,截至12月31日,公众号推出专栏专题40个、文章700余篇,制作H5、海报、音频等50余个,吸引订阅读者超过16万人,总阅读量115.64万人次。完成2019年中医药健康文化素养调查,2020年调查工作完成13个调查点。

八、中医药合作交流。联合新华报业集团办好“2020长三角健康峰会(溧水)暨中医药博览会”。推进“中国—瑞士”“中国—英国”“中国—法国”3个海外中医中心和中医惠侨国际合作工程建设,做好2019年度中医药国际合作专项项目验收工作,组织各地积极参加2020年度中医药国际合作专项项目报名和投标工作。推进中医药服务贸易发展,会同省商务厅督导省中医院、南京中医药大学等2家国家中医药服务出口基地的建设。

(陈　燕)

【《江苏省中医药条例》2020年10月1日起施行】 2020年7月31日,江苏省十三届人大常委会第十七次会议表决通过《江苏省中医药条例》。省委书记娄勤俭在会上指出,要以实施《江苏省中医药条例》为契机,充分发挥中医药特色优势,全面推动江苏省中医药现代化、产业化。

10月1日,《江苏省中医药条例》正式施行。1999年颁布实施的《江苏省发展中医条例》同时废止。《江苏省中医药条例》根据《中华人民共和国中医药法》确定的原则方针,结合江苏实际情况修订而成,既着眼于中医药发展的客观规律和自身需求，又充分考虑江苏实际，展现江苏特色。《江苏省中医药条例》分为总则、中医药服务、中药保护与发展、中医药人才培养与科学研究、中医药传承与文化传播、保障与监督、法律责任、附则，共8章77条，对江苏省中医药传承创新发展作出规定，旨在传承和发展中医药，弘扬中医药文化，保障和促进中医药事业及产业发展，保护人民健康。

（张小凡）

【江苏省委省政府出台《关于促进中医药传承创新发展的实施意见》】 为传承精华、守正创新，促进中医药和西医药相互补充、协调发展，加快中医药强省建设步伐，根据《中共中央国务院关于促进中医药传承创新发展的意见》精神，结合江苏实际，2020年12月11日，江苏省委省政府印发《关于促进中医药传承创新发展的实施意见》，旨在加快中医药强省建设步伐。《实施意见》明确6大项26条政策举措。一是优化资源配置，健全中医药服务体系；二是加强能力建设，发挥中医药独特作用；三是狠抓中药质量，促进中医药产业发展；四是改革培养模式，加强中医药人才队伍建设；五是坚持守正创新，推进中医药开放发展；六是强化组织领导，落实中医药政策保障。

（张小凡）

【举办首个江苏省中医药宣传月活动】 《江苏省中医药条例》规定，每年10月为全省中医药宣传月。为组织开展好《江苏省中医药条例》出台后的第一个宣传月活动，省卫生健康委、省中医药管理局高度重视，专题研究《条例》学习宣传贯彻工作，制定并组织实施《2020年全省中医药宣传月活动实施方案》。

2020年11月4日，省卫生健康委党组书记、主任谭颖，副主任、省中医药管理局局长朱岷出席学习贯彻《条例》专家学者座谈会，共商推动江苏中医药事业传承创新发展的政策举措。10月20日，省中医药发展研究中心、省中医药学会、省中西医结合学会组织江苏省中医药、中西医结合学界专家学者进行学习座谈交流。全省共举办《条例》座谈交流活动597场次。

集中开展《条例》宣传。组织编写《条例》问答，制作“一图读懂”，设计制作宣传海报，全省共张贴海报1.14万张，设置展板3229幅，发放宣传资料37.42万份。充分利用“健康江苏”“江苏中医药”微信公众号加大宣传，开设“中医药宣传月”“宣传贯彻《中医药条例》”等专栏，推送专题文章48篇。各地加强线上宣传，发布微信公众号报道1325期，阅读量623.56万人次，开展电视宣传113期、广播宣传82期，各级各类媒体发布相关报道493篇。

加强《条例》学习培训。省卫生健康委邀请省人大法制委主任委员王腊生专题授课。举办2020年中医院院长培训班和中医药文化宣传培训班。全省共举办《条例》学习培训1648场次，参与培训25.94万人次。

开展中医药文化宣传活动。省中医药管理局与中国江苏网和江苏广电集团旗下的综艺频道、新闻广播、健康广播等媒体开展合作，围绕新一批江苏省名中医、中医药文化科普等主题，以名医访谈、电视综艺、广播宣传等形式集中宣传推广。开展“江苏中医药”吉祥物（卡通形象）文创作品征集活动。

（张小凡）

【中医药价格和医保政策进一步完善】 2020年，省中医药管理局推进中医医疗服务价格动态调整机制研究，争取医保部门支持促进中医药发展。成立中医药服务价格与医院经济运行分析课题组，开展多次调研座谈，组织收集全省公立中医医院医疗服务价格相关数据，对全省中医诊疗服务项目现状进行分析研究。2020年10月，江苏省调整在宁省（部）属公立医疗机构31个中医医疗服务项目价格，均在原有价格水平基础上有所上调。11月，省医保局印发《医疗保障支持促进中医药发展若干措施》，通过多项举措，进一步支持促进中医药事业发展。

（王 琳）

【国家卫生健康委党组成员、国家中医药管理局党组书记余艳红在江苏调研中医药工作】 2020年9月14日，国家卫生健康委党组成员、国家中医药管理局党组书记余艳红在江苏调研中医药工作。省卫生健康委党组书记、主任谭颖，副主任、省中医药管理局局长朱岷陪同调研。

余艳红一行实地走访江苏省中医院，参观名医殿堂、抗疫事迹展、名医堂、名药长廊和中医药传统特色疗法中心，与医务人员和就医群众面对面交流，看望慰问国医大师周仲瑛、夏桂成、邹燕勤，全国名中医徐福松、刘沈林、单兆伟、汪受传，江苏省“国医名师”许芝银、唐蜀华、盛灿若，省名中医奚肇庆、黄煌、卢苏，省名中西医结合专家曹世宏等中医药专家。调研期间，余艳红听取江苏省中医药事业发展情况、江苏中医药抗疫工作和江苏省中医院工作情况介绍，对近年来江苏省中医药事业发展取得的成绩予以充分肯定，特别对江苏中医药抗疫工作予以高度赞扬。由江苏省组建的国家中医医疗队在武汉江夏方舱医院全力开展新冠肺炎患者救治工作，充分发挥中医药特色优势，辨证施治、精准治疗，中医药治疗率100%，实现“零死亡、零转重、零回头、零感染”的目标，多次得到国家卫生健康委、国家中医药管理局领导的肯定和表扬，赢得收治患者的一致好评。余艳红称赞江苏中医药支援抗疫工作“创历史、创纪录”。

在省中医院5G远程会诊中心，余艳红看望了该院全国抗击新冠肺炎疫情先进个人史锁芳、江苏省“五一劳动奖章”获得者奚肇庆等专家代表，感谢他们为抗击新冠肺炎疫情所做的贡献。余艳红与国医大师周仲瑛教授现场连线，为他送上诚挚问候，同时还与江苏援马耳他中医医疗队、援新疆伊犁州中医院医务人员视频通话,鼓励他们为推动中医药事业发展、服务群众健康、促进中医药海外传播做出更大贡献。

国家中医药管理局相关司办负责人,省中医药管理局相关处室负责人,省中医院主要负责人参加调研活动。

(张小凡)

【中医药抗击新冠疫情工作】 一是强力组织中医药防控救治。组建由8人组成的省级新冠肺炎救治中医专家组,印发《关于进一步做好新型冠状病毒感染的肺炎中医药防控工作的通知》《关于加强对新冠肺炎中医药预防工作指导的通知》《关于做好新冠肺炎疫情常态化防控中医药各项工作的通知》《转发国家中医药管理局办公室关于做好新冠肺炎疫情常态化防控中医药各项工作的通知》《转发国家中医药管理局办公室关于进一步强化中医医疗机构新冠肺炎疫情防控工作的通知》《江苏省中医药防治秋冬季疫病的专家共识》等文件,建立江苏省新冠肺炎中医药参与救治效果日报制度,强化疫情防控救治中医药管理。二是因势制定中医药诊疗方案。在国医大师周仲瑛教授指导下,根据气候时宜和新冠病例症候发展特征,多次组织省级中医专家研究制定3版《江苏省新型冠状病毒性肺炎中医辨治方案》,在临床应用中收到较好疗效,均得到较好临床认可。三是全面增强一线中医救治力量。对定点收治医院实行"中医药进驻",定点收治医院均进驻1名以上高年资中医医师。各级各类专家组均有中医药专家入组,巡诊、会诊均有中医药专业参与。组织包含中医药专家在内的多学科联合远程会诊37场,中医药专场远程会诊6场,累计远程会诊新冠肺炎病例260例次。片区巡诊210余例次。四是下大功夫救治病例。加强对无症状感染者中医药管理,对无症状感染者按"四早"要求,严格集中隔离和医学管理,引导使用中医药防治新冠病毒。对普通型病例人群早干预,对符合条件病例全部应用中医药,防止向重型转型。落实"一人一中医""一人一方剂"等中医药诊疗管理措施,本地确诊病例中医药参与救治607例,中医药参与率96.2%,其中治愈出院592例、占比97.5%;症状改善15例、占2.5%。五是发挥辨证优势,推广中药临床应用。注重中药全程、同步介入,在全省定点收治医院推广使用"清肺排毒汤",根据病例辨证施治,在使用"清肺排毒汤"方剂基础上进行加减。共运用"清肺排毒汤"病例58例,其中普通型56例、重(危重)型2例,普通型改善率85.7%。推进中成药及其他汤剂应用,对有效改善肺部炎症,减少转重症趋势,减轻不良反应,缩短病程,起到令人满意的效果。筛选出四君子汤、麻杏石甘汤合半夏厚朴汤加减等7个汤剂对症较为有效。六是推出中医膳食增强体质。引入中医药治未病、中医膳食调体质理念,结合无症状、普通型、重型等体质辨识,编印《江苏省医疗机构新冠肺炎患者营养支持治疗指南(第一版)》《江苏省新型冠状病毒肺炎防治中医营养膳食专家建议》、转发《新型冠状病毒肺炎恢复期中医康复指导建议(试行)》等并及时向社会发布,指导个体合理膳食,增强调体防病能力。七是推出中医方强化预防。组织中医药专家,针对"新冠肺炎密切接触者"拟定成人处方2套方案、"密切接触者"儿童处方1套方案;针对"居家观察者"处方1套方案,推进未病先防。八是保供中医药剂加强一线保护。组织免费发放扶正祛邪方(汤剂)20余万袋、流感预防制剂5万余包,中药茶饮1万余袋,特色香包香囊2万余个,保护一线防控救治人员、志愿者、密切接触者等易感人群,未发生一起防控救治人员、志愿者感染事件。九是全力驰援湖北中医药战疫。江苏省共驰援湖北2支国家中医医疗队(江苏)共75名中医药队员。中医师占76.5%,56名护士均熟练掌握8种以上中医技术操作。收治144例新冠肺炎病例,治愈出院86例,因基础疾病转出3例,因疗程未满转至定点医院继续治疗55例,总治愈率96.6%,无1例转重型,中医药治疗率100%,接受中医药治疗的病例无1例出现不良反应,拟定的"1+4+N"武汉首个中医方舱医院抗疫药剂组合,被《光明日报》等媒体报道。

(刘士胤)

【等级医院评审工作】 制定《2020年江苏省中医医院评审实施方案》,细化《三级中医医院评审标准(2017年版)》《三级中医(中西医结合)医院评审标准实施细则江苏省补充条款》等标准,使评审组织程序更科学,评审操作更同质化。召开2020年度等级中医医院评审工作会议,印发《关于下发2020年三级中医医院评审工作安排的通知》,组织三级中医医院等级评审工作,完成24个中医医院复审工作。对昆山市中医医院、张家港市中医医院创建三级甲等中医医院进行现场评审、公示,完成对昆山市中医医院、张家港市中医医院三级甲等中医医院确认。支持符合条件的中医医院转设为三级中医医院,完成南京市溧水区中医医院、江宁区中医院、浦口区中医医院、新沂市中医医院转设三级中医医院确认。

截至2020年末,全省共有44个三级中医医院,其中三级甲等19个(中医17个、中西医结合2个);三级乙等20个(中医17个,中西医结合3个);三级未定等5个。

(刘士胤)

【中医重点专科建设】 印发《江苏省中医重点专科建设与评价标准》。组织28个中医医疗机构、63个国家级重点专科,完成2019年下半年国家中医重点专科监测数据上报、审核工作。印发《关于开展2020年周期满省级中医重点专科复核工作的通知》,完成"十一五"81个省级中医重点专科复核材料审核工作,开展8个省级中医重点专科(肺病科)复核调研工作。印发45个中医医院数据质量分析报告,督促各相关医院针对报告中存在的问题进行整改,以支撑省级中医重点专科复核数据应用。组织肾科、脾胃科、妇科、儿科、心内科和肛肠科6个国家区域中医诊疗中心建设进展情况汇报会,邀请上海及省内知名中西医专家进行指导点评,推动区域诊疗中心进一步高质量建设。

(赵莉萍)

【公立中医医院绩效考核】 转发《国家中医药管理局关于采集二级及三级公立中医医院2019年度绩效考核数据有关工作的通知》;组织三级公立中医医院上报2019年度绩效考核的数据并进行审核和质控;完成国家、省级2019年度三级公立中医医院(睢宁县中医院、邳州市中医院)绩效考核数据实地复核,并形成《关于江苏省部分三级公立中医医院2019年国家绩效考核存疑指标的复核报告》上报国家局。印发《二级公立医院绩效考核工作方案》,组织二级以上中医医院做好2020年电子病历系统应用水平分级评价数据上报工作,督促指导相关二级公立中医医院完成病案首页上传等数据报送工作,完成14个二级公立中医医院2019年绩效考核数据审核。转发《国家中医药管理局办公室关于2018年度全国三级公立中医医院绩效考核国家监测分析有关情况的通报》;对34个国家绩效考核监测指标进行分析,重点对江苏省得分率<60%的指标进行原因分析,形成《2018年度38个三级公立中医医院绩效考核国家监测结果分析报告》,并下发各设区市卫生健康委及三级公立中医院。举办2期全省二、三级中医医院绩效考核暨中医医疗管理统计调查制度培训班,各设区市、县(市、区)卫生健康委及二、三级公立中医医院分管绩效考核副院长、医务、病案、财务、信息、质控等绩效考核相关部门负责人650余人参加培训。

(赵莉萍)

【中医护理管理】 制定《江苏省中医护理专业化培训基地遴选标准细则》,组织开展省级中医护理专业化培训基地评审工作,确定江苏省中医院、江苏省中西医结合医院、泰州市中医院、徐州市中医院、南京市中医院、无锡市中医院为江苏省中医护理专业化培训基地,苏州市中医院、常州市中医院为中医护理临床实践基地。委托省护理学会印发《江苏省中医护理专业化护士培训招生简章》,经过单位推荐及笔试选拔录取60名学员作为首批培训对象。

(赵莉萍)

【基层中医药工作】 一是不断加强县级中医医院能力建设。落实国家卫生健康委、国家中医药管理局《关于印发全面提升县级医院综合能力工作方案(2018—2020年)的通知》,制定印发《江苏省县级中医医院医疗服务能力基本标准评估细则(试行)》和《江苏省县级中医医院医疗服务能力推荐标准评估细则(试行)》,进一步明确江苏省县级中医医院诊疗服务功能定位。印发《关于开展县级中医医院医疗服务能力调查评估工作的通知》,完成对县级中医医院医疗服务能力调查评估工作,90%以上县级中医医院达到县级中医医院医疗服务能力推荐标准。二是不断提升基层医疗机构中医药服务能力。推进乡镇卫生院和社区卫生服务中心中医馆标准化建设,印发《关于确定2020年基层医疗卫生机构中医诊疗区(中医馆)服务能力建设项目单位的通知》,遴选确定315个2020年度基层医疗卫生机构中医药综合服务区(中医馆)建设单位,推动乡镇卫生院和社区卫生服务中心中医馆标准化建设,促进基层医疗卫生机构中医药综合服务能力提升。组织完成对2019年、2020年基层医疗卫生机构中医诊疗区(中医馆)服务能力建设项目的验收,完成1591个标准化中医馆建设,实现基层医疗卫生机构中医馆全覆盖。三是强化全国基层中医药工作先进单位建设。完成1个市级和18个县级全国基层中医药工作先进单位复审结果确认。完成苏州市相城区、南京市雨花台区、苏州市吴江区、海安市、盐城市盐都区等5个全国基层中医药工作先进单位复审。启动新一轮全国基层中医药工作先进单位创建,完成连云港市海州区、连云港市赣榆区、扬州市邗江区等3个创建单位国家评审。

截至2020年末,江苏省共6个设区市级地区获得全国基层中医药工作先进单位称号,分别是常州市、苏州市、泰州市、南京市、扬州市、徐州市。共67个县级地区获得全国基层中医药工作先进单位称号,分别是江阴市、高邮市、常州市武进区、射阳县、如东县、南通市通州区、泰兴市、靖江市、常熟市、徐州市云龙区、泰州市姜堰区、昆山市、丹阳市、泰州市海陵区、南京市秦淮区、苏州市相城区、东台市、苏州市吴江区、海安市、南京市雨花台区、盐城市盐都区、如皋市、邳州市、太仓市、金湖县、盐城市大丰区、仪征市、泰州市高港区、阜宁县、滨海县、新沂市、南京市鼓楼区、南京市玄武区、南京市建邺区、常州市天宁区、扬州市广陵区、徐州市铜山区、睢宁县、常州市钟楼区、常州市金坛区、宝应县、兴化市、建湖县、张家港市、南通市海门区、启东市、溧阳市、常州市新北区、扬中市、丰县、沛县、响水县、南京市栖霞区、南京市江宁区、南京市溧水区、南京市高淳区、徐州市泉山区、徐州市鼓楼区、徐州市贾汪区、苏州市姑苏区、苏州市吴中区、灌云县、淮安市清江浦区、淮安市淮阴区、盐城市亭湖区、扬州市江都区、句容市。

(刘士胤)

【疫病防治及中医应急基地建设】 按照《国家中医药管理局办公室关于开展国家中医应急医疗队伍和疫病防治及紧急医学救援基地依托医院申报的通知》要求,组织申报国家中医应急医疗队伍和疫病防治及紧急医学救援基地。依托省中医院建设国家中医疫病防治基地、依托省中西医结合医院建设国家中医紧急医学救援基地，并筹建2支国家中医应急医疗队及江苏省中医应急医疗专家组。

（刘士胤）

【中西医结合工作】 开展重大疑难疾病中西医临床协作试点项目2020年上半年阶段评估，继续督促试点工作不断深入。上报国家局3个重大疑难疾病中西医临床协作试点项目成果，江苏省中医院胃癌、江苏省中医药研究院瘿气等2个项目成果被国家中医药管理局拟选为重大疑难疾病中西医临床协作试点项目成果编制项目成果。组织实施中医药治疗艾滋病试点项目，确定南京市第二医院、无锡市第五人民医院、盐城市第二人民医院、镇江市第三人民医院等4个医院为试点单位，组织召开中医药治疗艾滋病项目现场推进会，确保试点项目有效实施、规范管理、有序开展，探索研究中医药在艾滋病治疗中的优势作用。

（刘士胤）

【公立中医医院改革】 推进中医专科专病联盟建设。印发《关于开展第一批省级中医专科专病联盟调研的通知》，对以江苏省中医院、南京市中医院为牵头单位的省中医心血管、中医脾胃病、中医肾病、中医妇科、中医儿科、中医肛肠联盟建设情况开展专题调研。推进中医医院章程试点。转发国家中医药管理局《关于印发公立中医医院章程范本的通知》，印发《关于全省医院章程制定进展情况的通报》，督促各地继续落实。

（赵莉萍）

【中医医疗执业管理】 印发《关于公布2018年江苏省中医医术确有专长人员医师资格考核合格人员名单的通知》，完成国家中医（专长）医师管理信息系统对接工作，对2018年中医医术确有专长人员医师资格考核合格人员（19人）发放《中医（专长）医师资格证书》。印发《关于做好2020年传统医学师承人员出师考核工作的通知》《关于做好全省2020年传统医学师承人员出师考核疫情防控工作的通知》，组织开展2020年传统医学师承人员出师考核工作，51人考核合格并获得"传统师承出师考核证书"。加强对全省中医诊所备案工作的指导督查，截至11月30日，全省共备案1274个中医诊所。

（倪　杰）

【中医药行业监管】 印发《关于开展2020年度全省中医医疗机构依法执业专项检查的通知》，组织对各级卫生健康行政部门开展中医医疗机构设置审批、校验、医疗技术备案管理、日常监督管理等工作情况和各级各类中医医疗机构医疗质量安全、医疗技术临床应用、医务人员依法执业等管理和医疗机构疫情常态化防控等情况进行检查。共检查13个设区市、26个县（市、区）卫生健康行政部门，81个中医医疗机构。加强对中医医疗机构新冠肺炎防控救治工作的督导，先后组织2次中医专项督查，采取暗访督查和随机抽查相结合的方式对全省21个中医医院进行督查，对发现的8个方面39个问题进行全省通报，并采取"回头看"等形式跟踪督促各中医医疗机构对照问题逐一落实整改措施。

（倪　杰）

【中医药对口帮扶】 落实国家中医药管理局《关于印发2020年推进中医药健康扶贫国家中医医疗队巡回医疗工作方案的通知》，根据国家中医药管理局召开的2020年国家中医医疗队巡回医疗工作视频会议精神，制定《2020年推进中医药健康扶贫国家中医医疗队（赴青海医疗队）巡回医疗具体工作方案》，牵头筹建"赴青海国家中医医疗队"，配合北京组建"赴新疆国家中医医疗队"，完成赴青海、新疆巡回医疗工作。指导各设区市中医药主管部门和省管中医医院做好对口帮扶计划部署，督促支援医院院领导赴受援医院调研，并按期完成对口帮扶协议的签订，进一步明确对口帮扶目标、时间节点、任务内容。制定《关于伊犁州卫生健康委等商请加大对秋冬季疫情防控帮扶的中医药工作方案》，完成"十三五"以来中医条线对口支援新疆、西藏和四省藏区及三区三州工作总结。完成江苏省三级中医医院对口帮扶贫困县医疗卫生机构年度工作总结。

（刘士胤）

【中医医院行风建设】 开展省第二中医院大型医院巡查工作。加大高值医用耗材治理力度，完成落实《治理高值医用耗材改革方案》相关工作情况的报告，并报国家中医药管理局。

（赵莉萍）

【中医药科技工作】 委托上海中医药大学开展中医药传承创新战略项目研究，谋划"十四五"中医药科技发展规划。开展中医药传统知识收集整理工作，遴选代表性项目60个。《中华医藏》编纂出版项目提要编纂工作完成阶段性总结，3个国家中医药管理局重点研究室建设项目通过阶段评估，其中"中药资源循环利用重点研究室"获优秀等次。国家中医康复服务能力规范化建设项目通过验收。组织对2015—2017年度省中医药科技项目集中验收，100个项目通过验收、20个项目予以结题、8项暂缓验收、3项予以终止。开展2020年省中医药科技计划项目申报工作，立项面上项目109项、重点项目14项、青年项目10项。全省中医药系统共获得省部级以上课题236项，其中国家自然基金项目184项；发表论文9956篇，其中SCI收录论文1699篇；获专利授权939件；获省科学技术奖7项，其中一等奖1项、二等奖3项、三等奖3项。

（汪海波　王霞云）

【新冠肺炎中医药研究】 新冠肺炎发生后，省中医药管理局紧急设立“江苏省新型冠状病毒感染的肺炎中医证候规律与辨治方案的临床研究”专项，由国医大师周仲瑛教授团队牵头，联合省内11个新冠肺炎定点收治医疗机构组织实施，先后完成南京地区证候调查分析，发表《南京地区42例新型冠状病毒肺炎临床特征及中医证候初探》，研制用于密切接触者、医务人员及易感人群预防的防疫颗粒，无偿捐赠27箱共计10320剂紧急发往江苏支援湖北医疗队。针对新冠肺炎后期康复，设立“新型冠状病毒肺炎患者恢复期中医促康复方案研究”专项课题，由江苏援湖北中医医疗队牵头，利用中医医疗队集中收治优势，研究针对新冠肺炎恢复期的有效方案。江苏省中医院奚肇庆教授领衔，研制“芪参固表颗粒”和“羌藿祛湿清瘟合剂”，获省药品监督管理局批准，取得备案号，先后应用6万余盒和1万余瓶。无锡龙砂医学流派在市科技局支持下，以“五运六气”理论为指导，开展中医药防治新冠肺炎研究，形成诊疗方案在全市推广。南通市中医院推出“抗新冠1号”“抗新冠2号”“抗新冠3号”。

（汪海波　王霞云）

【设立省中医药科技发展专项】 为集中力量研究解决中医药重点领域的关键问题，实现重点突破，省中医药管理局新设立中医药科技发展专项。专项课题每项资助经费10万~50万元，鼓励医疗机构与大学、企业开展联合攻关，支持开展多中心研究，强调目标导向和结果导向。2020年围绕新技术融合类、中医经典、中医药循证、中药传承创新、软科学研究等5个方面确定中医临床大数据智能挖掘模式与应用研究等12个专题，立项22项课题。

（汪海波　王霞云）

【中药资源普查】 2020年3月，江苏省中药资源领导小组办公室印发《关于做好2020年中药资源普查工作的通知》，组织培训80多名技术骨干。9月，邀请国家中药资源普查技术指导组专家对2019年度南京市秦淮区等30个县（市、区）中药资源普查工作进行中期督导，30个督导地区基本完成外业调查工作，正在进行内业整理及数据上报。召开中药资源普查工作县级验收会议，对2018年中药资源普查工作进行县级验收，南京市栖霞区等30个县（市、区）中药资源普查工作通过验收，其中14个县（市、区）获得优秀等次，30个验收地区全部普查信息数据、实物标本及验收报告资料完成上报任务。9月，江苏中药资源普查工作成果在长三角健康峰会（溧水）暨中医药博览会上推介。10月，《扬子晚报》等媒体报道江苏中药资源普查进展。《江苏省中药资源区划》《中国中药资源大典——江苏卷》等普查专著完成撰写工作。

（汪海波　王霞云）

【中医药循证能力建设项目】 2020年11月，省中医药管理局组织召开中医药循证能力建设项目交流培训会，对项目实施情况开展督导，并邀请专家现场点评，举办专题培训。江苏省中医院、江苏省中西医结合医院、南京市中医院3个建设单位克服新冠肺炎疫情影响，均按照要求启动中医药循证建设。江苏省中医院已建成多中心临床科研数据采集及管理系统，19个项目正在使用该系统进行临床研究管理；临床研究一体化管理系统、伦理审查系统、I期临床研究管理系统升级与维护项目正走招标程序。江苏省中西医结合医院建设了临床科研一体化平台，实现院内HIS、LIS、PACS系统以及EMR系统的整合，建成ERMS伦理审查系统，完成国家医学研究信息备案系统培训及机构信息完善和管理。南京市中医院建成标准统一的中医药循证研究项目管理分析系统，形成与项目管理系统相一致的中医药循证研究质量控制机制，同时结合医院生物样本库建设，开展结合临床诊疗数据及生物样本数据的中医药循证大数据研究。专科专病中医药循证能力建设稳步推进。江苏省中医院脑病、心血管、针灸、肿瘤、儿科和江苏省中西医结合医院消化等6个病种建设单位参与技术指导单位组织的各项活动，按照建设方案要求，认真完成各项任务。先后举办中医药循证能力培训3次，参加线上、线下中医药循证能力提升系列培训班及各专科专病循证培训会10余次。脑病、心血管、针灸、肿瘤、消化等5个病种完成了中医治疗优势病种循证能力现状评估报告，心血管、肿瘤、儿科、消化等4个病种建立了循证专家库，其中心血管病种还牵头组建了华东地区冠心病中医临床研究联盟。

（汪海波　王霞云）

【2020年省西学中高级人才研修项目】 2020年启动江苏省西学中高级人才研修项目，遴选学员70人。项目培训遵循中医药人才成长规律与“西学中”培养特点，通过半年的集中系统学习中医理论和技能、2年的个性化跟师临床实践和半年的开放式答辩等方式，旨在培养一批中医基础理论扎实、中西医结合临床服务能力强、未来引领卫生健康事业创新发展的中西医结合专家。

2020年省“西学中”高级人才研修项目培养对象名单如下：

程文俊　江苏省人民医院
陈　赟　江苏省中医院
吴　英　江苏省中医院
吴继勇　江苏省中医院
薛燕宁　江苏省中医院
刘军楼　南京中医药大学第一临床医学院
潘晓东　江苏省省级机关医院
王　旺　江苏省第二中医院
陈方庆　江苏省中西医结合医院
谌晓莉　江苏省中西医结合医院
李　慧　江苏省中西医结合医院

刘　超　江苏省中西医结合医院
张　芳　江苏省中西医结合医院
吴溧兴　江苏省中西医结合医院
茅彩萍　苏州大学附属第一医院
查娟民　苏州大学附属第一医院
袁　莉　南通大学附属医院
程言博　徐州医科大学附属医院
王　军　徐州医科大学附属医院
易永祥　南京市第二医院
王　沁　南京市中医院
邢俊武　南京市中西医结合医院
邱贤澄　南京市溧水区中医院
刘来水　南京市溧水区和凤中心卫生院
潘　玮　无锡市中医医院
张宝南　无锡市中医医院
陈　炜　无锡市中西医结合医院
黄　颖　徐州市中心医院
汪　敏　徐州市中心医院
王爱国　徐州市中心医院
周生奎　徐州市中心医院
侯进义　徐州市中医院
马继乔　新沂市中医医院
宋东坡　新沂市中医医院
徐　舒　常州市中医医院
李晓英　常州市武进区横山桥镇卫生院
刘　锐　苏州市中医医院
薛　毅　苏州市中西医结合医院
宋　锴　苏州大学附属第二医院
刘　杰　苏州市第五人民医院
钱禹林　苏州市吴江区中医医院
严建新　苏州市吴江区中医医院
刘志为　苏州市相城区中医医院
沈　烨　苏州市相城区中医医院
黄海伟　张家港市第一人民医院
倪卫兵　南通市中医院
杜忠健　海门市中医院
王学锋　南通市通州区兴东街道社区卫生服务中心
李家树　连云港市第一人民医院
曹金霞　连云港市第二人民医院
齐　耿　淮安市中医院
张永杰　淮安市第二人民医院
张祥芳　淮安市洪泽区人民医院
唐传飞　淮安市洪泽区岔河镇中心卫生院
解楼雯　盐城市大丰中医院
王吉圣　扬州市中医院
蔡有军　仪征市中医院
詹树东　高邮市中医医院
潘洪秋　镇江市第三人民医院
王　念　泰州市中医院
於荣铸　泰州市中医院
高　兵　靖江市季市中心卫生院
李桂玲　宿迁市中医院
王桂玲　宿迁市中医院
王家顺　宿迁市中医院
杨应建　沭阳湖东医院
王长青　南京医科大学
章宏伟　南京医科大学友谊整形外科医院
桑华超　南京医科大学附属逸夫医院
秦大强　江苏大学附属医院

（王卫红　黄奇骏）

【成立省中医住院医师规范化培训管理委员会和专业委员会】　2020 年 4 月，成立省中医住院医师规范化培训管理委员和专业委员会，具体负责全省中医住培相关政策和制度的制定，协调解决中医住培有关重大问题，指导各地开展中医住培工作。管理委员会共有委员 40 人，由设区市卫生健康委分管领导、分管部门负责人以及国家中医住培基地负责人担任；专业委员会共有委员 85 人，主要由各国家中医住培基地专业带教骨干师资担任。专业委员会设管理学组、中医全科学组、中医内科学组等 10 个专业学组。

（王卫红　黄奇骏）

【举办全国和省优秀中医人才培训班】　2020 年 9 月，在南京举办第四批全国中医（临床、基础）优秀人才和第三批省中医临床优秀人才培训班，围绕中医药“创新”主题，邀请“人民英雄”张伯礼等多位院士、全国名中医和国内知名专家学者，采取课堂教学、讲座、学术沙龙、实地考察、小组讨论等形式，着力强化学员创新意识，提升创新能力，加速交叉学科的深度融合，推动江苏省高层次中医药人才培养工作高质量发展。

（王卫红　黄奇骏）

【开展中医经典大讲堂活动】　继 2019 年省中医经典巡讲活动后，2020 年进一步组织各地举办经典大讲堂和知识竞赛等中医经典学习活动，全年共举办活动 20 余场次，2900 余名中医药人员参加，在“学经典、用经典”的良好氛围中推进江苏省中医药人才临证能力再上台阶。

（王卫红　黄奇骏）

【开展 2020 年度省基层卫生技术人员中医药知识与技能培训】　持续推进江苏省基层卫生技术人员中医药知识与技能培训，2020 年招录新学员 1940 人。在编写的《江苏基层卫生技术人员中医药知识与技能培训立体化教材》基础上，依托南京中医药大学教学师资，拍摄学习短视频，并依托“江苏中医在线”小程序开展线上培训。

（王卫红　黄奇骏）

人　事

【人事工作综述】 一、落实关心关爱政策。一是重点落实省委省政府关心激励疫情防控一线医务人员26条举措,从优化工作环境、提供物资保障、开展心理援助、慰问后方家属、关注子女教育、开通人编绿色通道等多个方面,加大各类政策协调力度,推动印发《省卫生健康委关于改善一线医务人员工作条件切实关心一线医务人员身心健康具体措施的通知》等20余个细化文件。落实全省医务人员免费游园工作,发放50余万张电子游园卡,并对疫情防控期间符合条件的146名医务人员,直接认定高级职称。加大对医务人员的津补贴发放力度,做好一线医务人员临时性补助统计工作,累计确定一线医务人员3.6万人次,发放补助1.03亿元。组织1030名援湖北医疗队员和部分省内一线医务人员疗休养和健康体检工作,召开"欢迎援鄂医疗队员凯旋座谈会""抗疫一线医务人员子女高考志愿填报专场咨询会"等,相关做法在国家卫生健康委《卫生健康工作交流》(2020年第37期)上作重点介绍。二是加大表彰奖励力度。与省委组织部、省人社厅沟通,积极争取表彰奖励方面的优惠政策,并及时向上级党委政府推荐表现突出的工作人员。2020年,省卫生健康委和省援湖北医疗队双双被评为全国抗击新冠肺炎疫情先进集体,委机关2名个人获得党中央、国务院、中央军委表彰,4个集体、15名个人获得省委省政府表彰。委机关和委直属参公单位中有7人获"二等功",13人获"三等功",30人获嘉奖。全省卫生健康系统有10个集体被中共中央、国务院、中央军委联合表彰为"先进集体"(全省共15个),26人被中共中央、国务院、中央军委联合表彰为"先进个人"(全省共45人),31人获国家卫生健康委表彰,31人被省人力资源和社会保障厅"记大功",省卫生健康委、省人社厅联合对69人进行表彰,对援湖北医疗卫生队的580人"记功"、2125人嘉奖。三是发挥职务职级正面激励作用。严格按照新修订的《公务员法》,在职级晋升时综合考虑民主推荐、组织考察、日常表现等情况,与处级领导干部选拔各有侧重,统筹用好各年龄段干部。对于工作表现比较突出、成绩比较显著、群众公认度高的业务骨干,在职级晋升上予以优先考虑。2020年委机关(参公单位)共组织晋升一级至四级调研员72名,其中,一级调研员7名、二级调研员10名、三级调研员25名、四级调研员30名;委机关新晋升一级主任科员51名,二级主任科员9名,三级主任科员22名,四级主任科员4名。

二、干部选拔任用工作。一是大力推荐年轻干部。全年提拔正处职干部7名,其中40岁左右的6人,占比85.7%;委机关正处职干部中40岁左右的5人,占正处职干部总数的15.6%,平均年龄从2019年的53岁降至51.3岁。新提拔副处职干部8名,其中35岁左右的4人,占比50%,平均任职年龄从2019年的43.4岁降到41.6岁。二是努力调优机关中层干部结构。认真分析干部专业背景、工作履历,有计划、有步骤地推动干部交流,全面加强委疾控、基层卫生健康、医政、法规等处室的相应专业背景人员配备。机关新提拔的12名处级领导干部均具有大学及以上学历。其中,5名正处职干部均具有硕士及以上学历或学位,7名副处职干部中有3人具有硕士学位,7名副处职领导干部中有1名女干部。三是加大对直属单位选人用人工作管理。指导委直单位开展干部队伍建设情况调研,重点调研干部年龄梯队存在的问题和40岁以下适宜提拔的干部人选。实行委直单位干部选拔任用方案备案制度,对干部选拔任用工作进行全程纪实,在政治巡察、年度考核等工作中,加强对直属单位选人用人情况的检查,进一步促进委直单位选人用人的规范化、科学化。针对省肿瘤医院、省疾控中心等单位中层干部老化比较严重的问题,指导省肿瘤医院、省疾控中心等单位加大40岁以下中层干部选拔力度。

三、干部培养锻炼工作。一是加大干部实践锻炼力度。坚持在大战大考中提升干部综合协调、统筹驾驭能力。新冠肺炎疫情防控以来,委机关、直属单位先后有14名干部带队援助湖北疫情防控工作,先后有89人参加委疫情防控指挥部工作。推荐优秀干部到艰苦岗位经风雨、壮筋骨、受锻炼,5名优秀干部在新疆、西藏、青海等艰苦复杂地区较好地完成了支援任务,援藏、援疆工作三次在国家和省相关会议上作经验介绍,2名较为成熟的援藏、援青干部被委党组及时提拔为正处职干部。选派干部到基层一线锻炼,机关和委直单位多名科级干部到基层参加扶贫工作或挂职"科技副镇长"。二是加大干部交流力度。推动委管干部多岗位锻炼,不断优化处室和单位干部结构。全年有5名正处职干部中进行了平级交流。新提拔的17名处级领导干部中,6人有在两个以上下一级工作岗位工作经历,有8人进行了交流任职,有5人在机关与直属单位间进行交流。对6名40岁左右的正处职干部进行交流提拔。三是加大教育培训力度。编印2020年度干部教育培训计划,加强职业道德教育和法纪教育,持续深化理想信念教育、业务学习研讨和能力素质提升。全年举办健康江苏建设培训班、突发公共卫生事件应急管理与实战培训班、高层次卫生健康人才"爱国·奋斗·奉献"培训班、全省新冠肺炎疫情防控视频培训班等线上线下培训班43个,参训2.93万人次。四是加大绩效考核力度。牵头完成2019年度年终综合考核具体工作,被省委省政府确定为2019年年度考核"一等奖"。开展"学习型处室(单位)"评选和"创新创优项目"评选等工作,评定2019年度考核先进处室(单位)20个、委机关和直属单位领导班子年度考核优秀等次人员59名、学习型处室(单位)10个、创新创优工作20项。印发《江苏省卫生健康委公务员平时考核工作实施方案(试行)》,按季度推动平时考核。按照省委组织部要求,加强干部队伍监管力度,组织完成个人有关事项报告工作和随机抽查等工作。五是加大"三对"工作力度。全年派出162人参加援藏、援疆、援青工作,柔性派出101人参加对口支援工作,派出1名机关干部赴陕西开展对口帮扶工作。撰写的《全省卫生健康"三对"工作交流材料》在全省"对口帮扶、对口支援、对口合作"工作会议上书面交流,援藏工作和组团式援疆工作分别在国家卫生健康委召开的视频会议上重点介绍,对口支援工作在省委组织部召开的座谈会上专题介绍。

四、人事薪酬制度改革工作。一是持续深化公立医院薪酬制度改革。完成委直属公立医院2020年度绩效工资总量申报和委直属单位疫情防控期间一次性绩效工资总量增核等工作。指导17家直属单位按照单位基准线5%～15%的比例申报增核疫情防控期间一次性绩效工资总量8141.68万元,省财政给予14家单位一次性综合补助7202万元,补助比例81.13%。全面落实基层医疗卫生机构公益一类财政保障责任,落实参照公益二类标准实施绩效管理的政策要求。二是继续推动公立医院编制备案制管理工作。将公立医院编制备案制人员养老保险待遇问题列入《关于排查解决医疗卫生领域突出民生问题的推进方案》;对全省358个公立医院开展编制外人员养老保险情况调研。三是加大职称改革力度。2020年向全省13个设区市全部下放社区卫生高级职称评审权,允许取得基层全科医学高级职称人员超岗位聘任。在全省范围内对卫生高级职称改革进行广泛调研,共发放、回收调研问卷8340份。探索公卫机构改革路径,省疾控中心新增100个事业编制。

六、人才队伍建设。一是加大高层次人才队伍建设。大力推进高层次卫生人才"六个一"工程,组织卫生健康领域高层次人才参加省委组织部"333工程"和"双创计划"申报,全年新增3个卫生创新团队、9名"江苏特聘医学专家"、136名卫生类世界名校博士,入选人数列全省各行业第二位。邀请"人民英雄"张定宇、陈薇等赴江苏参加人才活动,组建"省卫生健康高层次人才抗疫精神宣讲团",宣讲伟大抗疫精神。加大年轻人才培养力度,要求2020年入选的卫生创新团队至少应当有1名35岁以下人才,并依托2020年新入选的江苏卫生创新团队和江苏特聘医学专家,分学科组建"人才孵化室"。在2020年第五期"333工程"期满考核过程中,省卫生健康委推荐的2名第一层次人才、4名第二层次人才、29名第三层次人才获评优秀。对4名卫生领军人才、97名卫生拔尖人才给予科研项目资助。根据省委组织部、省人才办、省财政厅《引才用才奖补实施办法》文件精神,首次对引才成效显著的单位进行跟奖跟补,确定4家单位为江苏特聘医学专家引才用才成效显著单位,给予奖补。组织高层次人才赴常州、无锡等地开展"爱国·奋斗·奉献"主题教育培训。2020年先后推荐12名"百千万"人才国家级人选、2名高层次留学回国人才、14名国务院特殊津贴享受对象,14人入选省政府有突出贡献中青年专家,高峰人才数量进一步增加。二是职称考评工作有序开展。全省报名参加卫生专业技术资格考试、护士执业资格考试、人才评价考试、卫生高级专业实践能力考核等4类考试共126536人,江苏考区在全国各考区考务管理工作考评中连续三年取得"优秀"等次。组织召开2020年省卫生和护理2个高级专业技术资格评审委员会,对16286名申报人员进行评审,共有12444人获评高级职称,通过率76.4%。开展省卫生健康委思想政治工作专业中级资格评审委员会专家库成员换届工作,遴选入库专家40人,完成委直单位年度政工初、中级职称评审工作。三是加大基层卫生人才招聘力度。大力推进基层卫生人才"县管乡用"制度,全省50%以上的县(市、区)实现基层卫生人才"县管乡用"。举办多场线上基层人才招聘会,带动全省新招聘基层卫生人才6838人,招聘人数同比增长30%。

(郭 威)

【落实关心关爱政策,激励医务人员全身心投入新冠肺炎疫情防控】 落实中央保护关心爱护医务人员政策举措以及省委省政府26条具体措施,把医务人员在疫情防控工作中的表现、能力、业绩作为职称晋升、人才评价等工作的重要依据。在职称晋升方面,对疫情防控中表现突出的,同等条件下优先晋升或直接认定高级职称。在岗位聘用方面,对投身疫情防控一线表现突出的人员,同等条件下优先聘用;没有岗位空缺的,可超岗位聘用,不受岗位结构比例限制。联合全省34家保险公司向参与疫情防控工作的一线医务人员赠送保险保障共计1821.57亿元,实现援湖北一线医务人员保险全覆盖。

(郭 威)

【表彰"江苏省卫生健康系统新冠肺炎疫情防控工作先进个人"】 为更好地发挥示范作用,激励全省广大医务人员参加疫情防控工作,会同省人力资源社会保障厅,联合开展及时性表彰工作,分两批确定69人为"江苏省卫生健康系统新冠肺炎疫情防控工作先进个人"。具体名单如下:

江苏省卫生健康系统新冠肺炎疫情防控工作先进个人(各批按姓氏笔画排序)

第一批(9人)

王晓蕾 省疾病预防控制中心
乔继红 苏北人民医院
朱立国 省疾病预防控制中心
孙立群 南京医科大学第二附属医院

杨　毅　东南大学附属中大医院
张永华　南京同仁医院
陈旭锋　省人民医院
莫　敏　东南大学附属中大医院
黄　茂　省人民医院

第二批(60 人)

丁　政　张家港市第一人民医院
丁远锋　省卫生健康委
丁雅琴　泰州市姜堰中医院
万金甫　省人民医院
马　航　南通市第一人民医院
王　灿　苏州大学附属第一医院
王　俊　苏州大学附属第一医院
牛　勇　徐州市中医院副院长
毛　芸　无锡市人民医院
左祥荣　省人民医院
冯丽萍　镇江市第一人民医院
朱　敏　扬州大学附属医院
庄　谊　南京鼓楼医院
刘　秀　苏北人民医院
刘国华　苏州市立医院
刘玲俊　南京市中医院
汤苏川　省卫生健康委
孙　超　省卫生健康委
孙亦晖　苏州大学附属第二医院
严晓敏　南京鼓楼医院
李　灼　南京市儿童医院
李玉峰　徐州市中心医院
李全业　盐城市第三人民医院
李若然　徐州市中心医院
李晓青　东南大学附属中大医院
杨海龙　南京鼓楼医院
吴　伟　省卫生监督所
吴付兵　南京医科大学附属逸夫医院
汪蓓蕾　省卫生健康委
张　翔　省人民医院
张　群　省人民医院
张　慧　省人民医院
张卫红　江苏盛泽医院副院长
张劲松　省人民医院
张建春　江阴市人民医院
陆红兵　无锡市第二人民医院
陈金亮　南通市第一人民医院
陈建军　盐城市第一人民医院
苗立云　南京鼓楼医院
郁智慧　启东市人民医院
周　蓉　南京医科大学第二附属医院
郑轶群　扬州市卫生健康委
赵文静　徐州医科大学附属医院
赵新国　盐城市第三人民医院
胡慧敏　无锡市第二人民医院
柳小霞　东台市人民医院
施乾坤　南京市第一医院
郭兰骐　东南大学附属中大医院
唐　健　南京鼓楼医院
唐磊磊　南京鼓楼医院
黄汉鹏　江苏大学附属医院
黄建安　苏州大学附属第一医院
曹广科　徐州市第一人民医院
戚建伟　南京市第一医院
崔　林　省卫生健康委
程晓庆　省疾病预防控制中心
曾元英　苏州市立医院
谭俊华　南京脑科医院
樊小倩　省人民医院
戴　德　省卫生健康委

（赵　蓉）

【奖励新冠肺炎疫情防控中表现突出人员】　根据《江苏省事业单位工作人员奖励实施细则》,经省人力资源社会保障厅、省卫生健康委共同研究,决定对疫情防控中表现突出人员给予及时性奖励。疫情期间先后对31 人给予“记大功”奖励,分三批对 580 人给予“记功”奖励,对 2125 人给予“嘉奖”。具体名单如下:

一、新冠肺炎疫情防控“记大功”奖励名单(**共 31 人,按姓氏笔画排序**)

王　英　苏州大学附属第二医院副主任护师
王　洵　无锡市第二人民医院副主任医师
王　清　南京鼓楼医院副主任护师
王珍妮　常熟市第一人民医院护师
史锁芳　江苏省中医院主任医师
朱峥嵘　南通市启东市南阳镇社区卫生服务中心病房组长
刘文东　江苏省疾病预防控制中心副主任医师
许红阳　无锡市人民医院主任医师
李　锐　苏州大学附属第一医院主任医师
杨永峰　南京市第二医院副院长、主任医师
肖佩华　苏州市第九人民医院主任护师
吴林珂　南京市第一医院主管护师
邱海波　东南大学附属中大医院党委副书记、纪委书记、主任医师、教授
谷　伟　南京市第一医院主任医师
张　燕　无锡市第二人民医院副主任护师
陈　亮　淮安市第一人民医院副主任医师
陈文森　江苏省人民医院副主任医师
陈旭锋　江苏省人民医院主任医师、副教授
范卫新　海门市人民医院副主任护师
茅一萍　徐州医科大学附属医院主任护师
周　静　江苏省人民医院主任医师
郑瑞强　苏北人民医院主任医师
赵燕燕　江苏大学附属医院副主任护师

胡大玲　南京医科大学附属逸夫医院主管护师
施姣娜　南京医科大学附属逸夫医院主管护师
徐　辉　南京市中医院副院长、党委委员
郭　强　苏州大学附属第一医院主任医师、副教授
郭宏雄　江苏省疾病预防控制中心免疫规划所副所长、研究员
虞文魁　南京鼓楼医院主任医师
缪愿戌　南通市肿瘤医院主管护师
潘　纯　东南大学附属中大医院副主任医师

二、新冠肺炎疫情防控“记功”奖励名单

（一）第一批共125人（各队按姓氏笔画排序）

1. 江苏省援武汉第一医疗队
王　谦　江苏省中医院
朱　玲　江苏省中医院
庄　谊　南京鼓楼医院
郁昊达　无锡市人民医院
施　海　徐州市第一人民医院
贾　凌　南京医科大学附属逸夫医院
陶连珊　南京医科大学第二附属医院

2. 江苏省援武汉第二医疗队
杨　乐　常州市第二人民医院
闵凌峰　江苏省苏北人民医院
张文凤　高邮市中医医院
陈祖涛　苏州大学附属第一医院
周曙俊　常州市第一人民医院
施晓松　苏州大学附属第二医院
夏　慧　淮安市第一人民医院

3. 江苏省援武汉第三医疗队
邓　猛　东南大学附属中大医院
杨敬辉　南京医科大学附属逸夫医院
周　晶　江苏省人民医院
施　娟　泰州市人民医院
晁亚丽　徐州医科大学附属医院
曹主凤　宿迁市第一人民医院

4. 江苏省援武汉第四医疗队
贾　艳　江苏省人民医院
梅　勇　江苏省人民医院

5. 江苏省援武汉第五医疗队
万淑华　盐城市第三人民医院
王天路　南京医科大学附属逸夫医院
王金荣　南京医科大学附属逸夫医院
刘素霞　连云港市第一人民医院
刘　竞　镇江市第一人民医院
李书清　泰州市中医院
张　勇　常州市肿瘤医院
范　娟　宝应县射阳湖镇中心卫生院
姚茂元　淮安市淮阴医院
顾遵才　连云港市第二人民医院
倪晓辉　南通市第二人民医院
桑华超　南京医科大学附属逸夫医院
路　雯　徐州市中心医院

6. 江苏省南京市援武汉第一医疗队
王　洪　六合区人民医院
代静泓　南京鼓楼医院
许　俊　六合区人民医院
李秀珍　高淳人民医院
葛林阳　高淳人民医院

7. 江苏省南京市援武汉第二医疗队
马　苗　浦口区中心医院
尹　滇　溧水区人民医院
李小龙　浦口区中心医院
李　林　南京市第一医院
黄　刚　溧水区人民医院

8. 江苏省无锡市援武汉医疗队
王　亮　无锡市中医医院
史可云　宜兴市人民医院
余　贤　锡山人民医院
黄　铭　江南大学附属医院
崔　娣　江阴市中医院
葛焕青　无锡市儿童医院
董文霞　江南大学附属医院

9. 江苏省苏州市援武汉第一医疗队
白　洋　苏州市中西医结合医院
许春阳　常熟市第一人民医院
邹君俊　常熟市第一人民医院
沈怡卿　苏州市立医院
张骏骥　苏州市立医院
赵旭明　苏州大学附属第二医院
浦秦华　苏州市第九人民医院

10. 江苏省苏州市援武汉第二医疗队
王　师　张家港市中医医院
李　蕾　张家港市第一人民医院
陆　兵　太仓市中医院
陈　龙　太仓市第一人民医院
罗二平　苏州大学附属第一医院
钱红英　苏州大学附属第一医院
虞乐群　昆山市第一人民医院

11. 江苏省徐州市援武汉医疗队
刘玉尧　邳州市人民医院
闫　颖　徐州市贾汪区人民医院
李海泉　徐州矿务集团总医院
沈　鹏　徐州市第一人民医院
张　凡　徐州市肿瘤医院
张　颖　邳州市中医院
屈昌雪　徐州市儿童医院
胡　艳　新沂市人民医院
渠丽娟　丰县人民医院
魏　翠　徐州市中心医院

12. 江苏省扬州市援武汉医疗队
丁　枫　江都人民医院
王　燕　扬州市中医院

李允模　苏北人民医院
陈庆丰　扬州大学附属医院
房会娥　扬州大学附属医院
徐巧芳　扬州市妇幼保健院
陶　丹　苏北人民医院
黄新奎　仪征市人民医院
盖　斌　宝应县人民医院
葛学顺　高邮市人民医院
13. 江苏省人民医院援武汉医疗队
王永红　江苏省人民医院
邓　飞　江苏省人民医院
乔　莉　江苏省人民医院
刘　云　江苏省人民医院
刘　辉　江苏省人民医院
齐　栩　江苏省人民医院
张　萍　江苏省人民医院
孟　健　江苏省人民医院
柳　莹　江苏省人民医院
高永霞　江苏省人民医院
黄雨欣　江苏省人民医院
梅小员　江苏省人民医院
14. 南京鼓楼医院援武汉医疗队
朱欢欢　南京鼓楼医院
许　艳　南京鼓楼医院
李　敏　南京鼓楼医院
陈　雁　南京鼓楼医院
房　芳　南京鼓楼医院
屈　峰　南京鼓楼医院
高　莉　南京鼓楼医院
景抗震　南京鼓楼医院
15. 江苏省援武汉公共卫生队
张雪峰　江苏省疾病预防控制中心
16. 国家中医医疗队(江苏)
王　醒　江苏省中医院
孙　晗　常州市中医院
董红娣　盐城市中医院
17. 江苏省援黄石医疗队
牛常明　南京医科大学第二附属医院
田　野　江苏省疾控中心
冯　健　南通大学附属医院
刘　峰　常州市第一人民医院
李　卿　东南大学附属中大医院
吴晓燕　扬州大学附属医院
张　洁　连云港市第一人民医院
赵　炜　南京医科大学附属逸夫医院
柏振江　苏州大学附属儿童医院
唐　珩　南京市儿童医院
黄英姿　东南大学附属中大医院
曹　娟　江苏省人民医院
蒋明琛　徐州医科大学附属医院
穆传勇　苏州大学附属第一医院
魏　瑜　江苏省中医院
(二)第二批共149人(各队按姓氏笔画排序)
1. 江苏省援武汉第一医疗队
王　军　南京鼓楼医院
司煜安　江阴市人民医院
吴　罡　东南大学附属中大医院江北院区
吴小龙　江南大学附属医院
吴卫娟　江苏省中西医结合医院
周　游　南京医科大学第二附属医院
周　蓉　海安市人民医院
赵　伟　徐州市第一人民医院
胡张红　六合区人民医院
浦浙宁　无锡市人民医院
蒋　炬　无锡市人民医院
2. 江苏省援武汉第二医疗队
王　一　常州市中医医院
石　俊　苏州市中西医结合医院
李淑艳　淮安市第一人民医院
张　妍　盱眙县人民医院
邵　俊　苏北人民医院
范芳仪　宝应县人民医院
闻立新　常州市肿瘤医院
蒋　珊　张家港市中医医院
3. 江苏省援武汉第三医疗队
尹江涛　江苏大学附属医院
陈　倩　江苏省人民医院
姜　斐　江苏省肿瘤医院
顾德玉　东南大学附属中大医院
葛洪兵　南通大学附属医院
廖素香　灌云县中医院
4. 江苏省援武汉第四医疗队
刘　波　江苏省人民医院
黄夕华　江苏省人民医院
5. 江苏省援武汉第五医疗队
万　兵　南京市江宁医院
万国强　宜兴市中医医院
王　煜　南京市第一医院
王文强　新沂市人民医院
王华荣　灌云县人民医院
方　方　南京鼓楼医院
由振华　常熟第二人民医院
邢　鸣　高淳人民医院
邢星敏　南京鼓楼医院
成翠娥　常熟第二人民医院
朱孝雷　涟水县中医院
庄涛静　常州市妇幼保健院
刘　敏　江南大学附属医院
许　莹　南京鼓楼医院
孙　文　句容市人民医院
李　飞　常州市肿瘤医院
李　执　太仓市中医医院

李　萍　六合区人民医院
杨　宁　六合区人民医院
杨振华　南京市第一医院
吴　杰　淮安市淮阴医院
吴　艳　无锡市人民医院
吴　霞　南通市第二人民医院
张　颖　扬州市妇幼保健院
张　俊　苏州市立医院
张婷婷　溧水区人民医院
陆业成　连云港市东方医院
陈建新　常熟市中医院
周运海　苏州市中医医院
孟丽华　无锡市中医医院
赵　志　苏州大学附属第一医院
赵月香　泰州市中医院
柳巧云　高淳人民医院
姜火军　苏州中西医结合医院
秦　霞　昆山市第一人民医院
夏静芳　江南大学附属医院
顾学明　江苏盛泽医院
钱进先　苏州市立医院(北区)
徐益明　无锡市第二人民医院
唐顺广　浦口区中心医院
黄丽娟　张家港市第一人民医院
储怡鑫　浦口区中心医院
曾大雄　苏州大学附属第一医院
谢　丹　昆山市中医医院
虞红兰　锡山人民医院
蔡　建　镇江市第一人民医院新区分院
蔡　勇　滨海县人民医院
端星星　溧水区人民医院
薛志平　扬州市第二人民医院

6. 江苏省援武汉第七医疗队

于吉友　丰县人民医院
王　英　江苏省人民医院
尤　勇　南京鼓楼医院
孔令娟　徐州市第一人民医院
朱俊岭　徐州市儿童医院
刘书来　新沂市人民医院
孙跃辉　高邮市人民医院
花侠玲　邳州市人民医院
李红艳　南京鼓楼医院
杨　刚　江苏省人民医院
吴晓燕　苏北人民医院
冷俊岭　扬州大学附属医院
宋　瑾　江苏省人民医院
张　明　南京鼓楼医院
张　敏　苏北人民医院
张华勇　南京鼓楼医院
陈　中　邳州市中医院
陈　群　江苏省人民医院
陈巧平　苏北人民医院
陈婧婧　南京鼓楼医院
邵祖婷　扬州市中医院
林志娟　扬州大学附属医院
罗　为　徐州市肿瘤医院
周宁人　江苏省人民医院
周媛苑　南京鼓楼医院
柏如静　南京鼓楼医院
俞惠萍　江苏省人民医院
秦　丹　徐州市康复医院
高春平　江苏省人民医院
陶亭亭　南京鼓楼医院
傅　蔚　江苏省人民医院
褚敏娟　江苏省人民医院
蔡君燕　扬州市妇幼保健院
潘寅兵　江苏省人民医院

7. 江苏省援武汉第八医疗队

王跃琴　　盐城市第一人民医院
田章萍　　亭湖区人民医院
成向进　　盐城市中医院
陆永安　　射阳县人民医院
武婷婷　　盐城市妇幼保健院
欧阳云磊　响水县人民医院
姜金龙　　阜宁县人民医院
葛新国　　盐城市第二人民医院

8. 江苏省援武汉第十一医疗队

王　祥　连云港市第四人民医院
李箕君　南京脑科医院

9. 国家中医医疗队(江苏)

万凌峰　江苏省中医院
杨　敏　南通市中医院
陈明祺　江苏省中医院
高　坤　江苏省中医院

10. 江苏省援武汉公共卫生队

姜荣明　昆山市疾病预防控制中心

11. 江苏省援武汉基层卫生队

符岱佳　建邺区南湖社区卫生服务中心

12. 江苏省援黄石医疗队

丁婧婧　南京医科大学附属逸夫医院
韦　佳　高邮市中医院
左靖芳　江苏省肿瘤医院
田月香　江苏省中西医结合医院
史志雪　江苏省中医院
吕　锋　兴化市人民医院
华　菲　苏州大学附属第一医院
刘平莉　徐州医科大学附属医院
阳　韬　镇江市第一人民医院
李传文　铜山区人民医院
李春华　连云港市第一人民医院
陈　念　江苏省人民医院
陈庆会　苏州大学附属儿童医院

赵　华　南通大学附属医院
赵重阳　盱眙县中医院
胡　冉　江苏省疾病预防控制中心
柏　静　大丰人民医院
秦悌芳　江苏省中西医结合医院
徐　剑　江苏省省级机关医院
黄玉民　扬州大学附属医院
黄利民　南通市第六人民医院
曹　琦　常州市第二人民医院
薛　媛　江苏省第二中医院

（三）第三批共306人（各队按姓氏笔画排序）

1. 江苏省援武汉第一医疗队

王　贺　徐州市第一人民医院
王凤凤　溧水区人民医院（中大医院溧水分院）
王志栋　徐州市中心医院
孔超萍　高淳人民医院
龙　丹　扬州大学附属医院
刘才冬　南京市第一医院
刘骊娟　南京鼓楼医院
许雯娇　宜兴市人民医院
苏成程　南通市中医院
杜永亮　徐州矿务集团总医院
李　振　徐州市肿瘤医院
李　赞　徐州市肿瘤医院
李如芝　南京医科大学第四附属医院
邹春芳　南京市第一医院
陈　伟　徐州市儿童医院
郑庆斌　扬州大学附属医院
顾新南　宜兴市人民医院
黄宝驹　江苏省第二中医院
曹　群　通州区人民医院
谢世雅　南京市江宁医院

2. 江苏省援武汉第二医疗队

丁宗励　淮安市第二人民医院
马红霞　仪征市人民医院
王　嵬　江苏省疾控中心
王　滢　苏州市立医院
王德耿　涟水县人民医院
毛正道　常州市第二人民医院
田小红　淮安市第二人民医院
闫廷赞　常州市第一人民医院
陆素英　常州市第一人民医院
周保纯　苏州大学附属第二医院
周锦桃　太仓市第一人民医院
赵　静　扬州市中医院
胡斯明　苏州市立医院
徐星星　淮安市中医院
黄建伟　武进人民医院
章梅妹　江苏盛泽医院
葛　辉　苏北人民医院
惠亮亮　淮安市第一人民医院

3. 江苏省援武汉第三医疗队

王　玉　扬中市人民医院
王　宁　江苏省医疗管理服务指导中心
任良湘　江苏省人民医院
刘　舒　东海县人民医院
严万里　盐城市第一人民医院
陈　辉　苏州大学附属第一医院
陈秋成　泗洪县人民医院
陈雪松　江苏省人民医院
邵向荣　扬州大学附属医院
孟庆亚　徐州医科大学附属医院
胡　竫　泰州市人民医院
胡伟伟　徐州医科大学附属医院
侯亚玲　南通大学附属医院
顾　俊　南通大学附属医院
章　璐　江苏省人民医院
颜春燕　盐城市第一人民医院

4. 江苏省援武汉第四医疗队

孙树欣　江苏省人民医院
李金海　江苏省人民医院
欧阳春　江苏省人民医院
姚　翠　江苏省人民医院

5. 江苏省援武汉第五医疗队

丁　辉　宜兴市人民医院
丁东亮　金坛区人民医院
于成功　南京鼓楼医院
于春雨　徐州市第一人民医院
王　欢　太仓市中医医院
王亚琴　六合区人民医院
王纪梅　高淳人民医院
王秋艳　苏州大学附属第一人民医院
王海翔　无锡市人民医院
王晶晶　淮安市妇幼保健院
方　晨　苏州大学附属第二医院
尹小竹　赣榆区中医院
史云奇　溧阳市人民医院
史俪婧　南京鼓楼医院
吉　祥　苏州大学附属第一医院
朱玉琴　六合区人民医院
朱远礼　无锡市锡山人民医院
任　婷　溧水区人民医院
华　吉　无锡市中医医院
刘　颖　南京市第一医院
刘名芳　南京医科大学附属逸夫医院
刘苏卿　苏州大学附属第一人民医院
许　珊　东海县人民医院
许尤玲　浦口区中心医院
许芳兰　苏州大学附属第二医院
孙立果　镇江市中西医结合医院
杜继元　徐州市中心医院
李　莉　苏州市第九人民医院

李　勤　常熟市第二人民医院
李　慧　泰州市中医院
李　慧　南京鼓楼医院
李红苗　建湖县人民医院
李敏敏　高淳人民医院
杨　志　金湖县人民医院
杨　挺　无锡市人民医院
杨　泉　姜堰中医院
余　强　苏州市立医院
闵志华　江南大学附属医院
宋丽丽　江苏盛泽医院
张　健　六合区人民医院
张　媛　南京市第一医院
张晓枫　江南大学附属医院
陆沈栋　常熟市第一人民医院
陆明雅　苏州市中医医院
陆嫔嫔　滨海县人民医院
陈　飞　江都区真武中心卫生院
邵　冰　常熟市中医院
金　一　昆山市中医医院
赵　乐　常州市第七人民医院
赵　琴　无锡市人民医院
赵志玲　南京鼓楼医院
赵春喜　南京鼓楼医院
查　白　高淳人民医院
俞敏娟　江阴市人民医院
施红娟　海门市人民医院
祝芳芳　灌南县第一人民医院
胥　跃　盐城市第三人民医院
秦　颖　苏州大学附属第一医院
敖　丹　溧水区人民医院
袁志萍　苏州市中西医结合医院
袁受涛　南京市第一医院
夏彩芬　张家港市第一人民医院
顾丽艳　太仓市第一人民医院
钱　斌　苏州大学附属第二医院
钱晓东　苏州大学附属第一医院
徐　佟　南京鼓楼医院
徐佳丽　苏州大学附属第一医院
徐星怡　苏州大学附属第一人民医院
徐桂冬　苏州市立医院
徐敏敏　淮安市洪泽区中医院
徐朝晖　如东县人民医院
徐德宇　苏州大学附属第一人民医院
奚柏剑　扬中市中医院
唐莫萍　扬州市口腔医院
黄文娟　泰州市中医院
黄智勇　如皋市人民医院
章文豪　南京市第一医院
董乔菁　江南大学附属医院
蒋　蕾　无锡市第二人民医院
程静娟　苏州科技城医院
舒　磊　南京医科大学附属逸夫医院
谢大昌　丰县人民医院
鲍　洁　无锡市第二人民医院
蔡　玲　南京市第一医院
阚小华　南京市第一医院
谭寅巍　丹阳市中医院
熊亚莉　南京鼓楼医院
滕　龙　浦口区中心医院
颜孝悦　溧水区人民医院
潘莹霞　无锡市第二人民医院
戴　轶　张家港市第一人民医院
戴　莲　南京市第一医院
戴雨薇　浦口区中心医院
戴国峰　高邮市中西医结合医院
戴楠楠　南京医科大学附属逸夫医院

6. 江苏省援武汉第七医疗队

王　昆　南京鼓楼医院
王　雁　江苏省人民医院
王　静　江苏省人民医院
王武盛　徐州市中心医院
王英杰　丰县人民医院
王昊飞　江苏省人民医院
王洪兵　江苏省人民医院浦口分院
王微微　徐州仁慈医院
毛玉琴　南京鼓楼医院
仇　婷　南京鼓楼医院
尹志强　江苏省人民医院
孔　辉　江苏省人民医院
孔炜伟　南京鼓楼医院
付逸超　南京鼓楼医院
冯庆钊　南京鼓楼医院
吉晓建　宝应县人民医院
吕成银　江苏省人民医院
朱　浩　南京鼓楼医院
朱一新　江苏省人民医院
朱丽华　苏北人民医院
庄文静　苏北人民医院
刘　莉　邳州市人民医院
刘　培　邳州市中医院
刘世江　江苏省人民医院
安晓燕　南京鼓楼医院
许万紫　南京鼓楼医院
许雪强　江苏省人民医院
孙　雯　苏北人民医院
孙　颖　扬州大学附属医院
纪　婕　江苏省人民医院
贡欢欢　江苏省人民医院
李　辉　贾汪区人民医院
李玉敏　扬州大学附属医院
李亚丽　徐州市中心医院

杨　旭　扬州大学附属医院
杨　芳　徐州市肿瘤医院
吴　军　江苏省人民医院
吴　超　南京鼓楼医院
邱　燾　扬州大学附属医院
佟艳飞　徐州矿务集团总医院
汪　珺　江苏省人民医院
沈　艳　江苏省人民医院
沈　琳　徐州市第一人民医院
张　闰　江苏省人民医院
张　涛　江苏省人民医院
张　馨　南京鼓楼医院
张二露　江苏省人民医院
张丽娟　新沂市人民医院
陆　熠　南京鼓楼医院
陈　晖　苏北人民医院
金　萍　南京鼓楼医院
郑绪梅　江苏省人民医院
赵　云　徐州市第一人民医院
赵　敏　苏北人民医院
赵　琪　南京鼓楼医院
郝红红　徐州市儿童医院
胡丹丹　扬州大学附属医院
胡德亮　江苏省人民医院
侯小锋　江苏省人民医院
俞砚喆　南京鼓楼医院
徐道亮　苏北人民医院
徐鹏飞　南京鼓楼医院
唐大川　新沂市人民医院
陶鹏飞　江苏省人民医院
黄　梅　江苏省人民医院
梅宏斌　苏北人民医院
曹柳兆　苏北人民医院
蒋楠茜　江苏省人民医院
焦　娇　南京鼓楼医院
曾智慧　江苏省人民医院
褚小朋　江都人民医院
熊一婷　苏北人民医院
黎红梅　贾汪区人民医院
戴翠梅　邳州市人民医院

7. 江苏省援武汉第八医疗队

王　正　盐城市第二人民医院
王　颖　盐城市第一人民医院
朱　宝　响水县人民医院
刘三峰　盐城市中医院
刘成林　东台市人民医院
孙煜然　亭湖区人民医院
李　蕾　盐城市妇幼保健院
李　璐　盐城市第三人民医院
吴大广　阜宁县人民医院
陆　卫　盐城市第一人民医院
陈　苏　阜宁县人民医院
陈豆豆　盐城市第一人民医院
陈林妹　射阳县人民医院
林凤芹　东台市人民医院
董傅燕　盐城市第一人民医院
蒋会琴　盐城市中医院
裴金盛　盐城市第三人民医院
戴　颖　盐城市第一人民医院

8. 国家中医医疗队(江苏)

白　琳　武进中医医院
孙庆霞　江苏省中医院
张园园　江苏省中医院
陆炜青　常州市中医医院
陈慧文　启东市中医院
高歌军　江苏省中医院
唐晨虎　南京市中西医结合医院
雷晓婷　江苏省中医院

9. 江苏省援武汉公共卫生队

洪　捷　江苏省疾病预防控制中心
康国栋　江苏省疾病预防控制中心
蒋云宇　泰州市疾病预防控制中心

10. 江苏省援武汉基层卫生队

殷向志　溧阳市社渚镇中心卫生院

11. 江苏省援黄石医疗队

卜　林　徐州医科大学附属医院
王　源　江苏省第二中医院
王福如　江苏省疾病预防控制中心
邓秀英　江苏省疾病预防控制中心
冯旰珠　南京医科大学第二附属医院
毕立清　江苏省人民医院
朱卫华　南通市肿瘤医院
朱伯金　海安市人民医院
仲崇俊　南通市第一人民医院
刘　清　常州市第二人民医院
刘春慧　南通市第一人民医院
刘腾飞　江苏省肿瘤医院
羊海峰　盱眙县人民医院
孙晓兰　南京医科大学附属逸夫医院
李　晔　扬州大学附属医院
李小民　连云港市第一人民医院
李明艳　南京医科大学第二附属医院
杨　奇　兴化市人民医院
杨　慧　句容市人民医院
张少华　南京市儿童医院
张佳佳　南通大学附属医院
陈　娇　南京医科大学附属逸夫医院
陈　勇　江苏省疾病预防控制中心
陈　燕　江苏省肿瘤医院
居　超　高邮市人民医院
赵大国　苏州大学附属第一医院
胡振奎　江苏大学附属医院

哈维超　南京医科大学第二附属医院
姚　欣　江苏省人民医院
夏　月　江苏省中西医结合医院
夏光进　大丰人民医院
高　伟　南京医科大学附属逸夫医院
郭宏卿　苏州大学附属儿童医院
席风贵　沛县人民医院
韩　涛　江苏省人民医院
程　志　南京医科大学第二附属医院
程科萍　东南大学附属中大医院
蔡崔春　江苏省省级机关医院
薛玉蕾　江苏省中医院

12. 江苏省援武汉心理援助队

王佳佳　徐州市东方人民医院
杜向东　苏州市广济医院
张玉梅　扬州五台山医院

13. 江苏省援武汉重症护理队

任　杰　江阴市中医医院
吴　樱　徐州市中心医院

14. 国家医疗救援队队员

杨　晨　苏北人民医院
谢剑锋　东南大学附属中大医院

15. 援武汉科研攻关组

朱凤才　江苏省疾病预防控制中心

16. 国家肺移植救治医疗组

陈静瑜　无锡市人民医院
胡春晓　无锡市人民医院

三、新冠肺炎疫情防控“嘉奖”名单

(一)共 2125 人(各队按姓氏笔画排序)

1. 江苏省援武汉第一医疗队

王　云　无锡市人民医院
王　兰　江苏省中西医结合医院
王　丽　南通市第一人民医院
王　娟　溧水区中医院
王　笠　江苏大学附属医院
王　辉　徐州市妇幼保健院
王　鹏　南通市第一人民医院
王　磊　江南大学附属医院
王南南　徐州市妇幼保健院
井　权　徐州市中医院
韦　青　扬州大学附属医院
卞翠琴　南通市中医院
左美云　海安市人民医院
卢爱明　江苏省中医院
匡　敏　无锡市中医医院
成　威　江苏省第二中医院
吕成伟　徐州市第一人民医院
吕晓静　江苏省中医院
朱　平　南京医科大学附属逸夫医院
朱小涵　江苏省中医院
朱云鸿　江苏省中西医结合医院
朱成华　南京医科大学第二附属医院
朱旭涛　宜兴市中医医院
朱美玲　南京医科大学附属逸夫医院
伏蜜蜜　徐州市康复医院
庄丽燕　江南大学附属医院
刘　芳　南京市江宁医院
刘　丽　江苏省中西医结合医院
刘　奇　宜兴市人民医院
刘　敏　南京医科大学附属逸夫医院
刘　辉　溧水区人民医院
刘向阳　徐州市肿瘤医院
安　华　锡山人民医院
许思瑶　扬州大学附属医院
孙　芹　无锡市第二人民医院
孙志伟　江苏大学附属医院
孙金花　高淳人民医院
孙春选　江苏省第二中医院
花　蕊　如皋市人民医院
严秀芳　南京医科大学附属逸夫医院
杜　咪　南京市中医院
李　娟　江阴市人民医院
李　晴　徐州市中医院
李　静　南京医科大学第二附属医院
李宗育　中大医院江北院区
李彦玲　江苏省第二中医院
李晓梅　徐州矿务集团总医院
杨卫东　徐州仁慈医院
杨永刚　南京市中医院
杨牡丹　江南大学附属医院
杨秋悦　溧水区人民医院
杨慎玲　宜兴市人民医院
吴　钧　南京脑科医院
吴　燕　浦口区中医院
吴天姿　扬州大学附属医院
汪蔷薇　高淳人民医院
宋德胤　南京市中医院
张　扬　扬州大学附属医院
张　年　徐州矿务集团总医院
张　娟　徐州市肿瘤医院
张　雪　徐州市肿瘤医院
张　烽　江南大学附属医院
张子龙　通州区人民医院
张方园　浦口区中心医院
张双圆　南京医科大学附属逸夫医院
张巧云　南京医科大学第四附属医院
张建国　江苏大学附属医院
张艳红　江苏大学附属医院
张海东　江苏省中医院
张婷焱　海安市人民医院
陆雪琴　南通市第一人民医院
陈　浩　江苏省中西医结合医院

陈久栋 南京市第一医院
邵龙刚 江苏省第二中医院
苗 晓 徐州市儿童医院
明蕾蕾 通州区人民医院
季冬梅 江苏大学附属医院
金秋芬 南通市中医院
周玲华 海安市人民医院
周晓兰 通州区人民医院
房 娜 徐州市第一人民医院
房学祥 六合区人民医院
胡星星 江苏省中西医结合医院
柯章敏 南京市江宁医院
侯红艳 浦口区中心医院
闾小勇 南通市第一人民医院
姜 海 海安市人民医院
洪美琳 如皋市人民医院
宣东亚 通州区人民医院
费 国 江南大学附属医院
秦 湧 南京医科大学第二附属医院
秦艳萍 溧水区人民医院
贾 燕 宜兴市人民医院
顾 斌 江阴市人民医院
钱 静 南京鼓楼医院
徐俊杨 徐州矿务集团第二医院
高 燕 南京医科大学第二附属医院
郭春辉 江阴市人民医院
桑 蕊 无锡市第二人民医院
桑智慧 南通市第一人民医院
黄 杰 南通市中医院
黄苗苗 徐州矿务集团总医院
曹 凯 无锡市人民医院
渠方方 徐州矿务集团总医院
梁 璇 徐州市中心医院
蒋 华 江苏省中医院
蒋 丽 南通市中医院
蒋烨烨 通州区人民医院
程阳升 南京市中西医结合医院
程浩然 江南大学附属医院
廉海容 江南大学附属医院
蔡仁田 南京市第一医院
潘静婉 江阴市人民医院
薛 丽 南通市肿瘤医院
戴飞飞 徐州市矿务集团总医院
魏 淼 徐州市儿童医院
瞿 留 南通市中医院

2. 江苏省援武汉第二医疗队

万 颖 宝应县人民医院
马 娜 宝应县人民医院
马丽婷 淮安市中医院
王 苑 仪征市人民医院
王 涛 常州市肿瘤医院
王红梅 高邮市中医医院
王言颂 太仓市中医医院
王洁茹 常州市中医医院
王雅萍 苏州市第九人民医院
王舒亚 常州市第二人民医院
邓天星 苏州大学附属第二医院
史妍妍 淮安市第一人民医院
付 鹏 淮安市第一人民医院
冯 赟 常州市第一人民医院
圣 奎 高邮市人民医院
成 璇 高邮市中医医院
吕宝林 高邮市人民医院
朱亚军 张家港市中医医院
朱红林 太仓市中医医院
庄晓冰 常州市第一人民医院
刘 健 苏州市立医院
刘 璇 常熟市第一人民医院
刘淼波 武进人民医院
汤佳美 扬州市中医院
祁 琦 淮安市中医院
孙 伟 江都人民医院
孙 兵 淮安市第一人民医院
孙艳虹 常州市中医医院
严正平 张家港市中医医院
李 平 高邮市中医医院
李 刚 淮安市第二人民医院
李旭然 淮安市第一人民医院
李路生 昆山市中医院
杨 益 武进人民医院
杨旭蓓 常州市中医医院
杨荣芳 常州市第二人民医院
吴 恬 江苏省苏州市立医院
沈雪寅 仪征市人民医院
张 钰 苏州大学附属第一医院
张 琍 武进人民医院
张 睿 苏州市立医院
张亚洲 高邮市人民医院
张先进 淮安市第二人民医院
张传羽 常州市第二人民医院
张明燕 常熟市中医院
张婷婷 苏州市第九人民医院
陆勇峰 苏州市立医院
陈 叶 常州市第一人民医院
陈 超 淮安市肿瘤医院
陈 静 扬州市中医院
陈凯伦 太仓市第一人民医院
罗鑫倩 常州市中医医院
竺婷婷 高邮市人民医院
周 琴 江苏盛泽医院
周 童 苏州大学附属第二医院
周范兵 张家港市中医医院

周晓晨　苏州大学附属第二医院
孟　芹　淮安市肿瘤医院
赵成林　常州市第一人民医院
赵志坤　淮安市第二人民医院
胡　娟　昆山市第一人民医院
柏珺珺　宝应县人民医院
段光军　昆山市第一人民医院
俞建峰　常州市第二人民医院
姜　琳　扬州市中医院
洪利娟　涟水县人民医院
姚　会　盱眙县人民医院
袁　华　昆山市第一人民医院
袁　涛　常州市肿瘤医院
袁良才　苏北人民医院
顾　娇　昆山市第一人民医院
顾　雪　江都人民医院
顾玲玲　淮安市第二人民医院
顾美娜　涟水县人民医院
顾晓雯　太仓市第一人民医院
钱静兰　常州市中医医院
徐永谦　武进人民医院
徐春建　淮安市第二人民医院
徐晓佳　常熟市中医院
栾　诚　苏州市立医院
高婷曦　常州市第二人民医院
唐　钰　张家港市中医医院
黄国赟　扬州市中医院
黄侠侠　张家港市第一人民医院
梅高鹏　苏州市立医院
戚　明　盱眙县人民医院
龚　健　常熟市中医院
龚陈伟　苏州市立医院
梁梅兰　昆山市第一人民医院
葛小青　昆山市第一人民医院
葛慕莲　淮安市第一人民医院
董　露　高邮市人民医院
蒋　敏　淮安市肿瘤医院
蒋心怡　武进人民医院
蒋梦佳　常熟市第一人民医院
韩　信　苏州大学附属第二医院
谢　琴　仪征市人民医院
霍仁超　苏州市立医院
戴　莹　淮安市肿瘤医院
3. 江苏省援武汉第三医疗队
丁　亮　南通大学附属医院
丁　瑶　盐城市第一人民医院
丁莉莉　宿迁市第一人民医院
王　玮　盐城市第一人民医院
王　娟　沭阳县仁慈医院
王　晶　泰州市人民医院
王迎东　赣榆区人民医院
王梦兰　苏州大学附属第一医院
王梦萍　泰州市人民医院
王媛媛　灌南县第一人民医院
仇嘉诚　泰州市人民医院
尹　蒙　宿迁市第一人民医院
左亚玲　泰州市人民医院
石　莹　东海县中医院
田凌云　泰州市人民医院
朱志红　南通大学附属医院
朱玮晔　扬中市人民医院
乔凌云　灌云县人民医院
伏竟松　镇江市第一人民医院新区分院
任　静　泗阳县人民医院
刘　静　盐城市第一人民医院
刘　瑾　盐城市第一人民医院
刘子禹　镇江市第四人民医院
刘少华　江苏省人民医院
刘宁利　镇江市第一人民医院
刘晓庆　泗阳县中医院
关　甜　盐城市第一人民医院
孙　丹　泰州市人民医院
孙　科　丹阳市人民医院
孙　敏　盐城市第一人民医院
孙克艳　东海县人民医院
孙宝迪　南京医科大学附属逸夫医院
苏　楠　苏州大学附属第一医院
李　艳　灌云县中医院
李　鑫　丹阳市人民医院
李莎莎　灌云县中医院
李娟娟　扬州大学附属医院
李梦影　盐城市第一人民医院
杨　晨　泰州市人民医院
杨茗岚　宿迁市第一人民医院
杨轶涵　盐城市第一人民医院
邱玉玉　泰州市人民医院
冷惠阳　丹阳市第三人民医院
汪　洁　赣榆区人民医院
张　立　东南大学附属中大医院
张　荣　宿迁市第一人民医院
张　娟　徐州医科大学附属医院
张　蓉　泰州市人民医院
张文龙　徐州医科大学附属医院
张叶楠　南通大学附属医院
张春兰　灌南县第一人民医院
陆　菊　宿迁市第一人民医院
陆　舒　南通大学附属医院
邵　峰　泰州市人民医院
郑智宙　东南大学附属中大医院
赵宁玲　盐城市第一人民医院
赵甜甜　句容市人民医院
秦　娇　句容市人民医院

袁　园　盐城市第一人民医院
袁欣羽　苏州大学附属第一医院
夏晓芳　沭阳协和医院
顾保娣　盐城市第一人民医院
钱晓冬　苏州大学附属第一医院
钱静娟　宿迁市第一人民医院
倪萍萍　宿迁市第一人民医院
徐　磊　徐州医科大学附属医院
徐林楠　赣榆区人民医院
殷慧慧　句容市人民医院
凌　蓉　丹徒区人民医院
高　伟　中大医院
唐　杰　泰州市人民医院
陶华奎　镇江市第四人民医院
黄　康　徐州医科大学附属医院
黄杰玉　东海县人民医院
梅　琼　江苏大学附属医院
梅　震　江苏省肿瘤医院
曹　力　宿迁市第一人民医院
戚文洁　镇江市第一人民医院
董蓉蓉　盐城市第一人民医院
詹丽丽　赣榆区人民医院
蔡　伟　泰州市人民医院
蔡亚红　盐城市第一人民医院
蔡英辉　苏州大学附属第一医院
臧雨晴　泗洪县分金亭医院
樊金昌　灌南县第一人民医院
魏峪清　泰州市人民医院

4. 江苏省援武汉第四医疗队

王　蕾　江苏省人民医院
王兆露　江苏省人民医院
王梦兰　江苏省人民医院
尤明干　江苏省人民医院
申秀红　江苏省人民医院
刘　鲲　江苏省人民医院
刘立轩　江苏省人民医院
许晓泉　江苏省人民医院
李　勇　江苏省人民医院
李　爽　江苏省人民医院
李　晨　江苏省人民医院
张云云　江苏省人民医院
张海伟　江苏省人民医院
陆　真　江苏省人民医院
陈　波　江苏省人民医院
陈云凤　江苏省人民医院
陈欢欢　江苏省人民医院
陈海峰　江苏省人民医院
周婷婷　江苏省人民医院
赵珊珊　江苏省人民医院
秦　朗　江苏省人民医院
顾中盛　江苏省人民医院
高　松　江苏省人民医院
陶　麟　江苏省人民医院
黄明勇　江苏省人民医院
章文娟　江苏省人民医院
葛经武　江苏省人民医院

5. 江苏省援武汉第五医疗队

丁　晓　无锡市第二人民医院
丁　倩　溧水区人民医院
丁江涛　南通市第二人民医院
丁志鹏　江宁区医院
丁思思　泰州市中医院
丁禹夫　无锡市中医医院
丁晓燕　张家港市中医医院
卜　锐　涟水县中医院
万　娟　南京鼓楼医院
万元静　浦口区中心医院
马　飞　昆山市第一人民医院
马　青　浦口区中心医院
马　杰　苏州市立医院
马　馨　锡山人民医院
王　云　南京市第一医院
王　丹　邳州市人民医院
王　江　南京鼓楼医院
王　芹　江苏盛泽医院
王　坤　邗江区汉河社区卫生服务中心
王　杰　南京鼓楼医院
王　岩　赣榆区中医院
王　岩　南京鼓楼医院
王　玲　锡山人民医院
王　峙　苏州大学附属第二医院
王　烨　张家港市第一人民医院
王　菁　南京市第一医院
王　菁　苏州市第九人民医院
王　琪　金坛区中医医院
王　琦　江南大学附属医院
王　辉　溧水区人民医院
王　犇　徐州市中心医院
王　蓓　溧阳市人民医院
王　颖　溧水区人民医院
王　瑶　常熟市第一人民医院
王　稳　张家港市第一人民医院
王　慧　高邮市送桥中心卫生院
王　蕾　常州市肿瘤医院
王　璐　泰州市中医院
王　霞　苏州市第九人民医院
王　露　溧水区人民医院
王大玉　南京鼓楼医院
王丹蕾　南京市第一医院
王文慧　建湖县人民医院
王双欢　宜兴市人民医院
王玉意　无锡市人民医院

王田燕　昆山市第一人民医院
王冬娇　张家港市第一人民医院
王亚会　涟水县中医院
王纪银　建湖县人民医院
王志骏　常州市儿童医院
王君磊　昆山市第一人民医院
王雨涛　姜堰中医院
王金菊　常熟市第二人民医院
王胤雯　锡山人民医院
王素梅　姜堰中医院
王莹莹　江苏盛泽医院
王晓森　六合区人民医院
王晓燕　太仓市中医医院
王凌逸　江南大学附属医院
王雪芹　苏州市立医院
王雪妹　无锡市人民医院
王晨飞　六合区人民医院
王蔚萍　南京市第一医院
王霏霏　滨海县人民医院
韦　锋　南京医科大学附属逸夫医院
尤　洁　江南大学附属医院
毛　玮　宜兴市人民医院
毛韦文　常州市第七人民医院
毛金燕　泰州市中医院
卞红红　溧水区人民医院
方　啸　南京市第一医院
方海燕　江阴市中医院
方薛雯　太仓市中医医院
尹卫琴　姜堰中医院
尹肖祥　苏州市立医院
尹玲玲　六合区人民医院
孔燕燕　高淳人民医院
邓　净　南京市第一医院
邓莹歌　常熟市中医院
古　彦　南京市第一医院
石婷婷　南京鼓楼医院
卢　冰　昆山市第一人民医院
卢　芸　无锡市中医医院
卢　玲　六合区人民医院
卢慕菊　张家港市第一人民医院
帅小兰　江都区滨江人民医院
叶　珣　苏州市立医院
叶　静　江阴市人民医院
叶风华　常熟市第一人民医院
叶丽敏　宜兴市中医医院
叶青青　如东县人民医院
叶晓丽　溧水区人民医院
叶倩男　六合区人民医院
申晶莺　泰州市中医院
田　英　扬中市人民医院
田书琴　高淳人民医院
史　雯　高淳人民医院
史园园　徐州市中心医院
史建平　江南大学附属医院
史娇丽　无锡市中医医院
史湘琳　丰县人民医院
付勇超　南京医科大附属逸夫医院
代玉平　浦口区中心医院
白丽萍　六合区人民医院
白明月　无锡市第二人民医院
包华成　句容市人民医院
包萍萍　六合区人民医院
冯　青　苏州市第九人民医院
冯丹丹　南京医科大学附属逸夫医院
冯亚萍　太仓市中医医院
兰月敏　苏州大学附属第二医院
邢　玲　高淳人民医院
邢建东　高淳人民医院
吉　婷　苏州市立医院
吉佳慧　常熟市中医院
吉海宁　金湖县中医院
成丽华　滨海县人民医院
吕　红　南京市第一医院
吕　肖　无锡市人民医院
朱　丹　锡山人民医院
朱　玉　建湖县人民医院
朱　乐　南京市第一医院
朱　红　无锡市人民医院
朱　妍　无锡市第二人民医院
朱　莱　江苏大学附属昆山市第一人民医院
朱　晔　无锡市第二人民医院
朱　影　灌南县第一人民医院
朱　魏　南京鼓楼医院
朱凤娟　江苏盛泽医院
朱发勇　盱眙县人民医院
朱阳阳　高淳人民医院
朱盼盼　张家港市第一人民医院
朱秋籽　邳州市人民医院
朱晓沁　张家港市第一人民医院
朱跃红　常熟市第二人民医院
朱琳娜　江阴市中医院
朱德梅　洪泽区中医院
乔　静　丹徒区人民医院
乔积民　南京市第一医院
伍宇婷　苏州市立医院东区
仲芬芳　江苏盛泽医院
仲昭金　新沂市人民医院
仲蓉蓉　南京市第一医院
任一美　启东市人民医院
任重远　溧水区人民医院
华　茜　武进中医医院
向清茹　南京医科大学附属逸夫医院

庄　珍　丹阳市云阳人民医院
庄小莉　南京鼓楼医院
刘　飞　六合区人民医院
刘　月　姜堰中医院
刘　江　张家港市第一人民医院
刘　丽　如皋市人民医院
刘　佳　南京市第一医院
刘　玲　徐州市第一人民医院
刘　艳　苏州中西医结合医院
刘　莹　苏州大学附属第二医院
刘　婷　太仓市第一人民医院
刘小丽　溧水区人民医院
刘见芸　浦口区中心医院
刘仁红　太仓市第一人民医院
刘安琪　淮阴区妇幼保健院
刘建芳　昆山市第一人民医院
刘姗姗　赣榆区中医院
刘秋兰　苏州市第九人民医院
刘莎莎　六合区人民医院
刘晓东　南京市第一医院
刘梦月　江南大学附属医院
刘婧婧　溧水区人民医院
刘晶晶　浦口区中心医院
闫　霜　邳州市人民医院
关宏磊　苏州市中西医结合医院
江雨璐　南京鼓楼医院
汤　壮　南京鼓楼医院
汤　倩　镇江市第一人民医院新区分院
汤亚茹　南京医科大学附属逸夫医院
汤建伟　溧阳市人民医院
汤铭阁　宜兴市人民医院
祁佳丽　苏州大学附属第二医院
祁桂苗　溧水区人民医院
许　莎　昆山市第一人民医院
许　旋　灌南县第一人民医院
许　超　宜兴市人民医院
许　博　徐州市第一人民医院
许文锦　南京鼓楼医院
许家豪　六合区人民医院
孙　卫　南通市第二人民医院
孙　芳　洪泽区人民医院
孙　磊　宜兴市人民医院
孙加奎　南京市第一医院
孙竹青　昆山市第一人民医院
孙晨晨　广陵区李典镇中心卫生院
纪寸草　镇江市中西医结合医院
苏唯一　太仓市中医医院
杜　雯　溧水区人民医院
杜雨婷　南京市第一医院
杜蓓华　启东市人民医院
杜鹏飞　江南大学附属医院
巫章娟　句容市石狮社区卫生服务中心
李　丹　丰县人民医院
李　丹　浦口区中心医院
李　贞　六合区人民医院
李　杨　江阴市人民医院
李　青　盐城市第三人民医院
李　威　泰州市中医院
李　莹　六合区人民医院
李　晖　苏州大学附属第二医院
李　梅　六合区人民医院
李　曼　南京市第一医院
李　敏　高淳人民医院
李　琴　高淳人民医院
李　锋　太仓市第一人民医院
李　婷　溧水区人民医院
李　静　常州市妇幼保健院
李　漪　常熟市中医院
李　慧　高淳人民医院
李　慧　太仓市第一人民医院
李文飞　滨海县人民医院
李亚萍　南京鼓楼医院
李伟豪　浦口区中心医院
李安琪　浦口区中心医院
李红生　连云港市第一人民医院
李青青　如东县人民医院
李国云　昆山市第一人民医院
李金金　浦口区中心医院
李宝川　仪征市真州镇胥浦社区卫生服务中心
李建秋　昆山市中医医院
李建理　高淳人民医院
李晓梅　南京市第一医院
李雪冰　无锡市人民医院
李雪松　太仓市中医医院
李淑芳　昆山第一人民医院
李晶晶　溧水区人民医院
李燕兰　苏州市中医医院
杨　芳　泰州市中医院
杨　洁　溧阳市中医医院
杨　洁　苏州市第九人民医院
杨　润　昆山市第一人民医院
杨　娟　南京鼓楼医院
杨　康　苏州市立医院
杨　清　无锡市人民医院
杨　琴　苏州市第九人民医院
杨　静　六合区人民医院
杨　慧　仪征市真州镇社区卫生服务中心
杨中英　高淳人民医院
杨文芬　南京鼓楼医院
杨叶萍　高淳人民医院
杨贤君　太仓市第一人民医院
杨国凤　溧水区人民医院

杨婷婷　南京鼓楼医院
杨燕初　常州市肿瘤医院
时玉璇　灌南县第一人民医院
吴　冬　六合区人民医院
吴　波　苏州市立医院
吴　娇　常熟市第一人民医院
吴　婷　金湖县人民医院
吴　婷　南京鼓楼医院
吴卫华　南京鼓楼医院
吴东梅　六合区人民医院
吴成婷　溧水区人民医院
吴洵瑜　溧水区人民医院
吴莉琴　无锡市中医医院
吴倩倩　东海县人民医院
吴爱梅　江南大学附属医院
吴静文　苏州市中西医结合医院
何　青　昆山市第一人民医院
何　耀　连云港市第二人民医院
何丹燕　苏州中西医结合医院
何丽慧　张家港市第一人民医院
何洋洋　新沂市人民医院
余　莉　宜兴市人民医院
余　慧　南京医科大学附属逸夫医院
余天驰　南京医科大学附属逸夫医院
余秋里　如皋市人民医院
狄恒丹　南京鼓楼医院
邹　平　邳州市人民医院
邹　磊　南京市第一医院
邹小兰　无锡市人民医院
邹王军　江苏盛泽医院
邹丽婷　江南大学附属医院
闵文珺　太仓市第一人民医院
汪　翔　徐州市第一人民医院
汪礼月　邗江区方巷中心卫生院
汪红月　苏州市立医院
汪志兵　南京市第一医院
汪思敏　浦口区中心医院
汪甜甜　南京医科大学附属逸夫医院
汪静波　苏州市第九人民医院
沈　龙　张家港市第一人民医院
沈　华　南京市第一医院
沈　灿　苏州市中医医院
沈　基　江阴市人民医院
沈　婷　昆山市第一人民医院
沈　燕　江苏盛泽医院
沈　燕　苏州市第九人民医院
沈冰清　太仓市中医医院
沈丽丽　建湖县人民医院
沈含美　溧阳市中医医院
沈金菊　宜兴市人民医院
沈洪菊　海门市人民医院
沈家辉　苏州市第九人民医院
沈家豪　昆山市中医医院
宋丹丹　南京市第一医院
宋厚梅　江南大学附属医院
宋美云　姜堰中医医院
宋继东　镇江市妇幼保健院
张　云　南京鼓楼医院
张　云　张家港市中医医院
张　庆　高淳人民医院
张　齐　六合区人民医院
张　丽　南京医科大学附属逸夫医院
张　丽　宝应中医医院
张　洁　昆山市第一人民医院
张　艳　南京市第一医院
张　莉　邳州市人民医院
张　莹　高淳人民医院
张　峰　镇江市第一人民医院新区分院
张　钰　无锡市人民医院
张　倩　海门市人民医院
张　卿　无锡市锡山人民医院
张　娟　南京市第一医院
张　萌　苏州大学附属第二医院
张　铭　张家港市中医医院
张　敏　高淳人民医院
张　婧　六合区人民医院
张　琴　太仓市第一人民医院
张　琳　建湖县人民医院
张　颖　苏州市中医医院
张　静　无锡市第二人民医院
张　黎　张家港市第一人民医院
张　鑫　洪泽区人民医院
张少利　邳州市人民医院
张文龙　无锡市第二人民医院
张玉娟　南京医科大学附属逸夫医院
张古方　句容市人民医院
张弘韬　镇江市精神卫生中心
张华敏　江南大学附属医院
张安惠　南京鼓楼医院
张欢欢　溧水区人民医院
张远尚　昆山市中医医院
张志俊　溧阳市人民医院
张丽慧　昆山市第一人民医院
张园英　宜兴市中医医院
张利娟　东海县人民医院
张利敏　无锡市人民医院
张启兵　溧水区人民医院
张译丹　常熟市第二人民医院
张雨微　溧水区人民医院
张国怡　常熟市第一人民医院
张国新　南京市第一医院
张朋磊　新沂市人民医院

张建生　盐城市第三人民医院
张荆晓　徐州市第一人民医院
张轶俊　苏州市中医医院
张秋平　常熟市第二人民医院
张秋岩　南京市第一医院
张俊月　仪征市大仪中心卫生院
张胥磊　高淳人民医院
张晓燕　南通市第二人民医院
张菲菲　丹阳市妇幼保健院
张彩宏　新沂市人民医院
张琦婉　南京市第一医院
张晶晶　镇江市第一人民医院
张蓓蓓　如皋市人民医院
张蒙蒙　南京鼓楼医院
张滨洋　高淳人民医院
张慧娟　赣榆区人民医院
张露艳　苏州市第九人民医院
陆　清　太仓市第一人民医院
陆　露　浦口区中心医院
陆叶倩　昆山市第一人民医院
陆芳静　江苏盛泽医院
陆艳华　江苏盛泽医院
陆海林　江南大学附属医院
陆晶晶　金湖县人民医院
陆蕴樱　太仓市中医医院
陈　风　盱眙县人民医院
陈　丹　常熟市中医院
陈　宁　滨海县人民医院
陈　旭　建湖县人民医院
陈　阳　太仓市第一人民医院
陈　佳　锡山人民医院
陈　波　太仓市中医医院
陈　俊　常州市第七人民医院
陈　剑　金坛区中医医院
陈　艳　昆山第一人民医院
陈　圆　太仓市第一人民医院
陈　倩　浦口区中心医院
陈　琳　太仓市第一人民医院
陈　慧　姜堰中医院
陈　燕　六合区人民医院
陈月琴　高淳人民医院
陈玉丹　盐城市第三人民医院
陈冬梅　洪泽区中医院
陈立娟　南京医科大学附属逸夫医院
陈安妮　浦口区中心医院
陈安琪　江南大学附属医院
陈丽佳　如皋市人民医院
陈建培　昆山市第一人民医院
陈玲玲　高淳人民医院
陈洪广　盐城市第三人民医院
陈雁翎　丹徒区人民医院
陈智堃　高淳人民医院
陈静静　南京医科大学附属逸夫医院
陈慧梁　高淳人民医院
邵明月　溧水区人民医院
邵思钰　如东县人民医院
邵秋红　宜兴市人民医院
邵菊香　张家港市第一人民医院
苗　丽　洪泽区人民医院
范　杰　海门市人民医院
范春亚　江阴市人民医院
范春艳　无锡市中医医院
范菁菁　江苏盛泽医院
范晶晶　南京市第一医院
林　梦　金坛区人民医院
林　照　南京市江宁医院
林双静　六合区人民医院
林贵宇　六合区人民医院
林媛媛　灌云县人民医院
杭　萍　邗江区西区新城社区卫生服务中心
杭剑龙　昆山市中医医院
郁　丹　无锡市中医医院
国思雨　锡山人民医院
易　毅　无锡市第二人民医院
罗　谦　溧水区人民医院
罗开萍　高淳人民医院
季　华　南京医科大学附属逸夫医院
季　怡　太仓市第一人民医院
金　雪　滨海县人民医院
金晓洁　常熟市中医院
金爱涓　南京鼓楼医院
金晨华　江阴市人民医院
周　云　高淳人民医院
周　方　高淳人民医院
周　玲　金坛区人民医院
周　茹　江南大学附属医院
周　莉　高淳人民医院
周　峰　南京市第一医院
周　涛　南京市第一医院
周　敏　金湖中医院
周　敏　苏州市第九人民医院
周　晴　江南大学附属医院
周　楚　张家港市中医医院
周　静　无锡市第二人民医院
周　漪　常熟市第二人民医院
周　赟　太仓市第一人民医院
周　鑫　金坛区人民医院
周玉清　江南大学附属医院
周丽华　宜兴市中医医院
周国平　高淳人民医院
周金红　苏州市立医院
周春香　溧水区人民医院

周春娅　南京医科大学附属逸夫医院
周思莹　徐州市中心医院
周倩华　泰州市中医院
周徐春　张家港市中医医院
周海芹　张家港市中医医院
周海燕　苏州大学附属第二医院
周海燕　昆山市第一人民医院
周婷婷　浦口区中心医院
周路阳　南京鼓楼医院
於　华　泰州市中医院
於惠芬　昆山市中医医院
郑　林　苏州市第九人民医院
郑　雁　江南大学附属医院
郑江南　苏州市第九人民医院
居香名　建湖县人民医院
孟　海　滨海县人民医院
孟　雅　武进中医医院
孟元元　姜堰中医院
孟德芳　江南大学附属医院
赵　川　昆山市中医医院
赵　粪　张家港市第一人民医院
赵　星　溧水区人民医院
赵　娟　丹阳市妇幼保健院
赵　萍　镇江市第四人民医院
赵　璨　南京医科大学附属逸夫医院
赵永巧　建湖县人民医院
赵亚敏　高淳人民医院
赵华清　浦口区中心医院
赵邱霞　张家港市第一人民医院
赵启林　宝应县氾水镇中心卫生院
赵诗怡　常熟市中医院
赵春红　六合区人民医院
赵柳华　苏州市第九人民医院
赵顺叶　苏州大学附属第二医院
赵益槽　南京市第一医院
赵毅飞　无锡市中医医院
胡　飞　浦口区中心医院
胡　玥　溧水区人民医院
胡　茜　南京医科大学附属逸夫医院
胡玉姣　浦口区中心医院
胡守震　浦口区中心医院
胡美露　金湖县中医院
胡晓晗　无锡市第二人民医院
柯　俊　江苏盛泽医院
柯莹莹　宜兴市人民医院
查翔远　南京市江宁医院
柏倩雯　苏州市中医医院
柳　敏　南京市第一医院
钟　姝　建湖县人民医院
钟静艳　常熟市中医院
段雅妮　昆山市中医医院
侯有婷　浦口区中心医院
侯淑洁　淮安市淮阴医院
侯婷婷　东海县人民医院
侯慕蓉　常熟市第二人民医院
俞　蓉　泰州市姜堰中医院
施冬冬　无锡市锡山人民医院
施晓青　苏州市第九人民医院
施海燕　广陵区沙头社区卫生服务中心
姜　月　仪征市大仪中心卫生院
姜　闯　江苏盛泽医院
姜　洁　南京医科大学附属逸夫医院
姜秋萍　昆山市第一人民医院
姜燕萍　镇江市第四人民医院
洪雅妍　六合区人民医院
费　扬　无锡市第二人民医院
姚　芳　江阴市人民医院
姚　岚　苏州市中西医结合医院
姚　佳　太仓市中医医院
姚婉君　南京鼓楼医院
姚裕亭　张家港市中医医院
贺龙云　太仓市第一人民医院
骆春苗　溧水区人民医院
骆继业　连云港市第一人民医院
秦　艳　苏州大学附属第二医院
秦天华　南京鼓楼医院
秦玉娇　太仓市中医医院
袁　庆　泰州市中医医院
袁　玥　淮安市淮阴医院
袁　彬　盐城市第三人民医院
袁　婷　宜兴市中医医院
袁　翠　金坛区人民医院
袁祖亮　南京市第一医院
袁晨琳　镇江市精神卫生中心
耿玉欣　南京鼓楼医院
聂国祥　无锡市第二人民医院
桂　静　无锡市第二人民医院
贾小辉　南通市第二人民医院
贾春红　泰州中医院
夏　莹　南京鼓楼医院
夏　添　六合区人民医院
夏辰露　六合区人民医院
顾　轶　张家港市第一人民医院
顾　洁　新沂市人民医院
顾云云　淮阴区妇幼保健院
顾玉玉　浦口区中心医院
顾叶华　启东市人民医院
顾纪红　邗江公道中心卫生院
顾丽丹　常熟市第一人民医院
顾祖佳　浦口区中心医院
顾晓青　江阴市中医院
顾晓霞　昆山市第一人民医院

顾海虹　张家港市第一人民医院
顾溶倩　太仓市中医医院
钱　平　太仓市第一人民医院
钱　进　丰县人民医院
钱　芸　张家港市第一人民医院
钱　来　南京鼓楼医院
钱　琪　张家港市第一人民医院
钱　愉　常熟市第二人民医院
钱　新　张家港市中医医院
钱明月　连云港市第二人民医院
钱映晨　太仓市中医医院
钱莹莹　南京鼓楼医院
钱雅君　南京鼓楼医院
钱楚君　常熟市第二人民医院
钱静芳　江苏盛泽医院
倪健花　启东市人民医院
徐　飞　涟水县人民医院
徐　华　南京医科大学附属逸夫医院
徐　庆　浦口区中心医院
徐　佳　南京鼓楼医院
徐　虹　江南大学附属医院
徐　香　宜兴市中医医院
徐　俊　海门市人民医院
徐　秦　泰州市姜堰中医医院
徐　梅　盐城市第三人民医院
徐　蓓　张家港市中医医院
徐　霞　如皋市人民医院
徐一鸣　南京市第一医院
徐卫国　昆山市中医医院
徐世凤　六合区人民医院
徐礼白　涟水县中医院
徐庆庆　南京鼓楼医院
徐英平　溧水区人民医院
徐春明　张家港市第一人民医院
徐树平　丹阳市人民医院
徐贻芬　宝应县曹甸镇中心卫生院
徐保俊　灌云县人民医院
徐艳云　滨海县人民医院
徐晓敏　南京市第一医院
徐海玲　太仓市中医医院
徐雪云　丰县人民医院
徐曼玉　苏州市第九人民医院
徐婷婷　姜堰中医院
徐婷婷　洪泽区人民医院
徐燕玲　无锡市人民医院
徐鑫梅　丰县人民医院
殷　非　南京市第一医院
殷　凯　南京鼓楼医院
殷　科　无锡市中医医院
殷　超　常熟市中医院
殷人麟　苏州市第九人民医院
殷柳梅　南京鼓楼医院
殷晋伟　锡山人民医院
奚爱冬　启东市人民医院
高　芬　广陵区沙头社区卫生服务中心
高　琳　南京市第一医院
高　雅　南京医科大学附属逸夫医院
高　嘉　常熟市中医院
高子宁　昆山市第一人民医院
高宁宁　无锡市第二人民医院
高庆梅　仪征市中医院
高侦源　金湖县人民医院
高珍珍　太仓市第一人民医院
高振云　溧水区人民医院
高梦静　灌南县第一人民医院
高锡坤　常熟市中医院
高慧芳　南京市第一医院
郭　振　苏州科技城医院
郭　唯　浦口区中心医院
郭　敏　无锡市锡山人民医院
郭祥君　连云港市第一人民医院
唐　燕　南京市第一医院
唐立萍　赣榆区人民医院
唐丽雯　常熟市第二人民医院
唐佳佳　南京市第一医院
唐新仿　连云港市东方医院
唐慧琳　宜兴市人民医院
诸晓美　锡山人民医院
谈雅琼　无锡市第二人民医院
陶　钰　南京市第一医院
陶艺凡　常熟市第一人民医院
陶雨霞　江阴市中医院
桑　宁　扬中市人民医院
黄　芳　溧水区人民医院
黄　玲　张家港市第一人民医院
黄　超　溧水区人民医院
黄　璜　南京医科大学附属逸夫医院
黄　霞　邗江区双桥社区卫生服务中心
黄文娟　宜兴市人民医院
黄羽尘　张家港市中医医院
黄春香　苏州市中医医院
黄彩燚　江阴市人民医院
曹　伟　洪泽区中医院
曹　莹　江都中医院
曹　航　太仓市第一人民医院
曹　娟　无锡市人民医院
曹亚洁　江阴市人民医院
曹丽君　苏州市立医院
曹励强　江阴市人民医院
曹男兰　常熟市第一人民医院
曹梦漪　常熟市第一人民医院
曹璐璐　广陵区湾头镇社区卫生服务中心

常　江　江南大学附属医院
常黛敏　太仓市中医医院
崔　振　南京鼓楼医院
崔亚苹　南京鼓楼医院
崔益明　六合区人民医院
崔梦娇　南京鼓楼医院
崔维春　金湖县中医院
章敏泽　溧水区人民医院
梁　冰　昆山市中医医院
梁　肖　苏州市中医医院
梁高旗　昆山市第一人民医院
梁梦晓　南京医科大学附属逸夫医院
彭厉康　六合区人民医院
彭雪蕾　溧阳市人民医院
葛肖平　高淳人民医院
葛佳亮　高淳人民医院
董　艳　南京市第一医院
董春华　江苏盛泽医院
董善臣　无锡市中医医院
蒋　文　浦口区中心医院
蒋大明　连云港市东方医院
蒋小惠　南京鼓楼医院
蒋心自　江阴市中医院
蒋永珍　六合区人民医院
蒋丽华　溧阳市中医医院
蒋国涛　南京鼓楼医院
蒋祎宁　浦口区中心医院
蒋胡虹　江阴市人民医院
蒋秋霞　江南大学附属医院
蒋培荧　无锡市中医医院
蒋淑宏　东海县人民医院
韩　萍　姜堰中医院
韩　雯　高淳人民医院
韩小文　苏州市中西医结合医院
韩丽莉　无锡市人民医院
韩丽娟　太仓市第一人民医院
韩海清　宝应县中医医院
程　雪　江阴市人民医院
程卫勤　江都妇幼保健院
舒雅娟　昆山市中医医院
曾　珍　灌云县人民医院
曾　洁　苏州市中西医结合医院
曾永清　高邮市人民医院
温利华　苏州市第九人民医院
谢　宇　张家港市第一人民医院
谢　芸　溧水区人民医院
谢　晋　金坛区人民医院
谢　群　苏州市立医院东区
谢冬静　无锡市人民医院
谢念叶　镇江市中西医结合医院
谢晓莉　南京鼓楼医院
强萍萍　六合区人民医院
裘小凤　武进中医医院
虞海燕　丹阳市云阳人民医院
路　玉　浦口区中心医院
解　洋　丹徒区人民医院
蔡云倩　盐城市第三人民医院
臧　艳　灌云县人民医院
臧芝栋　无锡市人民医院
管天文　滨海县人民医院
管光辉　苏州市第九人民医院
阚冬英　如东县人民医院
演　欣　南京鼓楼医院
谭飞龙　徐州市第一人民医院
翟璐璇　南京市第一医院
熊　佳　江苏盛泽医院
缪　洁　常熟市第一人民医院
缪　舜　姜堰中医院
缪　鑫　泰州市中医院
缪小浪　苏州大学附属第一医院
缪亚琴　如东县人民医院
镇晶晶　苏州大学附属第二医院
潘松燕　六合区人民医院
潘梦飞　常州市第七人民医院
薛　申　姜堰中医院
薛　颖　浦口区中心医院
薛金志　高邮市中医医院
戴春月　苏州市立医院东区
戴婷婷　张家港市中医医院
戴静洁　常熟市第二人民医院
魏　静　南京医科大学附属逸夫医院
濮阳娟　高淳人民医院
濮德松　昆山市中医医院

6. 江苏省援武汉第六医疗队(国家中医队)

丁　峣　江苏省中医院
万　霞　盐城市中医院
王　娟　武进中医医院
王京京　盐城市中医院
王峥犁　江苏省中医院
王慧敏　南京市中西医结合医院
王赟赟　江苏省中医院
方小谦　南京市中西医结合医院
孔丽梅　江苏省中医院
卢小菊　启东市中医院
冯凡超　江苏省中医院
吉　丽　南京市中医院
朱　佳　江苏省中医院
朱月娟　江苏省中医院
朱文祥　如皋市中医院
朱晓莹　江苏省中医院
任志敏　武进中医医院
刘　明　盐城市中医院

汤智钦　海安市中医院
安子若兰　江苏省中医院
许彬彬　江苏省中医院
纪仕静　南京市中医院
李昀泽　江苏省中医院
李晓宇　武进中医医院
杨　洁　常州市中医医院
肖海玲　海安市中医院
吴存恩　江苏省中医院
吴婷婷　江苏省中医院
何金凤　江苏省中医院
沈　媛　江苏省中医院
宋兵战　江苏省中医院
张　辉　盐城市中医院
张亚涛　南京市中医院
张存兰　盐城市中医院
张诗雨　江苏省中医院
陈　志　如皋市中医院
陈珊珊　盐城市中医院
罗瑾瑾　盐城市中医院
周　玉　江苏省中医院
宗明珠　盐城市中医院
赵　美　南京市中西医结合医院
赵　艳　武进中医医院
侯　杰　江苏省中医院
俞陵彬　如东县中医院
祝　清　江苏省中医院
袁　征　江苏省中医院
夏乾颖　常州市中医医院
钱　斐　江苏省中医院
倪卓旦　武进中医医院
徐素萍　江苏省中医院
徐奚如　江苏省中医院
曹晶晶　南京市中西医结合医院
梁　森　江苏省中医院
韩旭东　南京市中医院
湛　敏　南京市中医院
管晓盈　如东县中医院
缪　娇　江苏省中医院
滕　洁　江苏省中医院

7. 江苏省援武汉第七医疗队

丁　洁　南京鼓楼医院
丁文秋　江苏省人民医院
丁玉洁　丰县人民医院
丁思艳　徐州市第一人民医院
丁惠丹　江苏省人民医院
卜芸芸　邳州市中医院
于　咪　苏北人民医院
于　彬　新沂市人民医院
万　芬　江苏省人民医院
万　娟　江苏省人民医院
万　婠　南京鼓楼医院
万园园　邳州市人民医院
马　莉　扬州市妇幼保健院
马夫芹　新沂市人民医院
马云蛟　江苏省人民医院
马巧英　南京鼓楼医院
马进榕　江苏省人民医院
马孟蕊　邳州市人民医院
马婷婷　江都人民医院
王　冬　扬州市中医院
王　坤　徐州市儿童医院
王　明　南京鼓楼医院
王　宝　贾汪区人民医院
王　茜　江苏省人民医院
王　娜　徐州市儿童医院
王　莉　南京鼓楼医院
王　莎　仪征市人民医院
王　倩　南京鼓楼医院
王　娟　高邮市人民医院
王　琳　徐州矿务集团总医院
王　琳　江苏省人民医院
王　超　徐州市第一人民医院
王　斐　徐州市肿瘤医院
王子申　江苏省人民医院
王友龙　徐州仁慈医院
王孔成　南京鼓楼医院
王双霜　宝应县人民医院
王世文　江苏省人民医院
王永欣　江苏省人民医院
王永桃　江苏省人民医院
王亚琪　高邮市人民医院
王向明　江苏省人民医院
王旭东　南京鼓楼医院
王红明　高邮市中医医院
王怀成　高邮市人民医院
王忠超　新沂市人民医院
王学成　徐州市儿童医院
王诗雨　江苏省人民医院
王珍珍　徐州市儿童医院
王厚奎　丰县人民医院
王彦丽　贾汪区人民医院
王津津　江苏省人民医院
王爱鹏　江苏省人民医院
王高洁　南京鼓楼医院
王雯雯　江苏省人民医院
王婷婷　江苏省人民医院
王新宇　扬州大学附属医院
王毓琳　江苏省人民医院
王魏魏　江苏省人民医院
支曼曼　江苏省人民医院
尤　虹　贾汪区人民医院

牛　玥　扬州市妇幼保健院
毛　月　扬州大学附属医院
毛二莉　江苏省人民医院
方　丽　扬州大学附属医院
尹　庆　邳州市中医院
尹　娜　徐州市第一人民医院
孔　剑　仪征市人民医院
孔婉如　江苏省人民医院
孔维月　扬州市中医院
邓　娜　南京鼓楼医院
邓露茜　江苏省人民医院
石丽萍　江苏省人民医院
叶　芳　扬州市妇幼保健院
叶　青　南京鼓楼医院
叶　彬　仪征市人民医院
田　野　江苏省人民医院
史　萍　江苏省人民医院
史云平　徐州市肿瘤医院
付星转　江都人民医院
印　洁　江苏省人民医院
冯阳艳　南京鼓楼医院
冯杰维　江苏省人民医院
皮学珍　邳州市人民医院
圣玲玲　扬州大学附属医院
吉宁飞　江苏省人民医院
成　婷　江苏省人民医院
师　刚　高邮市人民医院
吕　洁　江苏省人民医院
吕小娟　徐州市中心医院
吕玉玲　高邮市中医医院
吕宁波　徐州市儿童医院
吕晓霞　南京鼓楼医院
朱　玲　高邮市人民医院
朱　艳　江苏省人民医院
朱　珠　新沂市人民医院
朱　莹　宝应县人民医院
朱　晓　扬州大学附属医院
朱　萌　江苏省人民医院
朱　蓓　江苏省人民医院
朱　璐　苏北人民医院
朱乃胜　南京鼓楼医院
朱凤娟　扬州市中医院
朱亚卉　扬州市中医院
朱刘金　江苏省人民医院
朱轩成　南京鼓楼医院
朱晓蕾　南京鼓楼医院
乔　伟　徐州矿务集团总医院
伍梦雅　南京鼓楼医院
仲　磊　江苏省人民医院
仲怀凤　江苏省人民医院
任飞龙　南京鼓楼医院
任文静　南京鼓楼医院
任园园　邳州市中医院
任侠芳　南京鼓楼医院
任思芳　江苏省人民医院
刘　云　江苏省人民医院
刘　风　南京鼓楼医院
刘　玉　丰县人民医院
刘　冲　邳州市人民医院
刘　宇　南京鼓楼医院
刘　欢　江苏省人民医院
刘　芳　贾汪区人民医院
刘　洋　南京鼓楼医院
刘　艳　江苏省人民医院
刘　振　徐州矿务集团总医院
刘　婷　南京鼓楼医院
刘　璇　扬州市中医院
刘　璐　南京鼓楼医院
刘玉洁　南京鼓楼医院
刘叶超　宝应县人民医院
刘秀芬　江苏省人民医院
刘珍珍　江苏省人民医院
刘娜娜　徐州市儿童医院
刘晓光　苏北人民医院
刘海兵　邳州市人民医院
刘培聪　徐州仁慈医院
刘琼琼　徐州市儿童医院
刘锦霞　扬州市妇幼保健院
刘慧芳　江苏省人民医院
齐　鹤　丰县人民医院
齐艳丽　徐州市中心医院
江冠霆　徐州市儿童医院
汤　晨　邳州市人民医院
汤闪闪　徐州市肿瘤医院
汤志敏　扬州市妇幼保健院
祁　亮　南京鼓楼医院
许　颖　扬州市妇幼保健院
许　颖　高邮市人民医院
许夏梦琦　江苏省人民医院
许瑞丽　邳州市中医院
孙　杰　徐州市中心医院
孙　莉　新沂市人民医院
孙卫超　江苏省人民医院
孙文娟　南京鼓楼医院
孙玉娇　南京鼓楼医院
孙红婷　丰县人民医院
孙珍花　江苏省人民医院
孙雪春　邳州市中医院
严　卿　高邮市中医医院
苏　雨　苏北人民医院
苏　磊　贾汪区人民医院
苏莹莹　苏北人民医院

苏梦雪 丰县人民医院
杜小雨 南京鼓楼医院
杜金龙 苏北人民医院
杜家俊 南京鼓楼医院
杜静芝 苏北人民医院
李 文 徐州市肿瘤医院
李 闪 徐州矿务集团总医院
李 伟 江苏省人民医院
李 冰 徐州矿务集团总医院
李 芳 苏北人民医院
李 丽 南京鼓楼医院
李 妍 江苏省人民医院
李 佳 苏北人民医院
李 响 江苏省人民医院
李 洁 南京鼓楼医院
李 洋 江苏省人民医院
李 洲 江苏省人民医院
李 娇 江苏省人民医院
李 艳 南京鼓楼医院
李 逢 徐州市康复医院
李 悦 江都人民医院
李 萍 南京鼓楼医院
李 雪 江苏省人民医院
李 韩 扬州市妇幼保健院
李 雯 南京鼓楼医院
李 锦 徐州市肿瘤医院
李 燕 南京鼓楼医院
李 霞 江苏省人民医院
李永丽 徐州市第一人民医院
李永萍 江苏省人民医院
李师娟 邳州市人民医院
李欢欢 江苏省人民医院
李佛萧 徐州矿务集团总医院
李苗苗 江苏省人民医院
李孟玲 江苏省人民医院
李美玲 江苏省人民医院
李冠男 南京鼓楼医院
李莫言 江苏省人民医院
李莹莹 江苏省人民医院
李爱玲 丰县人民医院
李爱娟 扬州市中医院
李祥幸 徐州市中心医院
李梦娇 扬州市中医院
李梦德 江苏省人民医院
李雪倩 南京鼓楼医院
李朝阳 江苏省人民医院
李雯雯 丰县人民医院
杨 叶 江苏省人民医院
杨 明 徐州市中心医院
杨 明 扬州大学附属医院
杨 柳 扬州市中医院
杨 勇 贾汪区人民医院
杨 雪 江苏省人民医院
杨 雯 徐州市中心医院
杨 雯 南京鼓楼医院
杨 睿 南京鼓楼医院
杨文静 丰县人民医院
杨炜娟 江苏省人民医院
杨洪娇 邳州市人民医院
杨晓燕 南京鼓楼医院
束王敏 江苏省人民医院
吴 红 扬州大学附属医院
吴 昊 江苏省人民医院
吴 莉 徐州市康复医院
吴军伟 贾汪区人民医院
吴丽华 扬州市中医院
吴圆圆 南京鼓楼医院
吴超杰 江苏省人民医院
何欢欢 南京鼓楼医院
何媛媛 江苏省人民医院
佘晓蕾 新沂市人民医院
余 敏 南京鼓楼医院
谷全水 南京鼓楼医院
汪 青 南京鼓楼医院
汪 洁 南京鼓楼医院
汪 静 苏北人民医院
汪子冉 江苏省人民医院
汪文洁 江苏省人民医院
汪妍妍 苏北人民医院
汪洋洋 江苏省人民医院
沙杜鹃 南京鼓楼医院
沙丽雪 邳州中医院
沈 悦 江苏省人民医院
沈百庆 邳州市人民医院
沈明珠 扬州大学附属医院
宋 佳 徐州市肿瘤医院
张 刚 江苏省人民医院
张 伟 江苏省人民医院
张 青 扬州市妇幼保健院
张 建 丰县人民医院
张 玲 仪征市人民医院
张 艳 江苏省人民医院
张 倩 江苏省人民医院
张 梅 宝应县人民医院
张 铮 江苏省人民医院
张 惜 南京鼓楼医院
张 琦 江苏省人民医院
张 琼 南京鼓楼医院
张 瑞 徐州市肿瘤医院
张 蒙 邳州市中医院
张 静 南京鼓楼医院
张 蕾 南京鼓楼医院

张月华　仪征市人民医院
张业鹏　南京鼓楼医院
张永丽　新沂市人民医院
张百奎　贾汪区人民医院
张成舜　江苏省人民医院
张如艳　邳州市人民医院
张志民　宝应县人民医院
张芳草　南京鼓楼医院
张金花　扬州市中医院
张秋香　南京鼓楼医院
张倩文　南京鼓楼医院
张竞文　徐州市儿童医院
张浩瀚　江苏省人民医院
张雪松　徐州市儿童医院
张翠玲　南京鼓楼医院
张慧婷　江苏省人民医院
陆　彤　南京鼓楼医院
陆敏媛　扬州大学附属医院
陈　飞　高邮市中医医院
陈　飞　南京鼓楼医院
陈　波　江苏省人民医院
陈　玲　扬州市妇幼保健院
陈　菲　扬州市中医院
陈　静　扬州大学附属医院
陈　静　高邮市中医医院
陈　慧　南京鼓楼医院
陈凡思　徐州市肿瘤医院
陈马飞　宝应县人民医院
陈文雅　江苏省人民医院
陈功勇　南京鼓楼医院
陈宇轩　南京鼓楼医院
陈红岩　徐州市中心医院
陈志斌　南京鼓楼医院
陈波波　新沂市人民医院
陈树珍　徐州市第一人民医院
陈显成　南京鼓楼医院
陈倩倩　江苏省人民医院
陈淑娴　江苏省人民医院
陈楠楠　徐州矿务集团总医院
邵　洁　江苏省人民医院
邵佳亮　高邮市人民医院
邵思语　南京鼓楼医院
邵晗祺　江苏省人民医院
武文娟　苏北人民医院
范诗敏　江苏省人民医院
林　茹　徐州矿务集团总医院
林玉博　南京鼓楼医院
林青青　苏北人民医院
林建琴　扬州大学附属医院
杭　玲　扬州市妇幼保健院
罗文静　扬州市妇幼保健院
季业娟　江苏省人民医院
季想成　徐州市第一人民医院
侍　学　江苏省人民医院
金　柯　江苏省人民医院
金正芳　高邮市中医医院
金曼丽　江苏省人民医院
郄中如　江苏省人民医院
周　宁　徐州市第一人民医院
周　玮　新沂市人民医院
周　敏　江苏省人民医院
周　婕　扬州市妇幼保健院
周　童　江都人民医院
周　颖　徐州矿务集团总医院
周　颖　苏北人民医院
周　颖　高邮市中医医院
周　颖　江苏省人民医院
周　聪　徐州市儿童医院
周　燕　江苏省人民医院
周文珍　苏北人民医院
周文慧　江苏省人民医院
周冬芳　南京鼓楼医院
周立杰　江苏省人民医院
周永梅　苏北人民医院
周希妹　扬州市中医院
周美君　南京鼓楼医院
周雯雯　苏北人民医院
郑　侠　南京鼓楼医院
郑宁宁　南京鼓楼医院
郑金凤　南京鼓楼医院
宗　虎　徐州市第一人民医院
孟　洁　苏北人民医院
孟　婷　南京鼓楼医院
孟令栋　扬州市中医院
赵　莹　江苏省人民医院
赵　乾　江苏省人民医院
赵　敏　南京鼓楼医院
赵　情　新沂市人民医院
赵　程　徐州市第一人民医院
赵玉婷　江苏省人民医院
赵生洋　江苏省人民医院
赵佳佳　江苏省人民医院
赵金璇　南京鼓楼医院
赵嫣然　江苏省人民医院
郝秀洁　南京鼓楼医院
荆亚莉　南京鼓楼医院
荚玉云　南京鼓楼医院
胡　英　南京鼓楼医院
胡　敏　高邮市中医医院
胡乐乐　扬州大学附属医院
胡梦云　南京鼓楼医院
胡博文　江苏省人民医院

胡媛媛　苏北人民医院
相潇潇　扬州大学附属医院
柏基梅　苏北人民医院
钟晓媛　江苏省人民医院
钟益珏　江苏省人民医院
段晓曼　江苏省人民医院
侯亚楠　徐州市肿瘤医院
俞克纯　仪征市人民医院
俞佩瑶　江苏省人民医院
饶显群　江苏省人民医院
施　萍　徐州矿务集团总医院
姜　迅　江苏省人民医院
姜　萍　扬州市中医院
洪晓雅　南京鼓楼医院
恽　波　江苏省人民医院
祖梦婷　南京鼓楼医院
费素萍　南京鼓楼医院
姚　丹　苏北人民医院
姚　瑶　苏北人民医院
姚志娟　江苏省人民医院
秦　杨　江苏省人民医院
秦天娥　江苏省人民医院
秦丽丽　丰县人民医院
袁存慧　南京鼓楼医院
袁杰清　徐州市第一人民医院
袁保慧　丰县人民医院
贾　博　高邮市中医医院
贾　蓓　南京鼓楼医院
贾　静　徐州矿务集团总医院
贾　燕　扬州市妇幼保健院
贾文飞　邳州市人民医院
夏　容　扬州市妇幼保健院
夏　清　江都人民医院
夏阳阳　南京鼓楼医院
顾　飞　江苏省人民医院
顾明静　江苏省人民医院
顾金玲　新沂市人民医院
顾春云　南京鼓楼医院
顾素莲　江苏省人民医院
钱　莉　高邮市人民医院
钱伟玲　扬州大学附属医院
倪　杰　南京鼓楼医院
徐　青　江苏省人民医院
徐　林　江苏省人民医院
徐　娜　南京鼓楼医院
徐　艳　南京鼓楼医院
徐　萍　扬州市中医院
徐　博　南京鼓楼医院
徐　颖　南京鼓楼医院
徐亚雯　丰县人民医院
徐华丽　南京鼓楼医院
徐丽雅　南京鼓楼医院
涂林林　徐州市中心医院
徐宪韬　扬州大学附属医院
徐凌臻　南京鼓楼医院
徐高飞　江都人民医院
徐望宁　扬州大学附属医院
徐媛媛　扬州市中医院
徐磊磊　南京鼓楼医院
殷　青　扬州市中医院
殷雯雯　江苏省人民医院
高　峰　江都人民医院
高　娟　徐州市肿瘤医院
高　颖　徐州市肿瘤医院
高　鑫　徐州市第一人民医院
高立梅　仪征市人民医院
高敏毫　新沂市人民医院
高媛媛　江苏省人民医院
郭　媛　江苏省人民医院
郭一言　江苏省人民医院
郭苗苗　南京鼓楼医院
郭科营　新沂市人民医院
唐　龙　徐州市儿童医院
唐　玥　江苏省人民医院
唐　佩　江苏省人民医院
唐传媛　江苏省人民医院
唐宝贝　南京鼓楼医院
唐晓凤　南京鼓楼医院
谈　伟　仪征市人民医院
谈　欣　江苏省人民医院
陶婧婧　江苏省人民医院
黄　安　邳州市中医院
黄　英　江都人民医院
黄　艳　扬州大学附属医院
黄　惠　南京鼓楼医院
黄　婷　南京鼓楼医院
黄　静　徐州矿务集团总医院
黄建丽　南京鼓楼医院
黄珍恺　高邮市中医医院
黄耀禹　江苏省人民医院
曹　俊　南京鼓楼医院
曹　鹏　苏北人民医院
常小峰　南京鼓楼医院
常保坤　宝应县人民医院
崔明珠　江苏省人民医院
崔敏敏　丰县人民医院
康珍珍　南京鼓楼医院
康艳艳　贾汪区人民医院
康惠琦　江苏省人民医院
章国访　江苏省人民医院
梁　宵　南京鼓楼医院
揭　燕　贾汪区人民医院

彭小雨　南京鼓楼医院
彭卫琴　南京鼓楼医院
彭苗新　南京鼓楼医院
彭雪莉　邳州市中医院
葛　颂　江苏省人民医院
葛　愿　江苏省人民医院
葛高原　扬州大学附属医院
葛锡娟　南京鼓楼医院
董文君　宝应县人民医院
蒋　梅　贾汪区人民医院
蒋　雯　扬州市中医院
蒋丽娟　苏北人民医院
韩　艺　江苏省人民医院
韩　翩　扬州大学附属医院
韩如意　南京鼓楼医院
韩珮莹　南京鼓楼医院
嵇　静　高邮市人民医院
程　明　南京鼓楼医院
程　琳　邳州市人民医院
程　鹏　江苏省人民医院
程忠静　南京鼓楼医院
程诗怡　南京鼓楼医院
焦梦宇　江苏省人民医院
储嘉欣　扬州市中医院
舒　心　江苏省人民医院
童　昕　江苏省人民医院
曾雪梅　南京鼓楼医院
谢　敏　江苏省人民医院
谢巧娟　江苏省人民医院
谢润平　扬州市中医院
谢梦珍　江苏省人民医院
靳其臻　邳州中医院
虞　晨　南京鼓楼医院
詹莹莹　徐州市康复医院
鲍　捷　南京鼓楼医院
解千羽　南京鼓楼医院
解丽娜　贾汪区人民医院
解超超　仪征市人民医院
满　芳　徐州市中心医院
窦英茹　苏北人民医院
蔡　苗　扬州大学附属医院
蔡　洁　江苏省人民医院
蔡海晶　南京鼓楼医院
管孝艳　贾汪区人民医院
端木剑宇　江苏省人民医院
翟晓娟　南京鼓楼医院
熊少敏　江苏省人民医院
潘　璐　南京鼓楼医院
燕　辛　南京鼓楼医院
薛　晓　邳州市人民医院
薛文雅　扬州市妇幼保健院
薛园馨　江苏省人民医院
戴　云　南京鼓楼医院
戴亚男　南京鼓楼医院
戴如珍　南京鼓楼医院
魏　叶　江苏省人民医院
魏　芳　江苏省人民医院
魏　佳　扬州市妇幼保健院
魏　建　丰县人民医院
魏　雪　江苏省人民医院
魏从享　江苏省人民医院
魏爱芝　徐州市中心医院

8. 江苏省援武汉第八医疗队

丁　薇　东台市人民医院
丁金花　阜宁县人民医院
万朝琪　射阳县人民医院
王　伟　响水县人民医院
王　军　盐城市第一人民医院
王　杰　盐城市中医院
王　京　盐城市第一人民医院
王伟伟　盐城市第一人民医院
王庆东　阜宁县人民医院
王志花　盐城市中医院
王丽丽　盐城市妇幼保健院
王建霞　响水县人民医院
王婷婷　盐城市妇幼保健院
韦俊羽　盐城市第三人民医院
尤　路　盐城市第三人民医院
尤海萌　盐城市中医院
仇烨琦　射阳县人民医院
卞彦君　盐城市中医院
尹成龙　盐城市第三人民医院
叶　桐　盐城市第一人民医院
叶梦雅　亭湖区人民医院
吉士佳　射阳县人民医院
成　艳　盐城市第三人民医院
朱明星　阜宁县人民医院
朱素文　盐城市第一人民医院
刘　佳　盐城市中医院
刘　莹　盐城市第一人民医院
刘成元　盐城市第一人民医院
刘昆明　阜宁县人民医院
刘忠祥　盐城市第一人民医院
刘凯强　东台市人民医院
刘柱成　盐城市中医院
刘晶晶　盐城市第一人民医院
刘德卫　阜宁县人民医院
闫纪强　盐城市第三人民医院
江乾芳　盐城市第三人民医院
汤寅莲　盐城市中医院
祁万芹　盐城市中医院
许伟伟　东台市人民医院

许洋洋　亭湖区人民医院
孙士富　盐城市第一人民医院
孙燕华　亭湖区人民医院
严红红　盐城市妇幼保健院
李　慧　亭湖区人民医院
李荧莹　盐城市第一人民医院
李姣姣　盐城市妇幼保健院
李晶晶　盐城市第一人民医院
杨　永　盐城市第二人民医院
杨　琳　射阳县人民医院
杨采连　亭湖区人民医院
杨福龙　射阳县人民医院
吴　云　盐城市第三人民医院
吴丽华　盐城市第三人民医院
吴秀梅　盐城市第一人民医院
吴晓晶　盐城市中医院
何应丰　盐城市第一人民医院
何婷婷　响水县人民医院
汪　涛　东台市人民医院
沈豆豆　盐城市妇幼保健院
宋　磊　东台市人民医院
宋远营　盐城市第三人民医院
宋莹莹　响水县人民医院
张　峰　射阳县人民医院
张　捷　盐城市第三人民医院
张　梁　阜宁县人民医院
张　婷　盐城市第一人民医院
张　聪　盐城市妇幼保健院
张月鑫　盐城市第一人民医院
张玉珠　盐城市中医院
张玉婷　射阳县人民医院
张伟丽　东台市人民医院
张进华　东台市人民医院
张明明　响水县人民医院
张学娟　盐城市第一人民医院
张锦龙　亭湖区人民医院
陆　上　盐城市第一人民医院
陆　曼　东台市人民医院
陈　帅　阜宁县人民医院
陈　丽　阜宁县人民医院
陈　君　盐城市第一人民医院
陈　姗　盐城市第一人民医院
陈　梅　盐城市第三人民医院
陈　晨　盐城市第一人民医院
陈　琳　射阳县人民医院
陈　慧　盐城市第三人民医院
陈　曦　盐城市第一人民医院
陈茜茜　盐城市第三人民医院
陈荣超　盐城市第一人民医院
陈艳萍　阜宁县人民医院
陈莹莹　盐城市中医院
陈晓敏　东台市人民医院
陈倩蓉　盐城市中医院
陈婷婷　盐城市第三人民医院
陈婷婷　盐城市妇幼保健院
季　忆　盐城市中医院
季阳阳　响水县人民医院
金　展　盐城市第一人民医院
周　洁　盐城市妇幼保健院
周　鑫　响水县人民医院
周小靖　响水县人民医院
周亮亮　盐城市第一人民医院
郑梦晓　亭湖区人民医院
房以芹　阜宁县人民医院
孟小梅　盐城市第一人民医院
孟宪杰　盐城市中医院
封曼曼　阜宁县人民医院
赵　君　盐城市中医院
胡　洁　东台市人民医院
胡明朝　射阳县人民医院
姜中华　盐城市第一人民医院
姚　红　阜宁县人民医院
姚　俊　东台市人民医院
袁　园　东台市人民医院
袁　炜　盐城市第三人民医院
顾海浪　射阳县人民医院
钱玲玲　射阳县人民医院
倪翠兰　盐城市第二人民医院
徐　玲　盐城市第三人民医院
徐　超　盐城市第三人民医院
徐宏娟　亭湖区人民医院
徐改兰　东台市人民医院
徐海艳　盐城市第一人民医院
徐静霞　东台市人民医院
徐慧婷　盐城市第一人民医院
高君吟　盐城市第一人民医院
郭　玮　射阳县人民医院
郭玲玲　射阳县人民医院
席海伟　响水县人民医院
唐洋洋　盐城市中医院
陶国斌　盐城市中医院
曹　芹　盐城市第一人民医院
常　晟　阜宁县人民医院
彭书芝　阜宁县人民医院
彭爱林　盐城市第三人民医院
彭晶晶　盐城市第一人民医院
董　明　响水县人民医院
韩溢庭　盐城市第三人民医院
惠　敏　响水县人民医院
焦　淞　盐城市中医院
臧　鑫　盐城市第一人民医院
潘振国　响水县人民医院

潘蒙蒙　响水县人民医院
薛　峰　东台市人民医院
薛冬娉　盐城市第一人民医院
穆根华　盐城市第一人民医院
戴迎龙　盐城市第一人民医院
鞠云枫　盐城市第一人民医院

9. 江苏援湖北心理援助队

王　舟　常州市德安医院
叶　飞　扬州五台山医院
成　栋　泰州市第四人民医院
朱荣鑫　南京脑科医院
李　磊　连云港市第四人民医院
李传威　苏州市广济医院
李如华　盐城市第四人民医院
李志佳　无锡市精神卫生中心
李洪建　常州市德安医院
杨雨静　徐州市东方人民医院
张　伟　盐城市第四人民医院
张东良　淮安市第三人民医院
张国富　无锡市精神卫生中心
陆心传　苏州市广济医院
陈　进　徐州市东方人民医院
陈　芳　兴化市第四人民医院
周　萍　南京脑科医院
荀坤平　泰州市第四人民医院
顾　涛　盐城市第四人民医院
柴濮政　常州市德安医院
龚　力　淮安市第三人民医院
谌利民　无锡市精神卫生中心
訾　野　淮安市第三人民医院
詹琼琼　扬州五台山医院
滕昌军　南京脑科医院

10. 江苏省援武汉公共卫生队

王　冲　南京市疾病预防控制中心
孙伯超　盐城市疾病预防控制中心
杜　萌　镇江市疾病预防控制中心
周　连　江苏省疾病预防控制中心
周　恺　苏州市疾病预防控制中心
孟晓军　无锡市疾病预防控制中心
袁建明　南通市疾病预防控制中心
唐万琴　泰州市疾病预防控制中心
戚宇华　江苏省疾病预防控制中心
崔朋伟　苏州市疾病预防控制中心
薛　浩　盐城市疾病预防控制中心

11. 江苏省援武汉基层卫生队

张俊东　金坛区金城镇卫生院
栾立敏　润州区黎明社区卫生服务中心

12. 江苏省援黄石医疗队

丁　明　中大医院
丁　明　江苏大学附属医院
丁咏霞　扬中市疾病预防控制中心
丁玲玲　南通大学附属医院
于　敏　海安市人民医院
于晶晶　海安市人民医院
万亚媛　常州市第一人民医院
马　丽　南通市肿瘤医院
马　洁　江苏省中西医结合医院
马　珺　南通市第六人民医院
马玉娇　江苏省人民医院
马良超　南京市儿童医院
马皖苏　连云港市第一人民医院
王　好　南京医科大学附属逸夫医院
王　丽　铜山区人民医院
王　昱　江苏省人民医院
王　婧　江苏省省级机关医院
王大勇　大丰中医院
王小丹　南通市第二人民医院
王元刚　贾汪区人民医院
王文俊　江苏省省级机关医院
王任重　江苏省中医院
王志平　南通市第四人民医院
王克俭　常州市中医医院
王培涓　南通市第四人民医院
王雅丽　徐州医科大学附属医院
王智兰　南通市中医院
王婷婷　江苏省中西医结合医院
王新安　兴化市人民医院
王德生　常州市第一人民医院
尤　宜　扬州洪泉医院
毛婧婧　宝应县柳堡镇中心卫生院
仓　霞　兴化市人民医院
卞　博　大丰人民医院
甘玉英　徐州医科大学附属医院
左　静　南京医科大学附属逸夫医院
石　磊　南京医科大学附属逸夫医院
占红霞　启东市第三人民医院
田秋月　江苏省第二中医院
付贵化　沛县人民医院
包泉磊　江苏大学附属医院
邢　虎　江苏大学附属医院
成　炜　通州区人民医院
毕红萍　江苏省第二中医院
吕　军　如皋市中医院
吕明艳　连云港市第一人民医院
朱　杰　南通市第一人民医院
朱文霞　苏州大学附属第一医院
朱传龙　江苏省人民医院
朱安华　兴化市人民医院
朱安秀　苏州大学附属儿童医院
朱丽娟　涟水县中医院
朱利玉　苏州大学附属第一医院
朱祎娜　南京医科大学第二附属医院

朱艳飞　贾汪区人民医院
朱晓娟　南京医科大学第二附属医院
朱雪娟　南通大学附属医院
朱康琦　江苏省第二中医院
朱碧琳　苏州大学附属儿童医院
仲　瑜　苏州大学附属第一医院
庄　君　连云港市第一人民医院
庄　蕾　铜山区人民医院
刘　宇　句容市疾病预防控制中心
刘　丽　江苏省人民医院
刘　杰　江苏省中西医结合医院
刘　洋　洪泽区中医院
刘小芹　江苏省省级机关医院
刘齐琴　仪征市人民医院
刘金龙　南通市第二人民医院
刘高园　扬州大学附属医院
刘婵娟　江都人民医院
闫　晓　苏州大学附属第一医院
汤忠泉　南京医科大学第二附属医院
安伯萍　南京医科大学第二附属医院
许庆敏　仪征市人民医院
阮晓莉　兴化市人民医院
孙　玮　镇江市中医院
孙　政　南京医科大学附属逸夫医院
孙　湘　苏州大学附属第一医院
孙　蔚　苏州大学附属第一医院
孙玉洁　丹徒区中医院
孙志玲　徐州医科大学附属医院
孙国付　江苏大学附属医院
严红燕　南通市第一人民医院
杜自强　南京市儿童医院
李　飞　南通市第一人民医院
李　明　贾汪区人民医院
李　洁　江苏省省级机关医院
李　娜　沛县人民医院
李　敏　南京医科大学附属逸夫医院
李　慧　如东县人民医院
李　霞　江苏省省级机关医院
李占结　江苏省人民医院
李雪梅　常州市第一人民医院
李维亚　镇江市第一人民医院新区分院
李维露　江苏省第二中医院
李静波　常州市第一人民医院
杨　芸　兴化市人民医院
杨　静　江苏省人民医院
杨广德　徐州医科大学附属医院
杨平玉　南通市第一人民医院
杨丽萍　连云港市第一人民医院
束　丽　盐城市大丰人民医院
肖　花　镇江市中医院
肖　圆　常州市第二人民医院
吴　佳　常州市第一人民医院
吴　婷　徐州医科大学附属医院
吴　雷　江苏省肿瘤医院
吴丰芹　扬州大学附属医院
吴兴飞　徐州医科大学附属医院
吴明景　南京医科大学附属逸夫医院
吴晓松　江苏省疾病预防控制中心
吴爱萍　江苏省人民医院
邱　峘　江苏省第二中医院
余　乐　江苏省中医院
余　芳　高邮市临泽中心卫生院
余　娟　扬州大学附属医院
余　舒　南京医科大学第二附属医院
余金凤　盱眙县人民医院
余荣玲　江苏省肿瘤医院
邹莉莉　南通大学附属医院
冷牧薇　镇江市第一人民医院新区分院
沈　蔚　江苏省省级机关医院
沈晓伟　南通市妇幼保健院
沈晓燕　大丰人民医院
沈琴琴　兴化市人民医院
宋广清　南京医科大学附属逸夫医院
张　平　南通市第四人民医院
张　申　南京医科大学附属逸夫医院
张　亚　洪泽区人民医院
张　敏　南通市第一人民医院
张　蒙　江苏省人民医院
张　雷　盱眙县中医院
张　颖　兴化市人民医院
张　蕾　东南大学附属中大医院
张　影　贾汪区人民医院
张小铨　南通瑞慈医院
张小辉　丹阳市中医院
张长青　涟水县中医院
张玲玲　大丰人民医院
张美玲　句容市人民医院
张晓雨　南京医科大学附属逸夫医院
张晓辉　苏州大学附属第一医院
张逸峰　南通市妇幼保健院
张惠力　常州市疾病预防控制中心
张新星　苏州大学附属儿童医院
张慧绘　镇江市第一人民医院
陆兆双　高邮市人民医院
陈　凡　南京市儿童医院
陈　宇　南通大学附属医院
陈　阳　南京市儿童医院
陈　丽　苏州大学附属第一医院
陈　强　江苏省疾病预防控制中心
陈小潍　南通市妇幼保健院
陈亚男　连云港市第一人民医院
陈良莹　江苏大学附属医院

陈松华　大丰人民医院
陈佳琦　常州市第二人民医院
陈剑超　江苏省肿瘤医院
陈素明　大丰人民医院
陈晓宇　铜山区人民医院
陈晓虎　南通市中医院
陈晓峰　无锡市疾病预防控制中心
陈敏敏　南通市第四人民医院
陈慧丹　江苏大学附属医院
苑冬梅　南京医科大学第二附属医院
范　萍　南京医科大学第二附属医院
范春霖　南通大学附属医院
茅秋霞　苏州大学附属第一医院
林　宁　江苏省肿瘤医院
季　娟　大丰人民医院
季申健　启东市第三人民医院
金小洁　南通市肿瘤医院
周　萍　大丰人民医院
周　楫　江苏省人民医院
周叶青　南京医科大学附属逸夫医院
周玲瑞　连云港市第一人民医院
周继圣　江苏省肿瘤医院
单燕芳　大丰人民医院
房　慧　宝应县中医医院
居雅蓓　南京市儿童医院
孟　醒　南通瑞慈医院
赵　韦　苏州大学附属儿童医院
赵　慧　高邮市中医医院
赵世敏　南京医科大学第二附属医院
赵苏利　徐州医科大学附属医院
赵炎梅　南通大学附属医院
赵绍林　连云港市第一人民医院
赵瑞峰　南通市第二人民医院
胡明星　南京医科大学附属逸夫医院
胡彧波　江苏省省级机关医院
柏　健　江苏省省级机关医院
钟莉莉　南京医科大学附属逸夫医院
俞　冲　南通市第三人民医院
俞　燕　江苏省人民医院
施宇佳　常州市第二人民医院
姜利霞　江苏省中西医结合医院
姜岱山　南通大学附属医院
洪慧娟　仪征市人民医院
费　榕　海安市人民医院
姚　坚　南通市第一人民医院
姚丽华　扬州大学附属医院
贺镜羽　南京医科大学附属逸夫医院
秦宜梅　江苏大学附属医院
袁　帅　扬州市疾病预防控制中心
袁琴琴　常州市第二人民医院
夏　峰　贾汪区人民医院
夏　镭　南京市儿童医院
夏维海　兴化市人民医院
顾红艳　南通市第六人民医院
顾海燕　南京市儿童医院
钱　宇　江苏省第二中医院
钱数银　南通市第六人民医院
徐　帅　南京医科大学附属逸夫医院
徐　欢　江苏省中医院
徐　红　大丰人民医院
徐　萍　徐州医科大学附属医院
徐　鲜　丹徒区人民医院
徐刘媛　南通瑞慈医院
徐玲玲　盱眙县中医院
徐盼盼　苏州大学附属第一医院
徐胜宏　南京市儿童医院
徐宾新　苏州大学附属儿童医院
徐梦瑶　南通市妇幼保健院
徐婷婷　江苏省中医院
高　悦　江都人民医院
高　娟　江苏省中医院
高寿娟　洪泽区人民医院
高宏彪　扬州大学附属医院
高秋燕　南通市第一人民医院
郭　亮　南京医科大学第二附属医院
郭伟伟　南通市第一人民医院
郭晓伟　江苏省中医院
唐礼霞　南通市第六人民医院
桑合珍　如东县人民医院
黄　燕　南通市第一人民医院
黄晋博　南通大学附属医院
曹蕴娇　兴化市人民医院
龚　健　启东市人民医院
龚凌雁　南通市第六人民医院
崔尚卿　苏州大学附属儿童医院
康　璐　盐城市大丰人民医院
章　菲　苏州大学附属第一医院
葛　玮　江苏省中西医结合医院
葛　婷　连云港市第一人民医院
葛陈娟　大丰人民医院
葛培培　南通市第一人民医院
葛德芹　大丰人民医院
蒋亚根　丹阳市人民医院
蒋银珠　南京市儿童医院
韩　珺　苏州大学附属儿童医院
韩洁珣　江苏省人民医院
韩倩倩　徐州医科大学附属医院
韩海峰　宝应县人民医院
程　宇　常州市第二人民医院
鲁　莹　金湖县中医院
谢小敏　南通市第六人民医院
谢永鹏　连云港市第一人民医院

谢宏超　江苏省肿瘤医院
虞　景　苏州大学附属儿童医院
臧　娅　兴化市人民医院
臧雪锋　常州市第一人民医院
廖妍妍　江苏省人民医院
缪丽莉　仪征市人民医院
缪林忠　苏州大学附属儿童医院
黎俊宏　常州市疾病预防控制中心
潘鹏杰　常州市中医医院
薛雯雯　金湖县人民医院
戴　娟　南京医科大学第二附属医院
戴伟华　南通市第四人民医院
魏庆娟　铜山区人民医院
魏海明　扬州洪泉医院
魏银丽　南通市第一人民医院
13. 援孝感医疗队
沈　红　南京医科大学第二附属医院
施春霞　南京医科大学第二附属医院
14. 援武汉科研攻关组
王文娟　江苏省疾病预防控制中心
贾斯月　江苏省疾病预防控制中心
15. 国家肺移植救治医疗组
刘　东　无锡市人民医院
刘　峰　无锡市人民医院
吴　波　无锡市人民医院
周淑芳　无锡市人民医院
黄　健　无锡市人民医院

（郭　威）

【抗疫表现突出人员直接被确定为第五期“333工程”期满考核优秀等次】　为激励高层次卫生人才参加疫情防控工作，省卫生健康委会同省委组织部决定，在省第五期“333工程”期满考核中“因抗疫表现突出受到市厅级以上表彰奖励的，直接认定为优秀等次”。根据表彰奖励情况，省疾控中心朱凤才、东南大学附属中大医院杨毅、省人民医院姚欣等38人因抗疫表现突出被直接认定为第五期“333工程”期满考核优秀等次。

（郭　威）

【在常州、无锡举办高层次人才“爱国·奋斗·奉献”理想信念教育专题培训班】　为进一步加大对卫生健康领域高层次人才的政治引领和政治吸纳，省卫生健康委会同省委组织部，于11月9—13日，在常州、无锡两地举办2020年高层次人才“爱国·奋斗·奉献”理想信念教育专题培训班，全省卫生健康系统60余名高层次人才参加培训。省卫生健康委二级巡视员祁爱平出席常州开班仪式，为班级授旗并作动员讲话；出席无锡培训班结业典礼，为参训学员颁发结业证书并讲话。

（郭　威）

【首次确定4个单位为江苏特聘医学专家引才用才成效显著单位】　根据《引才用才奖补实施办法》，确定徐州医科大学附属医院、苏州大学附属第一医院、南通大学附属医院和南京医科大学附属逸夫医院等4个单位为江苏特聘医学专家引才用才成效显著单位。给予每个单位人才经费补助，主要用于“江苏特聘医学专家”等高层次卫生人才的培养、引进、服务。

（郭　威）

【评选年度创新创优工作】　在2019年年度考核过程中，突出创新创优工作，委机关处室、直属单位申报创新创优工作59项，其中，委机关处室牵头工作30项、直属单位牵头工作29项。经投票推荐、党组研究，确定2019年度创新创优工作20项，其中，处室牵头工作12项、直属单位牵头工作8项，名单如下：

办公室　加强安全生产，确保全系统安全稳定

规划发展与信息化处　互联网医院建设

健康促进处、各处室参与　以健康城市健康村镇建设为抓手，推进健康江苏建设

医政医管处、南医大二附院、省老年病医院　“互联网+护理服务”试点工作

基层卫生健康处　社区医院建设

卫生应急办公室　江苏省全民自救互救素养提升工程

药物政策与基本药物制度处　简化院内制剂调剂使用手续、缓解儿童用药临床“短缺”问题

老龄健康处、省老龄办　积极应对人口老龄化探索健康养老服务模式

妇幼健康处　部署应用江苏省妇幼健康信息系统

对外合作交流处　江苏创新开展“援外医疗队医疗中心建设”

中医医政处　开展中医医术确有专长考核工作

人事处、基层卫生健康处、委人才服务中心　创新人事薪酬制度改革，增强基层卫生岗位吸引力

省人民医院　多途径培养人才，促进医疗服务改善

省中医院　创新卫生人才评价机制，开展卫生专业高级专业技术资格自主评审试点工作

省疾病预防控制中心　创新合作引领高质量发展——长三角区域疾控一体化协作工作模式

省卫生监督所　医疗卫生行业信用监管模式探索

苏州大学附属儿童医院　加快儿科紧密医联体建设　助推区域儿科医疗高质量发展

徐州医科大学附属医院　大型公立医院高质量转型发展的理论体系与实践路径

省血吸虫病防治研究所、疾病预防控制处、对外合作交流处　创新实现消除疟疾，江苏经验全球推广

省太湖疗养院　糖尿病管理训练营

（赵　蓉）

【组建“省卫生健康高层次人才抗疫精神宣讲团”】 为弘扬伟大抗疫精神,由东南大学附属中大医院邱海波、省人民医院黄茂、省中医院高坤、南京市第一医院戚建伟、省疾控中心王福如、苏北人民医院蒋丽娟等5位同志组成“省卫生健康高层次人才抗疫精神宣讲团”,在2020年江苏省高层次人才“爱国 · 奋斗 · 奉献”精神主题学习会上进行首次宣讲,通过亲身经历从不同角度讲述抗疫故事,向全省高层次人才宣传伟大抗疫精神。

(郭　威)

【对72名高层次卫生人才“六个一工程”拔尖人才进行立项资助】 为加强对高层次卫生人才的项目资助力度,经个人申报、各设区市卫生健康委(或省直单位)推荐、形式审查、专家评审、社会公示等程序,省卫生健康委决定对72名卫生拔尖人才的科研项目进行资助。其中,A类项目42个,对每名高层次人才资助5万元;B类项目30个,对每名高层次人才资助3万元,并要求所在单位按不低于1∶1的比例进行配套资助。具体资助项目如下表:

资助高层次卫生人才“六个一工程”拔尖人才科研项目表

序号	项目编号	项目承担单位	项目名称	项目承担人	类型
1	LGY2020001	江苏省人民医院	分泌性黏蛋白MUC5B参与吡啶类除草剂致肺损伤的机制研究	孙　昊	A
2	LGY2020002	江苏省人民医院	拉曼光谱检测胚胎培养液在快速评估胚胎着床能力中的是应用	胡艳秋	B
3	LGY2020003	江苏省中医药研究院	基于能量代谢“瓦博格效应”探讨Caudatin抗肝癌的作用及机制	罗　毅	A
4	LGY2020004	南通大学附属医院	炎性微环境中TRAF6介导的YB－1入核活化对肝癌发生发展的作用及机制研究	瞿利帅	A
5	LGY2020005	徐州医科大学附属医院	RP11－180C1.1/FOXO3调控MSCs自噬提高糖尿病创面干细胞治疗效果作用及其机制研究	李　强	A
6	LGY2020006	徐州医科大学附属医院	NRP－1在乳腺癌进展中的作用机制及转化医学研究	韩正祥	A
7	LGY2020007	江苏医药职业学院	基于催产素受体基因累积风险预测的护生共情沟通能力研究	夏立平	A
8	LGY2020008	江苏医药职业学院	星状神经节阻滞疗法对经前期综合征患者血清神经递质的影响	王宏伟	A
9	LGY2020009	江苏省计划生育科学技术研究所	江苏产后避孕状况及意外妊娠影响因素研究	周　健	A
10	LGY2020010	东南大学附属中大医院	BICC1基因DNA甲基化在抗抑郁药物疗效中的调控机制研究	徐　治	A
11	LGY2020011	东南大学附属中大医院	TCR组库在胃癌免疫治疗生物标记物探索的应用	刘燕文	A
12	LGY2020012	南京鼓楼医院	基于服务价值链的“互联网＋”慢病居家护理促进机制研究	陈　璐	A
13	LGY2020013	南京市第一医院	TREM2错义突变p.H157Y升高阿尔茨海默病发病风险的机制研究	蒋　腾	A
14	LGY2020014	南京市第一医院	肾脏缺血再灌注后Six1＋TECs与MoPh对话促进损伤修复的作用及机制	万　辛	A
15	LGY2020015	南京市第二医院	用于诊断疑难性Gilbert综合症基因芯片技术的研究	吴旭平	A
16	LGY2020016	南京脑科医院	精神分裂症阴性症状个体化诊疗生物学标记体系研究	张向荣	A
17	LGY2020017	南京市妇幼保健院	生物合成银纳米颗粒载miR－200c的耐药乳腺癌微环境响应型药物递送系统的研究	曾　新	A
18	LGY2020018	南京市妇幼保健院	孕期维生素D缺乏对子代肥胖的影响	文　娟	B
19	LGY2020019	南京市儿童医院	小儿肠功能衰竭的综合治疗	蒋维维	A
20	LGY2020020	南京市口腔医院	口腔鳞癌微环境内LncUCA1诱导CAF形成并活化CCL2趋化通路的研究	泥艳红	B

续表

序号	项目编号	项目承担单位	项目名称	项目承担人	类型
21	LGY2020021	南京市中医院	黄龙合剂基于CaM/MLCK信号通路调控咳嗽变异性哮喘气道平滑肌张力的机制研究	隆红艳	A
22	LGY2020022	南京市中西医结合医院	基于网络药理学探讨益气温阳方治疗变应性鼻炎效应物质基础和对treg-免疫耐受作用机制研究	刘　玉	A
23	LGY2020023	无锡市妇幼保健院	血清小分子代谢物在妊娠期肝内胆汁淤积症早期预测中的临床应用研究	张　婷	B
24	LGY2020024	无锡市人民医院	基于基因重组鲎G因子的真菌感染检测技术的研发和临床应用研究	王春新	A
25	LGY2020025	无锡市中医医院	基于五运六气理论张仲景经方对高血压及免疫学和肠道菌群干预机制研究	朱红俊	A
26	LGY2020026	徐州市第一人民医院	慢性病轨迹模式在DR患者围手术期血糖血压管理中的应用研究	沈　洁	B
27	LGY2020027	徐州市中心医院	Er:YAG激光对残根管腔牙本质—纤维桩剪切黏结强度影响的实验研究及其黏结机理的初步探讨	孟庆飞	A
28	LGY2020028	徐州市中心医院	踝关节外侧韧带损伤及其相关病变的全关节镜下微创治疗	冯仕明	A
29	LGY2020029	徐州市中心医院	FTO-m6A轴靶向PRKAA1激活JNK1通路调控自噬促进胃癌发生的机制研究	张杨梅	A
30	LGY2020030	徐州市康复医院	经颅直流电(tDCS)改善脑卒中后上肢功能的临床应用研究	张　明	B
31	LGY2020031	徐州市康复医院	等速肌力训练对保守治疗冈上肌损伤后康复治疗的研究进展	周敬杰	B
32	LGY2020032	常州市第三人民医院	Circ_0001946/miR-641/IGFBP7通路在慢加急性肝衰竭发病机制中的作用研究	薛　源	A
33	LGY2020033	常州市第一人民医院	肾移植术后西罗莫司作为初始治疗药物联合常规免疫抑制剂应用的近期疗效研究	胡　楠	B
34	LGY2020034	常州市第一人民医院	危险信号IL-33增强PD-1靶向干预治疗疗效的作用及机制研究	陈陆俊	A
35	LGY2020035	常州市第二人民医院	miR-144参与肢体缺血预适应保护顺铂诱导AKI的机制研究	刘同强	A
36	LGY2020036	常州市第二人民医院	磁共振灌注成像生物标记物定量评估重组人血管内皮抑素在宫颈癌放化疗中的应答研究	石海峰	B
37	LGY2020037	常州市第二人民医院	臭氧联合电针调控细胞自噬的分子机制及其在改善脑动脉取栓术后脑再灌注损伤中的作用	吴周全	A
38	LGY2020038	常州市第一人民医院	瘦素调控滤泡辅助性T细胞在原发性干燥综合征发病中的作用及机制研究	徐　婷	A
39	LGY2020039	常州市第二人民医院	组蛋白去乙酰化酶9调控树突状细胞诱导Th1分化的机制研究	宁永玲	B
40	LGY2020040	常州市儿童医院	基于胜任力模型的儿童医院中层管理干部队伍建设研究——以常州市儿童医院为例	陈华琴	B
41	LGY2020041	苏州市立医院	miR-124-5p通过调节内皮细胞中Arp2/3复合体抑制动脉粥样硬化进展	黄献琛	A
42	LGY2020042	苏州市广济医院	抑郁症患者5hmc水平、功能影像及临床相关性研究	杜向东	B

续表

序号	项目编号	项目承担单位	项目名称	项目承担人	类型
43	LGY2020043	苏州市中医医院	益气活血方调控 Fas/FasL 信号通路促进椎间盘突出后重吸收的研究	刘锦涛	B
44	LGY2020044	苏州市立医院	一项开放、随机的吉西他滨膀胱灌注治疗电切术后非肌层浸润性膀胱癌的观察研究	邵　强	A
45	LGY2020045	苏州市立医院	RIP3－MLKL 信号通路在坏死性小肠结肠炎发病中的作用机制研究	杨祖铭	B
46	LGY2020046	苏州市中医医院	基于“扶补托毒”理论探讨“黄芪治肾”的实验研究	蒋春波	A
47	LGY2020047	南通市第一人民医院	miRNA－155 通过调控 Th17 细胞 LSD1 表达在 RA 中的机制研究	刘　巍	A
48	LGY2020048	南通市第一人民医院	E2F2 表观遗传功能改变在乳腺癌发病机制中的作用及临床意义	盛美红	A
49	LGY2020049	南通市第一人民医院	骨质疏松性椎体骨折椎体成形术预防骨水泥渗漏的研究	保国锋	B
50	LGY2020050	南通市肿瘤医院	CARMN 启动子区 SNPrs12517403 调控宫颈癌发生发展的分子机制	金　华	A
51	LGY2020051	南通市肿瘤医院	DEPDC1B 在浆液性卵巢癌发生发展中的作用及其分子机制研究	贾美群	B
52	LGY2020052	连云港市第一人民医院	血管生成素通过 Bcl－2 蛋白磷酸化调节细胞自噬减轻脊髓缺血再灌注损伤的机制研究	殷照阳	A
53	LGY2020053	连云港市第二人民医院	基于 SLIT2－ROBO1/VEGFC 通路探讨 PIEZO2 调节结肠癌免疫微环境的机制研究	张靖宇	B
54	LGY2020054	连云港市妇幼保健院	LncRNA 在子宫肌瘤发生发展中的表观遗传学调控	花茂方	B
55	LGY2020055	淮安市第一人民医院	RNA－m6A 去甲基化酶 FTO 在动脉粥样硬化形成中的调控机制研究	王丙剑	B
56	LGY2020056	淮安市第一人民医院	阻断 BRCT 结构域适配子逆转胃癌腹膜转移顺铂腹腔灌注化疗耐药的临床转化研究	高　勇	B
57	LGY2020057	淮安市第二人民医院	LAPTM4B 调控 p－AKT/p－mTOR 对脑胶质瘤增殖作用机制的研究	左建东	A
58	LGY2020058	淮安市第三人民医院	缺陷型精神分裂症社会认知损害的影响因素及临床干预	黄成兵	B
59	LGY2020059	淮安市第四人民医院	磁共振弥散加权成像 ADC 值联合 GPR 指数模型无创诊断慢性 HBV 感染者肝纤维化的临床价值	张　鑫	A
60	LGY2020060	盐城市中医院	火龙罐联合针刺治疗特发性面瘫临床观察	安　静	B
61	LGY2020061	东台市人民医院	MiRNA－618SNP 与结肠癌相关性研究	陈　伟	B
62	LGY2020062	镇江市第一人民医院	过伸型胫骨平台骨折的分型和固定策略	姚　翔	B
63	LGY2020063	镇江市第一人民医院	宫内缺氧对子代大鼠发生肺动脉高压的影响及可能机制	丁　浩	A
64	LGY2020064	镇江市第一人民医院	SuperPath 微创髋关节置换患者全程康复护理模式构建	真启云	B
65	LGY2020065	镇江市第一人民医院	基于荧光传感检测人体血清中多巴胺的关键技术应用研究	丁　华	B
66	LGY2020066	镇江句容市天王中心卫生院	基层医疗机构 ADR 监测示范点的规范化建设与推广	郝德顺	B
67	LGY2020067	泰州市人民医院	MST1 和 PDX1 在妊娠期糖尿病早期预测中的价值	卢　宇	A
68	LGY2020068	泰州市人民医院	一种用于股骨远端骨折的接骨板装置的生物力学研究	李海俊	A
69	LGY2020069	兴化市人民医院	微小 RNA－96（miR－96）对乳腺癌细胞增殖及迁移的影响及作用机制	张秀梅	A
70	LGY2020070	泰州市第四人民医院	胰管支架在 ERCP 中的应用	王建荣	B

续表

序号	项目编号	项目承担单位	项目名称	项目承担人	类型
71	LGY2020071	徐州医科大学附属宿迁医院	安全性视角下的基本药物制度效果综合评价:基于多源大数据的模型构建与实证研究	陈红斗	B
72	LGY2020072	南京鼓楼医院集团宿迁市人民医院	CCL5 通过影响 TGF-β 信号通路调控非小细胞肺癌发生、发展的机制研究	高 蔚	B

（郭 威）

【省计划生育科学技术研究所更名为“江苏省卫生健康发展研究中心”】 为加强全省卫生健康发展研究工作,2020 年 10 月 28 日,经委党组研究,省编办批复同意,江苏省计划生育科学技术研究所更名为“江苏省卫生健康发展研究中心”,挂“江苏省人口与发展研究中心”牌子。在原有职能基础上,增加卫生健康政策、医疗卫生服务体系、人口发展与老龄化及卫生人力资源研究等方面的工作职能。

（郭 威）

【2020 年卫生高级专业技术资格评审】 2020 年卫生高级专业技术资格评审工作采用无纸化的方式。共分两个评委会,分别为卫生高级评审会、护理高级评委会。社区卫生高级职称全部下放各设区市评审。11 月 23 日至 27 日,省卫生健康委召开江苏省护理高级专业技术资格评审工作会议。全省护理专业共申报 4710 人,其中正高 1025 人,副高 3685 人。经专家评审,护理专业通过评审 3599 人,其中正高 742 人,副高 2857 人。11 月 30 日至 12 月 4 日,省卫生健康委召开江苏省卫生专业人员高级专业技术资格评审工作会议。全省共申报 11576 人,其中正高 4052 人,副高 7524 人。经专家评审,通过评审共 8843 人,其中正高 3019 人,副高 5824 人。

附: 1. 2020 年全省晋升主任医(药、技)师名单

南京市

南京市第一医院:武新英(女) 施乾坤 朱 玮 张俊杰 王 丽(女) 张子齐 黄 河 李惠琴(女) 牛永胜 袁受涛 戚建伟 刘 颖(女) 朱 剑 邹春芳(女) 朱建成 方苏榕(女)

南京市第二医院:张亚平(女) 郁金红(女) 孟桂霞(女) 龙启强 张向荣 沈建军 张 荣(女) 刘伟英(女) 唐晓军 胡春梅(女) 王 佳(女) 艾 敏(女) 郑以山

南京市第三医院:朱银霞(女) 陈世平(女)

南京脑科医院(南京市胸科医院):陆 倩(女) 朱荣鑫 刘 犇(女) 陈 瑜(女) 李宗鸿 李箕君 戴志萍(女) 任义胜 王 纯(女) 许利刚 杨 坤 董靖德 吴 艳(女) 刘献伟 王 伟(女) 张久荣 周秋云(女) 胡 韡(女) 陆治平 徐小峰

南京市口腔医院:张 红(女) 董迎春(女) 李艳芬(女) 王育新 段 宁(女) 吴国锋 钱冬冬

南京市儿童医院:顾海斌 周 勇 程海霞(女) 潘 键(女) 徐 飞 郭 艳(女) 李 荣(女) 刘 峰 赵晓科

南京市中医院:田 波 王淑静(女) 余 波 黄 靖 张彦亮 曹福凯 陆卫萍(女) 詹 群(女) 韦 蓉(女) 马书玖(女) 魏 武 李 静(女) 李 斌 张 贤 陈寅生 李 俊 张彩荣(女) 张 艳(女) 葛海波

南京市妇幼保健院:张慧林 郑金霞(女) 吴晓丽(女) 吴 云(女) 翟永宁 杨大震 王 俐(女) 武 恂(女) 石晓燕(女) 朱志红(女)

南京市中西医结合医院:李元洋 戴奇斌 王新方(女) 唐晨虎 陈 卓 王 睿 王叶芳(女) 张国英(女) 薛倩一(女) 赵有利 孟凡荣 马 东

南京市疾病预防控制中心:熊丽林(女) 许文炯 张守刚 周 楠(女) 王 燕(女) 吴咏梅(女) 石利民 朱正平(女) 张韶华(女)

南京市急救中心:魏 强

南京红十字血液中心:陈 津

南京市职业病防治院:何 君(女)

南京市中心医院(市级机关医院):庞 珺(女)

南京医科大学眼科医院:杨卫华

建邺区疾病预防控制中心:张 金 张 霞(女)

南京明基医院:李卫兵 侯广会 陈旭华(女)

南京华世佳宝妇产医院:孙 艳(女) 张莉莉(女)

秦淮区妇幼保健所:印淑慧(女)

秦淮区中医医院:庞根生 李邗峻 陶 静(女)

南京爱尔眼科医院:贺永宁 陈绪攀

南京市红十字医院:杨 芳(女)

秦淮区疾病预防控制中心:张 宁

南京邮政医院:顾云龙

江宁区疾病预防控制中心:孙卫星

江宁医院:范永春 屠 强 陈双雯(女) 李凌云 王 芬(女) 余艳秋(女) 张 宏 师锦宁(女) 尹江宁 张小兰(女) 王华梅(女) 李 艳(女) 朱 颖(女) 徐宗良 仇 玮(女) 陈 刚 唐庆来 窦立敏 柳发德 张翠兰(女)

孙　瑾（女）

江宁区中医医院：吴　红（女）　陈国珍（女）　牟俊华（女）　熊元香（女）　黄　杰　张恒玉（女）　宋　扬（女）　陈　红（女）

南京市青龙山精神病院：赵衍山　杜慧娟（女）

江宁区妇幼保健计划生育服务中心：石晓敏（女）

南京同仁医院：蔡秀娅（女）　马　静（女）　朱明辉　徐　英（女）

浦口区中心医院：佘玉清（女）　袁　菊（女）　李小冬　唐顺广　张建宇　王　为　姜海峰　高铁梅（女）

浦口区中医院：朱正萍（女）　朱　俊　刘　剑　白淑芬（女）

浦口区妇幼保健计划生育服务中心：魏金霞（女）　高昌琴（女）

浦口区疾病预防控制中心：喻长友

六合区人民医院：杨　宁　周　艳（女）　费春明　朱乃训　阮福明　周成林　李　凌（女）　沈世富　周文星　肖　亮　陈传宇

六合区中医院：强智勇　陈　斌（女）　裴　琴（女）　王晓芳（女）　张全轴　周德富

六合区妇幼保健所：朱月仙（女）

泰康仙林鼓楼医院有限公司：李前文

栖霞区妇幼保健院：陈春树　高　薇（女）

栖霞区医院：赵峻生

雨花医院：李国建

溧水区洪蓝街道卫生院：赵亲寿

溧水区人民医院：刘　刚　樊春燕（女）　刘建刚　全勇辉　邹荣成　余守强　文洪波　沈　娟（女）　俞　平　查文华（女）　陈　跃　漆军华　张　力　李在峰

溧水区精神病防治院：诸兴善

溧水区中医院：张才军　范明霞（女）　殷红梅（女）

高淳中医院：冯永波　仇正平（女）　邹德明

高淳人民医院：杭芸芸（女）　刘　阳　傅晓明　易丽华（女）　韦志平　高　波（女）　夏春凤（女）　诸　君（女）

浦口医院：龙玉宝　张　濒　余世庆　耿建国　吴帼蕴（女）　张丽娟（女）　尚玉龙

南京安宁医院：张海燕（女）　李志红（女）

无锡市

无锡市人民医院：曹　娟（女）　孙　超　钱大钧　吴文君（女）　陈　文　周建业　崔兴宇（女）　王俊芳　尹其华　时立平　殷　皓（女）　王霞娟（女）　张　跃　殷　波　刘　斌　胡春晓　邵剑锋　时　兢　纪　勇　李　筱（女）　周　颖（女）　王　枫　黄东晓　吴　艳（女）　张秀红（女）　张晓峰　邹黎菲（女）

无锡市第二人民医院：程　云（女）　杨　晓　孙　屏（女）　徐　婷（女）　金　城　钟　皎（女）　胡　佳（女）　陈暑波　苏　琦（女）　葛晓明　戚　稼（女）　程立波　朱颖炜　张　雷　邹广程　杨　春　冯　军　葛　怡（女）　刘亚新（女）　姜海滨　杨正杰　石国勋　马建勇　徐　凯　孙凌江　韩曙光　严国鑫　孙　杨　陈开来　姜宇海　刘丽诗（女）

江南大学附属医院：龚　芳（女）　肖　寒（女）　杜　渊　李　蔚（女）　姜旭栋　高其忠　李新胜　吴海燕（女）　王挺刚　黄建伟　程　飞　孔旭东　王雪松　余洪强　杨春香（女）　孙　炜　朱佳尔（女）　段　潇　程华莉（女）　杨定清　俞　舜　李　佳（女）　葛　风　胡曙东　陈　炜　孙常领　朱爱华　茆　勇　吴震海　朱炜杰　陈建江　高　翔　宋明旭（女）　王　腾　廉海容　范　强　黄春燕（女）

无锡市中医医院：夏　鹏　张建楠　魏慧渊（女）　徐永成　廖家新　冯　骅（女）　王　淼（女）　杨一宇　张晓玲（女）　潘　玮（女）　蒋　楠（女）　张　军　吴海荣　周　悦　许　蕾（女）　易晓净（女）　吴斌龙　张兴国　周春刚　徐　庆　罗宇鸿　黄华丽（女）　孟祥鸿（女）　臧荣发

无锡市妇幼保健院：陆晓红（女）　杨　岚（女）　陈艳琴（女）　孟西娜（女）　刘　楼（女）　姚　荧（女）　王　敏（女）　王茂林　张　婷（女）　赵　丽（女）

无锡市精神卫生中心：包炤华（女）　陆晓丰　周德怡　张国富　张云彪　易　峰　刘　亮　诸春明　唐步春　姚本栈

无锡市儿童医院：葛焕青　惠　郁（女）　陈灏健　诸澎伟　杨　挺　庄强尔　吴峤微（女）　孙海斌　奚智勇　王　燕（女）　李雅雯（女）　曹云翔

无锡市第五人民医院：裴　豪　支　琳（女）　张　英（女）

无锡市疾病预防控制中心：吴家林　肖　勇

无锡市红十字中心血站：奚华新

无锡市急救中心：徐　科

无锡市太湖医院：芮小平

江阴市人民医院：邵国益　曹毅君（女）　何喜军　单海琳（女）　曹励强　高　林　蒋文龙　张金华　于　波　陈丽静（女）　许庆华　翁玉龙　潘东英（女）　郁建江　赵　可（女）　钱文军　周军旭　赵　虎　陈志高　刘少平　王芳军　虞桂平　任亚军　刘　青（女）　董　愉　徐佳宁（女）　金　峥　盛华明

江阴市中医院：严　峥　汤　瑜　李静波（女）　胡学军　马　炯　周锦仪　李　萍（女）　崔　娣（女）　薛　飞　邓　峰　严　伟　徐浩刚　陈　爽　程　斌　花海兵　黄晓东　黄和军

江阴市第三人民医院：施泉涌

江阴市疾病预防控制中心门诊部：朱爱萍（女）

江阴市妇幼保健院：赵彩云（女）　李　梅（女）

江阴市红十字血站:龚宏伟(女)
江阴市急救中心:车　斌
江阴市青阳医院:徐琴玉(女)
江阴市南闸医院:张晓东　董美娟(女)
江阴市周庄医院:李友军
江阴市第五人民医院:吴团结　戚琤红(女)
江阴红房子妇产医院:柴红霞(女)
宜兴市人民医院:周光明　夏　天　顾新南　莫　渊　邓建良　谈　俊　戚黎明　陈建强　徐　龙　蒋宝虎　钱伟杰　王　铮(女)　裴雅琴(女)　李亚明　许新芳　吴文忠　沈　颖(女)　马建芬(女)　周红霞(女)　韩　超　姚烈辉　蒋国新
宜兴市中医医院:王　勤(女)　顾拥军
宜兴市第二人民医院:孙　军　杨　民　沈国秀(女)　陈　江　周文君(女)　崔海明
宜兴市肿瘤医院:邵荣金
宜兴市皮肤病防治所:史艳玲(女)
宜兴市牙病防治所:陈　涛
宜兴市宜城预防保健所:邵文红(女)
宜兴市官林医院:谢顺鸿　华东方(女)　曾建平
宜兴市和桥医院:张月琴(女)
锡山人民医院:孙兴兵　周冠琼(女)　崔成军　潘晓帆　陆卫红　李中连
锡山区中医医院:陈晓东　王红雷
锡山第二人民医院:钱　军　包志强　周新东
锡山人民医院鹅湖分院:吴春晓　陆红梅(女)
惠山区人民医院:李建军　储旭东　张　莹(女)　邹静蓉(女)　邓燕忠　徐勤义　席剑雾　朱智勇　张　鹏　纪　青
惠山区第二人民医院:孙　宏(女)　祝浩刚　堵晓英(女)
惠山区中医医院:程　欣(女)　李　锋　梁志勇　隋国君
惠山区康复医院:张晓燕(女)　施田宝
新吴健康服务门诊部:顾海梅(女)
无锡市骨科医院(无锡市第九人民医院):黄　海　吴永伟　杨　莹　刘祯庆　宋　升
滨湖区中医院:俞　峰　巫晓明　王　可　丁久云(女)　华国军
无锡口腔医院:王跃岩
无锡市第八人民医院:张　霞(女)　郁红梅(女)　陆海岚(女)　刘　炜(女)　袁　玲(女)
梁溪区疾病预防控制中心:朱　恺(女)

徐州市

徐州市第一人民医院:时迎俊　王　勃　贺广珍(女)　滕晓梅(女)　姚　萍(女)　曹希亮　丁　宁　邵　丽(女)　吴小进　王　哲(女)　刘　玲(女)　蒋　乐　陈　伟　施　海　徐光磊
徐州市肿瘤医院:李艳芳(女)　余晓娟(女)　蒋笃均　陈　刚　姚泽明　段　新　唐小霞(女)　李振东　赵　峰　张　文
徐州市中心医院:仲　永　安晓雷　武　侠(女)　郭　靖(女)　郭永忠　李振勇　鹿存涛　赵　燕(女)　王光勇　孙　丽(女)　陈　强　张敬浩　周荣升　杨继武　张在轶　刘　君(女)　赵　猛　刘　军　赵　岩　臧光辉　刁　艺　李欢送　冯　杰　程书立　刘　冬　李　杰　齐敦峰　周　甜(女)　庐丽丽(女)　李若然
徐州市医学科学研究所:王　琴(女)
徐州市中医院:梁　田　刘　冬　曹　永　秦文敏(女)　薛　明　侯进义　林　涛　李利斌　王　进
徐州市中医院:李玉刚　尹文州
徐州市妇幼保健院:庞永红(女)　沙小龙　杨艳玲(女)　宋　蕾(女)　李晓辉
徐州市儿童医院:韩　琳(女)　王明光　蔡文茜(女)　余小红(女)　宋贤响　曹军华　马同胜　朱俊岭　朱　峰
徐州市口腔医院:蒋　艺(女)
徐州市康复医院:袁　梦(女)
徐州市传染病医院:朱玉成　张海晴(女)　朱春玲(女)
徐州市疾病预防控制中心:任建庆　王路梅(女)　葛小伍　吴　玲(女)　金　丹(女)　苗升浩　蒋春梅(女)　孙传武　童　晶(女)　杨玉梅(女)　宋晓哲
徐州医科大学附属第三医院:张　永　赵　群(女)　陆相萍(女)　李维前　李先光　冯　娟(女)　鹿华彦(女)　吕文艳(女)　端另波　吴　伟　邵　华(女)
徐州市民政精神病医院:赵明丽(女)　尤加永
徐州民政医院:毛宇光
徐州市中煤五公司职工医院:崔世祥
徐州市矿山医院:宋　旭　张卫伟　李尧梅　徐　杰
丰县人民医院:张　昆(女)　史先基　赵　丰　刘志立　张　银　周艳丽(女)　谷文英(女)　唐　涛
徐州市市级机关医院:李宗福
丰县中医医院:董公芝　程玉惠(女)　何　清(女)　刘冬菊(女)　孙慧萍(女)　王凤侠(女)
丰县疾病预防控制中心:路　颖(女)
丰县宋楼镇刘王楼卫生院:张亚东
沛县人民医院:刘战国　王光辉　焦海良　黄义林　何福春　郑燕芳(女)　刘学军　胡　颖(女)　付贵化　陈　峰　史志学　张　雯(女)　赵　瑞
沛县中医院:张　娟(女)　梁文秀(女)
沛县疾病预防控制中心:沈景亭
沛县城镇卫生院:王淑芳(女)
睢宁县人民医院:王顺甫　谭彦龙
睢宁县中医院:王彩玲(女)　许天成　赵　坤

翟　芳(女)

邳州市人民医院:张传飞　黄瑞华(女)　周生瑞　孙　敏(女)　张广侠(女)　冯遵荣(女)　彭　浩　汤　波(女)　王德勇　刘文东　汤　颖(女)　田　瑛(女)　范　磊　于德洪　耿庆贺　邹丽峰　戴　磊　吴　萍(女)　周向前

邳州市中医院:陈　中　耿　铭(女)　冯桂英(女)　马少远　闫怀臣　王　君　曹　莹(女)

邳州市疾病预防控制中心:陈　雷　刘体亚

邳州市中铁二局集团第二医院:余建文

邳州市东大医院:李　超

新沂市人民医院:王立君(女)　乔新江　赵　伟　马敬弟　王雪茹(女)　姜宏亮　蔡　超　徐开生　张瑞芬(女)　王诗学　俞文江　鲍二臣　何书一　张同领　孟　伟　王阳龙

新沂市中医医院:沈德武　曾　理

徐州市广慈医院:庄建军

新沂市铁路医院:杨广智　沈为国　吕　民　黄六一　欧加录(女)　王　海

铜山区人民医院:庄　蕾(女)　倪　锋　夏德刚

铜山区中医院:张　健　姚秀玲(女)　佟　莉(女)　路培彦　王计听(女)　宋永忠

铜山区妇幼保健计划生育服务中心:石美芝(女)

铜山区郑集镇中心卫生院:刁　月(女)

贾汪区人民医院:李　虎　杜秀梅(女)　刘英战(女)　夏　峰　张百奎　李允均　刘同正

鼓楼区疾病预防控制中心:邱海力(女)　祁艳秋(女)

徐州复兴眼科医院:万道红

云龙区天桥社区卫生服务中心:卢志芳(女)

徐州市九如城九云康复医院:肖　文(女)

泉山区疾病预防控制中心:刘晓静(女)　吴海宏(女)

常州市

常州市第一人民医院:闫廷赞　陈　杰　邹　芸(女)　陈铜兵　周曙俊　钱春艳(女)　薛海翔　庄　明　陆明洋　赵　艳(女)　顾建文　张永成　季　云　李玲巧(女)　邢士军　汤艳红(女)　王　栋　孙茹蓉(女)　宁忠华　刘　峰(女)　李　悦　邱　慧(女)　蒋　军　黄智慧　陈　荣　田　婷(女)　吴　萍(女)　谢　潇(女)　王小松　冯　毅　李　慧(女)　魏　江　陈　彦

常州市第二人民医院:吴秀花(女)　左　立　程羽青　聂　斌　毛正道　陈解忠　周洪兴　张志翔　王蓓红(女)　史　强　鞠华妹(女)　许轶群　翁益平　蒋建光　叶　珩(女)　赵　骏　卢绪章　夏　强　刘　茗(女)　杜贯涛

常州市中医医院:黄红亮　潘春英(女)　唐　璞　王　晶(女)　梅文星　钱虹仔(女)　丁志祥　张鹤群(女)　杨　光　许安祥　王　琳(女)　朱美凤(女)　张爱萍(女)　杨国清(女)　符圆圆(女)　吴　炅(女)　陈　超　张　捷　卞廷松　林丽娜(女)　吴兴彪

常州市第三人民医院:刘小琴(女)　张　盛　张　凡(女)　巴清云　李文坚　申红玉(女)　邵幼林　张正林　陈定贵　李　洪　张璐西　吴剑明　钱俊勇　谈芙蓉(女)　包作伟

常州市第四人民医院:黄早胜　张　健(女)　姚红卫(女)　陆洪俊　毕延智　王地英(女)　朱长红　俞建荣　张益群(女)　张桂普(女)　马班友　陈亚芳(女)　张　勇

常州市妇幼保健院:向　梅(女)　孙彩凤(女)　蔡翼飞　王　芳(女)　黄晓阳(女)　张进军(女)　张　铭　承晓定(女)　贾赛玉(女)　聂　鑫(女)　邵黎静(女)　陶可伟　周　华(女)

常州市儿童医院:邹国锦　郭惠梅(女)　王晓岚(女)　郭迎春(女)　王　忠　郭海滨

常州市第七人民医院:陈华芳(女)　杨丽君(女)　李元国　钱志艺　程　云　刘　蓉(女)　周　薇(女)　李　莉(女)　管庶春

常州市疾病预防控制中心:王　强　杜　强　周　瑜(女)　卞　琛(女)

常州市德安医院:万　里(女)　姜庆伟

溧阳市人民医院:翟国庆　朱　娟(女)　张永良　高兴波　李小平

溧阳市中医医院:王岩松　谢　林　陈金凤(女)　黄振杰　石文华　袁承宇(女)　潘　科

溧阳市妇幼保健院:傅海霞(女)　王玉琴(女)　芮晓军

溧阳市疾病预防控制中心:吴琴娣(女)　陈　杰

金坛区人民医院:潘爱明　王　荣　郎文静(女)　刘　俊　曹征然(女)　贺燕美(女)　郭玉华(女)　潘凤珍(女)　周美兰(女)

金坛区中医医院:李小燕(女)　朱云波　华美英(女)　王建强　江志俊　岳豪祥　徐　露(女)　邹卫华　王留庆　朱爱洪　唐　胜　王文全

金坛区第二人民医院:王兆霞(女)

金坛区金城镇卫生院:张俊东

武进人民医院:武求花(女)　奚小明　刘　俊　钱晓文(女)　马爱金　高永炳　李雪飞　缪小辉　吴　斌　李　尊　王旭刚　周燕娟(女)　王一波　李娅妮(女)　唐卫刚　杨文杰　法镇中　蔡高军　龚立峰　杨芝香(女)

武进中医医院:储　军(女)　李文斌　沈无名　钱　俊　徐勇峰　沈志军　王海燕(女)　李　赟(女)　钱伟明　钱雪峰

武进区疾病预防控制中心:潘英姿(女)　石素逸(女)

常州谱瑞眼科医院:王崇玉(女)

新北区疾病预防控制中心:朱　婷(女)

新北区妇幼保健计划生育服务中心:蔡　青(女)

苏州市

苏州市第七人民医院:陈利春 冒 勇 马雪萍(女)

苏州市立医院本部:陆 件 王 宇(女) 蒋继周 姜 纬 陈昕鸣 刘仁涛 俞 钱 王建康 杨云龙(女) 沈 平 杜俊君(女) 汤 立(女) 丁 琦 杨田如 高 昂(女) 余 强 甘 露(女) 钱利军 乔志明 朱 蕊(女) 吴冠会 朱海娟(女) 孙 健 杜建钢 许秋芳(女) 殷林亮(女) 莫丽亚(女)

苏州市立医院北区:陶唯益 朱超望 刘 健(女) 司卫兵 孙 芳(女) 叶 珣 刘迎梅(女) 李 明(女) 王 玉(女) 吴敏娅(女) 华 江(女) 谢孝枫 吴亚谋 翟光华 顾成永 陆国海 刘武林 郑 斌

苏州市立医院东区:何行厉(女) 刘 军 席与斌 蔡怡琦(女) 缪冬镠 周 华 周俊东 何 慧(女) 冯雨苗 华 娴(女) 陈 杰(女) 瞿 慧(女) 汪 淼 陆忠凯 郭小芙 孙 怡

苏州市中医医院:陈旭东 刘 迎(女) 朱立毅 张芸燕(女) 姚菊英(女) 刘 锐(女) 沈多矣 董宏利

苏州市第五人民医院:陈兴年 朱 莉(女) 杨 薇(女) 吴敏娟(女) 张建平 王海燕(女) 王泽荣 王 佩(女) 叶建中 陈苏芳(女) 许炜璐 许 英(女) 常建国

苏州市广济医院:徐晓文(女) 朱宏亮 未 峰 杨绪娜(女) 张广亚 姚树永

苏州市疾病预防控制中心:夏 瑜(女) 杭 惠(女) 雅雪蓉(女)

苏州市社会福利总院:杨鹤林 夏小英(女)

苏州九龙医院有限公司:王 杰(女) 费建平 卢乃棉 杨龙涛 赵诗坚 刘春风 曹振刚 刘德森 刘 涛

张家港市第一人民医院:杨 伟 徐 蓉(女) 徐志英(女) 姚建华 徐 瑛(女) 陆 莹(女) 戴 轶 王 云(女) 徐 跃(女) 张 黎 方 敏 徐国新 耿新峰 丁 政 虱 萍(女) 陈 康 马 新(女)

张家港市中医医院:李 向(女) 陆志峰 姚 鑫 孙亚鸣 王 蕾(女) 戴 强 蒋德生 蒋 敏(女) 朱亚军 杜珍芳(女) 卢利新

张家港市第三人民医院:缪文进 沈利东 毛永强 朱春平 卢晓丰 徐 燕(女)

张家港市第五人民医院:陈 锋 钱丽芳(女) 鄂维琴(女)

张家港市第二人民医院:严奇峰

张家港市第六人民医院:于广亮 陈 旭 沈云赋 倪正扬(女)

张家港市第四人民医院:朱益丰

张家港市疾病预防控制中心:钱惠芬(女)

张家港市妇幼保健所:张忠良

张家港澳洋医院:卢 彬 许玉萍(女) 袁静芝(女) 邓小毅 秦和平(女) 王铁汉 陈献红(女) 赵漫丽(女)

张家港广和中西医结合医院:缪海江 王新宇 沈 彬 韩进旺

常熟市第一人民医院:陆卫光 管 琰(女) 许春阳 陈兵乾 顾惠芳(女) 魏菊红(女) 殷卫清 吴晓东 陈小敏(女) 陆志华 鱼 瑛(女) 王颂锋 王 磊 陈正方 金 艳(女) 盛越锋 黄丽军 支伟锋 钱宇锋

常熟市第二人民医院:朱跃红(女) 黄小萍(女) 贺 丹(女) 顾 俊 叶旭霞(女) 邹 锋 沈志平 车燕芳(女) 张秋月(女) 程序曲 杨学东 李 璇(女) 季菊萍(女) 陈岱枫 陈 贤 刘 强 郭 健 韩 复 陈志军 刘 晖 张希峰 杨明霞(女) 徐 岗 孟逸萍(女) 张红梅(女) 沈玄霖

常熟市中医院(新区医院):高锡坤 吴志琴(女) 徐 亮 陈建新 武 燕(女) 孔文斌 吴 莱(女) 黄 强 刘艳超 朱优清 姜 缨(女) 鱼 汀 陈 炎(女) 张青松 章建娟(女) 张高峰

常熟市医学检验所:崔燕红(女) 沈艳红(女) 钱建平 许国华 陈 洁(女) 金 逸

常熟市第五人民医院:曹晓芳(女) 卫正洪

常熟市支塘人民医院:徐晓峰

太仓市疾病预防控制中心:江 海 张建安

太仓市第一人民医院:顾文豪 宋丽艳(女) 刘 艳(女) 顾 挺 钱 平 李 莉(女) 周锦桃 李 蓉(女) 宣 斌 马旭东 陈俊峰

太仓市中医医院:蒋建伟 金 科 茅贝珍(女) 袁 磊 张桂平(女) 陈卫东 蔡 健 董明心 孙建良

太仓市浏河人民医院:钱 燕(女)

太仓市沙溪人民医院:陈旺军

太仓市港区医院:黄 瑶

昆山市第一人民医院:方玲娜(女) 张雪刚 单辉强 尹蔚华 李国云 周纪良 江 琰(女) 黄建康 郑斯杰 虞乐群(女) 陈林芳(女) 赵 年 李国华(女) 郭正丽(女) 姚建英(女) 封建华 梁文慧(女) 汪 强 王君磊(女) 冯振勤 张 明

昆山市中医医院:乐国辉 葛利玮(女) 周 静(女) 陈 泓 陈丽亚(女) 曹益鸣 陶卫东 殷文娟(女) 吴 江 余晓峰

昆山市第二人民医院:朱伟强 李会娟(女) 路兴志 汪卫平

昆山市第三人民医院:田 丰 刘春义 邱宏春(女)

昆山市第四人民医院:王 栋

昆山市千灯人民医院:胡春林(女)　蒋　烈　张春杰(女)

昆山市第六人民医院:张佳田

昆山市中西医结合医院:方　东　杨兰萍(女)

昆山市锦溪人民医院:王正福　周国祥　袁俊红(女)

昆山市疾病预防控制中心:张建新

昆山市精神卫生中心:孙玉军

江苏盛泽医院(吴江区):夏　艳(女)　苏丽华(女)　施圣钧　张群雄　李毓飞(女)

苏州市第九人民医院:翁峰标　周兴根　凌云翱　单　宇　孙静华(女)　姜　英(女)　沈鹏程　凌　昕　焦雪花(女)　吴国良　浦秦华　钮文思　陈建琴(女)　董凌云(女)　金冬林　叶建东

吴江区第四人民医院:李建新　沈美荣　何　元

吴江区中医医院:沈利江　金学康　蒋元斌　翁海兵

吴江区中西医结合医院:黄朝光

苏州永鼎医院有限公司:陆金山　陈元龙　顾清华

江苏盛泽医院:潘巨龙

吴中区疾病预防控制中心:刘　涛

吴中区妇幼保健所:王慧华(女)

苏州市中西医结合医院:朱逸明　吴静文(女)　周瑞红　周孝清　朱惠军　王德勇　蒋幸新　刘美娥(女)　石　俊

吴中人民医院:陆　麟(女)　居建祥　施东辉　王霞琴(女)　戈大春　王　波

吴中区皮肤病防治所:吴瑞斌　宗阳春

吴中区胥口镇卫生院:李培强

苏州瑞华骨科医院:刘　勇　李关兴　刘跃飞

相城人民医院:周晓春　傅晓红(女)　盛尹菁　高　明(女)　张建福　郭玲芳(女)

相城区中医医院:杨元明

相城区第二人民医院:张　栋　付　霖　刘海涛(女)　罗益红(女)　姚建华

相城区第三人民医院:黄　平(女)　王志凌　刘　华

相城区漕湖人民医院:金铭亚

姑苏区疾病预防控制中心:乔　莹(女)　晁湘琴(女)

苏州理想眼科医院:袁　幽(女)

苏州工业园区星海医院:郭向红(女)　曹　蕾(女)　丁银霞(女)　彭娥英(女)　许淑兰(女)　姚圣菊(女)　叶春梅(女)　胡　勇　金雪明

苏州工业园区星湖医院:祝健华

苏州工业园区星浦医院:张文明

苏州工业园区疾病防治中心:朱万展　周　慧(女)

苏州科技城医院:茅国芳(女)　杨　仪　吴勤峰　徐　峰　田亚丽(女)　严茹红(女)　陆　敏(女)　程　超　陈　璇(女)　钱晓萍(女)　白秀华(女)　金　燕(女)

苏州高新区人民医院:李　科　李建平　刘　勇　陈云昭(女)　吴春华　徐怀忠　邹建华　赵蓉芬(女)　朱建洲　唐志红(女)　苏　玲(女)

苏州明基医院:吴粉兰(女)　倪　浩

南通市

海安市人民医院:葛仁美(女)　吴　斌　徐晓英(女)　刘荣伟　陈志刚　姜　海　刘晓岗　王　祥　杨小华

海安市中医院:包海林　徐珑嫣(女)　谢友华　梅　莉(女)　吉　哲

海安市妇幼保健计划生育服务中心:陈晓红(女)

海安市疾病预防控制中心:罗　兰(女)

如皋市人民医院:赵小民　肖芝梅(女)　王正栋　蒋艺兰(女)　李晓霞(女)　张小红(女)　黄艳华　孙锦秀(女)　苏新华　洪克建

如皋市中医医院:徐　泽　朱新美(女)　贲彩红(女)　冒有平　冯宏军　夏忠贞(女)

如皋博爱医院:袁爱萍(女)　唐炎燊　许中华　黄欣欣　谢桥根　花蕾蕾(女)　夏宝山　高建兰(女)

如皋广慈医院:纪怀德　姜　华

如皋磨头医院:倪　丽(女)　高之俊

如皋市第三人民医院:刘　兵　谢玉英(女)

如皋市第四人民医院:侯海燕(女)　郝锁兰(女)　刘美芳(女)

如皋市东陈镇卫生院:顾忠林

如皋市疾病预防控制中心:吴　坚

如东县人民医院:黄国华　肖　卫　房建斌　缪爱均　陆圣华　张　华　徐朝晖　刘丽华(女)　符建明　陈立新　缪亚琴(女)　于宏波(女)

如东县中医院:高玉祥　康亚平(女)　张雪松　丁侣霞(女)　成海琴(女)　鲍丽丽(女)　冒昀罡　周建华　季　尉　吴　昊(女)　花红兵　胡生辉

如东县疾病预防控制中心:周苏建(女)　傅晓琰(女)

海门区人民医院:张小蓬(女)　施晓健　陆文杰　徐　斌　沙江波(女)　袁剑波　成　勤(女)　陈峰松　刘宏亮　龚红娟(女)　郭永华　陈欣慰(女)　黄理华　汤　飞　陈　震(女)　戴向华　胡勤伟　施　剑　俞俊杰　杨晏东　朱　峰

海门区中医院:陆伟标　盛烨华　陆建辉　姜新峰　宋雪娟(女)

海门区海门港新区中心卫生院:杨卫明

海门区四甲镇中心卫生院:蔡林江

启东市人民医院:姜红萍(女)　季沈杰　李　健　陈媛媛(女)　顾庆春　张利华(女)　金生飞　陆若飞　倪沈珏(女)　俞　峰　周燕燕(女)　沈张平(女)　尹永胜　梁向华　陈建威

启东市中医院:何健忠　施玉红(女)　李春红

(女) 魏 洪

启东市第二人民医院:何 辉 孙立英(女) 薛 峰

启东市第三人民医院:樊炳辉 张建荣

启东市妇幼保健计划生育服务中心:殷 红(女)

启东市妇幼保健院:万海英(女)

启东市疾病预防控制中心:陈小松 顾忠颇

通州区人民医院:杨庆荣 王建锋 张华英(女) 顾红娟(女) 张 峰 陶冶飞 张光远 蔡晓燕(女) 于荣静(女) 周卫平

通州区中医院:王 洪 李 翔 季 永

通州区第二人民医院:张丽英(女)

通州区第六人民医院:邵 燕(女) 周永林

通州区第三人民医院:陈 瑛(女) 胡宏伟 樊弘毅 周健勇

通州区妇幼保健计划生育服务中心:曹任敏(女) 徐彩霞(女)

通州区疾病预防控制中心:陈 兵 王 渤 王玮琦(女)

通州区刘桥中心卫生院:王大建

通州区平潮中心卫生院:尹雪松 汤志锋(女) 邢 美(女) 徐强华 尹 娟(女) 赵 艺(女) 鲁 军

南通市广北社区卫生服务站:沈爱明

崇川区疾病预防控制中心:祁志刚

南通市口腔医院:谢 晨

南通市口腔医院分院:孙汉堂

新开街道社区卫生服务中心:沈卫忠

南通市第一人民医院:陈金亮 明志兵 姚 坚 盛高峰 陈 宇(女) 施林生 黄海鸣(女) 马宝君 顾留根 朱 华 保国锋 汪志峰 季 超

南通市第二人民医院:邢 刚 范 辉 葛建彬 蒋 霞(女) 褚志华 王小乐 王 健

南通市第三人民医院:刘先良 李 美(女) 王卫兵 明 芳(女) 屈文平(女) 施俊峰 朱 周 吴 静(女) 陆建勋 陈 琳(女) 秦 刚 戴 锋 陈 霞(女) 赵建华 张 涛 陆仁飞 张素燕(女) 黄书明 毛莉萍(女)

南通市第四人民医院:储建华 季海平(女)

南通市第六人民医院:许晓东 邱 青(女) 高尚艳(女) 蒋龄周 顾红艳(女) 周晓兰(女) 陆惠菊(女)

南通市妇幼保健院:倪 勇 李靖宇(女) 任晓燕(女) 丁易钤(女) 吴 卓(女) 郑 丽(女)

南通市疾病预防控制中心:桑军阳

南通市老年康复医院:何 伟 周晓玲(女) 杨振宇 林玉荣 冒晋宇 樊海英(女) 施红裕(女)

南通市中医院:洪 宏(女) 郑晓丹

南通市中医院:苏成程 於 芸(女) 周鸣剑 糜大国 丁 伟 王 峰 陈 刚 王鹏翔 解金洪 陶王华 汤小星 姚菁华(女)

南通市肿瘤医院:丁令池 周存凉 沈月红(女) 吴金东 李亚云(女) 周益龙

南通爱尔眼科医院:卢新华(女)

南通和美家妇产科医院:徐 灵

南通瑞慈医院:杨加军 卞洪俊 朱 俊

连云港市

连云港市第一人民医院:曾凡荣 王 莹(女) 张志梅(女) 杨 晋 吕胜祥 刘洪书 葛 洋

连云港市第二人民医院:冯 康 江奋霞(女) 刘雪军 于 帆(女) 曹家敏 李连曦(女) 谭 玉 包勤文(女) 陈开祥 孟凡珍 刘 婕(女) 夏正萍(女) 潘道勇 房新建 高万芹(女) 李 蓓(女) 孙 毅 陈 丽(女) 金 震 杨 帆

连云港市妇幼保健院:张璟璐(女) 何 轶(女) 徐继来

连云港市第四人民医院:徐建春

连云港市东方医院:王昭波 李海英(女) 易国华 张名忠 陈 隽 闫朝春

连云港市中医院:李加兵 周振江 张 宏(女) 曾 健 常志惠(女) 张 玲(女) 潘守杰 王绪阳

连云港市康复医院:马建英(女)

连云港市急救中心:英 义

连云港成宏口腔医院:成 宏

海州区妇幼保健所:滕海林(女)

连云港圣安医院:张远强

赣榆区人民医院:谭 伟 陈同排 宋世飞 李永成 刘 进(女) 董洪芳(女) 吴丛山 熊 洁(女) 刘正鑫 桑节峰 李 达 万延峦 李雪梅(女) 蒋志红(女) 于 红(女) 万珙善 王雪松 陈 钦

赣榆瑞慈医院:韩 羽 刘 飞 仲崇柱

赣榆区中医院:王 玲(女) 夏振和 于宗建 刘乃勤 陈修斌 张丽萍(女) 相恒新

赣榆区青口中心卫生院:黄华业 相恒芹(女)

赣榆区妇幼保健院:熊新建 刘 涛

赣榆区班庄中心卫生院:郑家朋

赣榆区精神病防治院:孙克强

东海县人民医院:蒋争春 陈晓凤(女) 卢百春 冯李明 胡怀军 章惠刚 张虎田 王光辉 石 凡(女) 蓝 勇 顾海荣(女) 黄玉华(女) 周怀勤(女) 李恒星 张 玲(女) 徐宗攀 王 兵 张 松 左继岩 孙润锋 杨海明 孙 超 杨 玫(女)

东海县中医院:刘海英(女) 赵士民 魏玉芬(女)

东海县疾病预防控制中心:程军民

东海县石榴街道卫生院:陶明娟(女) 陆华翠

(女)

东海县驼峰中心卫生院:陈兴军

东海县房山中心卫生院:陈立红(女)

灌云县人民医院:范云程　王　军　徐婷婷(女)　薛晓琳(女)　牛海明　李　静(女)　傅怀武　宋宝宁　侍亚东　张善能　陆玉军

灌云县中医院:乔学岭

灌云县疾病预防控制中心:马士化(女)

灌南县人民医院:吴建军　刘海芹(女)

灌南县第一人民医院:梁　秋　袁春苗(女)　华　明　吴立盘　邱　军　崔　凯

灌南县疾病预防控制中心:徐晓红(女)

淮安市

淮安市楚州中医院:赵春艳(女)　钱　慧(女)　朱学和　曹振辉　陈　筠(女)

淮安市淮城镇卫生院:颜廷星

淮安市肿瘤医院:潘洪喜　袁宝春　刘　荣(女)　何玉芹(女)　朱春明　李云霞(女)　邵雪松　牛玉峰　王　钧　张　娟(女)　于海晴(女)　徐洪兵

淮安市宋集乡卫生院:王青怀

淮安市城东乡卫生院:王　育(女)

淮安市新安医院:肖亚平　徐领先

淮安市淮阴医院:石彩虹(女)　张　力　顾万娟(女)　孙慧芹(女)　朱海波　张振清　缪长安

淮阴区妇幼保健院:吴　芳(女)　赵　霞(女)

淮阴区王营社区卫生服务中心:朱成芳(女)

淮阴区新渡卫生院:魏聿敏

淮安爱尔眼科医院:熊　华

淮安工业园区人民医院:王赛飞

淮安光明眼科医院:宋建军

淮安市江淮医院:周大勇　胡学彬

清江浦区妇幼保健所:许大群(女)

清江浦区疾病预防控制中心:沈　辉　季　涛(女)

涟水县疾病预防控制中心:张高芹(女)　陈　玲(女)　朱兆中

涟水县中医院:万云芳(女)　周洪刚　陈士卉(女)

涟水县人民医院:陈亚东　季清宁(女)　丁金梅(女)　朱旭昶　王　文　于亚东　徐　平(女)　王大伟

涟水县妇幼保健院:丁建芹(女)

涟水县南园医院:王海军

涟水县第三人民医院:谢中志

涟水县第二人民医院:谢灵燕(女)

盱眙县中医院:何占德　支　青　武祥仁

盱眙县人民医院:陈训军　巩　固　杨　红(女)　程晓君　李红玲(女)　王福兵　陈　洪(女)　张大勇　夏道林　孙　进　孙　丽(女)　林成梅(女)　蒋永波　谢　军　叶德华

盱眙县桂五中心卫生院:曹　华(女)

盱眙县管镇镇中心卫生院:蔡平太　赵文龙

盱眙县妇幼保健院:叶佩林　侯艳艳(女)

金湖县人民医院:曹　龙　宗寿洋　吴灵兵　郜　翠(女)　马　俊

金湖县中医院:雷培政　张小芹(女)　杨乃珍(女)

淮安市第一人民医院:胡　剑　杨士军　惠亮亮　付启云(女)　赵卫东　袁东堂　李明超　黄明德(女)　严　山　刘业六　王继鹏　王云炎　张喜文　王绍闯　陈　炜　孙成梅(女)　宋砚斌(女)

淮安市第一人民医院分院:王静松　孔苏南(女)

淮安市第二人民医院:黄海进　蔡梅梅(女)　张雅莉(女)　张学文　史会昌　康建芳(女)　钱玮和(女)　马　莉(女)　张国桃

淮安市第四人民医院:李　艳(女)　张梅芹(女)

淮安市妇幼保健院:王玉美(女)　倪淮亮　陈晓芹(女)　林小飞　张春花(女)　潘兆军　薛秀平(女)　吴兆晴(女)

淮安市中医院:郑　勇　徐素娥(女)　吴永建(女)　严晓枫(女)　张春健　姚　轶　王素芹(女)　崔　磊

淮安市疾病预防控制中心:刘卫东　唐　勇

淮安市急救中心:刘荣华

洪泽区人民医院:许　洲　梁德翠　戴夕春(女)　沈红梅(女)

洪泽区妇幼保健院:张晓东

淮安市洪泽区疾病预防控制中心:张以祥

淮安经济技术开发区钵池卫生院:刘曦红(女)

盐城市

建湖县人民医院:李恒渠　周迎春　王　永　王　骏　朱亚芹(女)　蒋冬兰(女)　周中平　李正猛

建湖建阳眼科医院:左秀云(女)

建湖县第二人民医院:郭　祥

建湖县疾病预防控制中心:朱根忠

建湖县中医院:黄文巧(女)　裴介成　陈苏杭　郝苏红(女)

建湖县妇幼保健计划生育服务中心:戴兰芳(女)

响水县人民医院:张炳东　钱　媛(女)　高素华(女)　夏锦林　张伟明

响水嘉明医院:杨洪春

响水县中医院:高海红(女)　桑友荣　刘玉海

响水县第三人民医院:毛宝红(女)

响水县疾病预防控制中心:李秀红(女)　叶仁俊

滨海县人民医院:于月红(女)　刘志东　陆　峰　万红松　于正清　钱劲松　孙　绮(女)　陶景山　李　永　管天文　蔡　勇　梁祝红

滨海县中医院:赵小云(女)　吕荣晴(女)　朱晓红(女)　沈　翠(女)　于广亚　邓　权

滨海县五汛镇中心卫生院:徐　卓(女)

阜宁县施庄卫生院:刘利华(女)

阜宁县人民医院:戚应祥　朱　蓉(女)　陈　超　孙其龙　李　强　陈大祥　徐光辉　吴　军　王荣荣(女)　赵　云(女)　崔海潮　朱正娟(女)

阜宁县妇幼保健计划生育服务中心:朱红平(女)　朱旭东

阜宁县疾病预防控制中心:陶墨奎

阜宁县羊寨中心卫生院:李春花(女)

阜宁县中医院:李跃宗　郑海娥(女)　邵加厂　徐素芹(女)

射阳县千秋镇卫生院:胡　兵

射阳县兴桥镇卫生院:董　琴(女)

射阳县临海中心卫生院:胡乃芳(女)

射阳县海河中心卫生院:陈必银

射阳县中医院:张少云　张树岭

射阳县人民医院:徐　云(女)　吴其森　陆永安　张　蕾(女)　是　阳　唐雄飞　丁　标　唐建忠　潘书玉(女)　费宏艳(女)

射阳县疾病预防控制中心:刘　军

大丰中医院:黄　锋　陆益兵　张志春　吴　刚　茅付勇　席玉华　张　鸿　蔡　娟(女)

大丰区黄海社区卫生服务中心:卞如新

大丰区第三人民医院:丁长德

大丰区第二人民医院:徐东华(女)　杨粉凤(女)

大丰同仁医院:夏丽平(女)　顾　兵

大丰人民医院:颜小梅(女)　刘海勇　吴黎明　臧圣彬

大丰区妇幼保健计划生育服务中心:林红梅(女)

大丰区疾病预防控制中心:窦美琴(女)

大丰区草堰镇卫生院:刘桂平

东台市人民医院:徐　康　成　瑶(女)　陈建群(女)　刘九平(女)　刘兴才　陈　林　郭纪东　何贤国　杜　明　万晓龙　路　晓　沈效军　金　辉(女)　金　勇　王小勇　周　健

东台市时堰镇后港卫生院:韩爱平

东台市妇幼保健院:王明芳(女)　宋祥芳(女)

东台市中医院:王继耘(女)　崔　翔　刘仁甫　钱巧云(女)　张小月(女)

东台市第三人民医院:荀爱国

东台市五烈镇广山卫生院:沈张凤(女)

东台台东医院:杨春晖

亭湖区妇幼保健计划生育服务中心:杨龙秀(女)

亭湖区大洋街道社区卫生服务中心:薛正青

亭湖区人民医院:应续芹(女)　李薇薇(女)　汤建红(女)

亭湖区盐东镇卫生院:邵锦英(女)

盐城市经济技术开发区步凤中心卫生院:孙兰珠(女)

盐都区中西医结合医院:徐建华

盐都区第二人民医院:王　成

盐都区疾病预防控制中心:董　梅(女)　周书祥

盐都区妇幼保健所:董文玲(女)

盐城市第三人民医院:高雪松(女)　邹其银　王　进　周　力　周中卫　周陈荣　王大杰　张宏杰　袁　磊　苗志龙　王晓丽(女)　陈正楼　周丽娜(女)　柏建中　崔　健　陈　鹏　祁玉贵　蔡国森　王　权

盐城艾琪儿妇产医院:郭立兰(女)

盐城德赛堡康复医院:赵玉华

盐城协和医院:陆长梅(女)

盐城市第一人民医院:耿永斌　崔蕾蕾(女)　王　维　孙鼎明　林　辉　陈　艳(女)　戴夕超(女)　严　峻(女)　张爱华(女)　殷　俊　陈　宇　任新萍(女)　金虹艳(女)　戴文玲(女)　胥　柯(女)　孙鹏飞　贾　锋　徐汉荣　胥琳琳(女)　刘成元　高红燕(女)　李淑娟(女)　苗雨青(女)　周小宁　穆洪鑫　明秀云(女)　朱从亚　刘中春(女)　张琳琳(女)

盐城市中医院:尹佩玉　王玉龙　祁兆建　陈大志　滕　君(女)　张玉霞(女)　刘正建　沈　烨　李荣良

盐城市第二人民医院:吴少兵　蔡文辉　杨　永　印　伟　杨红湘(女)

盐城市妇幼保健院:侍学琴(女)　赵红芳(女)　谢忠民(女)　周文娟(女)　花　兵　郑　文

盐城市急救医疗中心:施志慧(女)

盐城市疾病预防控制中心:刘秀兰(女)　陈炳灿

盐城市第四人民医院:陈凤平(女)　顾露霞(女)　王立阳　包文斌

盐城市口腔医院:杨惠民

盐城市中心血站:沈志云(女)　赵宏祥

扬州市

江苏省苏北人民医院:刘　彦(女)　闵凌峰　刘丽琴(女)　吴　蔚(女)　鲍正宇　许文景　王　鑫　王正东　陈春玲(女)

扬州市第二人民医院:成国富　李歌平(女)　孙　斌

扬州市第三人民医院:顾明华　张宏女(女)　刘　扬　吴金高　邱明华

扬州市中医院:沈红祥　刘彦廷　王　倩(女)　范立洪　史建中　秦玉琳(女)　李晟玮(女)　于金凤(女)　张　星

扬州市妇幼保健院:宋　岚(女)　朱学芳(女)　苏亭娟(女)　施长城

扬州市疾病预防控制中心:姜　辉　孙　琳

宝应县人民医院:刁成莉(女)　吉维民　沈以松　陈崇彬　朱　珺(女)

宝应县中医医院:潘敬舜　许福高

宝应县夏集镇中心卫生院:赵卫梅(女)

宝应县第二人民医院:徐红军

宝应县妇幼保健院(所)　刘粉年(女)

宝应县疾病预防控制中心　梁永春

宝应县皮肤病防治院:张佩丽(女)

宝应县小官庄镇卫生院:向爱芹(女)

中医医院:王桂莲(女)　潘玉梅(女)　孙有松　徐　萍(女)　陈真堂　朱云青

高邮市卸甲中心卫生院:郭维芬(女)

高邮市人民医院:苏　辉　俞　森　王　毅　牛忠山　李　俊　蒋　斌　陈汉东　孙万钟　王　宁　程　石　张翠红(女)　姜　明　葛海燕

高邮市第二人民医院:高红耀

江都人民医院:姜海波　姜　伟　吴婷竹(女)　赵安滨　杨小旺　吴　鹏　褚俊峰

江都区扬州洪泉医院:张　伟　肖旭东　万　兵　姜平舟　李　强　王　艳(女)　许凤龙

江都区滨江人民医院:严恒清

江都区疾病预防控制中心:黄永军　汤洪萍(女)

江都区仙女社区卫生服务中心:高有峰

江都中医院:万　林　臧传华　徐光新　龚　澄

仪征市中医院:张爱明　高庆梅(女)

仪征市人民医院:郑爱平(女)　李寿军　张华贵　任晓梅(女)　罗志勇

仪征市疾病预防控制中心:马久华

广陵区中医院:秦国昕

南京鼓楼医院集团仪征医院:郭中华　杨晓华　刘贤平　李　森

扬州东方医院:刘亚君(女)　王小康

扬州友好医院:孙　健　殷向明　袁宝国

镇江市

镇江市第一人民医院:嵇　鹏　谢永刚　樊晓臣　朱红英(女)　林　江(女)　陈　琳(女)　刘　娜(女)　袁丹军　黄蜜嘉　倪恩珍　茅凌翔(女)　李卫江　徐志刚　赵　治　丁金国　吉木森　尹春阳

镇江市中西医结合医院:汪宪安　陈　玉(女)　韩　彬(女)　张文昭　刘　强　施　瑜(女)　龚　建　汤玲珺(女)　张光宏　宋金凯

镇江市第三人民医院:边雪梅(女)　马　斌　刘　琰　贡献华(女)　周建国　陶　艳(女)　陈薇薇(女)　王雪梅(女)　邵江波

镇江市第四人民医院:曲志博　陈　希　何文山　杨　扬(女)　杨　杰

镇江市中医院:顾正松　王海燕　陈　嘉(女)　吴　燕(女)　吕晶武(女)　缪志龙　董秋平　席　彪　许光仓　孙小祥

镇江市口腔医院:钟　飞

镇江市第一人民医院新区分院:朱　琪(女)　丁祖亮

润州区疾病预防控制中心:崔　静(女)

丹徒区人民医院:杨　正　邢朝富　凌爱华(女)　徐新鸣　吴汝华

丹阳市人民医院:袁红萍(女)　李斌义　吴卫东　管辉球　潘红英(女)　李业瑜　徐树平　孙龙军　严晓慧(女)

丹阳市中医院:王　静(女)　姜林忠

丹阳市妇幼保健院:夏　毅　毛月珍(女)　王永芳(女)

丹阳市云阳人民医院:钟向英(女)　袁书红(女)

扬中市人民医院:孙　征(女)　陈新军　祝小燕(女)　孔凡荣　戴　春　许　勇

扬中市中医院:董　华

扬中市妇幼保健院:朱红芳(女)　施志勤(女)

句容市人民医院:范月平　茆仁胜　金　龙　朱　勇　朱雪梅(女)　袁卫星　王泓涛　张龙泳　夏　琴(女)　刘　强　凌　俊

句容市中医院:赵　敏(女)

句容市妇幼保健院:朱小红(女)

泰州市

泰州市人民医院:濮雪华(女)　董莉莉(女)　王江平　高明军　李智勤(女)　袁志国　陈各才　杨永昆　杨　丽(女)　王秀平　林　杰　马　莹(女)　朱正才　陈晴玉(女)　汪　佳(女)　林　梅(女)　周　剑　樊晓艳(女)　孙　兵　周文彪　丁鸭锁　周红梅(女)　王小林　戴　翔　赵春芝(女)　李　琴(女)　尹　春(女)　周震萍(女)　张　波　陈秋萍(女)　李红志　任　寅　申小勤(女)

泰州市中医院:宋网筛　柳冬梅(女)　许　英(女)　刘移忠　孙　静(女)　曹新建　王卫平　刘　琴(女)　段国华　程加文　曹健萍(女)　田斌斌　黄永高　马　腾

泰州市疾病预防控制中心:徐　妍(女)

泰州市妇幼保健所:高　燕(女)

泰州妇产医院:吕晓兰(女)

泰州市第四人民医院:张武锋　黄环宇　袁　春　梁恒粉(女)　徐亦农　吴友贵　储俊才

泰州市第三人民医院:杨庆树　徐　旭　曹　斌　韩　明(女)　陈翠华(女)　翟爱荣(女)　闵庭明

泰州市高港中医院:杨素梅(女)

泰州市第二人民医院:王翠霞(女)　李　军　王　勇　朱根勤　丁冬梅(女)　徐士荣　陈　彧(女)　闫爱斌　王　熠　冯兰兰(女)　钱小娟(女)　刘　云(女)　姜　勇

姜堰区疾病预防控制中心:王　梅(女)　刘莉莉(女)

姜堰区溱潼人民医院:陈曙晴(女)

姜堰中医院:刘移兰(女)　杨　泉　姚　晨　李　坤　孙小琴(女)　李国敏　顾前来

姜堰区妇幼保健院:姚　明(女)

姜堰太宇医院:吴小霞(女)

泰州市中西医结合医院:颜小明　孔弘伟　吴　捷　张进伟　秦东平

靖江市人民医院:刘屹球(女)　潘恩裕　徐　红(女)　龙　聪　王春英(女)　陈　静(女)　沙　杰　夏漫辉　蔡　俊

靖江市中医院:侯　平　朱月琴(女)　郭洪祥　姚　东　高宇云(女)

靖江市妇幼保健院:徐红霞(女)　陈荣芳(女)

靖江市疾病预防控制中心:夏武昌

泰兴市人民医院:严　霞(女)　汪　峰　蒋晨霞(女)　张泽峰　常爱琴(女)　阚爱萍(女)　袁海燕(女)　谢　静(女)　周保健　李　宇　奚　峰(女)　张荣侠(女)　李友建　丁银新　杨　军　朱光明　褚非非　张新成　印　佳　朱新华　汪宏梅(女)　朱旭阳

泰兴市第二人民医院:严加兴　杨建和　丁　伟　朱红娟(女)　印建国　张　英(女)　孙慧鑫　张益智　王宏伟　曾亚萍(女)　凡全女(女)

泰兴市中医院:冯建萍(女)　丁春晖(女)　黄春波　高卫星

泰兴市第三人民医院:戴卫斌　陈富国　唐士军

泰兴市疾病预防控制中心:范　敏　刘红建

兴化市中医院:陈　勇　李　霞(女)　张玉芳(女)　马小平(女)　陈冬凤(女)　张虎生

兴化市第三人民医院:吴永彤(女)　刘海滨　刘长峰

兴化市人民医院:金玉华(女)　吕　锋　徐支农　唐宗青(女)　房爱杰　王朝晖　解婷婷(女)　夏维海　刘　霆　张辉耀　刘庆文　刘天鉴　刘兴明

兴化市疾病预防控制中心:段峻伟

兴化市第四人民医院:陈冠干　吴进传

兴化市戴窑中心卫生院:戚吉明(女)

兴化市第五人民医院:胡寿美(女)

兴化市妇幼保健院:邹建龙

兴化市第二人民医院:胥巧凤(女)

兴化市戴南人民医院:王东建

宿迁市

宿城区人民医院:徐　丰　陆翠荣(女)　顾海萍(女)

宿迁市中医院:龚海蓉(女)　李　凤(女)　史　波　费宗宝　陈国锋　蔡以友

沭阳县人民医院:周大志　孙立柱　刘爱玲(女)　李　强　沈练珊(女)

沭阳县中心医院:杨春伍　谢中建　李加洲

沭阳县中医院:章　鹏　胡　岩　许怀刚　张　丽(女)　章加宝　朱加猛　韩晓红(女)　黄菊枫(女)　魏善斋　张所山　李　佳(女)　侍作亮

沭阳扎下医院:章　超

沭阳中西医结合医院:朱鼎粤

沭阳协和医院:余正堂

沭阳仁慈医院:丁训佑

泗阳县人民医院:李　娟(女)　武　丽(女)　江文辉(女)　葛慧松(女)　徐雷军　赵明霞(女)　王发辉　葛照琴(女)　张克祥　马从学

泗阳康达医院:罗千名　王海燕(女)　陈宏霞(女)　钱　强

泗阳县第一人民医院:张春玲(女)

泗阳县中医院:沈海燕(女)

泗阳县疾病预防控制中心:张卫国

泗洪县中医院:郑国军

泗洪县人民医院:刘宝珠　许贤军　王远勤(女)　韦秀芳　冯国新　王丽平(女)　蔡　玉(女)　陈　鹏　杨英果　吴丽娟(女)

泗洪县第一人民医院:程　丽(女)

泗洪县分金亭医院有限公司:单瑞英(女)　杜为光　沈新秀　陈　锋

泗洪县中心医院:沈丽娟(女)

泗洪县疾病预防控制中心:刘　伯

泗洪康肾医院:纪　明

泗洪佳宝妇产医院:杨　斌

泗洪县分金亭肿瘤医院有限公司:金　永

南京鼓楼医院集团宿迁市人民医院:张　瑞　林晓光　王梦雷　王　胜　刘加宁　翁　婷(女)　周　浩　周　洁(女)　王　敏(女)　许　可　邢忠海　刘从兵　赵建江

宿迁市钟吾医院:倪小平　韩炳智

宿迁市妇产医院:吴　梅(女)　刘　娟(女)　张　瑜(女)

宿迁市第一人民医院:童德银(女)　张新静　侍孝远　苏小虎　胡　静(女)　曹坤跃　李　丹(女)　朱季军　杨加保　朱树龙　裴　兵　夏晓冬

宿迁市疾病预防控制中心:李　娜(女)　李　慧(女)　雍宗锋　何仁伟　陈晓军

宿迁市华东医疗康复中心:李光亮

宿迁科以康爱尔五官医院:吴良臣

宿迁市中心血站:李炜华(女)

宿迁市公共医疗救护中心:舒　雪

省属单位

南京医科大学附属口腔医院:程　杰　张晓旻(女)　宋晓萌　谢海峰　刘　莉(女)　王　琛(女)　曹　灵　陈　晨(女)　许小会(女)　王瑞霞(女)　胡　明　梁睿贞(女)　陈　岗(女)

扬州大学附属医院:王　梅(女)　王正兵　朱剑飞　刘姜冰(女)　于　克　冷俊岭　陈庆丰　黄玉民　吴臣义　刘　晨　徐　艳(女)　支杰华　刘振勇　陈菊萍(女)　陶丽红(女)　邵向荣　袁皓琛　肖炜明(女)　诸林海　朱云祥

江苏大学附属医院:蒋　明　黄汉鹏　忻　悦(女)　万　瑛(女)　包泉磊　李　峰　常　明　袁　伟　孙　康　朱晓奕　陈兵海

江苏省复员退伍军人精神病医院:秦素萍(女)　叶　飞(女)

南京医科大学第二附属医院:何　斌　武晓春　崔　进　张颖颖(女)　王迪斌　段玉清(女)　秦　湧　朱鲁平(女)　管　敬　高开柱　朱舒舒(女)　蒋国斌　龚　晶(女)　王良梅(女)　许国杰

(女)　陆彬彬　刘　炜(女)　侯大卫　王安茹(女)　仲恒高　邬　薇(女)　陈　霞(女)　吴伟玲(女)　赵艳丰(女)　刘庆萍(女)　朱苏敏　陆志强

江苏省省级机关医院:刘剑南　胡　健

江苏省肿瘤医院:王晓明　吴建达　何永明　李　科　康　铮(女)　许仄平(女)　周　欣(女)　孙　宁(女)　冯　勇　汤唯艳(女)　张　治　陶　华(女)　朱向帜　高　蓉(女)

江苏省疾病预防控制中心:周长美　许　可(女)　吴晓松　杨　婕(女)　沈　赟(女)　艾　静(女)　周　连　陈　群　孙　巍(女)　陈　勇　谷　静(女)　王　玲(女)　胡　莹(女)　孟繁岳　王晓蕾(女)　胡建利(女)　李　燕(女)　韩　磊　徐金水　钱慧敏(女)　余　彬　梁　祁　吴　斌　仲立新　周　扬

江苏省血液中心:许剑锋　王　静(女)

江苏省中西医结合医院:丁文波　谢绍锋　胡灿红(女)　朱云鸿　王书侠(女)　栾立云(女)　王　玮(女)　赵维勇　丁　蓉(女)　殷丽萍(女)　施建丰　郑仁东　胡咏新(女)　刘建璟(女)　魏凤琴(女)　赵正平　陶永飞　武　洁(女)　杨　宁(女)

江苏省第二中医院:张建斌　吴　丽(女)　吴昆旻　陈　磊(女)　陈美云(女)

江苏省原子医学研究所:高　芸(女)

江苏省太湖疗养院:邹海洪　宋　成

苏州大学附属第一医院:徐　杨　曾大雄　黄海涛　刘立民　张永刚　金晓红(女)　凌伟华　杨新静(女)　陈　洁(女)　周毓菁(女)　李　畅　冯雪梅(女)　王丽娜(女)　郃　胜　丁红梅(女)　朱晓刚　颜灵芝(女)　李清茹(女)　黄亚波　蒋觉安　黄晨蓉(女)　王　俊　沈芳荣　蒋　彬　蔡冬明　邢建明　戴海萍(女)　翟菊萍(女)　彭　科　黄瑾瑜(女)　翟小明(女)　钱晓东　李　健　王淼淼(女)　陈　弹　何宋兵　罗二平　杨春梅(女)　管华清

苏州大学附属儿童医院:徐秋琴(女)　曹　磊(女)　柏振江　陆燕红(女)　范俊杰　王　莹(女)　杜　娆(女)

南通大学附属医院:蔡　波　王晓燕(女)　吴建华　何志贤　殷晓芹(女)　曹　翔　胡松群　赵　华　顾　俊　倪昊生　薛万江　刘安齐　唐祝奇　倪雪君(女)　周美亚(女)　袁伟燕(女)　严勇兵　杨卫霞(女)　卢美红(女)　刘　军　黄剑飞　谭　军　王　峰　周　纯(女)　刘益飞　王海英(女)　张健锋　秦毅彬　郁玮玮(女)　于嘉伟　刘东华　瞿利帅　曹英杰(女)　郃伯军

徐州医科大学附属医院:邵　永　路　欣(女)　王迪生　柳彩侠(女)　傅涓涓(女)　张秀梅(女)　季　芳(女)　李　庆　张青卿　王　鑫(女)　曹　江　王　永　李　巍　王庆娥(女)　崔艳峰　张　雪(女)　葛　蕾　谢　娜(女)　唐先业　董　超　毛立军　魏　敏(女)　高绪仁　王晓龙　权　强　金　玉　李　莉(女)　赵林林　张作慧(女)　田翠英(女)　晁亚丽(女)

江苏省海滨疗养院:胡燕华

南京医科大学附属逸夫医院:蒋小猛　王安芳(女)　吴付兵　戴青松　倪春华　张　健　肖平喜

中国人民解放军东部战区总医院:宋海珠(女)　陈　莉(女)

中国铁路上海局集团南京疾病预防控制所:张　琳

徐州矿务集团第二医院:王保庆　徐俊杨

徐州矿务集团第一医院:周景福　褚东伶(女)　黄　琳(女)　陈笑平　宋绪梅(女)

徐州矿务集团总医院:王亚丽(女)　陆启勇(女)　王自全　王兰琴(女)　李海泉　周瑞丽(女)　许　静(女)　汪晓红(女)　喻岳超　邓志红(女)　周忠锋　石丽红(女)　李计成　张　俊　郝　骥　王雪峰　王　媛(女)　张清队　张衍民　张桂华(女)

南京江北人民医院:曾　嵘(女)　孙　鸿　杨元强　葛建新　丁志勇　顾仕贤　彭　程

2. 2020 年全省晋升主任护师名单

南京市

南京市第一医院:郑雪梅(女)　孙红霞(女)

南京市第二医院:赵春花(女)　王慧群(女)　丁　滢(女)　孙启芳(女)　张　静(女)　张　立(女)　吴　岭(女)　吴菊芬(女)

南京市第三医院:张　梅(女)　朱茂芳(女)　陈　华(女)　朱永勤(女)

南京脑科医院:张晓红(女)　向　阳(女)　金全香(女)　刘　红(女)　高　颖(女)　朱大茹(女)　李雪芬(女)

南京市口腔医院:张　芳(女)

南京市儿童医院:徐　怡(女)　盛　玉(女)　徐玉香(女)

南京市中医院:杜　媛(女)　左　勤(女)　刘　洁(女)

南京市妇幼保健院:陈　璐(女)　叶　宁(女)　吴小香(女)　张翔娣(女)

南京市中心医院:卢双莲(女)　马　燕(女)

南京明基医院:刘　静(女)

南京市江宁医院:白晓娟(女)　徐明冬(女)　李昌娣(女)　许　敏(女)　刘乐春(女)

江宁区中医医院:李　洁(女)　饶文君(女)　徐亚云(女)

江宁区第二人民医院:耿开兰(女)

六合区人民医院:陈　颖(女)　林春娣(女)　朱玉琴(女)　陈兰香(女)

南京市雨花医院:李　坤(女)

溧水区人民医院:葛爱萍(女) 俞巧兰(女) 万小菊(女)

溧水区精神病防治院:田友群(女)

溧水区中医院:徐 丽(女) 潘培蓉(女) 张桂香(女)

高淳中医院:周 瑛(女) 时红梅(女)

高淳人民医院:赵冬梅(女) 邢红岩(女)

南京市浦口医院:楼巧珍(女)

无锡市

无锡市人民医院:陈 蓉(女) 严兆娴(女) 杨晓敏(女) 朱雪芬(女) 张海燕(女)

无锡市第二人民医院:戚晓梅(女) 吴海珍(女) 袁红英(女)

江南大学附属医院:朱利红(女) 包晓燕(女) 王文慧(女) 章 雪(女) 钱荦荦(女) 杨新雅(女) 顾 红(女) 顾丹凤(女)

无锡市中医医院:张晓群(女)

无锡市妇幼保健院:张剑萍(女) 施亦佳(女)

无锡市精神卫生中心:宗丽春(女) 方红群(女) 蒋菊芳(女)

无锡市第五人民医院:任 勇(女) 袁雪梅(女) 胡新亚(女)

江阴市人民医院:杨靖华(女) 吴秋萍(女) 许敏菊(女) 颜 莉(女) 赵玉娥(女) 包理丽(女) 曹军英(女) 朱晓萍(女) 何 花(女) 缪燕华(女) 刘娅萍(女) 黄红娣(女)

江阴市中医院:刘 琳(女) 胡敏玉(女) 陈丽娟(女)

宜兴市人民医院:徐 芳(女) 胡旭琴(女) 朱丽萍(女) 蒋碧君(女)

宜兴市第二人民医院:汤玉琴(女)

锡山人民医院:虞新娟(女)

惠山区人民医院:张新英(女)

惠山区第二人民医院:范伟娣(女)

徐州市

徐州市第一人民医院:顾 婷(女)

徐州市肿瘤医院:李 颖(女) 曹 影(女) 李凌云(女) 段莹莹(女) 王雪梅(女)

徐州市中心医院:李 捷(女) 陶 莉(女) 孙延of(女) 赵志文(女) 袁瑞敏(女) 刘丙丽(女) 魏传菊(女) 胡靖雪(女) 杨 勇(女) 佟银侠(女) 武 欣(女) 任 敏(女)

徐州市医学科学研究所医院:郑子菊(女)

徐州市中医院:尤 蕴(女) 万 玲(女) 周 惠(女) 王凌侠(女) 曹玉芝(女) 王 敏(女) 王 梅(女) 黄 秀(女)

徐州市妇幼保健院:池英荣(女) 张广侠(女) 马传侠(女) 周 蕾(女) 杨 静(女)

徐州市儿童医院:张岫秀(女)

徐州市康复医院:石荣艳(女)

徐州市东方人民医院:王树珍(女) 夏玉莲(女) 陈君氶(女)

徐州市传染病医院:王 洁(女) 彭韫丽(女)

徐州医科大学附属第三医院:范丽萍(女) 刘晓琳(女) 刘 燕(女) 李 欣(女)

徐州市民政精神病医院:李 玲(女) 凌庆环(女)

丰县人民医院:丁艳秋(女) 刘秀华(女) 李 莉(女) 汪 莉(女)

沛县人民医院:徐 敏(女) 陈淑萍(女) 张 洁(女) 刘燕玲(女) 陈 剑(女) 陈 艳(女) 梁雪梅(女) 胡 博(女)

沛县中医院:吴芝梅(女)

睢宁县人民医院:韩 梅(女) 陈淑玲(女) 张 琼(女) 时 勤(女)

邳州市人民医院:曹冬梅(女) 孙动梅(女) 朱庆艳(女) 卢增慧(女) 王克珍(女) 李 丽(女) 李 芳(女) 胡晓艳(女) 赵成红(女) 李 君(女)

邳州市中医院:杨艳飞(女)

徐州市中铁二局集团第二医院:伏雪纯(女)

邳州市东大医院:汤伟宏(女) 周 青(女)

新沂市人民医院:咸印镯(女) 曹华平(女)

新沂市中医医院:姚艳丽(女)

新沂市铁路医院:张晓华(女)

铜山区人民医院:李志芹(女) 周芝华(女) 鹿 梅(女) 李孝侠(女)

铜山区中医院:张淑娥(女) 张昌玲(女)

铜山区大许镇中心卫生院:董宪珍(女) 刘 玲(女)

贾汪区人民医院:黎红梅(女)

常州市

常州市第一人民医院:顾爱芳(女) 龚春萍(女) 韩 英(女) 潘静亚(女) 刘 丹(女) 刘美峰(女) 姚秋近(女) 黄亚娟(女) 孔小阳(女)

常州市第二人民医院:钱华英(女) 杭 琤(女)

常州市中医医院:邹亚清(女) 甘海红(女) 商玲燕(女) 陈爱云(女) 郑瑶洁(女) 丁笑茹(女)

常州市第三人民医院:王亚玉(女) 曹喜霞(女) 张惠芬(女) 袁 丽(女) 吴素芹(女) 戴云琴(女)

常州市第四人民医院:叶建芳(女) 张 莉(女) 冯桂莲(女) 尹晓红(女)

常州市妇幼保健院:莫建英(女) 王建芳(女) 丁 辉(女) 潘宇芬(女) 徐 英(女) 崔钰艳(女) 王学凤(女)

常州市儿童医院:王月华(女) 蒋红霞(女) 徐 华(女)

常州市第七人民医院:朱冠梅(女)

常州市德安医院:宦红美(女)

溧阳市人民医院:史丽峰(女) 周锁娣(女)

陈　波（女）

溧阳市中医医院：马　萍（女）　罗美琴（女）　郑亚萍（女）

溧阳市妇幼保健院：童雪梅（女）

金坛区人民医院：汤小萍（女）　孙秋萍（女）　史婉芳（女）　黄锡华（女）　秦震芳（女）　陶粉华（女）

金坛区中医医院：袁夕凤（女）　李云芳（女）

金坛区第二人民医院：殷　郁（女）

武进人民医院：李惠芬（女）　上官涛华（女）　李凌芸（女）

武进中医医院：朱莉辉（女）　姚建媛（女）

常州瑞慈妇产医院：吴　微（女）　符长玉（女）

苏州市

苏州市立医院本部：金菊妹（女）　嵇秀明（女）　程念开（女）　刘　嘉（女）　沈春凤（女）

苏州市立医院东区：时静芳（女）　山惠萍（女）

苏州市中医医院：蔡丽梅（女）

苏州市第五人民医院：姚金妹（女）　钱惠军（女）　王苏玲（女）　金美华（女）　张　芸（女）　吴荣珍（女）　惠　芬（女）　蔡冬慧（女）　张春勤（女）

苏州市九龙医院有限公司：陈少英（女）　宁红英（女）

张家港市第一人民医院：夏彩芬（女）　谢　伟（女）　张　燕（女）　林　燕（女）

张家港市中医医院：曹亚芬（女）　沈　益（女）

张家港市第二人民医院：何美琴（女）

常熟市第一人民医院：李红亚（女）　须月萍（女）　王一瑾（女）

常熟市第二人民医院：姚玉华（女）　吕　亚（女）　李　勤（女）　盛怡萍（女）

常熟市中医院（新区医院）：黄兰英（女）

太仓市第一人民医院：张　艳（女）　王　迪（女）　吴雪琴（女）

昆山市第一人民医院：张迎芳（女）　潘建英（女）　朱　丽（女）

昆山市中医医院：龚翠琴（女）　郭梅芳（女）　罗银珍（女）

昆山市第二人民医院：徐玉芳（女）

昆山市妇幼保健所：喻　茜（女）

苏州市盛泽医院（吴江区）：沈雪凤（女）

苏州市第九人民医院：沈莉芬（女）　姚　芳（女）　管学妹（女）

苏州永鼎医院有限公司：孙和平（女）

苏州市中西医结合医院：袁志萍（女）　胡兰芳（女）　张玉英（女）　濮菊芳（女）

苏州市吴中人民医院：沈　颖（女）

苏州市工业园区星海医院：金　花（女）

苏州市科技城医院：沈　红（女）

苏州市高新区人民医院：李秀英（女）

南通市

海安市人民医院：吕忠美（女）　葛春燕（女）　储红梅（女）

如皋市人民医院：陈小萍（女）　徐　琴（女）　李　萍（女）　季丽萍（女）

如皋市中医院：蔡红芳（女）　王文霞（女）　陆红珍（女）　章小芹（女）　徐信红（女）

如东县人民医院：张清泉（女）　胡　旭（女）　朱晓峰（女）

如东县中医院：肖　鹏（女）

海门区人民医院：张利群（女）　黄国珍（女）　施　瑾（女）

海门区中医院：顾春艳（女）

海门区四甲镇中心卫生院：黄　英（女）

启东市人民医院：李立琴（女）　沈　霞（女）　张春花（女）　姚美华（女）　陈　卫（女）　邱　惠（女）

通州区人民医院：陈永菊（女）

通州区中医院：吴琴梅（女）　吴　菊（女）

通州区平潮中心卫生院：顾淑美（女）

南通市第一人民医院：沈碧玉（女）　杨小红（女）　赵丽华（女）　范本芳（女）　朱玉华（女）　刘春慧（女）　桑圣梅（女）

南通市第三人民医院：李雪梅（女）　袁　红（女）　陶鹤健（女）　黄春雨（女）

南通市妇幼保健院：顾　瓅（女）　吴鸿云（女）　陈小滩（女）

南通市中医院：薛健云（女）

南通市肿瘤医院：鞠小梅（女）　于领晖（女）　许容芳（女）

南通市瑞慈医院：陈　蔚（女）

连云港市

连云港市第一人民医院：穆清华（女）　杨丽萍（女）　张永萍（女）

连云港市第二人民医院：蒋秀花（女）　徐绍红（女）　臧　娅（女）

连云港市第四人民医院：张佳香（女）　汤锦美（女）

连云港市东方医院：秦晓凤（女）

连云港市中医院：孔凡平（女）

连云港市红十字中心血站：郭艳娟（女）

赣榆区人民医院：苏秀娜（女）　陈新新（女）　李传姣（女）　刘　燕（女）　张玉秀（女）

赣榆区中医院：刘　萍（女）

赣榆区妇幼保健院：时艳芹（女）

东海县人民医院：朱　霞（女）　梁　芝（女）　王明莉（女）

东海县中医院：窦礼荣（女）　姚利华（女）

灌云县人民医院：张　乔（女）　陈学香（女）　彭晓卉（女）　王曙娟（女）　卓华平（女）　赵传云（女）　赵云华（女）　钱云利（女）　徐祥英（女）

王华荣(女)
　　灌南县人民医院:朱晓燕(女)　吴乳琴(女)
　　淮安市
　　淮安市肿瘤医院:周晓艳(女)　张海燕(女)　童全芳(女)　黄　林(女)　张冬梅(女)　赵永霞(女)
　　淮安市淮阴医院:丁　霞(女)　王巧平(女)
　　淮阴区妇幼保健院:吴春华(女)　包丽耘(女)
　　涟水县人民医院:陈卫平(女)　沈　艳(女)　高巧林(女)　薛春梅(女)　高冬梅(女)　郑俐俐(女)
　　涟水县妇幼保健院:戴梅玲(女)　苏巧云(女)
　　盱眙县第二人民医院:钟义美(女)
　　盱眙县中医院:刁明芳(女)
　　盱眙县人民医院:洪卫青(女)　葛家梅(女)　张　琳(女)　葛加玲(女)　杨　芝(女)
　　金湖县人民医院:张如梅(女)　叶如梅(女)
　　金湖县中医院:刘仁香(女)　蒋晓萍(女)
　　淮安市第一人民医院:唐艳华(女)
　　淮安市第二人民医院:仲丽丽(女)
　　淮安市第四人民医院:王真理(女)
　　淮安市妇幼保健院:张金琴(女)
　　淮安市中医院:何小娟(女)　胡忠荣(女)
　　淮安市急救中心:沈爱华(女)
　　洪泽区人民医院:唐　萍(女)
　　洪泽区中医院:钱梅英(女)
　　盐城市
　　建湖县人民医院:王者凤(女)　田翠芳(女)　王红霞(女)
　　盐城市建湖建阳眼科医院:赵志群(女)　祁　玲(女)
　　建湖县中医院:满荣妹(女)
　　响水县人民医院:刘　芹(女)　王佩娟(女)　张锦凤(女)　郑亚男(女)　殷永梅(女)　袁　进(女)　王保霞(女)
　　响水县中医院:王海燕(女)　武海云(女)　王立芹(女)　王海霞(女)　朱福芹(女)
　　滨海县人民医院:刘素红(女)　陈玉清(女)　李明俊(女)　于　蕾(女)　郑海燕(女)　张英姿(女)
　　滨海县中医院:高子兰(女)
　　阜宁县人民医院:刘玉芹(女)　钟丽娟(女)　嵇小平(女)　刘小艳(女)　高书华(女)
　　阜宁县中医院:谈俊霞(女)　李　静(女)
　　射阳县人民医院:张以秀(女)　尤彩霞(女)　陈学梅(女)　施永萍(女)　刘桂兰(女)　樊禄素(女)　陈晓莹(女)　徐新娟(女)
　　大丰区第三人民医院:陆美虹(女)
　　大丰区第二人民医院:张　琴(女)
　　盐城大丰同仁医院:华　琴(女)
　　盐城市大丰人民医院:孙晓蔚(女)　沈晓瑛(女)　冯素兰(女)　单国琴(女)
　　大丰区妇幼保健计划生育服务中心:高蔚霞(女)
　　东台市人民医院:赵宾兰(女)　崔亚林(女)　孙网凤(女)　王　敏(女)　何梅香(女)
　　东台市中医院:薛瑞芹(女)　崔晓琴(女)　诸丽华(女)　邱　萍(女)
　　东台市第三人民医院:郭玉兰(女)
　　亭湖区人民医院:李银浈(女)
　　盐都区中西医结合医院:蒋旭芳(女)
　　盐城市第三人民医院:万淑华(女)　卞剑云(女)　刘小林(女)　仇成华(女)　吴丽华(女)　甘国芹(女)　蔡小干(女)　孙剑珊(女)　张思文(女)　陈　芳(女)　陈如娣(女)　蒋洪霞(女)
　　盐城市第一人民医院:曾　萍(女)　吴　娟(女)　钱保娟(女)　徐　凤(女)　滕成梅(女)　唐晓梅(女)　徐秀兰(女)　朱建云(女)　王建中(女)
　　盐城市中医院:冯　艳(女)　吴云霞(女)　仇中叶(女)　式　光(女)
　　盐城市第二人民医院:高红玉(女)　许文芳(女)　陈巧芳(女)
　　盐城市妇幼保健院:阮勇华(女)　阚海霞(女)　唐　镜(女)　徐晓兵(女)
　　盐城市中心血站:严书梅(女)　郭晓娟(女)
　　扬州市
　　苏北人民医院:柏基香(女)　张小林(女)　龚荣花(女)　李　蕙(女)　余　菊(女)　步秀兰(女)
　　扬州市第二人民医院:凌　红(女)　仲子轩(女)
　　扬州市第三人民医院:蔡园春(女)　张在琴(女)　黄振梅(女)　印红兰(女)
　　扬州市中医院:谢　薄(女)　王　燕(女)　徐新安(女)　刘　华(女)
　　扬州市妇幼保健院:高兰凤(女)
　　扬州市精神卫生防治中心:肖　燕(女)　冯春霞(女)
　　宝应县人民医院:王明霞(女)
　　宝应县中医医院:冯宜霞(女)
　　高邮市中医医院:唐久霞(女)　陈金萍(女)　陈秀萍(女)　韩潮泉(女)　张文凤(女)　陈苏娟(女)
　　高邮市人民医院:戴爱明(女)　冯万兰(女)　赵月红(女)　吴　玲(女)　周小娟(女)
　　高邮市中西医结合医院:俞友芳(女)
　　高邮市临泽中心卫生院:余　芳(女)
　　扬州市江都人民医院:肖凤珍(女)　景小勤(女)　杨志琴(女)　谭秋萍(女)　严素琴(女)
　　江都区扬州洪泉医院:何晓芹(女)　吴玉芳(女)　臧　巍(女)　朱俊风(女)　胡　宇(女)　李翠芳(女)
　　扬州市江都中医院:谈雪梅(女)
　　仪征市人民医院:任广红(女)　周恩霞(女)

王冬云(女)

仪征市鼓楼医院集团仪征医院:吴晓红(女)

镇江市

镇江市第一人民医院:江晓琛(女)　严静萍(女)　朱惠敏(女)　冯丽萍(女)

镇江市第三人民医院:姜林仙(女)　花秋芳(女)

镇江市第四人民医院:阮永兰(女)　马云霞(女)

镇江市精神卫生中心:朱明蓉(女)

丹阳市人民医院:朱春梅(女)　王美青(女)

扬中市人民医院:薛怀英(女)

扬中市中医院:陆　霞(女)　童瑞玲(女)　陆　英(女)

句容市人民医院:黄燕红(女)　陈建平(女)

泰州市

泰州市人民医院:李圣凤(女)　任震晴(女)　赵玉桃(女)　张国琴(女)　许震娟(女)　校爱芳(女)　杨桂凤(女)　从爱华(女)　王立春(女)　周丽娟(女)

泰州市中医院:张阿宏(女)　刘巧凤(女)　夏　丽(女)

泰州市第四人民医院:白玉琴(女)　袁陵芳(女)

泰州市第三人民医院:冷　英(女)　王丽君(女)　杨菊霞(女)　褚晓娟(女)　黄菊芳(女)　马　云(女)

泰州市第二人民医院:汤建明(女)　周丽华(女)　孟小敏(女)　翁桂凤(女)

泰州市姜堰中医院:吕国芹(女)　房亚琴(女)

靖江市人民医院:陈爱民(女)　于　美(女)　李剑云(女)　林　艳(女)

靖江市中医院:陈红美(女)　周　燕(女)　朱吉华(女)

泰兴市人民医院:汪建美(女)　朱　丽(女)　高珞珞(女)　任　红(女)　周继萍(女)

泰兴市第二人民医院:张红如(女)　杨明霞(女)　王其芳(女)　丁宏萍(女)

泰兴市中医院:耿　梅(女)　杨素娟(女)

兴化市中医院:汪春华(女)　王冬云(女)

兴化市人民医院:陈仁娟(女)　赵启芹(女)　倪小英(女)　张兆凤(女)　沈春华(女)　陈锁红(女)　周桂芳(女)　徐雪峰(女)　朱　虹(女)　王子华(女)

兴化市第五人民医院:吴巧萍(女)

宿迁市

宿城区人民医院:陈慧玲(女)

沭阳县人民医院:姜　玉(女)

泗阳县人民医院:朱　敏(女)

宿迁市泗阳康达医院:卓　燕(女)

泗阳县第一人民医院:叶丽娟(女)

泗洪县中医院:岳晓林(女)

泗洪县人民医院:冯　丽(女)　苏桂芳(女)　卓美红(女)　魏　芳(女)

泗洪县分金亭医院有限公司:房爱梅(女)

宿迁市人民医院:姜丽利(女)　潘竞红(女)　詹宪玲(女)　王玉梅(女)　华丽莉(女)　沈艳梅(女)　丁晓娟(女)　吴应勤(女)

宿迁市第一人民医院:朱淑琴(女)

省属单位

南京医科大学附属口腔医院:刘素君(女)　王宇群(女)

扬州大学附属医院:韩　荟(女)　季　梅(女)　李　萍(女)　袁　媛(女)　倪春梅(女)

江苏大学附属医院:严凌花(女)　孟庆玲(女)　魏　青(女)　闵新珍(女)　张文杰(女)

江苏省复员退伍军人精神病医院:耿在香(女)　王春丽(女)

南京医科大学第二附属医院:王　萍(女)　陈顺兰(女)　汪　勤(女)　饶友花(女)

江苏省省级机关医院:孙莉萍(女)

江苏省肿瘤医院:周建梅(女)　李　军(女)

江苏省中西医结合医院:葛云霞(女)　孙贵凤(女)　陈丽萍(女)　陈正红(女)　邢雪梅(女)

苏州大学附属第一医院:邹叶芳(女)　葛永芹(女)　王　菲(女)　吴玉芳(女)　吴　茵(女)　李小勤(女)　朱霞明(女)

苏州大学附属儿童医院:俞　珍(女)

南通大学附属医院:顾　艳(女)　顾玉慧(女)　张　桦(女)

徐州医科大学附属医院:尹　香(女)　王怀素(女)　晁翠薇(女)　张　茵(女)　毛　平(女)　高俊峰(女)　史灵芝(女)　宗　青(女)　谭宝玲(女)　李景慧(女)　李金梅(女)　高　丽(女)　吴　昉(女)

江苏省钟山干部疗养院:朱葛勤(女)

徐州矿务集团第二医院:戴春梅(女)

徐州矿务集团第一医院:鹿守华(女)

徐州矿务集团总医院:倪　芹(女)　张延秋(女)

南京江北人民医院:余文霞(女)　彭鲜红(女)

南京航天医院:蒋　亮(女)

3. 2020 年全省晋升研究员名单

南京市第三医院:陈建芸(女)

南京市妇幼保健院:王　洁(女)

六合区人民医院:刘桂荣

溧水区疾病预防控制中心:郑　继(女)

江南大学附属医院:周　蓉(女)　徐德武

徐州市第一人民医院:贺建平　刘利娜(女)

徐州市东方人民医院:苏曼璐(女)

铜山区张集镇中心卫生院:崔　杰

苏州市立医院东区:钱　斐(女)

如皋市人民医院:张文怡(女)

南通市第一人民医院:施晓燕(女)

淮安市第一人民医院:李　斌

射阳县人民医院:高　军

射阳县妇幼保健所:姜家俊

扬州市江都人民医院:虞　虎

镇江市卫生与健康技术促进中心:彭加茂

三茅街道社区卫生服务中心:奚松林

泰州市人民医院:黄秀芹(女)

扬州大学附属医院:田小庆(女)

江苏省中西医结合医院:赵乔珍(女)　李薇佳(女)　林云涛

苏州大学附属儿童医院:罗　毅

(张宜清)

【2020年全省卫生专业技术资格考试工作】　根据人社部办公厅、卫生健康委办公厅《关于2020年度卫生专业技术资格考试工作有关问题的通知》,全省组织开展2020年度卫生专业技术资格考试的报名工作。全省共85092人报名,考试于9月12、13、19、20、26、27日进行,全省有51436人通过全国规定的合格标准,合格率63.5%。其中,初级(士)合格3647人,合格率64.1%;初级(师)合格23428人,合格率65.7%;中级合格24361人,合格率61.5%。考试合格人员颁发全国统一的专业技术资格证书。

(李　博　袁　园)

【2020年全省护士执业资格考试工作】　根据《护士执业资格考试办法》和江苏省护士执业资格考试办公室《关于转发全国护士执业资格考试有关问题的通知》,护士执业资格考试单独开展。2020年全省共13975人报名,考试于9月12、13日进行,有12758人通过国家规定的合格标准,合格率93.2%。考试合格人员颁发全国统一的专业技术资格证书。

(李　博　袁　园)

【离退休干部工作】　一、加强离退休干部思想政治建设。组织离退休干部党员学习习近平新时代中国特色社会主义思想、离退休干部和卫生健康工作方针政策;组织学习习近平总书记在全国抗击新冠肺炎疫情表彰大会上的重要讲话精神;收看"弘扬伟大抗疫精神,做好疫情防控工作""学好用好民法典"等网上专题报告;组织开展"畅谈奔小康,助推双胜利""做维护核心的忠诚卫士、做守护群众的健康卫士"主题座谈。落实离退休干部阅读文件、参加会议、通报情况、参观学习制度,订阅《健康报》《老年报》《银潮》等报纸杂志,选派离退休干部支部书记、委员参加学习培训,离退休干部党员带头立家规、正家风,树立"四个意识"、坚定"四个自信"、坚决做到"两个维护"。发挥离退休干部党支部班子作用,选配骨干担任党小组长,落实"三会一课"等组织生活制度,确保所有离退休干部党员纳入党组织管理服务中。赴市卫生健康委和直属单位开展"六有一提升"创建工作调研,组织离退休党支部开展创建和自评。委机关和委直单位的52个离退休干部党支部通过达标验收和复核。

二、落实离退休干部政治和生活待遇。一是做好走访慰问。春节前夕,全面走访慰问离退休干部和离休干部遗孀,委主任谭颖、副主任邱泽森、二级巡视员祁爱平分别带队走进医院、养老院、家门看望慰问委老领导和生病住院的离休干部,给老干部们送去党组织的关怀和新春祝福。在端午节、中秋节、重阳节以及夏季高温、冬季严寒季节前,对生病住院、卧床在家、空巢独居的离退休干部进行重点慰问,并陪同有需要的老同志到医院做检查。在抗战胜利70周年之际,走访慰问抗日战争时期及以前参加革命工作老同志。在抗美援朝75周年之际,走访慰问抗美援朝老干部。二是做好离退休干部疫情防控。按照《关于全省老干部工作部门在打赢疫情防控阻击战中积极履职、发挥作用的通知》精神,引导离退休干部提高防护意识。三是引导离退休干部献爱心。响应《致全省离退休干部和老干部工作者的倡议书》,组织老同志捐款81100元,其中,钱自廉同志捐款1万元,刘洪祺老厅长捐款5000元,离休干部汪文向省红十字会捐款2万元,参加委机关捐款1000元。四是做好疗养体检保健工作。组织符合条件的27名离休干部和厅局级退休干部分批次赴南京、无锡、连云港等地开展疗养。组织60余名老同志分两批次赴省人民医院体检。帮助11名离休干部完成家庭医生签约服务。五是做好离退休干部服务保障。满足老干部社会活动和文体需求,帮助老同志解决看病就医、接送等实际困难,做好高龄期、高发病期、空巢独居离休干部的心理关怀,处理离世老干部临终关怀和善后安置工作。

三、加强离退休干部处自身建设。发挥离退休干部正能量作用,结合老同志专业知识和兴趣爱好,组建由离退休干部组成的健康督导组、网络信息宣传组、合唱舞蹈组、摄影书法组、手工工艺组。引导离退休干部投身"银发生辉"志愿服务。组织老年合唱团演唱歌颂抗疫英雄的歌曲《天使的身影》,被省老年春晚选中演播;老白衣战线"红色喇叭"传播正能量被省委老干部局评为最佳老干部志愿服务项目。开展离退休干部工作调研,了解各单位离退休干部工作开展情况和存在难点问题,收集有特色经验的好做法,听取意见和建议。加强对直属单位和卫生片单位工作指导,组织工作人员业务能力培训,加强直属单位老干部工作信息化建设,利用好离退休干部服务管理系统信息平台。

(徐建设　陈文恬)

党建、工会工作

【直属机关党建工作综述】 一、加强政治统领,坚决做到"两个维护"。一是推进层层压实党建主体责任。坚持每半年向党组专题汇报党建、党风廉政和意识形态工作,全年先后9次提请党组研究党建重点工作。制定党建工作三级责任清单,与直属单位和机关党组织负责人签订全面从严治党和作风建设责任书。创新制定并印发《设区市卫生健康委党委(党组)落实"管行业就要管党风廉政建设"责任清单》,以清单形式明确行业主管部门抓好党风廉政建设的九大类责任。坚持定期提醒督促,全年提醒重点工作140项全部有序完成。上、下半年分别组织对151个党支部逐一量化评议。二是坚决扛起疫情防控一线党建领导责任。及时印发《关于深入贯彻落实习近平总书记重要指示精神、切实加强党的领导、坚决打赢疫情防控阻击战的通知》《关于动员广大党员做好新型冠状病毒感染的肺炎疫情防控工作的通知》,深入开展"我是党员我先上、我是党员我先行"主题实践活动。在援湖北医疗队及支援东北、新疆等医疗队全覆盖成立临时党组织,火线发展110名预备党员,11名队员获"江苏省优秀共产党员"称号,3人在省"七一"表彰暨优秀共产党员抗疫事迹报告会上作报告。推荐省三八红旗手7人,全国三八红旗手23人、集体4个。三是精心打造"两个卫士"党建品牌。落实"三个表率"模范机关建设要求,结合行业特色开展"做维护核心的忠诚卫士、做守护群众的健康卫士"主题实践活动。开展"科室事、医患情"好故事讲述、"千万家,在'疫'起"主题宣传教育等活动,带动全系统涌现出一大批自觉践行"两个卫士"的先进典型和经验做法。四是严肃规范开展党内政治生活。严格执行新形势下党内政治生活若干准则,列席9个党支部以优良作风保证"双胜利"专题组织生活会并进行现场指导。举办庆祝建党99周年暨抗疫事迹报告会,组织机关党员代表、新发展党员等到雨花台烈士陵园过集体政治生日暨新党员宣誓。组织开展"制度优势我见证"主题党日和《习近平谈治国理政》第三卷专题党课。

二、持续强化理论武装,推动新思想学习见知见行。一是助力发挥理论学习中心组的示范引领作用。制定党组理论学习中心组年度学习计划,每月编印学习资料,为党员配发《中国制度面对面》等学习资料,协助党组抓好集体学习,全年落实13次党组理论学习中心组学习,其中7次集中交流研讨。制定《直属单位党委理论学习中心组巡学旁听实施细则》,组织对5家直属单位巡学旁听。二是深入推动"第一议题制度"。党组会、主任办公会始终把跟进学习习总书记最新讲话指示精神作为第一议题,用习总书记关于疫情防控、安全生产、扶贫攻坚等最新指示批示精神统一思想,在落实决策部署中把准政治方向。三是抓实党员经常性学习。学习强国使用情况坚持周通报,委机关和直属各单位参与度稳定在100%,学习强国活跃度始终保持在85%以上。组织开展"学用新思想"答题竞赛,推动直属单位建立上下互动、横向联动"新思想学习小组",在委网站设立学习五中全会精神和习总书记视察江苏重要讲话指示精神专栏。四是扎实做好意识形态工作。严格落实意识形态工作责任制,抓紧抓牢、建好建强宣传舆论阵地,加强疫情防控期间新闻发布工作。严格执行委管社会团体举办大型活动报备制度,加强政务新媒体规范管理,当年"健康江苏"微信公众号共推送微信1705篇、微博2823条。

三、聚焦组织力建设,持续夯实基层基础。一是推进党支部标准化规范化建设。结合江苏机关党建云平台推广应用,强化党支部"三会一课"、主题党日活动等党支部组织生活动态管理。项目化开展"最佳党日"活动,评审确定30个立项活动,并根据结项情况确定一等奖3个,二等奖5个,三等奖12个。组织争创省级机关工委"服务高质量发展先锋行动队",有2个支部纳入省级机关工委重点培育对象,有20个党支部作为委直属机关党委培育对象。二是强化党员队伍管理。认真做好年度发展党员工作,分级分批组织发展对象培训,保质保量发展83名新党员。表彰优秀共产党员150人、优秀党务工作者80人和先进基层党组织65个。做好困难党员关爱慰问工作,年内为40名党员发放慰问金11.9万元。三是夯实基层党组织建设。举办"忠诚核心、勇担使命,做'两个卫士'"主题党务干部培训班,共培训165名党组织书记、党建联络员。规范党组织换届工作,倒排委直属机关181个党组织换届时间,指导5家直属单位党组织、5个机关党支部做好按期换届、届中调整工作。完成34家未脱钩社会组织党建工作运行情况摸底排查,成立26个社会组织功能型党支部,选派5名党建工作指导员,强化党对社会组织的领导。推进与街道社区共驻共建,开展秋冬季健康讲堂、联合组织支部党日活动。四是加强公立医院党的建设。研究制订《江苏省公立医院党建工作质量评价办法》及《评价标准》,稳步推进党委领导下的院长负责制。组织160多名公立医院党务干部参加全国县级公立医院党务干部培训班(第四期),提升党务干部履职能力。联合省委组织部在智慧党建系统搭建公立医院模块,对全省二级及以上公立医院党建工作要素实行动态管理和实时督查。医院文化建设做法在全国卫生健康党建工作交流和宣传大会上作为唯一省级单位作介绍。

四、持续改进作风,不断锤炼务实为民的担当精神。扎实开展"五抓五促"提效能、全力夺取"双胜利"

专项行动。围绕省委五个方面17项工作，结合卫健委工作实际和作用发挥情况，制定八个方面24项具体举措。委领导班子始终坚持战斗在防控工作前沿，委机关、全系统充分发扬无私奉献、顽强拼搏精神，推动“五抓五促”各项任务全面落实。开展专项行动做法3次被省级机关作风建设简报刊载。办好民生实事，不断巩固拓展“基层减负年”成效，严格落实中央及省委、省政府决策部署，严格控制发文及会议数量，不随意开展督查检查考核，切实为基层减负。在省委巡视办组织的落实“六保”任务专项巡察工作调研座谈会上交流发言。

五、严格纪律约束，持之以恒正风肃纪。一是加强政治监督。严格抓好疫情防控救治、对口支援以及物资保障工作等各项监督，围绕表彰奖励、干部提拔、补贴发放、管控措施等八个方面18个具体事项认真进行自查自纠，加强对党纪执行情况监督。印发巡察反馈意见，对被巡察单位党组织主要负责人和领导班子组织整改提出要求；加强过程督导，组织审核整改报告，督促问题整改；运用巡察成果推进面上整改，将共性问题用“巡察重要事项交办单”下发直属单位，督促“未巡先改”；对8家单位进行巡察整改“回头看”，督促真改实改。扎实开展2020年度巡察工作，深入查找各类问题共127个。二是严格落实中央八项规定精神。组织委机关和直属各单位对照厉行节约、津补贴发放、财务管理、公车使用等四个方面重点问题深入开展自查自纠。研究制定《执行中央八项规定精神专项检查查点抽查工作方案》，将四个方面重点问题细化为24项具体检查指标，会同委党组巡察组重点对7家直属单位逐项对照检查，发现各类问题18个，及时进行督促整改。严格落实节日期间“四风”问题值班报告制度，组织直属各单位认真安排好节日值班，公布投诉举报电话，督促及时报送“四风”问题线索。把廉政教育作为党员干部在重要节日前的“必修课”，做到节前兼政教育和廉洁提醒全覆盖。中秋国庆节日期间，对所有在宁直属单位进行全覆盖督查，始终保持纠治“四风”的高压态势。三是持续加强日常教育管理监督。扎实开展“党风廉政教育月”活动，深化拓展“五个一”活动方案，组织党风廉政建设知识在线测试，对285名没有达标者及时组织强化学习和补考。编印《党内重要法规选编》《江苏省卫生健康系统党员干部违纪违法典型案例选编》等“口袋书”，开展“一征、一讲、一写、一评、一聘”活动。创新制作廉政教育系列微视频，在健康江苏微信公众号健康哨兵栏目定期推送。精选系统内8个违纪违法典型案例，制作成警示教育片《迷途》，用“身边事”教育“身边人”。运用网上廉政教育馆开展廉政教育，动态更新身边榜样、警钟长鸣、廉政文化等内容573条。在机关每个处室聘任一名党风廉政建设监督员，进一步将监督触角延伸到末端。印发《关于开展廉政风险排查工作的通知》，组织修订委机关《廉政风险防控手册》并下发直属单位参照执行，年内排查出风险点1795个、制定防控措施2542项。在全面从严治党座谈会、省级机关党组（党委）落实领导机关党建责任座谈会上作交流发言。

六、坚持党建带群团，进一步凝聚力量展示形象。组织开展“党外人士‘为健康江苏献智慧’建言献策活动”。对侨胞侨属和留学生家庭开展“对海外直系亲属邮寄抗疫‘爱心包’活动”。推进直属单位工会换届改选。做好劳模先进选树，开展劳动竞赛，1名职工和1家单位分别获得省五一劳动奖章和五一劳动奖状。年内新增全国工作者1人。组织直属单位赴湖北人员及省劳模、全国劳模休养工作。认真做好慰问职工“月月送”。参加第二届全国卫生健康行业青年志愿服务项目大赛，获1金、1银、3铜奖。2人获第15届“江苏青年五四奖章”。联合省委宣传部、省文明办开展省“百名医德之星”“十大医德标兵”推选活动，并在中国医师节庆祝大会上公布当选人员名单。做好第六届全国文明单位推荐和现有全国文明单位复查工作，全系统有2家单位获第六届全国文明单位称号，4家单位通过复查。组织省级文明单位、预申报单位参加“城乡结对、文明共建”活动；开展寻找和表彰“最美家庭”，2个家庭获“最美家庭”称号。青年文明号创建工作做法在全国卫生健康系统创建工作培训班作交流，年内新增全国文明单位1个。

（赵胜忠）

【在抗击疫情斗争中发挥党建引领作用】 面对突如其来的新冠肺炎疫情，省卫生健康委党组切实加强党的全面领导，把党的政治优势、组织优势、密切联系群众优势转化为疫情防控的强大动力。全省公立医院充分发挥基层党组织战斗堡垒和党员先锋模范作用，勇当先锋队、主力军，坚决扛起省内和支援湖北疫情防控中流砥柱使命担当，为疫情防控取得决定性成果作出重要贡献。

一、统一思想，率先喊响“我是党员我先上”，做“忠诚卫士、健康卫士”。疫情发生之初，全省各级公立医院党委等院级党组织坚决贯彻落实中央和省委关于疫情防控的决策部署，一支147人的首批江苏援湖北医疗队于1月25日驰援湖北。支援湖北的13批23支医疗队，来自全省13个设区市和委管委属共258个公立医院，各医院均不讲条件、不打折扣，连夜组队。苏北人民医院院党委书记徐道亮作为第七批江苏援鄂医疗队扬州医疗队领队，带领164名队员驰援武汉第一医院，整建制接管该医院的一个重症病区。3月10日，习近平赴武汉考察后，江苏援湖北医疗队临时党委和各级党组织第一时间组织学习传达。在大部分医疗队回撤后，省3队和省人民医院队举行誓师大会，坚决留守到最后，直至所有病患清零。公立医院党委等院级党组织切实履行主体责任。1月24日，当江苏还未进入一级防护之时，江苏省人民医院党委提前谋划，动员全院干部职工5小时内将肿瘤科楼改造成标准的隔离病房，24小时内将一组集装箱改造成妇幼临时发热门诊，3个小时内各科室党员带头报名组建了1292人的援鄂后备队。南京鼓楼医院在超过半数党员的示范下，先后有227人奔赴最危险的“红区”。南京市第二医院发布《告全院党员书》，在全院范围征集感控“自由人”，离退休支部老党员主动请缨参加抗疫，先后共计28名党员加入“自由人”队伍，成为“自由人”的中坚力量，发挥了连接隔离病房与外界的桥梁纽带作用。

二、不负重托，“把人民群众生命安全和身体健康放在首位”，确保“打胜仗、零感染”。省内各医院和湖北医疗队深入开展“党旗飘在一线、堡垒筑在一线、党员冲在一线”突击行动，用实际行动做好护佑人民群众生命安全这道“必答题”。针对肺功能不可逆严重受损的重症病例，在科学评估的基础上，无锡市人民医院成功进行全球首例新冠肺炎双肺移植手术。作为江苏省、南京市新型冠状病毒肺炎患者集中收治定点医疗机构，南京市二院采用“分片包干、重点监测、一患一策、每日会诊、同步中医与心理治疗”的救治策略，实现确诊患者全部治愈出院，其中最大年龄97岁，最小10月龄。江苏省成为全国确诊病例200以上唯一保持患者“零死亡”且医护“零感染”的省份。援湖北医疗队临时党委在每晚工作例会和临时党委会议上，第一时间传达学习习近平总书记系列重要讲话和重要指示批示精神，学习贯彻省委省政府重要会议精神要求。在方舱医院，由江苏省中医院医护人员为主体组建的国家中医队（江苏队）、武汉当地医务人员、患者三方党员联合开展党建工作，形成了网格化、立体化、全覆盖的党组织，患者党员创造性地成立党小组，建立“方舱社区”，评选“三好舱友”，开展党员患者和群众患者互帮互助活动。

三、组织锻造，把防控一线当作淬炼党性的大熔炉，用好“磨刀石、练兵场”。在湖北一线，建立江苏支援湖北医疗队临时党委、3个临时党总支、41个临时党支部。以医疗分队为基本单位成立党支部，结合工作安排划分党小组，确保每一个医疗、护理小组都有党员骨干，建立党员与非党员一对一携手机制。稳妥做好支援湖北抗疫一线发展党员工作。在党员的示范带动下，江苏共有25288名公立医院医护人员提出入党申请，火线发展党员159人，其中在援湖北医疗队火线发展的110名党员中，“80后”“90后”占比86.4%，本科以上学历占比95.5%。省肿瘤医院、省中西医结合医院、省级机关医院、东南大学附属中大医院、逸夫医院、苏大附一院等通过与前线视频互动的形式，组织参战党员重温入党誓词，开展“战时”主题党日活动，上“战疫”党课。对口黄石支援队临时党总支组织新党员集体进行入党宣誓，同过“政治生日”。在支援湖北一线，临时党支部主动发起捐款捐物活动，累计募集款物近30万元，援助当地生活条件困难的医务人员。武汉江夏区第一人民医院彭银华医生殉职后，江苏第二批援鄂医疗队临时党支部向其亲属捐款81400元。

四、关爱激励，解决一线医务人员的后顾之忧，当好“娘家人、后援团”。各级公立医院党委等院级党组织认真贯彻落实中央和省关于关心关爱一线医务人员的政策要求，发挥基层党支部的作用，建立前后方常态联络机制，动态掌握前方队员家庭实际困难，做好慰问关怀的同时，在子女教育、家属就医、老幼照护等方面落细落准帮扶措施，切实解决前方队员后顾之忧，让前方队员全身心投入医疗救治工作。各医院党组织充分发挥组织优势，以支部为基本单位，发动带领群团组织组建各类志愿者团队，建立一对一帮扶机制。南京医科大学附属逸夫医院成立赴湖北一线人员保障工作联络组，由党支部牵头，支部书记和党员、志愿者上门慰问一线人员家属，并带去慰问金、生活物资和防疫物资等，及时了解并解决家属的生活实际困难。省第二中医院由各党支部用心做好“十项实事”，包括建立“关爱库”、开设一条爱心热线、建好一个“后援团”、奖励一批先进医务人员、兑现一组政策待遇等。在关爱帮扶家属的同时，为援湖北医疗队员购置防护物资、生活用品。每逢重大节日、重要节点，后方医院党组织定期不定期通过视频连线慰问、电话微信祝福。南通大学附属医院党委组织全体班子成员、各科室支部书记、护士长以及援鄂医疗队员家属，与武汉、黄石两地的队员进行一次集体视频连线。每一批队员出发或返回，医院党委领导班子和相关科室支部书记，都到机场、车站迎送。队员结束救治任务隔离休养期间，医院党委组织同样给予无微不至的关怀。队员返岗后，妥善安排心理疏导、健康体检，在排班、休假等方面给予照顾。

（周　峰）

【委党组理论学习中心组学习】　全年组织集中学习13次，围绕习近平总书记关于疫情防控重要讲话精神、“百年未有之大变局”重要论述、《习近平谈治国理政》第三卷和习近平总书记视察江苏重要讲话指示精神等开展集体研讨7次，党组成员平均每人发言2次。

一是严格落实学习制度。疫情发生后，第一时间传达学习习近平总书记关于“始终把人民群众生命安全和身体健康放在第一位”的重要指示，围绕总书记关于依法防控、健全公共卫生应急管理体系的重要讲话，展开集体学习研讨，在全系统树牢“人民至上、生命至上”理念，一手抓常态化疫情防控，一手抓体系建设。进入常态化防控阶段，及时传达学习习总书记关于实现疫情防控和经济社会发展“双胜利”的指示精神，动员全系统担起部门防控、专业防控职责使命，保障江苏在全国率先复工复产。及时学习习近平总书记关于健康扶贫、安全生产等最新指示批示精神，做到政治上紧跟紧随，行动上坚定坚决。

二是精心设置学习主题。及时跟进学习《习近平谈治国理政》第三卷，围绕“百年未有之大变局”开展集体研讨，举办“十四五”卫生健康规划专题辅导报告，围绕“七种能力”召开学习扩大会，结合传达学习党的十九届五中全会精神和习近平总书记视察江苏重要讲话指示精神，尤其是以“争当示范、争做表率、走在前列”为主题，在委机关和直属单位开展研讨交流，不断解放思想、统一思想、凝聚共识，引导党员干部在大变局中找准"十四五"卫生健康工作目标定位，谋划育先机、开新局的思路举措。

三是注重丰富学习方式。着力破解学习动力层层递减的问题，针对少数支部和直属单位学习不深入、不主动等问题，班子成员每人牵头一个重大课题，推动各支部结合职能任务开展一般课题调研，上下联动奔着问题去、带着思路回，带动机关党员干部结合岗位实际开展微调研活动。制定《直属单位党委理论学习中心组巡学旁听实施细则》，吸纳直属单位党组织负责人为巡学旁听组成员，开展交叉巡学旁听，激发横向比学的热情。

（周　峰）

【省纪委监督意见评估】　3月18日，省纪委监委第十三监督检查室主任万建平、主任陆健副等一行，来省卫生健康委通报委党组落实省纪委监督意见整改评估情况。省卫生健康委党组书记、主任谭颖出席并作表态发言。委党组成员、驻委纪检监察组组长骆凤琴，委党组成员、副主任兰青，委二级巡视员祁爱平出席会议。

万建平首先通报了省纪委常委会决定：省卫生健康委党组高度重视整改工作，积极转变观念，履行主体责任，聚焦医药购销行业不正之风等突出问题，制定切实可行的整改方案，认真开展整改工作，整改要求得到较好落实，整改成效明显，同意通过评估，转为常态监督。随后，结合日常监督工作，进一步对省卫生健康委党组整改工作给予充分肯定，同时指出当前仍存在的一些不足，要求以此次通过评估作为新起点、新要求，继续紧盯重点领域和关键环节，加强行业监管，加大案件查办力度和行业不正之风整治惩戒力度，不断巩固深化整改成果。谭颖在表态发言中指出，委党组整改工作之所以有力有序有效推进，并顺利通过评估，主要得益于省纪委的坚强领导。全面从严治党永远在路上，通过评估不代表整改工作结束。省卫生健康委将深入贯彻党的十九届四中全会精神和中纪委四次全会精神，认真贯彻省纪委决定精神，乘势而上，抓巩固提高、抓常态长效、抓质量提升，不断推进全面从严治党在全系统落地落实，努力为提升行业治理水平、推进健康江苏建设提供坚强保证。主要做好以下四个方面：一是提高政治站位，以更强的使命担当推进常态整改。增强"四个意识"，坚定"四个自信"，做到"两个维护"，坚决贯彻省委、省纪委决策部署，中心不移、方向不偏，始终把人民群众生命安全和身体健康放在首位，切实把整改成果转化为强大的政治优势。二是强化责任担当，以更有效举措压实责任。党组在落实全面从严治党责任中继续走在前、作表率，层层传导压力，真抓、真管、真严，切实让全面从严治党各项要求在全系统横向到边、纵向到底。三是坚持精准发力，以更强的问题意识堵漏洞抓防范。进一步提升警示教育、制度执行、日常监管、专项治理、行业新风等五个方面质效，精准施策，标本兼治，不断提升整改质量。四是深化医疗改革，以更积极的作为推动形成整改长效机制。着眼解决医改中深层次的问题，积极争取财政支持，合理调整医疗服务价格，推动符合行业特点的薪酬制度改革，加强人才队伍建设，为全系统落实好全面从严治党、加强党风廉政建设创造有利条件。

驻委纪检监察组、委办公室、疾控处、医政处、药政处、机关党委等有关处室领导参加会议。

（姜春雷）

【卫生健康系统党风廉政建设工作电视电话会议】　6月10日上午，全省卫生健康系统党风廉政建设工作会议以电视电话形式召开，委党组书记、主任、行业党委书记谭颖作题为"接续奋斗，砥砺前行，全力推动党风廉政建设工作迈上新台阶"的讲话。谭颖指出，这次会议的主要任务是，深入学习贯彻习近平总书记在中纪委四次全会上的重要讲话精神和中纪委四次全会、省纪委五次全会精神，总结工作，分析形势，部署全省卫生健康系统党风廉政建设工作任务。

会议指出，2019年，全系统各级党组织认真贯彻全面从严治党要求，坚决履行管行业就要管党风廉政建设责任，层层传导压力，管党治党责任进一步压实，广大党员干部知敬畏、明底线的意识得到进一步强化，全系统各级领导班子成员深入基层察实情、解民忧，为民服务意识进一步增强。

会议强调，下一步全省卫生健康系统党风廉政建设工作，要以政治建设为统领，全面落实管党治党主体责任和"管行业就要管党风廉政建设"政治责任，坚持稳中求进，深化标本兼治，提升监管质效，一体推进不敢腐、不能腐、不想腐，坚定不移推动全省卫生健康系统强党风改作风正行风，为奋力夺取疫情防控和经济社会发展双胜利、推动卫生健康事业高质量发展走在前列提供坚强保障。

会议要求，全省卫生健康系统各级党组织在落实疫情常态化精准防控要求的新形势下，要持续加强党的政治建设，进一步构筑拒腐防变思想防线，坚决整治群众反映强烈的突出问题，强化对权力运行的制约和监督，大力弘扬行业新风正气，压紧压实主体责任，全力支持派驻纪检监察组履行监督职责，合力推动党风廉政建设工作迈上新台阶。

省纪委监委派驻纪检监察组组长骆凤琴出席会议并讲话。骆凤琴指出，过去一年，省卫生健康委党组履行管党治党责任意识很强，日常监督管理非常有力，机关作风建设明显增强，带领全系统顺利通过省纪委专责监督意见整改评估，为全省卫生健康事业的健康发展提供了有力保障。2020年全省卫生健康系统要深入贯彻中央纪委四次全会、省纪委五次全会精神，严格履行全面从严治党主体责任，落细落实党风廉政建设各项目标任务，大力弘扬疫情防控中展现出的良好精神风貌，持续推动党员干部抢抓机遇、担当作为、清正廉洁。

会上，谭颖代表委党组，接受了委领导班子其他成员以及委机关处室、委直属单位党组织代表递交的党风廉政建设和作风(行风)建设责任书。徐州、苏州、扬州市卫生健康委党委、南京鼓楼医院党委、省卫生监督所党委作交流发言。

(姜春雷)

【巡察工作动员部署会】 8月14日上午,省卫生健康委党组召开2020年度巡察工作动员部署会。委党组书记、主任、党组巡察工作领导小组组长谭颖出席会议并讲话。党组成员、驻委纪检监察组组长骆凤琴传达省委书记娄勤俭关于巡视工作的批示和全省巡视巡察工作会议精神,二级巡视员祁爱平出席会议。党组成员、副主任兰青主持会议并宣读《关于成立2020年度巡察组的通知》。

巡察组全体成员、被巡察单位党组织主要负责人、其他在宁直属单位党组织主要负责人参加会议,省中医药研究院党委书记张金宏代表被巡察单位作表态发言。

(姜春雷)

【全省卫生健康系统警示教育大会】 12月25日下午,省卫生健康委党组召开全省卫生健康系统警示教育大会。委党组书记、主任、行业党委书记谭颖出席会议并讲话。谭颖指出,行业党风廉政建设依然严峻复杂,全系统党员干部一定要从反面典型身上汲取教训,深刻认识到反腐不因成绩突出而止步,不因岗位特殊而例外,不因事微贪小而轻纵,必须坚守初心使命,筑牢为民清廉的坚固防线。一是要心中有方向,始终对党忠诚、襟怀坦白,严守政治纪律和政治规矩,确保中央政令畅通、落地落实。把中央八项规定精神作为铁规矩、硬杠杠,切实增强长期执行的思想自觉、政治自觉和行动自觉。二是要心中有信念,坚持不懈补钙铸魂,拧紧理想信念总开关,大力弘扬社会主义核心价值观,做到明大德、守公德、严私德。始终坚持职业操守,大力弘扬“敬佑生命、救死扶伤、甘于奉献、大爱无疆”新时代职业精神,提升医德医风修养,用实际行动赢得群众的尊重和信任。三是要心中有群众,站稳群众立场,想群众之所想,急群众之所急,为广大人民群众提供优质、高效、方便、价廉的医疗卫生服务,履行好人民健康权益守护者的基本职责。四是要心中有底线,守住公与私的分界线,坚持秉公用权、依法用权、阳光用权,真正用手中的权力为群众健康服务。五是要心中有敬畏,守好小节、树好家风,时时敬畏、处处自律、常常内省,不断增强思想免疫力、行为自制力、制度执行力。要防止“围猎”,自觉净化朋友圈、纯洁社交圈、规范工作圈、管好生活圈,做到清廉自守不动摇。六是要心中有责任,坚决扛起“管行业就要管党风廉政建设”的职责使命,强化对权力运行的制约和监督,从严执纪问责,推动行业党风廉政建设走深走实,为统筹推进疫情防控和卫生健康事业高质量发展走在前列提供坚强政治保障。

省纪委监委派驻纪检监察组组长骆凤琴出席会议并讲话。骆凤琴深入分析了全系统违纪违法案件的主要特征,剖析了产生违纪违法案件的思想根源,就“推动全面从严治党向纵深发展”提出具体工作要求。

会议由党组成员、副主任兰青主持,党组成员、副主任、一级巡视员李少冬,党组成员、副主任朱岷、邱泽森,二级巡视员祁爱平出席会议。

会议以电视电话会议形式召开,设1个主会场121个分会场,全省各级卫生健康行政部门领导、机关处室负责人,各级医疗卫生机构主要负责人以及在宁部属医疗卫生机构相关负责人共4900余人收听收看会议。

(姜春雷)

【“党风廉政教育月”活动】 一、抓统筹谋划。委党组高度重视,专门在党建和党风廉政建设工作会议上作出部署要求,并纳入年度直属机关党建、纪检工作要点和行业党建工作要点,并在“三个一”活动基础上,拓展形成了“五个一”活动。同时,制定《委机关“党风廉政教育月”活动安排表》,将“五个一”活动进一步分解细化为15项具体任务。

二、抓思想夯实。一是着眼全员参与,强化领导带头。坚持做到所有党员全部参加、所有领导班子成员都以普通党员身份参加所在支部活动、所有教育环节一个不落,主要领导动员、纪委全程督导。结合形势任务,委主要领导为全省卫生健康系统上了一堂廉政教育课,提出在全系统推开廉政教育月活动,与选树一批党风廉政建设典型、创作一套廉政教育警示教育微视频、编印一本典型违纪违法案例选编、拍摄一部警示教育片等四项教育活动配套推动落实。二是着眼行业特色,强化精准引导。编印《党内重要法规选编》《家风建设学习参考》《江苏省卫生健康系统党员干部违纪违法典型案例选编》等三个学习“口袋书”。三是着眼教育感染力生动性,强化形式丰富多样。直属各单位党组织联系疫情实际、联系单位工作实际、联系教育自身实际,不断丰富教育形式,增强教育的时代性针对性和感染力。四是着眼教育成效,强化以“考”促学。6月中旬在直属单位和委机关组织进行党风廉政建设在线知识测试,并划出70分的达标线。委领导和直属各单位领导班子成员带头参加测试,各个支部书记主动向党员公布测试情况,带动所有在职党员参加测试,每人可以考3次,以最高分计。经测试,1946名党员中有285名没有达标,对未达标者及时组织强化学习和补考。五是着眼常态推动,强化廉政文化建设。

三、抓转化运用。坚持把廉政教育融入日常工作生活,让广大党员真正把自己摆进去、把工作摆进去、把生活摆进去,不当“旁听者”“局外人”。主要体现在“一征、一讲、一写、一评、一聘”上:一征,即向党员干部征集“廉言警句”“家规家训”,在一楼大厅电子显示屏滚动展播。一讲,即组织开展“遵规守纪尚廉你我他”讲述活动,把党员自己或身边党员工作生活中的崇廉拒腐、尚俭戒奢、廉洁从政、廉洁用权、廉洁修身、廉洁齐家等故事分享大家，成为引领大家跟着做的事。一写，即动员广大党员写一封“廉政家书”，将活动中的所学所感传递给家人。一评，每个支部推荐1名“遵规守纪尚廉好党员”。一聘，即将“遵规守纪尚廉好党员”聘为党风廉政建设监督员。教育活动中，委机关共聘请27名党员、委直属单位共聘请72名党员为党风廉政建设监督员，同时，这支监督员力量将作为直属机关纪委的一支重要工作力量，今后将定期召开监督情况通报会，深化契入式监督，进一步推进监督关口前移。

四、抓跟踪推进。按照廉政教育月活动时间节点，每周由机关纪委通过工作群，提示周“党风廉政教育”活动内容、提醒序时进度、提出任务落实要求；每项任务完成前一天，还会再次提示工作时限要求；每个阶段完成以后，及时反馈各支部工作完成质量。同时，将各直属单位开展“党风廉政教育月”活动作为年度党风廉政建设责任制检查考核的重要内容。教育过程中，机关纪委还采取临机抽查的办法，先后2次对直属单位和委机关党组织开展教育活动情况进行检查督促。

（姜春雷）

【第五届江苏省“百名医德之星”“十大医德标兵”名单】

第五届江苏省“百名医德之星”名单（100人，按姓氏笔画排序）

丁　政　张家港市第一人民医院重症医学科副主任、医务处副主任、副主任医师
丁元华　泰州市中医院呼吸科主任、主任中医师
于艳艳　连云港市妇幼保健院儿童哮喘科主任、主任医师
万延永　连云港市赣榆区妇幼保健院儿科主任、副主任医师
王　忠　常州市儿童医院感染性疾病科主任、十病区主任、副主任医师
王　贺　徐州市第一人民医院血液疼痛科副护士长、主管护师
王中兴　邳州市官湖镇中心卫生院主治中医师
王巧莲　徐州市妇幼保健院产科七病区副主任、产科支部宣传委员、主任医师
王明元　苏州市中心血站党委委员、副站长、主任技师
王学成　徐州市儿童医院住院医师
王德耿　淮安市涟水县人民医院感染科副主任、主任医师
卞光玲　连云港市海州区疾病预防控制中心副主任、副主任医师
卢慧宇　泰州市人民医院内科副主任、呼吸内科主任(兼)、主任医师
冯龙喜　盐城市大丰区第二人民医院副院长、主任医师
朱　红　镇江市疾控中心新区分中心主任、副主任医师
朱小华　溧阳市人民医院副主任医师
朱正平　南京市疾病预防控制中心艾性科副科长、副主任医师
朱传武　苏州市第五人民医院副院长、主任医师
朱国华　江苏省原子医学研究所（江苏省江原医院）外科主任、主任医师
朱晋龙　淮安市中医院主任中医师、山阳医派传承发展研究室主任
刘　华　苏州市相城区第三人民医院副院长、主任医师
刘　竞　镇江市第一人民医院门诊党总支第二党支部副书记、副主任医师
刘　峰　常州市第一人民医院呼吸与危重症医学科副主任医师
刘仁平　苏州工业园区疾病防治中心副主任、主任技师
刘成林　东台市人民医院呼吸内科副主任医师
刘声声　南京市急救中心城西分站站长、急救医生、主治医师
羊海峰　盱眙县人民医院感染科副主任、副主任医师
许长礼　阜宁县人民医院儿科主任、主任医师
孙志远　泰州市中西医结合医院联合支部书记、影像科主任、主任医师
孙甫兰　南通市第二人民医院普外科副主任、主任医师
杜永亮　徐州矿务集团总医院呼吸与危重症医学科副主任、内科党总支副书记兼第一党支部书记、副主任医师
杜向东　苏州市广济医院党委委员、副院长、主任医师
李　赞　徐州市肿瘤医院呼吸科副主任、副主任医师
李光耀　联勤保障部队第904医院心理危机干预中心主任、主治医师
李家树　连云港市第一人民医院党委委员、副院长、主任医师
李箕君　南京脑科医院医学心理科科主任、副主任医师
杨金荣　宜兴市中医医院名医工作室负责人、主任中医师
杨建功　泰兴市人民医院感染科副主任、主任医师
吴　超　南京鼓楼医院副院长、感染科主任医师
邱源旺　无锡市第五人民医院副院长、主任医师
沈家平　南京医科大学附属口腔医院儿童口腔、预防口腔科主任、主任医师
宋春杰　宿迁市第一人民医院大内科主任、主任医师

张　设　扬州市第三人民医院结核科主任、临床二支部书记、主治医师
张　勇　常州市肿瘤(第四人民)医院副主任医师
张振新　南通大学附属医院临床综合党总支书记及科副主任、主任医师
陆益民　昆山市第一人民医院呼吸与危重症医学科主任、主任医师
陈小滩　南通市妇幼保健院重症医学科护士长、副主任护师
陈晓军　宿迁市疾控中心副主任、副主任医师
林　峰　仪征市中医院副主任中医师
林　涛　徐州市中医院重症医学科副主任中医师
林小飞　淮安市妇幼保健院儿科主任、副主任医师
金立贝　连云港市急救中心副主任医师
金朝琴　宝应县妇幼保健院儿科副主任、新生儿科主任、副主任医师
周黎阳　淮安市第二人民医院感染疾病科主任、主任医师
单春剑　南京市妇幼保健院产科科护士长、副主任护师
赵　非　南京市儿童医院肾脏科副主任(主持工作)、主任医师
赵宁玲　盐城市第一人民医院重症医学科护士长、主管护师
赵绍杰　无锡市妇幼保健院妇科主任、主任医师
胡绍燕　苏州大学附属儿童医院血液科主任、苏大儿科临床研究院副院长、教授、主任医师
胡星星　江苏省中西医结合医院急重症医学科副主任医师,南部院区(溧水区中医院)急诊科、感染科主任
胡益川　宿迁市钟吾医院病区副主任、副主任医师
柏斗胜　苏北人民医院外科主任、外科总支书记、教授、主任医师
哈维超　南京医科大学第二附属医院副院长、研究员
钟建国　盐城市第三人民医院大内科主任兼神经内科主任、主任医师
施晓松　苏州大学附属第二医院感染管理处处长、肾内科副主任医师
施海燕　扬州市广陵区沙头社区卫生服务中心医教组长、社区副主任医师
姚　煦　中国医学科学院皮肤病医院过敏与风湿免疫科主任、主任医师
聂时南　东部战区总医院急诊医学科主任、主任医师
贾　凌　南京医科大学附属逸夫医院 ICU 科副主任、副主任医师
顾　雪　扬州市江都人民医院重症医学科主治医师
晁亚丽　徐州医科大学附属医院重症医学科副主任医师
钱俊波　南通市第一人民医院消化内科主任、主任医师
徐　剑　江苏省省级机关医院重症医学科副主任、门急诊影像党支部书记、主治医师
徐　健　南通市精神卫生中心副院长、主任医师
徐建芳　丹阳市疾控中心科长、副主任医师
徐爱东　海门市人民医院感染科兼质管办主任、主任医师
郭春辉　江阴市人民医院感染性疾病科副主任、主任医师
唐胜文　金湖县人民医院感染科主任、副主任医师
唐爱珠　建湖县第三人民医院医教科副科长兼精神科主任、副主任医师
陶　臻　南京市第一医院感染性疾病科主任、感染管理处处长、内科党支部副书记、主任医师
陶国斌　盐城市中医院急诊科副主任、副主任中医师
黄汉鹏　江苏大学附属医院内二党总支副书记、硕士研究生导师、副教授、副主任医师
戚亚兰　宿迁市人民医院产科主任、主任医师
符岱佳　南京市建邺区南湖社区卫生服务中心主任、主任医师
屠　苏　无锡市第二人民医院急诊科主任、主任医师
葛学顺　高邮市人民医院感染管理科科长、主任技师、执业医师
董乔菁　江南大学附属医院主治医师
景分清　无锡市第八人民医院医务科科长兼血透中心负责人、主治医师
曾　谊　南京市第二医院结核三科主任、主任医师
谢　群　海安市人民医院感染性疾病科主任助理、主任医师
臧雨晴　泗洪县分金亭医院护理部主任助理兼护士长、主管护师
樊志敏　南京市中医院副院长、国家中医药管理局中医区域诊疗中心(中医肛肠)主任、主任中医师
黎俊宏　常州市疾病预防控制中心卫生检测中心副主任、副主任技师
潘　鑫　镇江市急救中心党支部委员、急救科科长、副主任医师
薛　峰　常州市第三人民医院重症医学科副主任(主持工作)、副主任医师
薛　源　常州市第三人民医院公卫党支部副书

记、常州市肝病研究所副所长、副主任医师

戴文军　泰州市疾病预防控制中心急性传染病防制科副科长、副主任医师

戴善梅　连云港市东方医院感染疾病科主任、主任医师

魏　翠　徐州市中心医院儿童诊疗中心儿科三病区护士长、副主任护师

瞿向前　南通市通州区第二人民医院肺科主任、主任医师

第五届江苏省"十大医德标兵"名单（10 人，按姓氏笔画排序）

付宝鼎　扬州市广陵区头桥社区卫生服务中心党支部书记、主任，副主任医师

成　娟　盐城市第二人民医院肝病科主任，主任医师

刘宝瑞　南京鼓楼医院副院长、肿瘤中心主任，教授、主任医师

孙晓兰　南京医科大学附属逸夫医院妇科护士长，主管护师

李　军　江苏省人民医院、南京医科大学第一附属医院感染科主任，教授、博士生导师、主任医师

杨　毅　东南大学附属中大医院重症医学科主任，教授、主任医师

张　钧　苏州市疾控中心副主任，主任医师

唐蜀华　省中医院原院长，教授、主任中医师

韩旭东　南通市第三人民医院副院长，主任医师

葛焕青　无锡市儿童医院副院长，副主任医师

（潘宗慧）

【统战工作】　聚焦卫生健康事业发展中的热点难点问题，动员机关及直属单位党外人士参加"为健康江苏献智慧"建言献策活动。7 个党派 28 名党外人士提交 29 件建言献策稿件。评出一等奖 2 个、二等奖 4 个、三等奖 4 个。委直属机关党委下发《关于党外人士"为健康江苏献智慧"建言献策活动的通报》公布活动情况。

江苏省卫生健康委省民族宗教事务委员会兼职委员变更为委党组成员、副主任兰青。

（孔　源）

【工会联合会工作】　一、开展先进典型选树。江苏省肿瘤医院头颈外科主任张园（女）获"全国先进工作者"称号。江苏省中西医结合医院（江苏省中医药研究院）王建华被江苏省人民政府授予"江苏工匠"称号，被江苏省人力资源和社会保障厅授予"王建华江苏工匠工作室"牌匾。江苏省疾病预防控制中心急性传染病防制所所长、省预防医学会卫生统计专业委员会副主任委员、省医学会热带病和寄生虫病分会副主任委员鲍倡俊获江苏省总工会表彰"江苏省五一劳动奖章"称号。江苏省卫生监督所获"江苏省五一劳动奖状"，被江苏省厂务公开协调小组表彰为"全省厂务公开民主管理先进单位"。江苏省省级机关医院（江苏省老年病医院）五病区被江苏省总工会命名为"江苏省五一巾帼标兵岗"。

二、职工之家建设。省卫生健康委机关及直属单位建家工作 4 家单位 6 名个人被江苏省省直机关工会工作委员会表彰。江苏卫生健康职业学院工会获评"省直机关工会先进职工之家"，省医学会工会、省卫生和计划生育委员会人才服务中心工会获评"省直机关工会合格职工之家"，省血液中心鼓楼采血小组获评"省直机关工会模范职工小家"。省疾病预防控制中心工会主席徐燕（女）、省血液中心工会主席叶小凡（女）、省卫生计生人才服务中心工会财务干部沈琳（女）获评"省直机关工会优秀工会干部"。省卫生健康委机关三级主任科员张力、省肿瘤医院工会万佩君（女）、省中医药研究院工会副主席王强获评"省直机关工会优秀工会积极分子"。

三、推进工会换届改选工作。江苏省肿瘤医院工会委员会增补陈森清为江苏省肿瘤医院工会主席。江苏省中医药研究院工会委员会增补方志军为江苏省中医药研究院工会委员、工会主席。江苏省血液中心工会委员会换届改选，选举叶小凡（女）、高美霞（女）、徐继兵、张妍（女）、陈妍（女）、陈显、茆庄、包郁芊、邬红云（女）等 9 人组成第四届工会委员会，任期三年。江苏卫生健康职业学院工会委员会换届改选。选举丁彩华（女）、万长法、王立君、孙占东、汤琤（女）、陈金蓉（女）、金涛、禹良国、黄宇锋、韩蕾（女）、鲍文慧（女）等 11 人组成第一届工会委员会，任期五年。江苏省医学会工会委员会换届改选，选举杨林、余菊华（女）、朱闻天、李楠（女）、张宇、汪清、吴静（女）7 人组成第五届工会委员会，任期五年。江苏省卫生和计划生育委员会人才服务中心工会委员会换届改选，选举严周忠、吴凯、陆波（女）3 人组成第二届工会委员会，任期五年。江苏省计划生育科学技术研究所工会委员会换届改选，选举汤军（女）、李新艳（女）、承忠林 3 人组成第四届工会委员会，任期三年。江苏省计划生育科学技术研究所工会更名为"江苏省卫生健康发展研究中心工会"。江苏省计划生育宣传教育所工会委员会换届改选，选举郭晓岚（女）、韩立焱（女）、王思琪（女）、夏文（女）、耿杰 5 人组成第二届工会委员会，任期五年。江苏省人口与发展研究中心工会更名为"江苏省医疗管理服务指导中心工会"。

（孔　源）

省卫生健康委直属单位工作

医疗卫生机构

江苏省人民医院

江苏省人民医院，暨南京医科大学第一附属医院、江苏省临床医学研究院、江苏省红十字医院，是江苏省属三级甲等综合性医院，担负着医疗、教学、科研、公益四项中心任务。该院占地面积245亩，现有建筑面积41万平方米，固定资产总额(净值)26.7亿元，实际开放床位4600张，职工6800余人。该院是国家重大疫情救治基地，承担国家疑难病症诊治能力提升工程建设项目1项，有国家重点学科1个，国家临床重点专科18个；省临床医学研究中心5个，江苏高校优势学科1个，省重点学科2个，省"国家重点学科"培育建设点1个，省"科教强卫"工程临床医学中心4个、医学重点学科(实验室)13个，省级医疗诊治中心5个，省级专科(病)诊疗中心8个，省级临床重点专科34个，省医疗质量控制中心19个。江苏省临床医学研究院依托该院建立，有国家重点实验室1个[生殖医学重点实验室(临床中心)]，中国医学科学院重点实验室1个(活体肝脏移植重点实验室)。国家药物临床试验机构共有药物临床试验专业28个及Ⅰ期临床试验研究室1个，通过WHO/SIDCER认证和AAHRPP认证。该院是南京医科大学最大的临床教学基地，第一临床医学院设在院内，实行一体化管理，现有6个学系、43个教研室，有临床医学和医学技术两个一级学科博士授予点，其中临床医学设有博士后科研流动站，涵盖29个二、三级临床学科。该院是国家住院医师规范化培训示范基地。现有中国工程院院士1名(肝胆中心王学浩教授)，美国医学科学院国际院士1名(康复医学中心励建安教授)；拥有各类国家重点人才项目专家13名；有中华医学会等专科分会常务委员及以上15人，江苏省医学会各专科分会主委、副主委74人。有国际外科学院执行委员会委员1人，听力国际副主席1人。该院在复旦大学医院管理研究所发布的2019年度《中国最佳医院综合排行榜》中，列全国第22位，有4个专科进入全国排名前10位，有11个专科获得声誉提名。在2019年度中国医学科学院"中国医院科技量值(STEM)"排行榜中，科技影响力综合排名位列全国医院第16位，有7个专科进入全国排名前10位，有18个学科位列全国前20位。该院与多个国际知名医院、学科和实验室建立了友好合作关系。2020年该院获国家机关事务管理局、国家发展改革委、财政部"公共机构能效领跑者"，国家卫生健康委办公厅"'以病人为中心，推广多学科诊疗模式'典型医院"，国家卫生健康委能力建设和继续教育中心"2020年度中国现代医院管理典型案例评选医院医保精细化管理典型案例"，国家卫生健康委脑卒中防治工程委员会办公室"2020年度五星高级卒中中心"，江苏省卫生健康委"创新创优工作"和"2020年度安全生产工作先进单位"，中共江苏省委老干部局、中共江苏省委离退休干部工委"党建创新典型案例"，亚洲品质管理联盟"亚洲质量功能展开与创新案例大赛一等奖"，中国医院品质管理联盟"全国医院品管圈大赛一等奖"等荣誉。

抗疫工作。第一时间建立领导小组、工作小组，改造发热门诊、隔离病房、防控设施；开展全员培训、监督检查、精准施策，全力以赴做好医院疫情防控和医疗服务保障工作。作为江苏疫情防控医疗救治组长单位，搭建远程医疗会诊平台，对接全省发热门诊和定点收治医院，总结经验出版《新型冠状病毒防控手册》《新冠肺炎(COVID19)临床与康复手册》等。指导定点医院疫情防控与医疗诊治工作，实现江苏631例确诊病例零死亡、医务人员零感染；派出280名医疗队员驰援武汉、黄石、新疆、辽宁等抗疫一线；组派专家驰援委内瑞拉，派出援外医疗队援助桑给巴尔，远程连线阿富汗、巴基斯坦、埃及等一带一路国家。援武汉重症医疗队获"时代楷模"荣誉称号，2人获全国抗击新冠肺炎疫情先进个人，另获市厅级以上集体表彰11项、个人表彰45项,记大功奖励3项、记功奖励64项、嘉奖奖励195项,医院抗击疫情先进集体10个,院内记功奖励30人、嘉奖奖励300人。

党建工作。完成职能部门、党支部换届工作。加强"两项法规"等政策宣传教育,成立党的建设领导小组,逐级签订《全面从严治党责任书》《安全保卫责任书》。将省委巡视整改工作作为重要政治任务,出台20余项制度,不折不扣推进整改落实。调整巡察委员会组织架构,成立医院党校(行政学院),全年发展党员33名。编写《江苏省人民医院违纪违规案例汇编》。建立健全干部廉政档案数据库。开展职能部门廉政风险排查,全年累计提醒谈话48人次,集体约谈5次,批评教育3人次。开展违规经商办企业专项清理整治、器官移植专项监督、基因检测项目管理等专项整改,落实药品用量动态监测和超常预警机制,查处医药代表违规进入诊疗区域行为。开展"最佳党日活动"评选、"红旗窗口"竞赛、"服务明星"评比,组建"仁医青年突击队"志愿服务团队。

服务能力。稳步推进国家"疑难病症诊治能力提升工程",获批国家发改委"重大疫情救治基地"项目。申报心血管病、呼吸、癌症国家区域医疗中心和省级区域医疗中心。实施"临床(护理)能力提升工程"项目,加强国家临床重点专科、省级临床重点专科及省专病(科)诊疗中心建设,提升五大中心诊疗能力;研究制定专科优势病种,以优势病种驱动专科发展;不断推进疑难病、罕见病等多学科联合门诊服务。完善常见急危重症救治标准化流程(SOP),实施静脉血栓栓塞症(VTE)、辅助用药等预警防控机制,推进手术安全核查标准化、专科麻醉同质化、临床实验室质控制度化,开展全院多学科(MDT)疑难死亡病例讨论、质量持续改进会,认真执行医疗护理保健核心制度,推进分级诊疗及远程专科、远程会诊、互联网诊疗和单病种指南、临床路径、合理用药、输血安全、医院感染等制度落实。承担国家卫生健康委《分级诊疗信息系统基本功能规范》及中国医院协会《医院质量安全管理》等标准制定,修订《医疗技术临床应用管理办法》等。新增省临床重点专科3个,获新技术引进一等奖7项、二等奖13项,全年门急诊总量451.19万人次,出院15.41万人次,手术12.22万台次,平均住院日7.3天。

人才培养。举办江苏省高校临床医学学科联盟"江苏菁英社"会议和"附属医院研究生培养质量专题学术研讨会"。推进专科医师规范化培训试点,加强技能培训的师资和医学模拟课程建设,打造高水平国家临床教学培训示范中心,外科培训基地及其开展的结直肠术式、胰腺术式、胃术式课程和肺段切除术式通过英格兰皇家外科学院(RCS)认证。全年完成各类教学任务约9.7万学时,授予本、硕、博各类学位1181人,招收研究生628人,举办继续教育项目87项,继续教育讲座300余场,临床技能培训中心培训考核各类医务人员32386人时。深化与美国哈佛大学附属布莱根医院战略合作,推出"住院医师国际规培项目",累计培训850余人。承担中非对口医院合作任务,与桑给巴尔、埃及等医院开展援助合作。深化杰出人才引领工程,6人入选国家级人才项目;完善博士后招录政策,实现招收人数、考核时间、博士后合作导师遴选政策"三突破",新增博士后合作导师10人,现有在站博士后41人;修订《高层次人才引进实施办法(试行)》,启动"优秀中青年人才支持计划"和"名校优生招录资助计划",确定医院首批拔尖人才22人、青年拔尖人才45人。

科研能力。召开第七次科技与学科工作会议,总结"十三五"以来科技与学科建设成绩,谋划医院"十四五"中长期科技发展与学科建设工作。依托江苏省临床医学研究院,规划建设心血管病研究所、肝癌研究所等15个交叉学科研究所以及临床试验与临床评价中心、公共实验中心等4个科技中心。加强医学伦理、临床研究和GCP中心内涵建设,推进国家新药创制科技重大专项示范性药物临床评价技术平台建设。2020年新获国家自然科学基金77项,新获国家部省科研项目40项;开展研究者发起临床研究425项,药物器械临床试验197项,获科研经费2.36亿元。

基础管理。落实总会计师制度,把握国家三级公立医院绩效考核要求,建立协调推进机制,明确工作目标和岗位职责,推进绩效考核上报标准化、同质化、规范化。围绕实现高质量发展"三转变三提高"的目标,协同推进绩效管理、全面预算管理、全成本管理、内部控制、资产管理、医保管理等改革发展。推动建立医疗服务项目价格动态调整机制,融合资产管理和绩效管理,有效盘活并高效使用国有资产。加强医保费用和医保行为监管,推进医保支付方式、药品耗材集中招采等试点改革。规范招标、采购、审计等行为,完成新大楼工程验收结算和审计,做好前任领导离任审计、公立医院综合改革审计整改工作。推进基础设施改造和服务流程优化。全年信息系统在线率99.95%,保障设备使用安全质量和水电气暖稳定供应,强化消防安全矩阵管理,获"全国卫生健康行业网络安全技能大赛优胜奖"。推进信息化、智能化建设,推进云大物移与人工智能等新一代信息技术在医疗领域应用,构建线上线下一体化智慧医疗服务模式;实现医保线上支付,完成住院临床业务一体化系统(IIH)上线及医患CA论证应用,通过智慧服务评审及电子病历应用6级初评;开设互联网医院,为常见病、慢性病复诊患者提供诊疗、药品配送等服务。

公益担当。获"2020新时代健康科普作品征集大赛特别贡献单位",成为中国医院协会医院健康促进专业委员会第一届主委单位。做好援疆、援藏、援青、援陕、援琼、援外和对口支基工作,举办第六届"仁医行动"中美慈善手术项目;成立江苏省中毒救治基地、南京医科大学中毒研究所;优化国家紧急医学救援队结构,完成紧急医学救援和重大活动医疗保障任务。

区域医疗资源。促进医联体同质化发展,有效贯通区域医疗资源,医联体单位 146 个。妇幼分院获江苏省妇幼健康引进新技术一等奖、二等奖各 1 项。浦口分院获“全国改善医疗服务示范医院”“国家级母婴友好医院”“江苏省文明单位”“南京市文明单位”“南京市五一劳动奖状”“南京市抗击新冠肺炎疫情先进集体”“南京五四青年奖章集体”等称号。与溧水区政府、栖霞区政府、雨花台区政府共建江苏省康复医院、燕子矶新城医院、栖霞医院、江苏省妇幼保健院“雨花总部项目”,与安徽省固镇县开展院府合作,迈出跨省第一步。盛泽分院推进吴江南部紧密型医联体暨南部“健康医疗集团”建设。宿迁分院发挥宿迁地区疫情防控和医疗服务引领作用,获评“全国先进基层党组织”“全国抗击新冠肺炎疫情先进集体”。溧阳分院成为南京医科大学教学医院,普外科建成省级临床重点专科,成为引领溧阳、辐射周边的区域医疗中心。句容分院卒中中心通过江苏省 2020 年首批防治卒中中心认证,心衰中心一次性通过国家认证,开展新技术新项目 23 项,多项技术填补了句容地区相关领域的空白。

(王波龙　施玉燕)

江苏省中医院

江苏省中医院开设病区 58 个,病床 2500 张,职工 3404 人(含南京中医药大学第一临床医学院 105 人)。有国医大师 5 人,全国名中医 4 人,白求恩奖章获得者 2 人,国家中医药管理局中医药传承与创新“百千万人才工程”(岐黄工程)岐黄学者 4 人,青年岐黄学者 2 人,国务院特殊津贴获得者 39 人,江苏省有突出贡献中青年专家 15 人,省“333 工程”重点人才 70 人次,省六大人才高峰 120 人次,省中医药领军人才 17 人,国家级名中医 25 人,江苏十大国医名师 6 人,省名中医、名中西医结合专家 89 人;博士生导师 133 人,硕士生导师 240 人;全院正高级职称 414 人,副高级职称 537 人。开设临床科室、医技科室 46 个,其中国家区域(中医)诊疗中心建设项目 5 个,国家重大疑难疾病中西医协作试点项目 2 个,教育部重点学科 1 个,国家中医药管理局中医重点学科 15 个,国家临床中医重点专科建设单位 6 个,国家中医药管理局重点专科 8 个;有国家级三级重点实验室 3 个;国家中医临床研究基地(脾胃病)、江苏省中医消化病临床医学研究中心和江苏省中医妇科临床医学中心各 1 个,建有国家药品临床基地和国家科技部“中药 GCP 中心”,检验科为华东地区首家、全国中医药系统第二个通过国家认可委员会 ISO 15189 认证的医学实验室,临床药理实验室通过中国合格评定国家认可委员会 ISO 17025 认证,为全国中医系统第一家通过认证的临床药理实验室。2020 年,该院蝉联全国文明单位和江苏省文明单位标兵,获全国抗疫先进集体和江苏省“五一”劳动奖状。

疫情防控。该院先后派出 5 批中医医疗队共 52 名医护人员驰援湖北武汉、黄石两地,另有 3 名专家支援广西、新疆、委内瑞拉。在国医大师周仲瑛教授指导下,结合新冠肺炎患者临床症状,该院牵头拟定江苏省新冠肺炎中医辨治方案,指导全省中医辨证施治。研制出“芪参固表颗粒”和“羌藿祛湿清瘟合剂”2 个防疫抗疫院内制剂,2 月 20 日通过江苏省药品监督管理局专家论证会,并在临床广泛使用。

党的建设。全面落实党委领导下的院长负责制,把党的领导融入医院治理各个环节。推动省委巡视整改工作,按照时序节点逐项落实。完成党总支、党支部换届工作,实施党建带头人、业务带头人“双带头人”培育工程。党委 2 次专题研究部署 2020 年党风廉政建设和反腐败工作,召开全院从严治党大会,继续开展“正风门诊进科室”。完成对大内科、大外科两个党总支的院内巡察工作。

医疗工作。该院坚持中医为本,强化医疗质量安全,着力提升医疗服务能力。2020 年门急诊 520 万人次,连续 20 年位列全省第一。推广云门诊服务,服务量超过 8 万人次。依据国家三级公立中医院绩效考核方案,结合院科二级目标化管理,突出中药饮片、本院制剂、中医特色技术的考核权重。组建传统特色疗法中心。推进“中医辨证论治能力提升工程”,在晋升主任中医师前完成一万张中药处方。加强重点病种“七个一”工程建设,制定各专科中医优势病种执行方案,目前共纳入 37 个临床科室 81 个中医优势病种。2020 年重点病种的入径率 65.91%,完成率 78.47%。进一步完善院科二级质控体系,加强病案质量管理。牵头成立国家区域诊疗中心脾胃病华东专科联盟和江苏省肿瘤康复联盟,五大区域诊疗中心通过国家区域中医(专科)诊疗中心建设中期考核。推进省级胸痛中心、区域级卒中中心和市级创伤中心建设。深化中医护理专业内涵,全院运行的中医护理方案 61 项,开展中医护理适宜技术 39 项,中医技术服务量近 80 余万人次。

科教工作。2020 年该院获得 37 项国家自然科学基金资助,其中面上项目 19 项,青年项目 18 项,资助总经费 1474 万元。史锁芳教授和方祝元教授团队获省科技厅、省卫健委抗疫攻关专项,并通过验收;获批省自然青年基金 6 项,省自然面上项目 6 项,省社发重点项目 1 项,省社发面上项目 3 项,资助总经费 530 万元;中医药传承创新平台建设项目获支持,胃癌病种获 500 万资助。2020 年医院获得省科技进步一等奖 1 项(方祝元教授领衔的“重大慢病相关肾损害的中医药防治转化应用研究”)、二等奖 2 项;获江苏中医药科学技术奖一等奖 1 项、二等奖 1 项;江苏省医学引进新技术评估奖一等奖 2 项,二等奖 4 项。共取得授权专利 36 项,其中发明专利 6 项,9 个院内制剂获备案号。全院发表核心期刊论文 563 篇,SCI 收录论文 226 篇,5 分以上的有 15 篇。《中医内科学》《中医儿科学》两门课程入选为首批国家一流课程。人民卫生出版社“十四五”规划教材主编 2 人,副主编 9 人,入选省重点教材 1 部。立项全国中医药高等教育“十四五”规划年度教育科研重大课题1项。继续做好“第六批全国名老中医药专家学术经验继承工作”,稳步推进“第三批省老中医药专家学术经验继承工作”。

人才建设。重点培育学科领军人才,全年引进高层次人才3名。4月,该院青年博士联合会完成换届,18名新会员正式入会。推进“省中高峰学术人才培养工程”,成立“岐黄”“远志”后备干部队伍并展开培训。2人入选江苏省有突出贡献中青年专家,2人入选政府特殊津贴人员,2人入选青年岐黄学者,3人入选江苏省双创博士,13人进入中华中医药学会“青年人才托举工程”。持续做好“第四批全国中医临床优秀人才研修项目”“第四批全国西学中优秀人才研修项目”“全国中医临床特色技术传承骨干人才培训项目”等工作。继续做好卫生高级专业技术资格自主评审工作。成功举办第三届“橘泉院士论坛”。

精细化管理。实施全面预算和成本管控。科学编制预算,合理分配资源,做好各项成本核算基础工作,提高成本数据的准确性和科学性,加强成本数据的挖掘和利用,及时分析医院及科室成本变动的原因及规律并提供合理化建议。持续推进“平安医院”创建工作。推进智慧医院建设,完善优化互联网医院相关功能。推进集团信息化项目,9月底启动项目建设。推进紫东院区信息化建设,启动编制牛首山分院智能化需求表。

援建及分院建设。继续做好组团式援助新疆克州人民医院和伊犁州中医院等对口支援工作。当年4人圆满完成支援任务,新派出5人赴新疆对口支援。先后派出3批次专家共计9人赴陕西省清涧县中医院对口支援帮扶。耿涛和耿昊圆满完成第15期援马耳他医疗队工作。全年共计派出102名医务人员援助赣榆县中医院、丰县中医院等单位,获全省文化科技卫生“三下乡”先进集体称号。紫东分院5月完成医技楼的主体封顶,6月通过主体验收,拟于2021年10月正式启用。牛首山分院一期项目于2020年11月正式启动建设。

文化建设。唐蜀华获江苏省“十大医德标兵”,周仲瑛、刘沈林获南京中医药大学“承淡安终身成就奖”。史锁芳获全国抗疫先进个人,张园园获“全国三八红旗手”,奚肇庆、王醒获“江苏省优秀共产党员”,周贤梅获“江苏省卫生健康行业优秀共产党员”,六位抗疫先进代表获江苏省抗疫表彰先进个人,奚肇庆获江苏省“五一劳动奖章”,陈明祺获第十五届“江苏青年五四奖章”,朱玲获“南京市十佳护士”,车军勇获委内瑞拉“弗朗西斯科德米兰达”二级勋章。院团委被团中央授予“全国五四红旗团委”称号,内科团总支被团省委授予“五四红旗团总支”称号,常青志愿者团队获“江苏省三八红旗手先进集体”,针灸康复科青年文明号号长刘成勇获“江苏省十佳青年志愿者”称号。护理部获江苏省“工人先锋号”“五一巾帼标兵岗”。

(周恩超　朱志伟　盖峻梅)

江苏省疾病预防控制中心

2020年,领率全省疾控中心迎对新冠肺炎疫情,为夺取防控新冠疫情战略性胜利和江苏省成为全国“零死亡”省份做出重要贡献,获省委、省政府“全省抗击新冠肺炎疫情先进集体”、全国抗击新冠肺炎疫情先进个人等表彰37项。

卫生应急。修订应急物资管理制度,更新应急物资储备目录,集训流调、检测、消杀队,拉练江苏国家突发急性传染病防控队、国家核和辐射突发事件卫生应急队、省化学中毒应急处置队,操练省新冠肺炎疫情防控应急预案,参训江浙沪皖疾控系统、苏鲁豫皖卫生应急演练。

新冠肺炎防控。指导市、县“一盘棋”落细落实国家防控要求,新冠肺炎防控应急预案组训演练全省疾控、医疗、第三方机构,研判疫情,紧急组建驻点各设区市、昆山工作组13个108人,发布机关事业单位、企业、学校等复工复产复学技术指南、指导手册、工作方案97个,录制国务院联防联控机制学校疫情防控指南、工业与建筑企业防控技术方案视频、“战疫”科普视频等93部,编发风险评估报告、疫情周报、舆情分析、防控手册等30多万册(份),编译20多种文字的复工复产手册发往海外,审核高校疫情防控方案,协同各级疾控、教育、工信部门培训督导学校、企业,消除聚集性疫情监管“真空”和网底“漏洞”,解决复工复产复学难点。高效处置各类省内外密接协查函、新冠肺炎确证病例、无症状感染者、聚集性疫情;调查新冠病例传染期排毒规律、传播动力学特征,复核新冠肺炎核酸阳性、疑似阴性单靶标阳性及密接、口岸入境、风险地区各类标本,互联互通长三角区域疫情防控信息;建设省“苏康码”系统和“云视讯”平台,联动公安、通管部门信息化处置高频密接及重要问题、可疑线索;大数据排查北京新发地、青岛海鲜市场、喀什疏附县等地疫情。对口武汉、北京、上海、喀什,驰援委内瑞拉2人、埃及1人,保障省“两会”、各类考试、江苏—韩国企业家合作交流会,应急检测新型布尼亚病毒、宿迁疑似鹦鹉热、南京不明原因肺炎。建立紧急采购内控制度、技术标准,保障省内外物资69种1172.88万元。完成全省抗疫国债项目“新冠病毒核酸检测能力配套设备”等重大采购任务,新建改造新冠核酸检测和研究实验室5层21间。慰问境内外一线队员157人次23万余元,供应新冠病毒疫苗及捐赠物资57次11.61万剂,最大化用好中石油等社会爱心捐赠。

急性传染病防控。突出单病种监测,夯实综合监测,县(市、区)哨点医院72个,覆盖率高于50%,通过中国疾控中心流感核酸检测考核;召开全省夏秋季霍乱、冬春季等重点传染病防控会议,阶段总结新冠肺炎防控工作,传染病网络直报管理培训考核市、县两级疾控、三级医疗机构,借助第三方中集冷云智能化系统和运营网络,冷链运输急性传染病监测、突发公共卫生事件处置标本。

慢性传染病防控。培训市、县结防人员,优化结防体系重点人群诊断方法与诊疗流程,预警防控学校聚集性结核病及疫情苗头500余起,筛查24岁及以下肺结核4000余例,录制"校园结核潜伏感染者"等科普视频,扩大结防知识有奖竞答面,终期评估和调查"十三五"省结防规划,免费耐药分子筛查市、县级定点医疗机构及疑似和确诊结核病患者,免费供应耐药结核病治疗基本药物,推行感染控制项目和耐药结核病患者关怀项目,结防规划指标综合排名全国第一,受邀全国会议介绍江苏经验。举办纪念马海德博士诞辰110周年学术沙龙,张连华再次当选中国麻风防治协会副会长,中心续任中国科协国家一级协会副会长单位,麻防知识竞赛扩至县(市、区)53个,以赛促学培训家庭医生,新增签约服务麻风治愈者2907人。

慢性非传染病防控。绩效考核城乡社区基本公共卫生服务,推广糖尿病等慢性病高危人群发现、健康管理适宜技术,国家集选慢性病综合防控示范区案例5个,综合监测防控医院伤害、癌症早诊早治及心血管病、儿童伤害,获国家心血管高危人群早期筛查与综合干预项目办"全国先进奖";交叉指导肿瘤随访登记县(市、区)68个,编撰省恶性肿瘤报告(2019),提交国家2008—2017年肿瘤随访登记资料,死因监测收入2019年江苏省卫生健康事业发展统计公报,主办第五届省"万步有约"职业人群健走激励大赛精英赛、第二届省疾控系统"健康江苏·我行动"健走赛、"日行万步·健康江苏"拓展赛,全国首创"预防儿童伤害"融合家政服务,倡导"亮尾戴盔"安全守护行动。

艾滋病、性病防控。新增省级老年人群艾滋病哨点13个,启用新版调查问卷系统,联合省卫生监督所执法艾滋病检测网络,组织各类实验室、国家级性病哨点医疗机构参加全国质评,考评实验室143个,招标检测网络实验室全自动病毒载量检测仪等,综合干预纳入社区基本公共卫生服务,借力社会高危行为干预青年学生等重点人群,试点学校HIV抗体自助检测材料暨安全套免费发放,推进省艾防知识传播校园行和知艾社区行,联合教育、广电、高校等首办省艾防健教作品大赛,运用新媒体"互联网+"宣传干预新模式扩大重点人群覆盖面,完善第四轮艾滋病综合防治示范区组织管理构架,多轮举办检测新技术、新方法等省级继教培训。艾滋病疫情网络专报系统定时统计,同比2019年,全省检测各类人群升12.72%,新发艾滋病病毒感染者、艾滋病患者分别降8.92%、22.37%,管理升11.72%。

免疫规划。依法筑牢疫苗免疫屏障,完善省接种单位设置备案程序等系列文件,制定特殊健康儿童预防接种指导原则,参与修订《预防接种工作规范》,配合省发改委、省财政厅制定疾控机构非免疫规划疫苗储运配送服务费政策、核定预防接种服务行政事业性收费项目和标准、省市药监系统研讨基层疫苗质量监管检查手册细则;印发省疫苗预防接种异常反应补偿基础保险实施方案;牵头制定省非免疫规划疫苗集中采购方案,备案增补非免疫规划疫苗4批27项,推进非免疫规划水痘疫苗纳入免疫规划;"一体化"打造长三角区域免疫规划管理制度、接种服务、疫苗保障、科研创新平台和机制;上线狂犬病暴露预防接种信息系统、医院产科预防接种信息系统,受种者档案高质量率先对接国家疫苗全程追溯电子平台、国家免疫规划数据交换平台,流调评价全国慢性乙肝、丙肝控制效果,协同省药监局筹备世界卫生组织疫苗国家监管体系评估(NRA);调研冷链设备等技术参数,招标更新市、县两级疾控中心冷链设备,6月执行8月龄、18月龄儿童各接种1剂次麻风腮腺炎联合减毒活疫苗,保持无脊灰和麻疹低发状态。分离测序PV Ⅲ型脊灰病毒3株,全省接种免疫规划疫苗1725万剂次,以县区为单位接种率达超95%。撰写省新冠疫苗紧急使用(试用)方案,征询疫苗企业政府采购报价,合同招标采购省预防接种综合服务管理信息系统等重大项目20余项约1.5亿元、各种冷库145台,采购发放免疫规划疫苗11755908剂、乙肝免疫球蛋白18319支和PPD10万支,多措解决流感等疫苗紧缺问题。

病媒生物防制。病媒生物生态学、抗药性、病原学监测与新冠肺炎疫情消杀技术指导齐抓共进,升级省病媒生物监测、医院托幼机构消毒质量网络直报系统,申报中国疾控中心鼠、蚊传病原、恙螨哨点,推进委托检测、监督抽检生物安全;全天候检测消毒药剂,系统化组办继续项目、精准化培训市县骨干、全员化驻点指导防控,对标国家2020年公共卫生体系建设和重大疫情防控救治体系建设要求,实施新冠肺炎等重点传染病监测和能力建设项目。

食品安全风险监测评估。拓展监测进口冷冻冷藏食品新冠病毒及食品污染、有害因素,8类食品卫生指示菌、食源性致病菌、病毒检出率8.4%,地方食品安全监测鸡糕、糯米藕、甜油,特殊膳食食品、乳与乳制品、调味品,无食源性致病菌。处置95个县(市、区)食源性疾病暴发事件131起,产志贺毒素大肠埃希菌(STEC)风险评估项目首次基线调查重要食源性疾病,掌握研判肉、乳及制品、淡水鱼寄生虫、抗生素耐药性及分子分型等风险因素。国家食品安全风险监测特殊项目改为集中检测,校园食品和饮用水监测学生奶等食品10类,掌握全省中小学校食堂和学校周边商店食品污染水平。应急检测、溯源调查小龙虾横纹肌溶解综合征、某高校水源水污染、宿迁校园和人民医院不明原因中毒事件;组织中国居民食物消费量调查、食物成分监测、省营养追踪监测等营养监测与改善系列工作。全民营养周"合理膳食　免疫基石"网络宣传直播286万人。中国检验检疫研究院测试评价中心"化妆品中铜绿假单胞菌的检测能力"、大连海关技术中心"食品中志贺氏菌的检测能力"验证满意。

学校健康促进。升级省学生健康监测系统,智能化推进学校卫生和学生常见病监测,落实学生缺课监测日、周报告制度,每日预警学校缺课学生30人事件。

中小学校教室环境卫生监测指标纳入计量认证体系，2019—2020学年学生缺课监测学校7031所，覆盖率95.2%、年均上报率94.8%、非零上报率51.7%、预警处置率99.6%；环境卫生监测学校1265所，覆盖率21.5%、合格率63.9%，伤害监测年均上报率83%、非零上报率5.8%，学生伤害发生率5.4%；健康体检学校6051所，学生654.3万人，覆盖率学校82%、学生64.8%。江苏省学生常见病和健康影响因素监测干预学生1万人。监测、干预、压降儿童青少年近视增长，撰写江苏省儿童青少年近视调查报告，评估新冠肺炎疫情青少年视力影响，同比2019年儿童青少年近视检出率升2.2个百分点；深化仪征市、常熟市、沛县学生近视追踪调查队列研究，调查苏州市等设区市8个辖县(市、区)学校26所，同比2019年近视率学生升15%、青少年升11.9%，在线培训、指导质控学生常见病和健康影响因素及其干预项目监测点。

环境与健康(地方病防制)。饮用水监测城区乡镇覆盖率100%、水样合格率99%。县(市、区)26个农村环境卫生监测首增农田农作物。2019年空气污染(雾霾)对人群健康影响监测技术分析报告收集死因、医院、急救、环保、气象等13类数据110多万条，苏州市、无锡市、盐城市、徐州市首批参与发布全国试点城市空气质量健康指数。公共场所健康危害因素监测扩展到设区市农贸市场、高铁机场、医院门诊等。国家人体生物监测建立化工园区5个样品库及重金属、多环芳烃、可替宁等检测方法。淮河流域局部区域环境医学调查质量大幅提高。编发地方病防制中央、省级项目技术方案和氟斑牙诊断卫生标准追踪评价项目评估报告。回复省政协提案《关于加强研究江苏省甲状腺疾病与加碘盐政策的建议》。国家地方病防治专项三年攻坚行动终期评估通过国家审核，获省科技进步奖三等奖、中华预防医学会科技奖三等奖各1项。

放射卫生。建设国家核辐射应急救援基地，遴选国家核和辐射突发事件卫生应急队员，调研装备无人机等，参加苏州大学附属第二医院核和辐射应急演练；持续监测全省核医学I-131治疗机构工作人员照射剂量，国内率先考核全省个人剂量资质监测机构，首次质控放射卫生技术服务机构39个；国家职业性放射性疾病监测与职业健康风险评估、医疗卫生机构医用辐射防护监测设区市、县覆盖率100%；放射性危害因素监测新增非医疗机构66个，放射治疗剂量核查医院20个，放射风险监测淡水鱼虾等食品，建设项目职业病危害检测评价秦山、田湾核电站；质控拉萨市3区5县医疗机构8个，受西藏自治区卫健委委托考核放射卫生技术服务机构。全国率先颁布省医疗机构新冠肺炎X射线影像诊断感染防控指南(试行)等地方标准多项，通过中国疾控中心辐射安全与医学所职业卫生技术服务能力考核多项，获中国职业安全健康协会科技奖一等奖。

职业卫生。试点国家职业性肿瘤主动筛查，全国率先监测职业性肿瘤，督导设区市重点职业病监测与职业健康风险评估工作；升级省职业卫生技术服务质控系统、省职业病防治信息管理系统，调查职业人群健教核心信息知晓率，尘肺病随访与回顾性调查指标超额完成，质控职业健康检查机构77个、诊断机构9个、职业卫生技术服务机构87个，鉴定职业病46例，工作场所职业病危害因素监测复核企业2123家，职业病危害现状调查各设区市1196个乡镇(街道)。职业病危害因素检测用人单位314家，职业病危害评价企业12家项目34个，职业健康监护企业367个26588人，职业病诊断信息报告率100%，职业健康帮扶拉萨市、凉山州、新疆维吾尔自治区企业190个，职业病危害调查全省5人以上工业企业116716家，完成率110%，重点职业病监测市县覆盖率、审核率100%，培训16期4370余人次。获国家卫健委、全国总工会首届职业健康传播作品征集最佳组织奖、视频一等奖等10项，获中华预防医学会科学技术奖三等奖、中国职业安全健康协会科技奖二等奖各1项。

理化检测。参加欧洲、美国、亚洲行业协会吸水性聚丙烯酸树脂中丙烯酸酯比对，完成中国疾控中心职业卫生与中毒控制所、中国疾控中心营养所盐碘、尿碘、水碘和北京钢研所质控样各14个16种成分定值及中国疾控中心委托检测“城市供水全过程监管技术系统评估及标准化”15项水样140份。健全新食品原料安全性评估机制，出具新食品原料蛋壳膜、蛹虫草菌丝体粉安全性意见。

质控服务。修订质量和生物安全管理体系文件，制定检测标准操作规程10个、BSL-2实验室生物安全手册，认证认可检测资质17类1243项，能力验证9次13项和室间比对、质控考核3次6项满意。申办生物安全三级实验室新冠病毒活动资质，备案管理实验室生物安全，对标验收、督查、核查全省新冠核酸、抗体检测医疗卫生和第三方检测机构190余次；通过中国疾控中心化学品毒性鉴定机构质量考核、省化妆品注册和备案检验检测机构监察，牵头撰写实验动物福利伦理审查管理文件，完成国家食品安全风险评估中心委托项目“缓解体力疲劳验证试验”。首接省科技厅委托监督抽检全省实验环境设施，受理健康相关产品1983份，完成委托检测报告食品与保健食品143份、水与涉水产品649份、化妆品483份、职业卫生12898项次、环境空气样396份。新开北京钢研纳克研究所标准物质定值服务，合作南京一院评价重症ICU患者新冠诊断试剂、药物，转让体外诊断试剂和药物验证、效果检测专利1个。

健康教育与健康促进。中央电视台报道“来苏返苏人员健康状况申报系统”，“学习强国”转播“重点场所新冠病毒预防性消毒技术指南与口罩分类使用”讲座近亿次；江苏电视台等采播省防控组专家，“不吃野生动物”点击6.4亿次；公共场所消毒示范视频获国家新闻出版广电总局出版版号，上线南京地铁；“江苏疾控”微信公众号推送疫情防控原创400多篇；“郝健康开学记”等10部微电影获中华预防医学会年度优秀科普作品;互联网等发布多学科专家团队编研新冠舆情日报。推广“健康江苏”、健康医院促进案例,指导江宁区、海州区通过国家健康促进县区评估,省、市、县制度化提高健康素养、成人烟草流行监测广度,质控居民健康素养监测县(市、区)26个、烟草流行监测县(市、区)14个,联合省级机关事务管理局、省文明办实施省无烟党政机关、公共场所控烟工作,信息化随访干预国家级戒烟门诊。承办省健康促进和健康教育技能大赛,推广学校减盐健教项目。第四届“我为控烟发声”公益接力网络PK竞赛313万人次。合作江苏卫视“约见名医”,邀请省人民政府参事王虹教授等录播控烟宣传节目,江苏健康广播、江苏广播播出“江苏疾控之声”,江苏教育台“今日科学”栏目宣传实验动物作用。提供省人大修订《江苏省爱国卫生条例》烟草烟雾危害干预依据。2020年全省居民健康素养水平27.66%,同比2019年升2.33个百分点。制定健康促进医院督导评估方案、医院门诊健康促进暗访指标体系,推进宜兴市、建邺区建设健康促进场所,视频云评估健康促进医院55个。健康科普资源精品化,《校园战魔》获省科协等5部门第11届江苏省优秀科普作品二等奖;入户《健康之窗》等健康科普材料约200万张(份、本),出版《公共卫生——生物安全中小学健康教育读本》7种,上线科普图文200种(项、篇)。

学科建设与继教培训。组办中心成立20周年暨学术报告会,调整第六届学术委员会。伦理委员会工作通过国家药监局核查和申办方稽查。完成人类遗传资源调查,人类遗传资源管理新增采集审批申请32项。获批继教项目国家级5项、省级25项,完成国家级5项、省级19项培训3427人次。带教博、硕士研究生107人,实习生44人、进修生10人。

应用科研。打造一锤定音看家本领,研发新冠核酸荧光PCR与巢式PCR检测方法,NP基因等温扩增技术时间降至15分钟内;分离培养毒株41株;国内率先制备人源高中和活性抗体多株,全基因组测序新冠病毒116株;粗筛新冠病毒抑制药物72种。江苏国家突发急性传染病应急队驰援省内首例肺移植。验证试验评价20种不同消毒剂灭活新冠病毒效果,调查新冠救治医院物体表面及空气中病毒污染。中和试验新冠病毒疫苗免疫兔、大鼠、猴血清4000份及新冠病毒重组疫苗4个采集时间点520份血清,中和抗体活性鉴定对外服务8批60份。申报国家自然基金项目19项中面上11项、青年基金7项、新冠肺炎应急专项1项,立项面上、青年各1项;国家社科项目1项,立项1项;省自然基金项目7项中面上5项、青年基金2项,立项1项;省重点研发计划“新型冠状病毒肺炎”疫情防控科技应急攻关项目立项1项、软科学1项;省卫健委科研项目面上6项、重点4项,立项面上4项、重点2项。推荐江苏省科技奖2项,省卫健委引进新技术评估项目10项,获一等奖2项、二等奖1项。获国家专利授权发明8项、实用新型7项,软件著作权25项;主持(参与制定、修订)标准中国标10项、地标41项、行标6项,团标国家级2项、省级2项。发表论文276篇中SCI收录92篇;评选优秀论文、青年优秀论文各10篇。

国家“十三五”科技重大专项。创新综合干预模式,调整传染病科技重大专项课题“江苏省防治艾滋病、病毒性肝炎和结核病等重大传染病规模化现场流行病学和干预研究”研究计划与实施方法,乙肝、艾滋病、11市结核病新发队列目标随访25万人,体检率85%,乙肝母婴阻断失败高危孕妇抗病毒治疗队列113例,随访结核病队列患者8000例、重点人群3万例、潜伏感染者4600人,HIV感染高危人群队列干预率90.3%(903/1000),确诊14天内HIV感染治疗早治队列干预426例,“江苏示范区”微信公众号新增随访2000余人。

疫苗临床研究。评价服务覆盖国家新冠核酸疫苗全部研发技术路线,在研17个中候选新冠核酸疫苗6个8项。3月2日—4月29日国务院应对新型冠状病毒感染的肺炎疫情联防联控机制办公室委托朱凤才团队协助中国工程院院士陈薇领衔军事科学院军事医学研究院生物工程研究所、康希诺生物股份公司在武汉临床试验全球首个重组新冠病毒疫苗(腺病毒载体)Ⅰ、Ⅱ、Ⅱb期和北京科兴中维生物技术有限公司新型冠状病毒灭活疫苗(Vero细胞)Ⅰ、Ⅱ期、上海复星SARS－CoV－2 mRNA疫苗(BNT162b1)Ⅰ期、四川大学华西医院重组新冠肺炎疫苗(Sf9细胞)Ⅰ期、北京万泰鼻喷流感病毒载体新冠疫苗Ⅰ期、中逸安科重组新冠疫苗(CHO细胞)Ⅰ期,无受试者感染和群体安全事件。疫情初期准确表达新冠病毒全部结构及非结构蛋白,分离人源单克隆抗体202株指导新一代新冠核酸疫苗开发,转化成果新冠病毒全人源治疗性抗体3株及N蛋白。参编《当代疫苗学》(第二版)。签订技术转让合同5项10925万元,到位4946.2万元。

基本公卫服务。贯彻基本公卫服务项目补助资金管理办法,推进购买服务机制,出版健康管理与实践手册,基层医疗卫生机构基本公卫服务项目信息化评价突出惠民政策落地,通过国家审计署财政绩效审计。深化医防融合试点,联合《健康报》举办“优质服务基础行”基本公卫服务项目管理培训班,协同内分泌孵化中心验收基层糖尿病并发症工作站6个,启动家庭医生团队服务糖尿病全程健康管理效果评价项目,推动慢病服务,提档省基层卫生健康信息化。组办省基本公卫综合服务平台、“江苏基层”微信公众号线上家庭医生团队感控技能竞赛,“每日一练”参赛家庭医生近10万人。老年人健康管理合作南京医科大学附属逸夫医院,推进栖霞区迈皋桥街道、仪征市月塘镇老年人群肌少症筛查、省65岁老年人失能失智评价监测,举办国家级继教项目均等化公卫服务下老年人健康管理服务研究与进展培训班。试点国家公卫医师规范化培训,创出培训制度、标准课程、科学考核、带教方式、师资队伍一体化人才培养“江苏特色”经验全国推广,招收2届在职学员、入职硕士45人。制定公共卫生执业医师实践技能考试方案,调整考站,增加考组,对标执考,报考678人中实考执业医师573人、执业助理医师73人。

数字公卫网络。维保数据中心、视频会议、办公平台、虚拟专网(VPN)、初中高级卫生专业技术资格考试,PORTAL平台对接合同管理系统,试用公共卫生知识服务知网,升级实验室管理系统(除报告模块)等,评估省公共综合信息系统项目一期建设方案,完善国家全民健保工程数据前置交换规范,等保备案测评省传染病信息平台,处置网络安全事件。发布行业动态资讯、扬州大学肺结核网络舆情分析报告。

《江苏预防医学》发行。续建省"精品科技期刊",对标科技核心期刊,突出管理编审、组稿、编稿、校对质量,奖励每期优秀论文,出版专刊卫生理化检验2期、新冠肺炎疫情防控1期、艾滋病防治1期,评选2018—2020年卫生理化检验优秀论文一等奖2篇、二等奖5篇,三等奖10篇。刊登原创作品58篇、公益宣传16版。发行《江苏预防医学》《江苏卫生保健》《江苏省预防医学会通讯》。换届省健教协会第五届卫生科普专业委员会。

疾控体系改革。调研省内外疾控机构,配合省政府、省人大、省编办、农工党江苏省委调研江苏省公共卫生体系,协撰《关于完善重大疫情防控体制机制健全公共卫生应急管理体系的意见》《江苏省疾控体系建设方案》《中心"十四五"发展规划》。研制卫生标准,征集评审地方卫生健康标准、团体标准46项,立项23项;省市场监管局发布标准47项、公示标准5项。立项国家社科基金国家应急管理体系建设研究专项。

(陈昌挺)

江苏省卫生监督所

2020年,省卫生监督所被授予"全国文明单位""全省抗击新冠肺炎疫情先进集体""2018—2020年度全省厂务公开民主管理先进单位"、省"五一劳动奖状"等荣誉称号;纪委书记陈春年、传染病防治监督处处长张兵被表彰为"全省抗击新冠肺炎疫情先进个人"。

新冠肺炎疫情防控督查工作。根据疫情防控形势变化,围绕医疗机构、集中隔离场所、学校、餐饮住宿场所、农贸市场、"两站一场一码头"、不同地区来苏人员接驳等重点场所,采取上下联动、部门联合等方式,组织全省卫生监督机构开展疫情防控督查工作,共开展20轮次省级督导检查以及每日巡查,出动卫生监督员29.78万人次,检查单位28.45万家次,依法查处涉疫案件387起。3名所领导和2名专家分赴武汉、北京、江苏昆山接驳点一线开展疫情防控工作。

"双随机"抽查任务。在2020年江苏省"双随机、一公开"监管中,江苏省首推差异化监管,根据上一年度信用评价结果确定不同的抽查比例。国家和省双随机任务分别抽取20507件、13600件,总计34107件,总完成率88.07%,完结率100%。对抽查中发现的违法行为,各地依法进行查处,查处案件1337件,共计罚款人民币163.6万元。

卫生监督执法工作。围绕医疗卫生、餐具饮具集中消毒、涉水产品、消毒产品、生活饮用水、公共场所、学校卫生、放射卫生、职业卫生技术服务等开展一系列专项整治和监督检查,全省共查处违法案件7400件,罚没款7805万元。

医疗卫生信用监管和在线监督监测试点。在无锡、徐州等23个市、县(市、区)级卫生监督机构和省卫生监督所继续开展"信用+综合监管"试点工作,运用信用审查的手段,引导监管相对人遵章守纪。"以信用监管为基础的差异化监管在'双随机、一公开'监督抽查工作中的应用"被省卫生健康委评为2020年度创新创优工作。制定《江苏省卫生监督在线监督监测工作管理暂行办法》,明确在线监督监测工作各方职责和义务。探索新专业领域在线监督监测,扩大在线监督监测应用范围。推进试点地区在线监督监测数据与省级平台共享,实现全省卫生监督在线监督监测'一张网'。

"智慧卫监"建设。完成系统迁移工作,将全省卫生监督综合管理平台和系列相关信息系统整体迁移至委数据中心。推进信用信息系统建设,基本完成基础环境搭建。实现系统内外数据共享交换,系统内与医疗机构注册、国家信息报告等系统对接;系统外与省政务办"互联网+"系统、省市场监管局双随机检查等系统对接。

综合监管督察工作。配合省卫生健康委等部门起草《江苏省2019年医疗卫生行业综合监管督察反馈意见的整改方案》,抓好相关问题的落实整改工作。按照相关要求,配合省卫生健康委对6个设区市开展首轮医疗卫生行业综合监管督察。

窗口服务工作。全年共受理行政许可各类申请1901件,办结1437件,制作各类许可证件883件。全年共受理投诉举报案件41件,办理"江苏12345在线"平台派发政务咨询工单7件。全省完成食品企业标准备案3987件,其中省级备案619件;持续加强对各地备案服务机构和技术服务部门的指导管理,研究部署食品企业标准备案疑难问题会商讨论机制,对备案中疑难问题组织研讨、交流和反馈。

课题项目研究。全年承接"卫生监督执法领域信用监管试点示范推广""职业卫生技术服务机构卫生监督工作规范"等部、省级课题项目17项,继续开展"互联网医院监督执法实践研究""卫生信用信息归集规范"等跨年度课题项目4项。

人才队伍建设。完成4名中层正职、4名中层副职的选拔任用工作以及13名一级主任科员、21名三级主任科员、20名四级主任科员的职级晋升工作;完成内设处室及相关工作人员的调整。结合《基本医疗卫生与健康促进法》《民法典》宣贯工作,组织开展线上线下培训班,共计培训卫生监督员2000余人次。制定印发《省卫生监督所参照公务员法管理人员平时考核实施办法(试行)》,明确平时考核工作的总体要求、考核对象、考核等次、考核指标和程序方法。

卫生监督宣传工作。在国家卫生健康委官网报道1次,综合监督工作专刊(第4期)报道1次,省卫生健康委官网报道2次,国家卫生健康委卫生健康监督中心报道25次,其他媒体报道52次。

党风廉政建设。组织各类集中学习13次、撰写心得体会50余篇,发放学习资料、辅导书籍70余份。党委、支部进行了调整改选。围绕打赢疫情防控阻击战,向全所党员发出《所党委致全所党员的倡议书》,号召全所党员冲锋陷阵。对全所原有管理制度进行全面梳理,修订更新《江苏省卫生监督所管理制度汇编》。

(夏　益)

江苏省省级机关医院

江苏省省级机关医院(江苏省老年病医院、南京医科大学附属老年医院)2020年开放床位502张,设临床、医技科室52个,老年医学研究室14个,有普外科、骨科、胸外科等17个病区,其中老年医学科、内分泌科为省级临床重点专科,血液肿瘤科、消化科、内分泌科等10个科室为南京市医学重点专科。内分泌科、老年医学科为基层特色科室省级孵化中心。现有职工757人,其中卫技人员662人。拥有高级职称233人,中级职称164人,博士17人,硕士181人。2020年门急诊76.2万人次,体检3.3万人次,病床使用率52.9%,出院患者平均住院日11.9天,全年总收入3.71亿元。

新冠肺炎疫情防控工作。该院党委班子成员主动担责,靠前指挥,成立由党委书记、院长任组长的疫情防控工作领导小组,并同步成立专班小组、救治专家组;不断完善防控方案,做好入口管理及住院管理,严格预检分诊,完善发热门诊建设;强化院感防控,医务人员"零感染";配合疫情防控要求,上线预约挂号平台;先后派出10名医护人员支援黄石,6名医生分赴上海、北京、昆山参加涉外防控工作,1名检验人员赴新疆驰援核酸检测工作。

医疗质量。在南京市卫健委依法执业自查系统排名中,该院排名第7位;实行电子病历点评,严抓病历质量,规范医疗行为;不断完善信息化质控功能;基本药物配备使用双占比全面达标;医疗机构、医师、护士电子证照申领率均为100%;加强临床路径管理,目前临床路径管理病种39种;新开设日间化疗,共有11个病种纳入日间管理;加强医保管理,联合多部门开展反欺诈骗保自查;落实临床分级护理制度,强化护理安全管理。

学科建设和医疗服务。内分泌科被确认为省级临床重点专科建设单位,康复医学科、泌尿外科、神经内科、肾脏内科入选市医学重点专科,康复医学科、心血管科、病理科、超声诊断科等科室开展了一系列新技术、新项目。内分泌科、老年医学科进一步推进慢病管理及基层孵化工作,分别获省卫生健康委基层特色科室省级孵化中心年度考评一等奖、三等奖。该院成功申报国家老年病临床研究中心江苏分中心(301医院)及国家老年病临床研究中心江苏分中心(华西医院)。

科研教学。2020年共组织申报各级各类课题106项,其中国自然18项、省级课题13项、市厅级课题38项;获省医学科技奖2项;以该院为第一作者或通讯作者发表论文145篇;申报各级各类医学科技奖、新技术引进奖8项;获批实用新型专利6项,计算机软件著作权1项,主编、副主编著作9部;开展继续教育项目14场,其中国家级项目3场,省级项目11场;当年有13人取得教师资格证,新获评博导1人、专业型硕导7人、教授1人、副教授1人、讲师18人;挂牌南京医科大学康达学院老年临床医学院,探索老年康复特色驻点班;申报江苏省老年专科护士培训基地;完成中心实验研究平台、生物样本库、PCR实验室建设。

干部保健工作。细化优化保健工作,认真落实保健工作制度,做好保健对象日常医疗及健康档案维护;"江苏健康助手"新签约255人次,开展高血压、糖尿病、冠心病、脑卒中、骨质疏松等10多个病种慢病管理,共在线管理2490人,回访1000人次。

医养结合工作。该院与江苏民政康复医院签约,在浦口院区就康复及医养方面开展深度合作;深化"老年医学专科联盟"建设,新增连云港第二人民医院、镇江市第二人民医院为联盟单位;加强"医养协作联合体"工作,深化和创新合作新模式,承办省卫生健康委"2020年江苏省老年健康科普及促进项目";着力提升沐春园护理院服务品质,打造精品示范基地,沐春园护理院获全国医养结合典型经验、省级养老综合性示范基地、全国敬老文明号等多项荣誉;由该院首创的城乡联动养老服务项目在江宁区谷里街道进一步发展,省、市、区领导多次实地考察指导。

医院管理。进一步完善党委领导下的院长负责制,重新调整部分职能科室,设置党政事务部,下设党委办公室、宣传统战办公室、组织人事科等党务工作机构;规范完善医院党委会议事规则、书记院长沟通制度以及"三重一大"事项决策和监管实施办法,明确党委委员分工;发布医院章程;完善政府会计制度,实行全面预算管理;按时完成招采平台医用耗材货款结算,对优秀人才实施分类、分层次培养模式,加强培养针对性;定期进行专项安全检查,签订三级安全生产责任书,完成监控存储设备升级改造,实行保安24小时值班巡查制度,落实危化品安全管理制度和要求,组织开展危化品安全管理培训和应急演练,建立完整的危化品档案,拍摄医疗废弃物安全管理演练教学片,开展保安反恐防暴培训演练。

党风廉政及行风建设。签订党风廉政建设和行风建设责任书,落实党建"三级责任清单",加强支部标准化、规范化建设;通过中心组、支部党员大会、党小组会进行专题学习;召开基层党员座谈会、意识形态工作专题会、民主评议党员等会议；开展“党风廉政教育月”等活动。进行医药购销领域商业贿赂专项整治，围绕药品、高值医用耗材和检验检测试剂、大型医用设备等问题开展专项监督检查；加强对统方行为监控。

文化建设。开展“读一本好书”“院庆月”、职工趣味运动会、登山月等活动。组织“热血战‘疫’情”无偿献血、党员抗疫爱心捐款、“慈善一日捐·济困送温暖”、为陕西省三槐村钢研小学及幼儿园捐献冬季衣物等活动；结合抗疫工作，举办主题青春战“疫”分享会。

（郑惠兰）

江苏省肿瘤医院

江苏省肿瘤医院（江苏省肿瘤防治研究所、江苏省红十字肿瘤医院、南京医科大学附属肿瘤医院）是集肿瘤预防、医疗、科研、教学于一体的三级甲等肿瘤专科医院，是江苏省肿瘤防、治、研、教和技术指导中心。连续8年入围复旦大学医院管理研究所公布的“年度全国最佳肿瘤学专科声誉排行榜”，2015年首次跻身“中国最佳医院排行榜”第97位。医院为国家药物临床试验机构、国家首批住院医师规范化培训基地、卫生部首批癌痛规范化诊疗示范病房、卫生部市县恶性肿瘤规范化治疗指导医院、国家博士后科研工作站、江苏省肿瘤专科护士培训基地，为江苏省肿瘤防治联盟理事长单位。江苏省抗癌协会、江苏省肿瘤防治办公室、江苏省临床检验中心、《中国肿瘤外科杂志》均设在院内。医院占地面积47.7亩，建筑面积6.8万平方米。现有床位1239张，在职职工1698人，其中专业技术人员1637人，高级职称391人，中级职称479人，享受政府特殊津贴15人，省有突出贡献中青年专家10人，省“333”人才45人次，江苏省“六大人才高峰”高层次人才培养资助58人。现有硕士学历以上人员424人。该院设职能部门34个，临床医学科室10个，医技科室15个。全年门诊量395122人次，同比增加5491人次，增长1.41%；出院88367人次，同比增加4818人次，增长5.77%；病床使用率126.1%；出院者平均住院日7天，同比减少1.5天；全年手术11649台次，同比减少456次，降低3.77%。

人才队伍建设。与南医大合作柔性引进8名高层次科技人才和高校兼职PI，搭建“高层次科技人才系列学术论坛”平台遴选高层次人才。修订《江苏省肿瘤医院高层次人才引进和管理办法（试行）》，进一步健全人才培养机制，遴选确定第一批33名“强基计划”入选名单。完成2020年百千万人才工程国家级人选申报1人，双创计划申报1人，“333工程”培养对象期满考核工作14人，申报江苏省有突出贡献中青年专家2人，2020年留学基金资助出国留学人员3人，构建“强基”“展翅”和“腾飞”全覆盖立体式科技人才培养体系。

学科内涵建设。促进医院由“教学型”向“研究型”转型发展，提升学科整体影响力。整合科研资源，提高科研平台效能。完善江苏省癌症中心组织规划，推进防治康一体化发展平台建设。成立南医大护理研究中心肿瘤护理研究分中心，加快推进肿瘤护理研究成果的引进和转化步伐。院级生物样本库新增妇科肿瘤、乳腺癌等样本收集工作，开展肿瘤专病队列建设。申报南医大专病队列项目三项。完成*Precision Medical Sciences*（精准医学科学杂志）首期论文发表。获批国家级及省级学习班32项，共计培训省内外各级医务人员4000余人次。全年共申报新技术、新项目11项，新启动临床研究项目47项。省内率先开展第四代达·芬奇机器人Xi系统辅助手术，数量突破100例；介入科、麻醉科、放疗科等科室开展新技术十余项。确立“发扬优势专科、形成错位特色、提升重要短板的专科/亚专科”的发展方针，推进省级临床重点专科评审工作。全年省级以上各类纵向课题获批立项15项，年度共发表产权SCI收录论文138篇，获省级以上技术奖项10项，发明专利5项。

医疗安全保障。贯彻落实“患者安全年”各项举措，进一步树牢安全发展理念和医院整体安全观，增强风险防范能力，为患者就医营造安全稳定环境。严格落实医疗核心制度，探索创新诊疗模式，医疗流程，不断扩大临床路径的覆盖病种，总入径病例25990例，完成14401例，完成率55%。上线MDT信息系统，建立MDT的全流程信息化管理通道，全年共开展住院MDT 171例。推动多学科综合诊疗模式更新，推进专科病种诊疗规范制定。

医疗服务。全年出院患者平均综合满意度99.83%，获国家卫健委“2019年度改善医疗服务创新医院”称号。畅通就诊渠道，缓解防疫压力。一是大力推动互联网医院与远程医疗服务。明确出诊规范，增加云诊室诊疗能力，新增100余名专家每日排班坐诊。先后完善互联网医院线上开具住院通知单、问诊咨询、线上支付、报告查询、药品邮寄等辅助服务，方便复诊患者线上就诊，推动互联网新技术与医疗服务融合发展，不断丰富线上服务内涵，缓解线下诊疗压力，全年互联网医院共接诊患者2561人次。二是优化诊疗流程。全面推进分时段预约，合理分配号源，引导错峰就诊，加强患者预约挂号宣传，提高门诊空间利用率。全年门诊预约诊疗121626人次，预约诊疗率32.38%。扩大患者自助服务范围，推广线上支付缴费系统、住院医疗收费电子票据及自助核酸检查通道，自助化支付使用率超过60%。推广“微病案”业务，为患者提供便捷的出院病历复印在线申请及邮寄服务。

智慧医院建设。构建医疗、服务、管理“三位一体”的智慧医院系统。一体化推进电子病历、住院医嘱及临床路径互通，上线重症监护系统、合理用药及处方点评系统、移动护理管理系统，为医务工作提供技术支撑。推广智慧病房和病案无纸化建设，促进医院无纸化发展。以“一卡通”为目标，实现本地、外埠医保患者就诊信息互联互通。全面加强院内安全防控，推进智慧门禁,将探视及陪护管理、测温、危险品探测等功能整合融入,通过物防、技防和人防的协同配合,提升医院安防等级。

基础设施建设。该院2020年8月19日与江北新区正式签约,建设江苏省肿瘤医院江北新院区。规划2021年2月开工建设。

(周　瑞)

南京医科大学第二附属医院

南京医科大学第二附属医院,暨江苏省第二红十字医院、南京医科大学第二临床医学院,创建于1951年。该院是江苏省卫生健康委员会直属的三级甲等综合医院,担负着医疗、教学、科研、公益等重要任务。该院有三个院区(姜家园院区、萨家湾院区和迈皋桥院区),占地面积共93亩,建筑面积11万平方米,固定资产总额9.46亿元,其中专业设备6.03亿元;编制床位1700张,实际开放床位1644张,开放病区49个,职工2900余人。该院有临床、医技科室47个,其中省级临床重点专科14个。消化医学中心和肾脏病中心为江苏省"十三五科教强卫工程"医学重点学科。该院是国家卫生健康委员会全科医师培训基地、消化内镜诊疗培训基地、妇科四级腔镜诊疗培训基地、临床药师培训基地、住院医师规范化培训基地(24个专业)。该院现有享受国务院政府特殊津贴专家8人,江苏省突出贡献中青年专家5人,江苏省"双创"人才2名,"双创"团队1个,江苏省特聘教授2人,江苏省特聘医学专家5人,"333工程"第二层次培养对象6人、第三层次培养对象36人,江苏省"六大人才高峰"培养对象47人,江苏省卫生健康委员会"十三五科教强卫工程"医学创新团队4个、医学重点人才5人、青年医学人才19人。该院是国家药监总局和国家卫生健康委批准的国家药物临床试验机构(药物临床试验专业13个)。拥有南京医科大学2个校级重点实验室、南京医科大学消化内镜研究所。在2020年度中国医学科学院医学信息研究所发布的《中国医院科技量值(STEM)排行榜》中,肾脏病学位列全国35位,心血管外科位列全国65位,消化病学位列全国74位,普通外科学位列全国98位。临床医学院设7个学系、11个教研室,拥有教授22位、副教授55位、博士生导师26位、硕士生导师104位。该院是首批国家卫生健康委全科医师培养基地,江苏省第一批全科医师规范化培训基地,全科医生省级示范培养基地。2020年,该院服务人次151万,出院人次7万,住院手术台次4万,三四级手术占比30.5%。

新冠肺炎疫情防控。派出重症医学科副主任孙立群担任队长的江苏省第一支抗疫医疗队支援湖北,成为全国第一支进入武汉的队伍;随后副院长哈维超带领16名医护人员参加江苏对口支援黄石抗疫医疗队。全年共派出27人赴湖北、河南、新疆抗疫一线。全年提供核酸检测服务10.5万例次。策划推出"逆行与坚守"电子相册记录下援湖北医疗队员们在前线战斗时的难忘经历。孙立群获"全国抗击新冠肺炎疫情先进个人",陶连珊获全国抗疫"三八红旗手",哈维超、王冬梅、高燕、薛娴四人获"全省抗击新冠肺炎疫情先进个人",呼吸与危重症医学科获"全省抗击新冠肺炎疫情先进集体"和"南京市工人先锋号",孙立群、周蓉获"江苏省三八红旗手",重症医学科获"江苏省五一巾帼标兵岗",医院获"南京市五一劳动奖状"。

教学培训。完成研究生、本科生、留学生的临床理论课程、PBL课程、见习课等折合7995学时。招收研究生102人。实施继续教育项目共39项,其中国家级项目8项,省级项目31项;参加住院医师规范化培训结业考核202人,合格率91.58%,技能考核合格率99.47%。临床技能培训中心培训、考核各类医务人员4663人次、615课时。成立第二临床医学院学术委员会、教授委员会、教学委员会和教学督导组,制定修订《教学工作评优细则》等管理制度,完成2020年江苏省研究生创新计划申报工作,获研究生科研与实践创新计划4项。"全科医学人才培养体系建设"获南医大一流本科专业建设,妇产科获南京医科大学一流本科课程立项建设。新增教授2人、校聘教授2人、副教授6人、讲师18人;新增博士生导师1人、硕士生导师7人。录取全日制博士13名、硕士89名。获大学生创新训练计划8项。2020年住培结业考核合格率91.6%,技能结业考核合格率99.5%。儿科、外科、急诊专业基地获南京市第二届住院医师规范化培训临床技能竞赛团队第一名。获评校第二届优秀研究生导师2人。入选南京医科大学首批"三全育人"综合改革示范学院(培育),1人获"三全育人"先进个人,2人获"金葵花奖教金"先进个人。

科研工作。获得各类科研项目24项,其中国家自然科学基金项目7项,共获各类科研经费557万元。完成国家药物临床试验机构备案,13个专业取得药物临床试验资质。利用多种形式举办继续教育学习班36项。获得江苏省科学技术奖三等奖1项,江苏省医学会医学科技奖三等奖2项,江苏省卫健委新技术引进奖9项。

人才引培。引进皮肤科、口腔科、血液科、麻醉科高层次学科带头人,加强临床重点专科建设。正式启动"789"卓越人才引培计划,遴选出第一批14个优势学科和51名培养对象,签订责任状开展培养工作。聘请35名南京医科大学教授及院外专家进行科研及临床业务指导。

医疗服务。获批省级临床重点专科4个(呼吸内科、医学影像科、普通外科、眼科),数量创历史新高。成立床位管理中心,以"专科相近、楼层相近、避免交叉感染"为原则对全院床位实行统一调配。7月—12月份调配收治患者1278人次,占同期出院总人数的4.17%。创新开展"床边办"一站式服务体系,除大型设备检查外,从日常诊疗服务到出入院办理、订餐、健康教育等,所有服务均在床边完成。开展为期3个月的“持续改善医疗服务，提升患者就医满意度”专题大讨论。坚持开展安全、质量、服务“三提升”活动月，各职能部门通力合作组织活动41场。该院牵头制定的《出院准备医务社会工作服务指南》在全国团体标准信息平台上发布，全年累计提供出院准备服务203例，转介医养机构33例。参加“进一步改善医疗服务行动计划——全国医院擂台赛”，获全国铜奖1个，“优秀案例”称号2个。创新设立老年医学科与临床药师“1+1联合门诊”。

智慧医院建设。该院以“四个五”即5G医院、五级电子病历、五级互联互通和五级智慧服务为目标，大力推进智慧医院建设，历时278天实现信息系统重建整体上线。租赁运营商机房建成新型数据中心，构建信息存储、安全、容灾备份体系。在省内率先开展5G技术应用，利用5G通信技术召开线上院周会、科主任例会等会议，并与援外医疗队、新疆克州、陕西绥德等地开展远程会诊。联合南京邮电大学边缘智能研究院共建“智慧医院研究所”。完成部分大型设备招标更新，实现医疗设备报修、计量、应急及质控等信息化管理。

现代医院管理。配合江苏省审计厅完成为期三个月的公立医院综合改革政策落实情况专项审计（调查）工作。根据疫情影响及时合理调整2020年预算收支规模，压减公用支出。以质量效率内涵为导向，启动新绩效方案改革。开展医疗保障基金监管源头治理暨打击欺诈骗保专项治理工作，举办“当好医保基金第一守门人”主题演讲比赛。成立护理“三重一大”领导小组，明确护理管理“三重一大”具体内容及决策流程并制定实施方案。持续做好迈皋桥院区同质化管理工作，完成二级向三级过渡；根据学科发展特点，优化调整学科布局及病区设置；全年共召开融合推进例会22次，发现解决问题60余个。完成迈皋桥院区资产交接和盘点清查，实现资产并账。与2019年相比，迈皋桥院区消化内镜手术数量由13台增加至120台，三四级手术占比30.5%，药占比降低20.8%，专家门诊数量增加1倍，新增消化内科、泌尿外科等10余个专科。配合栖霞区政府完成辖区内高危人群核酸检测任务853例。全年组织60余名专家赴八卦洲等社区义诊6次，累计服务超2000人次。

从严治党。完成7个党总支换届改选。利用“先锋在一线”“学习微信群”“微党课”“我是党课主讲人”等多种形式开展“我是党员我先上，做‘两个卫士’”和“在岗、在位、在状态”主题实践活动。召开党风行风建设工作联席会议，专题部署大型医院巡查整改工作。开展杜绝餐饮浪费以及安全生产风险防范等专项督查。常态化开展《党员干部违纪违法典型案例宣讲》警示教育18次。全年收到感谢信92封，锦旗169面，拒收“红包”142人次，金额43.6万元。利用微信、网站、院报等各种渠道，宣传报道抗疫工作特色亮点，全年各类报道被学习强国采用33次。组织48位专家参加新华社CNC新华大健康直播节目，直播总浏览量2639.9万人次。与媒体合作开设“王牌来了”“优势学科”等多个品牌栏目。

医疗援助。完成第29期中国（江苏）援桑给巴尔及马耳他医疗任务。全年共选派21人赴新疆克州、伊犁州、陕西省绥德县、滨海县开展对口帮扶工作。医院获陕西省卫健委“医疗卫生对口帮扶成效奖”，杨健医师获陕西省卫健委“医疗卫生对口帮扶先进个人”称号。全年支援基层医疗卫生机构85人次。与7家部队干休所合作开通绿色通道。“心佑”工程共计救助患儿110名。医院医学发展和医疗救助基金会为江苏省对口支援拉萨市前方指挥部捐赠价值14万元的药品及医疗器械；与江苏瑞华慈善基金会继续合作开展困难病患的医疗救助，获得2020年度瑞华公益“团队之星”称号。

（田　堃　何　涛）

江苏省第二中医院

江苏省第二中医院（南京中医药大学第二附属医院）成立于1988年，是一所融医疗、教学、科研、预防保健为一体的省级三级甲等综合性中医院。2020年总诊疗478257人次，同比下降22%；住院17055人次，同比下降10%；三四级手术4515台次，同比增长66%；平均住院日9.2天，同比下降0.2天；中药饮片使用率同比上升4.63%；抗菌药物使用强度同比下降3.62%，医院总业务收入4.67亿元，同比下降4.7%。

党风廉政建设。召开医院第一次党代会，选举产生院党委及纪委班子；调整完善党务内设机构，完成党支部换届选举工作，党支部书记“双带头人”占比80%；实行党支部“六标准一特色”标准化建设方案，全年规范召开“三会一课”230场，开展廉洁谈心谈话134人次。执行党委会“第一议题”学习制度，常态化落实主题教育工作，全年共召开党委中心组理论学习6场，各党支部政治理论学习80余次。召开全面从严治党大会，开展“党风廉政教育月”活动；强化中层干部廉政管理，建立干部廉政档案88份；强化外部监督，聘请10名社会纪检行风监督员，引进第三方机构驻院开展满意度调查。成立意识形态工作分析研判领导小组，召开民主党派及无党派人士、团员青年等各个层面代表座谈会6场。

医院管理。完善重大事项议事规则，制定医院章程，先后出台《江苏省第二中医院采购预算执行规定》等10项规定。召开各层面座谈会7场，拟定医院“十四五”发展规划讨论稿。做好预算编制与执行，落实三级公立中医院绩效考核工作；落实医用耗材、药品等带量采购工作，完成耗材、药品SPD项目；统筹推进绩效改革和DRGs付费制度改革；持续做好严防欺诈骗保、异地就医、单病种管理等专项工作。

医疗内涵建设。全年新增限制性技术备案省级1项；新增国家级限制性医疗技术备案人员1人次，省级限制性医疗技术备案人员14人次。完善医疗管理制度,加强临床路径管理,开展抗菌药物专项整治,强化中药饮片管理。持续改善医疗服务,实行无假日门诊,启动日间手术试点工作,开设专病门诊7个、慢病护理门诊3个,开设用药咨询窗口,为患者建立用药档案,提供医保、收费、挂号一站式咨询服务。

科研工作。修订完善临床研究等四项制度,健全医院伦理委员会制度,推进GCP备案工作。筹建中医药及智能研究中心,启动生物样本库建设工作,完成PCR中心实验室建设,筹备病理中心改建工作。申报厅局级以上课题50项,申报省级以上科技奖4项。

医教融合。新增技能实训中心,增补和维护培训设备、操作练习耗材。全年共承接31名实习生及66名见习生工作安排,新入院54名硕士研究生,2020届39名研究生顺利毕业,承接南京中医药大学34名学生床边教学工作,招收54名硕士研究生入院。外出进修33人次,参加学术交流150余人次。共组织开展国家级继续教育学习班2个,省级继续教育学习班5个。

队伍建设。全年共引进高层次人才及专业技术骨干10人,引进团队1个。全年共招聘新职工92人;落实建邺区"十万见习生"计划,完成见习岗位28人。完成30余人次的管理干部轮岗和新提任干部考察等工作。当年外出学习、进修152人次,培育省、市级专科护士3人;持续推进老中医药专家学术经验继承工作,启动院内师承项目。

弘扬中医特色优势。启动院级"西学中"培训项目,邀请19位中医专家授课。开展第四届青年药师技能大赛等活动,新增中医高级专家8人。创新中医药服务模式,开展中医护理操作34项,共计服务38.8万人次,同比上年增长22%;对传统加工工艺进行创新,推出利咽噙化片;结合疫情防控推出新冠预防茶、防感香囊等项目。

基础设施建设。拓展医疗服务用房,完成PCR实验室等改造项目12项;启动中医康复中心、病理科改造等工程。增加医疗设备投入,新增设备采购155台件。加快信息化升级改造,上线办公自动化系统等三款软件系统;完成医保系统对接、远程会诊中心建设等工作;启动本地机房升级改造工程,研究云机房服务项目。加大互联网医院推进力度,全年接收线上图文问诊5797人次,视频问诊599人次,网约护理117例。推进平安医院建设,签订年度安全生产责任书130份,组织开展消防应急演练2次,防恐防暴应急演练1次。

履行公立医院职责。下沉医疗资源,强化基层帮扶,派出14名医师对句容市中医院及清镇市中医医院开展对口支援。推进专科联盟,新增与华世佳宝妇产医院、江苏省消防救援总队合作项目;开展区域专科建设项目5项;召开专科联盟座谈会,推进PCCM呼吸疾病规范化防治专科联盟及消化内镜诊疗中心联盟建设。主动支持配合南京五桥建设工程等单位复工复产;协助周边学校做好疫情防控应急演练与科普宣教工作,与淮安市淮安区复兴镇城头村签订"城乡结对,文明共建"协议。

群团与医院文化建设。选举召开第三次团代会,召开首届职工子女"宏济"暑期夏令营等活动。医院"援鄂临时团支部、逆行青年突击队"被共青团江苏省委表彰为"在新冠肺炎疫情防控工作中表现突出的先进青年集体"。开展薪酬改革,统筹考虑编制内外人员薪酬待遇,完成全院职工同工同酬工作。按序调整公积金基数和提高房贴比例。组建宣传报道员队伍,在院外各类媒体发表稿件350余篇,其中"学习强国"8篇、《新华日报》2篇。

疫情防控。组建"新型冠状病毒疫情防控领导小组",执行疫情防控日报告制度;组建救援队伍,先后选派13人驰援武汉。有3人获得省级先进个人称号,3人获得"记功"奖励、10人获得"嘉奖"表彰。完善病区探视、手术备案等制度,建立完备的院感防控体系,定期开展分级分类培训、考核。做好志愿服务工作,做好驰援湖北队员后勤保障工作,组建党员志愿者服务队伍参与预检分诊。强化患者中医患教,推广八段锦健身操,免费发放防疫香囊,参编《江苏省新型冠状病毒肺炎防止中医营养膳食专家建议》。及时依法发布疫情信息43条,制作疫情防控科普宣教作品35幅,发布《战"疫"日记》22篇。

(江文丽)

江苏省中医药研究院

江苏省中医药研究院(江苏省中西医结合医院)现有职工1382人,编制床位1500张,16个一级临床专科,32个二级临床专科。拥有省国医名师1名、省名中医7名、省名中西医结合专家17名;博士、硕士导师70名;11位专家享受政府特殊津贴;国家"优青"1名、国家卫计委和省突出贡献专家9名、省"333工程"27名、省"六大人才高峰"29名、省"双创人才"1名、省"卫生领军人才"5名、省"卫生拔尖人才"15名、省"科教强卫"7名;国家、省级名老中医工作室7个,国家、省中医师承导师10人,全国、省老中医药专家继承人23人。拥有国家药物临床试验机构及Ⅰ期临床试验研究室;拥有国家中医药管理局中药口服制剂释药系统重点研究室、国家中医药管理局瘿病证治重点研究室、江苏省现代中药制程技术研究中心、省天然药物研究与创制实验室、国家专利产业化江苏中医药试点基地、细胞与分子生物学实验室及中医药试点基地。

党的领导融入医院管理。修订完善院党委会议事规则、院长办公会议事规则、"三重一大"事项集体讨论决策制度、党委书记和院长定期沟通制度。制定《关于印发开展集中整治形式主义、官僚主义实施方案的通知》,加强职能科室作风建设。组织支部开展讲好《习近平谈治国理政》第三卷专题党课活动,党委书记作"以新思想引领全院高质量发展　砥砺创造中西医结合新业绩"专题党课。成立意识形态分析研判工作领导小组,建立健全意识形态工作推进和落实机制。制定院党委和领导班子成员落实全面从严治党主体责任年度任务清单,细化“两个责任”清单。开展“党风廉政教育月”活动,坚持开展节日期间“四风”专项检查。建立医德医风档案,制定“关于坚决纠正医药购销和医疗服务中不正之风的‘十不可’”规定。药品、医用耗材、检验检测试剂、医疗器械等均执行集中采购,强化管理。通过单位网站、企业号和微信公众号、智慧党建平台开展《民法典》讲座、演讲、征文比赛、知识竞赛等活动。

中医药事业传承发展。开展《中医药法》等法规学习宣传,贯彻落实《江苏省中医药条例》。结合学习宣传贯彻《基本医疗卫生与健康促进法》,全面梳理院医疗卫生相关规章制度。医院在官网、微信公众号上开辟“政策解读”专栏,定期举办专题讲座、知识问答;举办“中医中药中国行”巡讲、岐黄校园行活动、义诊及各种惠民活动百余场。多渠道传播中医药文化,获得第六届全国“悦读中医好声音”、优秀组织单位荣誉称号。在长三角健康峰会(暨)中医药博览会上,院中医药系列展示集产、研、文三位一体,受到省政府、省卫健委、省中医药管理局领导的肯定。

新冠肺炎疫情防控。疫情初期即建立完善全院监测制度、日报告零报告制度、培训考核制度、每日巡查制度。成功处置2例新冠肺炎确诊病例。在省卫生健康委、南京市政府等各级领导“四不两直”督查中,该院疫情防控工作获得充分肯定,并被江苏省卫健委向全省推广。派出2批14名同志分赴湖北武汉、黄石援助抗击新冠疫情,派出1名检验人员参加江苏省核酸援疆检测队。院发热门诊获全省抗击新冠肺炎疫情先进集体,援武汉青年突击队获江苏省先进青年集体,5人获全省抗击新冠肺炎疫情先进个人称号。

医疗服务。3月12日起全面实行预约诊疗服务,互联网医院同步上线。新冠核酸实验室通过验收。搭建临床科研共享平台,共计入库264万例患者数据、3个专病库。拥有中西结合优势病种66个,中西医结合临床路径47个。成功获批国家中医住院医师规范化培训重点专业基地。6月,骨伤科通过江苏省中医药管理局中医经典病房建设验收。瘿气重大疑难疾病中西医临床协作试点项目完成《富碘中药治疗Graves病的专家共识》《夏枯草制剂治疗甲状腺疾病的专家共识》。获批国家中医紧急医学救援基地依托医院。120急救分站经上级批准正式投入运行,与南京市急救网络密切衔接,形成院前院内一体的紧密急救服务体系。与省疾控中心签订战略合作协议,完成职业病科诊疗科目申报,设职业病门诊。成为南京首届“互联网+护理”专家理论授课和实践培训单位。

人才培养与科研。2020年获批省名中医4名、省特贴专家1名、省突贡中青年专家1名。第五期“333工程”项目结题验收3人,培养对象期满考核11人;完成六大人才高峰项目结项验收工作。获批江苏省研究生培养创新工程项目22项。利用“现代化互联网+”形式开展继续医学教育活动,获批继教项目29项,举办继教项目国家级1项,省级4项。获省属公益类科研院所2020年度抽查评价答辩会“优秀”。全年发表论文344篇,其中SCI收录论文63篇,IF>5的11篇,副主编著作《中药分析学》1本、参编《中医方证代谢组学研究进展》《江苏省中药饮片炮制规范》。获得江苏省中医药科学技术奖一、二、三等奖各1项,江苏省分析测试科学技术奖特等奖1项,江苏省科学技术奖三等奖1项。全年获授权专利49项。开展多中心临床研究3项、院内制剂注册备案通过4项。在药物临床试验机构备案系统中备案科室16个、专业36个,院GCP项目共9项,主要研究者52人。

重大项目建设。切实把建立健全现代医院管理制度作为全院的重大项目和重要任务来抓,引进专业医院管理团队。外科病房与转化医学楼综合项目建设稳步推进。截至2020年底,医疗功能布局全部完成,1#主楼主体结构完成90%。3#裙楼主体结构完成85%。

(杨　鸣　王熹微)

江苏省血液中心

江苏省血液中心2020年采集全血84950人次,采血总量144055.5单位;机采血小板15780人次,机采血小板总量30651个治疗量;协同全省采供血机构完成援助湖北省新冠病毒肺炎康复者恢复期血浆任务,保障了驻宁部、省属及部队医疗机构的临床供血。

献血宣传招募。疫情期间,发出全省无偿献血倡议,号召非防疫一线人员献血;在各类媒体开展宣传报道,营造无偿献血氛围;创新服务模式,调整献血点工作时间,启动流动应急献血,完善健康征询内容和采血流程,提供接送献血服务。全年撰写、编辑、登载网站中心资讯等栏目各类稿件214篇;新浪官方微博累计发布信息1465条;官方微信累计发布信息178条;与媒体保持良好沟通,接待媒体采访10次,在各类平面媒体发布新闻81篇次;“血液的奥秘”科普教育基地全年共接待45批次,1176人参观。

采供血服务。为献血者提供用血报销服务,当年报销用血费用83.26万元,其中异地代办报销用血费用44.94万元。为8.77万无偿献血者投保意外伤害综合保障保险,支付保险费70.19万元。全年理赔118人次,赔付金额31.73万元。2020年向临床提供红细胞制剂14.53万个单位,冷沉淀5.65万个单位,血浆1093.16万毫升,红细胞分离率99.98%。为临床提供各类疑难血型配型、血小板临床配血、抗体筛查等输血技术服务,提供24小时输血疑难问题咨询。采血一针率99.92%,献血者满意率99.79%,供血医院满意率97.14%。

科研和人才培养。与法国血液中心、南京医科大学等建立友好合作关系,在血液预警、输血安全技术、经血传播传染病防控、采供血信息共享等领域开展合作。2020年申报各类课题8项,获批科研项目2项、软件著作权1项。新发现4个血型等位基因,已被国际基因库(Gen Bank)收录并编号。举办3个国家级、省级继续教育项目,接待省内外采供血机构、医疗机构进修学习28人次。全年共发表文章36篇,其中核心期刊和SCI收录论文4篇。

血液质量管理。贯彻落实"一个办法、二个规范",以"科学管理、质量至上、优质服务、安全供血"为质量方针,以"发放至临床的血液产品合格率100%"为质量目标。建立质量记录控制程序,2020年共进行管理评审、内部审核、文件和记录评审各一次,同时进行常态化的过程审核。每季度召开质量管理委员会会议,形成纠正和预防措施23条。对制备的7种血液制剂和人、机、料、法、环进行常规动态抽检,全年共抽检1810批次,检测4381份次,其中检测试剂、原辅材料及采供血场所工艺卫生、关键设备抽检合格率100%,血液制剂总合格率91.3%。抽检结果表明,质量体系运行正常,对供方控制有效,提供给临床的血液产品符合质量要求。

职能作用。履行省级血液中心职能,协助省卫生健康委、省输血协会做好全省无偿献血相关工作,修订编印全省采供血机构通讯录;协助省卫生健康委完成全省无偿献血者临床用血费用直接减免工作,做好全省血液信息系统联网及"四个平台"维护,为新冠肺炎治愈者康复期捐献血浆提供信息支持,推进全省采供血机构信息化建设;协助省卫生健康委做好"三免"相关待遇落实工作,分批制作、发放"江苏省无偿献血荣誉证";对全省采供血机构实验室开展2次血液检测能力、3次CITIC细菌检测项目室间质评活动;牵头组织全省采供血机构开展联合内审,提升血站质量管理水平;汇集全省血站采集新冠肺炎治愈者康复期血浆支援黄石、武汉,调配RH阴性血液为北京冬季奥运会备血;在人才培养、业务指导、设备援助、经费支持等方面,与新疆伊犁州、克州、青海省海南州和西藏自治区血液中心开展对口援助。

党建和文化建设。以党委理论学习中心组为龙头、中层干部为重点、向普通职工辐射,开展政治理论学习。通过"学习强国""学用新思想"网上答题竞赛等做好日常学习,全年组织面向全体职工的道德讲堂4次。全面落实意识形态工作责任制,研判形势,形成机制。强化党支部规范化建设,打造党建品牌。党日活动与培训教育、服务群众、扶贫济困、绿色环保、家庭文明相结合。以党建促工建、带团建,创建"党员示范岗""巾帼文明示范岗""青年文明号"和"三八红旗集体"等,持续开展劳模工作室创建。开展"党风廉政教育月"活动,建设廉政文化墙。履行纪委监督责任,梳理廉政风险点251个,制定防控措施284条。完善各类审批流程,做好招标采购及人事招聘等过程监督,建设廉政风险防控机制。中心被授予"江苏省文明单位""省卫生健康委安全生产工作先进单位""南京市内保工作先进集体""省级机关团工委五四红旗团总支"。鼓楼献血点获中国输血协会"2020年全国最美献血点"和省直机关工会"模范职工小家"荣誉称号。

(王　静)

江苏省妇幼保健院

科学防控疫情,保障正常医疗秩序。疫情伊始,省妇幼紧急建设启用新发热门诊,建立和持续完善疫情防控工作体系,制定落实各项防控制度与措施。选派7名护理骨干援鄂。编印孕产妇和儿童新冠肺炎防护手册,获省卫健委认可并推广到全省;拍摄防护知识短视频进行网络科普,受到国家卫健委妇幼司通报表扬。建立常态化疫情防控工作机制,加强防控要求培训与考核,严把门急诊预检分诊、发热门诊和住院关口,严查个人防护,严格预案管理,保障医院正常医疗秩序。

攻坚克难,推进医院逆境发展。2020年省妇幼在做好疫情防控的同时,稳步推进复工复产。全年门急诊总量1021984人次,出院30511人次,手术12695台次,分娩婴儿6166名,业务收入9.62亿元(含生殖中心医大)。获各级科研项目48项,其中国家自然科学基金7项;获科研经费2539万元;获厅级以上科技成果奖项5项;发表SCI收录论文126篇。

一是以党支部换届改选为契机,加强党组织规范化建设,强化对支部工作的指导和考核。注重党员教育与管理,充分发挥党支部和党员在疫情防控、复工复产中的战斗堡垒作用和先锋模范作用。结合绩效考核满意度提升和全国文明城市检查要求,在全院开展行风职业道德建设系列活动。

二是召开学科发展大会,邀请多名院士专家为学科发展把脉,进一步厘清发展思路,编制学科发展规划。以国家级孕产期保健、更年期保健特色专科建设等为抓手,探索临床与保健融合发展模式,为省第三周期保健重点专科创建奠定基础。加强科研平台建设,建成启用1000平方的中心实验室,打造专职科研团队,启用临床药研病区。组织国家自然科学基金项目申报培训讲座和标书点评会,推进科研工作开展。设立青年科技人才项目,系统开展青年科研沙龙活动。

三是围绕三级公立医院与妇幼保健机构绩效考核质量指标,落实医疗和保健核心制度,加强重点环节和薄弱节点质量安全管理,坚持每日巡查和定期督导整改相结合。加强危急重症孕产妇和新生儿救治指导中心建设,强化体系完善、能力提升和指导实施。开设儿童外科/普通外科、乳腺化疗和眼科日间病区,拓展健康服务范围、提升综合保障能力。发展ECMO、产时胎儿手术、新生儿胃镜、海扶刀等新技术项目。

四是改造启用乳腺日间病区、儿童骨髓移植层流病房、计划生育手术室、门诊手术室、整形美容中心、住院超声,优化门诊超声、口腔科、新生儿随访、开换药等流程布局。开设网络门诊,推广分时段门诊预约和检查集中预约。重视患者投诉管理,优化投诉处置流程,加强投诉分析与系统改进。持续开展红旗窗口创建、服务明星评选活动,丰富内涵、创新形式。

五是高效落实妇幼基本公共卫生项目的组织管理。牵头成立全省"两癌"检查质量控制省级专家组,组织开展全省质控工作；建立全省艾、梅、乙母婴传播阻断多部门协作机制；成立省级孕产妇健康管理、0～6岁儿童健康管理指导专家组，推进母婴安全等重点民生实事项目。协助完善全省妇幼健康信息系统建设，加强基层信息填报培训和质控。组织全省生殖健康技能竞赛。

六是实施目标导向，建立常态化落实整改机制，以考促建，以考促改，提升规范化管理水平和内涵质量。健全安全生产管理体系，完善管理制度和工作机制，营造安全运行环境。全面上线住院一体化系统，完善门诊、检查等排队叫号系统；开发完善相关专科结构化门诊电子病历。搭建后勤精细化运行管理平台，利用BIM技术、设备风险预警系统等提升管理效能。

七是与雨花台区政府合作建设"江苏省妇幼保健院雨花总部项目"，初步完成项目总体功能规划（占地130亩，总建筑面积25万平方米，规划床位1500张，设计日均门急诊量8000人次）。地下立体车库项目（656个车位）开工建设。南扩二期工程——新门诊科教综合楼项目正在申报立项。完成2号楼3—10层改造，新启用4个病区。完成院内雨污分流、道路出新和老院区变电所升级工程。

八是圆满完成援桑给巴尔医疗任务，做好克州宫颈癌筛查项目后续管理，驻点帮扶陕西省富平县人民医院，对口支援陕西子洲县和清涧县妇幼保健院。牵头成立儿童眼病防治与近视防控、更年期保健等专科联盟，加强基层业务指导。联合江苏省妇女儿童基金会、南京师范大学开展"女性心理健康关爱""女大学生安全关爱"等公益项目。继续做好"南京大屠杀幸存者健康呵护"和"润心计划——儿童先心病慈善手术"等公益活动。

（宋　森　虞森森）

苏州大学附属第一医院

苏州大学附属第一医院始创于1883年（清光绪九年），时称"博习医院"，1954年6月易名为苏州市第一人民医院，1957年成为苏州医学院附属医院，2000年苏州医学院并入苏州大学，医院更名为苏州大学附属第一医院。医院本部坐落于古城区东部十梓街188号，占地面积64960平方米；建设中的总院坐落在苏州城北平江新城内，占地面积约201.9亩，核定床位3000张，将分两期建设，其中一期建设床位1200张，建筑面积20.16万平方米，已于2015年8月28日正式投入使用；二期规划床位1800张，建筑面积21.84万平方米。实际开放床位3000张，职工4600余人。该院于1994年通过江苏省首批卫生部三级甲等医院评审，并成为苏南地区医疗指导中心，卫生部国际紧急救援网络中心医院，2012年被确认为江苏省省级综合性紧急医学救援基地，苏州大学第一临床医学院、护理学院设在该院，江苏省血液研究所、江苏省临床免疫研究所挂靠在该院。在复旦大学医院管理研究所发布的"中国最佳医院排行榜"中医院排名前50强；在最佳专科排行榜中，血液科排名全国并列第二。在香港艾力彼发布的"中国地级城市医院100强排行榜"中连续4年位居榜首，并在中国顶级医院排行榜中名列第33位。在中国医学科学院医学信息研究所发布的"中国医院科技影响力排行榜"中，列全国第29位，江苏省第2位；血液病学列全国第4位，血液病学、心血管外科学、骨外科学、神经外科学、风湿病学与自体免疫病学列全国前20位。2020年该院再次获国家科技进步二等奖。现有国家临床医学研究中心1个，国家重点学科2个，国家级临床重点专科建设单位8个，江苏省临床医学研究中心3个，拥有江苏省科教强卫医学中心3个，医学重点学科（实验室）5个，江苏省级临床重点专科34个，江苏省医疗质量控制中心4个。该院现有省部共建国家重点实验室1个，卫生部重点实验室1个（血栓与止血重点实验室），国家药物临床试验机构共有药物临床试验专业27个及Ⅰ期临床试验研究基地1个，通过WHO/SIDCER认证。该院现有中国工程院院士1名（江苏省血液研究所阮长耿），国家自然科学基金委杰出青年3人、优秀青年3人，青年长江学者1人，国家级有突出贡献中青年专家3名，46人享受国务院政府特殊津贴，中华医学会主任委员2人、候任主任委员1人、常务委员4人，江苏省医学杰出贡献奖1人，江苏省"333工程"一层次培养对象1人，二层次培养对象10人，江苏省"科教强卫"医学领军人才7人，医学重点人才15人，江苏省特聘医学专家10名，江苏省"青蓝工程"培养对象3名，省级有突出贡献中青年专家20名。有中华医学会专科分会副主任委员及以上3人，江苏省医学会各专科分会主任委员、候任主任委员、副主任委员46人。该院为苏州大学医学部第一临床医学院，设47个教研室。临床医学专业入选"国家一流本科专业"，医学影像专业入选"省级一流本科专业"，五年制临床医学人才培养模式改革方案被列为教育部、卫生部第一批卓越医生教育培养计划项目；先后主、参编国家级规划教材10部、国家重点学科系列教材1部、省级重点教材1部，主编其他教材12部；建设有国家精品在线开放课程1门，国家级线上线下混合式一流课程1门，省级在线开放课程1门。学院大力推动PBL、CBL等教学模式改革，现为中国健康医学教育PBL联盟常务理事单位，设用于临床教学的"标准化病人"队伍。现有临床医学博士后科研流动站1个，一级学科博士点1个（临床医学），二级学科博士点19个，一级学科硕士点1个，二级学科硕士点19个，博士生导师133人，硕士生导师223人。该院是国家住院医师规范化培训基地，下设专业基地25个；是国家专科医师规范化培训基地，下设专科基地3个；麻醉学专业基地被评为国家重点住院医师规范化培训专业基地。医院新建现代化的临床技能中心，并独立建制，用于全院不同层次的医务人员临床能力培训和考核。

党建工作。党委坚持第一议题学习制度，共召开党委会“第一议题”学习15次；全年开展院党委理论学习中心组学习10次。制定《全院政治学习和组织学习活动计划》。党政领导班子成员深入临床一线开设主题教育党课。制定出台《2020年度落实全面从严治党主体责任清单》，明确“一岗双责”责任；召开2020年度全面从严治党工作大会，把党风廉政建设作为党的建设和队伍建设的重要内容，同布置、同落实。签订年度《党风廉政建设与行风作风工作责任书》。多举措、多平台及时传达和学习政策法规、典型案例等党风廉政学习内容，推进党风廉政建设常态化；紧盯关键环节，强化监督执纪问责，有序推动药品耗材专项整治工作；开好处级领导班子专题民主生活会，发挥“头雁”示范引领作用。全面落实意识形态工作责任制，强化党委书记“第一责任”和领导班子“一岗双责”，动态调整意识形态工作领导小组；建立健全意识形态工作考核评价、督查问责机制，坚持定期通报、分析研判，跟踪问效，及时防范化解意识形态领域矛盾风险，全年召开意识形态分析研判会2次。加强医院报告会、研讨会、讲座、论坛的管理，严格审批程序。完成医院文化长廊建设，推进院史馆建设。全年在《人民日报》等媒体上发表新闻宣传稿件800余篇，官微粉丝超过百万人；在医院网站开辟“共同战疫特别报道”专栏，组织开展“中国医师节”“道德讲堂”等系列宣传教育活动，举办弘扬新时代伟大职业精神和抗疫精神主题宣讲80余场次。获评全国先进工作者1人，“江苏省五一巾帼标兵”1人；“江苏省三八红旗手”1人。

医疗工作。2020年完成诊疗316.2万人次；出院13.4万人次；平均住院日7.1天；手术4.8万例。先后有52名志愿者，分别赴湖北、新疆、委内瑞拉等疫情一线地区支援。医院先后获“全国医院新冠肺炎疫情防治党建先进团队”“江苏工人先锋号”等称号；1人入选疫情防控长江学者，2人入选全国卫生健康系统新冠肺炎疫情防控工作先进个人；2人获得江苏省卫生健康系统疫情防控工作记大功奖励，5人获得记功奖励，3人入选先进个人。健全医疗质量管理组织体系，以通报、反馈、改进及组织医疗质量与安全管理委员会工作会议等形式，落实十八项核心制度。出台手术开始时间相关规定。采取有效措施扩大临床路径，有22个科室，187个病种，累计进入例数80493例，获国家卫健委改善医疗服务先进典型，药学部获先进科室。加快推进日间病房、快速康复，加强单病种管理，鼓励新技术的开展，达·芬奇手术量超过百例。继续推进预约诊疗，建立包括微信预约、诊间预约、社区预约等8种预约方式，实现全号源开放预约；根据患者需求新开设18个专病门诊，共有专病门诊126个，多学科综合门诊22个；稳步开展床边结算，实现病房自助机缴费出院。开展舒适化医疗，推进无痛胃肠镜、无痛分娩等工作；建立博习爱心基金，已有金螳螂“生命之光”爱心救助基金、博习医疗救助医学发展基金等共同为贫困患者健康托底。在院内外开展健康教育讲座、义诊、健康咨询服务等公益活动150余次。2020年新招聘护士69人，现全院护士总数2240人，开放床位与病区护士比1∶0.59。改进专科护理流程、创新护理技术、解决护理难点，凝练专科服务品牌，该院共有省级专科护士103名，市级专科护士73名。开展家访、公益性讲座、义诊、病友会等延伸护理服务。临床护理人员家访570余次、公益性讲座33次、义诊及病友会等67次，受益群众8100余人。派出4名医务人员赴克州人民医院和伊犁州友谊医院执行第十批援疆任务，派出38名医师赴石阡县人民医院开展每批为期3个月的对口支援工作；完成第31期援桑给巴尔、第17期援马耳他医疗队的组队任务。完成器官捐献42例，角膜移植30例，年肾移植83例居江苏省首位。加快实施医疗联合体战略，推进落实与常熟二院的医联体合作项目，开展与苏州工业园区星浦医院的合作项目；落实与苏州工业园区社会事业局所辖的公立医疗机构和姑苏区卫健委所辖的6个社区卫生服务中心的医联体双向转诊工作。

教学、科研工作。国家血液系统疾病临床医学研究中心得到苏州市1.5亿元配套支持，已正式启用4000平方米过渡场地，国家中心综合办公室、大数据中心、生物样本库、临床研究部等已正式开展工作。申报创伤、神经、呼吸、肿瘤、心血管等国家及省级区域医疗中心。全年完成44个班级3862名学生的教学任务，其中理论教学7172学时，见习带教8663学时。继续推进床边教学、开展教学查房、举办“临床教学周”等活动，通过加强导师管理、深化教学方法改革运用等形式提升教学质量。统筹推进临床技能中心建设，开展临床技能培训师资遴选和培训，通过临床技能培训和情景模拟培训不断规范和强化住院医师规范化培训。在全院首次实行高级专业技术职务差额聘任，出台《人才引进暂行办法》，成立博士后管理工作领导小组，制定《博士后绩效考核实施办法》。1人当选欧洲科学院院士，1人获得长江学者奖励计划特设岗位，1人获得江苏省有突出贡献中青年专家，5人成功获批江苏省第五期333工程。血液科在2019年全国专科综合排行榜中排名并列第二；重症医学科、肿瘤科、风湿免疫科、疼痛科、烧伤整形科顺利通过江苏省临床重点专科评审；继续推进“临床医学专家团队”项目工作。获国家科技进步二等奖1项，江苏省科技进步一等奖2项，何梁何利科技进步奖1项；获国家自然科学基金62项，同比增长48.8%，其中重点项目1项，重点国际(地区)合作与交流项目1项。

医院管理工作。颁布实施《苏州大学附属第一医院章程》，严格遵循党委会、院长办公会议事规则和“三重一大”决策制度，完善医院集体领导、党政分工合作、协调运行的工作机制。规范完成临床医技科室正副主任集中换届和部分党政职能部门科级岗位集中选任。成立“十四五”改革发展规划编制工作领导小组，召开发展规划座谈会5次，赴南京鼓楼医院、江苏省人民医院开展实地调研，形成《苏州大学附属第一医院改革发展“十四五”规划纲要》。出台《医院安全生产专项整治三年行动实施方案》。推进电子病历、互联互通、智慧服务的医疗信息化建设，实现电子病历全覆盖，两个院区医嘱、病历一体化管理。推广移动端办公，升级OA系统。上线医疗收费电子票据，财务处获国家卫健委改善医疗服务智慧医院建设先进典型。接通跨省异地医保实时结算平台。在三级公立医院绩效考核中上升至全国第41位，居全省第3位。依据质量、服务、成本、数量四个维度及时调整考核指标，不断完善绩效方案；完成"一平台四系统"的DRGs医保管理平台一期建设；推进政府医保支付方式改革在医院的探索和实践，DRGs核心指标纳入院内绩效考核。召开教职工代表大会和工会代表大会，推进党务院务公开，完成4000余人次的薪级工资增长，调整职工公积金缴存基数，全年人员支出占比持续增长。开展战高温、大病、女职工分娩慰问400余次；围绕传统节日、文体活动发挥社团作用，组织参加球类、书画等活动20余次；开展敬老月和走访慰问、旅游、健康体检等活动。

总院建设工作。2020年项目东区中心岛区域土方开挖、垫层及砖胎膜、防水均已完成，底板浇筑完成约80%，负2层主体结构同步施工中完成约30%，负1层顶板东北角开始支模施工；西区工程桩、立柱桩、围护桩、三轴深搅桩全部完成，冠梁、支撑梁全部完成，正在进行支撑梁下土方开挖中。应急事故池土方开挖完成，底板钢筋绑扎中。电梯、物流等招标完成，污水处理设备招标准备中。内装、净化、智能化工程等专项设计沟通工作全面展开。合理优化二期感染病科各区域特别是发热门诊布局。

（郜　翀）

苏州大学附属儿童医院

苏州大学附属儿童医院建于1959年，在原苏州医学院附属第一医院儿科基础上独立组建。经过60多年发展，现已成为一个集医疗、教学、科研、预防于一体的三级甲等综合性儿童医院，隶属江苏省卫生健康委员会，是苏州大学直属附属医院，苏州大学医学部儿科临床医学院和苏州大学儿科临床研究院。该院同时是江苏省儿童血液肿瘤中心、江苏省儿科类紧急医学救援基地、首批省级新生儿危急重症救治指导中心、第二批江苏省儿童早期发展基地、全国首批"肺功能单修基地"、苏州市危重新生儿救治中心、市儿童健康管理中心、市新生儿急救分站、市儿童创伤救治中心、市儿童友好型试点医院。该院有总院和景德路两个院区。总院占地面积近6万平方米，建筑面积13.3万平方米。景德路院区占地面积1.8万平方米，建筑面积4.5万平方米。核定床位1500张，实际开放床位1306张，现有职工2002名。当年门急诊192.51万人次，出院7.06万人次，手术2.02万例。

党的建设。落实党委领导下的院长负责制，院长在医院党委领导下全面负责医院医疗、教学、科研、行政管理工作。当年完成中层干部换届聘任和党总支（支部）换届选举。12月31日召开中国共产党苏州大学附属儿童医院第二次代表大会，选举产生医院新一届党委和纪委。完成制定医院《章程》《党委会议议事规则》《院长办公会议议事规则》等制度。举行7次党委理论学习中心组学习，召开2次党的建设与全面从严治党工作领导小组会议，制定2020年度《落实全面从严治党主体责任清单》。举行1期党务培训班、1次全院宣传思想工作会议和5次党务专题理论学习。当年获评"第六届全国文明单位"。

医疗工作。新增3个省级临床重点专科，1个省级临床重点专科建设单位，1个市级临床重点专科。加强各项医疗核心制度执行情况的督导检查，不断完善医疗规范和流程。共19个专科、58个病种实施临床路径管理，当年正式入径39112例。共16个病种开展日间手术服务，开展日间手术1480台次。开展日间化疗病房，实施日间化疗5736例。共与55个医疗单位建立医联体合作关系，建成紧密型儿科医联体7个，与10个医联体单位实现远程对接。开展"少跑一次"主题优质护理服务举措。牵头成立区域内儿科护联体，推动儿科护理同质化发展。持续开展儿童舒缓治疗，进行疼痛管理和临终关怀。获批中华护理学会京外儿科专科护士临床教学基地、儿童康复护理专科培训基地。部署发热门诊线上咨询平台工作，完成门诊结构化电子病历结构化改造。通过国家医疗健康信息互联互通成熟度标准化测试"四级甲等"测评。新增12个专科专病门诊，2个多学科门诊。2020年派出援助桑给巴尔1人，援助西藏拉萨市妇幼、新疆伊犁州友谊医院、陕西省旬邑县人民医院等单位13人，医师下基层单位服务共计61人次。

教学工作。2020年招收2020级儿科班学生75名，其中五年制儿科班学生45名，"5+3"一体化儿科班学生30名。招收全日制儿科学硕士研究生88名，其中科学型硕士8名，专业型硕士80名；科学型博士7名，临床型博士研究生59名，同等学力研究生12名。全年授予研究生学位107名。获省级、校级课程思政讲课比赛二等奖各1项；获2020年校级课程思政教学团队立项1项；获批校级在线开放课程、线上线下混合课程各1门。

科研工作。2020年获批国家自然科学基金15项。获教育部科学技术奖二等奖1项，江苏省科学技术奖三等奖1项，华夏医学科技奖三等奖1项。获批江苏省重点研发计划项目、江苏省自然科学基金项目合计7项。"儿童感染性疾病精准诊治实验室"获批苏州市重点实验室。全院公开发表论文372篇，其中SCI收录论文102篇，主持或参与编写专家共识、指南10人次。依托广州医科大学附属第一医院钟南山院士引进团队，建立国家呼吸系统疾病临床医学研究中心病毒诊断研究和推广区域平台。

规培工作。儿科专业基地被评为全国首批"住院医师规范化培训重点专业基地"。分层次构建儿科急救技能培训体系,启动国家基层儿科医护人员培训项目苏州基地。当年接收专科进修 84 人,招收苏州市第六届儿科进修学院学员 18 人。举办各类继续教育项目 35 项,其中国家级 10 项,省级 15 项,市级 15 项。举办第三届泛太湖儿科学术会议和科主任论坛系列活动,聚焦新冠肺炎疫情下的儿科医学发展,搭建学术交流平台。

人才队伍建设。全职引进手外科专家沈小芳副主任。优化在站博士后激励政策,加强博士后在站管理,新进站博士后 1 名,获中国博士后科学基金面上项目资助 1 项。完成第三批、第五批姑苏卫生人才考核以及第七批姑苏卫生人才申报工作,获批特聘人才 1 名,领军人才 2 名,重点人才 3 名,青年拔尖人才 6 名,其中领军人才首次同时获批 2 名。获聘教学高级职称 9 名,其中教授 2 名,副教授 7 名。获省双创博士称号 2 名。引进学术型博士研究生 8 名。

新冠疫情防控。新冠疫情发生后,医院迅速成立领导小组和工作小组,严格落实"四早""四集中"原则,按照"及时发现、快速处置、精准管控、有效救治"目标要求,制定医疗救治方案。严格按要求加强入口、预检分诊和病房管理。紧急完成总院 P2 实验室改造和景德路院区规范化发热门诊改造。加强对本院职工自我防护和管理,定期为高风险暴露人员进行核酸检测,实行离苏人员报备制度。定期开展多部门联合专项督查,压实疫情防控责任。选派 12 人支援湖北黄石,1 人支援河北;多名医师作为苏州市疫情防治专家组成员提供专业技术支撑和保障。先后获得先进个人表彰 66 人次、先进集体表彰 8 个次。

(马新星)

南通大学附属医院

南通大学附属医院(简称"通大附院")位于南通市崇川区西寺路 20 号,由清末状元张謇创建于 1911 年,是省属综合性教学医院,苏中地区医疗保健中心。1994 年获批成为卫生部首批三级甲等医院,1998 年被确定为国际紧急救援中心网络医院。医院是国家高级卒中中心、中国胸痛中心、心衰中心、房颤中心、国家脑防委心源性卒中防治基地建设单位、省孕产妇危急重症救治指导中心和省创伤救治中心。2020 年总诊疗 214.9 万人次,较上年同比下降 7.9%;出院患者 11.1 万人次,同比下降 8.6%;住院患者手术 5.6 万台,同比增长 2.1%;住院患者手术占比 50.5%;三四级手术率 72.7%,增长 7.7%,其中四级手术比例 37.5%,增长 10.6%;疑难危重手术占比 9.38%,增长 2.5%。出院患者平均住院日 7.1 天,同比下降 0.3 天。医院获评江苏省健康体检与管理质控中心,在全国医疗机构率先开发应用"疫情防控信息系统",获全国文明单位、全国 2019—2020 年节约型公共机构示范单位、全国人文爱心医院等称号。

党建引领。实行党委领导下的院长负责制。印发《新时代南通大学附属医院党支部建设"提质增效"三年行动计划》,与 8 个党总支、41 个党支部签订全面基层党建目标责任书。实施基层党建工作督查制度,开发建设党务管理系统,规范党小组设置。规范落实党建工作制度,领导干部坚持带头参加双重组织生活、"三会一课"、主题党日活动。完成康复医院党总支换届工作。组织开展"打造狼性团队　担当强者使命""致敬最美逆行者　奏响时代最强音"主题党日活动,开展抗疫先进事迹宣讲会,举行以"初心·使命·担当"为主题的第四届微党课比赛,组织申报大学 2019 年最佳党日活动评比,获一等奖。

疫情防控。医院派出两批共 18 名队员逆行湖北武汉和黄石,援武汉队员所在医疗队是在武汉坚守时间最长、救治患者最危重的医疗队;成立以主要领导为组长的新冠疫情防控领导小组和医疗救治专家组,健全预检分诊及治疗流程,加强全院门急诊及病区管理。成功救治南通市首例新冠肺炎重型患者。

学科建设。肿瘤科、泌尿外科、内分泌科、输血科获省级临床重点专科称号,口腔科、感染性疾病科获省级临床重点专科建设单位,全院省级临床重点专科数量达 30 个,位列全省第三名。2020 年,卒中中心通过国家脑防委复评,获国家四星级卒中中心称号。省级孕产妇危急重症救治指导中心和新生儿危急重症救治中心通过绩效评估,医院获"国家级母婴安全优质服务单位"称号。

人才引培。引进Ⅳ类人才 1 人,引进博士等高层次人才 20 名,柔性引进人才 5 人。新增国务院特贴专家、省突出贡献专家各 1 人;2 人获"省 333 工程"第三层次资助项目;1 人获"六个一工程"项目资助;市"226 人才工程"科研项目 5 人获第二层次资助,1 人获第三层次资助;获省政府留学奖学金出国项目资助 1 人。完成院第三批"英才、俊才"遴选工作,其中"英才"培养对象 11 人,"俊才"培养对象 24 人,评选"护理天使"计划培养对象 8 人、"雏鹰"计划培养对象 10 人。

科研成果。以全省第 6 名、全国第 96 名的成绩荣登 2019 年度中国医院/中国医学院校科技量值百强榜;在医院 31 个学科排名中,医院共有 18 个学科跃居百强榜,比 2019 年增加 3 个学科入围;并首次有 2 个学科入围学科排名前 20 名。21 个国自然项目获立项资助,其中面上项目 10 项,青年科学基金项目 11 项,资助直接经费 816 万元。主持承担江苏省科技计划项目 8 项,其中省社会发展面上项目 2 项、临床前沿技术计划 1 项,省自然科学基金面上项目 4 项、青年基金项目 1 项,立项数同比增长 167%。获江苏医学科技奖 6 项,首次获中国康复医学会科学技术奖。发表 SCI 收录论文 324 篇,最高影响因子 15.3 分,发表中华系列论文 22 篇。出版著作 8 部,其中国内外主编或副主编 6 部,参编 2 部。

高精技术。加大对关键、核心医疗技术资助与奖励,遴选 10 大类关键核心技术重点开发,其中达·芬奇机器人手术开展 440 余次,经皮主动脉瓣置换术实现零的突破,ECMO 开展位列全省前茅。完成大器官捐献 11 例、角膜 3 例,人体器官移植技术资质通过初审。

新院区建设。2020 年 5 月 8 日,通大附院新院区奠基,地点位于南通市中央创新区东区先锋地块;总占地面积 281 亩,总建筑面积 56.6 万平方米,容纳床位 2500 张,分三期建成。自筹资金建设平疫结合病房楼,获国家发改委 1 亿元专项补助资金。完成新院区桩基工程建设,正进行土建施工,项目力争 2023 年底投入使用。新院区与地铁二号线无缝衔接,与老院区在同一地铁线上,同时毗邻南通新机场、火车东站、沿海高速公路。

党风行风建设。召开全面从严治党工作会议,专题部署党风廉政建设和反腐败工作,签订院科两级党风廉政建设责任书,推动责任传导层层分解、有效落实。畅通监督渠道,在院内醒目处设立意见箱,公布监督电话,设置意见簿和出院患者电话回访簿,公示监督电话。医院网站医患沟通信箱每天专人开启,做到件件有答复,事事有回音。聘请社会行风监督员进行明察暗访。

(吴晓芳)

徐州医科大学附属医院

疫情防控与高质量发展。该院作为江苏省卫健委指定的徐州市新冠肺炎定点收治医院,圆满完成抗疫任务,获"江苏省抗击新冠肺炎疫情先进集体""江苏省五一劳动奖状"称号;先后派出 20 人赴湖北、北京、新疆、辽宁、河北、吉林等地支援当地疫情防控救治工作,百余人次获国家、省、市、校级各类荣誉表彰。较早谋划疫情防控和日常诊疗工作"两手抓",当年门急诊 234.1 万人次,出院 14.2 万人次;手术 6.12 万人次,同比增长 3.15%;三四级手术率 80.96%,同比增长 2.31%;四级手术率 40.27%,同比增长 11.4%。全年总收入同比上年增长 2%。在 2019 年艾力彼中国医院竞争力排行榜中,排名全国顶级医院第 62 位。在 2019 届地级城市医院百强排行榜中位列全国第 2 名。该院高质量转型发展获《健康报》《医师报》《徐州日报》等多家主流媒体广泛关注和集中报道。该院凝练提出"六种能力提升"理念,形成符合时代特点、徐医附院特色的医院价值观体系。获"全国文明单位""全国人文品牌医院""全国十大医学人文品牌医院"等称号。

医疗服务。稳步推进脏器移植申报工作,当年完成器官捐献 6 例,捐献器官 20 个,医院被授牌"施予受"器官捐献宣传基地单位、"国家创伤医学中心器官保护专业委员会理事单位"和"中国移植器官转运与质量控制示范数据平台(淮海服务中枢)"。当年共开展 ECMO 15 例、大血管治疗技术 125 例、冠状动脉搭桥技术 85 例、达·芬奇手术 270 例,在杂交手术室开展多学科联合诊治手术 36 台。血液科与徐州医科大学肿瘤所联合开展的 CAR-T 疗法治疗复杂疑难血液病,达世界领先水平,众多国内外患者慕名前来。开展日间手术 5145 例,日间输注 2000 例,各类 MDT 会诊 110 次。电子病历系统自动质控覆盖率 100%。利用信息化加强合理用药管理,人均重点监控药品金额同比下降 26%,获江苏省医院药学品管圈大赛银奖。VTE 相关诊治 300 例,被授牌为"江苏省肺栓塞和深静脉血栓防治联盟单位"。医疗投诉同比下降 25.53%,未发生重特大医疗纠纷。优质护理病房覆盖率 100%,麻醉护理专科成功获批中华护理学会京外临床教学建设基地,护理团队获江苏省品管圈比赛一等奖 1 项、三等奖 2 项、优秀奖 1 项。

人才学科建设。儿科、消化内科、检验科、耳鼻喉科正式确认为省级临床重点专科。卒中、胸痛、创伤、孕产妇危急重症、新生儿危急重症 5 个救治中心均被评为江苏省省级中心,其中,卒中中心为国家五星级高级卒中中心、胸痛中心为国家标准版胸痛中心。全面提升医务人员救治能力,开设 3 期危重症综合救治能力提升培训班。1 人入选享受政府特殊津贴人员、1 人入选江苏省有突出贡献的中青年专家、1 人入选江苏省"333 项目"、2 人入选双创人才、5 人入选双创博士。新增国家级学会任职 12 人;省级学会主任委员 4 人,副主任委员 8 人。

科技创新。获江苏省科学技术奖一等奖、二等奖、三等奖各 1 项;获国家自然科学基金项目 29 项;获江苏医学科技奖 3 项;获江苏省卫健委医学新技术引进奖 10 项;获江苏省妇幼健康新技术引进奖二等奖 1 项;获淮海科学技术奖一等奖 1 项;获徐州市医学新技术引进奖 17 项。获省部级课题 12 项;获市厅级课题 48 项;获中国博士后科学基金 1 项;获江苏省博士后科学基金 2 项;获中国博士后科学基金新冠肺炎疫情防控专项 4 项;合作获批国家重点研发计划 1 项。发表 SCI 收录论文 196 篇,中华系列论文 23 篇,北大核心论文 50 篇,其他论文 220 篇。获授权专利 94 件,主编或参编著作 7 部。

医教协同。完成本科生、研究生、留学生、住院医师规范化培训等各层次日常教学工作。疫情期间利用现代化信息技术手段,提前部署线上与线下教学衔接。完成学科带头人遴选,成立临床教学指导委员会、临床教学督导专家组等。

对外开放合作。选派援疆专家 3 名,支援新疆克州人民医院以及伊犁州友谊医院。医联体建设形成品牌。选派 5 位管理专家进驻泗洪县第一人民医院进行派驻式帮扶,形成医联体建设"泗洪品牌"。签订院府合作及专科联盟协议等共 31 份。

党建工作。创新党委中心组理论学习形式,每期由相关职能部门进行专题领学,使政治教育和学习走深走实。成功召开"庆祝七一"争做"两个卫士"暨抗击新冠肺炎疫情先进事迹报告会,开展向援鄂医务人员学习的活动。完成基层组织换届,临床医技科室党员科主任全部兼任党支部书记,实现党组织和党的工作全覆盖。注重干部素养和能力提升,组织3期中层干部拓展培训,开展10场“中层干部暨党支部书记专题培训班”。认真落实党员发展“双培养”机制,7名党员获得省、市级“优秀共产党员”“优秀党务工作者”称号。坚持党建带团建,213人被上级团委授予“优秀共青团干部”“优秀团支部书记”“优秀青年志愿者”等称号。深入贯彻卫生健康行业行风建设“九不准”要求,开展廉洁风险防控“回头看”工作,考核达标率100%。

(亓小琳)

江苏省太湖疗养院

2020年,江苏省太湖疗养院蝉联“全国文明单位”殊荣,获省卫生健康委年度综合考核先进单位,跻身艾力彼全国三级医院健康管理学科排名15强,继续位列全国疗养院第一名。全年出入院70297人次,其中体检68218人次,疗养、短休2079人次,总体业务量达上年同期的95%。医疗收入与上年基本持平。

立足三个到位落实防控要求。整个新冠肺炎疫情防控期间,坚持做到决策到位、管理到位、措施到位。围绕业务调整、员工管理、物资储备、防控举措、基建安排等一系列问题第一时间作出科学决策。疫情期间,按照医疗机构管理要求,迅速进入应急状态,开展线上办公模式,保证管理流转畅通。加强员工管理,全面梳理全院职工出行情况及健康状况,严格落实人员排查日报制度,严格落实居家隔离、居家办公、居家学习等防控管理要求。开展科普抗疫、热血抗疫、志愿抗疫。同时,通过中国康复医学会捐赠活动及缴纳特殊党费等形式,干部职工向疫区捐款37200元。业务全面重启后,严格按照“四早”防控要求,严把入口关、流程关、预警关。加强实验室硬件建设,选派专技人员参加培训,PCR实验室通过省临检中心考核验收,取得新冠病毒核酸检测资质。

做到三个明确夯实内部管理。一是发展目标明确。将2020年定为“内涵提升年”“任务落实年”。根据疫情防控实际,认真分析发展形势,科学、客观设定年度目标任务,在下发目标任务书的同时,将年度重点工作进行责任分解,明确牵头部门与工作要求。平时,强化重点工作督办制度,推动重点工作件件有落实、件件见成效。二是市场目标明确。受疫情影响,在外地客户受到限制的情况下,及时调整策略,转变方向,主攻本地市场,确保基本业务量。重点关注优质客户,紧盯大客户,加大对新客户的开发力度,采取因时、因量、因质的举措,尽可能保障业务稳定。三是内控要求明确。加强廉政风险防控,全面梳理药品、试剂、耗材、设备、餐饮物资及总务物资、信息软硬件、社会化服务等各类采供渠道,进一步完善资金存放管理,通过竞争性谈判方式,选择资金存放银行,为单位发展争取最大利益。严控“三公两费”,不断提高规范化管理水平。

围绕三个重点提升内涵水平。一是围绕重点业务抓成效。重点围绕检查质量、咨询质量、健康讲座、检后管理四个关键环节下功夫。围绕健康精密筛查需要,在全市率先开展肝癌早筛三联检、钙卫蛋白检测等项目。利用康复中心升级改造契机,加快“亚健康检测康复中心”建设。内镜中心全年完成5297例胃肠镜诊查,同比增长25.7%。MRI完成诊查2155人次,同比增长12%。二是围绕重点环节抓质控。医务部门着重在完善质控体系上下功夫,重点推进放射、超声、检验、质控管理,明确内科、主检、妇科、外科、疗效病历质控要求。护理部门严格落实各项护理核心制度和规章制度,突出重点科室(内镜中心、口腔科)感控管理,确保达标。三是围绕重点工作抓提升。完成无锡市健康管理平台运营资助项目结题工作。3项省干部保健课题完成结题。中标省卫健委科研课题项目1项,省干部保健课题立项1项。全年发表论文32篇,其中中文核心2篇、科技核心3篇,多位医师参与的中国康复医学会《疗养康复指南》完成出版。承担江苏卫生健康职业学院、山东临沂科技学校、无锡卫校23名学生实习带教任务。

做优三项保障提升保健服务。一是做优硬件保障。实施二疗区、医技楼、康复中心等区域改造及沿湖道路修缮。二疗区设施严重老化,自筹资金重新装修,2019年12月开工,2020年5月9日投入使用。康复保健中心建设分三期进行,一期康复病房1月开工,5月15日投入使用,新增疗养床位21个。二期康复门诊1月开工,5月19日投入使用,涵盖传统疗法部、物理疗法部、机能康复部、亚健康评估部等区域共计800平方米。三期保健中心6月开工,完成泳池水处理、水恒温加热系统及空调设备升级改造,9月28日投入使用。沿湖道路修缮项目在院前期设计、报批准备、招标工作的基础上于5月10日开工,12月初全部完成,主要包括沿湖步行道路修缮、自然人文景观修复、中华养生文化弘扬等内容。本次修缮道路全长950米,分湖光山色、江南烟雨、山林探幽三个主题段落。取“安定、祥和”之意,定名“定和路”,鼋头渚公园与省太湖疗养院长期共建共享。二是做优服务保障。在体检中心北楼开辟超声检查第二片区,有效分流,缓解拥挤矛盾。同时,通过信息手段提升服务效率,优化影像排队叫号系统,上线B超北区、放射分诊系统,努力提升服务体验。三是做优后勤保障。突出食品安全、交通安全、消防安全及运行安全等重点,通过加大资金投入、更新专业设备、改变管理方式等举措,从制度、硬件、人员等各方面全面提升安全管理水平。4月份重新招标保安服务外包单位。注重做好膳食保健,针对胃肠镜检查等特殊人群,配合推出相应的健康套餐。2020年,获无锡市滨湖区卫健委授予“健康餐厅”称号,获省烹饪协会餐饮比赛金奖1项,优秀奖1项。

突出三个引领强化组织保障。一是突出班子引领。委党组对院领导班子成员进行充实调整后,院党委调整细化班子分工,围绕市场业务、内涵特色、学科人才、服务保障、文化建设等方面定目标、定任务、定责任、定时限,尽最大努力将疫情影响降到最低。二是突出党建引领。聚焦“高质量发展走在全国前列”的工作要求,结合实际,开展“战疫情促发展　当先锋做示范”主题实践活动。开展“七一”党性教育月活动,通过专题党课、表彰先进、重温宣誓、典型宣讲、党日活动,梳理总结“不忘初心、牢记使命”主题教育及党建工作。2020 年,院党委接受省卫健委党组政治巡察,全力支持配合巡察工作,承担起巡察整改主体责任,把工作摆进去、把职责摆进去、把个人摆进去,坚持巡前即知即改、巡中立行立改、巡后全面整改,切实做好巡察工作“后半篇”文章。三是突出文化引领。注重廉政文化建设,开展廉政教育月活动。对全院涉钱、涉物、涉及经济活动的关键岗位、关键人员进行集体廉政谈话,学习党纪党规,重申纪律要求。制定院党委、党群部门以及科室意识形态责任清单,开展意识形态分析研判。构建覆盖广播、电视、直播、纸媒、客户端等融媒体宣传模式。

(朱海波)

江苏省海滨康复医院

齐心协力,应对新冠肺炎疫情。疫情期间,全院 50 余名医护人员报名,随时做好支援湖北准备;协助当地政府,承接健康人群集中观察点的任务,2 个月时间共接待健康观察人员 950 余人;组建省海康新冠肺炎等重大传染病临床救治预备队;在全院党员中开展为抗击疫情捐款活动,共收到捐款 10150 元。

常态化开展业务工作。一是制定疫情防控工作预案,落实各项防护措施,稳妥、有序地安排好 2020 年度干部疗养工作,全年来院疗养 325 人,其中副省级 5 人,院士 3 人,在职干部 113 人,比上年有所增加。二是积极承接江苏省直单位援鄂一线医护人员、南京市援鄂医护人员疗休养和健康体检任务。共接待省直一线医务人员 525 人,南京市医务人员 757 人。

安全生产工作。加强组织领导,全面落实安全生产责任,调整院安全生产领导小组,印发《院领导班子成员 2020 年安全生产重点工作清单》,层层压责任,推进安全生产“网格化”管理;突出重点,落实安全生产专项整治要求,领导带队拉网式排查,发现问题责任到人,加大力度集中整治。全年无安全事故发生。

真抓实干,创新发展。以差异化发展为中心,突出健康管理内涵,开辟特色功能检查区域,引进人体体适能检测评估、中医体质辨识仪等先进功能评估检查设备,对客户进行健康状态评估、干预及跟踪管理。普及健康管理知识,不定期深入各大企事业单位、社区、部队宣教,检后定期到各单位回访,大面积推广健康知识。融合功能板块,以院前、院后为重点,强化疗养、健康管理、康复、中医治未病四大专科建设。活用营销理念,向来院人员宣传海康品牌,活用新媒体。完成医院大门和传达室门面房的改造及装饰装修工程,全面提升医院内环境质量;打造现代化检验中心,完成检验中心整体搬迁,并进行 PCR 实验室的改造;新建中医馆,改善理疗环境,提升理疗人群满意度;打造园林式疗养环境,对院环境绿化进行优化重组,保证四季有花、各有不同;添置医疗设备,引进高端飞利浦 EPIQ5 彩超机、中医体质辨识、全自动生化免疫流水线、高端理疗设备等先进设备;提升客房档次,每个房间均添置冰箱和保险箱。

优化管理,优质服务。成立医院党政办,将健康管理中心和康复中心合并成立医疗事业部,在人员统筹安排、工作效率提升等方面持续发力。对中层干部及科主任、护士长等 33 个岗位进行调整,90 年左右中层 6 人,占比 37.5%,其中 90 后正科 2 人。制定《新型冠状病毒感染的肺炎疫情防控工作方案(应急预案)》,对工作人员进行全员培训,要求熟练掌握新型冠状病毒感染防控相关内容,建立常态化疫情防控意识。将疗养与康复有机结合,根据评估结果制定个性化的康复及中医养生方案;将中医药服务项目引入疗养中;在疗养过程中开展管家式服务,定点、定向的精准服务;搭建相互交流平台,做好与疗养员的互动;开展中医养生技术实践教学;营造疗养文化氛围,组织举办“相亲相爱一家人联谊会”,搭建一个疗养员展示才艺的舞台等活动。

实行体检全流程质控管理,打造健康管理品质品牌。全年共查出肿瘤 39 人次,危急值 29 项。将步态评估分析系统、平衡功能评估、人体成分分析、心肺运动功能评估、中医四诊体质辨识纳入体检套餐中。实行疗养分餐管理,教授养生菜肴制作。年内客房中心获卫生信用 A 级,膳食中心获江苏省餐饮业放心消费创建示范单位、江苏省餐饮行业协会“2020—2021 年度机关膳食行业领导品牌”。在江苏省餐饮博览会暨 2020 江苏餐饮行业职业技能竞赛中,该院疗养餐作品“山珍海味”获机关膳食营养餐大赛特金奖;作品“海洋之星”“金钱酿虾蛊”获青年名厨大赛金奖。

党建工作。推进“一个支部一个品牌”建设。第一党支部从优化服务,做好服务保障入手,第二党支部从有针对性开展健康宣教,积极打造疗养文化入手,第三党支部从狠抓健康管理品牌建设,提升“1 + X”健康管理内涵入手,第四党支部从深化感动服务,打造特有海康品牌入手,每个党支部都积极创建各自独特的党建品牌,有针对性地开展主题党日活动。认真迎接、部署省卫健委党组的巡察工作,对于巡察组发现的问题,做到即知即改;对于巡察组提出的建议,认真研究,及时落实。2020 年,健康管理中心党支部获连云港市级基层党支部“示范党支部”称号,机关支部获连云港市先进基层党组织称号。

(杨　璐　王利欢)

科研、教育、社会服务机构

江苏卫生健康职业学院

2020年学校首次获"江苏省平安校园建设示范高校"称号,获"江苏省智慧校园"称号,学校主办的《中国肿瘤外科杂志》继续入选2020年中国科技核心期刊,曾庆琪入选"江苏省名中医"。

党的工作。一是深入践行党对学校事业的全面领导。强化制度执行,扎牢权力制度的笼子,完善落实民主集中制,坚持"三重一大"决策制度,修订党委领导下的院长负责制相关制度和党委会、院长办公会议事规则。全年共组织开展党委中心组理论学习10次,党委班子成员共开展巡学旁听7次,接受省卫健委巡学旁听校党委理论中心组学习会1次。二是加强党风廉政建设。认真落实领导干部个人有关事项报告制度,班子成员上报个人重大事项报告信息。成立内部巡察工作领导小组,对卫生管理与基础学院和信息中心开展内部巡察工作,巡察突出问题导向,形成巡察报告,制定整改方案,督促整改落实。三是抓好意识形态,筑牢教育主阵地。注重思想引领和意识形态工作队伍的培育。领导班子就《新时代爱国主义教育实施纲要》和"习近平总书记关于意识形态工作的重要论述"进行了领学和巡学。出台《新闻宣传考核办法》。重视意识形态风险先研先判,完善舆情处置机制,全年分别在疫情防控、开学季、毕业季、考试季等关键节点召开4次意识形态分析研判会议。

教学工作。一是产教融合不断深化。校企合作企业数量显著增加。其中,就业基地153个,实习基地203个,理事会成员41家,产业园8家。新增预防医学和中医学两个新专业,相应增加了配套的校企合作单位,专业平均合作企业数16.63家。二是高水平专业建设取得突破。出台《江苏卫生健康职业学院高水平专业群建设管理办法》;8月召开专业群建设研讨会与专业群建设方案专家评审会,启动专业群建设工作;11月优选整合申报中医专业群和康复专业群为江苏省高水平专业群;12月中医专业群、康复专业群均获得江苏省高水平专业群立项。三是课程与教材建设成果显著。配套制定《江苏卫生健康职业学院在线开放课程建设三年行动实施方案在线开放课程建设方案》,建立"校—省—国"的三级在线开放课程培育机制,新成立教材建设委员会并修订《江苏卫生健康职业学院教材建设与管理规定》,梳理三年制和五年制哲社类教材教辅共49本,不断完善学校的课程建设机制。学校8门省级立项在线开放课程在中国大学慕课平台正式上线运行。全年共立项江苏省"十三五"重点教材1部。主编6部教材被认定为国家职业教育"十三五"规划教材。

招就工作。招生方面,不断扩展招生项目,加大招生宣传力度,结合专业发展与社会岗位设置需求,科学制定招生方案,圆满完成招生工作。2020年面向江苏、浙江、上海、安徽、广西、广东、山东、江西、湖南、河南、四川、云南、山西、贵州、重庆、西藏16个省份招生,高招计划数3200人,最终录取3167人,计划完成率98.97%,报到率96.75%;面向社会人员开展全日制学历教育计划数100人,共录取85人,计划完成率85%。就业方面,鼓励毕业生到基层就业、应征入伍、转本升学。依托"91job智慧就业平台",组织线上线下招聘会,落实毕业生就业困难帮扶,及时推送就业信息。截至12月,2020届毕业生就业率93.11%。

防疫抗疫。"战疫"与"育人"相结合,助力打赢疫情防控"阻击战",涌现出一批抗疫防疫人物典型,成为全省唯一服务助力国外疫情援外医疗队为高职院、唯一参加指导高校防控工作的高职院。学校返校工作方案,被评为优秀等级,为同类返校高职院中学生类别最多,人数最多,持续时间最长的学校。学校利用中医药专业和人才优势,成立学校COVID－19防治专家组,为疫情防控提供技术和智库支持。

科技研发。2020年度,学校国家级科研项目5项,其中在研2项,结题3项;学校在研省部级科研项目254项,其中新立项项目73项,在研项目164项,结题项目17项。截至2020年12月持有效专利54项,其中发明公开、发明授权4项,实用新型46项,外观设计4项。2020年科技服务营收163.75万元。

(朱　婷　刘　嘉)

江苏省血吸虫病防治研究所

江苏省血吸虫病防治研究所创建于1950年7月,2020年在编人员113人,其中专业技术人员104人,高级职称46人,中级职称31人,博士11人,硕士50人。作为省级血吸虫病和寄生虫病防治研究专业机构,主要承担全省血吸虫病、寄生虫病防治及相关突发事件应急处理、医学基础和应用技术研究、科技情报信息服务、技术培训与科学普及等职能。该所为基础医学病原生物学专业硕士学位授予点、国家博士后科研工作站、江苏省科普教育基地;建有世界卫生组织消除疟疾研究与培训合作中心、国家卫生健康委寄生虫病预防与控制技术重点实验室、江苏省寄生虫与媒介控制技术重点实验室、江苏省"科教强卫"工程医学寄生虫学重点学科;合作共建江南大学公共卫生研究中心、南京医科大学热带病研究中心;为无锡市人民医院医联体成员单位;主办《中国血吸虫病防治杂志》。

新冠肺炎疫情防控。贯彻落实国家和省、市卫生健康委关于新冠疫情常态化防控的精神与要求，制定单位内部新冠疫情防控方案与制度9份；组织相关人员定期定时对单位室内公共场所开展消杀；对安保人员进行疫情防控教育培训，对进入单位人员进行疫情相关的严格登记排查；主动联系政府定点供应商采购防疫物资。在疫情期间组织"众志成城战疫情"志愿服务工作，获无锡市科协先进集体。

血吸虫病防治。2020年底，全省64个血吸虫病防治县（市、区）89.06%达血吸虫病消除标准（57/64），达"十三五"规划85%的既定目标。在南京市高淳区、江北新区，扬州市开发区、广陵区、江都区，镇江市京口区、镇江新区等7个县（市、区）达消除血吸虫病标准工作的基础上，组织力量做好"高危地带" "高危人群"和"高危季节"的急性血吸虫病疫情监测和防治工作，建立并完善急性血吸虫病疫情应急处置机制。长江汛期结束之后，又结合长江大保护行动，对全省水源地保护区、长江豚类保护区等药物灭螺难以实施的现有钉螺环境，长江保护修复、生态湿地建设、退耕还林还草还湖等区域涉及的历史有螺环境，可疑钉螺滋生环境类型演变开展调查与评估，并将灾后风险评估与之有机结合，确保大灾过后无大疫。做好晚血患者治疗救助工作，全省贫困晚血患者已从2019年的99人降至34人。《中国血吸虫病防治杂志》在中国科学引文数据库CSCD核心影响因子0.85，较2019年增长48.61%，被美国*Ulrich's Periodicals Directory*（乌利希期刊指南）数据库收录。

疟疾防治。在全面抗击新冠肺炎、做好疫情防控的同时，将输入性疟疾防控融入新冠肺炎疫情常态化防控工作。在新冠肺炎处置隔离点以及发热门诊医院认真实施各项疟疾防控措施，大力提升境外返乡人员疟疾筛查力度，全年未发生输入性疟疾死亡病例。全省开展发热患者血检124330人次，血检阳性90例，血检阳性率0.07%。按照"1—3—7"消除疟疾工作要求，对90例输入性疟疾病例进行复核、流调与处置。"线上"和"线下"相结合，开展"消除疟疾控新冠，同防输入再传播"为主题的全国疟疾日系列宣传活动，覆盖约427万人次。

重点寄生虫病防治。开展食源性寄生虫感染风险监测工作，异尖线虫阳性率25.09%。2020年全省土源性线虫病监测结果显示江苏省人群重点寄生虫感染继续维持在极低的水平（0.5%以下）。通过省级土源性与食源性寄生虫病诊断参比实验室评审。完成江苏省重点寄生虫病防治规划（2016—2020年）终期评估工作。持续推进全省肠道线虫病防治效果评估工作，2020年底全省所有设区市及县（市、区）均通过有效控制肠道线虫病的考核评估。继续做好全省慢性丝虫病患者的关怀照料工作。完成江苏省"十三五"农村改厕绩效评估工作。

科研与实验室管理。获省属公益类科研院所自主科研专项考核"优秀"等级，获得资助300万元，通过2017—2019年省级重点实验室考核。获国家重点研发计划项目在内的各类课题7项，新增科研经费500余万元；获省医学会科技二等奖1项、省卫健委新技术引进奖1项、省分析测试协会奖1项；获实用新型专利4件、软件专著权3项、国际专利1件。2020年所内搭建"江苏寄生虫病防治"抖音平台和官方B站平台，科普作品获第六届江苏省公益科普作品大赛中新媒体类二等奖1项、三等奖1项、文创类优秀奖1项，第十一届江苏省优秀科普作品大赛新媒体类三等奖1项。获评江苏省和无锡市优秀科普基地、行知大学堂优秀案例。

人才培养与技术培训。培养江苏省"科教强卫工程'重点人才1名，"333工程"二层次人才2名，三层次人才1名。设立专项资金，培养6名所级优秀青年人才和培育对象，资助3项优秀青年科研项目及17项自主研发项目。进站博士后1名，培养硕士研究生12名，与南京医科大学联合培养公共卫生专业学位硕士11名，与江南大学联合培养国际MPH留学生2名；与高校联合培养博士生5名，在读博士研究生5名。完成3项国家级继续教育项目的备案及现场培训，累计培训全省专业技术人员500人次。

对外交流与合作。2020年世界卫生组织正式确认该所合作中心进入第二届任期。接受商务部对援桑给巴尔血吸虫病防治技术合作第一轮项目的技术验收和财务审计，获优秀等次。通过线上视频会议与美国哈佛大学、亚太地区消除疟疾网络开展消除疟疾专题会议讨论，推进消除疟疾进程。作为项目管理方召开视频工作会，稳步推进非洲刚果（金）疟疾综合防控项目的现场工作和效果评估。协助江苏省预防医学会成立全球卫生分会。

全面从严治党。贯彻落实新时代党的建设总要求，落实全面从严治党"两个责任"，根据省卫生健康委党组第二巡察组的巡察反馈意见，所党委全面履行巡察整改主体责任。贯彻落实意识形态工作责任制，明确党委班子成员和工作部门意识工作责任清单，制定党支部意识形态工作考核细则，落实意识形态工作责任。推行《党员学习请假制度》和《党员干部学习教育积分制度》。党委、纪委完成换届选举工作。推进党支部标准化、规范化建设。

（罗恩培）

江苏省原子医学研究所

江苏省原子医学研究所成立于1959年，是中国唯一的集科研、临床、信息和科技开发于一体的综合性核医学研究基地，形成了以科研为主体、临床和科技开发为两翼的发展格局，建有国家卫生健康委核医学重点实验室、江苏省分子核医学重点实验室、江苏省科教强卫工程重点学科（实验室）和无锡市生物医药技术服务平台。

科研工作。获得山西省科学技术一等奖1项、上海市科学技术一等奖1项、江苏省科学技术三等奖1项、华夏医学科技三等奖1项、江苏省卫生健康委医学引进新技术评估二等奖1项、江苏医学科技二等奖1项。获得国家发明专利12件,实用新型专利4件。发表第一作者单位论文65篇。其中,第一作者单位SCI收录论文31篇,平均单篇影响因子3.94,影响因子5以上9篇。以第一完成单位获得科研项目立项22项,其中国家自然科学基金面上项目2项,省自然科学基金面上项目3项。完成省部级以上科研课题5项。2篇论文被2020年美国核医学与分子影像学会年会录用、1篇论文参加2020年欧洲放射学年会壁报交流。

临床工作。江苏省江原医院是无锡市核和辐射突发事件定点洗消医院、无锡市甲状腺病研究所。医院在甲状腺病、糖尿病等特色专科建设方面已形成一定优势,放射性核素治疗技术、神经内科和健康体检中心享有较好的社会声誉。2020年完成门急诊237878人次,住院4472人次,手术2987台次,甲状腺癌手术占比71.8%。医院基因检测实验室在江苏省临床检验中心的指导下,开展感染性病原体基因项目、"新冠"病毒核酸检测。推进信息系统建设,上线PACS系统、手麻系统、医疗废物系统等。新建独立发热门诊、完成手术室ICU改建。

科技开发。江原实业技贸总公司获评"江苏省高新技术企业",自主研发的4大类30余个品种的产品投放市场。2项专利和1项成果——"肿瘤诊断试剂18F-Al-NOTA-MATBBN"在省科技厅办理挂牌交易手续挂牌。应用研究部研发的多种正电子配套试剂盒供应全国多家PET中心。江原制药厂是获得放射性药品(配套药盒)GMP认证的企业,严格按照GMP及其放射性药品附录的规定组织生产,2020年完成9个品种82批次药品共计生产15.2万瓶。生物技术部荧光免疫测定仪获得医疗器械二类注册证,PGⅠ、PGⅡ、PTH、G17、PLA2R-POCT等产品的长期稳定性得到改进,开展研制一类备案产品嗅觉障碍诊断卡和免疫组化产品。

信息工作。该所承办的《中华核医学与分子影像杂志》入选临床医学领域高质量科技期刊分级目录T2级,被江苏省新闻出版广电局列为非抽验的期刊进行年检,获得中华医学会颁发的"版权目次""语言文字""英文摘要""法定计量单位"4个单项奖。出刊12期,刊出文章160篇,刊出重点号6期。发布《新型冠状病毒感染疫情期间核医学影像检查的工作流程及防护建议》《2019新型冠状病毒感染疫情期间核医学诊疗安全防控专家共识(第一版)》。设"病案分析""继续教育"与"日本核医学论文摘要选登"特色专栏。

人才培养。1人入选卫生国际交流支撑计划自选项目,1人入选省政府留学奖学金,1人获得省双创博士项目,1人获评无锡市有突出贡献专家。7名第五期"333"培养对象期满考核、1名第13批"六大人才高峰"培养对象通过结项验收。1人获评无锡市百名科技之星。2名博士后完成在站工作,顺利出站,博士后科研工作站考核"良好"。培养2名在职博士、8名在职硕士。

综合保障。推进新建科研楼项目,逐项通过建设面积审批、规划许可证申领等一系列审批手续以及设计方案深化,目前该项目已启动,进展顺利。完成所内消控中心、食堂等建筑及管线的修缮改建工程。累计采购物资4262万元,采购固定资产585万元。开展安全生产集中整治专项、"安全生产月"活动、疫情感染防控排查整顿工作等一系列专项工作,接受上级安全生产检查、督查20次,组织自查16次;对安全整改建议和发现的隐患,及时制定整改方案、落实整改措施。

党建工作。制定年度党校活动计划,以党校为阵地对党员进行教育。党委以"我是党员我先上,做'两个卫士'"和党的十九届五中全会精神学习为题,组织专题党课2次;完成所党委、纪委换届选举工作;落实省卫生健康委党组第二巡察组对所党委巡察整改工作;落实意识形态工作责任制,制定所党委责任清单、职能部门考核指标和党支部考核目标。开展党支部标准化规范化建设,6个党支部均经市卫健委验收合格。开展先进典型评选活动,获评省卫生健康行业优秀党务工作者1人,市卫生健康委优秀共产党员1人,省、市"百名医德之星"1人。所党委召开建党99周年纪念大会并表彰19名所优秀共产党员、5名优秀党务工作者、2个先进党支部;对53名"学习强国"学习平台学习先进个人进行表彰;评选出6名"抗疫先进医师"。深入开展"党风廉政教育月"活动,推荐遵规守纪尚廉好党员5名。对2019年度发表的SCI收录论文进行数据真实性抽查。执行"阳光工程"实施意见,干部选拔、评优评先、职称晋升、人员招聘、党员发展等均进行公示。保持市文明单位称号。

(魏　利)

苏州卫生职业技术学院

苏州卫生职业技术学院(简称学院)是一所具有110年历史的江苏省省属全日制公办专科层次普通高校,是江苏省首家卫生类示范性高等职业院校,江苏医药卫生职教集团理事长单位,也是江苏省卫生健康职业教育行业指导委员会秘书处和江苏省卫生职业教育研究室挂靠单位。2020年,学院设有社科部、体育部、基础部和临床医学院、护理学院(国际护理学院)、药学院、医学技术学院以及口腔系、眼视光系、酒店管理系共10个教学单位19个专业。全日制在校生9905人,高职毕业生3227人,教职工727人。2020年,统筹校园疫情防控和内涵建设取得双胜利,获"江苏省平安校园建设示范高校"称号。

队伍建设。2020年,组织教师参加国内各类培训学习44人次,各类专业实践79人次。新增教授1名,预聘教授3名,副教授8名,副研究员1名;评审通过副主任医师5名,副主任护师1名。新增2020年江苏高校"青蓝工程"中青年学术带头人培养对象1名、优秀青年骨干教师培养对象2名和优秀教学团队1个，2020年江苏省高职院校类产业教授(兼职)3人。提任中层副职(正科级)干部10人，完成8名中层干部调整交流;1名干部继续挂职村党总支第一书记，新选派1名干部挂职锻炼。制定《苏州卫生职业技术学院岗位设置与聘用管理办法》《苏州卫生职业技术学院职称评审工作改革实施方案》，启动校内岗位设置和职称评审工作改革。

教育教学。2020年，获批中医学(国控)专业，护理和医学检验技术2个省高水平专业群，国家"十三五"规划教材3本;获批江苏省现代职教体系贯通培养项目7个，新增预防医学专业"5+0"高职与本科联合培养项目。新增苏州市吴江区中医医院为附属医院。扩大"1+X"证书制度试点，成为江苏省"1+X"证书制度试点工作"卫生与公共服务类"协作组组长单位，目前有"1+X"老年照护、母婴护理、幼儿照护、运动营养咨询与指导共4个职业技能证书制度试点。获批成为江苏省职业院校技能大赛"健康与社会照护"赛项的赛点院校;学生参加国家、省、市各级各类技能竞赛共获奖近10个，其中，全国职业院校技能大赛改革试点赛"健康和社会照护"赛项、江苏省职业院校技能大赛高职组护理技能赛项均获一等奖。护士职业资格考试通过率99%。面对突如其来的新冠疫情，全面整合利用校内外各类在线资源和平台，在线课程开课比例100%。履行江苏省卫生健康职业教育行业指导委员会秘书处职能，完成8个行指委专业委员会的组建工作，组织召开专业委员会成立大会暨第一次全体委员会议。

科研成果。在研国家自然科学基金项目1项。年内，立项各级各类科研项目134项，其中教育部课题1项，省级课题26项，省大学生创新创业课题33项，市级课题35项，立项科研项目总经费244万元。获授权实用新型专利19项，获软件著作权2项，实现科技成果转化1项，获批苏州市政府自然科学优秀论文奖1项。在省级以上刊物发表论文337篇，其中高质量论文41篇。启动新科技大楼和实验动物中心科研平台建设。

招生就业创业。克服疫情影响，积极创新宣传方式，开展线上直播宣讲、直播探校、快闪视频等新颖形式，有效提升宣传效果，获评"江苏教育考试网上咨询宣传优秀单位"。全年在全国16个省、市、自治区共录取考生3295人(不含高职与本科联合培养项目)，录取率99.85%，报到3226人，报到率97.91%，创历史新高。另外，面向社会人员招生计划100人，报名105人，最终录取52人。"专转本"录取797人。开展不间断的线上线下招聘会11场，提供近13000个岗位，全年发布岗位信息近50000个。2020届毕业生年终就业率95.07%。

社会服务。疫情暴发后，附属口腔医院和眼视光医院制定应急预案，在确保全体员工和患者零感染的安全防护下，通过预检分诊制度、宣传在线问诊、网上预约等分流措施，满足人民群众医疗服务需求。2个医院年门诊收入破亿元，开展医疗服务近16万人次。学院"健康卫士职业体验中心"获首批省教育厅和市教育局苏州中小学生职业体验中心认定授牌。学院为地方开展公益性技术技能服务6.26万人次。接收贵州健康职业学院老师来该院进修，派出3位老师赴贵州健康职业学院对口援建。

国际合作交流。输送日本海外护士合作培养项目学生4人赴日本实习就业;完成海外本科直通车项目学生14人(护理专业3人，康复治疗技术专业11人)学士学位课程申请;稳步推进与英国伯明翰城市大学在医学影像技术、医学检验技术、医学营养3个专业的"3+1"专升本合作项目;推进与爱尔兰垂利理工学院护理专业"3+2"专升硕项目。2017级6名缅甸籍药学专业留学生圆满毕业并安全回国。做好缅甸、柬埔寨14名留学生的各项疫情防控和生活保障工作。

(浦颖娟)

江苏医药职业学院

江苏医药职业学院是省卫健委直属全日制公办专科层次普通高等学校，是江苏省示范性高职院校和省、市三方共建学校。有护理学院、医学院、药学院、国际教育学院等9个教学单位，开设护理学、临床医学、预防医学、中医学、药学等医药卫生大类专业19个。现有校内外专、兼职教师944人，校内专任教师404人，其中教授32人、硕士学位以上教师324人，博士学位教师46人。临床医学、预防医学专业执考通过率位居全国本专科院校之首;骨干专业在《2020年中国高职院校综合竞争力排行榜》中，全部排名全国前五且均获评五星级专业;教学能力比赛获奖数在同类考核院校中综合排名第一;全年新增引培高层次人才55名;科研横向经费成倍增长。学校还先后入选教育部"1+X"证书试点项目推进首批优秀试点院校、全国职业院校校园文化建设"一校一品"学校。2020年，在全国职业院校技能大赛改革试点赛高职组护理技能赛项中获一等奖1项;在第十六届"挑战杯"全国大学生课外学术科技作品竞赛江苏省选拔赛决赛中获省赛特等奖、一等奖、二等奖各1项，成为全省唯一一所入围国赛的高职院校。

专业建设。2020年，落实校长履职亮点项目，高质量推进4个高水平专业群和9个校级项目"双高"建设任务;对照教育部新颁布的高等职业学校医药卫生大类专业教学标准，全面修订2020级人才培养方案和课程标准，注重将"课程思政"元素融入教学内容，实现课程思政教学改革全覆盖;以获批设立中医学专业为契机，创新构建"四元融合，校院一体"人才培养模式;入选国家规划教材4部、省重点教材1部，立项校本活页式、立体式、手册式等新形态教材24部。

师资建设。精准引进急需紧缺高层次医学人才21名，柔性引进兼职专业带头人、特聘教授、专业建设顾问等14名。大力实施"攻读博士支持计划",鼓励支持青年教师学历提升,新增攻读博士学位教师20名;加强专兼职教师培训,组织国培、省培50人,获批境外研修、个人访学、企业实践等项目10人。入选省"青蓝工程"项目3人、省产业教授5人、省卫健委"六个一工程"拔尖人才2人、盐城市创新创业领军人才2人;获评江苏省最美教师1人,学校师德师风建设经验在《新华日报》刊登并被"学习强国"平台推广。

教学改革。全面推进以"教学育人结合、线上线下混合"为重点的教育教学改革,在江苏省职业院校教师教学能力大赛和江苏省高校微课教学比赛中累计获一等奖2项、二等奖10项、三等奖6项,教学能力综合得分位居全省同类考核院校之首;成立教材建设与选用管理委员会,出台《教材建设与选用管理办法》,入选国家规划教材4部、省重点教材1部;大力推动在线开放课程提档升级,立项省精品在线开放课程培育项目14门;遴选"课程思政"示范课程17门,并在全校开设示范公开课,形成"课课有思政、人人重育人"的良好氛围。

人才培养。学校注重以赛促教、以赛促学、以赛促改,在全国职业院校技能大赛改革试点赛高职组护理技能赛项中获一等奖(排名第一),在江苏省职业院校技能大赛中获一等奖2项、二等奖2项、三等奖3项;在江苏省"互联网+"、大学生职业生涯规划大赛中共获奖11项,参与度和获奖数均位居全省同类考核院校第一方阵。护理专业执业资格考试成绩连续五年生均分保持在90分左右,医学检验技术、康复治疗技术专业职业资格考试通过率在90%以上,位居全国前列。

文化建设。学校坚持立德树人,牢固树立文化育人理念,初步构建以文化人、以文育人的人才培养路径;加强学生职业行为养成教育,依托学校南丁格尔志愿者协会、徐兆学青年志愿服务队,充分发挥文化在思想道德教育、专业知识教育、社会实践教育各环节的育人功能;着力构建以"敬佑生命、救死扶伤、甘于奉献、大爱无疆"为内核的天使文化育人体系,打造"天使文化"品牌并入选全国职业院校校园文化建设"一校一品"学校。

招生就业。完成2020年招生工作,计划招生3240人,录取率100%;报到3175人,报到率98%;在同类考核院校中,该校高职本科分段培养类(3+2)文科、理科录取分数线均位列第一,普通类理科录取分数线排名列第四,文科录取分数线排名第五;此外,该校还面向社会人员招生100人,录取率100%。

科研立项。精准对接企业、医院科技服务难题,校企(院)合作横向课题实现大幅提升,全年横向经费合同额2178万元,专利转化10件;"肿瘤分子机制与创新药物"团队获评盐城市科技创新团队;学校分别获批江苏省和盐城市科普教育基地。

合作共建。2020年内,学校着力构建现代职教体系,与南京中医药大学、徐州医科大学开展中药学、预防医学"3+2" "5+0"贯通培养项目,新增康复治疗技术、医疗设备应用技术中高职"3+3"分段培养项目。继续与南京医科大学和徐州医科大学开展临床医学、康复治疗技术、药学、医学影像技术等4个专业高职本科"3+2"分段培养项目。

疫情防控。成立新冠肺炎疫情防控领导小组,下设学生工作、后勤保障、专家指导等10个工作组,先后制定《师生返校工作方案》《疫情防控演练方案》等工作预案和食堂、教室、公寓等专项方案;每天通过"完美校园"APP对全校师生员工健康信息进行网格化采集,实现健康数据在线化、数字化管理;建立医学观察中心,专门设置医学观察隔离室46间,多方采购防疫物资并装备体温筛查测温安检门和热成像红外测温仪,累计投入防疫工作经费120余万元。同时,疫情防控期间,还实现线上教学课程与学生100%全覆盖,在线教学质量报告和课程教学改革案例入选省教育厅在线教学工作优秀典型案例。发掘苏医校友抗疫事迹,发布"苏医最美逆行者"报道112篇,累计阅读量超过4万人次。

对外交流。推进江苏高校中外校群合作平台建设项目,入选首批"江苏高职院校一带一路人才培养合作联盟"成员单位。先后与马来西亚独大教育中心、柬埔寨国家技术培训学院、乌克兰乌中丝路中心等"一带一路"沿线国家院校机构,开展线上直播讲座、联合博士培养项目洽谈等一系列国际交流活动。组织在美国、澳大利亚、泰国等国家开展境外研修的11名公派出国教师在当地开展培训和服务,开发多语种课程《东南亚地区常见传染病防治》,2个案例获评2020年世界职教大会优秀案例。新增医教融合协作医院5个。

扶贫攻坚。选派1名中层干部到青海卫生职业技术学院挂职,与该校专业教师组成教学团队获青海省职业院校教师教学能力比赛一等奖(排名第一);选派2名高水平教师赴海南州职业技术学校开展支教工作。全年采购江苏省经济薄弱地区农副产品20万元,采购西部贫困地区农副产品43万元;在校内建设消费扶贫专柜2座,专柜内消费扶贫产品比例50%以上,每天营业额600元以上。全年累计发放奖助学金1245万元,发放生源地助学贷款635万元,资助覆盖面100%;"苏乡永助"等资助育人主题活动贯穿全年,学校连续三年获"江苏省学生资助工作绩效评价优秀"等次。

社会服务。与中国药科大学、苏州大学、南京医科大学等加强联合办学,录取成人学历教育本专科新生2299人;加强以健康需求和市场应用为导向的人才培训,与扬州大学、南通大学合作培养同等学力硕士研究生119名;开展职业技能培训"百日会战"活动,培训养老护理(健康照护)职业技能学员400余名;全年社会培训近1.2万人次,社会培训收入217万元。

(马冬云)

常州卫生高等职业技术学校

2020年底，常州卫生高等职业技术学校有全日制在校生3827人，其中五年制高职生3667人。有专任教师156人，其中硕士研究生学历或学位及以上91人（含博士2人）；55人具有高级职称（其中正高级5人），占校内专任教师比35.25%。双师素质教师103人，占专任教师比例66%。2020年，录取新生790人，其中高职生750人；毕业学生733人，其中高职毕业生696人，毕业生年终就业率95.55%。全国护士执业资格考试通过率99%，中职护理学生"4+2"转段升学考试100%升学，中职学生参加省学业水平测试合格率100%。学校获评江苏联合职业技术学院教科院先进集体、江苏省陶研工作先进集体、南京医科大学高等教育自学考试"专接本"工作先进集体。

党建工作。巩固"不忘初心　牢记使命"主题教育成果，落实《党委会议事规则》《"三重一大"制度实施办法》《关于校级领导干部个人重大事项报告的工作制度》等制度，修订《中层干部管理办法》。加强支部规范化、制度化建设，离退休干部党支部被省委老干部局认定为第三批"六有一提升"达标支部。开展主题党日活动。完善网络意识形态安全责任制，抓好疫情防控期间的网络舆情监测研判处置。层层签订《全面从严治党责任书》，汇编《警示！防疫不力被问责的"十二种行为"！》案例集，组织"深入贯彻监察法全面推进依法治国"专题讲座。

疫情防控。学校第一时间启动突发公共卫生事件一级响应，成立以校长、书记为组长的学校新冠肺炎疫情防控工作领导小组，坚持日报和零报告制。制定并完善"二案九制"、《个人防护手册》，及时采购酒精、消毒剂、口罩等疫情防控专用物资30余万元，改建临时观察室11个，增建洗手池15处，增加水龙头42个，新增监控摄像头118个、烟感探测器96个，定期进行校园有害生物消杀、公共场所消毒。制定分批次、分年级错峰错时开学方案4个，细化报到流程。疫情防控期间"停课不停学"，开设在线教学课程531门次，3798名学生做到全覆盖。2020年，全校未发生一起聚集性疫情，校内师生员工"零感染"。

专业建设。学校有8个五年制高职专业和1个中职专业。年内专题召开康复治疗技术、健康管理、中药学、眼视光技术等4个专业的专业指导委员会会议，申报第三批母婴照护"1+X"项目试点学校。药学、药品经营与管理专业积极实施现代学徒制试点。康复治疗技术专业继续与江苏幸福天年养老服务有限公司深度合作，推动省级"产教融合型企业"项目建设。药学相关专业与扬子江药业集团深度合作，共建"常卫—扬子江"药学教育联合体，"护理职业体验中心"被认定为江苏省中小学生职业体验中心。

师资队伍。2020年，培育校级教学名师5名，25名青年教师纳入六年职业发展跟踪管理，2人分别入选省职业教育教学指导委员会副主任委员和委员。获评市师德模范、龙城英才"十佳双师型教师"、职教"骨干教师"各1人，1个团队获评联院优秀教学团队，5人分获联院、常州市优秀班主任、优秀学生管理工作者和德育先进工作者，2人获评联院教科研先进个人。全年15项课题获校级立项，14项课题获市级以上立项。首次在省高校哲社科学课题、市教育教学规划课题、市科技项目中取得零突破。发表核心期刊论文5篇；32人次主编参编教材，其中主编主审7人；1人主编的教材被列为省优秀培育教材，3人主编的教材被认定为联院院本教材；29人次在市级以上论文评选中获奖。

社会服务。创新政校行企联动机制，主动承接市养老护理职业技能竞赛，市安宁疗护护理实践新进展培训、省机关事业单位药剂岗位技术等级培训、钟楼区养老机构院感防控培训等项目，其中全科医生规范化培训全省统考合格率100%，位列全省第一。开展眼镜验光员等6个职业工种技能鉴定及认定工作22批1153人。获批全国首批老年照护职业技能等级证书试点项目（社会人员）培训基地。承接各类考务23场次31936人。开展全民终身学习活动周活动11项，参与9539人。新开发社区教育课程5门，制作微视频与微课程8个，编制社区教育课程大纲3门，分获常州开放大学社区教育特色项目工作室优秀课程大纲一等奖、三等奖。

人才培养质量。组织劳模工匠进校园，举办"常卫'开学第一课'暨'战疫有我·与爱同行'常州抗疫纪实摄影故事分享会"，开展"青春战疫，我们都在线"系列云思政课堂、"弘扬抗疫精神，筑牢家国情怀"云班会等系列活动。强化劳动教育，将劳动素养纳入学生综合素质评价体系，开展现代学徒制形式的工学交替、顶岗实习，将职业素养和工匠精神培育融入人才培养全过程。学生获江苏省职业院校技能大赛二等奖2项、三等奖5项；获江苏联院护理协作委员会职业生涯规划和PPT辅助演讲一等奖6人，二等奖3人；1件作品获文明风采大赛优秀作品；获省职业院校创新创业大赛三等奖1项。

（丁　珏）

江苏护理职业学院

学校现设护理与助产学院等7个二级教学单位，设护理、助产、药学、医学检验技术、康复治疗技术等17个专业，在校生8142人，专兼职教师771人。拥有科技路和黄河路2个校区，校园占地面积33.63万平方米。建有5个附属医院，130个校外见习实习基地。2020年，学校坚持以立德树人为根本，在比学赶超、创新实干中努力推进高质量发展，依法治校经验全省推广，养老护理人才培养迈上新台阶，专业建设内涵水平不断提升，"三全五度"育人综合改革持续走深走实，科研工作再创佳绩。

党建工作。利用暑期，先后组织"三个聚焦、比学赶超"领导干部信仰信念研修班、优秀年轻干部培训班、"三全五度"思政骨干培训班、专业带头人培训班等系列化、多层次集中轮训与培训。制定《关于加强领导班子政治建设的实施方案》等系列文件,全年党委中心组学习8次。全面推广使用"学习强国"学习平台。学校党委书记先后在7月27日省教育厅党组理论学习中心组专题学习会、8月7日省纪委专题小型工作座谈会发言。

"三全五度"育人体系建设。开展"开讲第一课与争讲金课""思政教育领导干部联系点""劳动创造美"主题教育等"十大育人行动",着力构建具有校本特色的"三全五度"育人体系。8月28日,江苏教育新闻网专栏刊播党委书记开讲第一课"战疫,赞中国;战疫,医星亮"。学校获省高职高专院校思政理论课教师教学能力竞赛一等奖1项,获省辅导员素质能力大赛三等奖各1项,并成为教育部全国高职课程思政(医卫类)研究中心挂牌与主任单位、省中华职教社创新创业专委会主任单位。学校"三全五度"思政教育体系的经验做法,被全国职业院校德育网德育工作资源库收录。

教育教学工作。护理专业群(内含护理、助产、康复治疗技术、健康管理专业)被评为江苏省高职教育高水平专业群建设项目;护理、康复"3+2"专本连读首次招生;"3+1+1"海外专升硕直通车顺利开通,2名学生被英国考文垂大学录取。完成已立项的7门省级精品在线开放课程的验收,新立项建设10门校级精品在线开放课程。出台学校《混合式教学实施管理规定》,制定实施学校《"三全五度"课程思政示范创建方案》,建成校级课程思政示范学院1个、示范专业5个、示范团队3个、示范教师10名、示范教研室5个。新增安徽省立医院、中南大学湘雅三院等20个校外实习基地,实现全国19个招生省份均有实习医院。2020年录取新生2740人,计划完成率99.82%。应届毕业生年终就业率93.4%。在全省教师思政教学能力、专业教学能力、微课等各类大赛中获得一、二等奖11项。

学生综合素质。1名学生获评2019年度"中国大学生自强之星";"微米"志愿者服务队获"青春助力健康江苏"专项优秀志愿服务团队称号;"苏青"大学生志愿者协会获省"青年志愿服务行动组织奖"。4个创新训练项目和6个创业训练项目获省教育厅立项,2人获江苏省职业生涯规划大赛三等奖,1个项目获淮安市第十届大学生科技创业大赛"十强"项目奖。

教科研创新。2020年,以第一作者或通讯作者发表SCI、CSSCI、SSCI等高层次论文49篇。获得各级各类纵向科研立项45项。与行业企业开展横向合作研究和产学研合作研究110项,到账经费477万元。获国家发明专利1项,申请国家实用新型专利19项;5项专利在省技术产权交易中成功转化。学校成为国务院发展研究中心"全国老龄化背景下养老服务业人力资源创新发展研究"调研点,与国务院发展研究中心公管所合作开展课题研究。5月,学校入选老年照护项目的全国首批"1+X"证书制度试点院校。1名教师获评淮安市"优秀青年科技工作者"称号,5名教师被省科技厅评选为江苏省科技特派员。

天医星文化建设。4月23日,央视发现之旅纪录东方栏目以"天医匠心"专题解读"天医星"医学教育品牌。7月3日,《欧洲时报》(德文版)专栏刊登"大学之道与立训立校""天医星的传说"两篇署名文章。10月,由该校牵头主研主创的医学人文著作《医者有星在天——天医星文化研究》由山东大学出版社公开发行。12月10日,组织"'天医星'学子与万名援鄂医疗队员'结队赠书共读'活动",全校学生向2万余名援鄂医疗队员签名赠书,《人民日报》人民周刊网予以报道。

高层次人才队伍建设。深入实施人才强校战略,厉行"瞄得准、招得来、融得进、飞得远、聚得拢"的务实做法,引进检验领军人才1名,学刊执行主编1名,选派培养博士4名,招聘研究生学历以上人才14名。

社会服务。招收学历继续教育新生1400余人,在籍学生3200余人,获评南京医科大学"专接本"先进集体。承接各类社会培训325人天,在校生培训6813人天;承接各类社会考务项目8项。

扶贫工作。先后派出5名骨干教师赴奎屯职业技术学校支教,为该校100名贫困学生共发放助学金10万元。结对帮扶盱眙县桂五镇山洪村以及星星居委会贫困户共计200余人次,发放贫困户扶贫慰问金近6万元,扶持建设的星星居委会村集体经济光伏发电项目投产运营,全面完成扶贫脱贫任务。

境外交流与合作。与英国考文垂大学、台湾元培医事科技大学等境外院校就学生学历提升、课程共建开发等项目进行合作。入选江苏省教育厅"江苏德国高职教育合作联盟"。爱尔兰垂立理工学院认可该校护理专业三年制课程,为专升硕学历合作项目奠定了基础。

接受省委巡视。自2020年11月19日起,省委第十一巡视组对该校进行为期50天的政治巡视。学校党委对照巡视工作的四方面23条要求,全面深入查摆问题,深刻剖析问题根源,做到不遮丑、不避短、不掩盖、不推责。

(吴亚霖　朱传连)

江苏省中医药发展研究中心

江苏省中医药发展研究中心由江苏省机构编制委员会办公室2011年1月批准组建成立,系江苏省卫生健康委员会直属单位,内设一室三部,分别为综合办公室、组织管理部、学术发展部、信息宣传部,附设江苏省中医医院评审委员会办公室、江苏中医药科学技术奖奖励办公室、江苏省中医药继续教育项目办公室、江苏省中医药十大新闻评选办公室。中心以"促进中医药传承发展"为宗旨,致力于集中优势研究力量,整合各方智力资源,系统地研究中医药发展问题。

党建工作和党风廉政建设。中心党总支召开党员大会暨所属党支部换届会议,完成省中医药学会党支部、组织管理部党支部、信息宣传部党支部换届工作。落实巡察反馈意见,授受督导组对中心开展巡察"回头看"。

新冠肺炎疫情防控。中心第一时间成立新冠肺炎疫情防控工作领导小组,依托江苏中医药信息网、微信公众号,增设专题网站,开辟抗疫专栏,及时发布抗疫政策、抗疫要闻,转发权威防控信息,跟踪报道中医药界抗疫先进事迹,加强宣传教育,引导科学防控。第一时间收集整理国家和27个省(直辖市、自治区)的新冠肺炎中医药防治方案,发布《新型冠状病毒肺炎中医药诊疗方案传真》,编辑出版《江苏中医药》杂志"新冠肺炎诊治特刊"。

中医药发展战略研究。2020年,中心着力聚焦中医药发展研究主责主业,继续深化"江苏中医药特色流派传承发展研究",实施江苏省卫生健康委立项课题"'苏派中医'膏方特色优势与传承发展研究"和江苏省中医药管理局立项课题"江苏省中医药科技发展战略研究",完成"江苏中医药强省建设标准体系"项目验收。贯彻落实《关于在〈江苏中医药〉选题策划中进一步体现"江苏中医药发展研究"的方案》。

承接江苏省中医医院评审。附设在中心的江苏省中医医院评审委员会办公室负责组织协调落实评审和总结评审情况等日常工作。年初评审各项准备工作正式启动,包括学习评审标准和评审手册、研讨可细化和存疑的指标、分工完善评审标准操作细则、评审指标数据抓取,评委会工作制度和工作计划、评审实施方案等。全年完成26个三级医院评审工作(其中2个医院由三乙升格为三甲)。

中医药科技奖评审。按照"四审三公示"评奖流程,完成第十一届江苏中医药科技奖终审答辩、网上公示与决定发布,获奖项目31项(其中一等奖4项、二等奖9项、三等奖18项);完成第十二届江苏中医药科技奖提名推荐、形式审核、专家复审、网上公示等流程,将于2021年度进行终审与颁奖。在获奖成果基础上,推荐中华中医药学会2020年度科学技术奖5项,学术著作奖2项(其中6项获奖);推荐中国中西医结合学会2020年度科学技术奖5项(其中3项获奖);推荐2020年度江苏省科学技术奖3项(其中2项获奖)。

中医药十大新闻评选。组织开展2020年度江苏省中医药十大新闻评选活动,集中展示全省中医药事业取得的新成就、新特色、新亮点。活动受到行业内外的广泛关注和踊跃参与。设计制作《十大新闻》图文版。

中医药继续教育项目管理。研究制定2020年继续教育项目计划和实施方案,组织召开江苏省中医药继续教育项目评审工作会议、举办江苏省中医药继续教育工作培训班。完成2020年国家级中医药继续教育项目申报112项,获批41项(其中备案5项),实施42项;完成2020年省级中医药继续教育项目申报294项,获批191项,实施156项;因新冠肺炎疫情影响,申请延期项目22项(其中国家级项目4项、省级项目18项)。

举办新冠肺炎中医药诊治对策学术活动。6月19—23日,中心联合省中医药、中西医结合学会举办"新冠肺炎的中医药诊治及突发呼吸道传染病防治对策学术活动周暨2020江苏省第七届中药学术大会"。大会以"传承精华　守正创新——新冠肺炎的中医药诊治及突发传染病防治对策"为主题,采取线上为主,线下为辅的形式,开展为期一周的学术交流与研讨。学术活动周期间除主旨报告外,还举办了七个分会场,分时段开展线上直播讲座和交流。大会邀请中国科学院院士仝小林、首都医科大学附属北京中医医院院长刘清泉、第三批国家中医医疗队(江苏)队长史锁芳等25位著名专家学者作报告。

举办首届长三角健康峰会。9月26—28日,在省卫生健康委、省中医药管理局指导下,由江苏省中医药发展研究中心、新华报业传媒集团、南京市溧水区人民政府共同主办的"2020长三角健康峰会(溧水)暨中医药博览会"在溧水举行。峰会以"全民健康　全面小康"为主题,采取"1+5+1"模式,即一场开幕式兼主论坛、五场分论坛、一个博览会,对当下最热门、最前沿、最关注的话题进行研讨。主论坛分为"逆行之歌""中医担当"和"全民健康"三个篇章。鲁翔、杨毅、史锁芳、肖伟等4位全国抗击新冠肺炎疫情先进个人分别作抗击新冠肺炎疫情先进事迹报告。陈凯先、王学浩、王广基、沈洪兵等院士,周仲瑛、夏桂成、邹燕勤、沈宝藩、李佃贵等国医大师通过现场演讲、视频祝贺、线上分享等形式出席峰会。大会发出长三角中医药"传承精华,守正创新"高质量发展倡议书,还举行了"长三角健康智库"成立仪式。

学习宣传贯彻《江苏省中医药条例》。中心分别于10月20日、11月4日举办2场学习宣传贯彻《江苏省中医药条例》专家学者座谈会。省卫生健康委党组书记、主任谭颖出席会议并听取专家学者关于实施《条例》的意见建议。国家中医药管理局原副局长吴刚,国家中医药管理局原规财司司长苏钢强,省卫生健康委副主任、省中医药管理局局长朱岷,委直属在宁中医单位主要领导,国医大师、全国名中医、岐黄学者、省名中医等代表参加座谈。

科普惠民工程。会同省中医药、中西医结合学会大力实施中医药文化建设发展行动计划,以"中医江苏行,健康你我他""中医药就在你身边""岐黄校园行"等一系列中医药主题科普宣传和文化巡讲活动为载体,先后组织120人次科普专家到苏州、常州、镇江等地,共举行5场大型义诊、咨询系列活动,走进街道、社区、农村、学校、企业、家庭,为市民开展中医药健康服务,免费向市民赠送《中医药就在你身边》《实用家庭卫生保健》等科普图书、资料等7000余册,微信推送5次,各大媒体宣传17次,受众3万人。第十届"中医药就在你身边”健康巡讲活动被中国科协评为2020年全国科普日优秀活动。

（强雨叶）

江苏省卫生和计划生育委员会人才服务中心（江苏省医学考试中心）

省卫生计生委人才服务中心成立于2002年1月，2016年经省编办同意增挂江苏省医学考试中心牌子，内设五个部门，分别为综合科、考评科、人才服务科、培训科和鉴定科。主要为全省卫生健康人才提供各类考试、职称评审、人才评价、人才培训、职业技能鉴定、人才交流、委直属事业单位新进人员公开招聘、委直属事业单位人事代理、档案管理等服务。2020年，中心被省卫生健康委评为2020年度安全生产工作达标单位；中心工会被省直机关工委评为合格职工之家；开展的“创新‘互联网＋人才交流’模式，为卫生健康高质量发展提供人才支撑”工作，被评为委直单位2020年度创新创优工作；协助委财务处开展的财务年报编制工作获全国二等奖。

考试考务工作。紧紧围绕考试工作的重心，狠抓安全保密、规范工作流程、细化考务安排，及时出台考试考务疫情防控工作指南，专门拨付疫情防控保障经费，实时监控考生入场、考场消杀、考点物资准备、隔离考场设立、疾控医务人员配备等各个环节，做好突发情况的报备及处置。2020年，共服务考生213125人次，其中，医师资格实践技能考试22665人；医学综合笔试一试17205人；参加医学综合笔试二试5814人；卫生专业技术资格85698人；参加护士执业资格考试13978人；卫生管理、临床医学工程技术专业资格考试1602人；公开招聘考试41608人；卫生高级资格专业实践能力考核24555人。江苏省的考试考务工作被国家卫生专业技术资格考试办公室评为优秀等次。加强中心考试题库建设，新增考试试题50套。进一步规范面试流程、提高面试水平、增强面试公信度，为省血液中心、南通卫生健康系统、盐城卫生健康系统、省疾控中心等单位提供了面试服务。

职称评审工作。在社区卫生高级专业技术资格评审权全部下放和疫情防控常态化背景下，不断完善评价机制、评价流程和评审方案，政策上对疫情防控一线人员适当倾斜，科学、客观、公正地评价临床医学等各专业人员的技术水平和能力。2020年，全省申报卫生高级专业技术资格16286人，通过12426人，通过率76.3%。同时，协助海安市卫生健康委完成海安市卫生健康系统“海陵名医”和中青年骨干人才的评选。

人事代理工作。进一步规范档案管理，对在库档案全面梳理核对，强化数据库维护，确保数据库和档案库数据准确相符。2020年，共转入档案20卷，转出1171卷，接收归档材料1.2万份，目前总库存档案9339卷，代理总计12221人次。

公开招聘工作。严格把控招聘计划审核、信息发布、招聘流程，规范招聘环节，做好疫情防控。2020年，共办理面试人员资格审核97批，共7711人；拟录用人员审核65批，共1926人；新进人员材料接收22批次，共262人；办理毕业生落户10例。同时，积极拓展结构化面试服务业务，分别为省疾控中心提供面试服务2次、省医疗管理服务指导中心考核服务1次。

人才交流工作。深挖信息化新业态，通过网上平台拓宽高校毕业生就业渠道，全年共举办5场大型网络招聘活动，服务招聘单位超800家，服务求职者2.7万人，网上投递简历近10万份。协助国家卫健委人才交流服务中心举办“长三角卫生健康人才交流会暨全国第23届医药卫生人才招聘会暨江苏省2021届医药卫生类毕业生人才交流大会”，全省共有345家单位参会，提供岗位9600多个，国家卫健委人才中心专门发来表扬信。

人才培训工作。与省医院协会、省计划生育药具管理站共同举办两期全省家庭药师培训班，共有276名家庭药师参培，现场实景案例模拟考核合格后，取得江苏省家庭药师培训合格证书。举办全省卫生健康系统新闻通讯员培训班，并为镇江市卫健委设计课程，提供医学领域高层次人才培训方案。

技能鉴定工作。2020年卫生健康行业职业技能鉴定考试103350人，是前10年考生总数的3倍多，为解决考试所需计算机设备，中心通过公开招标的方式确定四家第三方考试服务机构，负责联系26个考场机位，经过各方共同努力，职业技能鉴定考试工作顺利完成，未出现泄密事件、考风考纪不良情况和重大舆情事件。江苏省的职业技能鉴定工作得到国家卫健委人才中心的肯定，在全国大会上作交流发言。

党建工作。完成支部换届改选，支部书记与领导班子成员、各部门负责人签订党风廉政建设和作风建设责任书，制定《2020年度落实全面从严治党工作责任清单》。制作党建文化墙、廉政文化墙，组织党员开展“党风廉政建设月”活动，参加“学用新思想”答题竞赛等专题学习活动。定期组织支部党员听报告、上党课、观看微视频，持续开展党史、新中国史和形势政策教育，全年共召开支部委员会15次，全体工作人员会议和支部集中学习13次。与省体育人才服务中心党支部联合开展“弘扬奥运精神　分享抗疫经验”主题党日活动，参观奥运冠军风采展示陈列馆，邀请援鄂医疗队员宣讲抗疫事迹。

（吴　凯）

江苏省卫生统计信息中心

制定全年工作要点，分解目标，各司其职、有序运行。加强制度建设和岗位管理，严格执行财务工作有关规定，通过年度财务审计和信息系统建设专项审计。

党风廉政建设工作。开展专题廉政警示教育活动，组织职工观看警示教育片，登录网上廉政教育馆、进行党章党规党纪知识在线答题等。严格执行中央八项规定，严格控制三公经费开支，规范项目招投标工作。

信息化工作。一是做好新冠疫情防控工作。实施全省新冠患者医疗数据和影像数据采集，开发病历和影像调阅系统；组织全省互联网医院开展发热诊疗线上咨询，年初二全面上线，到4月底服务患者2.29万人次；快速搭建“江苏—黄石医疗服务在线系统”“江苏—黄石远程影像服务平台”，累计服务黄石市居民2000余人次；开发新冠患者功能评价及康复需求问卷调查系统、新冠自诊系统；与医疗专家合作开发新冠患者重症预测系统、新冠病案质量质控分析系统；开发新冠疫情综合监控系统，实时掌握全省新冠疫情情况；搭建江苏援鄂医疗队心理咨询在线平台；基于“江苏健康通”为全省医护人员提供统一的“游园卡”服务；开展传染病监测预警系统建设。二是推进全民健康信息平台建设。完成省平台三期项目招标，推进数据和业务系统向江北迁移；开展与三级医院对接，完成与市、县（市、区）平台直接对接；发布新版“平台共享数据集”“医疗信息分类编码标准集”；开发新的标准管理系统并投入使用；与国家平台实现互联互通，向市、县（市、区）平台下发数据；开展医疗服务监管、医疗病案分析系统等数据服务。省平台累计采集数据350亿余条，形成6150多万份居民电子健康档案。三是推进“互联网+医疗健康”建设。完成101个互联网医院建设目标任务，并全部对接省互联网医疗服务监管平台，完成省政府对该目标的考核任务。推动监管系统分级部署，组织各地使用培训。完善“江苏健康通”APP应用，注册用户近120万；为居民提供预约挂号、互联网诊疗、报告查询、健康档案查询等服务。四是推进区域信息化建设。修订江苏省区域卫生信息平台分级评价标准，指导各地开展平台建设；配合开展基层医疗卫生机构信息系统新一轮提档升级，制定技术方案和信息标准，并在4个试点地区实施；推进省妇幼健康信息系统建设，5月完成终验；开展出生医学证明电子证照的生成与应用，开放母婴电子健康手册查询。五是推进省中医药信息中心建设。配合省中医药局开展基层机构中医诊疗区（中医馆）信息系统建设国家验收工作，制定中医馆信息系统2.0升级方案；开展省中医药综合监管系统、数据直报系统、科技管理系统、住院医师规范化培训系统、中医在线系统等建设运维工作。六是开展健康医疗大数据应用。联合南京大学开展大数据共享服务平台制度规范体系研究；与中大医院、省人民医院等合作开展新冠肺炎临床科研；与清华大学合作开展肝癌相关疾病研究；联合南京医科大学胰腺研究所开展人工智能辅助胰腺癌生存、风险评估研究；与常州大数据中心合作开展大数据应用创新示范基地建设。七是做好网络信息安全及机房运维保障工作。做好全省智慧健康信息传输主干网的运维管理工作，支撑省级主要业务系统及视频会议系统运行。八是开展信息化应用水平评价管理。推进江苏省国家健康信息互联互通标准化成熟度测评和医院电子病历应用水平分级评价工作，举办培训，全省1000余人在线接受培训；完成五级电子病历的初评工作，指导各市开展四级电子病历评审，其中16个单位通过五级电子病历的初评。开展互联互通标准化测评工作，通过四级甲等区域平台6个，四级甲等医院平台13个。九是宣传、培训和科研工作。编印《江苏卫生健康信息化简报》6期，通过“江苏省卫生信息化”网站和微信公众号及时传递江苏省卫生健康信息化建设的最新动态。组织申报2020年智慧江苏重点工程、国家卫健委卫生健康密码应用项目等。江苏省传染病监测预警系统被评为2020中国智慧健康医疗创新应用实践案例，江苏省妇幼健康信息共享数据集标准作为省地方标准正式发布。协助应急、基层、医政、科教等处室开展相关信息系统建设。

卫生统计工作。一是每月收集、审核、汇总8500条医疗机构信息，上报率保持在99.6%以上。二是抓数据质量，开发数据上报评价模块。三是完成省统计局50张表近200个指标数据的上报工作，协助做好医改监测评估和公立医院医疗费用监测。四是与金湖县共同参与国家卫健委2020年居民健康与卫生服务监测项目，完成600户，2067人的入户调查工作。五是完成统计公报、统计提要、资料汇编的编制。六是配合做好第四次全国经济普查工作，中心获省级优秀集体称号。

12320卫生热线建设。全省10个市开通官方微博、10个市开通短信服务、8个市开通独立的12320网站，12个市开通官方微信，全省13个市均开通专家在线、心理援助和预约挂号服务。全省12320话务量全年累计182.8万次。举办一期全省12320卫生热线管理培训班。

（郝　艳）

江苏省卫生健康发展研究中心（江苏省人口与发展研究中心）

机构更名。为适应卫生健康事业发展的新形势、新要求，加强卫生健康领域公共政策研究和科学技术研究，经委党组批准、省编办批复，原江苏省计划生育科学技术研究所更名为江苏省卫生健康发展研究中心（江苏省人口与发展研究中心）。主要职责调整为：负责卫生健康政策、医疗卫生服务体系、人口发展与老龄化以及卫生人力资源等研究工作；组织开展妇幼健康、老年健康、出生缺陷防治等领域科学研究和技术服务；承担避孕药具不良反应监测、孕前优生健康检查工作；开展卫生健康研究领域对外合作与交流。

新冠肺炎疫情防控。研究制定中心和综合楼疫情防控措施，分清责任、明确任务、不定期研判、适时调整，确保各项措施落实落细。参与全省发热门诊规范化建设,参与起草全省传染病医院现状调查方案和调查表,协助做好江苏省应对秋冬新冠肺炎联防联控医疗救治准备工作调查和汇总分析。

避孕药具不良反应监测与防治。当年收到避孕药品不良反应合格报告3366例,宫内节育器(IUD)不良事件合格报告46368例。其中,江苏省合格报告数分别占全国的59%和60%,IUD不良事件每百万人口报告数300~600例和大于600例的国家监测点中,江苏分别有6个和8个,占22%和44%。完成江苏2011—2019年IUD不良事件发生趋势分析报告,组织全省19个避孕节育首诊登记试点地区开展随访服务,随访对象52110人,随访率82.16%。

孕前优生健康检查工作。承担全省98个项目县(市、区)孕前优生健康检查技术指导、业务培训、检验质量控制和数据管理。完成孕前优生健康检查信息月报,收集全省孕前优生项目健康扶贫数据。2020年全省完成孕前检查419547人,筛查出高风险因素人群54320人,并给予优生指导,目标人群覆盖率102.03%,完成省政府考核指标。完成孕前优生临床检验室内质控数据分析报告,开展技术指导。组织2次室间质评,99个参评单位优良率分别为96.98%、98.86%。

全人口大健康研究。一是整体推进省属公益类科研院所自主科研经费课题(BM2018033)。聚焦精神运动康复学新技术引进,联合27个项目点累计完成筛查9592例、临床干预研究311例;聚焦芯片技术应用,累计开展相关基因检测843例;聚焦老年健康促进"333"服务模式研究,探索建立基于社区、可复制推广的服务模式;聚焦0~3岁儿童早期发展应用研究,探索建立以政府为主导、以社区为依托的儿童早期发展服务示范中心。二是开展人口发展研究。依托省人口学会,承办全省哲学社会科学第十四次学术大会"建设健康江苏、构筑幸福家庭"的学术聚焦专场,联合9个社团4所高校开设4个分会场,接受投稿260余篇。

融入全省卫生健康工作大局。参与全省"十三五"儿童、传染、康复、护理、院前急救、采供血、防盲治盲及三级医疗机构设置等8个专题规划评估和评估报告起草。协助完成全省妇幼健康信息系统应用部署,参与需求分析、现场调研、数据库清理、问题梳理、功能优化、现场验收等;参与全省妇幼健康信息省级质控。

科研课题及成果。2020年在研课题46项,其中新增课题13项。当年结题7项,其中2项评审结果为优秀。发表论文24篇,其中英文2篇(SCI);获外观设计专利1项。

培训和学术交流活动。承担全国基层管理和技术人员的培训、指导工作,举办及协办各类线上线下培训,培训技术和管理人员1.86万人次。与7个高校、机构开展访问交流10场次,参加140人次。

队伍建设和科学管理。31人次担任相关专业委员会主任委员等职务。培养省"333工程"培养对象2人、妇幼重点人才1人、青年医学人才4人。20人岗位职称晋升,委托培养博士2人、公开招聘硕士2人。成立及调整11个专项工作领导小组,修订出台39项管理制度,搭建OA系统,规范文电阅办。签订责任书,压实安全生产责任,召开专题会议部署推进,动态排查整改安全隐患,组织应急演练。

全面从严治党。一是坚持政治引领,夯实组织建设。召开民主生活会,落实双重组织生活会制度,开展民主评议党员。完成党总支换届,开展党支部规范化标准化建设督查指导。二是强化意识形态,压实主体责任。制定意识形态责任清单,把好信息发布、学术活动、培训班、微信群等审核关,落实"两会"等重点敏感节点宣传阵地值班值守制度。三是严明纪律规矩,树牢廉洁底线。签订党风廉政和作风建设责任书。排查廉政风险点,制定防控措施。开展廉政谈话57人次。落实委党组巡察整改,开展"廉政教育月"活动。建立健全"三重一大"决策机制,严格执行中央"八项规定"。四是狠抓学习教育,彰显党建亮点。落实"三会一课"制度,在机关党建云平台登记活动113次,开展主题党日活动38次,党总支书记讲党课7次。组织集中学习11次,班子成员交流发言人均2次。组织开展多种形式的学习教育活动,开展"结对帮扶"活动。

(陈　虹)

江苏省计划生育宣传教育所

全面从严治党工作。夯实党风廉政建设基础。召开党员大会4次,召开支委会11次,召开党小组会23次,集中上党课3次。制定《江苏省计划生育宣传教育所全面从严治党2020年任务清单》《江苏省计划生育宣传教育所落实党风廉政建设"两个责任"2020年任务清单及分解表》,进一步明确2020年宣教所党风廉政建设工作计划和要求、主要内容和措施以及班子成员在党风廉政建设中的责任;制定任务清单,与各部门负责人签订《江苏省计划生育宣传教育所部门2020年党风廉政建设和作风建设责任书》。加强监督检查,紧盯关键节点,进行一对一的谈话提醒;加强警示教育,通报典型警示案例;严格落实中央八项规定,全面自查落实中央八项规定和省委十项规定情况。落实意识形态责任制,强化对意识形态工作的组织领导,切实加强对业务部门宣传阵地的管理、舆情监测和队伍建设,不断完善微信、微博、网站等信息发布机制。

防控机制建设。强化主体责任落实,完善内控工作机制。调整完善内控工作领导小组,制定《江苏省计划生育宣传教育所廉政风险点清单》《江苏省计划生育宣传教育所内控制度》和《江苏省计划生育宣传教育所财务制度》,健全完善内控体系。开展政府采购三年专项行动,成立政府采购三年专项工作领导小组,制定《江苏省计划生育宣传教育所政府采购三年行动方案》,严格规范采购流程。履行好一岗双责,着眼廉政风险点，加强重点岗位、重点人员日常管理，全面落实履责纪实工作。

主要业务工作。加强传统媒体和新媒体融合发展，多平台开展宣传教育工作。2020年，“健康江苏”微信公众号和“健康江苏”微博围绕委中心工作开展政务宣传，及时发布政务信息、组织专题工作报道、开展科普知识教育。全年累计推送微信1790条，微博2938条；做好“江苏健康家庭”网站运营，全年累计更新800条。做好防疫宣传教育工作。采用二十四小时工作制，线上＋线下同步开展疫情防控工作宣传和疫情防控科普知识教育，每日多次在“健康江苏”微信公众号、“健康江苏”微博等新媒体政务平台推送疫情防控信息、疫情防疫工作专题和疫情防疫科普教育；编辑制作疫情防控20多种科普系列平面宣传品。组织宣传《基本医疗卫生与健康促进法》，及时设计制作专题折页和墙报；围绕爱国卫生运动主题宣传，策划设计爱国卫生专题系列海报；设计“中医药就在你身边”系列科普折页；大力宣传抗疫优秀人物事迹，编纂《战疫情》画册和《江苏战疫媒体报道荟萃》；摄制典型人物系列抖音短视频，制作了点击率破万的医师节献礼片《守护》。创新宣传形式，设计制作各类宣传品，免费向系统内140余个各级医疗卫生机构和基层群众发放28万张宣传墙报、600万张宣传折页。配合抗疫先进典型宣传任务持续开展，全程参与江苏省抗击新冠肺炎疫情先进事迹报告会前期筹备、协调、保障等工作；协助开展“江苏最美医务工作者”评选发布工作；协助开展“江苏时代楷模”邱海波发布工作；协助开展“我眼中的健康江苏”全媒体视觉作品征集活动；协助开展“致敬江苏援鄂白衣勇士”书画作品赠送活动；参与《致敬江苏援鄂白衣勇士书画赠送活动特辑》画册设计工作。

服务保障工作。配合完成各类审计工作，做好印鉴、档案等管理，做好涉密文件传阅和办理。制定《省计生宣教所2020年安全生产工作方案》，分三级层层签订《2020年度安全生产工作目标责任书》；严格执行主要领导每半年、分管领导每季度、办公室每月的安全检查巡查规定，对检查出的问题隐患做到即知即改。全年开展全员培训2次，消防演练1次。

2020年该单位获“全省抗击新冠肺炎疫情先进集体”称号；获2020年度考核先进单位（三等奖）；获2020年度安全生产工作先进单位。医师节献礼片《守护》获国家卫生健康委人口文化发展中心第五届健康中国微视频大赛入围作品、2020“金舟杯”全国卫生健康影像大会优秀奖；公益片《血液一分钟》获江苏省第十一届优秀科普作品新媒体组一等奖；科普片《二手烟的危害》获2020“金舟杯”全国卫生健康影像大会科普类短视频铜奖；“健康大家谈”广播专栏制作《宅家科学战“疫”保持身心健康》专题获“健康知识普及行动——2020年新时代健康科普作品征集大赛”音频类入围奖。

（韩立焱　胡迎春）

江苏省计划生育药具管理站

药具规范化建设。贯彻落实国家《基本避孕服务项目管理工作规范》。制定印发《江苏省基本避孕服务项目药具工作实施方案》，结合全省实际，进一步明确各级各类机构基本避孕服务项目药具工作职责、规范，推动基本避孕药具项目工作落地落实。进一步健全基本避孕药具工作网络。继续推进落实《关于规范避孕药具服务管理的指导意见（试行）》，赴常州等8市开展调研，形成调研报告5篇。将基本避孕药具发放机构比例作为药具项目考核指标，推动全省设有妇科、产科、计划生育科的医疗卫生机构逐步承担免费基本避孕药具发放工作。截至2020年底，全省有各级各类发放网点23238个。

药具基础性建设。打造扫码发放服务平台。梳理全省药具发放服务需求，分两步走推进妇幼系统药具服务模块开发。一是将发放服务融入其他妇幼业务模块，减轻基层工作人员操作压力。二是省妇幼系统扫码发放平台经过测试，于2020年底基本建成，已启动试点工作，方便群众领取药具。开发妇幼系统药具管理模块。在现有“省药具管理信息系统”业务管理需求基础上，结合当前药具工作发展形势及基本公共卫生服务要求，启动妇幼系统药具管理模块开发。优化现有信息系统功能。一方面，对现有省药具管理信息系统进行功能优化，针对市、县两级开展优化后操作培训。另一方面，完成省药具站微信网上申领快递配送平台升级改造工作，微信发放量较上年同期增长55.26%。做好免费药具持续供应保障。拟订2020年免费药具采购方案，起草涉及31种药具的招标文件。拟订药具由生产企业直达乡级的物流改革方案。适时跟踪监测全省药具发放和库存情况，及时采取省内库存调剂、二次追加采购、省外商借等手段，全力保障供应。防范化解药具质量安全风险。先后赴南京等4市，开展药具质量安全隐患排查工作，重点了解质量管理制度建设、药具服务管理各环节质量监管等情况，加强合同条款、质量规范文件解读，严查批号、效期管理规定落实不到位等情况，并采用调查问卷的方式，深入了解企业产品质量、售后服务情况。前往部分中标企业深入了解生产经营境况，实地考察药具生产线数量、运行环境，推出重点产品及研发新产品情况等，确保采购的免费避孕药具安全有效。

重点领域工作。一是创新妇幼健康宣教工作。开展首届全省100名“最美药管员”评选活动，微信平台订阅人数从5万多人增至11万人。二是抓好主题宣传。开展“5·20”网络情人节、“9·26”世界避孕日、“12·1”世界艾滋病日等主题日宣传活动，将药具项目宣传融入妇幼健康宣传中。三是推进“生育全周期关爱内容资源开发”“人流后避孕关爱包”项目。截至2020年，资源库开发全部交付，完成制作人流后避孕关爱包8万套按计划分配至各地。四是推动药具服务“四进”工作。印发《2020 年江苏省免费提供基本避孕药具服务进行政机关事业单位、规模企业工作推进方案》,指导各地药具管理机构推进“四进”工作。截至 2020 年,全省已完成与 3772 家企事业单位的对接工作。五是拓展药政药事相关工作。强化短缺药品监测预警,按月出台预警报告,牵头组建全省短缺药品信息审核工作组和专家库,增强短缺药品处置综合应对能力。参与编辑《江苏省药政工作动态》、组织家庭药师培训、草拟药事管理文件、组织三级医院静脉用药集中调配中心(室)现场复核等工作。

(朱黎黎　陈　瑶)

江苏省医疗管理服务指导中心

坚持从严治党,夯实党建基础。坚持“三会一课”制度,建设学习型支部。举办专题党课,王宁给党员讲述武汉抗疫经历。作为第三批医疗队的领队,王宁在武汉组建临时党支部,充分发挥共产党员的先锋模范作用。召开组织生活会,全体党员开展批评和自我批评及民主评议党员活动。赵青在委“七一”表彰中被评为“优秀共产党员”。与湖南路街道裴家桥社区结对共建,参加驻地社区支部举办的“人人动手、清洁家园、创建文明”活动和专题党课。做好党风廉政工作,践行监督执纪“四种形态”,开展党风廉政教育月活动。重新梳理重点岗位廉政风险点和防控措施。共梳理 27 个风险点,制定 31 条防控措施。

推动各项工作,提升业务水平。一是常态化疫情防控工作。王宁率江苏省第三批援湖北医疗队驰援武汉,圆满完成工作任务。赵青参加省政府新冠肺炎防控医疗救治组,坚持轮换应急值守,保障全省医疗机构疫情防控常态化正常运行。配合委医政处,做好全省新冠肺炎医疗救治资源调度统计汇总工作。二是人才队伍建设。2020 年中心通过人社厅公开招聘,经过笔试、面试、体检、考察、公示等层层环节,录用 3 名工作人员。中心组织人员参加国家和省举办的各类培训班,培训内容紧密结合实际工作,操作性强。三是现代医院管理制度建设工作。每半月对各医院上报的章程制定工作进展情况信息整理汇总,编写通报,督促各医院加快工作进度。组织对 17 个省属省管医院章程审核,并将专家审核意见整理反馈各医院,督促其调整完善。截至 2020 年底,省内所有医院均完成章程制定工作。四是公立医院绩效考核工作。2020 年度,全省共 118 个三级公立医院和 67 个二级公立医院参加国家公立医院绩效考核。中心联合南医大专家组,对各院绩效考核上报数据进行多轮质控,提升数据质量。修订完善省级考核指标体系,加强数据分析和结果运用。五是等级医院评审工作。组织有关牵头医院,完成三级传染等 6 个专科医院评审标准实施细则修订和印发。启动三级皮肤等 4 个专科医院评审标准实施细则的修订。从三级甲等医院和传染病专科医院增补评审专家,组织评审细则编写组的专家录制评审员培训课件,补充评审系统适用文件,保证评审的同质化和科学性。2020 年共组织对无锡市人民医院等 10 个综合医院、南京市第二医院等 9 个专科医院共 19 个医院的现场评审。六是医疗质量安全和医院安全工作。规范质控中心委员调整流程,调整省神经外科等 10 个质控中心成员;调整逸夫医院等二、三级医疗机构多专业申请加入省级专业质控队伍;新成立健康体检与管理等四个省级质控中心。对全省 43 家质控中心年度工作现场考核,编印江苏省医疗质量控制报告。组织省内医疗机构加入省重症医学质控中心的质控对象,并对优秀质控对象予以表彰。指导肿瘤科等多家省级质控中心申报 2020 年继续教育培训及学分申领工作;组织完成 2021 年口腔科等 7 家省级质控中心继续教育项目申报工作。健全省级质控中心考核机制,谋求质控工作持续改进。组织各省级质控中心同长三角质控联盟共同起草各专业新冠疫情相关质控病种、质控指标、评价方法等内容,并签订合作建设协议。对省管医疗机构限制类医疗技术简化备案流程。汇总省管医疗机构(含中医)2020 年限制类医疗技术开展情况,呈报主管部门。七是行风建设相关工作。2020 年 6 月—7 月、10 月—11 月,参加对全省省管医院,13 个设区市、13 个县(市、区)卫生健康行政部门、49 个医疗机构开展的改善医疗服务和行风建设工作督查。完成 2019 年度全省三级医疗机构出院患者满意度第三方调查情况的通报,组织江苏省二级及以上公立医院参加全国移动互联网满意度调查。组织省内医疗机构参加国家 2020 年度满意度调查工作,江苏省医疗机构满意度成绩获国家点名表扬。组织省级行风监督员开展行风建设暨改善医疗服务体验日活动。八是其他工作。配合医政医管处做好省级临床重点专科评审、国家八个区域医疗中心申报等工作。组织专家开展“院感回头看”“肿瘤癌痛病房”等大型医院现场巡查,开展药事管理现场飞行检查,开展国家脑防委防治卒中中心现场评审检查。

(季如菊)

市、县(市、区)卫生健康工作

南　京　市

【综述】

2020 年南京市卫生健康基本情况表

		2020 年	2019 年	同比 2019 年增长数	同比 2019 年增长率(%)
卫生机构(个)		3439	3242	197	6.08
医院(个)		271	248	23	9.27
床位(张)		62937	59046	3891	6.59
医院床位(张)		57455	53499	3956	7.39
平均每千人口床位(张)		6.76	6.95	—0.19	—2.73
人口	总数(万人)	931.47	850.01	81.46	9.58
	出生率(‰)	7.63	9.61	—1.98	—20.6
	死亡率(‰)	4.83	5.48	—0.65	—11.86
	自然增长率(‰)	3.48	4.12	—0.64	—15.53
医疗服务	诊疗总人次(万人次)	7851.59	9289.52	-1437.9	-15.48
	住院总人次(万人次)	165.76	188.32	-22.562	-11.98
	出院总人次(万人次)	165.29	186.92	-21.632	-11.57

		2020 年	2019 年	同比 2019 年增长数	同比 2019 年增长率(%)
卫生人员(人)		121719	114608	7111	6.20
卫生技术人员(人)		99557	93856	5701	6.07
平均每千人口卫技人员(人)		10.69	11.04	—0.35	—3.17
卫生费用	卫生事业费(万元)	1143605.9	836835.6	306770.3	36.66
	卫生事业费与上年比增长率(%)	36.66	22.76	13.9	61.07
	卫生事业费占财政支出百分率(%)	6.89	5.05	1.84	36.44
	卫生系统固定资产(万元)	1508718.84	1183656.02	325062.82	27.46
	卫生系统基建投资(万元)	202502.28	113098.54	89403.74	79.05
	平均每一门诊人次医疗费用(元)	394.21	351.17	43.04	12.26
	平均每一出院患者医疗费用(元)	17394.71	15828.28	1566.43	9.90

至 2020 年底,全市有各级各类卫生机构 3439 个(不含驻宁部队、武警系统和高等院校)。平均每千人口卫技人员、执业(助理)医生和注册护士数分别为 10.69 人、4.06 人和 4.88 人,全市平均每千人口床位 6.76 张。

一、新冠肺炎疫情防控

在全省率先公布定点收治医院和发热门诊,率先对密切接触者等对象扩大检测筛查和集中医学观察,严把流调追踪关,全面做到"应收尽收、应检尽检、应隔尽隔"。启用市第二医院,对所有感染者实行集中收治,整合全市优质医疗资源,率先实施"发现—诊断—治疗—出院健康管理"闭环管理。仅用 13 天建成市公卫医疗中心应急扩容一期工程。先后派出 12 批医疗队、500 多名医务人员驰援武汉、黄石、黑龙江、北京、河北等地,2 名专家赴委内瑞拉指导抗疫。全市日核酸检测能力达 20 万人份,累计"应检尽检"300 余万人次。为 7400 多家规模以上企业开展疫情防控指导,组建 130 余个学校防疫技术指导团队,做好 400 余场各类大型活动防控保障,开展冷链食品等应急监测。市委市政府出台《关于完善重大疫情防控体制机制健全公共卫生应急管理体系的指导意见》,省卫健委与市政府签订共建合作协议,市公共卫生医疗中心扩建项目正式启动建设。

截至 12 月 31 日,全市累计报告新冠病毒肺炎病例 224 例,其中本土病例 127 例(确诊病例 93 例,无症状感染者 34 例),境外输入性病例 97 例(确诊病例 23 例,无症状感染者 74 例)。累计完成重点人群应检尽检 223 余万人次,累计追踪密切接触者 5208 人。全市共处置 1 起本土冷链产品、8 起物品外环境核酸检测阳性事件。新冠病毒疫苗紧急接种上报接种对象

16.2 万余人,截至 12 月底,共接种 1.4 万人。

二、医药卫生体制改革

南京市被国务院表彰为全省唯一的国家公立医院改革真抓实干成效明显地区,省对市高质量发展考核中卫生健康指标连续两年居全省首位。全市共建 134 个联合门诊、102 个联合病房、219 个特色科室,开设家庭医生工作室 224 个、家庭病床 1.5 万张,组建家庭医生全科团队 1002 个,780 名专家划片进驻。印发《南京市紧密型医共体基本医疗保障总额付费试点办法》。完成所有市属公立医院章程修订。栖霞区深化医改"院府合作"入选"中国改革 2020 年度 50 典型案例"。下发《关于进一步做好高血压、糖尿病等疾病分级诊疗试点工作的通知》。全市 16 个互联网医院通过考核。实施南京地区医疗机构医疗责任保险经纪公司和"共保体"面向社会公开招标,构建医疗纠纷保调赔防四位一体的工作机制,全市政府办医院投保率 100%。157 个医疗机构实现短缺药品监测预警"零报告"全覆盖。出台医疗卫生行业综合监管制度,全市行政处罚案件 675 件,较上年增加 22.3%。完成国家、省双随机抽检 3262 件。下发《南京市基本医疗保险支持中医药传承创新发展的实施办法》《关于城镇职工基本医疗保险试行部分中医优势病种按病种付费的通知》。开展医疗机构院内感染管理专项整治行动,对全市 37 个医疗质量控制中心进行调整优化;启动 2020—2022 年大型医院巡查。开展全市病历质量检查,抽查检查病历近 3000 份。三级医院门诊、住院满意度 97.96%、98.03%,南京市被评为全国平安医院工作表现突出地区。

三、医疗服务设施建设

市公共卫生医疗中心等四大医疗中心陆续建成并投入使用,六合区人民医院获批三级医院,全市实现新五区三级医院全覆盖。秦淮等 4 个区获省基层卫生十强区和社区医院建设示范区,创成全国"百强"社区卫生服务中心 5 个。市中西医结合医院专科病房楼与项目代建单位签订协议;按计划推进南京市妇幼保健院栖霞区丁家庄院区施工建设;市第一医院河西院区整体改造工程、市儿童医院广州路院区整体改造工程有序推进。江北新区妇幼保健院开工建设。南京市获国家医疗健康信息互联互通标准化成熟度测评四级甲等。开展全市医疗卫生数据质量专项提升,完成 12 个区(含江北新区)和 44 个医疗机构的数据治理,全市标准化上传并校验入库数据 86 亿条。医疗一卡通实现全市覆盖并逐步融合电子健康卡。医疗一账通在 4 个区及 13 个医院上线。49 个医院投入使用医疗自助智能服务终端共 1583 台。远程医疗五大中心已建成。家庭医生分级诊疗系统覆盖全市 12 个区及 136 个社区卫生服务中心。12320 卫生热线总服务量 1278 万人次,服务量、业务量位居全国首位。开通南京 12320 卫生热线疫情防控专线,累计接听疫情电话 35498 人次,办理群众涉疫工单诉求 7168 件次。650 万份居民电子健康档案、2 亿份医学检验检查报告可在 12320 网查询。国电联办"电子病历文件管理二期项目"建设完成并在 8 个医院试点。

四、健康促进

全市爱卫系统共参与疫情防控指导复工复学单位 4 万余家。开展农贸市场环境卫生集中整治周活动。组织开展"防疫有我,爱卫同行"第 32 个"爱国卫生月"活动。创成 9 个国家级卫生镇街、6 个省级卫生镇街,70 个省级卫生村;六合区、高淳区、溧水区、江宁区、浦口区通过省农村人居环境整治三年行动进行销号检查。完成病媒生物防制全覆盖落实情况评估。全省冬季爱国卫生运动现场推进活动在江宁区举办。会同市文明办编写《南京市民卫生健康公约》。联合省爱卫办制作"世界无烟日"公益宣传片。线上线下同步召开健康生活方式指导员培训班。推动无烟机关创建,支持溧水区打造"健康中国"样本。江宁区通过国家健康促进区技术评估;玄武、溧水建成省级健康促进区;创成省级健康街道 6 个,健康社区 58 个,健康村 8 个;创成 314 个市级"健康细胞"工程单位。组织第四届健康家庭、市民评选,评选出 20 户健康家庭、400 名健康市民。开展 2020 年度南京市健康科普讲师演讲技能竞赛,组织参加省"致力健康促进、共建健康江苏"技能大赛,获团体二等奖。

五、疾病预防控制

全市累计接种免疫规划一类疫苗 168.1 万针次,接种率 99.94%。完成全市血防"十三五"规划终期评估和血吸虫病地方病防制三年攻坚行动终期评估。全市血防查螺 2.29 亿平方米,药物灭螺 3302 万平方米,环境改造灭螺 98 万平方米,完成血清查病 5.8 万人,未发现新感染血吸虫患者。高淳区、江北新区通过省考核评估达到消除血吸虫病标准。印发《结核病防治工作目标任务》。发现疑似肺结核患者报告率 100%,肺结核和疑似肺结核患者总体到位率 99.36%。印发《南京市 2020 年艾滋病防治工作目标任务的通知》《关于做好南京市第四轮艾滋病综合防治示范区的通知》。全市共设立艾滋病检测初筛实验室 82 个,社区卫生服务中心快检点 142 个。感染途径以性接触途径传播为主,占 97.8%。全市二级及以上医疗机构报告新发慢性病 130909 例。社区卫生服务中心确认二级及以上医疗机构慢性病 11.09 万例,确认率 84.67%。下发《南京市推进癌症防治工作实施方案(2020—2022 年)》。全年累计健康管理高血压、糖尿病患者分别为 67.14 万人、22.74 万人;规范管理高血压患者 53.15 万人、糖尿病患者 18.01 万人,规范管理率分别为 79.16% 和 79.20%。至年底,全市累计组建慢性病患者自我管理小组 1077 个。完成国家及省慢性病防治项目任务。下发《关于印发南京市 2020 年严重精神障碍患者管理和心理健康服务工作目标任务的通知》。举办 2020 年度南京市精神卫生技能竞赛。全市严重精神障碍信息系统在册患者 31607 人,报告患病率 3.75‰,在册患者管理率 98.29%,规范管理率 96.78%。出台《南京市国民营养指导委员会工作规则》;下发并推进《南京市国民营养计划实施方案2020年度重点工作》。印发《2020年食品安全跟踪评价方案》《2020年南京市食品安全风险监测方案》《2020年南京市饮用水水质监测工作方案》。开展2020南京市校园食品和饮用水安全专项监测行动。全年共流调处置食源性疾病暴发事件14起,发病238人,无死亡病例。组织开展“全民营养周”系列活动;举办首届2020年南京市营养知识暨工作技能培训班。

六、基层卫生健康

全面完成省级标准化建设,政府办基层机构全部达省标准化建设要求,达标率100%;新建15个社区卫生服务站(村卫生室),全部通过省级标准化验收。全市32个基层机构被确认为省级社区医院,位列全省第一。秦淮、雨花台、栖霞和江宁区获“江苏省社区医院示范县(市、区)”称号。组织初筛“推荐标准”基层机构接受省级验收,46个基层医疗卫生机构达“推荐标准”(达34%),72个达“基本标准”(达81.81%),位列全省第一。南京市代表江苏省接受2019年度国家基本公共卫生服务满意度、知晓度电话调查,相关工作得到国家卫健委资金监管中心肯定,绩效评价结果列全国第一。出台《南京市基层特色科室孵化中心考核管理办法》,全市17个孵化中心与基层机构151个科室建立孵化关系。3家机构首批挂牌农村区域性医疗卫生中心。新一轮遴选市级基层卫生骨干人才816人,省级骨干210人。对薄弱地区村卫生室,补助日常运行经费5万元,按照每服务人口补助村医5元。组织2020年乡镇卫生院临床医师务实进修和实用技能项目,组织2020年基层能力提升项目。

七、卫生应急

先后牵头制定《南京市新冠肺炎疫情防控应急预案(试行)》《南京市突发公共卫生事件应急预案》《南京市突发事件医疗卫生救援应急预案》《关于完善重大疫情防控体制机制　健全公共卫生应急管理体系的指导意见》。组织开展新冠肺炎疫情相关应急处置培训5次。全市报告各类突发公共卫生事件及相关信息53起,均及时有效处置。开展较大突发事件紧急医疗救治15起。开展自救互救等卫生应急知识及技能培训。开展卫生应急“六进”活动。25个街道(镇)通过卫生应急规范街道(镇)的市级论证评估,全市100%的街道(镇)创成卫生应急规范街道(镇)。派出救护车80辆次、600多名医护人员参加38起重大活动保障。

八、综合监督

开展新冠肺炎疫情防控各项督查25150户次。开展对社区防控、院感防控、交通管控、疫情控制、学校防控、集中隔离点管理、进口冷链食品防控等重点环节督查。全面实施卫生健康在线监督监测项目,涉及686家单位,实现“制度+技术”的有效监管。开展医疗美容综合监管执法,全市共督查310个医疗美容机构和952家公共场所,立案查处26起,累计罚没款31.7万元。开展“信用+综合监管”试点,推进卫生健康行政管理由“门槛管理”向“信用管理”转变。推动市、区、镇三级综合监管体系建设,出台《关于改革完善医疗卫生行业综合监管制度的实施方案》,为全省首个出台城市。探索“专家+监督”模式,建立医疗卫生监督医学专家库,组建全市卫生监督首席监督员队伍。下发《关于开展消毒产品生产企业分类监督综合评价试点工作的通知》。完成《南京市餐饮具集中消毒监督管理办法》立法后评估工作。

九、药物政策与基本药物制度

建立基本药物配备使用双月通报制度。建立以鼓楼医院、市第一医院牵头,6个区紧密型医共体之间以基本药物为核心、慢性病用药为主的基本用药统一目录。溧水区全面完成国家基本药物制度综合试点工作。完成对全市医疗机构基本药物配备使用评价和复核工作。印发《关于贯彻落实短缺药品保供稳价工作的若干措施》。召开市级短缺药品供应保障部门联动会商会议。印发《关于进一步加强相关药品采购和使用管理工作方案》。完成第一批国家组织集中采购药品带量采购任务。组织全市各级各类医疗机构开展麻醉药品和精神药品采购使用管理自查和专项检查。完成40余个医疗机构抗菌药物备案目录和分级管理目录评审。下发《转发关于做好疫情常态化防控期间慢性病长期用药处方管理工作的通知的通知》。印发《关于进一步加强相关药品采购和使用管理工作方案》。完成34个二、三级公立医疗机构和15个二、三级民营医疗机构药事质控检查。印发《关于进一步加强全市医疗机构药品不良反应和药物滥用监测工作的通知》。全市17个二、三级医院建立处方智能审核系统。全市二、三级医院点评处方825906份,处方点评率13.21%,点评医嘱898419份,医嘱点评率24.9%。督促医疗机构完成医用耗材分级管理目录和完成医用耗材分级授权管理工作。组织对11个市属医疗机构和部分区属医疗机构耗材质控专项检查。

十、老龄工作

召开全市老龄委全会,制定印发《南京市老龄委工作规则》,调整充实成员单位。制定《南京市贯彻〈国家积极应对人口老龄化中长期规划〉实施方案(2020—2022年)》以及《关于建立完善老年健康服务体系的指导意见》和《关于深入推进医养结合发展的实施意见》等文件。联合出台《南京市安宁疗护试点实施方案》,鼓楼医院等42个单位成为试点机构;成立市级安宁疗护指导中心,组建多学科专业人才专家库、市安宁疗护质量控制组。举办南京市安宁疗护试点推进会暨市级安宁疗护指导中心挂牌仪式。为全市87.37万60岁以上老年人、78.1万65岁以上老年人进行健康体检。组织开展“敬老月”、走访慰问送温暖、为老志愿服务、老年法律维权、老年文体艺术等活动。承办2020年江苏省“敬老月”主题宣传活动及老年太极健身展演活动。举办第二十届南京夕阳红歌会。组织开展敬老助老模范人物评选活动,共推荐8家单位10名个人,获全国“敬老文明号”及“敬老助老模范人物”表彰。

十一、妇幼健康

全市出生人口数68713。新增3个国家级特色专科。推动“所改院”建设,建成六合区、溧水区妇幼保健院新增规范化妇儿保门诊20个。112个基层医疗机构妇幼健康规范化门诊建设达到省定标准。全市完成52家市政府民生实事社区婴幼儿照护服务机构建设,新建成普惠托育机23家。举办孕产妇危急重症救治中心培训、孕妇感染性疾病防治培训。开展妇幼卫生“三网”监测、妇幼健康信息系统、妇幼基本公卫、重大妇幼、婚前医学检查、两癌、先心筛查、孕产妇和新生儿危急重症救治中心质控。南京市第二医院获省级母婴安全优质单位。制定出生医学证明档案管理实施方案。出台《全市女职工生殖健康和“两癌”筛查三年行动方案》,浦口区、江宁区、秦淮区、江北新区首次试点HPV项目,完成筛查60971人。组织“两癌”市级师资培训班。全市完成宫颈癌筛查155562例,乳腺癌筛查156391例,完成孕优检查29646人。继续实施儿童早期发展自闭症项目,开展婴幼儿脑发育障碍早期识别和早期干预项目,完成3岁以下孤独症筛查29496人次,PCBI超早期干预患儿106人。全市0~6岁儿童健康体检49.6万人,托幼机构儿童视力筛查25万人,建立完善儿童视力健康档案。举办全国爱眼日儿童眼保健线上培训。编制儿童近视防控短视频、预防手册、标准视力表2.4万份,开展家庭眼保健科普宣传。

十二、职业健康

对全市15家职业健康检查机构疫情防控和职业健康检查工作进行督查,职业健康检查实检18万人。全年共报告职业病新病例20例,比上年下降28.57%。市、区二级及部分街道建成职业健康监督执法网络。全市共监督检查用人单位1006家,完成违法违规企业立案处罚43家,罚款58.46万元。落实《南京市尘肺病防治攻坚行动实施方案》,各项重点任务如期完成。印发《关于开展职业性尘肺病患者有关信息核查工作的通知》,开展职业性尘肺病患者信息核查,全市共完成核查3123例,存活1802人,死亡1321人。159家纳入南京市尘毒危害专项治理企业完成职业病危害项目申报,职业病危害因素定期检测率、职业健康检查率、企业负责人和管理人员培训率均达95%以上。完成调查国家抽取南京市13个辖区63个乡镇(街道、开发区)工业企业3900多家,录入系统3060家。

十三、人口监测与家庭发展

开展“十三五”人口和计划生育目标管理责任制终期验收工作,各区均完成或超额完成“十三五”期间签订的各项责任制目标。完成《南京市“十三五”期间人口和计划生育目标管理责任制完成情况评估报告》《市卫健委关于流动人口情况的汇报》《2019年南京市计划生育目标管理责任制完成情况报告》。印发《南京市人口监测工作制度》。对全市人口数据库中833万条人口个案信息进行信息比对;全市人口库常住人口覆盖率和主要数据准确率90%以上,人口信息化建设达标率95%以上。举办统计工作专项培训,完成全市人口监测各类统计报表。与南京邮电大学合作完成“十三五”期间人口发展形势分析报告。发布年度人口出生形势分析报告并指导全市各区完成年度人口出生情况分析。组织指导江宁区完成2019年、2020年2次全国人口动态监测入户调查工作。全市共发放退休职工一次性奖励金11907.36万元,农扶6451.15万元,特扶12626.84万元,公益金353.4万元,独生子女父母奖励金1175.19万元,春节、中秋慰问758.55万元,公交游园补贴619.98万元,计划生育奖励扶助政策兑现率100%。开展“三个全覆盖”专项行动,解决计划生育特殊家庭养老、助医、生活照料等实际生活困难。成立市级计划生育特殊家庭心理健康服务专家库。完成计划生育一次性奖励系统升级。江宁区获国家卫健委“新国优”命名和表彰。

十四、中医中药

制定下发中医药防控新冠肺炎指导性文件,成立新冠肺炎防治中医专家组。市中医院与市公共卫生中心签订合作协议,开展中西医结合联合诊疗,先后有18名中医人员进入国家中医医疗队。全国中医肛肠诊疗中心江北协作中心挂牌成立;南京市中医院高淳分院挂牌;六合区中医院启动三级中医院创建工作。对全市二级以上中医医疗机构开展医疗质量控制、中医病案质量专项检查工作。通过省中医医疗机构依法执业专项督查整改及2019年中医药资金绩效评价现场核查。市中医院通过三甲复审,江宁、溧水、浦口中医院通过省中医药管理局审核确认为三级中医院,结束南京市区级无三级中医院历史。新增23个市级中医重点专科。完成全市三级中医院中医经典病房建设考核及2020年度中医师承出师考核审核及报名、全国六批师承年度考核报名、西学中高级研修班审核报名等工作。组织申报2020年基层医疗卫生机构中医诊疗区(中医馆)服务能力建设项目,36个被省中医药管理局确认为省基层医疗卫生机构中医诊疗区(中医馆)服务能力建设项目建设单位。雨花台区通过全国中医药服务先进单位复审。制定“南京市中医药青年人才培养计划”。组织专家对24个2017年市级名中医工作室建设情况进行终期考核。完成南京地区658名中医住院医师规范化培训、结业考核等工作。开展南京市基层中医药知识和技能培训。组织首届南京市中医药管理培训班。组织中医药经典大讲堂活动。开展《中医药法》实施三周年宣传月活动。下发《中医中药中国行——南京市中医药健康文化推进行动2020年活动实施方案》。完成2020年省中医药健康文化素养调查。开展“岐黄校园行”活动。

十五、对外合作

全市专家开展视频连线、邮件交流,分享南京防控经验。南京鼓楼医院还组建多语种抗疫群,多语种服务志愿者共28人。南京市第一医院通过各种渠道联系捐赠。南京鼓楼医院重症医学专家顾勤、护理专家陈璐参加中国政府援助委内瑞拉抗疫医疗专家组；国家卫生健康委通报表扬专家组中表现突出的单位和个人，南京鼓楼医院和8名专家受到表扬。市疾控中心副主任丁洁分别于3月参加C40组织的国际新冠疫情防控网络研讨会，6月参加联合国南南办公室组织的国际网络疫情研讨会。南京市中医院通过视频直播连线柬埔寨金边中资机构和华侨华人，分享中医特色抗疫知识。

十六、医学科研

南京市级医疗卫生机构共获批系统外各级各类科研项目311项，获得经费近8000万元。其中，国家自然科学基金项目137项，省重点研发计划(社会发展)项目10项，省自然科学基金项目50项，省卫健委医学科研项目33项。获国家科技进步二等奖(第二完成单位)1项，获省科学技术奖10项，获江苏医学科技奖9项，获省医学引进新技术评估奖41项，授予市卫生与健康新技术奖25项。召开第二轮南京临床医学中心建设启动会并授牌。开展南京市医学科技发展资金项目评审，新立项杰出青年基金项目10项，重点项目40项，一般性课题126项。完成市"十三五"医学创新平台项目考核验收工作。对11个医学重点实验室开展2019年度考核，对5个样本库、7个院士工作站进行建设期满验收。完成"十三五"卫生青年人才年度考核工作，共下拨资助经费947.6万元。修订《南京市医学科学技术成果奖励办法》。完成2019年度卫生科技发展专项资金绩效评估。开展全市卫生科教工作"十三五"总结评估和"十四五"规划编制工作。开展南京地区病原微生物实验室生物安全监管工作，开展专题培训，下发《南京市病原微生物实验室生物安全事件应急处置预案》，推进实验室登记备案，不间断开展监督检查，共有175个实验室完成备案，其中2020年备案148个。

(何福林)

玄武区

概况　2020年，全区有各级各类医疗卫生机构229个，床位3943张，在岗人员8924人。其中，卫技人员7180人，执业(助理)医师2924人，注册护士3047人。全区每千人有医生4.89人，每万常住人口全科医生7.94人。玄武区卫健委荣获江苏省抗击新冠肺炎疫情先进集体，玄武区疾控中心被评为全市抗击新冠肺炎疫情先进集体，玄武区疾控中心党支部被评为省卫生健康行业先进基层党组织；3人被评为省级抗击新冠肺炎疫情先进个人，14人被评为市级抗击新冠肺炎疫情先进个人，7人被评为市、区优秀共产党员，2人被评为南京市人民满意的卫生工作者，1人被评为南京地区十佳护士。

抗击新冠肺炎疫情　持续103天专题研究、协调调度疫情防控相关工作，自1月24日起每日编印工作简报，2月12日起实现本土确诊病例"零新增"，无一例重症病例。规范设置预检分诊点，探索分区设置、个人防护、制度流程、物资储备"四个规范"的预检分诊"兰园模式"，实现"验码、测温、筛查、监管"全流程管控；率先在政府办医疗机构全面应用预检分诊一体机，累计预检分诊190余万人，日均检5000余人次，无一差错。通过电话、网络、扫码等有效方式，开展精准预约诊疗，有效防止医疗场所人员聚集。辖区11个社区卫生服务中心(站)充分发挥59个家庭医生全科服务团队、分级诊疗系统预约平台作用，预约7天内门诊服务，实现"分时就诊、分流患者、化解风险"。常见病、慢性病患者和老年病患者首选辖区内中心首诊；病情复杂患者由中心预约直接转诊到二级以上医院就诊。探索集中隔离专班保障模式，开设心理服务热线，开展进出双核酸检测加胸片检查，成立医疗专家组、孕妇服务组、爱心妈妈团，保障不同服务对象个性化需求。组派医护骨干1855人次，全程驻点保障市区两级11个集中隔离点，保障留学生包机、首个美国包机等入境航班81趟航班、5880人的集中隔离任务。创新实施重点人员全过程网格化"三级健康管理"，创造出2~4小时出具流调报告的"玄武速度"。全区累计摸排核实重点人员65788人、核酸检测235157例、集中隔离9958人、居家观察5681人。成立区院感防控专班，开展疫情防控、院感管理培训。

爱国卫生　成立50多人的消杀队伍，做好南京站、小红山客运站等重点场所消杀工作。组织全区农贸市场疫情防控工作培训。印发《致玄武区居民的一封信》7万余份、《新冠肺炎防制手册》7000余份、各类海报7套1.8万余份。出动126人次检查农贸市场、餐饮、超市共264个，指导病媒生物防治和消杀。4—5月开展爱国卫生月活动，区委区政府主要领导带领机关干部深入老旧小区开展环境卫生大扫除，全区共计出动人员1.2万余人次，清除卫生死角3000余处，清理各类垃圾杂物800余车2000吨，清理乱张贴1274处，拆除违规广告牌114块，查处违规工地16个，清理破损共享单车1200余辆，补植绿地3000余平方米，市级检查评分获第二名，多家媒体进行专题报道。举办健康科普讲师区级竞赛，选拔3名优秀选手参加市级竞赛，其中2名选手参加总决赛，获个人第二名，单位优秀组织奖，选拔1人参加省级竞赛。举办线上市级健康大讲堂7场、区级健康讲座14场，培训区级健康生活方式指导员300名以上。建成省级健康社区3个，市级无烟单位1个，市级健康街道1个，市级健康驿站1个，市级健康步道1个，市级健康促进医院3个，市级健康家庭2户、市级健康市民30名。

社区卫生　制定下发《2020年玄武区基本公共卫生服务项目实施方案》，聘请市社区卫生协会对全区各社区卫生服务中心开展基本公共卫生服务项目第三方考核评估。建立居民健康档案538131份，电子健康档案建档率90.02%；发放健康教育印刷资料183种，507010份，播放音像资料180种，3348次，33766小时。设置健康教育宣传栏47块，更新113次，举办各类健康教育讲座122余场次,参加4701人,举办健康咨询96场,咨询6501人;累计建立预防接种证3562人,建证率和接种率100%;接种计划免疫疫苗86331针次,各类疫苗接种率100%;为51370名65岁以上老年人开展免费健康体检,老年人健康管理率69.8%;全区规范管理高血压、Ⅱ型糖尿病患者分别为24917人和8797人,规范管理率分别为56.21%和59.93%;全年管理肺结核患者89人,同期已完成治疗的肺结核患者79人,规则服药率100%;全区登记严重精神障碍患者1930人,规范管理1916人,规范管理率99.27%;为48094名老年人和10277名0~3岁儿童开展中医体质辨识及调养服务,中医药健康管理服务率65.35%和82.47%;报告传染病29例,报告及时率100%;全区发现事件或线索29次,协助开展食源性疾病、饮用水卫生安全、学校卫生、公共场所、非法行医和非法采供血、计划生育实地巡查576次。全区早孕建册率94.4%,孕产妇健康管理率97.75%,产后访视率96.15%,出生缺陷发生率4.43‰,孕产妇死亡率0,妇女病普查47709人,妇女病普查率96.9%,婚前医学检查率85.04%。7岁以下儿童保健覆盖率99.97%,新生儿访视率97.47%,0~3岁儿童系统管理率97.41%,5岁以下儿童死亡率2.85‰,婴儿死亡率2.49‰。全年共完成“两癌”检查宫颈癌检查5000人,乳腺癌检查5013人。共为2820名建册孕妇部分减免费用进行艾滋病、梅毒、乙肝筛查,筛查率100%。发放男用避孕套44304盒、口服避孕药247盒,计划生育四项手术开展27例,月服务427人次。开展“互联网+护理”服务,预约上门和家庭病床服务获江苏省家庭医生签约服务创新举措,同仁街社区卫生服务中心丹凤邮家家庭医生工作室获评江苏省星级家庭医生工作室。全区常住人口签约184749人,签约率30.9%;重点人群签约122066人,签约率73.2%。后宰门社区卫生服务中心口腔科被评为南京市基层医疗机构特色科室,新街口社区卫生服务中心通过国家优质服务基层行推荐标准,仙鹤门社区卫生服务中心通过江苏省妇幼健康规范化门诊市级验收。制定《玄武区加强母婴设施建设实施方案》,统一印发一系列的关于母乳喂养的健康教育宣传海报、宣传画、宣传资料等。全年完成新(扩)建母婴室5家,其中示范母婴室1家、标准化母婴室4家。

医政管理 制定《玄武区医联体建设管理办法(暂行)》《医联体绩效考核评分表》《玄武区医联体(专科联盟)专项资金管理办法》等文件。与省肿瘤医院、市口腔医院再次签订合作协议;共与14个三级医院、1个二级医院建立医联体合作关系,共建设医联体19个、药联体5个、专科联盟5个、专科合作12个,联合病房5个,共建特色专科17个,新增省级1个、市级1个。全年参加中大医院、市中心医院、南医大附属眼科医院医联体培训10余次,受训220余人次;接收上级医院58名专家到辖区医疗机构门诊带教服务,服务1203天、9167人次;组织122名基层医务人员到核心医院进修,综合医改考核位列全市第三。与省人民医院共建消化内科(内镜)专科联盟,完成集中授课110余场次,跟班教学482人天,167名医护人员专业技能得到锻炼,10余个机构医疗服务品质得到提升。搭建区域预检分诊监管系统,配置预检分诊一体机22台,智能识别患者身份和非接触式测量体温。设立微信在线健康咨询平台,组建的“医路先锋”咨询团队入驻平台。建成玄武区“互联网+健康服务”平台,协调区属和民营医疗机构进驻平台。全年向市卫生信息平台、市医用耗材阳光监管平台、区政务数据共享交换平台上传各类医疗健康数据4079.39万条。组织中医惠民宣讲110余场,发放宣传资料2500余册,完成同仁街社区卫生服务中心估衣廊中医馆、仙鹤门社区卫生服务中心徐庄社区卫生服务站中医阁建设,展开7个区名中医工作室建设项目,组织省名中医经典大讲堂和中医药宣传月活动,印制宣传海报40种。全区全年10个基层社区卫生服务中心基本药物配备使用品种和金额比例平均值达省市规定要求。全年基本药物、抗菌药物、麻醉精神药品管理培训考核3次,培训考核500余人次;年中第三方医疗质量检查中,10个中心药事工作平均97.8分,锁金村社区卫生服务中心处方点评工作被专家组称赞为“三甲水平”。研究成立玄武区医疗质量管理控制“1+2+10”质控组织,制定落实《玄武区医疗质量与医疗安全服务年活动方案》,对区属委管医疗机构实行“5个4”分类管理,将232个医疗机构按地域划分新街口、红山、仙鹤门、孝陵卫4个片区、按专业分为口腔、医美、中医、综合4个类别、按等级分成诊所、门诊部、一级和二级及以上4个级别,交10个质控专家组按地域混编成4个指导组,定期开展上门督查指导,做到全覆盖。督促辖区医疗机构养成定期开展质量自查的机制。委托南京市基层卫生协会,对11个社区卫生服务中心(站)、区口腔医院、区妇保所、4所大学的校医院及部分民营医院,开展医疗质量控制管理情况检查。组织5个区医疗质量检查专家组对辖区内区属委管医疗机构医疗质量进行全面检查。全年受理医疗事故技术鉴定申请21例,协助人民调解委员会协议调解2例、司法诉讼1例。处理直接电话投诉、市卫健委和12345平台转送各类涉医投诉223件。

疾病预防与控制 累计报告法定传染病发病955例,其中乙类传染病11种502例,发病率84.38/10万,丙类传染病4种453例,发病率76.15/10万。报告突发公共卫生事件2起,均为新冠肺炎聚集性疫情,涉及人数1050人,涉及病例10例;腹泻病门诊就诊935人次。全年累计建证建卡2439人,接种一类疫苗64183针次,报告AFP病例4例,经流调均排除。全区共发现肺结核病患者125例,治管率100%。辖区医疗机构新报告艾滋病病毒感染者/患者39例,晚发现比率25.6%。新增本区管理艾滋病病毒感染者/患者44例,全区现管理存活感染者/患者379例,随访率99.7%;治疗率95.3%。登记在册严重精神障碍患者

1928人,登记报告率3.23‰,其中签署《知情同意书》愿意接受医学管理的1914人,检出患者管理率99.27%,规范管理率99.27%。全区慢性病死亡网络报告2699例,死亡率5.74‰。

卫生应急 修订《玄武区突发公共卫生事件应急预案》《玄武区突发事件医疗卫生救援应急预案》。完成应急培训1万余人次、60余场重要会议和重大活动保障任务。锁金村街道、梅园新村街道、孝陵卫街道通过市卫生健康委卫生应急规范街道考核评估。

卫生监督 全区已开业医疗机构监督覆盖率100%;中小学幼儿园监督覆盖率100%;二次供水单位监督覆盖率100%;已开业公共场所监督覆盖率100%;职业用人监督覆盖率100%。共完成行政处罚30件,罚没款合计10.15万元。疫情防控监督共出动监督员5806人次,累计检查单位10532家次,下达监督意见书2802份。开展专项监督行动,出动卫生监督员70人次,监督检查医疗美容机构30家,生活美容机构63家。对辖区内汽修厂、加油站、印刷厂等150余家企业开展职业卫生普法宣传并进行摸底检查;举办职业病防治法培训班2次,培训人员83人。对突出重点行业领域建设项目和粉尘危害严重的用人单位进行全覆盖普查,申报职业病危害单位11家,申报率100%。组织监督员对辖区内7所大学、39所中小学,41所幼儿园开展专项传染病防控监督检查。开展规范医疗废弃物收集、运输、处置的专项行动。

计划生育服务 生育登记2594人,出生2855人。全年核查省、市、区及外地一票否决41批次1107人。完成全员人口库31633条信息核对工作。全年累计为2227名失业人员发放独生子女父母奖励金13.36万元,为4817人次特扶对象共发放扶助金1027.15余万元,为2258名企业退休职工发放一次性奖励677万元。计划生育各类奖扶政策兑现率100%。将977名计划生育特扶人员优先纳入基层医疗机构家庭医生签约服务,为1224名特扶对象发放计划生育家庭特别扶助制度扶助证。为517名"失独"人员办理重大疾病及住院津贴险综合保险,为103户计划生育困难家庭独生子女元办理意外伤害和重大疾病保险。0~3岁婴幼儿早期发展知识普及率96%。组织各类基层协会骨干业务培训20余场,培训300多人次。各基层计生协会开展各类活动120多场次,驻区高校开展同伴教育80多场。获评全省青春健康优秀项目点1个、全省计生协工作成绩突出单位3个、全省计生协工作成绩突出个人3名、市级青春健康教育俱乐部项目1个、市级基层群众自治项目2个、市级"连心家园"优秀项目点2个、市级青春健康校园项目4个。

老龄健康 打造医养服务"1+7+N"总体布局,完善"六位一体"和"三段一线"的居家养老社会化服务体系,打造以红山街道、锁金街道为试点的特色型医养结合居家养老服务中心。"互联网+医养护一体化"综合服务平台获全省老龄工作优秀案例。南京佑康康复指导中心启动"老年人心理关爱项目"。举办老龄国情教育及老龄健康教育培训。全年分发张贴4万余张"致全省老年人的慰问信",制作版块50块、安宁疗护工作手册300份、国情教育资料1000余本。新街口社区卫生服务中心等六个单位入选南京市安宁疗护试点单位,区卫生健康委获2020年南京市卫健委安宁疗护先进集体,新街口社区卫生服务中心获2020年南京市安宁疗护先进机构,玄武医院张梦泽、钟山银城梅苑颐养中心张晓岚获得2020年南京市安宁疗护先进个人。区卫健委陈明获江苏省第三届"百家孝星"荣誉称号。江苏悦心养老产业有限公司获2020全国"敬老文明号"称号,佑康居家养老服务中心张桂芳院长获2020全国"敬老爱老助老模范人物"称号。玄武区佑康居家养老服务中心和极仁养老服务评估中心成为国家老年人心理关爱项目2020年示范点。

(殷锦国)

秦淮区

概况 2020年,秦淮区共有各级各类医疗卫生机构435个,卫生技术人员16088人,床位10040张。每千常住人口医疗机构床位10.54张,每千常住人口执业(助理)医师5.77人,每万人全科医师4.57人。

新冠肺炎疫情防控 印发社区防控工作手册、告知书等,指导街道、社区做好可疑人员排查、发热人员筛查等工作。市红十字医院、区疾控中心建成核酸检测实验室并投入使用。全区报告新冠肺炎确诊病例3例(其中2例为境外输入)、境外输入无症状感染者3例,均治愈出院。

医疗卫生体制改革 南京市红十字医院、秦淮区中医医院完成医院章程制定,通过全市公立医院综合改革绩效评价。健全完善药品供应保障体系,执行药品购销制度;加强麻精药品管理,监督销毁全区破损过期精麻药品;强化基本药物优先配备使用,基层医疗机构基本药物占比54.72%、金额占比58.26%。落实"双随机一公开"抽查工作,完成年度目标任务;制定区尘毒攻坚专项方案、工业企业职业病危害摸底调查工作方案等,推广医疗废弃物在线监测、依法执业自查试点工作,实现公共卫生和医疗服务多元化监管模式。

"医联体"建设 实施医联体项目21个,建成联合病房5个,逐步健全以省中医院、市中医院为引领,区中医院为龙头,社区卫生服务中心为枢纽的"院府合作"框架;完善双向转诊、分级诊疗机制,多个三甲医院开通"秦淮区双向转诊绿色通道",与中国建设银行南京市分行合作建成区全民健康信息平台和"健康秦淮"微信公众号,区全民健康信息平台通过省全民健康信息平台四级评级标准。数字化升级改造全区一般预防接种门诊15个,淮海路、止马营、月牙湖3个社区卫生服务中心完成智慧化门诊系统改造。2020年,该区获评市医联体建设先进区。

卫生服务能力 2020年,秦淮区完成精细化家庭医生签约4万余例,14个社区卫生服务中心全部达到国家优质服务基层行推荐标准或基本标准,实现基层医疗机构中医特色服务全覆盖。全年,开展妇女免费“两癌”筛查12000例,完成糖尿病医防融合服务5000例,老年人眼底筛查项目3000例;推进安宁疗护试点工作,红十字医院和止马营、朝天宫社区卫生服务中心收治患者5例;月牙湖、双塘、瑞金路3个街道开展病媒生物防制全覆盖管理推广,全覆盖街道数量位全市第一。加强卫生人才队伍建设,选拔推荐并申报省骨干人才22人,市骨干人才86人;2020年完成2019年下半年公开招聘的12名卫技人员录用工作。提供研究生见习岗位139个,签约29人。组织基层单位优秀中医师到秦淮中医院拜师7人,组织基层卫技人员参加中医适宜技术培训基地培训100余人次;社区卫生服务中心中医类别医师占同类机构医师总数比例均超20%。

“互联网+护理服务”医疗服务网络化建设 开发“互联网+护理服务”平台。依托“建联赋能”合作项目,推进全区公共卫生信息系统建设。启动“e联中医”项目,建成直通省、市三甲医院的远程诊疗网络。将“互联网+护理服务”纳入家庭病床试点工作范畴,提供及时、专业、高效的家庭护理服务,逐步形成家庭护理新业态“秦淮模式”。至2020年底,“互联网+护理服务”平台、“秦淮网约护理”总下载量约1万余例,服务患者1500余人次。

惠民医疗 南京市红十字医院融合医保、民政、惠民、医院、慈善,实施“五位一体”医疗救助,通过医保信息平台,实现“一站式”结算。该院逐步将惠民对象拓展到月收入3000元以下困难人群,同时将恶性肿瘤、髋膝关节置换等大病诊疗均纳入救助范围。

卫生监督 全年开展公共场所卫生监督1690户次、学校卫生监督59户次、饮用水监督144户次、医疗市场监督920户次;行政处罚结案42起,罚没款971705.87元;受理信访投诉举报137件,投诉举报处理满意率100%。

疾病预防与控制 全区共报告甲乙类传染病9种568例,发病率57.21/10万,无甲类传染病报告;丙类传染病报告4种853例。全区共设艾滋病初筛实验室9个、艾滋病快速检测点11个、VCT(艾滋病自愿咨询检测)门诊5个、PITC(医务人员主动提供HIV检测咨询)门诊3个,国家级艾滋病监测哨点3个;完成查螺200万平方米,筛查居民400人;处置钟英中学水痘暴发疫情、区首例新冠肺炎疫情等突发公共卫生事件2起,全年产房出生23639人,死亡5089人。

爱国卫生 以推进健康细胞工程建设为重点,建成健康驿站1个、市级健康街道1家、省级健康社区4家、市级健康社区7家,创建市级健康单位5家,评选健康家庭60个,健康市民60人。创建省级健康促进医院1个、市级健康促进医院1个。做好病媒生物防制工作,在全区打造区级大优化片区1个,街道级优化片区12个,区级示范片(点)3个,街道级示范片(点)12个,完成3个街道的病媒生物防制全覆盖建设。组织开展健康生活方式等广场咨询宣传活动48场,发放资料5万余份。

人口健康 12个街道104个社区应用生育登记服务手机APP,实现生育登记服务网上受理、网上查询和网上反馈。对“失独”人员节日慰问3次,发放公交、游园补贴人均620元。推进0~3岁婴幼儿早期发展体系建设,备案0~3岁托育机构5家。计划生育“一票否决”审核1500余人。

医政管理 分批次督查医疗机构核心制度落实情况,质控检查区属医疗机构,组织医护人员参加“三基本”考试。举办区属医疗机构新冠疫情及院内感染防控现场督导会;针对民营医疗美容机构、口腔医疗机构开展新冠疫情及院内感染防控教育培训会,签订防控责任承诺书。组织医护人员3000余人参加“感控家园”的网上学习及答题。开展辖区内医疗机构执业医师资格考试报名工作,完成200份报名材料审核;组织700余名医师参加2年1次的医师定期考核工作。审核医疗美容主诊医师备案87人次。完成9个医疗机构9项限制类技术备案及公示。举办“5·12”国际护士节系列活动,评选表彰全区优秀护士长、优秀护士74人。举办“8·19”中国医师节优秀医师表彰暨急救技能大赛,评选表彰优秀医师30人。开展应急救治能力大赛。委托南京医学会技术鉴定医疗事故11例,委托江苏省医学会技术鉴定医疗事故2例,委托市公安局物证鉴定所尸检2例。接待群众各类投诉、来访80余人次。

(张　迅)

建邺区

概况 辖区内有医疗机构191个,卫生从业人员6917人,其中卫技人员5235人。全区平均每千人口:床位5.34张,卫生技术人员10.35人,执业(助理)医师4.13人,注册护士4.57人。区属医疗机构全年门急诊1330328人次,出院964人次。该区符岱佳、顾寒寒、姜娜获“全省抗击新冠肺炎疫情先进个人”称号,区卫生健康委获“全省抗击新冠肺炎疫情先进集体”称号。

疾病预防与控制 全区法定传染病报告发病1243例,其中甲、乙类传染病报告发病632例,发病率129.03/10万;丙类传染病报告发病611例,发病率124.74/10万。人群HIV初筛检测100919人,占常住人口比例为20.6%,确证阳性28例;对市看守所新进羁押人员HIV检测累计1933人,阳性3人。全区VCT咨询检测909例,14例阳性。全区结核病管理信息系统共登记报告活动性肺结核患者(包括结核性胸膜炎)102例,管理率100%;全区非结防机构网络报告至本区肺结核患者133例,重卡7人,总体到位126例,到位率100%。严重精神障碍信息系统在册患者1161人,报告患病率2.37‰;在管患者1146人,管理率98.71%,面访率90.39%,服药率88.62%,规律服药

83.79%。全区查螺面积1130万平方米(含潜洲)。未捕获钉螺和活螺。春季药物灭螺工作共完成灭螺面积300万平方米。疫区医院血防门诊DDIA查病3423人,粪检200人。扩大化疗2人。免疫规划疫苗应种101040人次,实种101002人次,接种率99.96%。管理高血压患者41715人,登记管理率42.25%,精细化管理20276人,规范随访率70.5%,血压控制率92.93%。管理糖尿病患者14060人,登记管理率36.99%,区精细化管理7296人,规范随访率71.7%,血糖控制率91.37%。

卫生应急 全区医疗机构和集中医学观察隔离点累计监测调查疑似新冠肺炎病例135例,其中经南京市公卫中心诊断报告24例,治愈出院24例。全区累计报告处置新冠肺炎聚集性疫情4起,累计发病19人。筹建区级急性传染病和中毒应急处置2支队伍,区疾控中心组建新冠肺炎疫情现场应急处置小组4个,组织现场应急处置队伍全员参与国家、省及南京市新冠肺炎疫情培训8轮次,参训人数逾150人次。参与省、市、区多个部门组织的考试、会议、会展及赛事等专项防疫保障逾70次,派遣260余人次、车辆90余台次。完成南京马拉松、国家公祭日、上海进博会等重大活动防疫保障工作。

卫生监督 对辖区内公共场所、医疗机构、学校及托幼机构、职业病危害因素用人单位、二次供水管理单位、游泳场馆、集中式中央空调使用单位、商场和进行卫生防护专项检查、学校新冠肺炎防控专项监督检查、医疗机构新冠肺炎感染防控专项督查行动,覆盖率100%。开展打击非法行医专项行动、KTV文娱场所专项检查、美食节保障、中高考保障及各类活动保障等工作。全年共出动卫生监督执法人员7850人次、1238车次。立案42起,罚没款15.5万元。全年受理投诉举报303起。联合进行3次打非专项行动,全年非法行医案件共立案7起,结案5起,罚没款共计14.2万余元。完成国家卫健委下达"双随机一公开"任务196家,完结率100%。全年共受理业务办件1159件,咨询1829人次,发放卫生许可证316件,办理医疗机构校验145个,办理医师注册626人次,办理护士注册500人次,办理放射诊疗许可证67件。受理诊所备案14个。

妇幼保健 妇女保健服务门诊17780人次。儿童保健服务门诊14670人次。举办"孕妇学校"40期,前往社区、幼儿园暨企事业单位讲课8次,健康教育近500人次。义务咨询1000余人次。分两批对全区在册55家托幼机构进行卫生保健业务指导。全区孕产妇早孕建册率95%,孕产妇住院分娩率100%,常住人口孕产妇死亡率0,艾滋病、梅毒检测率100%,围产儿死亡率2.28‰,户籍内出生缺陷发生率3.44‰。全区7岁以下儿童保健管理率98.76%,3岁以下儿童系统管理率95.74%。新生儿死亡率1.27‰,婴儿死亡率3.56‰,5岁以下儿童死亡率5.6‰。

社区卫生 将全区基层医疗单位划分为北、中、南三个区域,实行联盟化管理。成立北部联盟委员会,由南湖、滨湖社区卫生服务中心组建,实行人财物统一管理;由沙洲、双闸、莲花社区卫生服务中心共同组建,启动南部联盟区域检验中心建设。聘明基护理部副主任担任南湖社区卫生服务中心业务副院长,聘明基医院的骨干医生和护士长担任沙洲社区卫生服务中心和明基医院联动病房科主任和护士长。启动第二轮急诊轮训,全区94名基层全科医师轮流到市第一医院急诊科进行为期30天轮训(利用晚上下班时间)。委托医联体南京市第一医院河西院区承建全区第三个院区急救站点建设。"建邺网约护理"在首批推出11个风险小上门服务项目基础上,增加换药、拆线、推拿、通乳、儿童黄疸测定等上门护理项目,截至年底全区上门护理服务362人次。区卫健委和民政局共同申报《探索开展家庭病床与家庭养老床位服务相结合的医养结合服务》项目并被列为江苏省2020年家庭医生服务模式创新举措。和民政局联合出台《家庭医生团队预约上门服务与家庭养老照护服务的医养结合工作实施方案》。当年开设家庭病床68张。南湖、南苑、莲花三个社区卫生服务中心申报"优质服务基层行"推荐标准。沙洲呼吸科创成市级特色科室。莲花儿童康复科和南湖口腔科参加省级特色科室创建。组织医务人员积极参与省卫健委网上每日一练学习平台学习,组织全系统护理技能大赛、优质服务基层行家庭医生团队感控技能大赛活动。在省委党校对全区63名中层管理干部进行能力提升培训。在全系统开展新一轮省市优秀基层卫生骨干人才遴选,遴选出56名市骨干人才、14名省骨干人才,并推进基层卫生骨干人才薪酬协议工资制制度建设。全区常住人口签约220755人,其中重点人群签约142583人,重点人群签约率稳定在70%以上。设立家医工作室13个,莲花金穗花园家庭医生工作室争创江苏省星级家庭医生工作室接受市级验收。全区居民健康档案共建立电子档案442785份,建档率90.4%,除双闸、莲花外其余中心均达到要求。全区共完成60岁以上老年人健康体检44520人,健康管理率56.57%。全区基本药品品种占比52.86%,基本药物使用金额占比60.2%。委托江苏省第二中医院开展全区精麻药品合理使用培训,共533人参加培训,426人通过考核并取得培训精麻药品使用人员培训合格证书。委托南京市社会办医协会开展抗菌药物合理使用及过敏反应急救培训班,共培训322人。

计划生育服务 全区再生育审批43例。建成62家母婴室;完成全区妇女"两癌"筛查11073人次;免费婚孕检2844人次,全区婚检率82.44%。指导建设街道级0~3岁婴幼儿早期发展指导示范站,联合市场监管局等相关部门对辖区托育机构卫生保健工作进行检查督查。在兴隆街道苍山路社区举办"苍山一家人 温暖一家亲"宣传活动。节日走访慰问特扶人员813人,发放慰问金24.39万元,发放公交游园补助各586人计36.33万元。

爱国卫生 组织下发新冠肺炎防控宣传资料31

次、宣传海报26套、宣传折页14套、宣传单9类、宣传品7套。推进2020年全国健康促进区建设工作,召开全区建设“全国健康促进区”工作推进会暨“将健康融入所有政策”专题培训。举行2020年度建邺区健康科普讲师竞赛活动;完成健康细胞建设25家单位(场所)区级验收评估、5个健康促进医院区级评估验收工作;完成健康素养260户现场入户调查工作;完成莫愁湖街道、南苑街道、兴隆街道江苏省健康教育联播平台推广工作。共出动15000人次,整治农贸市场23家,整治居民小区共603个,清理卫生死角和积存杂物等共9100余处。

卫生行风建设　组织系统党员捐款40806元,1名疫情防控表现突出医务人员一线入党,推荐上报市、区两级12名优秀共产党员,及时表彰最美防疫先锋、“南京市工人先锋号”。组织“向疫而行负使命　建功立邺展担当”演讲比赛。组织监督系统基层党组织换届选举,表彰40名系统优秀共产党员。组织7家单位巡察整改办结工作。

健康教育　联合开展“世界防治结核病日”“爱卫宣传月”“全国肿瘤防治宣传周”“全国儿童预防接种日”“全民健康生活方式宣传日”“世界狂犬病日”“世界艾滋病日”等活动,累计开展主题咨询活动13次。参与2部宣传片脚本制作和拍摄工作。自编印刷各种科普健康知识彩色双折页宣传资料12期33.5万份,新冠专题宣传材料3份,设计制作户外各种科普健康知识宣传橱窗更新主题内容4期共计60块,图文展板30块。设计制作宣传品近1000套。辖区各社区卫生服务中心发放健康教育印刷资料793种,321258份;播放健康教育音像资料11064种,4757次,30902小时;设置健康教育宣传栏823个,宣传栏更新823次;举办健康教育讲座97次,参加4421人;举办健康教育咨询活动93次,参加5765人。

(李浔波)

鼓楼区

概况　2020年,鼓楼区驻区各级医疗机构450个,其中三级医院12个,二级医院7个,一级医院11个,社区卫生服务中心14个(非政府办4个)、社区卫生服务站1个。全系统医疗业务总收入64759.11万元,比上年度减少5454.82万元,同比下降7.77%。门急诊2132407人次,比上年度减少1030362人次,同比下降32.58%。是年,荣获2020中国家庭健康守门人、江苏省抗击新冠肺炎疫情先进集体。

“医联体”建设　联合南中医国医堂开展医联体合作,共建鼓楼区中医药人才培训基地,制定分级培训计划,拟定了中医1234工程发展思路;联合省人医开展“仁医志愿服务项目”,4个中心进入前期试点单位;联合南京脑科医院在建宁路社区卫生服务中心设置神经科基层防治基地,为后续定向培训、常态培训、门诊坐诊、学员带教提供场地。安排107名三级医院专家下社区坐诊45260人次;省人民医院、南医大二附院、中大医院、鼓楼医院等三级医院安排119名医师晋升职称下社区帮扶带教;每季度医联体核心医院院感、质控专家就医疗质量控制管理及医疗安全等工作进行督查指导;安排65人次医护人员到三级医院进修和培训。

慢病管理　继续在各社区卫生服务中心开展高血压、糖尿病精细化管理,不断完善信息系统功能,强化对高血压、糖尿病随访管理资料审核统计功能。全区高血压健康管理63896人,完成率105.5%;规范管理45691人,规范管理率71.51%;糖尿病健康管理23775人,完成率112.52%,规范管理17217人,规范管理率72.42%。

中医药发展　推行“中医1234工程建设”。1个基地(南京中医药大学国医堂共建中医药人才培训基地);2个工作室(名医工作室、学术流派工作室);3个中心(治未病中心、中医慢病管理中心、中医康复中心);4项重点工作(区中医专家库、中医传统文化、中医国际化、中医医校协同)。设立“鼓楼区中医药文化宣传月”,开展“鼓楼区名中医评选活动”,4名中医被评为鼓楼区名中医,并为其设置名中医工作室;开展“植根社区沃土　换来杏林芬芳”——鼓楼区中医中药社区行系列活动。创建全国基层妇幼保健机构标准化中医馆。

老龄工作　发布《2019年南京市鼓楼区老年人口信息和老龄事业发展状况报告》(老龄白皮书)。组织开展“敬老月”主题宣传活动、“敬老文明号”遴选评审工作,朗诗常青藤有限公司(瑞城店)被评为全国“敬老文明号”;承办主题为“提升健康素养　乐享银龄生活”2020年江苏省老年健康宣传周暨老年健康科普促进行动启动仪式;承接市老龄办在凤凰街道蓝天园社区开展的第二批老年人心理关爱项目试点工作;省政府副省长陈星莺、省卫健委主任谭颖、市政府副市长胡万进、市卫健委副主任赵军调研鼓楼区医养结合机构,并慰问高龄老人。

院感防控　落实执行辖区医疗机构预检分诊点设置、院感防控指导及督查、疑似患者转运、确诊及无症状感染者出院后健康管理与复诊、隔离点人员配备及污水处置、辖区医疗机构关停及复诊等相关工作,下发了《关于做好新冠肺炎期间院感防控工作的通知》,对辖区96个医疗机构开展随机性督查;结合医疗机构复诊开展“常态+专项”化督查;对辖区14个社区卫生服务中心、1个站,以及130个社会办医疗机构开展专项督查,对未设置预检分诊的27个医疗机构法人进行约谈。

疾病预防控制　全区报告甲乙类传染病12种945例,发病率85.17/10万,比上年同期下降1.15%,无甲类传染病,报告2起突发公共卫生事件,均为新型冠状病毒疫情报告。无传染病漏报,审卡7391张,处理传染病预警184起。报告92起学校急性传染病疫情,比上年同期下降49.73%。做好散发疫情和免疫规划相关疾病调查和处理,共流调散发疫情 924 例。全区腹泻病门诊报告腹泻患者 4164 人次,02 检索 1380 人。报告手足口病 455 例,比上年同期下降 51.28%。参与儿童医院重症病例现场流行病学调查、数据录入、标本采集及上送工作。完成每月 5 例常规监测样本采样送样,上送普通手足口病标本 60 份。免疫接种率维持在 99% 以上,全年一类接种 137278 剂次,二类 294408 剂次。完成第一轮脊灰疫苗补充免疫工作,接种率 100%。对辖区内 808 名艾滋病患者及艾滋病病毒感染者定期随访,提供心理疏导、行为干预和转介服务等,CD4 检测率 100%,配偶检测率 100%,结核筛查率 100%,抗病毒治疗率 92.5%。发现活动性结核病患者 203 例,其中病原学阳性 113 例。完成查螺面积 311.5 万平方米,物理灭螺 8 万平方米,江滩清淤 3000 立方米。

妇幼保健 全区新生婴儿 5284 人,新生儿访视率 94.55%;7 岁以下儿童健康管理 47452 人,7 岁以下儿童健康管理率 99.3%;产前健康管理 5193 人,孕产妇健康管理率 98.28%;婴儿死亡率 1.51‰,5 岁以下儿童死亡率 1.51‰,出生缺陷率 1.4‰;婚前检查率 85.21%。省妇幼信息系统录入 10003 例,录入率 100%。全年监测孕产妇 16552 人。完成"两癌"检查 10003 人,结案率 100%,确诊乳腺癌 8 例、宫颈癌3 例、宫颈病变 46 例。对托幼机构进行业务指导 90 次。完成托幼机构工作人员体检 3607 人、新入园儿童体检 6228 人,建档率均为 100%。

卫生监督 对所有机构、场所复工复产防控措施进行卫生学指导和监督检查。出动监督员 6880 人次,监督检查 3427 户次,督促整改落实上级下发问题菜单 117 条。推进医疗机构依法执业自查管理系统运行,全区 433 个医疗机构完成平台用户录入,平台专项检查 260 次,自查 517 件,全市占比 13.13%。

爱国卫生 举办第四届"健康市民""健康家庭"评选活动,选拔 4 户家庭、45 位市民参加市级评选。建成区级健康社区 10 个、健康单位 3 个;建成市级健康细胞工程,包括 1 个健康教育展示体验中心、7 个健康社区、1 个健康驿站、2 个健康单位、4 个无烟机关、市级健康促进医院 3 个(未命名);建设省级健康社区 2 个(未考核)。实现医疗卫生机构全面禁烟。开展无烟党政机关建设,挹江门街道、小市街道、幕府山街道、鼓楼区地税局被命名为市级无烟党政机关。推进病媒生物防制市场化服务。

计划生育 完成"十三五"人口协调发展先进县区创建工作。实行"一票否决"制度,全区共审核 14 批次、49 人计划生育执行情况。依法出具十四周以上引产证明 86 例。全区生育服务登记 3355 件(一孩 2242 件,二孩 1113 件),按需办理独生子女父母光荣证(含补办)223 件,再生育一孩审批 54 件,办理流动人口婚育证明 183 件。孕前优生健康检查 1164 对。审核发放独生子女伤残死亡家庭 11384 人,2514.2 万元;发放公交、游园补贴 1887 人,116.99 万元;兑现退休企业职工独生子女父母一次性奖励(3600 元/人)3439 人,1238.04 万元;兑现年度独生子女父母奖励金 5752 人,34.52 万元。持续开展"情暖计生困难家庭——暖冬行动",走访慰问"失独"家庭 100 户,发放慰问金 4 万元;为全区"失独"家庭 1228 人购买大病、住院护理保险 18.42 万元,为低保家庭和流动人口困难家庭独生子女 318 人购买意外伤害、疾病住院医疗保险 1.69 万元。

(步腊春)

雨花台区

新冠肺炎疫情防控工作 雨花台区新冠病毒肺炎防控工作指挥部下设"一办十组三个专项工作组四个工作专班",雨花台区卫健委作为办公室(综合信息组)、疫情控制组、医疗救治组 3 个工作组,以及院感防控专班、重大活动和会议保障专班、疫情防控专项督查专班 3 个工作专班的牵头单位,同时作为物资保障与储备组、新闻宣传组、督查工作组 3 个工作组和学校专项组、企业专项组、军地联合专项组、机关专项组、市场及物流专项组 5 个专项工作组的成员单位,全面加强对全区疫情防控工作的调度、指导和督查。雨花台区共设置 2 个综合性医疗机构发热门诊、5 个基层医疗机构发热筛查室和 8 个预检分诊,规范开展发热门诊、发热筛查室和预检分诊点工作。新建雨花医院、梅山医院 2 个 PCR 实验室。先后设置 6 个集中隔离点,累计入住隔离人员 14116 人。派驻医务人员入驻学校"健康护学岗"。落实重点人群核酸检测"应检尽检",累计检测 5 万余人次。组建 101 人流行病学调查队伍,285 人核酸采样人员储备队伍,50 人环境消杀队伍,10 人心理健康服务团队。雨花台区疫情防控工作受到国务院联防联控机制第七工作指导组的肯定。区疫情防控办公室、区卫健委被南京市委市政府授予"全市抗击新冠肺炎疫情先进集体"称号,区卫生健康系统 2 人被江苏省委省政府授予"全省抗击新冠肺炎疫情先进个人"称号、14 人被南京市委市政府授予"全市抗击新冠肺炎疫情先进个人"称号。

综合医改 加快推进区公共卫生中心、雨花经济开发区社区卫生服务中心建设。完成岱南社区卫生服务中心主体结构建设。新河、贾西新苑社区卫生服务站通过省标准化建设市级验收。建成 12 个社区卫生服务站点。推进雨花医院与市第一医院紧密型医联体建设,建立 MRI 检查、专科病人转诊绿色通道。新建 5 个医联体,雨花社区卫生服务中心建成江苏省中医院护理基层培训基地、南京市基层卫生协会市级社区护理培训基地。铁心桥社区卫生服务中心与明基医院签署"建立高血压达标中心合作协议",西善桥社区卫生服务中心与江苏省人民医院合作开展高血压达标中心建设。规范运行 33 个医联体,全年医联体下派专家 5103 人次,专家诊疗服务 38682 人次。雨花台区被江苏省卫健委评为 2020 年度家庭医生服务模式创新单位,邻里荟家庭医生工作室创建为省星级家庭医生工作室。建立首席家庭医生制度,全区遴选首席家庭医生12名。完成首诊签约19264人,全人群签约(续约)率36.1%,重点人群签约(续约)率78%。与南京鼓楼医院签订“药联体”合作协议,率先在全省成立社区糖药师工作室,组建5个社区糖尿病管理责任团队,为416名糖尿病患者提供药学服务。将药学服务内容纳入家庭医生个性化签约包,签约患者1084名;推进南京鼓楼医院临床药师下沉家庭医生工作室坐诊,指导家庭医生、药师开展慢性病精细化药学服务。承接国家医疗服务多元化监管试点任务。成立南京市民营口腔医疗协会雨花分会。推进“江苏省卫生监督在线监督监测”和江苏省医疗卫生行业“信用+综合监管”试点项目;在线监督监测试点覆盖全区泳池水、二次供水、公共场所、医用辐射、医废追溯、医疗远程视频监控六个领域,涉及56家单位77个点位。对全区176家生活美容机构、12个医疗美容机构开展专项监督检查。全面完成“尘肺病防治攻坚行动”目标任务。启动江苏省基层卫生信息化提档升级试点工作。通过江苏省妇幼信息系统省级验收。雨花医院上线新版HIS系统,电子病历应用能力达四级水平。推进国家《电子病历文件管理标准化》项目试点工作。

医政管理　完成全年卫技人员公开招聘工作。开展卫健系统“红五月”技能竞赛。选派54名医务人员到医联体“核心医院”学习培训。举办专业知识培训班240余场次,累计培训医护人员11609人次。选派13名医务人员赴青海省大通县、陕西省丹凤县开展东西部扶贫协作和对口支援工作。接受青海省大通县17人、陕西省丹凤县5人到雨花台区进修学习。农花、金叶花园、平治社区卫生服务站“中医阁”通过市级现场评审。铁心桥社区卫生服务中心接受“全国名老中医盛灿若工作室基层工作站”评审,通过“全国基层中医药工作先进单位”复评审。

基层卫生　国家“优质服务基层行”6个社区卫生服务中心达“推荐”标准,达标率100%位列全省第一。雨花、西善桥、岱山社区卫生服务中心建成省级社区医院。雨花社区卫生服务中心眼科、铁心桥社区卫生服务中心呼吸内科建成市级特色科室。雨花社区卫生服务中心口腔科、铁心桥社区卫生服务中心普外科、西善桥社区卫生服务中心消化内科开展省级特色科室创建工作。开展新一轮基层骨干人才遴选,遴选出市级基层卫生骨干人才41名,其中省级优秀基层卫生骨干人才11人。全区累计建立41.9万份电子健康档案,建档率90.2%。居民电子健康档案向公众累计开放10.7万份。

疾病预防控制　全区无甲类传染病发生,共报告乙类传染病8种363例,发病率78.25/10万。传染病自动预警处置信息及时率100%。处置学校、托幼机构等单位传染病疫情128起。共报告疑似肺结核患者118例,转诊率100%。查螺面积844万平方米,未发现活螺;巩固灭螺面积100万平方米。完成疟疾镜检血片500张,未发现阳性。全区免疫规划疫苗接种一类疫苗125752剂次,二类疫苗83233剂次,辖区11种扩大免疫规划疫苗以街道为单位接种率98%。规范管理高血压患者38992人、糖尿病患者12374人,任务完成率100%。全区累计建档并录入江苏省疾控信息应用平台的严重精神障碍患者1925人,检出率4.15‰,在管患者1914人,管理率99.33%,面访率91.58%。

卫生监督　完成33起行政处罚、1683次行政检查全过程记录,出动执法人员4929人次,移动终端上传执法记录503条,累计存储行政执法全过程音视频记录文件5000余条。完成医疗废弃物专项整治、医疗美容综合监管执法等9次医疗卫生机构专项检查以及打击非法医疗美容、全区游泳场所等15次公共卫生专项检查。完成开学前学校(含托幼机构)疫情防控、全区复学验收、秋冬季学校疫情防控共3次专项检查。对公共场所许可告知承诺单位进行事中事后监管219户次。“双随机一公开”任务147家,其中国家级抽检任务112家、省级抽检任务35家,累计采样466份,抽检不合格16家,作出行政处罚决定19件。

健康促进　开展“防疫有我　爱卫同行”为主题的第32个爱国卫生月活动。累计发放抗疫宣传海报2.5万余张、宣传折页3.8万余份,悬挂主题横幅1500余条,播放电子屏746块;集中开展病媒生物消杀活动,对重点场所进行专项环境整治,累计清理杂物1750吨,消杀小区596个,489.7万平方米,增补病媒生物防制设施3155处。完成病媒生物全覆盖工作试点街道(园区)1个。举办“2020年雨花台区健康科普讲师演讲技能竞赛”、第四届“健康市民”“健康家庭”评选培育活动。建成14个市级、9个省级“健康细胞”项目。居民健康素养水平达27.5%。开展“健康雨花·我为控烟发声”公益接力活动、第30个“世界无烟日”宣传活动。

重点人群健康服务　推进安宁疗护试点工作,西善桥社区卫生服务中心被市卫健委评为2020年安宁疗护试点工作优秀机构,赛虹桥社区卫生服务中心获得南京市安宁疗护试点案例汇报竞赛一等奖。完成江苏省儿童青少年近视综合防控试点区建设任务,探索建立眼科电子病历,开展6125名儿童青少年的视力检查和三年跟踪随访。完成妇女“两癌”筛查11512例,印发《雨花台区女职工生殖健康和“两癌”筛查“三年行动”方案》。完成市级婴幼儿脑发育障碍社区干预试点项目,对5000名婴幼儿进行筛查,对异常儿童进行干预随访。板桥社区卫生服务中心妇幼健康规范化门诊通过市级验收,妇幼规范化门诊建设率85.7%。新建2个市级示范母婴室。完成1个街道级0~3岁婴幼儿早期发展指导站和3个社区亲子室建设;完成4家社会办托育机构的现场评审与备案工作;推进2家普惠托育机构建设,可提供普惠托位152个。对辖区职业病危害申报系统内182家机构,监督检查122户次,立案查处案件4件。对53家尘肺病防治重点监管单位开展尘肺病专项巡查69次,覆盖率130%、申报率100%,相关企业粉尘危害申报率、定期检测率、职业健康检查率、培训率均达95%,工伤保险覆盖率90%。开展《职业病防治法》宣传周活动,组织全区近150家用人单位参与"千企万人有奖竞答"活动。开展全员人口库信息的核对修改工作。全面兑现计划生育奖励扶助政策。严格落实计生特殊家庭"三个全覆盖",推进雨花街道"新家庭计划——家庭发展能力建设"、赛虹桥街道邓府山社区"1+1+N"计生特殊家庭联系人团队服务试点项目,完成雨花街道"家庭健康服务中心"、铁心桥街道"连心家园"、雨花经济开发区"生育关怀基地"、西善桥街道永盛社区"计生基层群众自治"4个市级项目点建设,并通过验收。开展市级青春健康"十佳志愿者"和"十佳志愿者团队"的申报工作,江苏传媒学校陈子仪荣获"十佳青春健康志愿者"称号。雨花台区获省计划生育保险工作先进单位三等奖,获市计划生育系列保险和"双百"活动先进单位二等奖。

药事管理 建立基本药物配备使用双月通报制度,将基本药物配备使用品种和金额占比纳入基层医疗机构综合目标考核,每半年考核1次。兑现基本药物补助资金。做好短缺药品供应保障工作。采购国家谈判药品13种。对全区1800余种药物品规进行统一编码,初步完成HIS系统与审方系统数据对接。制定区域审方中心工作制度,派出2名临床药师赴南京鼓楼医院审方中心进修。出台《雨花台区基本用药统一目录试点工作方案》,成立区域药品目录遴选专家组,先后6次召开工作协调会议,完成全区基本用药目录统一。实现区域内慢性病常用药品与南京鼓楼医院用药衔接。出台《雨花台区合理用药宣传月活动方案》,开展义诊活动3场,举办健康知识讲座5次,组织志愿者为30余户家庭整理小药箱,制作并发放合理用药宣传册600份,通过电子屏、微信公众号、宣传栏等形式宣传合理用药知识。签订抗菌药物责任状,落实抗菌药物备案制度,规范抗菌药物临时采购程序。对全区使用精麻药品的医疗机构进行专项检查8次。

卫生应急 及时调整和完善卫生应急领导小组,全区共组建6支区级卫生应急救援队伍,做好节假日卫生应急值班和应急队伍备班。指导铁心桥街道、赛虹桥街道、梅山街道、古雄街道建成南京市卫生应急规范化街道。全区共开展各类卫生应急培训66场次,培训3100人次。发放相关宣传资料5万余份。

党建行风 举办党委中心组理论学习12期,讲党课15人次,举办专题学习研讨8期。组织召开研究党建工作会议12次。班子成员到联系点调研指导15次以上,讲授党课4次。举办第三期雨花卫健讲坛,开展《基层医疗卫生与健康促进法》学习。开展2020年党委书记项目和卫健系统基层书记项目建设。开展"我是党员我先上,做'两个卫士'"主题实践活动,举办庆"七一"表彰活动。充分运用好抗击新冠肺炎疫情的实践成果,在全区开展"抗疫人员青少年面对面交流"活动。制定《2020年度落实全面从严治党主体责任清单》。组织法律法规和规范性文件学习21场次。召开卫健系统案例剖析会,通报国家、省20起行业典型案例。围绕重点领域和关键环节开展医药购销领域不正之风大排查,签订《廉洁购销合同》,运用"防统方"软件强化高值医用耗材使用监管。常态开展"拒绝红包、远离回扣、廉洁从医"专项行动。

安全管理 召开全区卫生行业大排查大整治专题部署会议2次。开展安全生产应知应会知识考试。全区175个医疗卫生单位签订安全生产责任承诺书。开展3次全区卫健系统医疗卫生安全生产专项督导检查。雨花医院、南京梅山医院完成安全风险评估。开展"安全生产月"活动。举办"雨花台区卫生健康系统安全生产知识专题培训班",进行"百团进百万企业"安全生产宣讲活动。

(姚欣雅)

栖霞区

概况 2020年,全区共有各类医疗卫生机构252个(含驻区医疗机构);编制床位3366张,实有床位3135张;卫生技术人员5165人,其中,执业(助理)医师2098人,护士2247人。全区平均每千人口有床位4.26张、卫技人员7.02人、执业(助理)医师2.85人、注册护士3.05人(以全区常住人口73.59万测算)。是年,栖霞区创成全省首批社区医院建设示范区,全国社区医院建设现场会连续两年在栖霞区召开,基层人才队伍建设和家庭医生签约服务工作成效明显获省政府表彰激励,区卫健委获评"全省抗击新冠肺炎疫情先进集体",栖霞"院府合作"深化医改新路径入选中国改革2020年度50典型案例。

新冠肺炎防控 全区累计报告确诊病例10例,19天实现确诊病例零新增,此后25天实现确诊病例清零,实现患者零死亡、医护零感染。3人获评"省级抗击新冠肺炎疫情先进个人"、13名同志获评"市级抗击新冠肺炎疫情先进个人"。第一时间协调成立区防控工作指挥部、区委防控工作领导小组,建立行政区、经开区、大学城"1+3"防控工作机制,9个交通卡口累计检查来宁车辆40.16万辆、测量体温73.57万人次。累计追踪到密切接触者833人,属地管理530人。担负全市上海入境来宁人员接转和隔离保障任务,8月4日后,累计接驳转运并集中隔离入境人员5634人。全区先后启用18个隔离酒店集中隔离1.65万人(入境人员1.09万人),累计居家观察7586人。对冷链食品和进口货物"逢进必检",完成冷链食品核酸检测2.05万件、进口货物核酸检测1207件,从业人员核酸检测1.17万人次。组建11支卫生技术学指导团队,对辖区企业和学校加强疫情防控指导。出动医务人员8085人次,保障各类重大活动、重要会议1006场次32.44万人次。督促全区252个医疗机构落实发热门诊"三区两通道"分区管理,4个发热门诊累计接诊发热患者2.2万人。成立10个质控工作小组，建立网格化管理制度，开展6轮全覆盖督查。核酸检测“应检尽检”，累计检测36.1万人次，栖霞区医院、区疾控中心建成核酸检测实验室，全区日核酸检测能力近1万人份。梳理11类重点人群新冠疫苗紧急应种尽种人员6792人，实际接种9723人。组建流行病学调查队及后备队、环境消杀队、心理健康服务团队、核酸检测采样队等4支疫情应急处置队伍，以桌面推演、实操演练形式开展3次新冠肺炎疫情处置应急演练。

疾病预防与控制　报告传染病甲乙类11种832例，发病率114.36/10万。免疫规划疫苗共接种18.79万剂次，接种率98%，非免疫规划疫苗接种14.14万剂次。发现结核病患者和疑似患者179例，报告率、到位率、系统管理率均为100%。开展HIV监管场所干预检测180人次，自愿免费咨询检测（VCT）点3个，检测880人次。完成查螺面积3931.76万平方米，查螺调查总框数44930框，未发现阳性钉螺，完成药物灭螺798万平方米。全区严重精神障碍患者档案累计录入1823份，规范管理率98.35%。高血压患者健康管理60292人，糖尿病患者健康管理22325人。

卫生监督　全年公示行政许可信息745条、行政处罚信息32条，医师不良执业行为记分涉及医师17人次、医疗机构15个。针对媒体关注、群众反映强烈、社会影响恶劣的危害群众健康的突出问题，全年共立案调查32起，办理结案32起，罚没金额20.38万元。全年共受理投诉举报45起，所有举报均及时调查处理和反馈。推进栖霞区卫生健康智慧监管平台（二期）项目建设，新增医疗废物在线监管系统、整合二次供水在线监测系统、扩展建设医院污水、医疗机构依法执业电子化监管信息系统4个模块。

爱国卫生　完成病媒生物防控设施标准化建设街道全覆盖示范片区2个。举办爱国卫生月、世界无烟日广场宣传、义诊活动，推进医疗卫生机构控烟监督执法工作。全年创建市级“健康细胞”单位10个。

社区卫生与妇幼保健　创建市级基层特色科室1个，现有18个基层特色科室。全区共建成54个家庭医生工作室，成立家庭医生签约服务团队77支，一般人群签约26.63万人，签约率36.6%；重点人群签约19.61万人，签约率82.32%。农村育龄妇女增补叶酸192人，发放叶酸576瓶；孕前优生健康服务检查2164人次；孕产妇“艾梅乙”检测5981人次；宫颈癌检查11124人次，乳腺癌检查11235人次；免费婚检922对；免费孕检922对。孕产妇死亡率16.5/10万。3岁以下儿童系统管理率99.23%，7岁以下儿童健康管理率99.81%，婴儿死亡率1.32‰，新生儿死亡率0.66‰，5岁以下儿童死亡率1.98‰。为托幼机构儿童上门体检30291人次，完成省级妇幼信息系统的录入工作。

医政管理　与江苏省人民医院签署第三轮“院府合作”战略合作协议，共建燕子矶新城医院、南京市栖霞医院暨江苏省人民医院栖霞分院。与南京中医药大学合作共建教学、实习就业基地，省中医院仙林分院、南医大二附院迈皋桥院区、市妇幼保健院丁家庄院区、泰康仙林鼓楼医院国际医学中心等项目建设进展顺利。栖霞区医疗联合体，辐射带动栖霞周边7个社区卫生服务中心进行医联体建设，栖霞区医院与龙潭社区卫生服务中心成立联合病房，探索医共体诊疗模式。建成南京市“互联网＋护理服务”见习基地，主办南京市卫健委召开的“互联网＋护理”工作推进会、区卫健系统“互联网＋护理”操作技能竞赛。取得“互联网医院”资质，提供线上线下服务。支持多种网上开通挂号预约支付方式，线上挂号12673人次。

中医药　与南京中医药大学和江苏省中医院继续深入开展合作，邀请南京中医药大学和江苏省中医院专家给基层中医师和西学中人员培训常用中医药适宜技术。为52000余名65岁以上老人开展中医体质辨识和中医药保健指导，为0～36个月的儿童开展中医药健康管理服务16000余人。

计划生育　全年办理生育登记服务4500例，再生育审批68例。将婴幼儿照护服务机构建设列为栖霞区民生实事项目，新建、改扩建20家婴幼儿照护服务机构。新增市级普惠托育机构2家，尧化、西岗街道0～3岁婴幼儿指导站通过南京市婴幼儿早期发展示范指导站考核验收，尧化街道0～3岁婴幼儿指导站获评“江苏省示范性托育机构”荣誉称号。开展0～3岁保育机构星级评估工作，评选出区内3家四星级保育机构，1家三星级保育机构。慰问计划生育特扶家庭和部分无退休待遇的老计生干部，发放资金87.03万元。发放特别扶助人员1132人，资金857.06万元。

（朱命国）

江宁区

概况　2020年，全区共有各级各类卫生健康机构644个，开放床位9621张；有卫生技术人员12902人，其中执业（助理）医师5150人，注册护士5242人。全区每千人执业（助理）医师3.68人，人均期望寿命超过82.85岁。门急诊1003.44万人次，出院18.11万人次，业务收入47.99亿元。先后获全国计划生育优质服务先进单位、江苏省社区医院建设示范区、全国健康促进区等荣誉称号。

医药卫生体制改革　江宁医院、江宁中医院、江宁第二人民医院医疗费用增幅均达总控费目标，基层机构首诊占比70.15%，被市政府表彰为“公立医院综合改革成效明显的区”。探索推进4组紧密型医联体试点建设，创新开展区域影像、血透等五大专科联盟建设，建立区域消毒供应中心，推动优质医疗资源持续下沉。各医疗机构药品网上采购覆盖率100%。全面启动国家及省级短缺药品检测平台。优先使用国产医用耗材，全区医用耗材及试剂网上采购覆盖率100%。

机构建设与管理　推进江宁妇幼保健院、省中医院牛首山分院、汤山、麒麟等17个建设项目，江宁中医院新大楼主体封顶，湖熟社区卫生服务中心病房综合楼交付使用,新改扩建13个社区卫生服务站点,全区社区卫生服务机构省级标准化建设达标率100%。

教育与科研　全系统招录523名卫生人才。对全科医生职称聘用予以倾斜,东山、禄口、湖熟、江宁、上坊、丹阳社区卫生服务中心专技中、高级比例提高至75%,高级比例提高至25%;其他17个社区卫生服务中心专技中、高级比例提高至70%,高级比例提高至20%。完成19期3600人次省级Ⅰ类学分继续医学教育项目培训,完成2期8批次1223人次聘用乡村医生继续医学教育培训,全年完成各类培训教育32期(班),培训5000人次。

疾病预防与控制　新冠肺炎疫情防控累计追踪管理密切接触者(含参照管理)3310人、管理密接(含参照管理)1036人,开展流调4219人;对9万名社区居家隔离人员落实"四包一"健康管理,分类实施集中医学观察近2.8万人;交通卡口查验车辆86万台、司乘人员290余万名;筛查、流调处置航班3064架、旅客14万余人。发热门诊累计诊治患者9715人次;为5000多家工业企业、310所学校提供防控指导;发放中药汤剂15505袋、中药香囊2290个。开展专项督导近300场次,开展重点场所疫情防控驻场监管;核酸检测及抗体检测标本采集54.91万份。出台《关于完善重大疫情防控体制机制　健全公共卫生应急管理体系的指导意见》,修订《江宁区精神疾病患者免费治疗实施细则》。全区乙、丙类传染病分别下降20.51%、40.35%。全年为适龄儿童接种免疫规划疫苗44万余剂次,非免疫规划疫苗25万余剂次,以街道为单位接种率全部达95%以上。

卫生应急　5个街道通过南京市"卫生应急规范化建设"现场评估,实现全区卫生应急工作规范街道全覆盖。处置聚集性疫情97起,食源性疾病事件4起;处置突发公共卫生事件15起,突发公共卫生事件及时报告、及时处置率均达100%。新建同仁医院谷里急救点和市公卫中心汤山急救站,全年开展院前转运2.3万人次。落实区内重大活动和会议疫情防控和医疗保障156次,保障各类考试24.3万人次。优化卫生应急队伍,组织业务培训6127人次,组织参加演练10次,开展群众性急救技能培训3.8万人次。在全区30个医疗机构门诊大厅配备了AED。

卫生监督　全区所有医疗机构全面运行"南京市医疗机构依法执业自查管理系统"。开展在线监督监测和"信用+综合监管"两项省卫健委试点工作。完成"双随机"任务453户次,处理行政处罚案件102件。职业病危害摸底调查完成1435家,职业病危害项目初次申报3721个,工作场所职业病危害因素监测完成35家。开展全区医疗卫生安全专项整治行动,组建27个安全生产专项整治督查小组,检查440个医疗卫生机构,发现问题2519个,问题隐患整改率100%。

妇幼保健　建成妇幼健康规范化门诊19个、公共场所母婴室70家。全区产妇15144人,活产15379人,孕产妇健康管理率95.53%,出生缺陷发生率8.93‰。妇女常见病筛查108458人次,筛查率93.86%。0~6岁儿童94347人,管理93052人,婴儿死亡23人,死亡率1.62‰。托幼机构卫生保健合格率100%。"两癌"筛查25138人,完成率100.56%。新增农村妇女增补叶酸2606人,孕产妇"艾梅乙"检测13973人,检测率100%,梅毒母婴阻断率96.67%,新生儿注射乙肝免疫球蛋白100%。免费婚检10323人,婚检率92.4%,免费孕检5374人。

医政管理　制定《基本医疗指导性考核指标细则》,首次开展9个二级医疗机构(包括7个社会办医疗机构)医疗质量管理专项检查。组织专家现场审核,完成2个全麻技术备案、6个口腔种植技术备案。加强二级以上医疗机构医学伦理委员会建设,指导医学伦理备案系统的使用和管理。有效处置医患纠纷与投诉253件。开展"互联网+护理服务",线上预约、线下上门服务134人次。

中医药　江宁中医院创成三级中医院,发挥23个社区卫生服务中心中医馆作用,所有中心和站点分别开展6类和4类以上中医药适宜技术。以中医院为培训基地举办1期中医适宜技术培训班,共180余人参加培训。完成4个中医阁的创建与市级验收。

社区卫生服务工作　8个社区卫生服务中心达到"优质服务基层行"活动推荐标准,14个达到基本标准。全区新增6个市级特色科室,共建成37个省市级特色科室。禄口创成农村区域性医疗卫生中心,丹阳、上坊建成省级社区医院,丹阳建成省星级家医工作室1个,土桥、丹阳荣获省"2020年度家庭医生服务模式创新单位"称号。参赛案例"织密基层网　护航大健康"荣获第二届基层创新案例展卓越案例。全区全人群签约411823人,重点人群签约322031人。基本公共卫生专项经费增加至人均100元,居民健康档案建档率90%,通过国家基本公共卫生服务项目省级绩效评价。

人口计生目标管理　2家托育机构通过市普惠托育服务实事项目验收,为2.4万名符合条件的对象发放各类奖励救助资金4865万元。通过市卫健委组织的"1+1+N"联系人制度和"三个全覆盖"专项行动验收并获赞誉。作为全市唯一的国家级人口监测点,完成5个样本点200例样本的入户调查任务。完成7个幸福家庭市级协会项目建设,湖熟街道"新家庭计划——家庭发展能力建设"项目通过市验收,麒麟街道"连心家园"项目被省卫健委、计生协授予全省2020年"连心家园——关爱'失独'家庭行动"优秀项目点。

卫生信息化建设　推进全民人口健康信息平台建设,上线江宁区区域医疗电子票据系统,完成江宁区卫生监督与爱国卫生信息化项目建设,累计处理日常监督业务1758件、爱国卫生改厕日常巡查2080次、行政处罚业务71起、投诉举报28起、医疗废物收集56.35吨。江宁中医院上线电子社保卡"扫码就医"便民服务功能。

健康促进工作　建成"全国健康促进区",开展爱国卫生运动,持续推进"厕所革命"。建成国家级卫生街道4个、省级卫生村(社区)20个、省级"健康细胞"9个、市级"健康细胞"36个,3个街道完成市级病媒生物防治全覆盖。组建30支志愿服务队,建设特色活动阵地30个,打造品牌项目40个。

老龄工作　为全区10.92万名老年人提供健康体检,为全区2.6万名80周岁及以上老年人投保意外伤害综合保险。江宁沐春园护理院获评全国医养结合典型、2020年全国"敬老文明号",汤山街道创成2020年全国第四批"智慧健康养老应用试点示范街道",谷里街道养老服务体系建设入选全国农村公共服务典型案例。

(王　栩)

浦口区

概况　2020年,浦口区有各级各类医疗机构135个,医疗机构编制床位数1751张,有卫生人员3282人,其中卫生技术人员2803人,内含执业(助理)医师1156人、注册护士1198人。平均每千人口拥有编制床位4.55张、医师3.13人、注册护士3.24人。全年门急诊224.19万人次,住院4.36万人次。社区卫生服务中心省级标准化建设达标率100%,服务站达标率100%。基本公共卫生人均补助经费提升至100元,居民健康档案建档率91.43%。获全市基层医改(区域医联体建设)创新一等奖,获江苏省委、省政府表彰的江苏省抗击新冠肺炎疫情先进集体。

综合医改　推进"院府合作",浦口慢淋中心、7个整建制专科、29个优质专科门诊持续融入,品牌效应持续提升,三四级手术占比63.9%。召开院府合作管委会第四次会议,浦口区中心医院新增市级重点专科3个,完成三级医院转设市级评估。区中医院新增南京市级重点专科1个、南京市中医重点专科2个,顺利通过三级中医院的转设。2020年,全区政府办公立医疗机构累计门急诊达206.43万人次,住院4.31万人次,总收入9.92亿元。加快实施《浦口区紧密型医共体建设实施方案》,"1+5"和"1+2"医共体实质运作,选拔任命核心医院专家负责基层医院管理;探索"医共体"单位药品、检验和检查的统一目录、统一采购、统一配送、统一结算,被南京市卫健委确定为全市试点先行区;完成社区卫生服务机构升级药品、检查和耗材目录库,运营共享中药房、江浦街道社区卫生服务中心康复病房等联合病房,实现医共体资源同质化管理;全年核心医院下派专家、骨干218名,诊疗2万余人次。区域医共体建设入选全区十佳创新项目。

医疗服务　启动省人医浦口分院三期工程建设,项目总投资31.59亿元,占地面积3.76万平方米,建设面积24.5万平方米。组织开展庆祝"5·12"护士节和2020年中国医师节活动。开展浦口区第二届"浦口好医生"、区卫健系统优秀医务工作者、援鄂医生评选活动,举办"向疫而行、天使有爱"庆祝"5·12"护士节暨抗疫微故事分享会和"弘扬抗疫精神,护佑人民健康"2020年中国医师节故事分享节暨第二届"浦口好医生"故事分享会。做实对口支援帮扶镇安工作,全力做好公务员体检和教师体检服务工作,完成各类重大活动医疗保障任务。在桥林街道乌江社区卫生服务中心新增120站点。

智慧医疗　上线全区医疗废弃物管理平台、安全生产大数据监管平台以及预防接种门诊预约系统。全年计划免疫接种疫苗预约接种5.13万人次。探索"互联网+护理服务",对特殊病患开展上门护理服务。推进区域卫生信息互联互通四级甲等测评。

人才队伍建设　制定《关于加强浦口区卫生人才队伍建设的实施意见》《浦口区卫生人才引进、科研和专科建设奖励办法》的通知,全年引进9名高层次人才,招聘各类卫技人才262人,遴选省、市基层卫生骨干人才29人。参加基层卫生人才能力提升培训6人;参加社区卫生服务中心人员务实进修和乡村医生实用技能进修20人;组织全科医生和社区护理人员轮训及各类培训7次,约300余人。

基层医疗卫生服务　按时序推进区级特色科室、优质服务示范站建设,完成江浦、星甸妇女保健科,江浦、乌江、石桥针灸推拿科5个区级特色科室和江浦华光、乌江木山、汤泉新金、星甸石窑、石桥王村5个社区卫生服务站的验收。全区7个社区卫生服务中心,开设家庭医生工作室11个,全人群签约率34.2%,重点人群签约率75.65%。建档立卡低收入人口7514人,完成签约7292人,体检并录入系统7121人。江浦街道社区卫生服务中心纳入省级家庭医生服务模式创新建设单位。65岁以上老年人健康体检率70%,4个医疗机构开展安宁疗护试点。

妇幼保健　浦口区纳入市级"两癌"筛查新增HPV监测项目试点区,完成宫颈癌筛查10991人、乳腺癌筛查11194人;28家母婴室投入使用。全区孕产妇系统管理率稳定在90%以上,基层医疗卫生机构妇幼健康规范化门诊建成率100%。全面开展免费新生儿疾病筛查、新生儿听力筛查、新生儿先心筛查等项目,出生缺陷率4.44‰。

新冠肺炎疫情防控　构建应对新冠肺炎的"一办九组+N个专项组"联防联控机制,派出7批次43名医务人员驰援武汉、北京、新疆等地。完善预检分诊和发热门诊设置,全区发热门诊累计接诊2.2万余人次。加强病例采样、流调、排查、监测和管理,实施全链条追踪排查,做到程序严密、无缝衔接,年度流调391人次。规范转运、跟踪、管理出院病例6人,有效处置1起聚集性疫情。科学规范设置各类集中隔离场所17个,落实重点人群健康管控。区中心医院被确定为全市第三顺位新冠肺炎患者定点收治医院。购置移动方舱CT、移动DR等设备,加快PCR实验室建设,全年重点人群核酸检测8.7万人次。长效做好对中高风险地区来浦返浦人员的健康管理,建立健康指导员、医学观察员、健康宣讲员"三大员"服务复工复产、学校防控,组建重大活动保障、冷链食品监管等专班,完成各类重大活动保障52场次、1.16万针次新冠肺炎疫苗接种。制定印发新冠肺炎疫情防控应急预案和全民核酸筛查方案,做好集中隔离场所储备,组建390余人应急处置队伍,开展各类演练培训172场次,建立满足全区医疗机构90天使用的物资储备。

疾病预防与控制 甲、乙类传染病累计报告发病率113.27/10万,较上年同期下降13.09%。及时处理学校传染病暴发疫情43起,及时处理传染病预警系统预警信息135条。完成春季查螺2800万平方米,春季药物灭螺310万平方米,环境综合治理灭螺25.6万平方米。开展血吸虫病检查5589人,连续14年无急性血吸虫感染患者。结核病防治系统管理率和规则服药率均为100%;重点人群肺结核筛查率100%。处置结核病聚集性疫情1起,散发疫情5起。全区高血压患者规范管理率86.8%;Ⅱ型糖尿病患者规范管理率89.28%。完成国家级病毒性肝炎免疫效果评价项目和市级慢性病防控社会因素调查项目,区疾控中心获国家级死因监测工作突出贡献集体奖。

爱国卫生 启动第32个爱国卫生月活动,细化健康浦口和卫生城市建设常态化监测评价,完成汤泉街道省级健康街道、星甸街道国家卫生街道、桥林街道省级卫生街道及4个省级健康社区、32个市级"健康细胞"、3家市级无烟机关系列创建任务。按时按质完成国家级成人烟草流行监测和市级健康素养项目调查任务。

卫生监督 按时间节点完成双随机任务142家。完成公共场所15个专项检查共585户次。开展基层卫生服务站医院感染、医疗废物管理监督检查,完成传染病防治监督检查354户次。完成餐饮具消毒、消毒产品等日常监督检查11户次,消毒餐具抽检样品149份,合格147份,合格率98.7%,对其中2份餐具不合格的企业进行行政处罚。全年共监测各类水样87份,合格率100%。完成学校卫生专项检查140户次,开展学校直饮水、托幼机构照明采光专项监督检查,做好一年一度中、高考保障任务。建成医疗机构辐射在线监测、餐饮具消毒在线监测、二次供水水质在线监测、医疗机构电子监控、公共场所室内环境在线监测平台。

中医中药 推进中医药示范区创建,江浦、星甸和石桥3个社区卫生服务中心创建省级中医馆,江浦街道老虎桥等6个社区服务站创建市级中医阁。

计划生育 全区活产儿2871人,其中男1447人,女1424人。分娩产妇2821人,全区孕产妇保健覆盖率99.89%,早孕建卡率92.31%,产后访视率94.5%,系统管理率90.52%,住院分娩率100%。实施奖励政策,奖扶对象2204人次,发放奖扶金214.35万元;特扶对象453人次,发放特扶金326.73万元;独生子女父母奖励4355人,发放奖励金26.13万元。推进0~3岁婴幼儿早期发展工作,指导星甸、江浦、桥林、汤泉等街道完成1个街道级0~3岁早期发展指导服务站和5个社区亲子室。支持社会力量发展普惠托育服务,新增备案2家社会办托育机构。江浦街道烈士塔社区居民自治、汤泉街道新金社区家庭健康促进、桥林街道林蒲社区、星甸街道优生优育指导中心共4个项目被评为市级项目点。

(刘颖奇)

六合区

概况 全区现有二级医疗机构4个,街镇社区卫生服务中心15个,民营二级医院1个、一级医院10个,各类诊所(门诊部)71个。设有村卫生室112个。专业公共卫生机构4个,无偿献血工作站1个。其中各类卫技人员3601人,有执业(助理)医师1660人,执业护士1403人。聘用乡村医生474人。每千常住人口拥有执业(助理)医师2.39人、执业护士2.02人,每千人口拥有床位2.61张。

新冠疫情防控 严格落实预检分诊制度,规范设置发热门诊2个、发热诊室15个,对密切接触者等对象扩大检测筛查和集中医学观察。先后派出两批40名医护人员驰援武汉。参与交通卡口疫情防控2412人次,开展体温监测97.5万人次。公共场所复工监督检查全覆盖。印发各类宣传海报、折页35.5万份,发送公益短信83.7万条。原创制作"联心卡"7000份,刊发《公众防控指南》《复工复学指南》等专栏15期。在各级新闻媒体刊载战疫新闻220余篇次,"健康六合"微信、微博等平台发布相关信息1400余条。建成区人民医院、疾控中心核酸检测实验室,完成应检尽检63704人。承接15批1483名入境人员集中隔离观察任务,转送市公卫中心进一步确诊15人,其中确诊病例5人、阳性病例4人、排除6人。

综合医改 启动公立医院党建工作评价。调整省中医院江北院区合作模式,完善合作协议,推动5个重点专科建设。区政府与南京医科大学附属眼科医院签署《共建六合区眼病防控服务体系框架协议书》。区人民医院创成三级医院。区妇保所建成南京市首家区级二级妇幼保健院。全区医疗联合体下派专家4177次,门诊16458人次,查房1518次,手术522台次,影像、心电远程会诊24973例,双向转诊1524人次。

医政药政管理 全区门急诊患者285.57万人次,住院患者3.89万人次,手术治疗1.53万人次。区人民医院建成胸痛、卒中、创伤、高危孕产妇、新生儿危急重症等五个中心,新增市医学重点专科3个。区中医院启动三级中医院创建工作,国家区域中医(儿科)诊疗中心江苏省中医院江北院区分中心揭牌,完成35个中医阁建设任务。组织区内医疗卫生机构全科规范化(含转岗)培训18人,各项培训两万多人次。开展院感管理专项整治行动。举办"六合区新冠肺炎疫情暴发应急处置演练",在南京市儿科应急救援技能竞赛中获团体三等奖,程桥、横梁社区卫生服务中心急救分站点正式运行。完成采血13049人次、4357920毫升,比上年同期分别增长2.7%、1.9%。

疾病预防控制 甲、乙类法定报告传染病发病率94.21/10万,完成查螺面积3681.98万平方米,比计划面积多81.98万平方米。艾滋病抗病毒治疗覆盖率94.4%,肺结核患者管理率100%。全区所有接种门诊达标准化门诊要求,全年共接种免疫规划疫苗121295人次。启动医防融合糖尿病精细化管理试点,管理高血压患者69273人,随访管理率92.03%;管理糖尿病患者23259人,随访管理率91.4%。严重精神障碍患者全区在册登记报告率3.79‰,规范管理率98.71%。完成重大活动医疗保障93次,快速有效处置突发疫情2起。

妇幼健康 完成免费婚前检查7457人次,免费孕前优生健康检查2680人次,新生儿出生缺陷发生率3.86‰。补服叶酸2244人。新生儿疾病筛查率99.28%,新生儿听力筛查99.28%。新生儿先天性心脏病筛查率95.73%,发现阳性9例,均已按要求随访、转诊。组织相关人员参加"两癌"检查工作人员在线(视频)全员培训,年内完成"两癌"筛查25174人。完成妇女病普查41578人,普查率92.77%。通过全省妇幼健康信息系统验收。完成0~3岁儿童视力筛查12192人,7岁以下儿童视力筛查32686人。

计生服务 生育登记服务网上办理1150件。计划生育"一票否决"审核累计1799人。累计发放特扶、农村奖扶、计划生育一次性奖励等资金2313.78万元。举办全区心理健康咨询专项技能和基层计生干部业务培训。

老年健康 全区有医养结合机构22家,总床位3524张,老年人意外伤害保险12.37万人,经费472万元,参保率82.9%。马鞍社区卫生服务中心安宁疗护试点案例获市优胜奖。

爱国卫生 建成省级健康街道1个、国家卫生街镇2个,实现省级卫生街镇、村(社区)全覆盖。农村无害化卫生户厕普及率99.9%。开展"防疫有我,爱卫同行"主题活动,联合11个部门和机构开展网络倡议云接力,8600余人次参加。新增病媒生物防制点2000余处。举办健康科普讲师团演讲技能竞赛。农村地区新增健康教育宣传栏2000余个。落实《"健康六合2030"规划纲要》,推进省级健康促进区建设,建成省级健康社区8个,各类市级"健康细胞"工程53个。

卫生监督 排查非法行医线索58起,检查医疗机构308个次。抽查公共场所675家,检查各类公共场所1053户次。向社会公示执法人员28人,新发行政许可证172件,其中公共场所卫生许可证实行承诺制发证163件,行政处罚32起。做好"双随机"监督抽检工作,国家、省市"双随机"抽查任务191家。

基础设施建设 区人民医院新病房楼开工建设,区妇幼保健所综合病房楼竣工投入使用。建设南京医科大学眼科医院六合分院,续建竹镇卫生院门、急诊综合楼。

基层卫生 竹镇社区卫生服务中心通过"二级医院"评审。完成龙袍、马集、冶山和雄州街道社区卫生服务中心妇幼健康规范化门诊建设,以建制街镇为单位妇幼健康规范化门诊100%。完成龙袍等4家公共场所标准化母婴室建设。

(陈　娟)

溧水区

概况 2020年,溧水区共有各类卫生机构171个,各类卫生机构编制床位数2552张,卫生技术人员3869人,每千人床位5张,每千人执业医师2.92人,每万人全科医师4.9人。

新冠肺炎疫情预防控制 至12月27日,对国内中高风险地区来溧集中医学观察686人,开展核酸检测746人次。区人民医院、中医院发热门诊接诊5620人,累计留观360人。在第一入境点隔离期满解除隔离回溧人员433人,完成核酸检测692人次。检测集中医学隔离场所工作人员848人次。全区累计隔离4030人,累计开展核酸检测3978人次,结果阳性4例;累计转运入境对象至市公共卫生医疗中心12人。开展心理干预10人次。区人民医院、中医院、疾控中心具备新冠病毒核酸检测资质,日检测约10000人份。对重点人群以外的其他人群按照"自愿、自费"原则,实行"愿检尽检"。截至12月27日,全区累计完成"应检尽检"95137人次、"愿检尽检"9096人次。截至12月27日,全区累计开展接触冷链食品从业人员新冠病毒核酸检测1587人次,冷链食品样本新冠病毒核酸检测932份、环境样本新冠病毒核酸检测763份,检测结果均为阴性。组建新冠肺炎流行病学调查、核酸采样检测、环境消杀和心理健康服务等4支疫情处置队伍,开展业务培训和疫情处置实操演练。制定《秋冬季新冠肺炎疫情防控工作方案》《新冠肺炎局部小规模疫情处置工作预案》《新冠肺炎疫情常态化监测预警工作实施方案》《集中隔离观察场所管理部门及人员职责》《关于进一步健全新冠肺炎疫情联防联控机制及工作制度的通知》等方案预案。2020年全区共指导、保障各类大型会议、赛事、会展、考试等重大活动60余场。启动重点人群新冠疫苗应急接种,指定8个基层医疗卫生机构为接种单位,由区人民医院、中医院指派医护专家驻点保障。

医疗机构服务管理 恢复口腔医院建制,与市口腔医院签订合作协议,完成转设二级妇幼保健院现场验收。以区中医院为龙头建设体育运动康复中心,永阳、洪蓝康复病房为依托,对慢性病患者、康复患者开展"体育+医疗"的融合试点。与区残联合作,遴选石湫街道石湫村卫生室、洪蓝街道西旺村卫生室创建省残疾人社区康复示范点,并通过省残联现场验收。区中医院有市级中医重点专科2个、市级中医重点专科建设单位11个。8个镇(街)卫生院创成3个市级特色科室、1个省级特色科室;白马中心卫生院转设为二级医院,并创成省农村区域性医疗卫生中心;东屏创成省社区医院;创成6个南京市示范中医阁。

智慧医疗 主要围绕智慧健康、智慧医疗两个中心,一个健康信息平台,从拓展、创新、优化、补缺四个方面规划建设"互联网+"儿童计免服务、"互联网+"护理服务、"互联网+"高血压慢病防控、健康档案质量督导系统、居民健康档案开放等系统。溧水区全民健康信息平台通过国家医疗健康信息互联互通标准成熟程度五级乙等测评。

药事管理 出台《溧水区实施国家基本药物制度综合试点工作方案》,全区各个医疗机构全面落实国家基本药物制度综合试点各项要求。全区所有参与试点的医疗机构形成以基本药物为主导的"1+X"用药模式,区人民医院基本药物产品数和销售金额占比分别为50.04%和36.14%;区中医院分别为49.56%和47.35%;区第三人民医院分别为61.38%和55.31%;各基层医疗机构均达60%以上。与上年同期相比区级医院基药配备使用占比增加5个百分点,基层医疗机构增加10个百分点。区人民医院和区中医院医共体内慢性病常用药物和抗菌药物目录做到全面统一,两家医共体内分别建设了药品供应链云平台和药品SPD管理系统。2020年1月起,全区各公立医疗机构全面执行国家组织药品中选品种带量采购。

综合监管 患者开展尘肺病患者随访,对全区区域内尘肺病患者进行摸排和患者福利保障待遇等调查。并对36家企业进行现场指导与监督检查,指导督促企业进行职业健康体检和危害因素定期监测。全区企业职业健康检查率100%,职业健康检测率100%。溧水区国家随机监督抽查单位133家,省随机监督抽查单位62家,国家监督抽查执法人员9人。全年抽查公共场所120家,医疗卫生单位22个,学校卫生11家,传染病防治19家,计划生育9家,放射卫生3家,供水机构10家,涉水产品1家。检查结果在溧水区人民政府网站公示并及时将抽检结果录入江苏省卫生监督综合管理信息系统。全区168个医疗机构全部完成《医疗机构依法执业承诺书》公示。行政处罚13件,医疗行业行政处罚6件,不良行为记分4分。重大行政处罚2件,向公安部门移送案件1件。办理12345工单18件,均提前办结,当事人基本满意率100%。

疾病防控 完成国家土源性线虫病监测点、血防螺情和病情调查、碘营养和零售业监测、疟疾监测。启动"南京市第四轮艾滋病综合防治示范区"建设。承担省老年人艾滋病哨点监测。截至12月20日,全区AIDS/HIV随访CD4检测率99.2%、结核病筛查率和配偶检测率均100%;抗病毒治疗率95.9%、晚发现率16.7%;结核病患者健康管理率100%、成功治疗率89.2%。推进2个产科接种室、8个狂犬病暴露预防处置门诊信息系统升级改造。全区免疫规划疫苗应种人数93870人次,实际接种93546人次,接种率99.65%。适龄儿童水痘疫苗免费接种974人。

卫生应急 报告突发公共卫生事件及相关信息5起,均规范处置;开展演练49次;举办应急管理培训148场,参训9778人次。对42份风险食品进行食品化学污染物及其有害因素监测,对33份风险食品进行了食品微生物的采样检测。全年共监测病例信息167人,检测粪便标本52份。

社区卫生 重点人群基层首诊签约率15.36%,个性化签约覆盖率2.88%,门诊就诊居民的签约覆盖率35.44%。试点在永阳开设血透室,永阳、洪蓝开设康复科病房;东屏、晶桥、白马中心卫生院开展集医疗、康复、护理、养老一体化服务,在东屏、晶桥中心卫生院开展安宁疗护试点。白马中心卫生院转设为二级综合医院,并创成省农村区域性医疗卫生中心。全区双向转诊上转651人次,其中签约对象505人次,占比77.57%;下转307人次,其中签约对象135人次,占比43.97%。有效履约服务签约居民挂号281749人次。有效管理高血压患者1003例,高血压患者治疗率87%、控制率49.9%。获"国家高血压慢性病综合防控示范区"授牌并在"健康中国发展大会"上展示。

人口监测和家庭发展 2020年内出生政策符合率99%,孕前优生健康检查目标人群覆盖率100%。人口文化建设达标率95%,流动人口服务管理率95%,人口信息化建设达标率95%以上,计划生育机构队伍建设达标率96%。组织基层对2016年以来出生人口进行清理补报,系统新增2016年以来的出生婴儿数据4000余条,组织基层对历年来的死亡、迁出名单进行删除或注销。"一票否决"审核3315人,否决6人。计生特殊家庭的家庭医生签约率99.25%。在洪兰街道开展计划生育特殊家庭"1+1+N"联系人服务团队制度试点。将"两非"治理纳入对镇街年度目标管理责任。分别与B超、妇产科等相关科室人员签订岗位责任书。对孕情跟踪抽查180人,跟踪率83.9%。出生婴儿性别比106.14。

妇幼健康管理 全年完成婚前医学检查838对,孕前优生健康检查713对,"两癌"检查11029人,农村妇女增补叶酸1484人。全区活产数3517人,早孕建册3202人,早孕建册率91.04%,产后访视率96.02%,住院分娩率100%。高危管理2204人。孕产妇系统管理率96.02%。新生儿先心病筛查2521人,筛查率97.9%。2020年,新建10家社区(村)亲子活动室、1家镇级婴幼儿早期发展指导服务站。建成普惠托育机构3家。各级阵地开展家长学堂51次,亲子活动279次,参与婴幼儿6626人次。0~6岁儿童健康管理29431人,健康管理率98.07%;新生儿访视3381人,访视率96.1%;在园儿童视力筛查、建档14190人,筛查率99.5%。

爱国卫生 柘塘街道、洪蓝街道通过国家卫生镇(街)的现场评估。印制以慢性病防治、传染病防治、健康生活方式等健康知识宣传折页等9300份,其中新型冠状病毒肺炎防控知识宣传折页4300份。开展健康教育讲座18场,2180人次参加;组织开展三期健康生活方式指导员技能培训,140人次参与;组织开展2020年溧水区"健康科普讲师演讲"技能竞赛并组团参赛南京市“健康科普讲师演讲”技能竞赛,区人民医院陈文娟荣获市竞赛“优胜奖”、溧水区爱卫办获“组织奖”。陈文娟和区中医院周瑞、区疾控预防中心李青玲受聘为“南京市健康科普讲师专家库”成员。完成石湫街道、和凤镇二个监测区450户的素养调查,全区全年健康素养网络学习116385人次,学习覆盖率24.59%。实现无烟机关创建全覆盖,5家机关(单位)获“南京市无烟机关单位”。

(杨和生)

高淳区

概况　全区有各级各类医疗机构208个,医疗机构拥有床位2533张,每千人拥有床位5.68张。全区卫生健康系统事业单位在岗职工3084人,其中卫生技术人员2845人。全区执业医师(含助理医师)1380人,每万常住人口执业(助理)医师3人;注册护士1522人,每千常住人口注册护士3.31人。

疾病预防和控制　报告乙类传染病8种598例,无死亡病例。发病率132.15/10万。同比2019年乙类传染病报告发病率持平,无甲类传染病报告。发病前五顺位为梅毒292例、肺结核169例、肝炎66例、淋病47例、出血热18例;丙类传染病5种3085例,发病率681.76/10万。全区医疗单位法定传染病报告503例,漏报2例,迟报3例。报告腹泻2699人次,“02”检索641例无阳性,检索率23.75%,占全区人口的1.41‰。外环境、食品采检105份,无霍乱弧菌。报告10起突发公共卫生事件,其中一例输入性新型冠状病毒肺炎病例1起,水痘暴发疫情9起。各镇社区卫生服务中心建立居民电子健康档案392811份,全区共管理高血压患者46116例,任务完成率100%,规范管理率76.33%;管理糖尿病患者14054例,任务完成率100%,规范管理率74.31%。随访HIV感染者/艾滋患者129例。干预暗娼1159人次、男男性行为者(MSM)400人次。春季查螺2046.22万平方米,有螺9.95万平方米,药物灭螺119.19万平方米。血清学查病9920人,阳性689人,粪检945人无阳性。扩大化疗1610人,晚血救助13例,补助经费25670.5元。疟原虫镜检569人,RDT检测189人,查出恶性疟2例,抽检血片280张,无漏诊误诊。Kato－Katz法监测肠道蠕虫381人,无阳性感染。透明胶纸法监测蛲虫感染100名幼儿,无阳性感染。新建PCR实验室,完成新冠病毒采样约2万人,境外人员新冠病毒检测702人次。

卫生应急　修订《高淳区突发公共卫生事件应急预案》和《高淳区突发公共事件医疗救援应急预案》,印发《高淳区秋冬季新冠肺炎疫情防控工作方案》《高淳区新冠肺炎局部小规模疫情应急处置工作预案》《高淳区新冠肺炎疫情常态化监测预警工作实施方案》。建立健全区、镇(街)、村三级卫生应急工作网络体系,明确疾控机构、卫生监督、各级医疗机构的职责与工作要求。成立流调、消杀、核酸检测和心理健康服务四支区级应急队伍。组织应急队员参加省市区级培训,按“一人一档”的要求完成四支应急队伍人员的个人能力档案建设。精准开展密切接触者、一般接触者和境内境外中高风险地区来淳重点人群管控和健康管理。全区核酸检测117842人次,食品货物及环境采样1566份。

卫生监督　全区共有各类监督管理服务单位1891户,公共场所卫生许可证持证率100%;从业人员3515人,持有健康合格证明3505人,持证率99.7%。全年对各类单位开展监督检查2230多户次,建档率100%,监督覆盖率100%,制作监督执法文书3159份,现场快速检测水质17户次。落实公共场所卫生监督量化分级管理制度,完成住宿场所、公共浴室、理发美容、游泳场所等四类场所共量化分级738户,量化分级实施率100%。完成国家和省级“双随机一公开”监督抽检任务252户。完成夏季游泳场馆、医疗机构违法违规行为排查等专项检查与整治任务13个。取缔“黑牙科”1户。发放《非法行医法律责任告知书》2份,《杜绝非法行医承诺书》8份;开展对非法行医场所“回头看”5户次。开展打击非法医疗美容宣传活动,签订《拒绝非法医疗美容承诺书》。全年受理查处投诉举报19件,办结率100%、群众满意率100%。完成了国际慢城“马拉松赛”、中国医疗器械产业峰会住宿业和中高考期间14个考点的卫生保障任务。全年共立案作出行政处罚30件,已作出行政处罚决定30件,总罚款17.4万元。召开行业卫生培训会议4次,共计集中培训549人次;开展和参加“职业病防治周”、食品安全宣传周、禁烟等卫生宣传活动,接待咨询200多人次。推进手持移动执法终端和执法纪录仪使用,全年形成执法过程视频资料1694余段,现场便携式打印执法文书2046份。在医疗卫生、公共场所卫生、餐饮具集中消毒3个领域开展“信用＋综合监管”试点工作,有26户试点单位签署信用承诺书,建立26户法人或非法人组织、62位自然人《医疗卫生信用主体信用档案》。对5名医师不良执业行为记17分;对4个医疗机构不良执业行为记19分。针对新冠肺炎疫情防控共出动监督677人次,督查指导1444户次,下达监督意见书157份。

妇幼保健　全区地段内产妇2834人,活产数2857人,产前检查率99.19%。7岁以下儿童保健管理率99.38%,婴儿死亡率3.15‰,新生儿死亡率2.10‰。实施“两癌”检查10163人,完成年度任务数的101.63%;实施免费婚前医学检查3524人,婚检率93.5%;实施免费孕前优生健康检查1708人,完成年度任务数的106.75%;实施计划生育手术5908例,发放避孕套16万只;建立幼儿园儿童视力健康电子档案1万余份,托幼机构儿童视力筛查率100%。全区8个镇卫生院妇儿保规范化门诊创建全部通过市级验收,妇儿保规范化门诊创建率100%;累计创建母婴室29家,母婴室创建完成率100%。

医政管理 制定《2020年镇卫生院绩效考核方案》及《区级医院绩效考核方案(2020版)》,开展住院病历季度质控及合理用药检查。开展高淳区卫生健康系统医疗质量安全及医院感染管理专项整治行动,进行院感防控全员培训,组织院感防控工作检查23次。基层医疗机构基本药物使用率55%。开展基层精麻药品培训90人,抗菌药物培训88人。调整区紧密型医共体管理委员会成员名单,制定各成员单位职责和联席会议制度。制定《关于加强医疗卫生共同体紧密型管理的通知》,明确卫健委与医共体权责。制定《高淳区慢性病基本用药统一目录试点工作方案》及《高淳区医共体慢性病基本用药推荐药品目录》。继续开展第四轮基层挂职院长工作,挂职人员共下沉1126.5天、组织团队帮扶272次、完成手术391人次。派出6人前往柞水县开展第三批次医疗支援工作,1人前往新疆伊宁市人民医院进行帮扶,接受6名柞水医务人员到高淳交流学习。组织全区公立医院进行医疗责任险集中签约,受理医疗纠纷30起,参与人民调解9例,委托市医学会鉴定2例,未发生重大医疗事故。

中医药管理 指导淳溪、阳江、固城中心卫生院建设省级中医馆,4个村卫生室建成市级示范中医阁。制定《高淳区中医药健康管理服务项目实施方案(2020版)》。全区0~3岁儿童9353人,中医药管理7015人,管理率75%;65岁以上老年人72365人,中医药管理50317人,管理率69.53%。3名中医药专业人员被列入南京市中医药青年人才培养计划。

爱国卫生 古柏街道通过省级卫生街道的明察与暗访,实现全区省级卫生街道全覆盖。推进第32个爱卫月活动,发放主题宣传海报5000份、宣传折页12000张、宣传单及倡议书4.1万份,张贴标语、海报8000多条(张),悬挂横幅4500多条。开展健康知识进社区、进校园讲座活动10余场。开展健康教育进社区、进学校、进企业、进机关、进家庭活动16场。开展居民健康素养监测调查220户220人。中医院与淳溪中心卫生院通过市级促进医院验收。开展2020年度南京市“新家庭计划——家庭发展能力建设”暨评选南京市第四届“健康家庭”“健康市民”活动,评选确认健康市民区级50名、市级30名,健康家庭区级30户、市级1户。开展“健康细胞”创建,5家社区、1家单位通过市级验收。开展重点场所、重点区域环境整治为主、化学防制为辅的病媒生物综合控制行动,开展消杀8000多处,消杀面积30.6万平方米。联合举办高淳区2020年度科普讲师演讲技能竞赛,决出2名选手参加市决赛,1名选手被选拔为省级比赛备选队员。

智慧医疗建设 持续开展平台数据采集,完成南京市平台76张表单,江苏省平台56张表单的上传工作。推进远程影像、远程心电、远程病理、检验和远程会诊五大中心的应用,开展远程影像9000余例,心电60余例,远程病例300余例,送出临检标本200余份。卫生信息平台通过国家健康信息互联互通成熟度四级甲等测评。开展“互联网+护理”,在健康高淳微信公众号开放入口,完成江苏省医疗电子票据系统的上线与验收。完成省妇幼系统上线工作,部署省妇幼的“母子健康”APP。建设移动家庭医生签约系统,推动高淳人民医院建成互联网医院。

计划生育服务 生育服务登记2368例,其中一孩1153例、二孩1215例。审核出具持独生子女父母光荣证退休人员加发5%退休金事项122例,出具收养当事人无子女证明18例,发放独生子女父母光荣证1352件。农村部分计划生育家庭奖励扶助15813人,发放奖励扶助金1546.01万元;计划生育家庭特别扶助984人,发放特别扶助金820.52万元;持证退休职工和非从业人员的“一次性奖励”450人,发放一次性奖励金162万元。阳江镇、淳溪街道淳安社区计划生育特殊家庭心理健康服务项目试点通过市级验收。新建“阳江镇连心家园”通过省级考评验收。在古柏街道“南京凯耀服装绣品有限公司”建立流动人口计生协会,为外来务工人员服务1000多人次。

(张立中)

江北新区

概况 截至2020年末,新区各级各类医疗卫生机构292个,卫生技术人员6455人,其中执业(助理)医师2298人,注册护士2977人,开放床位3551张,全年总诊疗470.95万人次,出院9.71万人次。

新冠肺炎疫情防控 处置7例新冠肺炎确诊病例的流调、救治、后期的健康管理,应对苏食公司等进口冷链食品阳性事件。落实1万余名境内外人员集中隔离医学观察,常态化核酸检测超16万人次。完成新冠疫苗重点人群紧急接种12625针剂,9387人。完成5个发热门诊规范化建设,江北新区公共卫生服务中心、江北人民医院、中大医院江北院区、南京医科大学第四附属医院核酸检测实验室建成投入使用。开展全区新冠疫情处置应急演练2场次,组建10支卫生技术指导团队加强复工复学指导,落实重点场所疫情防控工作督查指导。制定江北新区大规模核酸采样工作方案,组建750余人的流调、采样队伍,牵头制定全区多项疫情防控技术方案。

健康新区建设 组织健康大讲堂(讲座)、卫生日宣传36场。对495户家庭开展居民健康素养监测,居民健康素养水平40.7%。完成省、市级“健康细胞”工程39个,建成市区两级无烟机关17个,评选区级健康家庭39户,健康市民58个;创建2个省级卫生街道,7个省级卫生村通过验收。完成街道病媒生物防制全覆盖1个。盘城、大厂、长芦3个街道成功创建市级卫生应急街道。在公共场所配备30台自动体外除颤器,开展应急救护普及培训6616人,持证救护员培训500人。

医药卫生体制改革 出台《长三角区域医疗中心建设实施方案》,明确新区高水平综合医院、国际化专科医院、高端化诊疗中心发展方向。江苏省肿瘤医院确定落户江北新区,中大医院新院区、江北新区妇幼保健院(妇女儿童健康中心)开工建设,南医大四附院新院区试运营,鼓楼医院江北国际医院肿瘤中心建成使用。推进“院府”和“校府”合作管理模式,签订中大医院合作补充协议,拟订南医大四附院合作共建协议及两家公立医院理事会(监事会)章程。印发《江北新区促进非政府办社区卫生服务机构能力提升办法(试行)》。

医联体建设　以中大医院江北院区、南京医科大学第四附属医院和江北人民医院为核心医院,联合周边各社区卫生服务中心、民营门诊部、护理院等,构成三个紧密型医联体。2020年,核心医院向基层医疗卫生机构派出专业技术人员2945人次、驻基层平均18.29天。基层医疗机构上转患者12114例,由核心医院向基层医疗卫生机构、接续性医疗机构下转患者3834人次。建成1个联合病房。

基层卫生服务　顶山街道珍珠路社区卫生服务站达省级标准化建设标准。沿江、盘城、泰山街道社区卫生服务中心基层优质服务行达到推荐标准;沿江、盘城街道社区卫生服务中心创建为省级社区医院。葛塘街道社区卫生服务中心妇科、盘城街道社区卫生服务中心糖尿病专科创建为市级基层特色科室;沿江街道社区卫生服务中心康复医学科被列为省级基层特色科室建设单位。试点商业保险支持下的家庭医生签约服务机制及医保政策支持下的慢病管理机制,江北新区、葛关路社区卫生服务中心获评2020年度江苏省家庭医生服务模式创新单位。建成10个家医工作室,重点人群家医签约率71.9%;泰山街道社区卫生服务中心明发社区普斯康健家庭医生工作室被评为江苏省星级家庭医生工作室。

疾病预防控制　调整江北新区血防工作领导小组,通过省级血吸虫病消除标准验收。完成全区产科预防接种室、狂犬病暴露预防处置门诊标准化建设,免疫规划疫苗接种率超95%。全区累计报告艾滋病606例,死亡72例,转出外省外市管理6例,新区在管528人,管理率100%。严重精神障碍信息系统在册患者2822人,报告患病率4.02‰,在管2782人,在册患者管理率98.69%,规范管理率98.69%,1866名严重精神障碍患者监护人享受以奖代补。

老龄健康　开展安宁疗护工作,确定4家试点单位,获评2020年安宁疗护试点工作优秀集体、安宁疗护试点案例汇报竞赛优秀组织奖,江北人民医院、大厂街道社区卫生服务中心被评为安宁疗护试点工作优秀机构。普斯康健养老服务中心“社区医养康养一体化养老新模式”被评为全省老龄工作十佳案例。完成全国医养结合人才能力提升网络培训项目。

妇幼计生　2020年婴儿死亡率2.36‰,5岁以下儿童死亡率3.07‰,孕产妇死亡率0。开展“两癌”检查工作,采用“HPV+TCT”高级别联合检查手段,免费增加“盆底筛查”项目,全年新区“两癌一筛”1.2万人。新改扩建标准化母婴室9个。新增普惠托育机构3家,提供普惠托位350个,1家托育机构被列为2020年江苏省示范性托育机构。新建0~3岁婴幼儿街道指导服务站1家,社区亲子活动室5家。举办心理咨询师专项技能培训班。

卫生信息化　区域健康信息平台通过省分级评价四级和国家医疗健康信息互联互通标准化成熟度四级甲等测评验收。南医大四附院是全省首个二级医疗机构互联网医院,桥荫路社区卫生服务站和大金中医诊所等一级医疗机构率先在全省开通“互联网+诊疗”服务。开展“互联网+护理”服务,15个医疗机构提供临床护理和专科(专项)护理共36个服务项目,全年完成近1000例次服务。建立二、三级医院与基层医疗机构双向转诊系统,实现远程影像、心电、临床检验、会诊、体检等信息互联互通。

卫生健康综合治理　落实“证照分离”改革全覆盖试点,优化审批流程,办结卫生行政许可2535件。制定《江北新区(江苏自贸区南京片区)关于医师多医疗机构执业备案改革试点工作的通知》,试点取消新区范围内医师多机构执业备案。承接市卫健委下放的2批共16项行政权力事项,签订《省政府赋予中国(江苏)自由贸易区试验区第一批卫生健康事项监管责任书》。成立新区医学会,设立6个专委会。实施“双随机一公开”监督抽查349件,落实企业职业病危害因素申报225家,开展饮用水监督监测80件。对31名医师给予不良执业行为记分,共记110分。

(张　妍　王家贵)

无　锡　市

【综述】

2020年无锡市卫生健康基本情况表

	数　量	同比2019年增长数	同比2019年增长率(%)		数　量	同比2019年增长数	同比2019年增长率(%)
卫生机构(个)	2952	182	6.57	卫生人员(人)	77062	4714	6.52
医院(个)	210	5	2.44	卫生技术人员(人)	62967	3664	6.18
社区卫生服务中心(卫生院)(个)	114	3	2.7	执业(助理)医师(人)	25031	1865	8.05
医疗床位(张)	51562	1084	2.15	注册护士(人)	27999	1414	5.32
平均每千人口医疗床位(张)	10.13(户籍)	0.09	0.9	平均每千人口卫生技术人员(人)	12.37(户籍)	0.58	4.92

人口	总数(万人)	508.97(户籍)
	出生率(‰)	7.75
	死亡率(‰)	7.91
	自然增长率(‰)	-0.16
医疗服务	诊疗总人次(万人次)	5063.81
	出院总人次(万人次)	108.75
	出院者占用总床日(万日)	1102.74
	住院患者手术人次(万人次)	50.31

卫生费用	卫生事业费(万元)(统计范围调整为大市)	723774.78
	卫生事业费占财政支出百分率(%)	5.96
	卫生系统资产(万元)	2320400.67
	卫生系统基建投资(万元)(统计范围调整为大市)	147284.55
	平均每门诊人次医疗费用(元)	242.5
	平均每一出院患者医疗费用(元)	11574.1

一、新冠肺炎疫情防控

1月23日，发现报告全市首例新冠肺炎确诊病例。当年全市累计报告56例确诊病例和36例无症状感染者，输入病例占68.92%，本地病例占31.08%，扩散比0.45。组建专家救治团队，按照“一人一策”制定救治方案，建立会诊、转诊、巡诊、驻点制度，累计开展中医专家会诊100余次，使用中药汤剂、中成药等中医药手段治疗确诊病例52例，中医药参与救治率95%以上，中西医结合救治组退热时间比纯西医救治组少3.6天。上线远程流行病学调查可视化项目，实现市(县)区两级疾控中心、二级以上发热门诊、密切接触者集中医学观察点等120个点位全覆盖。联合共建核酸检测专项实验室，全市核酸检测能力达每日5000人份。2月12日起，无锡为复工企业开通新型冠状病毒核酸筛查检测服务，检测通量可达每日7000人份。建设3个定点医院、2个城市核酸检测基地、28个核酸检测医疗机构、20个集中医学隔离观察点和135个核酸采样点，全市最大检测量达单检6万份/天。建设54个规范化发热门诊，其中3个被评为省示范发热门诊。建立无锡市进口冷链食品集中监管仓，累计采样检测冷链食品及包装物样品6347件、环境样品3049件；完成接触冷链食品从业人员新冠核酸检测31549人次。累计开展3335次流调，排查密切接触者1614人，核酸检测近135万余人份，累计排查密切接触者2023人。全市共派出181名医护人员驰援湖北、新疆，整建制接管华中科技大学同济医学院附属同济医院光谷院区的一个重症病区，共参与救治418人，危重症治愈率近99%。陈静瑜任国务院联防联控机制医疗救治组肺移植专家组组长，陈静瑜团队实施全国首例新冠肺炎转阴患者双肺移植手术，赴武汉完成两例新冠肺炎后期肺纤维化患者的双肺移植术，累计实施4例新冠肺炎转阴患者双肺移植术。全市累计设立112个疫苗接种点。全市卫生健康系统各级各类单位累计获得1个全国、9个全省和9个全市“抗击新冠肺炎疫情先进集体”，208人获市级及以上“抗击新冠肺炎疫情先进个人”。其中陈静瑜获“全国抗击新冠肺炎疫情先进个人”，无锡市第五人民医院获“全国抗击新冠肺炎疫情先进集体”；3人被授予“全国卫生健康系统新冠肺炎疫情防控工作先进个人”，被省人社厅给予记大功奖励。市卫生健康委新冠肺炎疫情防控应急工作专班获“全省抗击新冠肺炎疫情先进集体”，市卫生健康委获“全市抗击新冠肺炎疫情先进集体”。

二、健康无锡建设

无锡市、江阴市、宜兴市获评全国首批健康城市建设示范市。12个复审的国家卫生镇和2个新创建的国家卫生镇通过评审，无锡市实现国家卫生镇全覆盖。无锡市参与健康中国行动办公室联合新华网组织开展的“开展健康中国行动——各地品牌传播活动”，接受专题采访。调整无锡市“健康无锡”建设领导小组成员,印发《2020 年"健康无锡"建设重点工作安排》《2020 年度"健康无锡"建设考核指标体系》。举办推进健康中国行动暨健康镇村(社区)建设培训班,开设"健康无锡"大讲堂,居民健康素养水平 31.84%。委托复旦大学公卫学院开展《无锡市落实健康中国行的政策研究》和《无锡市健康城市建设效果评估》。新增无烟党政机关311 个。农村卫生户厕达标率99.99%。

三、医疗卫生体制改革

调整市医药卫生体制改革领导小组、公立医院管理委员会成员,成立市、市(县)区医院党的建设工作指导委员会,调整公立医院领导班子,全面实行党委领导下的院长负责制。全市所有二级以上公立医院均完成医院章程发布实施工作,10 个三级公立医院落实总会计师制度。全市共建成医联体 21 个,共有 14 个三级公立医院、25 个二级公立医院、1 个一级公立医院、20 个乡镇卫生院、72 个社区卫生服务中心、1 个公共卫生医疗机构、6 个民营医疗机构及 6 个其他类别医疗机构参与医联体建设。市人民医院、第二人民医院、江南大学附属医院、中医医院牵头建立 4 个城市医疗集团,市人民医院与新吴区、市第二人民医院与梁溪区开展"府院合作"紧密型医联体建设。江阴市人民医院、江阴市中医院、宜兴市人民医院、宜兴市中医院、锡山人民医院、惠山区人民医院等 6 个县级医院牵头开展县域医共体建设。设立市属公立医院领导班子成员绩效年薪、高层次人才协议工资、科技成果转化等专项绩效工资。无锡市被省医保局确定为药品招标采购制度改革试点城市,成立市药品招标采购制度改革试点工作领导小组,推行集中带量采购和阳光挂网议价等药品采购方式,建设药品招标采购信息管理系统。全市 25 个试点医院实行 DRG 结算,试行基于 DRG 的医院评价。无锡市被评为全国 30 个试点城市中进度完成最快的两个城市之一,医院上传数据质量位居前三。中医治未病纳入医保支付。

四、规划发展与信息化建设

完成"十三五"卫生健康事业规划终期评估,成立编制工作领导小组,启动"十四五"卫生健康事业规划编制。牵头编制《健全公共卫生应急管理体系实施意见》和《市属医院集团化运营实施方案》。推进市属医疗卫生资源布局调整优化项目,江南大学附属医院南院区项目于10 月 30 日搬迁启用,启动无锡市精神卫生中心二期改扩建项目和无锡市第二人民医院北院区建设项目。建设完善市级全民健康信息平台并获江苏省"智慧江苏重点工程"。无锡市第二人民医院、宜兴人民医院通过电子病历应用水平评级五级测评(全市电子病历应用水平评级已通过五级 4 个、四级 10 个)。惠山区区级全民健康信息平台、无锡市骨科医院院级信息平台通过国家卫生健康委互联互通标准化成熟度四级甲等测评。"健康 E 家"APP 实现网上分时段预约、检验检查结果查询、诊间结算、云影像等服务功能。市人民医院实现"云胶片"影像查询的影像数字化。完成智慧健康提升工程、电子病历语音输入系统、卫生许可系统升级、省计划免疫本地化改造、老龄优待卡信息管理系统等项目建设。继续推进无锡市健康医疗电子票据管理及监管共享系统、医疗废物管理信息系统一期、体检数据汇集系统、智医助手、公卫数据中心、医疗影像云平台二期、院前院内急救信息通道建设一期(胸痛中心)等项目建设。全市疫情防控一点通点击量 28000 余次,新冠肺炎自诊量 7435 人次,市人民医院、市第二人民医院、江南大学附属医院、市妇幼保健院、市中医医院、宜兴市人民医院 6 个互联网医院在线开展门诊服务 2 万余人/次。上线"锡康码"医护版应用,在全市 1500 余个医疗机构投入使用,注册核验员 11276 人,实现 3000 万余次有效核验。配合"网安 2020"专题行动,重点检测行业单位互联网应用;配合市公安局网安支队进行年度检查,发现并督促市属医院整改 APP 及网站中存在的高危漏洞 488 个、中危漏洞211 个。全年共完成29 个系统三级等保、21 个系统二级等保的测评工作,在全市网络安全等级保护工作先进及优秀单位评选中,卫生健康行业共 10 个单位入选,在所有入选单位中占比 41.7%。

五、政策法规(行政审批)

完成《无锡市献血条例》立法和《无锡市社会医疗机构管理条例》立法修改。开展涉及民法典、妨碍市场公平竞争政策、野生动物保护、优化营商环境、党内规范性文件等5 次地方性法规、规章、规范性文件专项清理。制定《重大行政执法决定法制审核目录清单》,对 2 件重大许可决定、7 件重大处罚决定开展法制审核。完成行政复议案件审理 1 件,行政复议应诉 3 起,行政诉讼应诉一审 1 起,再审 2 起,行政机关负责人出庭应诉率 100%。取消二级及以下医疗机构设置审批事项,将"证照分离"改革全覆盖试点扩大至全市范围开展,推进医疗机构、医师、护士电子证照申领,紧急启动消毒产品快速审批程序。全年累计办件 13490 件。

六、疾病预防控制

2020 年,全市甲乙类传染病发病率同比下降 10.98%,丙类传染病发病率同比下降 51.52%。推进"艾滋病知识传播校园行",实施学校预防艾滋病"互联网 + 综合干预"项目,年内报告艾滋病病毒感染者较上年下降 2.08%。推进市域社会治理试点建设,建立日常广泛收集、定期信息交换,双向核查确认的信息共享机制。全市重性精神疾病报告患病率 4.41‰,管理率 95.05%。开展市级心理卫生综合职业技能竞赛,选拔优胜竞赛选手深入社区开展社会大众心理健康教育。

七、医政医管

落实医联体网格化建设规划,4 个城市医疗集团和 6 个涉农地区医疗共同体按照《无锡市医疗联合体建设规划》重新签订协议。推进三大救治中心建设,成立胸痛、卒中专科医疗联盟,推进市级、县(区)级救治中心建设。开展县(区)级医院能力评估。新增省级临床重点专科 10 个。市传染病医院被确认为三级甲等专科医院,新确认 1 个二级甲等综合医院和 1 个二级甲等专科医院。检查医疗机构200余次,对800余个医疗机构开展质控。57个二级以上公立医院开展多种形式预约诊疗,三级医院门诊预约就诊率75.97%、专家门诊预约就诊率87.14%。21个市级专科护士培训基地共培养市级专科护士340余名。

八、中医药管理

"龙砂医学流派"被列为《江苏省中医药条例》重点传承中医学术流派。7名中医专家入选新一届"江苏省名中医",市中医医院王坤正团队入选2020年度"无锡市太湖人才计划"顶尖医学专家团队。江南大学附属医院增设无锡市中西医结合医院作为第二名称。市中医医院、江阴市中医院、宜兴市中医院通过三级中医医院复核评审。实施县级中医院医疗服务能力调查,省级推荐标准达标率100%。组织全市二级以上公立中医院纳入绩效考核体系。江阴市中医院异地新建项目正式开工,梁溪区中医院、新吴区中医院启动异地新建。19个2019—2020年度省级基层医疗卫生机构中医馆建设项目通过验收合格。在基层建立8个中医专科工作室。宜兴市中医院与17个基层医疗机构建立医共体;市第二中医院与经开区6个护理院举行"医养护联合体签约授牌仪式"。发放中药预防方3万余人份、中药防疫香囊1.5万余个、中药雾化包5000余包。制定《无锡市中医重点专科管理办法(2020版)》《无锡市中医重点专科评审标准(2020版)》《无锡市中医护理重点专科评审标准(2020版)》,完成市级中医重点专科申报评审,新增22个市中医(中西医结合)重点专科和6个建设单位,15个市中医(中西医结合)重点专科通过复核。1个薄弱专科建成市级中医重点专科。推进无锡市中医健康管理中心建设,开设"龙砂医学流派治未病工作室"。无锡市中医医院创成省中医护理专业化培训基地,江阴市建立中医"治未病"江阴模式,新吴区为签约居民提供家庭病床中医康复服务包。组织开展"五运六气理论和临床应用研修班""青年经方骨干人才培训班""临床医师西学中培训班""基层中医护理适宜技术推广活动"等培训,262人参训。全市中医住院医师规范化培训结业考核通过率92%。与北京中药大学继续教育学院合作完成2020度全国五运六气高级师资班培训,启动整理《龙砂医学丛书》(第2辑)。"龙砂医学诊疗方法"申报国家级非遗项目,4人被确定为第五批江苏省非物质文化遗产代表性项目代表性传承人。首批14个市级名中医工作室启动运行。江阴市举办第九届龙砂医学(国际)论坛。全市累计开展中医药义诊、巡讲362场次,授课专家446人次,现场免费发放中医药健康宣传资料44296册,制作展板412块,相关报道110篇,开展各类网络、电视宣讲66次,直接受益群众3万余人次。评审立项2个市级中医药科技重点项目、20个一般项目,通过20项中期评估。探索建立与上海中医药大学附属医院、南京中医药大学卫生经济管理学院的合作评审机制。市中医院"生津润燥合剂"取得省药监局备案资格。

九、基层卫生

国家卫健委在无锡市连续举办三期全国紧密型县域医共体建设政策培训班。江阴市人民医院在第二届中国健康县域大会上获全国医共体建设示范奖。2020年全市共组建家庭医生签约服务团队1197个,实施新型签约367933人。全市新增1个省社区医院示范区、5个省社区医院、8个首批江苏省农村区域性医疗卫生中心。无锡社区医院建设经验在全国首届社区医院建设经验交流会作典型案例推广。16个基层社区卫生服务机构被确认为"优质服务基层行"国家服务能力推荐标准,43个机构被确认为基本标准。无锡社区卫生服务中心团队获"优质服务基层行"家庭医生团队感控技能竞赛省级决赛二等奖。全市新增2个省级家庭医生服务模式创新单位、4个省星级家庭医生工作室。确认省级优秀基层卫生骨干人才160名、市级基层卫生骨干人才804名。在国家基本公共卫生服务项目2019年度省级绩效考核中,无锡以综合评分96.5分位列全省第二名。

十、卫生应急(安全生产)

修订印发《无锡市突发公共卫生事件应急预案》《无锡市突发公共事件医疗卫生救援应急预案》。举办无锡市第十三届突发公共卫生事件现场医疗救援培训班和突发公共卫生事件应急演练暨学校结核病疫情应急处置演练,承办省卫生健康委2020年江苏省危化品运输爆炸事故紧急医学救援应急演练。2020年,报告一般突发公共卫生事件22起,较上年(52起)同比下降58%,无较大及较大以上突发公共卫生事件发生,事件均得到及时有效处置。制定市、市(县)区各级责任清单,每月落实安全生产检查计划,每季度落实领导安全责任包领包干制开展安全生产集中检查,每半年组织一次多部门联合执法检查,并督促各地各单位常态化开展安全隐患自查自纠活动。2020年,全市卫生健康系统累计查找隐患发现隐患4167条,完成整改4162条,隐患整改率99.9%。

十一、综合监管

全年监督检查16813户次,开展专项整治176项,处理举报投诉582起,立案查处违法行为676起,移送司法机关案件7起,罚没款800万余元。印发《无锡市改革完善医疗卫生行业综合监管制度实施方案》《无锡市医疗卫生行业综合监管部门协调机制》,制订综合监管督察反馈意见整改方案。加强疫情防控监督检查,1月24日起累计检查医疗卫生机构5887个次,集中隔离医学观察场所434个次,企业单位1090家次,学校992所次,公共场所单位7523家次。11月23日起,派出监督执法人员进驻进口冷链食品集中监管仓开展驻点监督。完成国家、省下达的"双随机"抽查任务2230件,开展市级部门联合"双随机"抽查。

十二、药政管理

建立全市医疗卫生机构基本药物配备使用情况双月通报制度。将基本药物使用情况纳入绩效考核范围,与基层实施基本药物制度补助资金的拨付挂钩,将基本药物使用情况纳入处方点评范围。实行短缺药品国家、省双平台信息申报和审核工作,实现短缺药品信息监测直报工作全覆盖。建立全市短缺药品监测预警通报制度,考核全市短缺药品承储企业的承储情况并与补助资金分配挂钩。开展无锡市“药师说”药学服务“云”培训,举办无锡市首届药学服务技能大赛和首届医学工程服务技能大赛。联合市市场监督管理局在全市医疗机构中开展医疗器械使用质量监督检查。启动修订直属医疗卫生机构医疗设备购置管理办法。组织市属医疗机构紧急采购医疗防控物资400.67万件,紧急征用企业具有合规资质的医疗设备48台(套),调配医疗设备45台(套)。紧急采购应急医疗设备、防控物资、车辆等54840件。为定点医院及疾控等重点单位累计调配医疗防控物资123.8万件,调拨急需医疗设备156台(套)。为全市援武汉医疗队提供医疗防控物资9.95万件,医疗设备35台。各级医疗卫生机构按照30天满负荷运转要求储备相应的医疗物资。

十三、老龄健康

建成市级老年病医院(无锡市二院),二级及以上公立综合医院设置老年医学科比例72.7%。建成老龄健康服务为主的医疗机构150个,其中护理院59个,康复医院6个,护理站16个,养老机构内设医疗机构58个,其他设置养老机构的医疗机构11个,医养结合服务机构129个。会同医疗保障部门出台《无锡市护理院医疗等级管理试行方案》,制定《无锡市护理院等级评估标准(试行)》,对经卫生健康部门许可登记准入的护理院医疗服务实施分级评估,根据评估结果调整医保结算办法。整合65周岁及以上企业退休人员体检与常住老年人健康管理项目,建立健全老年人健康管理项目技术指导专家组。完成老年人健康管理64.6万人,管理率75.8%。市区在企业退休人员和65岁以上老年人年度体检中,增加2年1次的肿瘤标志物免费筛查项目,纳入市政府2020年度为民办实事项目,年内累计检测328439人次,筛查出高危人群18417人,占5.74%。市政府与国家癌症中心签订战略合作备忘录,确定无锡市为国家癌症中心区域性癌症防控全周期、全链条管理试点地区,在惠山区逐步启动试点工作。规范实施老年人心理关爱项目试点工作,新增5个试点单位,完成10064例老年人心理健康状况现场调查,项目完成率100.64%:其中一般人群9063例,临界人群782例,高危人群219例。完成疫情期间老年人心理状况问卷调查5552份。

十四、妇幼健康

将江阴市和宜兴市妇幼保健院建设纳入省高质量发展个性化考核指标,宜兴市二级妇幼保健院年完成建设,江阴市三级妇幼保健院开工建设。确认省级危重孕产妇(新生儿)救治中心各2个,确认2个市级儿童早期发展基地,新增2个新生儿先天性心脏病诊断机构。基层医疗卫生机构妇幼健康规范化门诊建设率69.5%。新建以无锡市妇幼保健院为引领的更年期专科联盟和流产后关爱(PAC)联盟。首次将发生孕产妇死亡或者造成孕产妇严重不良结局者,按照责任归属的原则与政府考核挂钩。2020年,全市无孕产妇死亡率、婴儿死亡率2.08‰。组织开展全市医疗机构产儿科人员和妇儿保人员培训考核。100万件出生医学证明入市档案馆并实现电子化查询。将常住人口产前筛查和新生儿疾病筛查纳入政府补助项目,完成近10万人次常住人口孕产妇及其所生新生儿免费产前筛查和新生儿疾病筛查。周期内完成88.33万人次适龄妇女免费“两癌”筛查。完成21万托幼机构在园儿童视力筛查和建档。完成5万余例孕产妇艾滋病、梅毒和乙肝免费检测。全市孕产妇孕妇学校听课率87.3%,促进自然分娩和母乳喂养知识知晓率92.9%,院内新生儿纯母乳喂养率89.2%。

十五、职业健康

职业健康监管职能落实到村(社区)。开展职业病危害普查申报,掌握30438家存在职业病危害企业的职业病防治相关信息。开展工作场所职业病危害因素监测143家,随访调查职业性尘肺病患者5635例。建成省级职业卫生、职业医学重点实验室各1个。在国家卫生健康委职业健康司省级职业病管理工作会议上作经验交流。宜兴市成为全国职业卫生分类分级监管试点县市之一。

十六、人口监测与家庭发展

全市奖励扶助对象15.14万人,计划生育特别扶助对象1.44万人,发放奖扶特扶金2.55亿元。市级计划生育公益金扶助543户,发放扶助金179.7万元。全年共受理企业退休职工独生子女父母一次性奖励申请5.3万人,发放奖励金1.9亿元。2020年将计生特殊家庭纳入低收入人口大病专项救治范畴。落实《无锡市区中低收入居民疾病自费支出救助工作实施方案(试行)》,年内4675人次获得223万元保险理赔。编印《疫情下的心理健康关怀指导手册》,对重点人员采取专人专项定期心理疏导。为4715户计生“失独”家庭发放每户500元的一次性生活补贴,同时结合疫情排查发放防疫物资。全市出生数据监测覆盖率同比提高12%,完成全国人口监测调查县级监测点任务。新增13家省政府普惠托育民生实事项目机构,其中3家机构被评选为省示范托育机构。推选2家机构参与国家发改委、卫生健康委组织的普惠托育专项行动,获得中央预算内185万投资支持。完成托育机构备案32家。起草《无锡市关于促进3岁以下婴幼儿照护服务的实施方案》。修编《家庭科学育儿指导手册》,首批印刷发放3.3万册,创建婴幼儿照护微信公众号。锡山区获“全国计划生育优质服务先进单位”。

十七、科技教育与对外合作交流

研究制定无锡市推进“三名”战略重点工作实施方案,实施“无锡市太湖人才计划”,引育顶尖医学专家团队8个、高端医学专家团队1个,新增医疗卫生领军人才11人、高端人才35人,确认首批“双百”中青年医疗卫生拔尖人才240人。“十三五”省市科教强卫工程项目通过终期评估。无锡市人民政府与南京医科大学签署深化战略合作框架协议，筹建南医大无锡医学中心，市人民医院纳入南医大直属附属医院，挂牌南医大附属无锡疾病预防控制中心和附属无锡儿童医院。推动市转化医学平台、省部级工程技术研究中心、博士后工作站等创新平台建设。年内获国家和省自然科学基金(重大专项)35 项、厅市级科技项目 106 项；获中华医学奖、华夏医学奖、省科学技术奖 4 项；获省医学引进新技术评估奖 32 项，其中一等奖 8 项；获市腾飞奖 1 项。发表 SCI 收录论文 640 篇、中华系列核心期刊论文 216 篇，其中 SCI 论文影响因子 10 分以上 13 篇。获发明专利 46 项，其中首次获得国际发明专利 1 项。江南大学附属医院吕国忠教授任国家级医学分会主委，并获中华医学科技奖一等奖。408 名住培医师(西医)通过结业考核。举办各级各类继续医学教育项目 484 项，农村订单定向免费培养医学生 65 名。与复旦大学耳鼻喉医院、上海仁济医院、瑞金医院、红房子医院等长三角医疗机构缔结合作关系 66 对。市人民医院胸外科肺移植中心和江南大学附属医院烧伤整形中心入选江苏省卫生国际(地区)创国际一流医学中心项目。

十八、老龄工作

全市街道(镇)级以上政府部门和各级组织共开展“敬老月”系列活动 260 余项，参与敬老服务 8.6 万余人次，慰问老年人 19.6 万余人次，发放资金 1300 余万元。举办以“健康新时代，乐活银龄梦”为主题的第六届无锡老年春晚和第七届无锡老年春晚活动。启动《无锡老龄工作大事记》(2001—2018 年)编纂工作并形成初稿。无锡市社会福利中心等 5 个单位获评第三届全国“敬老文明号”，李全兴等 8 人获评全国“敬老爱老助老模范人物”。百岁老人“尊老金”标准由 300 元/人·月调高 500 元/人·月。全市 99.51 万人参加“安康关爱行动”老年人意外伤害保险，覆盖率 75%。支持老年活动设施、老年教育设施改造 30 个项目资金 135 万元；培植年度老年文体特色团队 50 个，发放扶持资金 25 万元。在 8 个社区试点建设“老年关爱中心”，打造 8 个“为老服务品牌”，给予扶持资金 24 万元。开设运行“无锡观察”APP 无锡老年教育宣传网络平台“乐龄”频道。召开老龄科研成果发布会，发布年度老龄科研课题指南，续编《无锡老龄科研文集》第 7 辑。5 篇论文获中国老年学和老年医学学会 2020 学术大会优秀论文奖。2 个项目获省老龄办“十佳案例”，3 个案例获省老龄办“优秀案例”。在省“翰墨绘春秋，光影耀银龄”老年书画摄影作品展中，获得 1 个绘画二等奖、3 个优秀奖和3 个摄影优秀奖。市老年大学合唱团在省“讴歌新时代，唱响新生活”“老年大学合唱节”上获“最佳合唱奖”第二名。

(周　卉　王　婷)

【推进 DRGs - PPS 国家试点工作】　在省试点基础上，与市医保局、市医保基金管理中心联合推进实施 DRGs 付费方式改革国家试点工作，共同制定 DRG 付费国家试点方案，联合开展试点医院病案首页核查共计 6737 份，以持续提高病案首页填写的完整性和准确性，为全市“DRGs - PPS”试点工作筑牢稳固的病案数据基础。

(周　卉　王　婷)

梁溪区

新冠肺炎疫情防控　制定梁溪区各项防控工作指引，在火车站、汽车站、机场各卡口执行 24 小时轮班制。对密切接触者的密切接触者进行流行病调查与健康管理。全区建成 2 家 PCR 实验室并投用，完成各类人员核酸检测采样送样 10 万多人次。完成区两会、进博会、运博会、今夜“梁”宵、中高考、公务员、事业单位招聘等多场大型活动的疫情防控指导及现场保障任务。获评第六届全国文明单位 1 家、全省抗击新冠肺炎疫情先进集体 1 个、先进个人 2 名。

落实“六保六稳”工作　启动梁溪区医疗卫生设施布局规划编制，在西北片区选址建设梁溪区中医医院(无锡市康复医院)。完成 6 个社区卫生服务机构改造项目，公共卫生应急服务中心建设和区疾控中心规范化建设及能力提升项目完成立项批复。

健康城市建设与爱国卫生　调整“健康梁溪”建设领导小组成员，印发《2020 年“健康梁溪”建设重点工作安排》和《2020 年度“健康梁溪”建设考核指标体系》，将“健康梁溪”建设纳入街道高质量发展考核指标。新增省级健康促进医院 3 个，省级健康社区 9 个。配套新建健康小屋 13 个、升级 2 个，新建健康步道 12 条、升级 5 条。

安全生产　成立区卫生健康行业领域安全生产委员会，健全安全工作责任清单。制定《梁溪区卫生健康系统安全生产专项整治三年行动工作实施方案》，通过区城投公司落实 16 个社区卫生服务中心综合安全评估。6 个直属单位处置一批危险化学品废弃物。建立安全生产分级分类监管机制，每季度安全检查全覆盖，全年累计出动检查人员 3022 人次，排查安全隐患 396 项，隐患整改率 100%。

综合医改与医政管理　调整区深化医改领导小组及公立医院管理委员会，制定区深化医药卫生体制改革工作实施方案。制定《梁溪区区属公立医院高层次人才协议工资制实施意见(试行)》和《梁溪区区属公立医院领导班子成员绩效年薪制实施意见》。市二院与江海街道社区卫生服务中心重新签订紧密型医联体协议。市八院与 9 个社区卫生服务中心区域联合影像远程系统全面投用，与 12 个社区卫生服务中心试行居民医保联合定点服务模式。市康复医院与 5 个社区卫生服务中心开展区域医联体合作，创成二级甲等康复医院。基层医疗机构基本药物配备品种占比和金额占比达省市要求。市八院创成市平安示范医院。全年未发生重大医疗纠纷事件。举办医务人员综合技能大赛。与公安等部门协作开展医疗安全防范排查、非法行医联合整治行动。

中医中药　启动全国基层中医药工作先进单位创建。入围市中医药管理局科技项目2项。

依法行政与综合监督　完成省政务网事项梳理和基层政务公开标准目录编制,医疗机构校验380个。评定医疗机构执业信用等级380个。制定区改革完善医疗卫生行业综合监管制度实施方案。全年共查处各类案件121起。

社区医疗卫生　国家基本公共卫生服务项目实现市级绩效考核八连冠。基本公共卫生服务项目人均补助经费实际到位102.38元。扎实推进"优质服务基层行"活动,被评定为推荐标准社区卫生服务中心3个,基本标准11个。获市"优质服务基层行"家庭医生团队感控技能竞赛三等奖及优秀组织奖。获评省社区医院1个。挂牌无锡市基层医疗卫生机构特色科室20个。推进新型家庭医生签约服务,完成一般人群签约54194人,续签率83.62%。

疾病预防控制与应急管理　国家免疫规划疫苗报告接种率超过98%。通过有效控制肠道线虫病省级评估。完成十三五重点寄生虫病终期评估工作和血吸虫病、地方病三年攻坚行动评估。推进省级社会心理服务体系建设试点。规范处置突发公共卫生事件6起。

职业卫生监管　制定尘肺病防治攻坚行动方案,在冶金、建材、化工等重点行业领域开展尘毒危害专项执法工作。行政立案11起。开展职业病危害现状普查申报及尘肺病回顾性调查工作。

妇幼保健　推进妇幼健康服务机构标准化建设。无锡市第八人民医院确认为第一批市级儿童早期发展基地。辖区二级医疗机构完成省妇幼信息系统融合对接。完成2016年以前出生医学证明档案归档工作。开展母婴保健技术服务质量评估、爱婴医院复核、危重孕产妇和死亡儿童病例评审。孕产妇死亡率为0,婴儿死亡率2.41‰。

计划生育　推行个人婚育情况承诺制办理生育服务登记。发放特扶金2516.55万元、独生子女父母一次性奖励3232.34万元。开展"失独"家庭"点亮父母的眼睛"眼健康筛查活动。建成市级连心家园项目示范点1个、国家级暖心家园项目示范点1个。托育机构备案6家,建成普惠性托育机构2家,申报中央预算内投资项目1项。创成省示范性托育机构1家。创新发放"婴为有你"梁溪区免费托育服务消费券。

老年健康服务　调整区老龄工作委员会组成人员和工作职责。开展敬老月系列活动和夏季高温慰问。实施"安康关爱行动"。建立"老年关爱中心"和为老服务品牌各1家。二级及以上公立综合医院设置老年医学科比例100%。将老年人健康体检扩面到养老机构,全区65周岁及以上老年人健康体检102118人。开展12种肿瘤标志物筛查项目,完成检测111591人。完成老年人心理关爱项目试点工作。启动护理院标准化建设试点。

人才科研　确认94人为市级基层卫生骨干人才,18人为省级基层卫生骨干。获评无锡市首届"双百"中青年医疗卫生市拔尖人才1名、后备拔尖人才1名。市八院完成2018年科研项目结题。公开招聘录用事业编制人员65人,其中社区卫生服务中心33人。

党风廉政与行风建设　召开全系统作风大转变推进会和医疗卫生领域突出问题专项治理推进会,开展梁溪区2020年医疗行业作风建设工作专项行动。组织开展大型医院巡查工作。出台《关于进一步加强梁溪区卫生健康系统作风建设和行风建设的意见》,完成省委第一巡视组反馈的相关问题整改。

(钱　妤　夏　彧　徐依雪)

锡山区

概况　2020年,全区有医疗卫生机构267个,开放床位2881张,执业(助理)医师1728人。平均每千人口拥有床位4.07张,执业(助理)医师2.4人,护士2.8人。东北塘、羊尖急救网络分站建成并投入使用,安镇社区卫生服务中心分中心完成建设,锡北、鹅湖镇卫生院完成主体工程建设。成立全区首个医疗机构院士工作站——"励建安院士工作站"。

新冠疫情防控　全区共发现16名阳性患者,3月4日清零,自此全年无新增本土确诊病例。先后派出2批共15名医务人员驰援武汉。组建流行病学调查队伍、环境消杀队伍、核酸采样检测队伍、重大疫情监督队伍、心理健康服务团队等5支应对新冠肺炎疫情处置队伍。建成区域核酸检测实验室(设在锡山人民医院)和区疾控中心核酸检测实验室,累计完成核酸检测9.8万余份。开展2696家次指导,保障企业复工和学校复课,做好2.2万余名隔离人员的健康管理和心理辅导工作。开展突发新冠肺炎小规模疫情应急处置演练。区卫健委被省委省政府授予"全省抗击新冠肺炎疫情先进集体"称号。

健康城市建设　新增省级健康镇1个,省级健康村(社区)10个,省级健康企业5个,健康小屋1个,主题公园1个,健康步道7条。农村无害化卫生户厕普及率99.9%。

卫生体制改革　制定《锡山区公立医院2020年度绩效考核方案》,全区二级、三级医院参加省级、国家级绩效考核。实施国家基本药物制度,各社区卫生服务中心(含服务站)全年采购药品9844.85万元,其中基本药物金额5563.78万元;二级医院全年采购药品9631.14万元,其中基本药物金额2810.11万元;三级医院锡山人民医院全年采购药品10861.62万元,其中基本药物金额3180.61万元。江苏省人民医院呼吸与危重症医学科黄茂教授与锡山人民医院签约成立名医工作站。医院与社区卫生服务中心(卫生院)共开设9个专科门诊、1个医技科室帮扶、3个联合病房。二、三级医院医师下乡援建335人次、累计工作1546.5小时、诊疗5741人次、处方4799张,开设业务讲座33次,联合病房上级医院医师查房53次,二、三级医院专科医师指导性查房102次。

医政管理 锡山人民医院达县级医院医疗服务能力推荐标准,三、四级手术比62.6%,同比上升15.7%。建设卒中中心、胸痛中心、危重孕产妇救治中心、危重新生儿救治中心、创伤中心等五大中心,锡山人民医院成为无锡市胸痛专科联盟副理事长单位、无锡市卒中专科联盟理事单位。制定《无锡市锡山区2020年平安医院创建工作要点及实施方案》,锡山人民医院被授予江苏省平安医院,锡山人民医院东亭分院被授予无锡市平安示范医院。开展公立医疗机构满意度调查,全区门急诊患者、住院患者满意度分别达98.27%、99.27%。区中医院消化内科、梓旺医院神经康复科被评为市级特色专科。

公共卫生 全区报告乙、丙类传染病2639例,无甲类传染病例报告。高血压患者健康管理65225人,健康管理率103.03%,规范管理率74.36%。糖尿病患者健康管理20747人,健康管理率106.83%,规范管理率75.03%。建立居民健康档案655130份,建档率92.57%。基本公共卫生服务人均补助标准105.29元。全区人均期望寿命83.02岁(男80.68岁,女85.01岁)。完成免疫规划疫苗接种181947剂次,适龄儿童国家免疫规划疫苗接种率均达95%以上,非免疫规划疫苗接种128635剂次。严重精神障碍管理检出率4.19‰,在册患者数2968人,在管患者数2821人,管理率95.04%,服药率88.88%,精神分裂症患者服药率93.06%。

妇幼健康 安镇街道社区卫生服务中心创成省级基层医疗卫生机构妇幼健康规范化门诊。完成4355名新生儿免费筛查,23745名在园儿童眼筛查。0~6岁儿童健康管理覆盖率99.5%,孕产妇健康管理覆盖率99.76%、系统管理率92.91%,早孕检查率94.03%,早孕建册率91.25%,产检5次率93.92%,产后访视率97.81%,产后42天健康检查率100%,围产儿死亡率2.17‰,婴儿死亡率2.35‰,5岁以下儿童死亡率3.62‰,产前筛查率95.50%。完成29579名妇女“两癌”检查,免费发放叶酸3643人。

职业病防治 成立并调整锡山区尘肺病防治工作领导小组和锡山区职业病防治工作领导小组成员,制定《关于进一步加强职业病防治工作的意见》和《锡山区职业病防治工作联席会议制度》。各镇(街道)均设有专兼职职业健康监管人员。完成2个尘肺病康复点建设。2个职业健康检查机构共体检102408人次,检出职业禁忌症1290人次,疑似职业病69人次。

社区卫生 推进“优质服务基层行”活动,全区50%乡镇卫生院(社区卫生服务中心)达推荐标准,90%达基本标准以上。锡山人民医院鹅湖分院被确认为“江苏省首批农村区域性医疗卫生中心”,新增2个“江苏省社区医院”,14个科室获评2020年度无锡市基层医疗卫生机构特色科室。完成3个以上基层医疗卫生机构提档升级建设以及服务人口超过3000人以上的村卫生室(社区卫生服务站)设置。新型家庭医生签约率5.2%,续约率84%,羊尖镇卫生院被确认为省2020年度家庭医生服务模式创新单位,云林街道云龙家庭医生工作室创成第二批江苏省星级家庭医生工作室。

计划生育 生育服务登记4720例,再生育审批90例。锡山区被命名为2018—2020年全国计划生育优质服务先进单位。全区享受奖励扶助、特别扶助24253人,发放奖励、扶助金3096.96万元。核实确认符合一次性奖励政策人员4287人。建成“爱心母婴室”42个。2家托育机构通过国家备案,青青树托幼服务中心被推荐为省政府普惠托育民生实事项目点。

老龄工作 全区二级及以上公立医院老年医学科设置实现全覆盖。锡山区老年体协获评全国敬老文明号,谢耀平获评全国敬老模范先进个人。老年人安康关爱保险覆盖率77.7%。65岁以上老年人健康体检63746人,肿瘤筛查48279人。老年人心理关爱项目调查2006人,其中心理高危者35人。

综合监督 制定《锡山区改革完善医疗卫生行业综合监管制度实施方案》和《锡山区卫生健康委医疗卫生行业综合监管委内重点工作任务分工》。完成国家双随机监督任务192家、省级57家,完结率100%。办理医疗机构各类许可74件,发放放射许可证16件,发放公共卫生许可证262件,完成医师注册372人次、审核护士注册350人次,校验医疗机构231个。下放卫生健康类行政审批和公共服务类11项。

科研和人才 获批市级继续医学教育项目6项。举办市级继续教育培训班6期,培训卫技人员893人次。科研立项14项,其中省级科研立项1项,市级13项;核心期刊以上发表论文44篇,其中SCI收录期刊论文14篇;完成继续医学教育培训班18期,培训卫技人员2706人次。锡山人民医院成为南京医科大学校董单位及教学医院,锡山人民医院顾军荣获“2020年锡山区十大科技之星”。录用事业编和合同人员138名。自主培育博士1名。定向招聘和录用11名援鄂一线医务人员充实到事业编制岗位。

信息化建设 开展电子病历规范化建设,4个二级及以上医院自评等级均为3级。推进“互联网+医疗服务”便民惠民服务32条措施落地见效。在“健康锡山”微信公众号上开发预约挂号功能,完成预约诊疗308016人次。区域影像和心电诊断中心全年分别完成34247次和16775次的会诊服务。

(刘　卉)

惠山区

概况 全区共有医疗卫生机构311个,开放床位2549张,执业(助理)医师1765人,全科医生389人,卫生技术人员4165人。公立医疗机构全年完成总诊疗397.89万人次,住院49.19万床日。惠山区获评

"健康江苏"建设示范点县(市、区)、江苏省健康促进区、无锡市无偿献血优秀单位。惠山区卫生健康委获评2019年度江苏省健康单位、无锡市文明单位、"健康惠山"建设先进单位。

医政管理 启动区人民医院防疫中心、区妇幼保健院、区精神康复中心及阳山镇卫生院改扩建工程、藕塘社区卫生服务中心医养大楼、杨市卫生院体检大楼建设。区第三人民医院创建为二级甲等综合医院、区康复医院创建为二级甲等专科医院,区人民医院被确定为"县级创伤救治中心""县级卒中救治中心"。成立医生工作室,上线远程诊断服务模块帮助基层医疗机构开展诊疗、查房、带教、远程CT诊断等工作,全区区内就诊率94%。完成区域医疗废物管理信息系统建设,实现医疗废物全程在线管控,实现对二级公立医院院感工作信息化监测。区人民医院两项科研项目获得市级立项,全区获评无锡市首届"双百"中青年医疗卫生拔尖、后备人才各1人。区中医院获评无锡市"平安示范医院"。义务献血3680人次,约11万毫升。继续开展对青海省海东市乐都、平安两区卫生对口支援工作,全年共派出帮扶人员12名,接受两区到惠山进修交流人员93名。

疾病预防控制 累计报告新冠肺炎确诊病例18例,报告聚集性疫情4起,开展流调40余次,管理密切接触者近400人。报告甲、乙类法定传染病发病率100.63/10万。HIV检测145600人次,检测率20.4%。全年管理活动性肺结核患者206例。高血压、糖尿病患者规范管理率分别为75.69%、75.52%。严重精神障碍患者检出率4.48‰,管理率94.95%。全区人均期望寿命83岁。创成省级预防接种示范门诊1个,建成精神科门诊、心理咨询门诊各1个。完成适龄儿童水痘疫苗、老年人23价肺炎疫苗免费接种任务。全区医疗卫生机构工作人员自救互救知识与技能培训率保持在100%,共完成群众培训22151人次。突发公共卫生事件及相关信息及时报告率、规范处置率均达100%。

基层卫生 建成首批农村区域医疗卫生中心4个,占全市总数的50%;基层医疗卫生机构服务能力达到国家推荐标准2个。开展省市级基层卫生骨干人才遴选工作,获评省级优秀人才32名、市级基层卫生骨干人才181名。完成4个医疗机构提档升级建设并投入使用。共完成老年人体检67999人,体检率89.23%。完成肿瘤标志物筛查44016人。新型家庭医生签约46294人。全年筹集资金7345.37万元,人均基本公共卫生服务经费103.14元。

妇幼健康服务 全年共完成在园儿童视力筛查28626人次、妇女增补叶酸服药3804人、宫颈癌筛查27010人、乳腺癌筛查27010人;孕妇艾滋病、梅毒和乙肝检测4207例。共完成婚检3302人、孕前优生健康检查3688人。优化产筛、新筛报销流程,报销率分别为95.61%、96.02%。在原基本公卫项目基础上新增小儿推拿、微量元素5项、25-羟基维生素D、经皮胆红素测定、产后42天检查免费血常规、免费盆底肌评估、初次产检免费心电图项目。全区享受免费服务的0~6岁儿童儿童111554人次,孕产妇14105人次;早孕建册率91.02%,孕产妇健康管理率91.67%,产后访视率98.23%,新生儿访视率98.69%,0~6岁儿童健康管理率99.92%。避孕药具政策知晓率94.65%,单品种个案领取率均大于50%,避孕药具不良反应监测上报623例,免费基本避孕手术补助1775人次,补助经费379693元。

爱国卫生 完成省级健康素养监测338人次、市级健康素养监测446人次。全区居民健康素养水平指数上升至34位,未成年人吸烟率降至21.55%。玉祁曙光村等7个村(社区)获评"江苏省健康促进村(社区)",无锡欧派集成家居有限公司获评"江苏省健康企业",新增钱桥街道晴山蓝城社区等健康步道3条。开展城乡环境卫生综合整治,清理改造旱厕143座、填埋露天粪坑564个,无害化卫生户厕覆盖率99.99%。开展世界虫害日专题宣传活动,对全区200余家公共单位病媒生物防制及日常消毒工作进行培训并督导。推进病媒生物防制市场化服务,聘请第三方完成2个市级监测点及6月、9月两次全区病媒生物目测法监测,辖区蚊蝇鼠蟑密度控制水平达到B级以上。玉祁街道、阳山镇通过国家卫生镇复审。

中医药 成立黄煌名中医经方工作室。区中医院通过二级甲等中医医院评审,医院治未病科、中医骨伤科、中西医结合脾胃病科获评市中医重点专科。开展"中医中药中国行"活动,共组织巡讲活动13场,参与群众700多人,全区基层医疗机构100%完成中医馆标准化建设。对全区一线医务人员、密切接触者开展中医药新冠肺炎预防性服药2868人次。

(方 伟)

滨湖区

概况 辖区内共有各类医疗卫生机构314个,床位12030张,卫生工作人员13094人,其中卫技人员10630人,执业医师3947人,注册护士5058人。

新冠肺炎疫情防控 组建新冠肺炎流行病学调查、核酸检测、环境消毒、心理健康服务等应急队伍,整合区疾控中心和市九院公共卫生资源建成区新冠病毒核酸检测PCR实验室,累计出动流调人员1215人次,转运各类密接和发热患者722人,完成重点人群核酸采送样3.7万人次。对患者和密切接触者住所及工作场所共计消杀245处、48180平方米,对医学观察场所开展消毒,面积近109万平方米,2处固定消毒点24小时消毒各类转运车辆1630多台次。

健康城市建设 召开2020年"健康滨湖"建设业务培训会议,制定《2020年"健康滨湖"建设重点工作安排》《2020年度"健康滨湖"建设考核指标体系》,"健康无锡"建设年度目标完成率达标。马山街道、中南社区等8个社区(村)顺利创成省级健康镇、健康社区(村)。创建江苏省健康促进区,完成省健康促进区申报工作。居民健康素养水平32.71%。

医药卫生体制改革 印发《滨湖区公立医院领导班子成员绩效年薪制实施意见》《滨湖区公立医院高层次人才协议工资制实施意见》,逐步建立符合医疗行业特点的薪酬制度。全区公立医疗机构均参与分别以江南大学附属医院、无锡市中医医院为首的两大医疗集团。区属二、三级医院利用医联体平台定期组织专科护理骨干从护理管理、人才培养、专科护理、急救技能等方面为基层医疗机构提供培训和指导。市九院和市第二中医院区级救治中心建设,完成市级评估。区公立医疗卫生机构全部接入市卫生健康委"健康智慧信息平台"。区公立医疗机构提供微信、支付宝等电子化支付和挂号缴费及报告(胶片)打印等自助服务。二、三级医院在基层医疗机构开设医生工作室5个,第九人民医院与胡埭镇卫生院试点开展远程影像诊断、心电诊断、会诊等服务,与青海两个医院建成远程影像会诊平台。

政策法规 全年共完成医疗机构执业登记42个,变更78个,校验265个,注销23个;公共场所发放许可新证104家、延续注册70家;放射诊疗发放许可新证4家、校验51家。医师注册427人,变更221人,首次注册57人,多机构备案149人;护士注册362人,变更261人,首次注册28人,延续注册69人,重新注册4人;出具引产介绍信42人,婚育证明42人,无子女证明4人。

疾病预防控制 全年法定甲、乙类传染病共报告601例,总发病率119.29/10万。艾滋病患者及感染者管理率99.25%、抗病毒治疗率97.27%。全年累计接种水痘疫苗13576剂次,肺炎球菌疫苗6853剂次。实施社区居民大肠癌筛查、脑卒中筛查干预项目,完成近5年慢性病防控台账资料的收集整理及系统上报。严重精神障碍患者检出率、管理率、规范管理率分别达4.59‰、95.85%和95.85%。完成胡埭镇卫生院、雪浪街道社区卫生服务中心南泉分中心等2个基层医疗机构精神科(心理科)设置和2020年度精神科医师转岗培训任务。

医政管理 对全区一级以下医疗机构医生及药房人员进行抗菌药物合理使用知识培训,共计培训44人,考核通过32人。组织开展医疗机构依法执业、规范执业等专项检查,将检查结果归入医疗机构信用信息;行政约谈11个医疗机构。开展医疗机构新冠肺炎感染防控专项督查行动,累计检查医疗机构164个,责令停业整改11个。组织全区医疗机构开展"滨湖区优秀护士"评比、护士节主题系列等形式多样的纪念"5·12"国际护士节活动。在全区范围内开展急救知识与技能培训和护理急救技能竞赛,共计培训100余人次。"平安医院"二级以上医院创建覆盖率100%,创建达标率90%。全区公立医疗机构在已参保医责险保障基础上,增加医疗意外责任险、医疗机构场所责任险及医务人员遭受伤害责任险等险种。

中医管理 "王灿晖全国名老中医药专家传承工作室"通过全国和省名老中医药专家传承工作室基层工作站年度考核,市二中医院与经开区6个护理院进行"医养护联合体签约授牌仪式",雪浪中医诊疗区(中医馆)完成提档升级。全区社区卫生服务中心(乡镇卫生院)均建立标准化中医综合服务区,提供6类15项以上中医药适宜技术;市二中医医院脾胃病科、肿瘤科、康复医学科通过市级中医重点专科评审工作;全区社区卫生服务中心(乡镇卫生院)的中医类别医师数占比20%,中医诊疗量占比32%。招聘中医人才4人,7人入选2020年江苏省"西学中"高级人才研修项目、36名医护人员进入"五运六气、经方、西学中、护理适宜技术"4个市级培训班。中医药科研项目市级立项2项,省级立项1项。在新冠肺炎疫情防控工作中,全区累计发放中药预防方7500包、中药防疫香囊470个、中药雾化方2000包、中药茶饮方180剂。

基层卫生 蠡湖街道社区卫生服务中心、雪浪街道社区卫生服务中心中医馆和胡埭镇花汇村社区卫生服务站完成提档升级建设,规范化建设达标率100%。胡埭镇卫生院马鞍社区家庭医生工作室被确认为"江苏省星级家庭医生工作室"。雪浪街道社区卫生服务中心被确认为第三批"江苏省社区医院""家庭医生服务模式创新建设单位"。全区7个基层医疗卫生机构通过"优质服务基层行"国家服务能力基本标准,3个基层医疗卫生机构通过"优质服务基层行"国家服务能力推荐标准。胡埭镇卫生院杭飚被评为无锡唯一一位"全国乡镇卫生院优秀院长"。8个基层科室被确认为"2020年度无锡市基层医疗卫生机构特色科室"。

卫生应急和保障 更新《滨湖区突发公共卫生事件应急预案》。全年处置疫情预警信息113次,规范处置聚集性疫情61起、突发公共卫生事件3起,全区无重特大疫情发生。

基本公卫服务 全区累计建立电子健康档案46.4万余份,建档率92.13%。65岁以上老年人免费体检5万余人,管理高血压患者4.48万人、糖尿病患者1.42万人。适龄儿童免疫规划疫苗接种率99%,孕产妇健康管理率98.82%。

科教与人才 区属医疗机构科研项目获立项34项,其中省级项目1项,市级33项,获得经费资助399万;获得科技奖3项,其中省新技术引进奖一等奖1项,省新技术引进奖二等奖2项;获得国家发明专利1项,实用新型专利44项;各类卫技人员发表学术论文130篇,其中SCI期刊收录27篇、中文核心期刊30篇;举办国家级继续医学教育项目3项、省级继续医学教育项目2项、市级继续医学教育项目9项;组织1人参加省城乡基层卫生机构管理人员提高班,1人省城乡基层卫生机构管理人员培训班,2人参加省医学紧缺专业培训班学习。规培住院医师22人,通过率64.7%。组织申报"双百"中青年医疗卫生人才项目,获卫生拔尖人才项目4人,后备拔尖人才项目2人。获"太湖人才计划"顶尖医学团队项目1项,高端人才项目1项。获评江苏省"双创博士"(县级医院创新类)项目1项。

综合监督 完成疫情防控监督检查2058家次,出动监督人员4274人次。集中开展打击非法行医专项治理、医疗机构依法执业专项监督检查、产前诊断技术专项监督检查以及医疗机构消毒质量监督监测等专项整治行动取缔无证行医点10处,查处有证医疗机构违法行为10起,妥善处理投诉举报60起,实施行政处罚案件45起,罚没款金额57.04万元。

老龄健康 为65岁以上老年人免费体检4.8万人,健康管理率75%。家庭签约服务率和慢性病规范化管理率69%。养老机构举办护理院(站)、医务室17个,开设床位2517张。为36600名70~79周岁老年人购买安康关爱险。全区92424名60周岁以上老年人参保,覆盖率85.3%。蠡湖街道美湖社区居家养老服务中心获全国"敬老文明号"称号,朗高养老集团董事长涂家钦获全国"敬老爱老助老模范人物"称号。

妇幼健康 全年常住人口免费产前筛查3059人,筛查率99.09%;为2307例新生儿实施免费遗传代谢病、听力、先心病筛查,筛查率100%。对辖区内的产科医院开展危重孕产妇飞行演练,孕产妇死亡率0,婴儿死亡率1.60‰。完成乳腺癌筛查17044人,宫颈癌筛查16901人,免费为3059名备孕和孕早期妇女增补叶酸。

职业健康 尘毒专项、职业病防治专项、放射性危害因素监测等整治工作,共出动执法人员398人次,检查各类企业396家。立案查处3起,罚款金额为11.25万元人民币。入户随访调查尘肺病患者402人,随访99.5%。全区职业健康体检应检17719人,实检17087人,上传省职业病防治信息管理平台重点职业病监测,上传15981条。制定《无锡市滨湖区2020年职业病危害现状普查申报工作实施方案》,完成普查企业2533家,完成率106.3%。

计划生育及流动人口服务 出生人口政策符合率99.97%,孕前优生健康检查覆盖率110%,出生性别比107.8。妇幼保健和计划生育服务达标率、流动人口服务管理率、人口信息化建设达标率、计划生育机构队伍建设达标率均达95.7%以上。为流动人口办理生育服务登记1009人,报销四项手术费用127人。为计划生育特殊家庭购买女性安康险、男性关爱险和家庭保险,投保总额达14.63万元。雪浪街道与区民建共同打造"思源工程——生育关怀行动"连心家园,被省民建、省计生协列为省级连心家园项目。

爱国卫生 农村无害化卫生户厕覆盖率99.99%,胡埭农贸市场启动升级改造工程,推动病媒生物防制PCO服务社区试点工作,"四害"密度控制水平达B级以上。

行风建设 与全区10个公立医疗机构签订行风建设目标责任书。无锡市第九人民医院成立独立的行风部门,二级及以下医疗机构行风工作均设置专门机构或专兼职人员。开展公立医疗机构巡查,下发《滨湖区公立医院巡查实施方案(2018—2020年)》。

(周志珺 王梦怡)

新吴区

概况 全区有卫生医疗机构219个,实有床位3533张。有卫生技术人员4085人,执业(助理)医师1728人,注册护士1707人。2020年,被评为江苏省抗击新冠疫情先进集体、江苏省星级家庭医生工作室、江苏省"安康关爱活动"先进单位,无锡市抗击新冠肺炎疫情先进集体。

新冠肺炎疫情防控 全区各级医疗机构规范设置预检分诊点,4个医院完成发热门诊改造,规范发热患者全流程闭环管理。单人单管日检测能力3500人份。全年累计医学观察及健康管理入境人员5324人,排查各类重点人群48293人,其中居家隔离36710人,集中隔离11583人,累计完成核酸检测9.5万余人。开展冷冻冷链食品和从业人员定期检测,共开展监测采样31轮,共采集环境样本501份,食品样本773份,从业人员样本5390份,结果均为阴性。

卫生应急 组织制定《新吴区医疗卫生机构突发事件卫生应急协调联动机制》,联动多部门组织开展"无锡市新吴区新冠肺炎局部小规模疫情应急处置演练"活动。建立共8支卫生应急专业队伍,组织培训79场次,参训5285人次,应急队员覆盖率95%以上,开展应急演练18次,参练1136人次。开展应急救护知识"六进"活动50次,普及性培训2876人次,救护员培训172人。处置各类聚集性疫情,全年共处置传染病疫情41起,突发公共卫生事件10起,未发生传染病疫情的蔓延扩散。

政策法规与综合监督 全年医疗机构执业登记35个,完成国家、省监督抽检任务143件,完结率100%。出台《新吴区改革完善医疗卫生行业综合监管制度实施方案》。开展各类监督检查1956户次,医疗机构监督检查覆盖率100%。住宿场所"智慧眼"安装8家。

医政医管 三级综合医院——上海瑞金医院无锡分院被列入健康长三角一体化重点项目,无锡投资规模最大外资医院——SK海力士医院获得省设置批准,无锡首家中外合资综合医院——凯宜医院正式营业。人民医院—新安分院紧密型医联体建立同质化医疗管理机制。推进专科领建项目,旺庄中心由上海华山医院领建康复医学科,硕放中心由区妇保所领建妇产科,新安医院由人民医院领建消化内科,各专科均配备专科医师5人以上,本科以上学历达100%,累计引进专家46人,开展新技术、新项目16项,专科累计诊疗6.28万人次,门诊业务普遍增幅在10%以上。169个医疗机构完成校验。新安医院、康复医院、中医院创成2020年无锡市平安医院。

基层卫生 5个社区卫生服务中心异地新建工作有序推进。建成省级特色科室3个,市级特色科室

7个,社区卫生服务中心省级中医馆覆盖率100%。优质服务基层行新安中心省级评审通过推荐标准,后宅、鸿声、江溪、旺庄、梅村中心通过基本标准评审。全区共组建家庭医生服务团队193个,服务签约居民43684人,签约率7.63%,续签率81.74%,制定个性化签约服务包11个。硕放街道社区卫生服务中心新锦园家庭医生工作室获评江苏省星级家庭医生工作室。全年门急诊220.93万人次,出院2309人次。

疾病预防控制 甲、乙类传染病发病率117.57/10万。面向65周岁及以上老年居民和企业退休人员开展12种肿瘤标记物筛查,全年完成筛查3.8万余人,完成消化道肿瘤筛查评估1.53万人次。完成水痘疫苗接种20941剂次,完成23价肺炎疫苗接种3676剂次,接种率34.15%。艾滋病符合治疗条件的患者及感染者接受抗病毒治疗率95.53%,随访管理率达99.06%。规范开展慢病自我管理小组73个,社区覆盖率100%。全年累计建立电子健康档案536105份,管理高血压患者51219例,管理糖尿病患者15646例,脑卒中高危人群筛查4915人次。开展各类重大疾病宣传日活动25次,累计受益14.2万余人次。全年管理重性精神病患者2054人,服药率88.8%,精神分裂症患者服药率88.59%。

职业健康 完成3616家企业职业危害因素普查工作,立案查处13家,罚款48.25万元。完成496例尘肺病随访与回顾性调查,对51家用人单位重点职业病危害因素开展现场调查,完成71437人次健康检查,对22家尘毒企业实现全覆盖监督检查。全年开展培训16场,培训4000余人次,宣传活动惠及2000余人次,发放法律法规书籍及宣传品5000余份。

妇幼保健 旺庄、硕放社区卫生服务中心通过省级基层医疗卫生机构妇幼健康规范化门诊建设单位市级验收,创建托幼机构卫生站11家,完成社区中心全覆盖的儿保人员DDST技术培训,推进儿童心理行为发育评估工作。宫颈癌、乳腺癌筛查17122人,孕产妇死亡率为0,婴儿死亡率1.91‰。完成免费婚检和孕前优生检查1782人,补服叶酸3851人。产前筛查6183例,产前筛查率99.68%;新生儿疾病筛查6267例,筛查率100%。计划生育服务5015例,无手术并发症和不良反应。在园儿童视力筛查24069人,建档率100%。

中医药服务 中医院开设中医肾病、针灸(疼痛科)病房,引进新技术4项。申报王钢、沈小珩2个名中医工作室建设项目。全年开展中医经方及适宜技术培训45场,培训1357人次,开展51场中医药系列活动,惠及居民(学生)3889人次。

健康城市建设和爱国卫生 区政府出台《2020年"健康新吴"建设工作方案》,实施28个专项行动、4项保障措施和25个特色项目。完成6期健康新吴大讲堂,实施多元矩阵健康科普工程,提质扩面"健康细胞"工程。创成省级健康村(社区)6个、区级示范健康家庭20户(健康家庭1200余户)、健康食堂(餐厅)3个、健康主题公园1个、健康步道3条、糖尿病主题健康小屋1个。梅村街道通过国家卫生镇复审。试点建设病媒生物防制示范点6个。

人口监测与家庭发展 受理一孩生育登记服务3130例,二孩生育登记服务2679例,再生育审批72例,出生5056人,出生政策符合率100%。出生人口性别比105.24。全年发放计划生育农村奖扶资金1008.84万余元,受益人数10599人,发放特别扶助资金645.8万余元,受益人数9294人。梅村街道获2020年省级"连心家园——关爱'失独'家庭行动"优秀项目点,1家托育机构通过省级普惠托育机构评价。

科教人才 全年7次招录各类人员188人。农村订单定向医学生免费培养录取本科考生11人。选送17名医生参加进修、全科转岗或住院医师规范化培训。旺庄、新安社区卫生服务中心2个全科医学示范社区实践基地在无锡市2020年度考评中均获得"优秀"等次。科研课题"电子屏幕暴露对妊娠期高血压风险的评估及安全性的确定"被确认为2020年度江苏省妇幼健康科研重点资助项目;申报新吴区"飞凤人才"40人,市级卫生科研项目1项,举办市级继续教育项目3项。全年发表论文62篇,其中SCI收录论文3篇(含通讯作者1篇)、国内核心期刊论文18篇。

老龄健康 联动区内8家养老机构、8个社区卫生服务中心,建立统一标准的"1+3+N"复合型居家康养模式。出台《新吴区老年健康服务体系建设工作方案》。推进"安康关爱行动",全区参保89683人次,60周岁以上老人参保率98%,完成2000例65周岁以上老年人心理关爱项目。开展"敬老月"活动,受益老人3000余人次,全区1人荣获全国"敬老爱老助老模范人物"称号,旺庄街道新光社区"老年关爱中心"和新安街道新安花苑第二社区"益助益老益亲"创成市级为老服务品牌。

安全生产 推进分级分类监管,全年累计出动2122人次,检查单位1586家次,发现隐患755项,整改率100%。引进第三方专业机构对198个医疗卫生机构进行专业化安全检查评估。

(王绞呈 张 琪)

江阴市

概况 2020年,江阴市有医疗卫生机构645个,编制床位7470张,实际开放床位9789张,卫生技术人员12120人。全市卫生健康支出140385万元,占全市财政支出的5.9%。全市医疗服务总诊疗1009.3万人次,同比下降11.9%;收治住院26.5万人次,与上年同比下降13.8%。是年,江阴市卫生健康委员会被中共江苏省委、江苏省人民政府评为全省抗击新冠肺炎疫情先进集体;江阴市璜土医院、江阴市南闸社区卫生服务中心被江苏省爱国卫生运动委员会办公室评为健康单位;江阴市中医院荣获江苏省医学新技术引进奖二等奖;江阴市人民医院被江苏省卫生健康委员会评为江苏省母婴安全优质服务单位。

新冠肺炎疫情防控　25 名“最美逆行者”驰援湖北,治愈 5 例确诊患者、2 例无症状感染者。集中医学观察 7715 人,居家医学观察 76182 人,追踪摸排密切接触者 466 人。出动 12 万余人次消杀人员,对 14 万余个公共场所开展预防性消杀。编制印发各类宣传折页、手册、海报累计 38 万余份。市卫生健康委被评为江苏省抗击新冠肺炎疫情先进集体,2 人被评为江苏省抗击新冠肺炎疫情先进个人,1 人被表彰为江苏省卫生健康行业优秀党务工作者,3 人被江苏省、无锡市记功奖励,1 人被评为“江苏省卫生健康委抗疫先进个人”,1 个基层党组织被表彰为无锡市先进党组织,1 人荣获“无锡最美战疫先锋”。

医政医管　两大医疗集团与 5 个乡镇签订“院府合作”协议;全市 12 个社会办医疗机构加入医共体;建成名医(中医)工作室 31 个,慢病联合门诊 10 个,联合病房 3 个,专科护士工作室 3 个。市四院、五院被省卫生健康委评为农村区域医疗中心,临港医院评审通过二级甲等医院;1 个卫生院通过国家卫生健康委“优质服务基层行”推荐标准、5 个达基本标准;1 个村卫生室,2 个社区卫生服务站完成基层医疗卫生机构提档升级建设工作;新桥卫生院被评为 2020 年江苏省 COPD 基层孵化基地。市人民医院消化内科等 3 个科室被确认为省级临床重点专科。文林卫生院内分泌科被评为省级基层医疗卫生机构特色专科,城东社区卫生服务中心针灸推拿科等 3 个机构科室被评为无锡市基层医疗卫生机构特色科室。完成家庭医生签约 14.8 万余人,续签率 56.8%,建成医疗机构外家庭医生工作室 17 个;青阳医院和中医肝胆医院获评无锡市示范平安医院。全市行风工作省级媒体正面报道 38 次,市级媒体正面报道 127 次,拒收、退回、上缴红包合计 60 万余元人民币。完成 13 个医疗机构生物安全实验室备案工作(含 PCR 实验室)。

疾病预防控制　报告乙类传染病 11 种 1278 例,累计报告发病率 77.45/10 万,比 2019 年下降 11.56%,传染病网络报告率、及时率和完整率均 100%。全市共发生 3 起突发公共卫生事件,均得到规范有效的处置。检测各类人群 232600 例,总人群检测率 14.1%,VCT 门诊免费咨询检测 1276 人次。新建慢性病患者自我管理小组 198 个,参与 3000 余人,社区覆盖率 66%。处置食源性疾病暴发事件8 起。建设营养餐厅 1 家。

卫生监督与管理　审核发放、注册、变更各类许可证、资格证 9288 件,部署各条线专项检查 28 次,抽检各类样品 384 份,立案查处违法案件 72 起,罚没款 74.8 万元。完成国家“双随机”检查单位 123 家,立案查处 11 家,完结率 100%。完成执法全过程记录行政检查数 3879 条,采集音视频资料 2571 条,报送重大行政执法案件法制审核 5 件。完成学校卫生监督综合评价工作,评出 A 级 65 家,B 级 53 家。立案查处无证行医案件 25 起,总罚没款 58.25 万元,没收非法药品和器械 58 箱(袋),牙床 5 台,向公安机关移送非法行医涉嫌犯罪案件 1 起 1 人。受理各种投诉举报案件 92 起,回复结报率 100%。

妇幼健康服务　全市分娩总人数 10719 人,活产数 10696 例,未发生孕产妇死亡,婴儿死亡率 2.57‰,五岁以下儿童死亡率 3.52‰,严重出生缺陷发生率 0.37‰,孕产妇健康管理率 98.14%,儿童健康管理率 100%。为 10113 人提供免费婚孕前健康检查,婚检率 95.2%,为 38 例医学需要人工终止妊娠的孕妇出具医学诊断意见书。周庄、青阳、南闸 3 个医院完成省级基层医疗机构妇幼健康规范化门诊创建,年内建制乡镇(街道)建成率 64.7%。

爱国卫生与健康城市　月城镇通过国家卫生镇省级评估,6 个镇(街道)通过国家卫生镇复审,43 个村通过江苏省卫生村复审。农村改厕工作通过省级验收销号,新桥镇申报“健康江苏建设示范点”,南闸街道花果村等 5 个村、澄江街道江锋社区等 5 家社区获评江苏省健康村(社区)。新建(提升)健康主题公园(健康小游园)8 个、健康步道 10 条、健康小屋 7 个。完成 240 户健康家庭评选工作。实施《江阴市中小学健康校长工作制度》,完成各医疗卫生单位健康校长人选推荐工作。共新(改)建家庭卫生户厕 273 户,取缔“大三格”化粪池、露天粪坑、旱厕共 229 个。全市建设病媒生物防制示范小区共 18 个。

中医药　推进市中医院异地新建工程,完成 12 个名老中医工作室建设项目周期建设评审,开展第二期 9 个传承工作室建设,招收学员 99 名;选拔 10 项“简、便、验、廉”,可供基层推广实行的中医药适宜技术进行个性化推广与应用;完成夏港社区卫生服务中心省级中医馆建设项目核查,利港、长泾、申港、周庄、南闸 5 个社区卫生服务中心完成省级中医馆建设项目;开展《江苏省中医药条例》宣传月暨龙砂健康管理中心、第十一届龙砂特色膏方节启动仪式;主办“第九届龙砂国际论坛”暨龙砂医学特色诊疗技艺培训班;市中医院脑病科、脾胃病科、心内科通过复核评审;市中医院肺病科、肛肠科、内分泌科,青阳医院针灸科成功创建成无锡市中医重点专科,中医骨伤医院骨伤科创成无锡市中西医结合重点专科建设单位。

计划生育　江阴市人口出生 7568 人,人口出生率 4.7‰,出生政策符合率 99.63%。出生人口性别比 105.99。全年共办理生育服务登记 8181 例,全市户籍人口再生育审批 250 例。严格执行计划生育“一票否决”审核 25 个批次 331 个单位(个人)人口和计划生育信息。接收省内外流动人口婚育协查信息 712 条,发送流动人口婚育协查信息 1937 条。作为无锡地区唯一的全国人口与家庭动态监测的样本县(市)完成国家级全面两孩政策实施效果的抽样调查。

老龄健康服务　开展老年人安康关爱行动,参保 2020 年中国人寿江阴支公司老年人意外伤害保险人口 14.9 万,参保比例 46.1%,总保费 745 万,总赔款 521.8 万,赔付率 70.5%;青阳镇毓秀社区“老幼同乐毓秀大同”为老服务品牌、华士镇陆桥片区“江阴天华老年关爱中心”通过验收;江阴市阳光女子乐坊等8个老年文体特色团队被评为无锡市“老年文体特色团队”;全市二级及以上公立综合医院设置老年医学科比例60%,三级公立综合性医院设置率100%。全市65周岁及以上常住老年人健康管理率70%(含辖区医养结合机构)。

(潘　燕)

宜兴市

医药卫生体制改革　以人民医院和中医医院为龙头的两大紧密型医共体步入健康运行轨道,推进龙头医院在医共体成员单位中建设联合病房和专家工作室,全市共建设联合病区6个、专家工作室25个。选定第三方机构建立区域化集中消毒供应中心,首批24个医疗机构已签约纳入集中消毒供应。成立DRGS医保支付改革推进工作小组,人民医院、中医院完成DRGS医保支付接口改造。临床路径实行考核量化管理。

医疗技术服务　新增1个省级重点专科,7个无锡市重点专科,4个无锡市二级医院特色专科。市急救中心湖㳇站、西渚站、杨巷站3个急救点建设完成并投入使用,全面实现市域内急救站点服务半径≤10公里;开展医疗美容、口腔和中医专项整治活动,对18个机构违法违规行为进行立案调查;市官林医院通过无锡市平安示范医院考评;市医患纠纷人民调解委员会全年共受理纠纷94起,调解90起,调解成功率96%。

中医药　全市有中医医疗机构65个,江苏省名中医2人、无锡市名中医3人、宜兴市名中医4人。拥有全国名老中医药专家传承工作室指导老师1名,全国优秀中医临床人才1名、省优秀中医临床人才5名;共建有8个中医经典病房,1个基层名老中医传承工作室,1个省级名老中医基层传承工作站;全市18个乡镇卫生院(街道社区卫生服务中心)实现中医馆建设全覆盖;全年中医药方面科研课题共计立项18项,在各级各类期刊上发表中医药方面的论文300余篇。

疾病预防控制　完成江苏省“狂犬病暴露预防接种信息系统”和“医院产科预防接种信息系统”部署工作,开展预防接种人员全覆盖集中培训,实施多轮次全市疫苗及预防接种专项监督检查。市疾病预防控制中心核增42名事业编制,达每万常住人口1.19名的标准。承办全市突发新冠肺炎局部小规模疫情应急处置演练,宜兴市急救中心建成现代化急救技能培训中心和青少年急救体验厅。全年完成省级血防重点工程2个,完成查螺面积2725.76万平方米,灭螺面积627.17万平方米,血吸虫病血清学查病6772人。登记收治的肺结核患者成功治疗率92.37%,市内各基层医疗机构对肺结核患者的管理率100%,患者规则服药率100%。

信息化建设　区域基层体检系统和医疗服务综合监管系统顺利上线。完成医银合作签约。全市二级及以上医院医疗废物管理平台投入试用。医疗电子票据项目全面启动建设。宜兴市人民医院创建互联网医院。市人民医院通过国家互联互通成熟度测评四级甲等和电子病历分级评价五级测评,市中医院通过电子病历分级评价四级。市卫生健康委与全市各医疗(药)卫生机构签订《医疗(药)卫生单位网络安全责任书》。

基层卫生　官林医院、官林镇卫生院成功创建农村区域医疗卫生中心,并通过省级验收;万石镇卫生院骨科创成省级特色科室。全年新增8个乡镇卫生院(街道社区卫生服务中心)开设住院病床。完成新型家庭医生签约6.32万人,签约率5%,两个家庭医生团队获无锡市感控技能竞赛双第一,其中社区队获全省感控技能竞赛社区组的二等奖。159名医务人员被评为“无锡市级基层卫生骨干人才”,30名医务人员被评为省级基层卫生骨干人才。

妇幼健康　完成35000余人次儿童视力筛查。“两癌”筛查将TCT初筛改为HPV优先初筛,完成33000人次筛查任务。

卫生监督与管理　全年新发卫生许可证1864件,监督检查6849户次,监督抽检1537件,组织协管督查72户次,指导协管员开展巡查4226户次,查处投诉举报100起,实施行政处罚117起,罚没款140.36万元,没收药品器械4557件,移送公安机关案件1件。开展现场“法律六进”宣传咨询14次、健康大讲堂培训活动6期、卫生法律分级培训1681人次,获评法治宜兴建设先进单位、“执法为民先进单位”、行政执法“三项制度”综合示范单位,“第三方调解医患纠纷”被评选为“宜兴市2020年度十大法治建设项目”。

人口监测与家庭发展　出生6640人,其中二孩出生3389人,人口自然增长率降低2.46‰,户籍人口出生性别比109。全年市级财政为8.9万人发放计生家庭奖扶金、特扶金和一次性奖励金1.47亿元。新建宜城街道民主社区“失独”家庭连心家园19个,被评为全省连心家园建设优秀项目点。

职业健康　企业职业病危害申报率100%。完成全市18个乡镇(街道、园区)近5000家企业的调查和数据统计,4600家企业完成职业病危害项目网上申报。全年实际监督检查530余次,下达执法文书253份,立案42起,警告32项,责令限期整改140项,处罚42.3万元。市卫健委获评“2020年度职业病防治工作先进单位”,3人获评无锡市职业病防治工作先进个人。

老龄健康　成立老年人健康管理服务项目技术指导专家组,将辖区医养结合机构中的65周岁以上常住老年人纳入老年人健康管理项目的服务范畴。全年共为14.25万老年人进行免费健康体检,为3.9万老年人落实家庭医生签约,65周岁以上老年人健康管理率71%。全市9个二级以上综合性医院中已有8个开设了老年病专业诊疗科目。全市现有36家养老机构,养老床位10524张,设置护理型床位6630张,占养老床位比例63%。医养结合机构65周岁以上常住老年人电子健康档案建档率100%,健康管理率75%。

(王　莉)

经开区

新冠肺炎疫情防控　组建经开区应急处置队伍,开展各项培训。落实疫情防控措施落实情况检查督查,落实冷链食品及其从业人员核酸检测工作,建立冷链食品从业人员核酸每周检测制度。开展小规模疫情演练、小规模疫情全人群核酸检测工作,制定《无锡经济开发区新冠肺炎局部小规模疫情全人群核酸检测工作方案》。

健康无锡建设　落实"健康无锡"建设总体要求,成立"健康经开"建设领导小组,完善"健康经开"建设工作机制,建成省级健康社区2个。

医药卫生体制改革　推进经开区基层医疗卫生机构管理体制改革,逐步实施对基层医疗卫生机构业务、财务、人事、资产等实行统一归口管理。

规划发展与信息化建设　落实二级医院系统与省妇幼系统对接工作,推进辖区内各医疗机构接入医疗服务综合监管系统,建立医疗废物管理(监管)系统。开展"互联网+医疗健康"便民惠民服务工作。制定《经开区医疗卫生设施布局规划》。

财务(审计)　开展医疗机构大型医用设备配置使用管理情况调查。做好全国卫生健康财务年报及政府卫生投入检测系统填报工作。

政策法规(行政审批)　承接政务服务类赋权事项,建立权责清单,依法承担承接事项的审批职能和管理职能,规范行政审批程序。

疾病预防控制　报告传染病59例,报告及时率100%。推进太湖街道社区卫生服务中心预防接种第二门诊建设。适龄儿童(包括流动儿童)建证率100%,国家免疫规划疫苗接种率保持在95%以上。免费为1岁和4岁儿童接种水痘疫苗9806人,免费为65~85岁户籍老年人接种肺炎球菌疫苗928人。经开区人均期望寿命84.38岁,重大慢性病过早死亡率8.37%。突发公共卫生事件及相关信息及时报告率、规范处置率均100%。

医政管理　签订《无锡市第二中医医院共建共享合作协议》。落实无锡市第二中医医院与华庄、太湖街道社区卫生服务中心医联体建设,做好全区医疗机构医院质控工作。参与无锡马拉松医、中高考医疗保障工作。开展全区医疗机构急救培训、护士节的优秀护士评选活动,完成2019—2020年医师定期考核。

中医药管理　华庄、太湖街道社区卫生服务中心建成基层医疗机构中医诊疗区。依托医联体平台联合无锡市第二中医医院为辖区内居民提供4次义诊、8次中医药健康讲座,发放中医宣传资料1800份,受益1120人次。

基层卫生　完成华庄街道落霞苑社区卫生服务站提档升级建设。完成省、市基层卫生骨干人才的遴选,共推选3名省级、14名市级基层卫生骨干人才,委托滨湖区卫生健康委招聘12名基层卫生技术人员。开展"优质服务基层行"活动,太湖街道社区卫生服务中心通过国家基本标准。新型家庭医生常住人口签约11177人。

卫生应急(安全生产)　制定安全生产实施方案,实现安全生产网格化管理。建立多部门联动排查治理机制,严格落实"一岗双责""一责双管"。

综合监督　组建经开区卫生监督队伍。开展公共场所、学校卫生、饮用水、医疗机构、传染病、放射卫生和职业卫生监督检查,立案20起,罚没款9.58万元,移送法院强制执行1起,对7个次医疗机构进行不良执业行为记分。

药政管理　建立医用耗材临床应用考核评价、公示、奖惩等工作机制。健全公立医疗机构相关药品物资月报制度。完成公立医疗机构药品器械质量考核。

老龄健康　完成1.49万老年人健康管理及肿瘤标记物筛查。牵头无锡市第二中医医院、辖区内养老机构成立经开区医养护联合体。制定《无锡经济开发区购买老年人"安康关爱"保险的工作方案》,为辖区27771名老年人购买安康关爱意外险。建立社区"老年关爱中心"申新社区,打造桑南社区"为老服务品牌"。

妇幼健康　完成社区卫生服务中心省级基层妇幼健康规范化门诊验收。为辖区孕13周以内的孕产妇建立围产册2368人,早孕建册率98.09%,为辖区产妇开展产后访视工作,产后访视率98.8%。开展新生儿疾病筛查5452人次、产前筛查1599人次。免费开展"两癌"筛查20962人次。完成0~6岁儿童眼保健和视力检查11089人。

职业健康　组织实施职业病危害现状普查申报,总计普查894家企业,有职业危害因素的企业726家。

人口监测与家庭发展　兑现计划生育家庭奖励扶助政策,落实238名特扶对象的住院护工服务、133名特扶对象的女性安康服务,同时进行走访并发放慰问金。对区域内新办园开展实地评价工作。

爱国卫生　举行经开区新时代爱国卫生运动启动仪式,向街道、社区赠送爱国卫生运动大礼包36份,组织农贸市场夏季消杀服务48次。对重点场所开展全方位无死角消杀,开展灭鼠工作。

(冯庆波)

徐　州　市

【综述】

2020 年徐州市卫生健康基本情况表

		数　量(2020 年)	数　量(2019 年)	同比 2019 年增长数	同比 2019 年增长率(%)
卫生机构(个)		4552	4594	-42	-0.91
医院(个)		177	177	0	0
床位(张)		59392	60988	-1596	-2.62
医院床位(张)		41628	43616	-1988	-4.56
平均每千人口医院床位(张)		4.58	4.8	-0.22	-4.58
人口	总数(万人)	1038.05	1041.73	-3.04	-0.29
	出生率(‰)	10.2	8.96	-0.86	-8.76
	死亡率(‰)	10.3	5.3	0.3	6
	自然增长率(‰)	-0.1	3.66	-1.16	-24.07
医疗服务	诊疗总人次(万人次)	5525.54	6519.25	-993.71	-15.24
	急诊人次(万人次)	332.92	372.3	-39.38	-10.58
	住院总人次(万人次)	187.89	204.3	-16.41	-8.03
	出院总人次(万人次)	187.49	204.05	-16.56	-8.12

	数　量(2020 年)	数　量(2019 年)	同比 2019 年增长数	同比 2019 年增长率(%)
卫生人员(人)	92711	90967	1744	1.92
卫生技术人员(人)	73219	67412	5807	8.61
乡村医生(人)	4299	4968	-669	-13.47
平均每千人口卫生技术人员(人)	8.06	8.02	0.04	0.5

卫生费用	卫生健康财政投入(万元)	267731.9	265275.36
	卫生健康事业费与上年比增长率	5.04	10.38
	卫生健康事业费占财政支出百分率(%)	—	2.92
	卫生健康系统固定资产(万元)	1245193.4	1401206.7
	卫生健康系统基建支出(万元)	—	103236.96
	平均每一门诊人次医疗费用(元)	196.8	170.7
	平均每一出院患者医疗费用(元)	9185	8963.3

2020 年,徐州市总诊疗 5506 万人次,其中三级医院外省住院患者占 33.9%,医疗服务覆盖苏鲁豫皖四省 20 个地市 1.2 亿人口。全市卫生人员总数、医疗卫生机构、病床数量等卫生资源总量居全省第三位(列南京、苏州之后),列淮海经济区 20 个地级城市首位。该市医疗健康指数幸福度在全国地级市中排名第一。根据 2020 年省统计局发布全省基本公共服务体系建设监测统计,全市基本医疗卫生水平指数、发展指数分别位居全省第一、第二位。

一、新冠肺炎疫情防控

成立疫情防控领导小组、专家组和 11 个工作专班,建立日报告、零报告和 24 小时应急值守制度。即时向市委、市政府提出调整应急响应级别、升格指挥体系等建议,印发 500 多个方案指南等文件。及时调整防控策略,严格落实“四早”“四集中”“四方责任”等措施,坚决做到科学防控、精准防控。第一时间将阳性病例转运至定点医院,启动现场流行病学调查,实施疫点处理,排查隔离密切接触者,发布追踪调查公告和风险提示,迅速阻断传播链条,牢牢掌握疫情防控主动权。徐州在全国第一个发布核酸检测阳性结果;在全省率先启动重大突发公共卫生事件一级响应,率先实施就诊患者“红蓝绿白”四色分诊,率先对密切接触者实施集中隔离,率先规范出院患者后续健康管理。全市用 23 天实现新增病例归零,48 天全部住院病例治愈清零,自 2020 年 2 月 17 日保持无新增、零输入,实现“病例零死亡、医护人员零感染”目标。统筹全市医疗卫生资源,将全市确诊病例及病原学检测阳性患者全部集中收治于市级定点医院,做到应收尽收、应治尽治。用 12 天时间建成徐州版“小汤山”医院。强化关口前移和早期干预,及时完善无症状感染者“1 + 3”检查,对轻症患者迅速采取有效治疗措施,防止轻症转成重症。实行“一例一方案”“一例一治疗”“一例一手册”,所有病例 100% 中医药支持,全力提高收治率、治愈率,降低感染率、病亡率,全市确诊病例治愈率 100%。抓好常态化和冬春季疫情防控,坚持人物同防,重点对境外、中高风险地区到徐州人员实施“14 + 14”健康管理,对冷链食品、进口货物批批检、应检尽检,对从业人员周周检、一个不漏。8 月以来妥善处置 10 起冷链食品等涉疫事件。全市建成规范化发热门诊 71 个,单日核酸检测量 14 万份,累计检测 220 万人次,有序接种新冠肺炎疫苗 14 万余剂次。先后选派六批医疗队、258 名队员支援湖北武汉,两批 6 人支援河北石家庄,101 名队员火线递交入党申请书。全系统有 917 人次受到国家、省、市表彰奖励,其中 1 人获全国抗击新冠肺炎疫情先进个人,市传染病医院获全国抗击新冠肺炎疫情先进集体,市卫生健康委获全省抗击新冠肺炎疫情先进集体。

二、区域性医疗中心与医联体

市中医院新院、市公共卫生中心、质子重离子医院等重点项目加快推进,有序推进市儿童医院新院、市传染病医院新院、市妇幼保健院新院、市康复医院新院建设,徐州新健康老年病医院建成投入使用。2020年内新增4个三级医院,邳州市人民医院被确定为三级甲等综合医院,全市三级医院达24个(比十二五末增加8个),其中三级甲等医院11个(比十二五末增加6个),居全省第2位。新增省级临床重点专科14个,全职引进特聘人才5人、柔性引进卫生高层次人才24人,获批享受国务院政府特殊津贴专家2人、江苏省有突出贡献中青年专家3人,拥有6个国家临床重点专科及建设单位、108个省级临床重点专科,引进20个临床专家团队,建成吴孟超、董家鸿等14个院士工作站及国医大师工作站3个。积极开展儿童、心血管病、肿瘤、精神、口腔省级区域医疗中心申报工作。创新发展“1+4”徐州特色医联体,全市建成18个紧密型县域医共体、5个城市医疗集团、17个跨省域专科联盟和34个远程医疗协作网。邳州市、新沂市列为国家级县域医共体试点地区,市中心医院列为省级城市医疗集团试点单位,新沂市列为省级综合医改试点两个县级地区之一。“组建跨省域医学专科联盟”项目获2020年振兴徐州老工业基地创新项目优秀奖。

三、智慧健康

深入实施“互联网+医疗健康”便民惠民十项行动,徐州卫健委自主设计的徐州健康通APP成功构建院内院外协同、线上线下联动的“互联网+医疗健康”服务体系,已累计注册用户220万人,日均使用达3万余人次。徐州市智慧医疗健康大数据应用平台入选全国智慧健康医疗优选案例,“e医相伴——徐州健康通”被市委改革办评为2020年四星级服务品牌,12个医疗机构达电子病历系统分级应用评价四级及以上水平,徐矿总院在全市率先达互联互通成熟度四级水平。远程医疗协作网实现乡镇级全覆盖,全市村卫生室远程心电诊断服务覆盖率65.2%。

四、医疗事业集团改革

徐州市政府办印发《深化医疗事业集团改革试点2020年度工作计划》,制定6大类19项改革任务,加快落实岗位设置、全员聘用、薪酬改革等重点工作。改革创新举措得到国家卫健委、省政府充分肯定,相关工作写入省委全委会报告。省委主要领导作出专门批示,《徐州市积极探索医疗事业集团改革新模式》在江苏改革简报刊发,并呈报中央深革委办公室。

五、公立医院综合改革

理顺公立医院党建工作领导体制,市管公立医院党政主要领导全部实现分设,全市二、三级公立医院全部完成医院章程制定工作,全面组织实施公立医院综合绩效考核工作。邳州市、新沂市获省政府城市和县级公立医院综合改革成效明显的地方表彰。

六、综合监管

健全徐州特色综合监管制度,市政府办印发《关于改革完善医疗卫生行业综合监管制度实施方案的通知》,建立医疗卫生行业综合监管联席会议制度。该市被确定为江苏省医疗卫生行业信用评价试点城市,在公共场所、生活饮用水等11个卫生健康专业开展信用评价工作。大力推行“互联网+”卫生监督执法新模式,牵头成立淮海经济区卫生监督协作组织。《徐州市现制现售饮用水管理办法》获2018—2020年度江苏省法治建设创新奖,同时入选全市法治营商环境优秀实践案例。

七、基本药物制度

巩固完善国家基本药物制度,建立徐州市实施基本药物制度绩效考核体系,实现考核结果与奖补资金分配挂钩,进一步强化基本药物功能定位,逐步形成以基本药物为主导的“1+X”用药模式。落实短缺药品信息采集和监测直报工作,严格执行短缺药品监测预警“每月零报告”制度。

八、健康徐州建设

全面启动实施全民健康素养、预防控制重大疾病、保护重点人群健康等10项主要任务和28个专项行动。大力开展“健康细胞工程”建设,全市建成健康镇(街道)44个、健康社区(村)838个、健康企业279家、健康单位523家、健康家庭1011户。全面做好国家卫生城市复审迎检工作,建成国家卫生城市3个、国家卫生县城3个,国家卫生城市和县城实现全覆盖;建成国家卫生镇9个,省级卫生镇59个,市级卫生镇实现全覆盖。全年改造修缮户厕33.35万座,8个涉农县(市)区全部实现农村户厕改造省现场销号核查,全市无害化户厕普及率99%以上。

九、疾病预防控制

全市传染病报告发病率继续稳定在低水平,持续加大艾滋病、结核病防控力度。实施地方病防治专项行动,按时完成地方病防治攻坚行动任务。严重精神障碍患者登记管理率位于全省前列,泉山区、沛县被确认为“江苏省慢性病综合防控示范区”。

十、基层卫生

做优做实“基层公共医疗卫生服务体系提档升级三年行动计划”,29个农村区域医疗卫生中心全部达二级服务能力,其中15个通过省首批农村区域医疗中心验收,数量居全省第一。规范化乡镇卫生院建设达标129个,31个基层医疗机构达“国家优质服务基层行”推荐标准,全市规范化乡镇卫生院80.62%,新增社区医院8个,云龙区获首批“江苏省社区医院示范县(市、区)”称号。改造提升农村卫生室1820个,启动新城区社区卫生服务中心建设选址,新建城市社区家庭医生工作室117个。2020年农村基层公开招聘658人,县管乡用累计招录668人,定向培养农村医学专业学生183名。开展新一轮基层卫生骨干人才遴选,遴选省优秀基层卫生骨干人才310名。新增省级特色科室10个、市级特色科室33个。完成90名农村基层卫生人员务实进修、420名村医实用技能培训、283名国家县乡村人才能力提升培训项目。

十一、基本公共卫生服务

城乡居民基本公共卫生服务人均财政补助标准提高至80元。人均平均预期寿命提高至78.47岁。全市累计建立居民电子健康档案809.23万份,全部实现在线查询功能,居民满意度91.96%。10类重点人群签约服务覆盖率75.23%,其中个性化签约人数占全市常住人口4.81%。泉山区、云龙区、鼓楼区、丰县、新沂市5个地区的医共体模式下的家庭医生签约服务模式获评省卫生健康委2020年度家庭医生服务模式创新单位。

十二、卫生应急

提请市委、市政府制定《关于完善重大疫情防控体制机制、健全公共卫生应急管理体系的实施意见》。核增市县两级疾控机构全额拨款事业人员编制494名,其中市疾控中心核增编制225名。

十三、医疗服务

实施新一轮改善医疗服务三年行动计划,全面落实8项工作制度、12项创新举措和15项"为民服务解难题"服务措施,开展多学科诊疗、分娩镇痛和日间手术试点评估,优化医疗服务流程,提升医疗服务品质,全市三级医院出院患者对医疗服务的综合满意度稳定在90%以上,"创新儿童疫苗全流程管理模式"等7项工作入选徐州市利企便民改革"双百行动"。

十四、中医药

新沂市中医院转设三级中医医院,建成50家中医馆,全市中医综合服务区(中医馆)实现全覆盖,50%的村卫生室建成中医阁。

十五、妇幼健康

大力推进出生缺陷综合防治,启动新生儿耳聋基因免费筛查,全市产前产筛率95.43%、新生儿疾病筛查率98.59%、新生儿听力筛查率99.34%,婴儿死亡率、孕产妇死亡率分别降低至2.96‰、4.09/10万。

十六、人口与家庭发展

全市建成11家普惠托育机构,其中1家被省卫健委确定为省级示范托育机构。2020年出生76144人,其中一孩35821人,二孩31021人,占比40.74%。

十七、老龄健康

建立完善老龄健康政策框架体系,扎实开展老年健康服务,全面启动老年友善医疗机构创建活动,全市70%以上的公立医院建成老年医学科,医养结合机构达68家,为81.76万名65岁以上老年人开展免费健康体检,为191.24万老年人办理安康关爱保险、覆盖率97.98%。

(曹同春 朱晓军)

鼓楼区

概况 截至2020年末,鼓楼区共有各级各类医疗卫生机构240个。全区医护人员4507人,其中执业医师1718人,注册护士2789人,在职乡村医生65人。全区医疗机构核定总床位2128张,实际开放床位2180张。2020年,该区被省卫健委评为家庭医生服务模式创新单位,被省爱卫会评为健康促进县(区),1人被评为徐州市优秀共产党员称号,1人被评为江苏省卫生健康行业优秀共产党员,1人被徐州军分区评为疫情防控先进个人,2人被省委省政府评为全省抗击新冠肺炎先进个人,2个家庭医生工作室被省卫健委评为江苏省星级家庭医生工作室。

综合医改 辖区7个社区卫生服务中心分别与市级三级医院建立紧密型医共体关系,开通双向转诊绿色通道。在3个公办社区卫生服务中心推行理事会领导下的主任负责制,引进三级医院专家参与中心运营管理。依托市肿瘤医院,成立鼓楼区城市医疗集团。

健康城市建设 截至2020年底,辖区69个社区,已创成省级健康社区44个,市健康社区25个;创成省级健康单位43个,市级健康单位78个,辖区健康单元创成率位列全市各县(市)区第一。发放健康支持工具2000余套,健康宣传资料5000余份,制作健康宣传展板100块,受教育群众8万人。

基层卫生 实施14类55项基本和重大公共卫生服务项目,辖区人均基本公共卫生服务经费达80元。全面推开"大基层"社区卫生服务建设试点,全区7个社区卫生服务中心和53个社会医疗机构纳入公共卫生服务体系。2020年,全区家庭医生签约142626人,签约率36.37%,签约一般重点人群98545人,签约率83.77%,个性化签约19170人。

医政医管 推进医疗机构"6421"全程监管制度,做细做实医疗机构校验制度。2020年,共校验医疗机构88个,注销医疗机构执业许可35个,设置审批医疗机构17个,医疗机构变更7个。全年新注册医生56名,医生变更122名,医师多机构备案1名,注销执业医师资格64名,取消多机构备案67名。报名参加2020年执业医师资格考试113人。

中医药工作 全区7个社区服务中心中医综合诊疗区(中医馆)建成率100%,复审通过率100%。7个中心中医非药物疗法6种以上。全区中医处方数占门诊处方比例超过30%,中药饮片处方占比5%以上。中医药人员占医师总数20%以上。65岁老人和0~3岁儿童中医药健康管理服务覆盖率65%以上。

疾病预防控制 全区累计报告乙类传染病10种454例,总发病率118/10万,与上年同期相比增长2.48%,死亡1例,无甲类传染病发生。丙类传染病报告5种1437例,发病数比上年下降5.83%;其中手足口发病262例,占丙类传染病发病数的18.23%。辖区13家传染病疫情网络直报单位共报告乙、丙类传染病1237例,报告及时率、完整率、准确率以及区疾控中心及时审核率均100%。适龄儿童一类疫苗接种率95%以上,及时率90%以上;数字化预防接种门诊建设达标率100%;全区建立精神障碍患者档案1586人,管理1479人,规范管理率93.25%,报告患病率4.04‰。

新冠肺炎疫情防控 区疾控中心第一时间成立6个专业应急处置队伍,并组建由各社区卫生服务中心参与的扩大流调、消杀、采样队伍共424人,开展防控业务培训共计21次451人次。2020年,全区共确诊新冠病毒肺炎 3 例,出院 3 例,无危重症病例,其中 2 例为输入性病例,1 例为家庭聚集性病例,全部进行规范及时处置。共开展流行病学调查 119 例,采样 2246 人 3834 份,送样 163 人 313 份,抗体检测 238 份,追踪各类密切接触者共 201 人。全区共建立 6 个集中隔离点,截至 2020 年底,共集中隔离各类重点人群 628 人,异常转诊 2 人均排除。累计消杀面积 142929 平方米。通过"苏康码"申报系统,掌握从本地和从其他城市入境及中高风险人员健康状况等信息,全区共核实登记 1091 人。2 月 8 日—4 月 11 日,全区每天对零售药店购买退热、止咳药物人员信息进行统计和数据分析,对发热病例进行逐一核实,及时汇总上报,未发现高风险人员。开展国内中高风险地区来人核酸检测 1026 人 1292 份,采样检测冷冻食品 267 份,外环境标本 236 份,从业人员 228 人 278 份,其中咽拭子 228 份,血清 25 份,肛拭子 25 份。对 500 余家单位和社区开展宣传教育和业务指导。

人口家庭发展　2020 年,全区共出生 2661 人,其中一孩 1496 人,二孩 1130 人,多孩 35 人,全区出生统计准确率 95.12%,政策符合率 99.95%。共发放计划生育特别扶助对象扶助金 506.56 万元;发放企业持证退休职工一次性奖励 210 万元;建成母婴室 17 个,总面积 172.4 平方米,配置率 100%。

妇幼健康　全区免费发放叶酸 1296 盒;孕产妇艾滋病病毒检测率、梅毒检测率和乙肝病毒检测率均 100%;完成农村妇女"两癌"免费筛查任务 3000 人。免费婚检 1255 对、免费孕前筛查 1104 对,全年社区视力筛查 231 人,托幼机构工作人员体检 1467 人。

综合监管　共立案查处 127 家单位,其中医疗机构 45 个,公共场所 60 家,职业卫生单位 22 家,罚没金额共计 95 万元,移交公安两起案件。全年检查各类单位 2350 户次,其中医疗机构单位数 490 户次,公共场所 850 户次,学校、托幼机构 80 家,企业 180 家,共计下达监督意见书 750 余份,全年抽检 129 家单位,其中国家抽检 53 家、省抽检单位 76 家。

新闻宣传　全区报道稿 52 篇,其中《徐州日报》刊登 14 篇,《都市晨报》刊登 9 篇,学习强国江苏平台刊登 2 篇,徐州发布、无线徐州、今日徐州等刊登 20 多篇。《徐州新闻》《徐州夜新闻》等栏目报道了该区集中医学观察隔离点情况。

老龄健康　为 7.5 万余名老年人办理安康意外伤害保险,参保率 100%,共为 3.8 万余名 65 岁以上老人进行免费体检,组织开展区级老年活动 2 场,街道、社区共计开展 32 场老年健康宣传活动,23 名百岁老人发放重阳节慰问金 2.3 万元,投入 5.4 万元,组织开展敬老活动 50 余次。

(雷瑞平)

云龙区

新冠肺炎疫情防控　共处置新冠肺炎疫情 3 起,对 5 名确诊病例及时进行现场流行病学调查,完成发热门诊病毒性肺炎个案流行病学调查 186 人,采集转运生物标本 6329 人次、环境标本 489 份、食品和外包装标本 565 份。消毒总面积约 40.1 万平方米。累计在徐州火车站测体温 7160 万人次,在潘塘高速路口测体温 32 万人次,集中隔离医学观察点累计接收应隔尽隔人员 779 人。对全区 20 人及以上复工复产的企事业单位进行多轮次防疫督查指导。

健康云龙建设　制作健康教育展板 1400 块,开展全民健康教育宣传 85 次,创建市级健康企业 22 家。巩固国家卫生城市创建成果,每月督查办事处及相关单位落实长效管理情况,下发交办单 202 份。培训一线消杀工作人员 2 轮,配发消杀防护与器械 40 份/人,发放灭蚊蝇药物 5000 千克、鼠药 6000 千克,增补、更替病媒生物防制设施各 10000 件(处)。

基层卫生　通过省首批社区医院示范区创建验收,通过省家庭医生预约上门和家庭病床服务创新验收;云龙中心和黄山中心通过国家优质服务基层行推荐标准,并被评为该活动先进单位。全区家庭医生个性化签约率 18.89%。

深化医改　东苑和潘塘中心检验科分别联手南京迪安医学检验所和南京艾迪康医学检验所,采用雾化吸入等手段治疗门诊常见病、多发病。云龙社区卫生服务中心被南京鼓楼医院授予"江苏省基层疼痛医学特色科室孵化基地",同时被授予首批省级基层重点医疗卫生机构慢阻肺综合防治孵化点。黄山社区卫生服务中心获国家级"PCCM(呼吸与危重症学科)规范化建设项目医院"。

医政管理　2020 年,完成医疗机构延续注册 42 个,校验 97 个,变更 30 个,新设置 18 个,注销 18 个。组织医疗安全、医院感染管理、中医医疗机构等专项检查各 18 次,督导检查 560 余户次,责令限期整改 100 余户次。完成医师定期考核 663 人,中初级资格审核 373 人,组织医师资格考试 138 人、护士资格考试 13 人,人才评价考试 4 人。乡村医生补助 101 人,补助资金约 733157 元,组织院感、固废、消毒、安全生产等专题培训 8 场,接受培训 2000 余人次。

中医药服务　2020 年,建立健全中医药工作考核指标体系,完善各项中医药特色优势的激励措施。社区卫生中心加大对中医科的投入,将中医药工作纳入单位建设规划,以中医馆建设为依托,进一步建立健全中医药科室各项规章制度和岗位责任制,完善中医药医疗、护理技术操作规程,逐步形成中医馆有专科,科有特色,人有专长,打造"中医药"品牌科室。

疾病预防控制　报告甲乙类传染病 451 例,其中乙类传染病 9 种 451 例,报告发病率 119.27/10 万,与上年相比下降 3.34%;丙类传染病 5 种 1537 例,发病率 405.58/10 万,与上年同期相比增长 37.76%。新发活动性肺结核 63 例,涂阳患者 22 例,占比 34.92%。新发现 HIV 感染者及艾滋病患者 11 人,较上年下降 38.89%;报告梅毒 136 例,报告发病率 35.89/10 万,报告病例数较上年下降1.45%,报告淋病2例,报告发病率0.53/10万,报告病例数较上年下降66.67%。城市癌症早诊早治筛查录入问卷4000人,筛查出高危人群1150人,随访既往肿瘤患者11000人次,随访率98.5%。落实政府购买项目,委托东方人民医院牵头承担全区严重精神障碍患者管理项目工作,在册总人数1913人,登记发现率4.28‰,在册患者比2019年同期增加113人,在册患者管理率94.2%。完成常规免疫12种疫苗23剂次147823剂次,二类疫苗接种158107剂次,疫苗接种率均在95%以上。

卫生应急 区卫健委严格执行突发公共卫生事件24小时值班制,严格落实多部门协作的预警通报机制。修订卫生应急预定案28项。严格开展传染病疫情、生活饮用水污染、食物中毒等公共卫生风险评估工作共72次。组织卫生应急专题培训4次,累计培训200人次;开展突发传染病疫情、食物中毒、医疗救治等卫生应急处置演练2次,处置学校突发公共卫生事件4起,规范处置率100%。新建卫生应急示范社区5个,在公共场所安装AED 40台。

卫生监督 行政许可新发证364件、延续88件、注销46件、变更37件,行政许可案卷在全市涉企执法案卷检查中被表彰为"优秀案卷"。行政处罚案件624件,已履行罚款金额280万元。推荐的案例在全市卫生行政执法优秀案卷评查中获得"一等奖"。取缔无证行医9起、查处超范围诊疗1起、查处医疗机构传染病防治不规范10起。"双随机"任务数231家,其中关停39家,立案处罚101家,罚款18.8万元,任务完结率100%。全年录入档案1411条,日常监督1530条,行政处罚597条。全年共受理投诉举报52件,均在规定时限内办结。

妇幼保健 孕产妇死亡率0/10万,婴儿死亡率0.91‰,新生儿出生缺陷发生率4.56‰,婚前医学检查率92.35%,托幼机构卫生保健合格率100%,7岁以下儿童系统管理率99.71%,孕产妇系统管理率97.61%。

老龄和家庭发展 全区出生3517人,其中一孩1827人,二孩1641人,多孩47人,出生人口性别比107,人口出生率8.89‰,自增率5.69‰。发放生育服务证3147件,完成再生育审批43件。农村独生子女父母享受奖扶人员1087名,发放计划生育家庭奖励扶助金104.4万元;特扶人员528名,发放特扶金482万元。65岁以上老年人健康体检目标任务3.55万人,全年完成体检37048人。为75881名老年人购买意外伤害保险,实现全区老年人安康关爱全覆盖。办理老年证622份。在符合条件的养老院设立门诊部。

全面从严治党 实施"五化"党建管理机制和"一支一特"工作目标,实行党建工作例会制度和党务知识轮训制度、党建信息规范报送制度、先进典型示范制度、预防腐败警示制度。东苑社区卫生服务中心党支部创成"徐州市党建示范点"。开展卫健系统系列党员干部违法违纪典型案例和警示教育活动。

(王　静)

贾汪区

新冠肺炎疫情防控 卫健系统印发100多个方案指南等文件,指导全区规范开展疫情防控工作。严格落实"四早""四集中""四方责任"等措施,将确诊病例集中收治于定点医院,治愈率100%。抓细抓实常态化疫情防控,坚持人物同防,加强境外、中高风险地区赴贾人员健康管理,完善冷链食品及从业人员监管机制。做好新冠疫苗紧急接种工作。选派2批21人驰援湖北黄石和武汉。全系统共有15人次受到省、市表彰奖励,区疾控中心获"全省抗击新冠肺炎疫情先进集体",区卫健委、区人民医院、徐矿二院获"全市抗击新冠肺炎疫情先进集体"。

卫生改革 深化家庭医生签约服务,区卫健委获全市家庭医生团队技能竞赛"团体二等奖"。组建城市医疗事业管理集团,成立以区人民医院为龙头的区域医共体。建成"一个平台,六大系统",即区智慧健康平台、医院信息管理系统、电子病例系统、影像系统、检验系统、基本公卫系统、村医系统。区全民健康信息平台通过全市平台应用功能评测三级标准。开展新时代文明实践活动,健康天使志愿服务项目获第五届江苏省志愿服务展示交流会银牌。

医政医管 按照三级综合医院标准,规划建设潘安新城医院。组织开展明察暗访,狠抓三级查房、手术安全核查等18项医疗质量安全核心制度落实。开展"合理检查、合理用药、合理治疗"整治行动,结合医疗技术临床应用管理、检验检查结果互认、抗菌药物合理应用等工作,规范医疗机构及医务人员诊疗行为。全区建成7个市级重点专科。公开招聘医学类专业技术人员129人,其中副高级以上职称12人,硕士研究生20人,招录基层订单定向医学生12人。

中医药 健全中医药服务体系,实现全区基层医疗卫生机构中医综合诊疗区(中医馆)全覆盖。实施中医药传承创新人才培养工程。举办中医药文化科普巡讲活动,开展中医药"三进"活动。

基层卫生 大吴中心卫生院、汴塘中心卫生院被评为全国"优质服务基层行"先进单位,成为全省首批农村区域性医疗卫生中心。完成10个村卫生室提档升级。全区建成2个省(市)级特色科室。基本公共卫生服务人均财政补助标准提高至80元,全区居民电子健康档案实现在线查询功能,居民满意度90%。

疾病预防控制 核增区疾控中心人员编制,加强实验室标准化建设。做好艾滋病防控、结核病防治、麻风病防治和地方病防治工作,通过省饮水型氟中毒控制目标考核。强化严重精神障碍患者服务管理。开展心血管病早期筛查和综合干预项目。

综合监督 加强公共卫生、学校卫生、生活饮用水卫生等监督检查,强化医疗市场监管,严厉打击非法行医行为，立案查处违法违规案件45起。落实“双随机一公开”制度，开展尘肺病防治攻坚行动。

卫生应急　卫生应急示范镇覆盖率100%。大力普及应急救护知识与技能，全区培训人口3%以上，医疗卫生人员培训率95%以上。在医疗机构、公共场所投放70台AED。

妇幼健康　建成4个基层医疗卫生机构妇幼健康规范化门诊。落实出生缺陷综合防治项目，实现孕妇产前筛查和新生儿疾病筛查全覆盖。区卫健委获全市生殖健康技术服务人员技能竞赛“团体一等奖”。

爱国卫生　做好全国文明城市、国家卫生城市复审工作。推进卫生镇村和健康“细胞”创建，区卫健委获全市健康促进与健康教育技能竞赛“团体一等奖”。农村卫生户厕普及率95%以上，全国农村人居环境整治暨农村改厕推进现场会在贾汪召开，该区农村户厕改造全市考核获第一名。

计划生育服务　完善全面两孩配套政策措施，加强生育状况监测调查。落实计划生育奖励扶助政策，兑现独生子女父母奖励金、奖励扶助金、公益救助金等413万元，兑现率100%。开展生育关怀行动、青春健康教育和系列保险等工作。

老龄健康　贾汪区医护养老中心、江庄镇养老护理院建成投入运营。完成区老龄协会换届选举，“安康关爱行动”获全市突出贡献奖。开展“敬老月”及老年健康宣传周活动。

党风廉政建设　履行主体责任，落实“一岗双责”制度。开展警示教育活动，落实医疗卫生行风建设“九不准”，坚决纠正收受“红包”“回扣”、开单提成、乱收费等医疗服务中的不正之风。开展“三好一满意”“争创人民满意医院，争做人民满意医生”活动。

（鹿　涛）

泉山区

新冠肺炎疫情防控　全年共确诊病例5例，累计流调319例，管理密切接触者147人。发放疫情防控宣传单30万张、《致全区居民的一封信》30万张，印发宣传海报3.2万张、防控指南7万册，核酸检测6315人次。联合交通、交警部门在火花卡口设立防疫查控点；在汽车南站和淮西客运站设点防控；全年累计接驳入境人员909人，累计集中隔离1216人，并做好每人的健康管理。根据需要设置和调整集中隔离点，隔离人员最多时达398人。按照“批批检”“应检尽检”要求，紧盯雨润市场等重点单位，严格落实进口冷链食品疫情监管措施，共检测肉类、水产品218份、其他食品和食品外包装181份、环境标本302份。

基层卫生　完善“六统一”制度，及时更新基本公共卫生服务项目实施方案，12大类基本公共卫生服务项目覆盖率100%。已建成28个家庭医生工作室，其中4个被省卫健委确定为星级工作室。全区15个中心建立“点单式”签约模式，家庭病床签约服务入选省、市级创新项目，并被省卫健委确定为2020年度省家庭医生服务模式创新单位。开展综合创建工作，2家单位被确定为市级特色科室，1家单位正在申报省级基层医疗机构特色科室建设单位。推进基层卫生信息化建设，15个中心实现远程影像会诊服务、门诊电子病历信息系统全覆盖，28个家庭医生工作室全部实现远程协作会诊。加强基层卫生骨干培训，遴选15名区级基层卫生骨干人才。

卫生监督　2020年新增9项行政权力，现有行政权力事项211项。开展医疗机构依法执业专项行动、卫生用品专项行动、学校卫生专项检查及现制现售饮用水备案工作等专项行动。对医疗卫生机构、公共场所“四小”行业、二次供水等督导检查全覆盖。下发卫生监督意见书1100余份，验换及新办卫生许可证共455件，行政处罚45起。开展职业病危害项目申报和职业健康领域重大风险排查化解工作，对587家工业企业进行职业病危害摸底调查。开展《中华人民共和国职业病防治法》宣传周活动。

疾病预防控制　开展传染病监测预警，排查处置66条传染病自动预警信息，所有预警信息和突发公共卫生事件均按照相关要求及时有效处理。甲、乙类法定传染病发病263例，发病率下降24.33%。预防接种综合服务管理系统启用率100%，实现标准化儿童预防接种门诊建设全覆盖。加强艾滋病防治宣传教育和严重精神障碍患者管理，抓好慢性病防治重点项目落实，加强区疾控中心能力建设，创建应急示范社区。

妇幼保健　加强基层医疗卫生机构妇幼健康规范化门诊建设，扎实推进重大妇幼卫生服务项目。免费婚检560对；早孕建册率98.06%，孕产妇系统管理率98.04%，产后访视率99.08%，新生儿访视率99.72%，新生儿疾病筛查4707人，筛查率99%；新生儿先天性心脏病筛查3703人，筛查率95%；幼儿入园体检1056人、门诊视力筛查1056人。农村妇女免费增补叶酸390人，“两癌”免费检查4000人。

爱国卫生　开展“八大”整治行动，完成疫情期间环境卫生整治和春夏季病媒生物防制工作，12000个毒饵站、10000诱蝇笼、2400千克消杀药品以及粘鼠板、灭蟑药全部落实到位，整治社区村庄672个、集贸市场22个，集中消杀2万多场次，8万多人次参与爱国卫生运动。按时序进度逐步推进健康促进示范区和健康单元建设，计划申报省级健康社区33个、健康单位24个，申报市级健康社区23个、健康单位5个，申报市级健康促进医院5个。对辖区7个二甲以上医院、15个社区卫生服务中心、8家星级饭店、7家A级景区和20家农贸市场等进行督导，加强重点场所控烟督查，关闭14家农贸市场活禽经营，对市场内15个公厕进行专项整治。印制下发《2020年国家卫生城市复审指导手册》和《病媒生物防制指导手册》700册。

健康惠民　有序推进健康小屋免费体检，当年免费体检18万人次；进一步宣传推广智慧妈妈惠民工程项目，智慧妈妈平台共注册85983人；健全外来企业家就医服务平台,纳入平台管理的外来企业共288家3600人,2020年接受预约诊疗服务25人次,健康服务咨询40人次,发送健康服务短信25条;实施困难群众大病救助,共审定285份大病医疗救助申请,发放救助资金171.35万元;各社区卫生服务中心开展以"携手家医 同心抗疫"为主题的多种形式的宣传活动,持续开展送健康进企业、进机关、进社区活动,举办健康知识讲座45场,大型义诊活动42次,发放家庭医生签约宣传手册5万多册。

计划生育服务 开展全国计划生育优质服务先进区创建,继续推进全国"新家庭计划——家庭发展能力建设"项目试点。办理生育登记2383例,其中一孩1305例,二孩1078例。做好出生实名信息的采集、核对、汇总工作,政策符合率99.48%。推进母婴设施建设。全面兑现奖励扶助政策,特别扶助1064人,共发放420.75万元;农村奖扶462人,共发放22.16万元;非从业一次性奖励20人,共发放4.8万元。开展0~3岁婴幼儿托育机构摸底调研,高标准开展托育机构复园现场督导检查。验收通过1家市级普惠性托育机构。

养老服务体系建设 为老年人办理意外伤害险,实现"安康关爱行动"全覆盖。完成国家"十三五"健康老龄化规划——老年心理关爱项目,申报2个市级老年精神关爱项目。完成65岁以上老年人免费体检86664人。为全区736名老年人办理老年优待证。联合区司法局开展送法进社区活动,对需要介入的老年人法律问题提供法律援助,湖滨街道创建全市老年普法维权示范街。区卫健委和博济康复医院医养结合入选省级医养结合典型经验。

其他工作 把党风廉政建设和反腐败工作纳入全年重点工作,制定并落实党风廉政建设责任清单,认真履行"一岗双责"。严格落实党委国家安全责任制,做好重大风险防范化解工作。开展安全生产大排查大整治活动。常态长效做好扫黑除恶专项斗争,扎实推进卫生领域突出问题整治。有序做好"失独"家庭等信访稳定工作,落实值班值守制度。

(刘晓晓)

铜山区

新冠肺炎疫情防控 该区持续强化依法防控、科学防控、联防联控,采取最全面、最严格、最彻底、最快速的防控举措,有效遏制疫情输入扩散势头。根据疫情变化及时调整防控策略,科学实施疫情常态化精准化防控措施。在做好全区疫情防控任务的基础上,选派区人民医院的5名医护人员参加援黄石医疗队。

健康铜山建设 通过省级专家组暗访的国家卫生镇3个、省级卫生村51个。创成省级健康镇2个(郑集镇、大许镇);省级健康村25个,市级健康村5个;省级健康促进医院1个;省级健康企业5家,市级健康企业51家;市级健康宾馆1家;市级健康单位4家;市级健康家庭38家。完成2万户改厕,正在进行区级验收。市对区重点工作考核"十二大体系健康徐州考核"连续三年获全市第一。在全省基层卫生健康工作会议和全市卫生健康工作会议上作交流发言。

综合医改 以徐州市第一人民医院搬迁为契机,着力打造具有"铜山特色"的"1+2+X"(1指"医疗集团",2指"医共体",X指"其他专科医院、专业公共卫生机构")医共体建设模式。与市第一人民医院、市中心医院等建立远程医疗协作,远程心电、远程影像、远程会诊、多学科联合会诊、诊间协同工作室24小时共享,累计开展基层医疗机构远程心电服务15566例、远程影像服务1036例。家庭医生签约服务人群覆盖率47.2%,重点人群覆盖率100%,基层首诊签约率16.1%。

医疗服务 大许、郑集、利国、张集、柳新、汉王、马坡等7个医疗机构达推荐标准,柳泉医院等16个医疗机构达基本标准。在全市"优质服务基层行"感控技能竞赛中获团体一等奖,并代表徐州市参加省"优质服务基层行"家庭医生团队感控技能竞赛获三等奖。单集镇、何桥镇卫生院新建工程、黄集镇卫生院妇幼规范化门诊改扩建项目有序推进。利国镇中心卫生院、张集镇中心卫生院创建为二级综合医院。柳泉镇卫生院心血管内科(高血压)、伊庄镇卫生院内分泌科(糖尿病)、张集镇中心卫生院神经内科、黄集镇卫生院妇产科被确认为2020年度徐州市城乡基层医疗卫生机构特色科室。完成乡镇卫生院临床医师务实进修15人,乡村医师"实用技能进修"60人。完成2020年优秀骨干人才遴选,共选出省级48名、市级279名优秀骨干。农村订单定向医学生计划102人,完成招录应届高中毕业生86名。农村医学定向委培(中专)共完成30名招录计划。

基本公共卫生服务 预防接种证建证率100%,一类疫苗及时接种率均达95%以上。标准化儿童预防接种门诊建成率100%。卫生应急示范乡镇(社区)建成率100%,急救站标准化建设全面推进。组建卫生应急救援志愿者服务队28个,新增1辆负压救护车,更换12辆救护车,公共场所投放体外除颤仪(AED)200台。

重点人群健康服务 全区建档立卡低收入人口67466人。实行低收入人口住院"先诊疗后付费"政策,合计办理10176人次建档立卡患者住院手续,对患30种大病的低收入患者实施大病专项救治,低收入人口家庭医生签约服务做到应签尽签,为全区所有建档立卡低收入人口免费健康体检。当年共办理生育服务登记6733件、再生育审批333件。完善配套政策措施,全区共建设母婴设施37处。有6667人享受农村部分计划生育家庭奖励扶助,有191人享受独生子女伤残死亡特别扶助。区妇幼保健院达二级医院基本标准,区妇幼保健机构"所转院"能力提升项目验收评估得到省级专家组充分肯定。做好全区免费新生儿疾病筛查和免费产前筛查工作,实现全区产前筛查、新生儿疾病筛查全覆盖。宫颈癌筛查 20046 人，乳腺癌筛查 20316 人。65 岁以上老年人体检 140871 人。为全区 60 岁以上老人提供政府购买服务(按 10 元/人的标准购买“安康关爱”老年人意外伤害险)，为 23.93 万 60 岁以上老年人办理安康关爱保险，承保覆盖率 100%。

中医药工作　全区各基层医疗卫生机构均设置独立的中医馆，30% 的村卫生室建设具有中医药氛围的中医阁，能够运用中医药技术方法为全区居民提供常见病、多发病的诊治。

智慧健康建设　大力发展“互联网 + 医疗健康”，重点建设三大服务平台和一个数据中心，即区域智慧医疗服务平台、远程医疗服务平台、家庭医生签约服务平台和区域数据服务中心。县级平台系统通过市级平台测评，达市三级平台标准。全面推行门(急)诊电子病历，实现远程影像、远程心电全覆盖。

卫生健康治理　做好卫生健康领域重大风险排查及防范整改。抓好安全生产工作，开展安全生产百日攻坚行动。没有发生有重大社会影响的信访事件。被区表彰为信访工作先进单位。

党建工作　党风廉政建设不断深化，意识形态工作进一步强化。被区表彰为党建工作先进集体，党建“书记项目”被表彰为区优秀“书记项目”。

(贺广雷)

经济技术开发区

公共卫生　甲乙类传染病报告 387 例，丙类传染病报告 246 例；新发现艾滋病病毒感染者 8 例，艾滋病患者 3 例，累计为 89 例艾滋病感染者进行免费 CD4 检测，为 11 人申请国家免费抗病毒治疗，全部正常服药；结核筛查 94 例，配偶筛查 13 人次，为困难患者申请低保救助 1 人；发现和治疗管理结核患者 61 例，对应追踪到位 41 例，追踪到位率 100%，管理率 100%，规范服药率 100%；全区建立健康档案 27.08 万份，建档率 91.64%，累计建立高血压档案 21921 人，规范管理率 62.33%，累计建立糖尿病档案 7432 人，规范管理率 65.37%；严重精神障碍在管患者 1313 人，发现率 4.43‰，规范管理率 92.08%；开展发热患者血检 762 例，未发现阳性病例。

卫生监督　全年共检查医疗机构 255 个次，公共场所 1216 家，学校 84 所，生活饮用水单位 160 家，共计下达监督意见书 1715 份，立案查处各类案件 11 起，罚款 17000 元，没收各类药品 58 盒。开展“尘肺病防治攻坚行动”和“尘毒危害专项治理”。

妇幼卫计　全区产前筛查 3787 人，筛查率 98.75%；新生儿疾病筛查 3834 人，筛查率 99.97%；听力筛查 3834 人，筛查率 99.97%。全年活产数 3835 人，早孕建卡率 71.34%，产后访视率 96.60%，五次产检率 92.2%；新生儿访视率 94.93%，0～6 岁儿童健康管理率 96.43%，0～6 岁儿童视力筛查建档数 15341 人，筛查完成率 92.4%。全区孕产妇死亡率 0，5 岁以下儿童死亡率 2.74‰，婴儿死亡率 1.06‰，出生缺陷发生率 4.69‰。农村妇女增补叶酸发放 1687 人；医疗机构艾滋病、梅毒、乙肝检测率 100%；城乡妇女“两癌”筛查 2080 人，转诊 106 人，癌前病变 4 人。办理出生医学证明 2298 份，发放生育登记证 2520 件、再生育审批证 84 件、计生证明 700 余人。落实四项手术 372 例，出生政策符合率 97.35%，婴儿性别比 107.1；持续开展免费婚(孕)健康检查和病残儿鉴定工作，免费婚检率 93.2%；完善特殊家庭“双岗”联系人制度，家庭医生签约和就医绿色通道三个全覆盖；推进幸福家庭建设和计划生育系列保险工作，为计生特殊家庭、孤儿、手术并发症等 191 人次购买省、区两级住院医疗和意外伤害险；完成奖励扶助、特别扶助、独生子女父母奖励、持证城镇非从业居民和持证退休一次性奖励人员资格审核、入户调查及奖励金发放工作；完成 36 户计生特殊家庭医疗基金卡办理发放工作；推进托育机构建设及备案工作和母婴室建设工作。

医政管理　狠抓医疗质量和服务能力，推广电子病历的使用，加强抗菌药物临床应用管理，促进抗菌药物合理使用，采用区域化集中消毒供应管理；加快推进区二级以上医疗机构发热门诊和核酸检测能力建设，强化预检分诊和院感防控，深入发热门诊一线进行督导和检查，全面开展医疗固体废物大排查。区属 7 个基层医疗机构分别与徐医附院东院、市中心医院、市三院建立医联体；规范化社区卫生服务中心建设年度任务数 3 个，完成 3 个，完成率 100%；规范化社区卫生服务站建设年度任务数 4 个，完成 4 个，完成率 100%。

医改工作　7 个基层医疗机构和 62 个村卫生室全部实施基本药物制度，按年人均 50 元标准补助基本药物补助资金；对开展基本公共卫生服务项目的基层医疗卫生机构按年人均 80 元标准补助公共卫生经费。全年共拨付基本公共卫生服务项目补助资金 2365 万元，拨付基本药物补助资金 1478 万元，拨付乡村医生养老保障资金 274 万元。

农村改厕　2020 年，共排查 912 个损坏户厕，87010 个户厕仍需修缮，主要集中在徐庄镇。现徐庄镇户厕修缮已完成，通过省级验收。

医疗机构改扩建工程　一是推进徐庄镇卫生院异址新建项目。工程主体已竣工，内部装修已基本完成；二是推进毛庄卫生院危楼改建和大庙镇卫生院业务用房扩建项目。现已开工建设，按序时进度，加快推进。以上三个项目均发行政府专项债。

新冠肺炎疫情防控　建立高效指挥体系，完善疫情应急预案和方案，做好车站、商场、超市、农贸市场、医疗机构、养老机构等重点场所及重点人群防控工作，完善发热门诊建设及重点人群新冠病毒核酸检测，加大疫情防控督查指导力度，及时进行流行病学调查及标本送检。1 月 25 日—7 月 31 日标本送检市疾控 1234 份、东二院 293 份，其中阳性 24 人；送仁慈 83 份，矿一院 66 份(1 人阳性)，隔离点送检 792 份，结果均为阴性。7 月 20 日—12 月 31 日累计开展应检尽检人员核酸检测41558份，检测结果均为阴性。2020年，共集中隔离人员547人。

（刘会会）

丰县

新冠肺炎疫情防控 2020年初抽调25人成立疫情防控指挥中心，紧急征用张五楼卫生院，建立集中医学观察点，征用陶然翠宾馆作为集中隔离观察点。共排查湖北、温州来丰返丰人员2221人，核查丰籍境外人员2003人，在张五楼医学留观点累计留观433人，集中隔离人员中北京返丰人员75人，境外返丰人员181人；陶然翠累计隔离境外及国内中高风险地区来人375人；境外解除隔离管理回丰人员813人。累计核酸检测、血清抗体检测23156人次，应检尽检人群核酸检测16904人。在疫情应急处置期间，3名确诊病例均得到有效溯源。全系统45人次受到省、市、县疫情防控表彰奖励，全系统6家单位获省市抗击新冠肺炎疫情先进集体。

医药卫生体制改革 推动县域医共体（医疗集团）建设。制定并经县政府常务会议审议通过《丰县县域医共体建设规划（2019—2021年）》《丰县县域医共体（医疗集团）建设实施方案》，由县人民医院、县中医院牵头组建2个医疗集团，集团内部按照“六统一”原则管理。7月，丰县人民医院医疗集团总院及王沟分院挂牌成立；9月，丰县中医医院医疗集团总院及凤城分院挂牌成立；11月，丰县人民医院医疗集团华山分院挂牌成立，医疗集团实质性运作。推动分级诊疗制度建设，患者由县级医院向基层医疗机构下转病例数持续增长，2020年县域内患者住院13.8万人次，其中住院患者转出1.16万人次，县域内就诊率91.62%；居民两周患病去医疗卫生机构就诊203.28万人次，同期首选基层医疗卫生机构就诊122.17万人次，占比60.1%。

医疗服务 一是创建提升等级医院。丰县人民医院启动三级乙等医院评审，总投资5亿余元的新城区医院二期工程投入使用，正在进行整体搬迁；徐州医科大学附属医院、南通大学与丰县人民医院深度合作，徐州医科大学附属口腔医院丰县分院、南通大学附属丰县医院已分别正式挂牌。推进五大救治中心建设，其中卒中中心、创伤中心、危急重症孕产妇救治中心和新生儿救治中心已建成，胸痛中心加入徐州市胸痛救治联盟。县中医医院老城区改扩建工程即将启动。丰县妇幼保健院创建二级专科医院正在进行整体医疗资源布局。丰县第二人民医院机构设置已审批，并完成传染病医技综合楼和精神科综合病房楼建设项目立项、图纸设计、征地拆迁和招标工作，施工队伍已经进场。推进卫生院标准化建设，建成14个省示范卫生院，改制完成3个街道社区卫生服务中心。欢口、首羡、梁寨、宋楼4个乡镇创成省、市级农村区域医疗中心，欢口、首羡2个建成二级综合医院。二是加快建设临床重点科室。丰县人民医院拥有9个市级临床重点专科，其中中医科为江苏省示范科室建设单位；丰县中医医院拥有3个市级中医临床重点专科，“孙凤霞全国名老中医药专家传承工作室丰县中医院工作站”挂牌成立。三是加强中医药工作。全部25个基层医疗机构均完成中医馆创建验收，实现全覆盖。新设置中医医院1个，备案中医诊所1个。四是加快基层服务能力提升。梁寨镇中心卫生院病房楼、金陵卫生院病房楼、单楼卫生院数字化门诊工程项目投入使用，欢口镇中心卫生院、首羡镇卫生院新建发热门诊项目已完工，各镇卫生院购买40台AED；建成规范化卫生室322个，其中省示范卫生室68个，完成家庭医生工作室建设4个，完成规范化卫生院建设22个，其中省示范乡镇卫生院13个。

卫生人才队伍建设 2020年，全县卫技人员在职读研15人，转岗培训9人，务实进修16人。全年引进高层次卫技人才8人，其中博士生1人，硕士生7人。公开招聘卫生专业技术人员221人，新增省级优秀基层卫生骨干34名，省卫健委、省财政厅已审核通过。招收省农村订单定向免费生34人。

基层卫生 新建基层医疗机构妇幼健康规范化门诊5个，全县25个预防接种门诊全部建成数字化预防接种门诊；免费为孕妇产前筛查7000人，新生儿疾病筛查9000人，适龄妇女免费“两癌”筛查2.5万人；65岁以上老年人免费健康体检11.56万人，体检覆盖率94.15%。家庭医生签约服务39万人，居民签约率40.9%，重点人口签约率65%以上，续约率96%，获江苏省家庭医生签约服务优秀创新奖；为全县15万中小学生体检；实施“安康关爱行动”，参保老年人18.84万，覆盖率82.3%，较2019年增加1.6万人，覆盖率提升12%；为2689人发放计划生育奖励扶助金。

智慧医疗平台建设 高标准实施丰县“智慧健康工程”建设项目，完成云基层信息系统、云公卫、云影像、云检验、云心电、云电子病历、云体检7项系统提档升级。全民健康信息平台、区域医共体平台、智慧医疗应用系统和医疗健康云算中心四大项目有序推进中。在全市首家建成医疗电子票据系统平台，2个县级医院、25个卫生院、社区卫服务中心和300余个卫生室全部上线使用医疗电子票据，扫码挂号、移动支付、电子票据的推广应用。

农村改厕 2020年，全县累计改厕59779户，改厕普及率95%以上，通过省户厕改造验收销号。

（张成方 巩小萌）

沛县

新冠肺炎疫情防控 坚决守住“外防输入、内防扩散”防线，严格落实“四早、四集中”和“大数据+网格化+铁脚板”工作措施。加强对入境人员、国内重点关注地区往沛返沛人员的管理。建立健全完善疾病预防和应急处置体系。进一步压实责任，抓细抓实抓好常态化疫情防控各项工作,该县成为徐州市最早发现确诊病例、最早全部治愈出院、治愈率最高的县区。实现全县聚集性病例零发生。被省委省政府表彰为全省疫情防控工作先进集体。

综合医改　加快县域医共体建设。医共体集中消毒供应实质运作,完成对口帮扶6个乡镇卫生院护理工作;全县15家质控中心正常运转;建立双向转诊绿色通道,完善双向转诊协议和程序。获国家卫生县城命名,全国基层中医药先进单位顺利通过复审。

服务体系建设　县人民医院通过三级综合医院确认。县中医院回归公立,加快整体搬迁工作;县精神病院创成二级专科医院。敬安、鹿楼卫生院创成省级区域性医疗卫生中心。大屯、魏庙2个农村区域性医疗卫生中心创成基层二级医院;开展国家级优质服务基层行活动,3个基层机构达推荐标准,18个达到国家基本标准;新增省级特色科室2个、市级特色科室3个;基层医疗机构中医馆实现全覆盖;全县272个卫生室具备标准化卫生室条件,179个具备甲级卫生室标准。

基本公共卫生服务　推进12大类55项基本公共卫生服务项目,县疾控中心核增编制92名。建成12个标准化发热门诊,7个PCR核酸检测实验室,创建3个省级预防接种门诊。家庭医生签约服务持续创新服务模式,重点人群签约416609人,签约率73.71%;个性化签约40813人,签约率9.8%。卫生应急示范镇全覆盖,全市卫生应急现场观摩会在沛县召开,举办徐州市2020年秋冬季新冠肺炎疫情处置联合演练。

人才队伍建设　通过省平台公开招聘111名基层医疗卫生人才,已充实到基层单位;完成编办批准的20名用编计划、疾控中心卫生专业技术人员12个编制的招聘工作;签约农村订单定向医学生69名,江苏医药职业学院2020年新生录取通知书颁发仪式暨集体观摩基层医疗卫生机构活动在该县举行;招录30名农村医学订单定向培养生。

医政医管　落实18项核心制度,狠抓护理、院感质量管理。全县15家质控中心按照工作要求,高标准完成全县各基层医疗机构质控督查。进一步规范诊疗行为,强化诊疗环节质量控制,所有公立医院实施临床路径管理。坚持合理检查、合理用药、合理治疗,规范服务行为。做好医疗安全事件监测,逐步公示医疗机构的依法执业、内涵质量、费用总量、单位服务费用均值、费用构成等事项,同时加大监管力度。

医德医风　开展医德医风"提升年"活动。开展对医疗纠纷、药品耗材、医疗费用、医疗服务秩序等重点领域和关键环节以及红包回扣问题的专项整治,改善服务流程、服务态度和就医环境。重视群众满意度调查结果的运用,以问题为导向,加大整改力度。

医养结合　敬安镇中心卫生院托管敬安养老院,成立静安护理院,已正常运营。鹿楼镇驾楼卫生院转设护理中心已实施。王店卫生院转轨二级精神专科医院,承担精神患者的医养结合任务。医养结合创新模式和做法被《新华日报》、"学习强国"、《江苏法制报》专版报道,并在全市推广。

健康沛县实事工程　在人员密集场所配备自动除颤仪170台(套)。为全县4202对计划怀孕夫妇免费进行医学检查、风险评估和咨询指导,向10195名农村妇女免费提供孕前三个月及孕后三个月叶酸服用。为25971名农村妇女进行"两癌"筛查,筛查目标完成率103%;为全县60周岁及以上老年人办理意外伤害综合保险,参保覆盖率100%;为127932名65岁以上常住老年人提供免费健康体检,为26173名年满40周岁农村独生子女父母减免合作医疗费用。

(康　巍　王牧天)

睢宁县

概况　全县共有医疗机构460个,核定床位4070张,实际开放床位6271张。全县医疗机构共有在职在岗人员7813人。2020年,县人民医院创成三级综合医院,睢城社区卫生服务中心创成"社区医院",双沟镇中心卫生院、古邳镇中心卫生院创成"省级基层区域医疗卫生服务中心",凌城镇、李集镇卫生院通过二级医院验收。

政策法规与卫生监督　推进"放管服"改革,将44项行政权力事项全部进驻县政务服务中心;推进不见面审批工作,编制办事指南,江苏政务服务网办事指南完整率100%;推进行政权力下放工作,将群众办事频率高的8项行政许可和公共服务事项下放至镇(街道)。开展17次疫情防控专项监督检查、6次公共场所专项督查;调查投诉举报45起,取缔非法行医场所21处,立案查处11件。共办理行政处罚案件145件,受理群众投诉举报42件,立案查处8件。

疾病预防控制　2020年无甲类传染病报告,计划免疫疫苗接种率95%以上,乙类传染病发病率持续保持在170/10万。

基本公共卫生服务　人均公共卫生服务经费80元。实施全民免费体检工程,共体检102.3万居民,同时建立全民健康档案。规范开展高血压、糖尿病患者建档、体检和随访工作,2020年老年人健康管理率92%,肺结核患者规范管理率100%,高血压患者规范管理率62.1%,Ⅱ型糖尿病患者规范管理率61.3%,严重精神障碍患者规范管理率95.28%。

爱国卫生　全县完成建设无害化卫生户厕156984户(新建无害化卫生户厕101651户,修缮55333户),农村无害化卫生户厕普及率95.91%,居全市前列。建立健全病媒生物防制长效管理工作机制,投入48万元,开展以灭鼠、灭蟑螂、灭蚊蝇为重点的病媒生物防制。

卫生应急　完善应急管理机制和应急预案,加强应急队伍建设,组建30支共400余名队员的应急救援队伍,结合新冠肺炎疫情防控,开展突发公共卫生事件现场指挥、医疗救援、应对处置、后勤保障等能力培训11次,累计培训2.3万余人。创成市级卫生应急示范镇(街道)16 个,创建率 100%。

医政医管 县人民医院成为省人民医院定点帮扶医院,县中医院与省中医院、县妇幼保健院与市妇幼保健院达成医疗帮扶协议,双沟镇中心卫生院与市中心医院托管式合作持续推进。创成 2 个省级特色科室,6 个市级特色科室。

卫生人才队伍建设 2020 年,累计招聘卫技人员 278 人,招录培养农村订单定向医学生 29 人,组织进修和继续教育 4360 人次,选派 200 名中级以上职称或本科以上学历卫技人员下基层帮扶。

基层卫生 结合集中区建设发展,卫生室由 449 个合并为 357 个,房屋产权公有率由原先的 69% 提升至 100%,规范化卫生室达标率 92%。795 名村医全部实现县聘镇管村用,实行五统一管理,录取 34 名农村医学专业定向委培生。

妇幼健康 县妇幼保健院投入使用,6 个乡镇卫生院(社区卫生服务中心)通过市级妇幼健康规范化门诊验收。全年农村妇女补服叶酸 10157 人,完成宫颈癌检查 27215 人,乳腺癌检查 28177 人。婚检率 93.7%。全年孕产妇 9116 人,早孕建卡率 93%,产前筛查率 95.1%,产后访视率 97.8%。全年活产 9210 人,新生儿访视率 98%,新生儿疾病筛查率 97.1%,听力筛查率 99% 以上,3 岁以下儿童健康管理率 98% 以上,7 岁以下儿童健康管理率 96% 以上,免费开展新生儿先天性心脏病筛查 8786 人,筛查率 96.3%。完成 0~6 岁儿童开展视力筛查 43305 人,筛查率 95% 以上。新生儿童建卡率 100%,标准化儿童预防接种门诊建成率 100%。

人口计划生育 2020 年出生 9744 人,其中一孩 3626 人,二孩 4805 人,多孩 1313 人,政策符合率 90.7%,出生率 6.81‰。符合省奖励扶助条件的对象 2779 人、符合市奖励扶助条件 1624 人录入奖励系统平台,持证退休职工一次性奖励发放 76 人、金额 182400 元,非从业人员一次性奖励发放 6 人、金额 14400 元。实行生育登记服务制度,为 3382 对夫妇办理一孩生育登记,为 4584 对夫妇办理二孩生育登记,免费发放生育登记证明。再生育审批 426 例。

老龄健康 推进“安康关爱行动”,为全县 25.46 万人购买老年人意外伤害保险。2020 年共出险 2021 人,赔付金额 452.07 万元,赔付率 71%。推进中医院护理院、梁集卫生院、张圩卫生院开展医养结合服务。为 110 名 49 周岁及以上特殊家庭父母免费办理每人 100 元的住院护理补贴保险,为 9159 名女性办理关爱女性健康保险。

中医药 卫生院(社区卫生服务中心)中医馆实现全覆盖。推广“冬病夏治”等多项针对老年人、妇女、慢性病患者及亚健康等重点人群的中医药服务,65 岁老年人、0~36 个月儿童中医药健康服务覆盖率均 65% 以上。开展中医药健康科普宣传活动 140 余场次,服务群众 16000 余人次。

信息化建设 自主投资研发三医联动三级融合智慧化医疗系统。完成全民健康信息平台建设,构建县人民医院、乡镇卫生院(社区卫生服务中心)、村卫生室三级互联互通的心电、影像医学诊断中心会诊平台。

(陈　莹　夏　蒙)

新沂市

新冠肺炎疫情防控 第一时间成立组织,制定方案,召开会议,全员培训,严密防控,全面落实“外防输入、内防反弹”的总体防控政策。健全及时发现、快速处置、精准管控、有效救治的常态化防控机制。该市疫情防控工作被省委省政府授予先进集体,系统内 4 名党员干部被授予先进个人。

医疗体系建设 序时推进妇幼保健院、新安中心卫生院迁建工程,阿湖镇卫生院综合楼项目正在建设;投入疫情国债资金 1.2 亿元对公共卫生中心和基础设施老旧的草桥、瓦窑、港头、新店、小湖、马陵山卫生院进行改建。

综合医改 新沂市中医院、铁路医院进行整合提升。出台《新沂市紧密型县域医共体建设试点实施方案》,先行统一财务、统一人事工作,以人民医院、中医(铁路)医院为龙头,组建 2 个医共体,覆盖全市 22 个镇级卫生院、343 个村卫生室。“五大中心”(远程会诊、影响诊断、临床检验、心电诊断、消毒供应)与 22 个镇卫生院(社区卫生服务中心)全部开通远程影像服务,远程影像服务覆盖率 100%,目前有 107 个村卫生室与心电中心实现远程心电服务。该县公立医院改革两次受到省政府办公厅表彰激励。

基层卫生 基本公共卫生服务人均补助标准提高至 80 元。全市建立居民电子健康档案 85 万余份。全市 65 岁以上老年人免费健康体检 79011 人。高血压、糖尿病等重点慢性病人规范管理率在 98% 以上。传染病及时报告率 100%,疫情处理率 100%。公共卫生智能化监管系统在全市基层卫生院全面运行。

妇幼保健服务 全市基层医疗卫生机构中 14 个完成规范化门诊建设。2020 年全市活产 7657 人,孕产妇 7585 人,孕产妇死亡率 0。3 岁以下儿童系统管理率 99.03%,7 岁以下儿童健康管理率 94.14%。完成“两癌”检查 25519 人,确诊宫颈癌 8 人,乳腺癌 15 人,均已治疗随访。产前筛查率 84.05%,新生儿疾病筛查率 96.71%,耳聋基因检测率 97.2%,新生儿先天性心脏病筛查率 91.02%,听力筛查率 99%。出生缺陷 61 人,出生缺陷发生率 8.2‰。

医政医管 市中医医院通过三级中医医院评审;马陵山、阿湖两个镇卫生院通过徐州市基层二级医院验收。新建成基层医疗机构中医馆 5 个,在徐州县区内率先实现基层中医馆建设全覆盖。组织专家对各医疗机构疫情防控工作进行专项督查 20 余次。全市二级及以上医院护理管理人员 162 人,均完成市级或省级护理管理培训。培养专科护士 196 名,其中省级专科护士42名,市级专科护士143名,国家级专科护士11名,另有6名省级专科护士在读。

人口计划生育 确认享受奖励扶助对象3315人,特别扶助对象162人,40周岁独生子女父母奖励对象344人,公益金救助对象5人,一次性奖励297人。

政策法规与行政服务 完成全市医疗机构准入及校验工作,2020年新批准执业登记医疗机构10个,完成机构校验352个。

爱国卫生 推进农村改厕工作,2020年内完成改厕4.6万户,农村无害化户厕占99%。

职业健康 对辖区采矿业、制造业、供水供气供电三大类工业企业职业危害开展摸底调查工作,共完成493家企业调查。完成国家、省"双随机、一公开"监督检查,完成国家任务94家、省任务110家。针对检查中发现的问题,督察员现场指出并下达《卫生监督意见书》,责令限期整改,对其中4个医疗机构立案查处。完成立案调查案件111件,已结80件,申请强制执行5件,涉嫌非法行医罪移送公安机关14件。

老龄健康 组织开展"安康关爱活动",全市参保老年人166755人,参保率82.6%,投保金额407万元,人均承保金额24.4元。为全市有需求的288名老年人办理江苏省老年人优待证。组织开展老年人法律维权、健康宣传、"敬老月"、重阳节老年晚会、老年人安康关爱、义诊等活动。

党风廉政建设 加强党风廉政建设推进情况和班子成员"一岗双责"落实情况的日常监督检查,把握运用好监督执纪"四种形态",运用好民主生活会,发现问题及时提醒,督促整改。对群众来电、来信来访等各类诉求,一一落实,推行患者满意度第三方调查,促进服务水平不断提升。

(胡庆虎)

邳州市

医疗体系建设 人民医院创成三级甲等医院,中医院三甲创建省调研组给予高度评价。妇幼保健院于2020年9月通过省卫健委关于县级妇幼保健机构"所转院"验收,获中央及省级专项资金650万元。创新"3+1"医共体运行模式,整合全市医疗资源,实现医共体内人力资源、质量控制、消毒供应和远程诊疗服务共享的直联互通;推动优质资源下沉,点对点帮扶,逐步实现同质化运行管理;推行临床检查结果互认制度,减少重复检查。

信息化建设 投入880万元,对全民健康信息平台进行再建设、再完善,对"互联网+"医疗服务进行再深化、再升级。健康平台通过省三级平台验收,完成230个卫生室远程心电的部署,实现远程影像和远程诊疗服务的全覆盖,实现各医疗机构间健康数据的共享与交换。

卫生应急 将依托型急救模式高标准建成"独立型"现代化急救医疗中心,在全市设立14个急救分站,引进国内先进的120指挥调度系统。加强"徐州市级卫生应急示范镇"建设,在徐州市率先实现全覆盖。

疾病预防控制 对新冠疫情防控中暴露的短板进行研判分析,坚持统一布局、分类实施。成功申报国家级项目。市公共卫生医疗服务中心获专项债券4亿元支持。组建711人的核酸检测团队和69人的流调团队。为全市儿童预防接种门诊安装双面核签设备,实现儿童预防接种信息"一验证"的信息化管理功能。

家庭医生服务 开展家庭医生"首诊点单式"签约服务,被省卫健委确认为2020年度"江苏省家庭医生服务模式创新建设单位"。推进国家级"家庭医生临床服务能力建设试点项目"建设,与省中标公司深度合作,探索医学人工智能辅助应用支撑家庭医生签约服务模式。全市家庭医生签约率31.94%。

卫生人才队伍建设 争取订单定向培养名额,为基层卫生院培养专业人才77名,带编招录疾控人员17名,培养及招录人数位列徐州市第一。继续开展"县管乡用"和公开招聘工作,全年招录医学专业人员逾百人,超额完成目标。与徐州市生物工程学院等医学院校合作办学,在邳州卫校开设6个护理和康复专业班,招录学员302名。提高优秀骨干人才待遇,2020年内发放补助资金252万元。开设"江苏省乡村卫生人才能力提升班""徐州市骨干乡村医生培训班"和本市心电图、中医适宜技术培训班,累计培训1282人次。

健康扶贫 为所有农村建档立卡贫困人口建立电子健康档案,所有医保定点医疗机构均有效落实针对农村贫困人口的"先诊疗后付费"和"一站式"结算制度。实行提高补偿比例、降低大病保险起付线等兜底措施,最大限度减轻农村贫困人口医疗支出负担。截至11月底,累计减免贫困人口医疗费用1834万元。

基本公卫服务 全市累计建立居民电子健康档案140.5万份,建档率97.42%;高血压、糖尿病患者规范管理率分别达73.64%和71.26%,肺结核患者管理率100%。

健康邳州建设 为1.4万名育龄妇女免费规范增补叶酸;为2.5万名适龄农村妇女免费进行宫颈癌、乳腺癌筛查;对3万名儿童进行视力筛查,筛查视力异常3629人,均给予健康指导和转诊治疗。开展老年人健康免费体检,累计为18.5万老年人免费体检,为510名符合白内障复明手术患者免费手术。实施惠老关爱项目"安康关爱行动",超额完成徐州市定目标。完成农村户厕改造对账销号。实现中医馆全覆盖。

人口家庭发展 每月对全面两孩政策实施情况开展统计调查工作,准确掌握人口变动情况,全市人口库信息入库率95.66%。推进计生特殊家庭帮扶,累计发放省、市奖励扶助和特别扶助金541.7万元。

(吴 敏)

常 州 市

【综述】

2020 年常州市卫生健康基本情况表

	数量	同比 2019 年增长数	同比 2019 年增长率(%)		数量	同比 2019 年增长数	同比 2019 年增长率(%)
卫生机构(个)	1564	105	7.27	卫生人员(人)	47510	2161	4.77
医院(妇保院)(个)	86	-2	-2.27	卫生技术人员(人)	38650	1564	4.22
床位(张)	29327	1005	3.55				
医院(卫生院)床位(张)	27963	1023	3.80	平均每千常住人口卫生技术人员(人)	7.33	-0.50	-6.39
平均每千常住人口医院(卫生院)床位(张)	5.30	-0.39	-6.85				

人口(常住)	总数(万人)	527.81	卫生费用	卫生事业费(万元)	439644
	出生率(‰)	7.57		卫生事业费与上年比增长率(%)	33.71
	死亡率(‰)	7.87		卫生事业费占财政支出百分率(%)	6.05
	自然增长率(‰)	-0.30		卫生系统固定资产(万元)	1043833
医疗服务	诊疗总人次(万人次)	3389.09		卫生系统基建投资(万元)	49460
	门诊人次(万人次)	2839.32		平均每一门诊人次医疗费用(元)	276
	急诊人次(万人次)	384.60		平均每一出院患者医疗费用(元)	12704
	住院总人次(万人次)	85.20			
	出院总人次(万人次)	84.99			

一、公立医院改革

2020 年,常州市印发《常州市加强公立医院党的建设工作实施办法》,修订《医院党委会议事规则》《院长办公会议事规则》。市卫健委所属医院全面实施总会计师派驻制度,实行三级预算编制。创新人事薪酬制度,设立市级专项资金 1000 万元/年,对引进优秀医学博士、领军人才、创新医学团队给予资助和购房补贴。岗位核定数增长近 1000 个。落实"1 + X"绩效工资管理配套政策,实行协议工资、年薪制和科研绩效考核分配制度。落实医联体基本医疗保险住院医疗费用结算新政,对城市紧密型医联体实施总额打包付费,先行试点疾病诊断相关分组付费改革,出台《常州市医疗服务价格动态调整实施意见(试行)》。实施智慧医疗服务,全面推行实名制就诊,建成 4 个互联网医院(常州市第一人民医院、常州市第二人民医院、常州市中医医院、常州市妇幼保健院);实施分时段精准预约诊疗,启用智能闸机对入院人员同步完成体温测量、苏康码实时在线查验和人员身份识别。"互联网 + 医疗健康"被国家卫健委体改司推荐为医改经验宣传。

二、基础建设

市第二人民医院阳湖院区二期项目完成负三层砼框架及基础底板施工;市第七人民医院二期项目完成急诊病房综合楼地下室主体施工、科教后勤综合楼主体施工及验收;市中心血站血库异地新建工程完成大楼主体验收;市第一人民医院医院职工食堂改造装修项目进场施工,原社保中心大楼改造项目完成可行性研究报告批复;二院阳湖院区核医学中心改造工程竣工投入使用;三院门急诊病房综合楼(1 号楼)改造项目完成施工进场前准备;妇幼保健院与钟楼区共建的钟楼公卫中心项目开工建设;市儿童医院移址新建工程完成项目用地划拨和建设审批手续,市肿瘤(第四人民)医院二期建设项目完成奠基、选址、环评等前期准备工作;市第三人民医院公共卫生应急救治中心项目(含急救中心迁建)完成概念性设计方案的深化、完善;市疾病预防控制中心检验检测大楼项目(含市卫生监督所迁建项目)完成立项报批和财政评审。

三、卫生应急

科学处置传染病疑似事件 121 起,其中报告传染病突发公共卫生事件及相关信息 48 起,比上年同期减少 54 起。调查报告常州市首例江苏省第二例人感染 H5N6 禽流感病例。规范处置食源性疾病(食物中毒)暴发事件 4 起。完成 33 起 592 例样本的卫生应急检测任务。市区建成 16 个急救站(点),城区抢救半径 5 千米以内平均反应时间 6.65 分钟,1 分钟以内出车率 90% 以上。有效处置重大突发事件 10 起,救治转运伤亡人员 20 多人。保障全市重大活动用车 30 多项 100 余车次。制定《常州市突发公共卫生事件应急预案》《常州市突发公共事件医疗卫生救援应急预案》以及新冠肺炎防控预案等。调整传染病突发事件、中毒事件、紧急医学救援等各类应急救援小组。遴选建立卫生应急市级专家库,涉及 11 个专业组、81 人。开展突发公共卫生风险的常规评估,加强重点节点、重点场所、重点项目、灾害天气的专题风险评估,及时发布风险预警和健康提示。开展卫生应急队伍管理和培训演练,举办首届全市院前急救技能大赛,有 14 支队伍 60 余人参赛。先后为小记者、户外运动群、交巡警等个人和单位进行院前急救知识和技能培训 10 余场次,培训各类人员 1000 余人次。全市疾控机构共开展 15 次新冠防控和其他卫生应急演练,溧阳市新冠防控应急演练在云平台直播。

四、新冠肺炎疫情防控

第一时间制定应急预案、集结防控队伍、投入战时状态。53 例确诊病例全部治愈出院。市卫生健康委被授予"全国抗击新冠肺炎疫情先进集体"称号。提出多项"想在先,做在前"的有力措施。一是率先实施密切接触者、无症状感染者全员接驳集中隔离制度。二是率先实施医疗专家组巡诊筛查制度。全市组织 7 组共 70 名医务人员,充实集中隔离点医学观察和医疗服务。组织呼吸科、重症医学科等领域专家 50 名,分 15 组持续巡查集中隔离医学观察点,逐一排查重点疑似对象。三是率先实行出院患者集中健康监测管理制度。四是针对症状较重的确诊病例,加强监测与管理,采取专人专班负责、一人一策方案。五是全面加强医院感染防控,专门提出医务人员"四个一律"、医疗机构"四个必须"、患者"三个主动"的要求。六是较早开放核酸检测,多家机构分工协作,极大提升检测能力。七是对无症状感染者,一律视作确诊病例,开展救治和流调。八是实行"大数据 + 网格化 + 铁脚板"工作方法,迅速排查确诊病例、密切接触者行经轨迹,及时发布行径路线。成立由 25 名呼吸内科、重症医学科、医院感染科等专家组成的市级专家组,每天会同定点医院救治专家对确诊患者会诊,有针对性地开展精准诊疗和监测管理。常州救治工作模式作为全省首个地方经验,被省疫情防控领导小组医疗救治组推广。全市组建 22 支流行病学调查队伍,累计追踪密切接触者 2000 余人。全市 28 个发热门诊累计诊疗患者近 14 万人次;全市基层机构累计开展体温测量 115 万人次,社区入户核查 13 万人次,"两站一场一码头"查验 65 万人次,道路出入口查验 501 万人次。先后派出4 批次 92 名医务人员支援湖北,成立常州援鄂医疗队临时党支部,5 人火线入党。常州市医疗队在黄石推广"常州技术",成功实施当地首例体外膜肺氧合(ECMO)治疗,改进经鼻高流量给氧技术、改造"升级"隔离病区,累计救治患者 1500 余人,其中重症患者 400 人。常州援鄂社区工作组对社区、隔离点等防控场所走访、指导、督查全覆盖,提出 220 余条建议均被采纳使用。制定《常州市新冠肺炎疫情防控应急预案》《新冠肺炎局部小规模疫情应急处置工作预案》《常州市新冠肺炎疫情秋冬季防控工作方案》《常州市新冠肺炎病例恢复期随调查方案》。在市一院等 5 个医院开展新冠肺炎等呼吸道传染病综合监测。在市一院、武进人民医院开展流感和住院肺炎监测。在全市所有二级以上医疗机构开展不明原因肺炎病例监测。完成 26 个核酸检测实验室建设,组建市核酸应急检测队,单日最大检测能力 4 万样本。制定《常州市新冠肺炎疫情局部暴发流行病学调查人员调度工作预案》。全市组织流调人员 630 名,另有 82 名后备流调人员,建立流调常规队伍 63 支,流调专家队 3 支,流调机动队 42 支。新建 8 个发热门诊,明确 3 批次市级定点收治医院,各医疗机构均按照 30 天满负荷运转需求,提前配足配齐医疗物资储备。组织开展《新型冠状病毒肺炎防控方案(第七版)》全员培训,组织区域聚集性疫情暴发远程推演,组织新冠肺炎小规模疫情应急处置演练。委托中国工程院院士沈洪兵团队主导编制《常州市公共卫生体系建设规划》;制定《常州市公共卫生体系和能力建设三年行动计划(2020—2022)》,确定年内 10 项重点目标任务;制定《关于进一步健全完善全市公共卫生体系的实施意见》。

五、疾病预防控制

2020 年全市累计报告甲、乙类传染病 14 种 4376 例,比上年下降 16. 47% ,报告发病率 92. 4/10 万;报告丙类传染病 7 种 5428 例,比上年下降 53. 81% ,报告发病率 114. 61/10 万。武进区区域健康信息平台成为江苏省首家实现传染病数据自动报告的区域信息平台。完成常州市"十三五"艾滋病防治行动计划终期评估,全市新增 9 个艾滋病筛查检测点,检测机构达 148 个,全人群 HIV 抗体检测率 16. 2% 。全市 10 个艾滋病监测哨点共监测高危人群 4410 例。全市性病发病率 46. 4/10 万,同比下降 4. 4% 。结核病管理完成省定指标,总体到位率 97. 95% ,成功治疗率 92. 23% 。"沁心基金"项目开展新一轮贫困肺结核、麻风患者家庭补助活动,发放补助 8. 3 万元。完成血吸虫病防治"十三五"终期评估及三年攻坚行动终期评估,全年查出有螺环境 10 处,有螺面积 8. 6 万平方米,药物灭螺面积 72. 48 万平方米,完成环改灭螺 88. 09 万平方米,申报省重点灭螺工程 2 项。为抗洪抢险武警官兵在内的 1. 5 万人开展血吸虫血检查病,阳性 49 人,无粪检阳性。及时发现国外输入疟疾 8 例。通过地方病防治专项三年攻坚行动评估,零售层次碘盐监测覆盖全市所有辖市、区,开展重要病媒生物的密度及控制水平监测、野外寄生蜱和游离蜱监测、恙螨监测。进行医疗、托幼机构消毒质量监测。2020 年内,报告新发肿瘤 1. 55 万例,比上年下降 9. 2% ;全市三家肿瘤登记处均获国家癌症中心"2020 年度全国肿瘤登记工作优秀奖"。报告心脑血管疾病 2. 22 万例,比上年下降 10. 1% 。报告户籍人口死亡 2. 81 万例,比上年增长 4. 35% 。开展覆盖全市的"中国人群伤残权重调查",完成 18720 例。市疾控中心获中国死因登记区"地市级先进集体奖",溧阳市、武进区和金坛区疾控中心获"县(区)级先进集体"。开展常州市居民健康素养和烟草流行监测,完成素养调查问卷3412份,烟草流行调查720户。2020年常州市城乡居民健康素养32.8%,较2019年提高1.7个百分点。2020年全市报告常规免疫疫苗应种104.97万剂次,实种104.78万剂次,接种率99.82%,累计报告疑似预防接种异常反应1924例,其中诊断为异常反应234例,偶合症死亡1例。为适龄儿童免费接种水痘疫苗91957剂次,1周岁和4周岁儿童水痘疫苗接种率均达95%。全市85个儿童预防接种门诊全部完成标准化儿童预防接种门诊建设,83个狂犬病暴露预防处置门诊和53个产科预防接种室实现全流程信息化管理。设立公布2个艾滋病病毒暴露前后预防门诊。开展艾滋病高危人群干预,推行免费HIV自检试剂包进校园工作,指导5所大中专院校申请省社会组织艾滋病项目,溧阳市、金坛区和武进区各孵化1个MSM志愿者工作小组。推进全民健康生活方式行动,新招募并培训健康生活方式指导员538名,新创建健康支持性环境14个,开展现场活动与健康讲座68次。组织参加"健康江苏·我行动"健步走比赛、"万步有约"职业人群健走激励大赛等活动。儿童口腔干预项目筛查8周岁儿童4.2万人,窝沟封闭2.6万人,牙6.87万颗;局部用氟和早期龋充填项目完成儿童口腔健康筛查1.66万人,局部用氟干预1.75万人次,早期龋充填牙1200颗;心血管病高危人群早期筛查与综合干预项目初筛2108人,高危对象调查525人,随访3684人。"为老年人免费提供基本健康体检服务"纳入基本公卫项目。全市35岁以上首诊测血压率99.87%,高血压患者规范管理率68.92%,Ⅱ型糖尿病患者规范管理率67.71%。严重精神障碍患者检出率4.01‰,规范管理率93.04%。

六、医政医管

制定《常州市医疗服务争先进位三年行动方案》,全年新增省级临床重点专科11个。市三院创成三级甲等传染病医院,市二院、市妇保院通过三甲医院复评,全市三甲医院增至5个。金坛区薛埠中心卫生院、溧阳城中医院、武进雪堰卫生院创成二级医院。二级医院纳入周期性评审,金东方医院创成二级甲等医院。全面推行实名制就诊,建成互联网医院4个,打通网上医保支付等便利措施。实施分时段精准预约诊疗,二级以上医疗机构预约诊疗率超过70%。常州市成为"长三角卒中防治一体化建设"先行示范区。市二院、市中医医院开设互联网护理专家工作站,全市18个专科护士培训基地招录培训223名市级专科护士。成立健康体检与管理、创伤救治、新冠肺炎病毒核酸检测质量控制中心,现有质控中心48个(西医),全年委托市级质控中心开展常态化质控检查60余次。全年新增限制性医疗技术备案项目12项413人次,取消限制性医疗技术备案人员9人次。开展医疗机构、医师信用评价管理,建立完善信息管理系统。溧阳市、金坛区出台紧密型县域医疗卫生共同体建设实施方案,市三院牵头组建传染病专科联盟,市中医医院与孟河中医院结成医联体,市老年病医院整体托管横山桥芙蓉卫生院。市一院、二院、金坛区远程会诊中心实质运行。二院云影像平台全年完成56995例共8万余部位的影像会诊。

七、健康促进

市政府出台《健康常州行动实施方案》,成立健康常州行动推进委员会,市长任主任,制定考核办法、37个考核指标、151个监测指标,组织实施27个重点专项行动,全方位推进健康常州建设。联合印发"文明健康　有你有我"系列公益广告宣传海报,全市通过电子屏、发放宣传材料、张贴横幅海报、新媒体宣传等方式传播防控知识和健康教育内容300余万份。新北区申报创建江苏省健康促进区,年内新增省健康镇3个、健康村26个、健康社区17个,累计建成省健康镇(街道)32个、健康村147个、健康社区131个。举办健康促进医院复审迎检工作推进培训会议,新增省健康促进医院4个,省健康促进医院建成率60%,市级健康促进医院建成率100%。累计建成健康主题公园(广场)82个、健康小屋400间、健康步道306条。

八、基层卫生

溧阳、金坛、武进、新北开展县域医共体建设,建成4个省级农村区域性医疗卫生中心,新增9个机构达国家优质服务基层行活动推荐标准,新增5个省级、22个市级基层特色科室。全市人均基本公共卫生服务经费83元。出台《常州市老年人健康体检服务实施方案》,整合企业退休人员体检和65岁以上老年人健康体检,将享受城乡居民基本养老保险待遇的人员纳入体检对象,老年人健康体检率77.95%。开展预约上门和家庭病床服务试点,设立家庭病床300张。3个地区家庭医生签约服务模式成为省级试点。出台《常州市卫生人才强基工程实施方案(2020—2023年)》,遴选新一批优秀基层卫生骨干人才468名,组织实施基层高血压和糖尿病健康管理首席医生2个培训项目,培养60名首席医生。

九、科技教育与人才培养

市科技计划增设重大科技示范临床重点学科创新培育计划专项,市一院、市二院4个项目获立项,获科研经费800万元。一院设立国家级博士后科研工作站,二院获评江苏省示范博士后科研工作站。获国自然项目立项16项,省科技项目立项6项,委指令性科技项目立项92项。共获科研外源经费2020万元,为历史最高。首获江苏省医学科技奖一等奖1项。获省医学新技术引进奖22项,其中一等奖4项。市第七人民医院成为苏州大学附属常州老年病医院。开展常州市住院医师规范化培训教师技能大赛,6名选手获"常州市技术能手"称号。新招录全科医学规范化培训学员66人,招录农村订单定向医学生59人,全科转岗培训20人,2人分别获评国家"优秀全科医生"及"优秀指导医师"称号。获批国家级继续医学教育项目14项,省级133项。

十、综合监督

实施重点医疗机构驻点监督,制定公共场所新冠疫情防控指引和理发场所复工卫生要求地方标准,建立医疗机构、公共场所、集中医学观察点、临时隔离点、复工企业、学校等重点场所常态化疫情防控巡查督查机制,市卫生监督所获评"市级抗疫先进集体"、姚辉获评省抗疫先进个人。完成国家、省2353家双随机抽查任务,检查结果全部进行公示。完成医疗机构传染病防治、消毒产品和涉水产品生产企业分类监督综合评价试点及国家职业卫生分类监督试点任务。推进医疗机构信用评价、医师不良执业行为记分、医疗机构依法执业自查承诺制度,全年49名医师、706个医疗机构被记分。制定《处罚信用修复提醒函》,信用监管覆盖事前、事中、事后各环节。制定《放射射线卫生监督在线监测技术规范》,全市二级以上医疗机构放射在线监测覆盖率提升至60%。开展医疗美容行业依法执业、辅助生殖和产前诊断技术等"蓝盾系列"专项执法行动,对6个病原微生物实验室、18个新冠病毒核酸检测实验室生物安全柜进行专项检查,共立案查处383起,罚没300.7万元。全年查处涉医类案件163起,罚没115.7万元。落实企业职业病防治主体责任,对全市煤矿、冶金、建材等职业病危害重点行业开展整治,共立案查处42起,罚没166万元。

十一、药事管理

督促公立医院全面配备、优先使用基本药物。开展基本药物处方集培训。加强对公立医疗机构配备使用国家基本药物的考核,实行双月报制度,全年基本药物使用比例逐月提升。健全短缺药品供应保障体系,加大对短缺药品供应工作的资金保障力度,投入30万元用于补助上药集团常州药业股份有限公司等3家药品流通企业,落实短缺药品动态监测和信息报送"零报告"制度。召开"药品带量采购"中期回顾会,推进集采政策落地扩围。做好二级以上医院抗菌药物目录分级管理工作,做好抗肿瘤药物、辅助用药等重点监控药品的临床应用管理,开展麻精药品管理平台二期建设。组织市级药学专家对全市16个公立医院开展药事管理工作专项检查。培训首批家庭药师。配合市医保局组织定点医疗机构自查自纠,抽查复查部分单位,督促各定点医药机构对问题即知即改。协助完成年度DRGs(疾病诊断相关分类)试运行工作。

十二、老龄健康

建立《常州市医养结合工作联席会议制度》,出台《常州市安宁疗护试点工作实施方案》,构建以常州市老年病医院为中心,4个二级以上医疗机构、5个基层医疗卫生机构和1个医养结合机构("1+4+5+1")参加的网络服务发展格局。出台《常州市医养结合机构审批登记制度》《医养结合机构服务指南(试行)》。推进老年医学科建设,新增3个二级及以上综合医院设置老年医学科,全市二级及以上综合医院设置老年医学科比例达80%。推动落实29个医疗机构开通绿色通道,在挂号、收费、取药、住院等窗口明显位置设置"老年人优先"标志,新增医养结合机构15个、安宁疗护机构7个、护理院3个,每个辖市区均有1个以上护理院。开展医养结合机构服务质量提升行动,金东方护理院成为全国首批老龄健康医养结合远程协同服务试点机构。实施老年人心理关爱项目5个,开展心理健康评估计3496人,临界人群心理干预329人,高危人群建议转诊132人。武进区在湖塘镇花园社区设立心理关爱服务站。

十三、妇幼健康

开展全市常住人口新生儿先天性心脏病、苯丙酮尿症、甲状腺功能减低症等三种疾病和听力障碍免费筛查,如期实现省政府确定的"孕产妇产前筛查和新生儿疾病筛查全覆盖"目标。完成城乡妇女"两癌"筛查16.23万人。免费为106718名在园儿童进行视力筛查,建立眼健康电子档案102506人份,实现在园儿童视力检查全覆盖。市儿童医院创成省级儿童早期发展示范基地。全市PAC(流产后关爱)联盟有45个医疗机构参与。制定《常州市高危儿筛查与管理工作实施方案》,成立高危儿管理和技术小组。在全省率先推出孕产妇实名分娩工作,安装人脸识别一体机,严厉打击代孕等违法违规行为。开展市、区二级高危孕产妇评审,组织市、区级危急重症孕产妇和新生儿应急演练6场,完成妇幼专项技能培训311人次。联合市妇联、市红十字会开展"关爱女性盆底健康公益项目"。

十四、人口监测与家庭发展

2020年,全市出生34779人,出生率7.57‰,人口自然增长率-0.3‰,出生政策符合率99.91%,出生人口性别比正常;孕前优生健康检查覆盖率100%;人口信息化建设达标率100%;妇幼保健和计划生育服务达标率95%;流动人口服务管理率95%;计划生育机构队伍建设达标。经国家统计局常州调查队电话调查,计划生育奖励扶助政策兑现率100%,群众对窗口服务满意率99.9%。婴幼儿照护服务、计划生育家庭扶助、幸福家庭建设等项目纳入市政府民生实事项目。市计生特殊家庭和农村奖扶、特别扶助对象等实现信息化管理。全面推广"常州掌上计生APP",实现全员人口生育服务登记全覆盖和24小时在线申请,2020年全市网上申请办理占80%以上。推进公共场所和用人单位母婴设施建设,将母婴设施建设纳入全市精神文明考核指标,实现母婴设施创建全覆盖。出台《市政府办公室关于印发常州市促进3岁以下婴幼儿照护服务发展实施方案的通知》《关于印发常州市3岁以下婴幼儿托育机构设置标准(试行)和管理规范(试行)的通知》《关于做好常州市3岁以下婴幼儿托育机构管理工作的通知》。举办为期一个月的首届托育机构卫生保健人员培训班,全市参加考试134人,通过率96.7%。建成"常州市婴幼儿照护服务指导中心"1家,省级普惠托育机构9家,省级普惠托育示范园3家。建成"春晖家园"帮扶基地62家,实现全覆盖;创成国家级"暖心家园"1家、省级"连心家园"11家。武进区西湖街道"把爱带回家——关爱'失独'父母"项目获全省文明实践志愿服务项目银奖。出台《关于开展计划生育特殊家庭联系人制度等"三个全覆盖”专项行动实施方案的通知》,“1+1+X”联系人制度100%落实到位,市级3个三级甲等医院和区、镇级医院均按规定开通就医绿色通道,实现应签尽签。走访慰问25261人次,发放慰问金、公益金和慈善救助近470余万元。全市计生特殊家庭住院护理综合保险应保尽保,对住院期间发生的赔付费等均给予保险补助。

十五、中医药

成立市级新型冠状病毒肺炎中医药专家指导组,常州援鄂医疗队在武汉江夏区人民医院开展孟河医派特色中医药治疗,治疗患者300余例。2个三级中医医院通过省级复核评审,新增1个社会力量办二级中西医结合医院,所有政府办县级及以上中医医院主要建筑面积指标达标,新增中医门诊部5个和中医备案诊所近30个。全市100%的乡镇卫生院、社区卫生服务中心建成标准化中医馆,96%的社区卫生服务站、村卫生室能够提供中医药服务。新增2个市级中医临床诊疗中心。市中医医院启动建设中国房颤中心,成为首批江苏省中医护理专业化培训临床实践基地。新增省级名中医7名,开展第四批市孟河医派百人传承工程培养对象选拔,常州市中医医院中医住院医师规范化培训基地通过国家级评估验收。举办常州市第二届“中医文化节”和第三届“中医养生节”,组织“常州中医小传人——文化体验游”项目,开展“惠侨抗疫远程培训项目”,为柬埔寨近100名华侨进行中医药抗疫专场培训。欧洲针灸学院中国临床学院落户市中医医院,并成为英国皇家医学院柯松轩院士工作站。

(黄志娟)

溧阳市

概况 全市共有各级各类医疗机构299个,卫健系统从业人员6642人,其中,卫技人员5247人,执业(助理)医师2205人,注册护士2224人。实有床位4174张。全市医疗机构总诊疗345.33万人次。医疗机构总收入211837万元。当年基本建设资金8500万元。

医学教育与科研 科教人才专项经费使用200多万元。市级及以上科技项目立项6项;获常州市新技术二等奖2项,溧阳市医学新技术引进奖11项;发表SCI(E)收录论文6篇,出版著作11篇,获实用新型专利122件。出台《溧阳市高层次卫生人才引进、培养奖励办法》,启动乡村医生师承项目。加强重点学(专)科能力建设,建有省级重点专科2个、常州市级共建重点学科1个、常州市引进医学创新团队2个、常州市重点专科7个。确定常州市领军人才、拔尖人才培养对象各1名,新增常州市青苗人才培养对象2人。完成对2个医学创新团队的年度考核,并对两个学科进行规范建设。7名临床医师到上级医院参加“务实进修”项目,5名卫生院院长完成省管理培训班培训,7名毕业生到全科医师规培基地报到。从事临床医师岗位的新录用医学本科生参加全科医师规范化培训率100%。全市继教学分达标率≥95%,完成继续医学教育项目32项。

医政医管 开展“8·19”医师节主题评选活动,评选“优秀科主任”10名,“优秀专业团队”10个,“最美医生”24名。组织开展“5·12”护士节主题表彰活动,表彰6个“护理团队之星”、38名“护理之星”,1人获常州市“十佳护士长”,2人获常州市“优秀护理之星”,4人被湖北省人民政府评为“最美逆行者”,1人被江苏省总工会授予“江苏省五一巾帼标兵”,1人被江苏省卫健委记功,7人获常州市“抗疫一线优秀护士”,5人获常州市“抗疫基层优秀护士”,1人获常州市急危重症护理技能竞赛急诊急救组优秀奖,溧阳市卫生健康局获团队优秀组织奖,溧阳市人民医院护理组获第八届全国医院品管圈大赛三级医院一等奖。开展首届医院感染管理先进表彰,表彰9名先进个人。溧阳市院感团队获常州市“优质服务基层行”家庭医生团队感控技能竞赛团体三等奖。做好全市医院“两废”监督管理工作,完成4个医疗机构“医废”信息化建设考核评估。完成全市消毒物品监测、27个医院病原微生物实验室生物安全备案,新增3个PCR实验室。完成第三批“溧阳市康复养老护理骨干人才培训项目”35名康复养老护理高层次人才第一阶段学习。接受陕西省白河、汉阴两县9人到溧阳市人民医院、市中医医院进修学习;选派12人到白河、汉阴两县开展对口支援,溧阳、汉阴、白河三地结对医院达18对。全市公立医疗机构门急诊280.3万人次,民营医疗机构门急诊48.8万人次。全市二级及以上医疗机构全面推行预约就诊制。溧阳市人民医院普外科被定为江苏省临床重点专科。2个市级医院为17个乡镇卫生院共举办各类讲座189次,累计培训基层医务人员2456人次,会诊患者2100余人次,开展手术664余例。组织省级专家下乡义诊、讲学、带教86人次。对全市医疗卫生机构开展综合执法检查287个次,发现存在不良执业行为的医疗机构6个,共记19分,实施行政处罚19起,累计罚款17万元。监督检查非法行医场所25处,立案查处7起,处罚8.7万元,取缔无证行医7起,涉嫌犯罪移送公安部门1人,没收药品及器械22箱。疫情防控期间共计检查医疗卫生单位518个次,对违法行为立案7起,处罚8.3万元。对20名基层医务人员开展基层卫生技术人员中医药知识与技能培训。新增2人为第二批常州市孟河医派百人传承培养工程培养对象。全市17个乡镇卫生院均建成符合国家标准的“中医馆”,乡镇卫生院中医药诊疗人次超过30%。在村卫生室推进“中医阁(角)”项目,至2020年底57个完成建设。当年采血8789人次,采血量为13818单位,临床用血及成分用血100%来自无偿献血,成分用血比例100%。江苏省人民医院溧阳分院建成溧阳市县域胸痛、创伤、卒中中心;创成溧阳市第一个三级综合医院,并成为江苏医药职业学院临床学院。江苏省中医院溧阳分院建成省内首家眼耳鼻喉口腔中心以及许芝银、唐蜀华2个全国名老中医药专家传承工作室，中药饮片使用量增幅超100%。邀请江苏省中医院神经内科、神经外科、普外科、病理科等10余位专家来院开展临床指导查房、教学等，同时组织55名中青年技术骨干赴江苏省中医院轮训学习。与江苏省中医院神经外科共建专科、骨伤科共建中西医结合骨坏死战略联盟。开展和江苏省中医院远程病理、影像的互联互通，完成远程门诊建设并开通运行。

初级卫生保健 开展“优质服务基层行”活动，戴埠镇中心卫生院、南渡中心卫生院达推荐标准，溧城镇卫生院、溧城镇马垫卫生院、别桥镇卫生院、社渚镇中心卫生院、社渚镇周城卫生院、天目湖镇平桥卫生院达基本标准。2020年“优质服务基层行”家庭医生团队感控技能竞赛，获“团体三等奖”和“优胜组织奖”。南渡镇中心卫生院被确认为农村区域性医疗卫生中心和第三批江苏省社区医院。南渡镇中心卫生院消化内科、新昌卫生院中医妇科、溧城镇卫生院妇产科被确认为“市级基层医疗卫生机构特色科室”。选派29名基层卫技人员参加基层卫生人才能力提升培训；组织7名乡镇卫生院卫技人员、15名乡村医生参加务实进修和实用技能培训；培养糖尿病、高血压基层首席医师10名。完成农村医学专业39名学生毕业选岗分配及30名农村医学专业学生招录工作。组织144名在岗年轻乡村医生与卫生院临床医师自主结对，以师承方式提升服务能力。对262名在岗乡村医生按合同制管理，全部缴纳“五险”。新一轮基层卫生骨干人才遴选市级基层卫生骨干人才93名，其中35人被确认为省优秀基层卫生骨干人才。深化与安徽郎溪、广德的基层卫生融合协作，举办2020年“苏、皖合作示范区”基层卫生发展经验交流会。

妇幼卫生 竹箦镇中心卫生院、上兴镇卫生院、别桥镇卫生院、埭头镇卫生院被确认为常州市妇幼健康规范化门诊。2020年，全市活产新生儿4433人；叶酸服用2028人，服用率101.4%；孕产妇艾滋病、梅毒和乙肝检测率100%，阳性病例均得到随访和治疗；农村妇女“两癌”检查25908人。免费婚检率80.86%。完成待孕夫妇免费孕前优生健康检查1768人次，目标人群覆盖率110.5%。产前筛查率95.31%。新生儿出生缺陷发生率8.31‰，婴儿死亡率1.58‰，孕产妇系统管理率90.01%。儿童保健管理率97.16%。全年上报避孕药具不良反应/不良事件1105例。

疾病控制和卫生监督 全年开展儿童免疫规划疫苗免费接种134911剂次，免疫规划疫苗基础免疫接种率均达95%以上；地方性水痘共接种15226剂次，接种率95%以上。及时调查处置预警信息236条、传染病相关暴发疫情11起。举办新冠肺炎疫情应急处置演练，并通过云平台直播对外展示。编印双语版疾控史《守护健康追梦人》。完成“溧阳市慢性病危险因素调查及人群队列研究”“溧阳市骨关节炎筛查与干预项目”项目。云签国家“老年人营养改善策略与应用”项目，并完成第一阶段工作。“恶性肿瘤疾病负担与经济负担”获溧阳市卫健局医学新技术引进三等奖。“4－氨基安替比林的纯化方法”专利获国家知识产权局授权。首次在SCI期刊(*BMJ Open*)发表论文1篇。乙类、丙类传染病报告分别为10种691例和5种1025例。报告新冠肺炎确诊病例3例，无症状感染者2例。完成艾滋病患者和感染者CD4淋巴细胞检测共计259人次。开展肺结核痰检2462人次。全市建立居民电子健康档案699009份，电子建档率91.58%。为87593名65岁及以上老年人免费进行健康体检。高血压、糖尿病年内管理患者分别为76499人和20228人。复现2处有螺环境，共解剖钉螺321只，均为阴性。开展“三热患者”血检770人次，血检阳性3例。开展国家级“恙螨监测”“暗娼哨点监测”，省级“肾出血热综合征监测”“百日咳人群免疫水平监测”“学生常见病及健康影响因素监测”“公共场所健康危害因素监测和农村环境卫生监测”“工业企业职业病危害现场调查”“包虫病监测”“肺吸虫病监测”，市级“丘陵地区蚊媒种群、密度调查及现场控制效果研究”。学生健康监测网络直报系统共收集77所中小学校共62955名学生的基础资料，对20所中小学开展教学生活环境监测评价。全年对1个市政水厂16个监测点的水源水、出厂水、末梢水和10家农村水厂36个监测点的出厂水、末梢水进行监测，共监测水质样品136份。29个艾滋病筛查实验室和检测点开展重点人群检测73664人次，艾滋病哨点监测完成400份血清HIV、梅毒、丙肝抗体检测任务。PCR实验室开展新冠肺炎病毒核酸检测6052人次、抗体检测3281人次。检测水质306份6201项、消杀样品1023份、公共场所及用具58份。疫情防控期间检查公共场所1955户次，医疗卫生单位518个次。全年完成双随机检查任务276家，实施行政处罚15起。开展尘毒危害专项整治，对95家企业开展三轮监督检查，对20家单位进行监督抽检，给予3家不合格单位警告处罚。组织对全市医疗机构进行综合检查，立案查处8起，对8个医疗机构的不良医疗行为记30分。检查涉嫌非法行医场所25处，立案查处10起。开展住宿场所专项检查，通过全国文明城市复评。

卫生应急 成立新冠肺炎防控领导小组以及综合协调组、疫情处置组、医疗救治组等9个工作组，组建临床专家组和公共卫生专家组，10名医务人员驰援湖北。开设并向社会公布4个发热门诊。明确市人民医院与上兴镇卫生院作为全市2个定点救治医院。成立溧阳市采样服务点，对外公布并提供24小时咨询服务热线，每天24小时双人值守采样。完成中高考、茶叶节、人大政协会议等重大活动保障任务。全市共处置5起学校和幼托机构传染病及食源性疾病突发公共卫生事件及相关信息及1起流感暴发疫情。开展卫生应急健康教育知识讲座12次，应急宣传活动10次，展板巡展10次、咨询服务约8350余人次，发放各类宣传材料近50万余份。

爱国卫生 社渚镇、上黄镇通过国家卫生镇考核评估,实现国家卫生镇全覆盖。埭头镇建成省健康镇,溧城街道共联社区等5个村(社区)建成省健康村(社区),上兴镇卫生院等4个单位建成省健康单位。在部分乡镇建设健康公园广场、健康步道和健康小屋。全市共建健康公园广场17个,健康步道35条,健康小屋40个。全市改厕普及率99.9%。全市集中式供水单位水质监测覆盖率100%,水质合格率100%。

人口和计划生育 建成1家省普惠托育机构和1家省示范性托育机构,选择1所幼儿园开设托班试点,招收2~3岁幼儿。全市累计享受农村部分计划生育家庭奖励扶助对象21729人,享受独生子女伤残死亡家庭扶助1746人;共发放农村部分计划生育家庭奖励扶助金2054.1万元、独生子女伤残死亡家庭扶助金1390.8万元。对30户流动人口困难家庭及46户留守儿童困难家庭走访慰问。开展计生特殊家庭联系人制度、就医"绿色通道"和家庭医生签约服务"三个全覆盖"专项行动。建成常州市生育示范关怀基地2个、春晖家园4个。启动溧阳市"向阳花"青春健康行动,构建"向阳花"宣传平台。

信息化建设 完成家庭医生签约医系统、远程多学科会诊平台、住院电子病历质控系统、护理病历系统、区域心电管理平台和区域病案系统建设。其中,区域心电管理平台采集心电数据10万余条,开展专家会诊业务3394例。开展区域卫健信息系统的等级保护评测工作;改造信息系统,增添收费减免、家医签约减免等一批新功能;对基层公卫信息系统改造并新增高血压非计划随访录入功能;对全市卫生院的预防接种系统进行升级改造和卫生应急信息系统的定期调测。推进"区域双向转诊系统"建设,完成基层卫生院和二级医院的系统对接。与溧阳市智慧城市大数据云平台对接,每月按时汇集、上传十三类数据,共上传数据361万余条。推进新全员人口信息综合管理平台应用,做好平台中身份证重复、身份证错误等个案清理工作。

(郑 晨)

金坛区

新冠肺炎疫情防控 开展防治培训,及时流调与追踪,规范排查与诊治,全方位消毒指导,迅速调整诊疗模式,全力保障物资供应,助力全区复工复产复学,开展重点人群检测等疫情防控与救治工作。先后印刷14万份疫情防控知识手册并分发,在"健康金坛"微信公众号开辟专栏宣传防疫知识。累计接诊发热患者1.9万人次。选派9名医务人员援鄂,其中张俊东援鄂所在社区防控小分队受到国家卫健委集体表彰,吕云磊和丁东亮获省委省政府授予的江苏省抗击新冠肺炎疫情先进个人称号。

公立医院改革 2020年,公立医院省级综合评价中,该区以93.5分在全省53个县(市、区)"公立医院综合效果评价"中排名第十,其中区人民医院在2019年全省"公立医院综合改革满意度"调查的53个县级公立医院中排名第五,在全省所有"公立医院满意度调查"中排第十。推进区人民医院与长三角区域内的大城市(上海、南京等)优质医疗资源开展紧密型医联体建设和区域内医共体建设。

医疗服务 区中医医院加快推进三级中医医院创建。直溪中心卫生院和金城镇卫生院通过国家推荐标准现场一致性评价。东城街道社区卫生服务中心妇产科完成江苏省基层特色科室验收。朱林镇卫生院骨伤科、水北中心卫生院口腔科完成常州市基层特色科室验收。获常州市科技局立项课题3项、常州市卫健委课题立项2项。区中医医院肛肠科、肺病科完成市级中医重点专科建设单位中期评估。组织开展中医药经典知识培训。儒林镇卫生院、直溪中心卫生院创成常州市示范中医馆。金坛薛埠老人山骨伤科、金坛儒林树德堂中医妇科在常州市第二届中医药文化节活动中被授予"常州市传统医药知名品牌"。在新冠肺炎医疗救治中定点医院发热门诊及隔离病房患者均使用中成药或中药汤剂辅助治疗。全年无偿献血5965人次,献血总量1993150毫升,核酸检测100%。辖区内临床用血100%来自自愿无偿献血,血液成分制备使用率99.9%以上。

医疗机构建设 金坛第一人民医院一期整体迁建项目完工并启用,妇幼保健医院改扩建项目完成主体工程。完成疾病预防控制中心新建项目方案设计,人民医院发热门诊高分通过省级评估验收,中医医院将在原人民医院感染楼基础上进行改造,金城镇、直溪镇、薛埠镇、儒林镇卫生院院内选址新建施工。完成疾控中心分子检测实验室改造升级。

人才培养 面向社会公开招聘医卫类工作人员21人,其中高层次、紧缺型人才15人,招聘农村订单定向医学毕业生2人。区人民医院马永宾被纳人市级"青苗工程"培养对象。委托徐州卫生学校培养农村医学专业的乡村医生累计到岗218人,均报名参加国家医师资格考试,通过执业资格考试57人。其中,临床执业助理医师41人,乡村全科执业助理医师16人,选派8名骨干全科医生参加常州市基层高血压、糖尿病健康管理首席医生培训。

疾病预防控制 全区共报告甲、乙类传染病504例(发病率89.68/10万),与2019年同期相比下降17.78%。全区建立居民健康档案514255份,建档率91.26%;登记管理高血压患者61670例,任务完成率119.05%,规范管理率81.71%,控制率67.61%;登记管理糖尿病患者18697例,任务完成率117.59%,规范管理率82.84%,控制率48%。35岁以上居民首诊测血压率98%以上。全区在册严重精神障碍患者3007人,在管患者2847人,患者检出率0.53%,检出患者管理率94.68%。全区签约211272人,签约覆盖率38%;重点人群签约172155人,签约率81.5%(其中参加体检的老年人签约67400人,签约率86.3%);特殊人群签约14137人,签约率95%;续约总人数87862

人,续约率71.2%。累计建设87个家庭医生工作室,其中已命名挂牌并投入使用的家庭医生工作室78个,家庭医生工作总站1个,省星级家医工作室1个,谈俊家庭医生工作室通过省级复核。纳入第三批家庭医生61名,全区家庭医生共计203名,覆盖二、三级医院和各镇(中心)卫生院。

卫生监督　对全区107所学校(小、初、高)新冠疫情防控、生活饮用水卫生、教育环境卫生等进行监督检查,检查覆盖率100%。作为国家卫健委10个省16个市、县(市、区)职业卫生分类分级执法试点单位之一,联合各相关部门落实差异化监督执法,共实施行政处罚73起,罚没款30.2万元。

妇幼卫生保健　妇计中心与直溪、薛埠、尧塘3个卫生院一起就高危儿管理与常州市妇保院实施医联体共建。协助薛埠、儒林、水北3个卫生院创建常州市规范化基层妇儿保门诊。全区孕产妇死亡率0,婴儿死亡率3.11‰,新生儿死亡率2.33‰,5岁以下儿童死亡率3.89‰。

爱国卫生　开展"防疫有我,爱卫同行"活动,共举行各类活动817场次,制作展板200余块。薛埠镇通过国家卫生镇第三轮复审,方边村等12个村通过省卫生村复审;完成9个省级健康村和3个健康社区创建;农村无害化户厕普及率100%并通过省级考核;完成省级健康素养和国家级烟草流行调查项目。

药品采购　2020年,金坛区药品医用耗材管理中心共组织基建工程、后勤物资、办公用品和医疗设备招标采购231次。采购预算总价10180.16万元,实际招标总价9146.73万元,节约资金1033.44万元。全区医疗机构网上药品采购金额37355.56万元,公立医疗机构共采购医用耗材18492.64万元,中药饮片和中药颗粒剂2149.07万元。

(马煜清)

武进区

医政管理　武进区前黄人民医院更名为武进第五人民医院,挂武进区前黄镇卫生院牌子;武进区洛阳镇卫生院更名为武进第六人民医院,挂武进区洛阳镇卫生院牌子。武进人民医院增挂"常州市第八人民医院"牌子。常武太湖医院整建制划转至区疾控中心,设立武进区疾病预防控制中心分中心。组建以武进人民医院、武进中医医院为龙头的两大县域医共体。

基础设施建设　嘉泽镇卫生院新建项目基本竣工。武进三院改扩建项目、礼河卫生院易地新建项目完成地下室施工。前黄人民医院病房楼项目完成桩基施工。启动武进人民医院南院二期项目建设。新改扩建村级医疗卫生机构14个。建成核酸检测实验室4个、规范化发热门诊3个。

医学科技与教育　全区卫健系统科研立项42项。获常州市医学新技术引进奖6项,获批国内外专利157项。区级医疗卫生技术人员全年在核心及以上期刊发表论文53篇,其中SCI收录论文29篇;基层医疗卫生单位共发表省级以上论文22篇。全年引进各类卫生人才297名,其中硕士研究生28名、紧缺专业人才7名。武进人民医院建成徐州医科大学武进临床学院,胸痛中心通过国家级标准版胸痛中心认证,肿瘤内科创成省级临床重点专科。

农村卫生　武进第四人民医院被江苏省卫健委评为首批农村区域性医疗卫生中心。武进第六人民医院儿科创成江苏省基层医疗卫生机构特色科室。武进区"预约上门和家庭病床服务"项目被省卫生健康委评为江苏省家医服务模式创新单位。探索实施长期护理保险,推进医防医养融合,选派三级医院百名专家融入家医团队,在乡镇卫生院开设家庭医生签约门诊,开展预约上门服务和开设家庭病床。截至2020年末,全区共开设家庭病床239张,开展预约上门服务1286次,签约居民履约率、服务满意率、基层就诊率均90%以上。

疾病预防与控制　全区累计确诊新冠肺炎病例8例,无症状感染者1例,治愈出院9例。实施"点对点"全程闭环转运1787人,滚动排查38.6万人次,集中隔离4833人,居家隔离2.8万人。无甲类传染病发生,乙类传染病发病922例,发病率89.2/10万,较2019年下降37.3%。确诊肺结核患者375例,其中阳性患者206例。全区有麻风现症患者1例,建成全省首家麻风防治协会科普教育基地(常武麻风科普陈列馆)。完成血防查螺调查面积499.06万平方米,未发现有螺条块,药物巩固灭螺面积4.05万平方米。发现艾滋病感染者和患者76人,美沙酮药物维持治疗门诊服药人员96人,服药2.49万人次。累计建立居民电子化健康档案89.9万份,电子化建档率86.19%,可开放查询30.82万份。全年免费接种一类疫苗27.37万剂次,接种率95%以上。为4万名适龄儿童免费接种水痘疫苗,对14.6万名中小学生开展视力筛查。实施儿童口腔疾病筛查11054人次,开展儿童窝沟封闭治疗4442人次。65岁及以上老年人健康管理10.4万人,高血压患者健康管理11.96万人,糖尿病患者健康管理3.21万人,严重精神障碍患者健康管理4024人。

卫生监督　出动卫生监督员2911人次,监督检查单位2123个次,依法实施行政处罚69起。"双随机"监督抽查单位179个,出动监督人员620余人次,合格率97.2%。每季度监督检查2个集中供水单位,建立动态档案。对31个二次供水点进行日常卫生监督与量化分级评分,进行随机采样抽检工作,抽检合格率100%。开展职业健康检查12.5万人次。

妇幼健康　全年发放出生医学证明10254件。全区孕产妇系统管理率94.91%,孕产妇死亡率0,婴儿死亡率1.61‰。完成妇女"两癌"筛查2.6万人、孕妇产前唐氏筛查3736人、新生儿先心病筛查7868人、新生儿听力筛查8075人。新增市级妇幼健康规范化门诊6个,全区医疗机构建成母婴室17个。

爱国卫生　雪堰镇通过国家卫生镇复审,湖塘镇、前黄镇、牛塘镇和2015年复审的14个江苏省卫生村全部通过复审。建成江苏省健康村(社区)6个、健康单位4个、健康促进医院1个,礼嘉镇建成江苏省健康镇。

人口计生 全年出生5812人,其中二孩出生2455人,占出生人口的42.2%。全年办理生育服务联系单6365件。雪堰镇、礼嘉镇2个生育关怀帮扶基地通过市级验收。高新北区、雪堰镇、南夏墅街道、嘉泽镇创成市级春晖家园,实现武进区春晖家园全覆盖。西湖街道创成省级"连心家园"优秀项目点。为全区1479个"失独"、独生子女伤残家庭赠送住院护理服务保险。

(郑冰研)

新北区

疾病预防与控制 对全区3例新冠肺炎确诊病例、1例无症状感染者及时、规范调查处置并查明传染源,开展现场流行病学调查50余次,指导设置集中医学观察点、临时隔离安置点共18个,转运并实施集中医学观察接触者(密接、次密接、一般接触者)345人、境外人员2773人,联合发热门诊、隔离点采集生物标本共69708份,提供重大活动疫情防控指导及现场保障25次。全区检测VCT门诊样本1199份,其中待复检并送上级实验室确证3份。检测风疹麻疹样本18份均为阴性。全区0~6岁儿童共建卡10300人,免疫规划疫苗实际接种205637剂次,接种率99.66%。适龄儿童免费接种水痘疫苗17288支,接种率97.59%。实施中小学女学生"宫颈癌预防、早接种早保护"惠民项目,惠及281人,投入经费16.3万元。全区建立电子健康档案576079份,全人群电子健康档案建档率83.08%。全区查螺面积391.93万平方米,完成沿江涉水作业及抗洪救灾人员预防急性感染查病225人次,检测结果均为阴性。

卫生监督 对全区72个公立医疗机构、112个民营医疗机构、18处集中医学观察点和临时隔离安置点开展多轮次、全覆盖督导检查,开展学校新冠疫情防控专项督查236所次。开展国家、省级"双随机 一公开"检查,共抽检单位430家,抽检完结率100%;推进公共场所在线监控,共有22家单位安装在线监控系统。开展医疗机构信用等级管理评价,对13个违法违规机构实施扣分并降低信用等级。打击非法行医,巡查涉嫌无证行医174户次,取缔无证行医5户次,实施卫生行政处罚42起,罚款15.3万元。开展《中华人民共和国职业病防治法》宣传周、食品安全标准宣贯等各类活动4次,对管理相对人开展法律法规、相关业务知识等培训11次344人次。

妇幼保健 2020年内,魏村、新桥2个社区卫生服务中心通过市妇幼健康规范化门诊创建验收。举办全区生殖健康技术服务人员技能比赛,组建新北代表队参加全市竞赛,获团体一等奖和个人二、三等奖各1人。全年早孕建卡4643人,早孕建册率88.98%。全区助产机构剖宫产率44.96%,比上年同期下降8.01%。全年无孕产妇死亡病例。适龄妇女"两癌"筛查30428人,任务完成率121.7%。全区婴儿死亡率1.15‰,5岁以下儿童死亡率1.72‰。开展全区幼儿园儿童眼健康和视力筛查,全年累计建档20033人,受检20024人,筛查19353人,筛查率99.9%。

医疗服务 疫情防控中启用集中隔离点18个,设置4个发热门诊和12个核酸采样点。常州市第一人民医院新北区院区揭牌,区精神卫生中心与华东师范大学附属精神卫生中心成立专科型医联体,区内首家代谢性疾病管理中心(MMC)区域中心在春江医院落成,省人民医院"李学良工作室"落户奔牛医院。新建1个省级、3个市级基层特色科室,建成5个市名中医工作室基层工作站、6个基层医疗机构中医特色专科(专病)。各基层医疗卫生机构统一部署就诊叫号系统,启用健康新北APP,实现儿童预防接种网上预约挂号和全区卫生健康信息互联互通。新北区公共卫生康复中心项目动工,建成1个区级PCR实验室,13个基层医疗卫生单位标准化预检分诊点实现全覆盖,启动奔牛医院新住院大楼建设项目,推进孟河中医医院新大楼装修工程。开展"优质服务基层行"活动,奔牛、春江人民医院达到国家卫健委"优质基层服务行"推荐标准,春江人民医院获评省农村区域性医疗卫生中心。全区医疗机构全年门诊2251987人次,住院19238人次。印发《关于疫情期间逐步恢复民营医疗机构诊疗秩序的通知》,完成全区150个民营医疗机构疫情期间的复工审核。孟河中医医院分别与上海香山医院、市中医医院消化内科和中医妇科、市一院眼科、武进医院泌尿外科和妇产科共建医疗联合体;奔牛医院与省人民医院消化内科建立医疗协作关系,并建成市级基层特色科室;与市三院签约,成立"眼科诊疗中心"。三井人民医院成立陈岱名中医工作站,西夏墅镇卫生院糖尿病专科被列入省糖尿病特色专科创建单位,并与市一院内分泌科建立专科共建型医联体,与三院合作开展糖尿病眼病筛查。

中医药 推出"抗感一号方""烟熏消毒试方""防疫茶饮""防疫香囊"等。开展第二批常州市名中医工作室基层工作站建设项目5项。孟河中医医院通过市卫生健康委二级乙等中医医院评审,投入约1.15亿元的医院综合大楼完成主体工程。全区12个基层医疗卫生机构建成中医药综合服务区(中医馆),22个卫生服务站和村卫生室建立中医阁。至2020年末,中医门诊86万人次,占全区总门诊量的31%。三井人民医院、春江人民医院、孟河中医医院、新桥镇卫生院先后建成市级基层中医特色专科(专病)。

爱国卫生 全面启动江苏省健康促进区建设。西夏墅镇创成江苏省健康镇,东南村、梅林村和香山社区以及奔牛镇的金联村建成江苏省健康社区(村),区市场监督管理局西夏墅分局等6家单位建成江苏省健康单位。12个行政村通过江苏省卫生村省级复审,春江人民医院建成江苏省健康促进医院，罗溪镇卫生院、薛家镇卫生院和河海社区卫生服务中心 3 个医疗机构通过健康促进医院省级复评。开展医疗卫生机构控烟工作专项督查，完成 20 家区级党政机关创建无烟单位申报，并通过省级第三方暗访验收。通过江苏省农村无害化户厕改造验收现场销号。

人口家庭 全区出生 5407 人，其中二孩 2313 人，二孩率 42.78%，出生率 6.59‰，自然增长率 1.86‰，出生政策符合率 99.9%。流动人口服务管理率 95%，人口信息化建设达标率 99%。全年兑现农村计生奖扶对象 15823 人、计生特扶对象 1165 人、企业持证退休人员一次性奖励对象 5100 人，共计发放奖扶金 3528.89 万元。推动"普惠示范"托育服务机构试点，有序实施 3 岁以下婴幼儿照护服务方案，建成 2 家普惠托育机构，1 家幼儿园开设托班试点。

老龄工作 全区 133 家老年协会全部实行备案管理，其中市级示范老年协会 13 家，市级达标老年协会 54 家。全区 65 周岁以上老年人健康管理率 75%。全区老年人意外伤害险参保率 96%，位列全市第一。年内新建 3 个"康养服务中心"，增设护理型床位 102 张；新建 10 个"康养服务室"和 4 个"康养服务站"，新增 2 个医养结合机构，推动 1 个基层医疗卫生机构开展安宁疗护试点。全区形成居家、养老机构、医疗机构三级康养服务体系。

（周凌霞）

天宁区

新冠肺炎疫情防控 落实精准防控要求，设立发热门诊、预检分诊，在火车站、汽车站、高速路口设立防控专班，调拨医务人员 24 小时开展人员健康监测、行程查询和转运工作交通卡口值守等。对 7 例确诊病例开展流行病学调查，规范管理密切接触者 148 例，对病例密切接触者开展医学告知 178 例，出动 450 人次对病例家庭及病例密切接触相关场所进行随时消毒和终末消毒 25 次，消毒面积近4 万平方米。设立 9 个集中隔离医学观察点，成立 80 人的流调队伍、50 人的消杀队伍、320 人的核酸检测队伍。配合落实上海机场入境来苏人员的"7 + 7"和"3 + 11"的隔离转运措施，派驻 3 名医务人员在昆山转运点轮班工作。对重点场所和重点地区来常人员、医疗卫生机构和养老机构工作人员实施核酸"应检尽检、愿检尽检"。分级分类审核医疗机构和诊疗科目有序分批复诊，组成 4 个督查小组，出动 800 人次对辖区医疗卫生机构的疫情防控和医疗卫生安全工作进行"四不两直"督查，出具卫生监督检查表及意见书 500 余份。制定企业学校复工复学指导文件，组织防疫人员上门为各属地板块和复工复产企业提供技术指导和培训宣教。抽调 76 名基层医务人员，建立覆盖全区的疫情防控技术指导服务队伍，为全区范围内的重大会议、考试、比赛和活动提供疫情防控保障。被省委省政府评为"江苏省抗击新冠肺炎疫情先进集体"。

公共卫生应急体系建设 完成区公共卫生中心项目建设，完善应对处置方案，健全区—镇（街道）—村（社区）三级医防联动工作机制，建立覆盖全区的疫情防控技术指导服务队伍。开展全员培训，组织各级各类培训 68 场、演练 10 场，培训 1560 人次。投入 469 万元添置应急相关装备、购置防护用品、核酸检测设备等；启动公共卫生服务中心 PCR 实验室建设，投入 700 万元；在全市率先采用智能化管理系统，提升核酸检测质控能力，日最大检测量 10800 份。

基层医疗卫生改革 实施人员、编制"区管院用"管理改革，制定《基层医疗卫生机构聘用制人员管理办法》，探索聘用制人员招录新模式，由各政府办基层医疗卫生机构根据工作需求和实际岗位空缺情况上报招聘计划，区卫健局对基层医疗卫生机构人员编制实行统一管理、按需使用、动态调整。"区管院用"人事管理体制改革经验在"中国机构编制网""今日头条"《新华日报》等国家、省级媒体作专题推介。实施"人才强基"工程，建立选才、育才、留才工作机制。运用"康益基金""青苗基金"，奖励为基层医疗机构服务满一年的高级职称退休返聘专家和新招入的重点岗位、紧缺岗位的人员。通过"上挂、下沉、轮岗"形式，建立局机关、直属事业单位、政府办基层医疗卫生机构干部人才交流机制。完善政府办基层医疗卫生机构绩效考核办法，建立符合医疗行业特点的人事薪酬制度，将年度考核结果与负责人任免、机构绩效工资总量、负责人奖励挂钩。

基层医疗卫生机构基础设施建设 全面启动"十四五"规划编制工作，以"健康"为中心，赋能基层卫生服务升级，邀请高校、规划设计院专家对全区医疗卫生进行布局，规划配建社区卫生服务站、村卫生室共 22 处。推进郑陆镇卫生院改扩建、雕庄街道社区卫生服务中心异地新建、红梅街道社区卫生服务中心改扩建。兰陵街道社区卫生服务中心九州院区正式投用；公共卫生服务中心完成竣工验收，实验室检测设备全省领先、智能化管理系统全市唯一。推进郑陆卫生院社区医院建设。与市、区相关部门协同推进常州二院、常州卫校搬迁工程。

实施"康益行"医养融合项目 实施"康益行"医养融合项目，完善居家上门医养融合服务机制和体系，服务对象扩面至65 周岁以上的重点人群，服务范围拓展至郑陆镇，服务内容把更为专业的医疗康复和护理服务纳入医养融合服务包，有机整合市级医疗机构、基层医疗机构和市场化养老服务机构等资源，实现城乡医养融合服务的多元化、专业化供给。政府出资设立医养融合基金，采取医养融合基金、个人自费和医保基金统筹支付购买医养融合服务，全年为 1590 名老年人免费提供居家上门医养融合服务。

3 岁以下婴幼儿照护服务试点区建设 2020 年，天宁区作为常州市唯一的 3 岁以下婴幼儿照护服务试点区，承担市级示范样板建设工作，制定《天宁区 3 岁以下婴幼儿照护服务试点工作实施方案》,举办"3岁以下婴幼儿普惠托育服务试点单位签约仪式",与4家普惠托育试点单位签订《普惠托育实事项目委托协议》,按照提供普惠托育托位数"50个以下2万元,50(含)个以上3万元"标准经费补助。组织40名托育机构从业人员参加"天宁区托育机构工作人员职业技能培训班",开展0~3岁亲子体验线上课程、线上家长课堂以及线下小规模"科学育儿进社区"等活动,全年参加免费亲子体验活动3200余人次。

(印 颍)

钟楼区

概况 全区有医疗卫生机构182个。全区医疗卫生机构在岗工作人员3615名,其中执业(助理)医师1154人,注册护士1278人。

医政医管与中医药 制定《钟楼区医疗卫生机构传染病防治分类监督综合评价工作实施方案》,办理医疗机构执业登记注册72个(含换证),中医诊所备案4个。排查职业危害重点行业企业254家,对涉爆粉尘的28家单位和重点企业进行现场指导,行政处罚立案6起。基层医疗机构中医馆建成率100%,老年人中医药健康管理率65%。

基层卫生 邹区镇卫生院启动选址改扩建建设项目,新闸街道社区卫生服务中心异地新建项目进入内部装修。五星街道社区卫生服务中心建成江苏省社区医院,新闸街道社区卫生服务中心西电家医工作室建成江苏省星级家庭医生工作室。实施14类55项基本公共卫生服务项目,全年基本公卫补助资金5100余万元。家庭医生签约制度全覆盖,完成44个家庭医生工作室建设。钟楼区成为省级家庭医生创新试点单位和省级基层卫生信息化提档升级试点单位。培训市级慢病首席医师10人,遴选省级优秀基层卫生骨干人才17名、区级基层卫生骨干人才49名。

疾病预防控制 建成区核酸检测实验室并通过省级验收,启动区公卫中心建设工程。高效处置新冠肺炎确诊病例5例,排查密切接触者794人,采集核酸样本2.4万人次,对700多个机构提供疫情防控技术指导。全区甲、乙类传染病发病率低于全省平均水平,及时规范处置突发公共卫生事件4起、聚集性传染病疫情25起。7岁内儿童免疫规划疫苗接种建卡建证率100%,五苗建卡建证率100%。巩固国家慢病综合防控示范区建设成果,居民建档524704份,建档率84.8%;65岁以上老年人健康管理57111人。

卫生监督 完成国家双随机抽查任务246家、省级抽查任务117家16个类别的专项检查,监督检查6300户次。全年新发放放射诊疗许可证10件,放射诊疗建设项目审核18个。全面推行卫生监督协管移动巡查信息系统,录入巡查信息4729条,违法信息232条。打击非法行医联合执法3次,查处各类无证行医11起,开出《基本医疗卫生与健康促进法》实施后的常州市首例罚单。

妇幼健康服务 产妇系统管理率93.54%,孕产妇死亡率0,婚前医学检查率90.55%。新生儿疾病筛查率99.4%,3岁以下儿童健康管理率93.39%。为22176名适龄妇女进行"两癌"筛查,为2904名孕妇提供免费唐氏筛查,为在园儿童建立视力健康档案20379份,完成21888份出生医学证明档案归档。全区建制乡镇(街道)达省定标准的规范化门诊建成率80%以上。办理照顾再生育审批48例,办理"常州市生育服务联系单"2070份、"常州市流动人口生育服务联系单"905份、"独生子女父母光荣证"153份。新建生育关怀基地1个。

爱国卫生 邹区镇通过省级卫生镇复审并通过国家级卫生镇省级考核评估;建成省健康村1个、健康社区6个、省健康促进医院1个。完成市级居民健康素养监测点330户健康素养监测工作。

老龄健康 落实医疗机构老年人医疗服务优待政策,所有医疗机构为老年人提供挂号、就医等便利服务。荷花池街道社区卫生服务中心《零距离式医养结合的探索与实践》案例被评为全省医养结合典型经验,新增1家护理院。

新冠肺炎疫情防控 被评为常州市抗击新冠肺炎疫情先进集体。全市辖区中率先开设10个预检分诊点,规范设置全市首个集中隔离医学观察点,累计开设3个集中隔离医学集中观察点和7个临时安置点,全市率先开展家医送药上门精准服务,率先推出"无接触、云流程"隔离管控小程序,快速启动疫苗接种工作,高效稳妥处置17起进口冷冻涉阳食品流入应急事件。阳光临时集中隔离观察点代表全市多次接受国家、省级疫情防控督查,健康"云"流程管理全市推广。建成邹区镇卫生院、永红街道社区卫生服务中心、五星街道社区卫生服务中心3个发热门诊。

(薛 原)

苏　州　市

【综述】

2020 年苏州市卫生健康基本情况表

	数　量	同比 2019 年增长数	同比 2019 年增长率（%）		数　量	同比 2019 年增长数	同比 2019 年增长率（%）
卫生机构（个）	3836	116	3.02	卫生人员（人）	120093	5754	5.03
医院（个）	234	13	5.56	卫生技术人员（人）	95313	5859	4.10
床位（张）	74684	3027	4.22	乡村医生（人）	2692	-421	-13.52
平均每千常住人口医院床位（张）	6.95	1.31	18.85	个体开业人员（人）	—	—	—
				平均每千常住人口卫生技术人员（人）	7.48	0.4	11.69

人口	总数（万人）	1274.83	卫生费用	卫生事业费（万元）	1349000
	出生率（‰）	8.68		卫生事业费与上年比增长率（%）	5.34
	死亡率（‰）	6.32		卫生事业费占财政支出百分比（%）	5.96
	自然增长率（‰）	2.37		卫生系统固定资产（万元）	2560662.32
医疗服务	诊疗总人次（万人次）	8556.15		卫生系统基建投资（万元）	126400.09
	门诊人次（万人次）	7636.67		平均每一门诊人次医疗费用（元）	254.8
	急诊人次（万人次）	702.15		平均每一出院患者医疗费用（元）	12830.9
	住院总人次（万人次）	170.14			
	出院总人次（万人次）	169.79			

2020 年，苏州市登记注册的卫生机构 3836 个［含医院、卫生院、诊所、医务室、卫生所、社区卫生服务中心（站）］，比上年增加 116 个机构。全市共有医院 234 个。其中，综合医院 81 个，三级医院 25 个，二级医院 50 个。全市实际开放床位 74684 张，比 2019 年增加 3027 张，每千常住人口卫生机构床位 5.86 张。按经济类型划分，全市 3836 个机构中，公立机构 1789 个，民营机构 2047 个。全市卫生机构人员总数 120093 人，较上年增加 5754 人，增幅 5.03%。其中，卫生技术人员 95313 人，占 79.37%。每千常住人口卫生技术人员 7.48 人，执业（助理）医师 2.92 人，注册护士 3.29 人。全市医疗机构总诊疗 8556.15 万人次，比上年减少 1782.75 万人次，降幅 17.24%。其中门、急诊 8338.83 万人次。全市医疗机构住院 170.14 万人次，比上年减少 29.68 万人次，减少 14.85%。全市医疗机构病床使用率 72.97%，出院者平均住院日 10.5 日，门诊患者次均诊疗费用 254.8 元，住院患者人均住院费用 12830.9 元。全市住院分娩活产 8.74 万人，较上年减少 1.88 万人。户籍出生 4.48 万人，户籍二孩及以上占比 46.68%，户籍人口出生性别比 106.27。

一、新冠肺炎疫情防控

全市累计确诊本土病例 87 例，境外输入病例 4 例，全部治愈出院。建立流行病学调查队伍 645 支，共 1290 人；建立新冠病毒核酸检测机构 53 个，最高日检能力 17 万份；开设发热门诊 61 个，其中规范化发热门诊 25 个；累计出动近 2 万人次开展流行病学调查，追踪密切接触者 5878 余人。先后派出援鄂、援疆人员共 7 批 359 人。

二、健康苏州建设

年度新增市级区域慢病防治指导中心 9 个，市级区域慢病防治指导中心建设单位 6 个，各市、区区域慢病防治指导中心建设单位 16 个，新增相应疾病社区防治站 47 个。目标人群心脑血管、慢阻肺、儿童哮喘、骨质疏松和儿童肥胖等疾病危险因素筛查 90.73 万人。健康苏州“531”系列行动计划获评第二届长三角卫生健康治理最佳实践案例。开展全民健康素养提升工程，发布苏州市民健康公约，开展苏州市健康科普作品征集大赛、青年健康科普演讲比赛“DOU 来拍健康”《苏州市民健康公约》短视频大赛等活动，城乡居民健康素养水平 38.96%。新增省健康镇 6 个，省健康村（社区）93 个，市健康场所 210 个。浮桥、角直通过国家卫生镇技术评估，3 个国家卫生镇、642 个省卫生村通过复审，15 岁以下人群吸烟率下降至 21.79%。农村无害化卫生户厕普及率保持在 99.9% 以上。

三、医药卫生体制改革

开展省级现代医院管理制度建设试点，二级以上公立医院全部完成章程制定，党委领导下的院长负责制全面落实。建成 11 个城市医疗集团，12 个县域医共体,41 个专科联盟(专科专病医联体)、7 个远程协作网。县域内就诊率超过 90%,基层首诊率超过 65%。全面开展公立医院绩效考核,加强重点数据指标监测,医疗费用增幅控制在合理水平。全市按病种支付总数 433 种。全市公立医疗机构药品、耗材在省平台总体采购率均稳定在 95% 以上。

四、优质医疗资源提质扩容

印发《市政府办公室关于印发苏州市三级三甲医院建设方案的通知》,全市新增三级甲等医院 5 个,三级医院 2 个,3 个医院 10 个专业通过省市场监管局药物临床试验现场评审。市太湖新城医院、市妇幼保健院、市立医院康复医疗中心、市立医院 8 号楼和市转化医学中心集中开工,新建、改扩建基层医疗卫生机构 19 个。

五、医疗卫生服务能力建设

全市民营医疗机构 2047 个,其中民营医院 183 个,占医院总数 78.21%。推广"全预约诊疗"就诊模式,推行住院和检查一站式服务。开展临床重点专科复核评审,推动建设项目所在单位落实配套措施。智慧急救平台接入市级 39 个急救分站,完成智能化救护车改造 75 辆,实现车载智能监控和院前智慧急救标准化电子病历全覆盖,信息互联互通。创建专科护理标准化示范病区 80 个,开设专科护理门诊项目 171 个。分层分批分级组织开展护理管理岗位人员培训、专科护士培训,培训护理管理人员 1091 人、新入职护士 1667 人、专科护士 650 人、老年护理从业人员 3059 人、社区护士 4445 人。开展护理核心制度专项检查,举办急危重症护理技能竞赛。建立基本药物配备使用情况双月通报制度,下发 5 期《苏州市医疗卫生机构基本药物配备使用情况的通报》。落实短缺药品报送"零报告"制度。将氨茶碱注射液等 12 种药品列入《2021 年苏州市短缺药品目录》,并按 3 个月的使用量进行储备。完成 9 个三级医院和 28 个社区卫生机构处方智能审核平台的建设,加大药品使用合理性、安全性监测,自平台上线以来,系统共审核医疗机构处方 500 余万张。成立全市医疗机构感染防控知识网络培训工作协调小组,通过"感控家园"线上培训 52582 人次,线下培训 200 余人。完善排查机制,加大日常院感现场督查频次,加强疫情院感防控、医疗废物处置、血液透析、消毒供应等专项督查,督查医疗机构 314 个次。制定医疗废物处置专项整治实施方案,在全市范围开展各级各类医疗机构医疗废物处置专项整治行动,落实医疗废物全过程监管,不定期开展医疗废物的全程管理检查,排查辖区内各级各类医疗机构约 400 余个。2020 年,全市共采集全血 140723 人次、43.72 吨,采集血小板 19102 人次、30458.5 个治疗量;临床用血 43.42 吨,无偿献血占临床用血比例 100%,自愿无偿献血比例 100%。进一步完善智慧血液管理系统(成品库部分),实现对血液交接的精准化核查、血液入库的精准化定位、血液储存的精准化管理、血液库存的精准化盘点、血液出库的精准化发放。选派 201 名专家对口支援,对口单位选送 259 名医务人员赴苏进修。

六、社区卫生服务

全市社区卫生服务中心(含卫生院)172 个,社区卫生服务站(含村卫生室)1125 个。基层医疗卫生机构完成门急诊总量 4215.04 万人次,占全市门急诊总量的 50.55%。按人均 80 元标准落实 14 大类基本公共卫生服务项目。建成 139 家市民综合健康管理服务平台。开展优质服务基层行,有 26 个基层医疗卫生机构达到推荐标准,81 个基层医疗卫生机构达到基本标准。开展社区医院、农村区域性医疗卫生中心、特色科室等建设,共通过社区医院 16 个,农村区域性医疗卫生中心 2 个,省级特色科室 25 个,市级特色科室 91 个。开展全市基本公共卫生绩效评价,引入第三方评价机制。在 2020 年国家基本公共卫生服务项目绩效评价中,位列全省第一。全市累计建立全科医生团队 1516 个,居民健康档案建档率 90.83%,高血压患者规范管理率 65.21%,Ⅱ型糖尿病患者规范管理率 64.91%。

七、疾病预防控制

2020 年,10 个县区疾控中心均建成生物二级 PCR 实验室,具备独立开展新冠病毒核酸检测的能力。开展传染病突发应急演练;开展传染病报告质量监测、孕妇流感监测项目,定期组织风险评估。制定下发《苏州市示范区建设实施方案》,启动全国第四轮艾滋病防治示范区建设,加大筛查力度,报告感染人数连续 2 年下降。召开全市学校结核病联防联控工作会议,明确学校主体责任和疾控指导作用。推进标准化儿童预防接种门诊建设,创建儿童预防接种示范门诊。在苏大附属儿童医院开设儿童预防接种评估门诊,为特殊健康状态儿童安全接种疫苗提供免疫保障。开展多轮次严重精神障碍管理治疗质控活动。推进全国社会心理服务体系建设试点,召开多部门领导小组会议,进行各板块全覆盖联合督导,结合疫情开展多层次心理危机干预工作。建设社会心理服务信息平台。开展需求调研和招标,对接各相关部门信息,进行大数据汇总分析,制定全人群心理健康计划。

八、学科建设与人才培养

2020 年,全市共有 51 个学科进入中国医院科技量值排名 100 强;获国家自然基金项目 121 个、省部级科研项目 51 个;获国家级科技成果奖 1 项、省级科技成果奖 11 项、省级新技术引进项目 117 项。组织实施第三批青年骨干人才培训项目,71 名学员接受培训;实施国家住院医师规范化培训,1030 名学员通过国家考核取得培训合格证书,其中全科医师 185 名。确定苏州市第七批姑苏卫生特聘人才 30 人,柔性引进人才 7 人。

九、中医药工作

2020 年,全市中医类医疗机构 430 个,较上年增加 37 个,增长 9.41%,占全市医疗机构总数的 11.21%。全市有中医医院 9 个,中西医结合医院 5 个,中医类医院实有床位 6644 张,中医药从业人员

6711 人,中医类别执业(助理)医师 5484 人。全市中医类医院总诊疗 795.04 万人次,占全市医院总诊疗人次的 19.47%。全市所有三级中医类医院均开设治未病科,康复科及经典病房;社区卫生服务中心(乡镇卫生院)、社区卫生服务站(含村卫生室)均能提供中医药服务;社区卫生服务中心(乡镇卫生院)全部能够提供中医非药物疗法,96.42% 的社区卫生服务站(村卫生室)能够提供中医非药物疗法。

十、妇幼健康服务

2020 年,新确认 12 个单位为市级示范基层医疗卫生机构妇幼健康规范化门诊。出台《市政府办公室关于促进 3 岁以下婴幼儿照护服务发展的实施意见》,14 家托育机构通过备案,3 家托育机构确定为"江苏省示范性托育机构"。妇幼健康工程完成新生儿 29 种疾病免费筛查 8.6 万例,确诊苯丙酮尿症、先天性甲状腺功能低下、先天性肾上腺皮质增生等 114 例;完成适龄妇女宫颈癌检查 28.09 万人,确诊 82 例;乳腺癌检查 28.04 万人,确诊 189 例。母婴阳光工程提供儿童健康管理服务 139.38 万人次,妇女健康管理服务 14.27 万人次;完成新生儿先天性心脏病筛查 87417 人次,确诊 605 例;完成听力筛查 88303 例,确诊 303 例,均得到早期有效干预。

十一、信息化建设

苏州市医疗健康大数据中心入选 2020 年智慧江苏重点工程,完成全市 40 个二、三级公立医疗机构医疗健康数据采集和 5 个市级公共卫生机构业务数据采集。医疗影像云平台接入 140 余个公立医疗机构影像检查数据,面向全市居民开放 9 个附属市属三级公立医院的影像检查的图像和报告查询,平台注册用户突破 138 万。12320 综合服务平台用户 431 万人,其中官方微信关注量超 166 万人;当年 12320 全年多途径预约总量 744 万人次。

十二、综合监督管理

全市设置卫生监督分所 42 个,卫生监督机构监督人员编制数 543 个,专兼职协管 501 人。开展系列"卫监行动",集中开展医疗乱象专项、医疗服务质量、疫苗与预防接种安全隐患排查、HPV 疫苗使用情况、临床用血专项、母婴保健计划生育技术服务、苏州市护理院优质服务三年行动等系列专项整治。全市共检查单位 50376 户次,立案 729 件,结案 702 件;受理举报投诉 931 件,立案 148 件,处理率 100%;查处无证行医 334 起,移送司法机关案件 160 件。全市 3380 个医疗机构设立依法执业管理员,全市二级以上医疗机构依托苏州市卫生健康综合监管信息平台自查覆盖率 100%。开展"信用 + 监管",医疗机构不良执业记分 684 户次,医务人员不良执业行为记分 1222 人次。对 52 家护理院进行信用评价,开展联合惩戒并向社会公示。医疗机构传染病防治分类监督评价率 90%,中小学卫生综合监督评价率 90%。建立高风险单位数据库,排查出高风险单位 440 户次。印发《市政府办公室关于印发苏州市关于改革完善医疗卫生行业综合监管制度的实施方案的通知》,探索建立苏州市医疗卫生行业综合监管部门协调机制、卫生健康系统医疗服务监督工作联席会议制度和信息共享机制,推动行政审批、行政管理、行政检查、行政执法等监管环节信息共享、综合运用。2020 年,苏州医疗卫生综合监管实践通过省级遴选参评国家医改典型案例,"医疗机构信用监管体系"案例入选 2020 中国价值医疗十佳优秀案例。

十三、职业健康监管

市政府出台《市政府办公室关于进一步加强全市职业健康监管工作的实施意见》,建立苏州市职业病防治工作联席会议制度。完成苏州市尘肺病防治攻坚行动及苏州市职业病防治项目的目标任务,排摸重点行业企业粉尘危害基本情况,纳入治理的用人单位粉尘危害申报率、粉尘浓度定期检测率、接尘劳动者体检率、"三类人员"培训率均达 95% 以上,完成 3277 例职业性尘肺病患者随访。完成 25034 家工业企业职业病危害摸底调查和 28245 家工业企业职业病危害项目申报审核。开展对职业病诊断机构、职业健康检查机构、职业卫生及放射卫生技术服务机构的日常管理和质量控制;成功创建 3 家首批省级职业健康重点实验室。组织全市职业病报告企业全覆盖检查,开展全市 51 家重点企业监督检查和 212 家粉尘危害重点企业"回头看";开展 410 家职业病危害重点企业监督检测,完成对 100 家小微企业职业健康管理帮扶,开展 30 家职业病防治示范企业建设活动。全市完成职业健康监督检查企业 2947 家次,立案 165 起,行政处罚金额共计 993 万元,申请关停职业病危害严重企业 8 家。

十四、人口与家庭发展

2020 年,两孩生育登记 84870 例,三孩及以上再生育审批 1429 例。为 20.29 万名农村部分计划生育家庭奖励扶助对象发放奖扶金 1.95 亿元;为 6.13 万名持独生子女父母光荣证企业退休人员发放一次性奖励金 2.21 亿元;为 1.98 万名计划生育特别扶助对象发放扶助金 1.63 亿元;为计划生育家庭特别扶助对象 2.94 万人次提供帮扶,发放资金 695.58 万元。深化"连心家园"阵地建设,突出"五关怀"服务内容,组织开展各类集体活动 655 场次,慰问计生特殊、困难家庭 10576 户,发放慰问金 727.34 万元。

(董　川)

张家港市

概况　2020 年,全市有医疗卫生机构 480 个,核定床位 8723 张,常住人口每千人床位 6.9 张。全市医疗卫生机构人员 13103 人,较上年增加 407 人,其中卫生技术人员 10866 人。每千常住人口卫生技术人员 8.6 人,执业(助理)医师 3.51 人,注册护士 3.57 人。全市注册全科医生 644 人,每万人全科医生 5.09 人。全年总诊疗 929.83 万人次,入院 24.6 万人,全市医疗机构病床使用率 71.8%,出院患者平均住院日 9.8

天。全市医院门急诊均次医疗费用242.8元,出院患者均次医疗费用9496.6元,孕产妇死亡率为0,婴儿死亡率1.75‰。

新冠肺炎疫情防控 全市8个二级及以上医院均完成发热门诊改造,2个医院被评为“江苏省示范发热门诊”,累计预检分诊30.82万人次,接诊发热患者2.66万人次。完成4个PCR实验室建设,开展核酸检测26.77万人次。开设31个集中医学隔离观察点,居家隔离医学观察23621人,集中隔离医学观察8316人。开展重点冷链食品、场所和从业人员核酸检测,累计核酸检测9256份。指导7894家企事业单位、建筑工地和学校等复工复学。督查全市医疗机构防控工作落实情况,累计督查1934户次,落实整改问题575条。启用“无极云”影像会诊系统,新建核酸检测信息管理系统。开展秋冬季新冠肺炎疫情处置桌面演练和全员核酸实操演练。被评为“江苏省抗击新冠肺炎疫情先进集体”。

医药卫生体制改革 新创成三甲医院2个、三级医院1个。推进国家级胸痛、卒中中心建设,累计建成国家级中心8个,苏州市级中心8个。公立医院综合改革获省政府表彰激励。推动融入长三角一体化“12345”工程,建立“张家港市医院管理干部培养基地”。完成市一院、市六院和锦丰镇社区卫生服务中心,市中医院、市二院和金港镇社区卫生服务中心两个试点建设。全市二级及以上医院建设“长三角高级专家诊疗中心”和“云诊室”,全面实行预约诊疗服务。完成财务数据信息监测系统建设。

社区卫生与老龄健康工作 基本公共卫生服务项目绩效考核成绩位列苏州县(市、区)第一。启动10个社区卫生服务站新改扩建工程,新建家庭医生工作室6个,建成江苏省星级家庭医生工作室1个,江苏省糖尿病并发症筛查工作站1个。大新镇人民医院达国家优质服务基层行推荐标准,建成江苏省社区医院;南丰镇人民医院、塘桥镇社区卫生服务中心达国家基本标准。建成慢病区域防治指导中心8个,社区防治点13个。全市有医养结合机构23个,核定老年护理床位2064张。

科教与人才队伍建设 新增江苏省临床重点专科建设单位3个,苏州市中医重点专科3个、建设单位1个。获国家自然科学基金面上项目1项、青年项目3项,获江苏省科技厅重点研发计划专项1项、“333人才工程”项目1项、其他苏州市级以上项目37项。获评苏州市级以上医学类奖项15项;全年发表SCI收录论文60篇、中国科技核心和中文核心期刊论文168篇,获授权专利53项。举办国家级学术活动1项、省级学术活动11项;获评第七批姑苏卫生特聘C类人才1名、青年拔尖人才2名,引进4个临床医学专家团队。全年招录高层次紧缺急需人才71名。坚持“本土化”加“订单式”培养医学人才,2020年签约47人。

疾病预防控制 法定传染病总发病率每10万人461.24例,全年未发生重大传染病疫情。启用全市“狂犬病暴露预防接种信息系统”“医院产科预防接种信息系统”。完成扩大免疫规划疫苗免费接种28.26万人次,一类疫苗接种率99.33%,新生儿乙肝疫苗及时接种率94.83%。开展严重精神障碍患者联合排查,上报疑似患者611例,确诊482例。全市登记在册严重精神障碍患者6093人,报告患病率4.83‰,管理率97.46%。在4个医院开设精神专科门诊,服务7158人次。完成职业病危害重点行业监测20家(次)、帮扶小微企业15家。完成老年人健康体检25.88万人、老年人骨质疏松筛查15.08万人。

卫生监督 入选江苏省医疗卫生行业“信用+综合监管”试点单位、江苏省卫生监督在线监督监测试点单位,完成在线监测平台的整合。实施公共场所卫生许可全项目“不见面审批”服务356户次。组织“蓝盾”执法行动21次,监督检查10889户次,行政审批3066件次,查处卫生行政违法案件217起。获评“全国卫生健康执法优秀典型案例”1个、“苏州市卫健系统优秀案例”1个、“苏州市卫健系统行政执法优秀案卷”7宗。

妇幼健康与家庭发展 孕产妇死亡率为0,婴儿死亡率1.75‰。启动第四轮妇女“两癌”筛查工作,筛查人群52326人,筛查发现高危孕产妇并规范管理9398人次。完成常住孕产妇产前筛查6972人,孕前优生健康检查3400人,新生儿先天性心脏病筛查8112人,新生儿代谢性疾病筛查8267人。市中医院创建为苏州市危重孕产妇和危重新生儿救治中心,大新镇社区卫生服务中心建成苏州市级妇幼健康规范化门诊。全年发放各级各类奖励扶助资金9000余万元。获评“2018—2020年全国计划生育优质服务先进单位”。

行风建设 推出卫生健康八大类便民惠民举措,举办先进人物评选活动及相关主题活动,开展卫健系统行业作风突出问题专项整治和“修医德、正行风”廉洁从医专题教育活动,实施“红领Yi家”民营医院“党建共同体”项目,成立卫生健康志愿服务联盟,发布十大重点志愿服务项目,全年开展志愿服务活动95场。

(夏云峰)

常熟市

概况 2020年,全市医疗卫生机构539个。医疗机构拥有床位1.01万张,每千人拥有床位6.02张。医疗机构诊疗1184.76万人次,门急诊1158.72万人次,出院患者23.4万人次,出院患者对医疗服务综合满意度99.42%。全市平均期望寿命83.36岁,居民健康素养总体水平37.04%。获评2018—2020年全国计划生育优质服务先进县(市)、第五批国家慢性病综合防控示范区。

公立医院改革 完善医共体内部管理制度25项。三个核心医院建立医共体管理办公室,制定章程,落实专家下沉等业务协作机制,开展临床带教549次、会诊指导937次、教学查房476次、继续教育141次、手术

457 次、远程医疗 4.75 万次。全市各公立医疗机构均设立双向转诊门诊,制定转诊流程,双向转诊 8.6 万人次,联合病房开展业务 1.01 万次。

科教兴卫　全市公立医疗卫生机构招聘 224 人。获苏州市科技局民生科技项目 2 项。对 2018—2019 年各级各类科研项目、学科建设等专项资助 878.9 万元,拨付"科教强卫"奖补资金 1020 万元。引进"临床医学专家团队"4 个。入选苏州市继续医学教育项目 86 项。增加苏州姑苏卫生青年拔尖人才 2 人,获评苏州市卫生青年骨干人才"全国导师制"培训人员4 人。基层医疗卫生机构全科医生取得合格证书以后工作满 1 年、3 年、5 年一次性奖励 156 人、154 万元。

信息化建设　全市基层医疗机构上线应用基层云 HIS 系统。在 32 个基层医疗机构安装 80 台自助机、334 台窗口扫码桩,自助挂号 43.2 万人次,自助结算 2.31 万笔 328.9 万元,扫码结算 41.87 万笔 2862.32 万元,电子社保卡结算 5188 人次 68.32 万元。"常熟智慧健康"微信服务平台实现全市 37 个公立医院全覆盖,微信公众号关注 24.48 万人,注册 19.66 万人,实名认证 14.85 万人,医保签约 4.07 万人,就医预约 23.61 万人次,挂号 3.57 万人次,公共卫生服务预约 11 万人次,线上支付 6.2 万笔 523.39 万元。全市基层医疗机构上线人工智能慢病管理系统。

抗击新冠肺炎疫情　常熟市两批医疗队 43 人分别于 1 月 28 日、2 月 9 日抵达湖北支援抗击新冠肺炎疫情,3 月 31 日、4 月 15 日完成任务回到本市。疫情初期,市卫生健康委联合市大数据管理局耗时 3 天研发部署"常熟市疾控中心重点人员管理系统",系统累计分析研判线索 10.67 万条。耗时 20 天建成尚湖集中医学观察点。市医学检验所在苏州市各(县)市率先建立新型冠状病毒核酸检测初筛实验室。全市累计确诊、治愈新冠肺炎 4 例,实现零重症、零院感。

医政医管　开展"医学人文关怀"主题活动。增加市临床重点专科 15 个,建设单位 5 个,中医重点专科 5 个,中医重点专科建设单位 2 个。全年发布质控报告 34 份,调研报告 2 份。全市中医适宜技术推广率 100%。出版《虞山医派溯源》,成立吴门医派虞山医学流派中医肾病研究室,开设中医儿科经典病房,启动建设中医肾病经典病房。应用 80 项中医非药物治疗技术。1 月初,发放《常熟市新型冠状病毒感染的肺炎中医药预防指导》科普宣传资料 2000 份、预防处方 2 个,中药预防方使用率 82%。

疾病防控　全市报告法定传染病 3222 例,报告心脑血管疾病、糖尿病等慢性病 2.9 万例,报告肿瘤 6301 例。登记活动性肺结核患者 390 例。全市 6 个艾滋病初筛实验室艾滋病抗体检测 16.65 万人次。65 岁以上老年人健康体检 15.1 万人,高血压患者健康管理 16.31 万人,糖尿病患者健康管理 4.59 万人。心脑血管疾病高危人群初筛评估 11.57 万人。全市免疫规划疫苗接种 28.84 万剂次,接种率 99.24%,非免疫规划疫苗接种 18.28 万剂次。对全市 216 家托幼机构和 3.3 万名小学生进行预防接种证查验,托幼机构和小学查验率均 100%。全市连续第 22 年未发现钉螺,连续第 33 年未发现本地感染血吸虫病患者。

妇幼健康与家庭发展　全市分娩产妇 8433 人,活产 8507 人,住院分娩率 100%,孕产妇零死亡,婴儿死亡率 2.59‰。孕产妇高危妊娠率 73.03%,高危妊娠分类管理率 100%。孕产妇健康管理率 90.82%。全市婚前医学检查率 97.15%,出生缺陷发生率 7.33‰。农村妇女宫颈癌筛查 5.09 万人,乳腺癌筛查 4.91 万人。全市妇幼保健规范化门诊达标率 71%。全市户籍人口出生 4225 人,流动人口出生 4282 人。财政投入 131 万元为 4099 名特扶人员购买住院护工险,全年赔付 782 人次、114.33 万元。计划生育特扶对象门诊 1489 人次、住院 50 人次均享受到就医绿色通道优先服务。计划生育特扶对象纳入家庭医生签约率 100%。发放计划生育奖励扶助金 12761.4 万元。

健康促进　常熟市卫生城市通过苏州市级复审,列入年内复审的 207 个省级卫生村通过省级复审,建成省级卫生村 2 个,全市省级卫生村 100%。增加"无烟单位"71 家。建成省级健康镇、社区(村)、健康促进医院 16 个。建成健康主题公园、健康自助检测点、健康驿站 146 个。启用"健康常熟"视频联播平台,覆盖全市乡镇卫生院和市老年大学,累计播放 5.64 万小时。实施老年人健康体检民生实事项目,65 岁及以上老年人健康管理率 70%。举办"健康来哉"常熟方言电视健康栏目,全年播出 27 期。开展职业病危害因素检测和体检,作业场所检测企业 2951 家,职业健康体检企业 3999 家,体检 12 万人。

卫生监管　办结卫生健康行政许可 2216 件,出动卫生监督执法人员 6978 人次,检查各类生产经营单位 5528 户次,实施行政处罚 47 起,罚没款 148.05 万元。各镇、街道综合执法局开展卫生健康监督检查 4930 户次,出动执法人员 9900 人次,办理投诉举报 108 件,实施行政处罚 135 件。新冠肺炎疫情防控监督出动卫生监督员 4137 人次,监督检查单位 1844 户次。检查消毒产品经营单位 28 户次,涉水产品生产、销售单位专项检查 16 家。对全市 114 所学校传染病防控、饮用水、教学环境卫生等开展春秋季卫生专项督查。医疗机构传染病防治分类监督综合评价 444 家,覆盖率 100%。开展疫苗管理及预防接种专项监督检查,检查疾控机构 1 个、预防接种单位 38 个。

(徐建良)

太仓市

概况　截至 2020 年底,全市有三级乙等综合性医院 1 个,三级乙等中医医院 1 个,二级专科医院 4 个,各级各类医疗卫生机构 298 个,卫生服务体系健全率 100%。全市有卫生技术人员 5638 人,其中执业(助理)医师 2336 人,注册护士 2423 人,每千人口有卫生技术人员 6.78 人、执业(助理)医师 2.81 人、注册护士

2.92人。全市实际开设床位4335张,每千人口拥有床位5.22张。2020年,全市60周岁以上老人15.84万人,其中80周岁以上老人2.68万人,百岁老人117人。全市人均期望寿命84.09岁,全市孕产妇死亡率19.77/10万,婴儿死亡率0.59‰。

新冠肺炎疫情防控 选派42名医疗队员分2批次先后赴湖北武汉抗疫。全市累计集中隔离医学观察6547人(其中入境人员隔离2024人),累计居家医学观察27118人。共接协查密接函199起,涉及协查人员461人,全部协查到位,落实集中医学观察或排除。累计核酸检测158848人次,对中高风险地区来太人员、入境人员、冷链食品从业等开展健康管控。共采集冷链食品相关样品检测样本5619份,冷链食品及包装样本852份,环境样本535份,从业人员样本4232人次。组织制定进博会疫情防控等应急预案,指导制定重大活动疫情防控方案14个,审核重大活动预案60个。参与重大活动疫情防控保障29次,出动医务人员209人次。

医药卫生体制改革 推进以区域医疗卫生中心为核心的县域医共体建设、市级大型医院与基层医疗机构的合作建设,增加城区社区卫生服务中心布点,调整基层社区卫生服务中心功能定位。市公共卫生服务中心基本完成建设,港区医院动工建设,科教新城、岳王2个社区卫生服务中心投入使用,直塘、归庄、王秀、金浪4个社卫中心完成土建,新湖、新塘、牌楼3个社卫中心动工建设,医疗卫生信息系统升级项目完成建设。沙溪、浏河人民医院晋升二级乙等综合医院。做好与苏州、上海等地知名医院、医学院校合作对接。联合京东健康等启动"互联网+医疗体"项目。

公共卫生 沙溪人民医院达国家"优质服务基层行"推荐标准,获通报表扬;浏河人民医院被确定为江苏省第三批社区医院;科技新城社区卫生服务中心等7个单位转型为苏州市民健康管理综合服务平台,全市18个基层医疗卫生机构全部完成转型升级;5个单位8个科室获苏州市基层医疗卫生机构特色科室称号;全市基层医疗卫生机构全部转型为市民健康管理综合服务平台,50个全科医生工作站、7个专科联盟项目点等投入使用,家庭医生服务重点人群签约率75.68%。甲、乙类传染病发病率123.27/10万。全面实施江苏省扩大儿童免疫规划,全市第一类疫苗接种17.11万剂次、苏州市健康城市"531"行动计划地方扩大免疫规划项目疫苗接种1.57万剂次,免疫规划疫苗基础免疫接种率均在95%以上。完成新生儿29种遗传代谢性疾病免费筛查4969例、儿童先天性心脏病免费筛查5032例。严重精神障碍患者检出率4.18‰。

医政管理 市第一人民医院建成省规范化发热门诊,市中医医院、沙溪人民医院建成省基本合格发热门诊。全年发热门诊累计就诊8107人次,留观272人次。与上海胸科医院合作建设国家房颤中心太仓分中心,市第一人民医院建成国家标准版胸痛中心、国家级卒中中心、苏州市级创伤中心、危重孕产妇救治中心和危重新生儿救治中心,市中医院获评国家基层版胸痛中心、国家胸痛地图医院、苏州卒中地图医院。新增苏州市重点专科2个。太仓市中医院高红勤获"江苏省名中医"称号。太仓市中医院新增脑病科为苏州市重点专科,心病科、皮肤科、肺病科复评通过苏州市中医重点专科,眼科列为苏州市中医重点专科建设单位。科教新城、沙溪完成中医馆建设。城厢镇万丰村、沙溪镇涂松村等10个社区卫生服务站建成中医阁。2020年,全血采集7701人次,采血量11583.5单位,血小板采集量658个治疗量,临床用血100%来自自愿无偿献血。

卫生应急 全年接听急救电话9.62万次;出车1.65万次,较上年增长1.2%;接送患者1.41万人次,较上年增长1.2%;其中救治危重患者2009人,较上年下降1.3%。急救车平均调度时间1分4秒,平均出车时间70秒。做好医疗保障和应急救援培训,组织医护人员参加重大活动医疗卫生保障工作72次;参加长江太仓段水上搜救应急演练、登革热应急处置等8次。

爱国卫生与健康促进 2020年,开展健康公益活动142场次,受众近万人次。璜泾镇建成江苏省健康镇,城厢镇太丰村、梅园社区等14个村(社区)建成江苏省健康村(社区),城厢镇永丰村等27个单位获评苏州市级健康场所。资产经营集团建成江苏省健康企业。新建健康步道、健康小屋等健康场景26个。开展城乡环境卫生整治行动,完成提档改造农村卫生户厕602户。太仓市高分通过国家卫生城市复审苏州市级暗访,并高标准通过苏州市级明察。浮桥镇通过国家卫生镇省级评估。浮桥镇浮桥村等3个村建成江苏省卫生村。48个江苏省卫生村通过复审后再获确认命名。

计划生育服务管理 全年户籍人口出生2043人,办理户籍人口"一孩"生育登记1802例,"二孩"生育登记1601例。落实计划生育农村奖励和一次性奖励,共发放4633.67万元。开展计划生育特殊家庭"三个全覆盖"专项行动,落实双岗联系人制度。将计划生育特殊家庭成员纳入家庭医生重点签约对象,优先签约、优先服务,当年实现应签尽签。全年流动人口出生政策符合率99.98%。

法治建设 开展医疗卫生行业综合监管。组织开展专项检查29次,检查单位4600户次;实施行政处罚33户次,罚没款975600元;取缔非法行医13户次,移送公安机关1人次;实施医师不良执业行为记分4人,共记25分。实施卫生行政许可现场审查公共场所461家、放射56家。全年无行政复议、行政诉讼。

职业健康 开展城厢、沙溪、浏河、浮桥4个镇区工业企业现状调查3031家。完成职业健康检查企业1390家,工作场所职业病危害因素检测企业1649家,职业病危害项目申报3100家,职业卫生主要负责人和管理人员培训2900人次。

(沈颖颖)

昆山市

概况 截至2020年底,昆山市有各级各类医疗卫生机构686个,实际开放卫生机构床位8188张,卫生技术人员13446人。市卫健委获江苏省抗击新冠肺炎疫情先进集体,6人获省先进个人。创成三甲医院2家;获全省基本公共卫生服务项目绩效评价第一。

新冠肺炎疫情防控 第一时间组建市卫健委疫情防控指挥部,建立7个工作专班,制定疫情防控工作系列技术标准和指南70余个。先后派出4批47名医务人员,驰援武汉、新疆。规范开设发热门诊,强化院感管理、定点医院管理,成立多学科专家组。高效开展流调。做好上海口岸入境等到昆山人员闭环管理。加大对重点食品、重点环境及一线人员的风险排查,接触冷链食品从业人员每周全覆盖。按应急状态每天3万份,日常每天1万份的检测能力,建成市级核酸检测基地。有核酸检测定点机构5个,年内开展核酸检测37.2万人次。开展新冠肺炎疫情防控应急演练,出台相关应急预案。按照30天满负荷落实各医疗机构物资储备,按照不少于20间/万人口标准落实集中隔离场所储备。

卫健服务体系建设 完成《昆山市卫生健康事业“十四五”发展规划(征求意见稿)》。公共卫生中心竣工,西部、东部医疗中心启动内外装工程。花桥、淀山湖、周庄人民医院异地新建工程稳步推进,震川社区卫生服务中心异地新建工程正式启动,改造升级社区卫生服务机构10个。新增急救分站1个。市一院创成苏州首批县级三甲综合医院,市中医医院创成全省首家县级三甲中医医院。市妇保院获批设置三级妇幼保健院,通过省县级妇幼保健机构“所转院”能力提升项目验收。新增二甲医院4个。2个中心达优质服务基层行活动国家推荐标准,新增省社区医院1个、省星级家庭医生工作室2个、苏州市妇幼健康示范化门诊1个、特色科室3个。市一院、市中医医院成为苏州市首批互联网医院。

人才队伍建设 招录大专及以上学历人员431名,其中研究生105名,赴高校招聘高层次人才23名,定岗特选双一流高校毕业生9名;招收农村订单定向医学生8名。新增江苏省名中医1人,第七批姑苏卫生人才3人。17人进入“全国导师制”培训。完成1174名基层卫生人员能力评估,选拔出25名省级骨干。

医疗科教管理 落实16个质控中心考核和动态管理机制。开展药事管理专项检查。新增江苏省重点专科1个、苏州市中医重点(建设)专科4个,江苏省职业健康重点实验室1个。新增国自然项目3项、省自然项目1项、国家博士后科研基金面上资助1项、市厅级科研项目35项;获苏州市级及以上科技成果7项,全年发表SCI收录论文137篇,中国科技核心期刊论文167篇。市一院成为南京医科大学姑苏学院昆山分院。市康复医院成为中国康复医学会科普示范基地、江苏医药职业学院教学医院;市精卫中心获批苏州大学硕士专业学位研究生实践基地。市妇保所成为省儿童早期发展基地。

卫生监督 出台《昆山市关于改革完善医疗卫生行业综合监管制度的实施方案》《关于加强全市职业健康监管工作的实施意见》。完成国家和省“双随机、一公开”监督抽检449家。开展医疗乱象专项整治行动,落实尘肺病防治攻坚行动。强化学校卫生监督,共检查学校(含托幼机构)560户次。完成辖区内医疗废物在线追溯平台(一期)建设和医疗污水在线监测平台建设,试点开展15个重点医疗机构远程监控及4家餐饮具集中消毒企业视频远程监控平台建设。推进美容和口腔门诊部的信用等级评价工作。

重点领域改革 印发《关于昆山市加强公立医院运营管理的实施方案》,发布3个医院章程。推进药品耗材集中采购制度改革落地。深化12个以专科联盟为主要形式的医联体建设,市中医医院以主席单位牵头成立苏州市“治未病”联盟、昆山市中医脾胃病专科专病联盟。推进院府合作项目,加快县域医共体建设。100%中医馆达省定标准,8个社区中心完成专病小区建设,开设全专联合专病门诊。

公共卫生 获全省基本公共卫生服务项目绩效评价第一,建成14个糖尿病并发症筛查工作站。获省家庭医生创新项目1个,苏州市优质服务基层行家庭医生团队感控技能竞赛团体一等奖和优秀组织奖。创建江苏省慢阻肺综合防治孵化基地1个,新增一批慢阻肺、骨质疏松、成人三高、儿童哮喘社区防治站。建成6家护理院。65岁以上老年人免费体检12.1万人。市老年医院获国家“敬老文明号”称号。健康城市“531”行动计划目标任务量、质双达标。开展健康教育讲座、活动1588场,覆盖近8万人次。印发《昆山市社会心理服务体系建设实施方案(试行)》。

爱国卫生与健康促进 印发《2020—2021年国家卫生城镇复审迎检工作方案》,开展动员、培训、督查、整改,通过苏州专家评估验收。千灯镇及65个村通过国家卫生镇、省级卫生村复审。千灯镇创成江苏省健康镇。创建16家江苏省、45家苏州市健康场所。全市20家机关单位通过无烟机关验收。完成健康素养监测国家点的任务。发布《2019年昆山市居民健康素养和烟草流行监测调查报告》。在昆山城区730个居民小区和27家农贸市场开展病媒生物防制专业化服务。开展春冬两季灭鼠统一行动,投放鼠药4850千克。开展全市统一灭蚊行动,对624.7万平方米绿化带开展灭蚊活动。

(夏晓伟)

吴江区

概况 2020年底,全区共有医疗卫生机构456个,卫技人员8896人,编制床位6125张,实际开放

7496张。全区公立医疗机构完成诊疗717.57万人次,病床使用率67.87%,全区户籍人口人均期望寿命83.46岁。

医疗体系建设 苏州市第九人民医院成为苏州大学附属医院,区中医院成为扬州大学医学院附属医院和苏州卫生职业技术学院附属医院。以苏州九院和江苏盛泽医院等牵头医院为中心,先后成立七个专科联盟,实现三级医疗机构资源覆盖全区所有基层医院,全区乡镇卫生院、社区卫生服务站标准化建设率分别达94.44%和97.64%。复旦大学附属肿瘤医院—苏州市第九人民医院肿瘤防治医联体合作项目、复旦大学附属儿科医院—吴江区第五人民医院医疗合作项目签约,长三角生态绿色一体化发展示范区中医联合体项目稳步推进,苏州市九院、江苏盛泽医院、区中医院等先后与上海胸科医院、上海六院、复旦大学附属肿瘤医院等深度合作,逐步实现上海—吴江医疗卫生数据共享。

医政管理 推进吴江—上海远程医疗会诊服务,可与上海30余个三甲医院开展远程医疗服务。全区建有5个省级、19个市级、9个区级基层医疗卫生机构中医特色科室,全区建成中医阁105个。苏州市第九人民医院普通外科通过2000年复核保留省重点专科建设单位。江苏盛泽医院心内科和苏州市第九人民医院神经内科、呼吸内科通过苏州市级临床重点专科复核,苏州市第九人民医院骨科获评苏州市级临床重点专科。苏州市吴江区中医医院脾胃病科获评苏州市级中医重点专科,苏州市第九人民医院中医康复科、苏州市吴江区中医医院肾病科、苏州市吴江区黎里中心卫生院中医骨伤科获评苏州市级中医重点专科建设单位。组织申报各级各类科研项目和继续教育项目,医学教育管理覆盖率保持100%。

基层卫生与老龄健康 同里镇和七都镇卫生院获评2020年度社区医院,庙港卫生院儿科省级特色科室建设工作接受省级专家现场验收,黎里中心卫生院糖尿病专病等10个单位相关科室建成苏州市级基层医疗机构特色科室。联合横扇街道举办第十个世界家庭医生日主体宣传活动。组织医护志愿者在城南花苑、东门社区对1373名65岁以上老人开展心理健康状况调查,开展老年人心理宣教、健康知识讲座、义诊等活动11场。参与苏州市健康市民“531”倍增计划“儿童肥胖”防治项目,江苏盛泽医院和吴江区儿童医院以及北厍社区卫生服务中心等6个基层医疗机构分别入围县区级指导中心和社区防治站建设名单。全区共有20个医养结合机构,共设置床位3463张。吴江区安宁疗护工作被评为江苏省医养结合典型经验,8个医疗机构签署推动长三角一体化安宁疗护发展合作倡议书。

疾病防控 全区共报告甲、乙类传染病9种1578例,死亡5例(艾滋病),报告发病率77.29/10万,报告发病数较上年同期下降10.29%;报告丙类传染病4种2311例,报告发病率113.2/10万,报告发病数较上年同期下降66.38%。全区建立居民电子健康档案1179209份,电子健康档案建档率90.03%;规范管理高血压患者83884人,糖尿病患者20612人;65岁以上老年人健康管理120554人,管理率82.85%。完成查螺面积28850平方米,实现全区连续26年无螺的历史新记录。获批生物安全实验室改建项目。

妇幼健康 全区监测孕产妇11575例,活产数11692例,孕产妇保健覆盖率98.93%,住院分娩率100%,孕产妇死亡1例,孕产妇死亡率8.55/10万。出生缺陷发生率8.99‰,其中严重多发致残出生缺陷1例,5岁以下儿童死亡率2.48‰,婴儿死亡率1.71‰。开展婚前医学检查1836例,完成孕前优生健康检查1683例,省级任务指标完成率112.2%;增补叶酸预防神经管缺陷新增服用3138例;为8786例孕妇提供血清学产前筛查;开展新生儿29种遗传代谢性疾病筛查8971例,听力筛查8666例,先天性心脏病筛查9017例。开展HPV和TCT联合检测宫颈癌筛查,完成宫颈癌筛查34303例,乳腺癌筛查35282例。七都卫生院、横扇卫生院建成苏州市基层医疗卫生机构妇幼健康规范化门诊。实现妊娠风险筛查评估全覆盖。

卫生监督执法 办理各类行政许可事项2887件,受理投诉举报163件,立案47件,立案率28.8%;卫生行政处罚结案139件,罚没款金额81.69万元,移送公安部门4件,申请强制执行2件;社会抚养费征收结案5件,征收社会抚养费45.39万元;完成国家“双随机”任务325家,省抽187家,监督检测合格单位474家,不合格38家,行政处罚6家,罚款金额0.6万元。共组织医疗机构传染病防治、健康体检、护理院、春季学校卫生监督、涉水产品生产企业等14个专项行动,出动执法人员3345人次,执法车辆1065车次,出具执法文书1367份。针对检查发现问题,立案26起,罚款金额9.34万元;对全区涉水产品生产企业常态化开展卫生信用评价工作,评价结果在信用吴江网上公布,积极开展游泳场所信用评价工作,继续开展医疗机构、公共场所等量化分级工作。

卫生应急 成立区新冠肺炎疫情防控指挥部专班,落实疫情防控双值班制度,累计接受咨询18407人次。开展2020年度长三角区域“三地”应急医疗救援联合演练,“C位长安·医心为民”吴江区秋冬季疫情防控综合应急演练暨平安医院创建推进活动,举办全区卫健系统安全生产干部能力提升培训班,获2020年“健康苏州杯”苏州市卫生健康系统安全生产知识与实践技能竞赛团体二等奖。完成吴江国际精英创业周活动等医疗卫生保障工作63项。增加负压救护车1辆,更替120急救车3辆。

爱国卫生 吴江区震泽镇国家卫生镇复审高标准通过苏州市级考评,131个省级卫生村复审完成区级考评。组织协调农村环境卫生监测,协助推进农村人居环境整治。全年共维修破损化粪池386户,取缔一户两厕34户。开展农村卫生改厕宣传,发放宣传折页、海报8.1万余份。组织开展露头蚊蝇消杀和每季灭鼠统一活动、夏秋季灭蚊、灭蟑统一行动和冬季统一灭鼠活动。

健康城市　吴江区为2020—2021年度省级健康促进县(区)建设单位。建设省健康社区(村)11个、苏州市健康社区(村)和健康单位各10个。新创省健康促进学校5所、银奖7所、铜奖2所。开展各类健康讲座1486场,受众6.83万人次。无烟单位创建27家机关企事业单位申报。开展公共场所控烟专项监督检查,共对56家单位和106个人进行了处罚。

无偿献血　全区无偿献血12561人次,献血总量317.9万毫升,其中机采血小板1528人次2056个治疗量。无偿献血占临床用血比例保持100%;一次献血300毫升或400毫升6827人次,占总献血总人数61.88%。全年办理血费报销177笔173773.7元。

行业文明　强化"崇德尚医　健康吴江"品牌建设,累计采写卫健系统"战疫"故事600多篇,组织拍摄区卫健系统"战疫"纪录片、制作"战疫"纪念画册《生命,使命》,组织开展"战疫"故事分享会。完成全国文明城市迎检迎评工作,全系统注册志愿者6347人,累计服务时长53.58万小时。区卫健委新时代文明实践志愿服务队获评吴江区"新时代文明实践战疫志愿服务优秀团队",区文明健康中心获评苏州首批"新时代文明实践示范点"。区卫健系统14个单位获评吴江区级"文明单位",区卫健委获评"文明行业"。制作"健康吴江"报纸专版10期、电视专题52期、微信发布244条。办结两会建议提案35件,办结率、见面率、满意率均为100%。

(屠晓峰)

吴中区

医药卫生体制改革　启动实施《吴中区紧密型区域医联体建设实施方案(试行)》,东、西片两个医联体分别建立医联体章程,健全内部考核机制,完善双向转诊制度及双向转诊信息化建设。出台《吴中区"网格化"健康管理"521"方案》,依托健康吴中行APP和移动家庭医生助诊系统两个载体,落实"网格化"(防疫)移动居民健康管理服务。成立吴中区医院章程审核专家委员会。加强公立医院院长年薪制考核。印发《关于开展规范和加强政府采购管理三年专项行动工作的通知》。规范医疗设备、物资、各类服务项目招标采购和大型设备管理,2个公立医疗机构推行SPD项目。制定《吴中区改革完善医疗卫生行业综合监管制度实施方案》。完善并拓展健康卫士"531"在线监测与信息平台,实施医疗机构污水在线监测项目。完成494家单位的"双随机"抽查工作。

医疗卫生服务　推进医疗卫生资源扩容提质"3591"方案。太湖新城医院和吴中人民医院新院区建设项目于10月27日集中开工,木渎巨塔社区卫生服务中心于11月12日投入使用。推进城南街道、香山街道社区卫生服务中心易地迁建工程和尹山湖医院二期工程。木渎金山浜社区卫生服务中心设计方案送区规划局审定。胥口卫生院挂牌"苏州大学附属儿童医院吴中分院"。累计建成市级疾病救治中心8个,慢阻肺、儿童哮喘、中老年人骨质疏松和成人代谢性疾病(三高)社区防治站13个,居民健康综合管理平台实现14个全覆盖。开展院际合作,成立江苏省基层消化内镜特色科室孵化苏州吴中区联盟。推进基层医疗机构"一院一品"专科建设,推动建设基层医疗机构特色科室错位发展新格局。"中医馆"标准化建设覆盖率100%,各基层医疗机构均提供不少于6大类15项中医药适宜技术服务。

公共卫生服务　全区常住人口健康档案建档率91.55%。全区累计建档管理高血压患者104186例、糖尿病患者27575例、脑卒中患者7594例、冠心病患者3665例、肿瘤患者5418例。实施家庭医生网格化健康管理"521"项目,常住人口家庭医生签约率48.57%,重点人群签约率81.62%。推进儿童预防接种示范门诊创建、全国艾滋病综合防治示范区建设,落实3家婴幼儿照护机构备案工作。计划生育各项奖励扶助惠及1.8万余户(人)次,发放各类奖励扶助金5900余万元。建立区、镇、村三级老年人维权服务网络,开展老年人心理关爱项目和"敬老月"系列主题活动,加快医养融合养老服务设施建设。

健康吴中建设　完成"十三五"卫生健康规划终期评估,全面总结《吴中区卫生与健康提升三年行动计划(2018—2020年)》实施情况,推进"十四五"卫生健康事业发展规划纲要编制工作。实施全民健康素养提升工程,明确健康素养水平提升1%的目标。完善吴中健康讲堂讲师团、健康教育视频联播平台、健康科普资料库等建设。建成健康主题公园1个、健康小游园6个、健康步道5条。建设20个健康社区、57个健康单位、50个健康家庭。组织开展全民健康素养提升知识竞赛活动,4.8万余人参与线上答题。国家卫生镇实现全覆盖。完成"厕改"并通过省级验收。

科教与人才队伍建设　推进"一院一品"专科建设,有省级重点专科建设单位2个、市级重点学(专)科11个,引进国内知名临床医学专家团队8个,挂牌市级以上名医工作室44个。制定《吴中区"科教兴卫"三年行动计划》,开展科教兴卫专项资金申报项目,累计发放资助和奖励资金643.31万元。实施东吴卫生人才计划,评选东吴卫生各类人才15名;申报"全国导师制"项目7人、全科医生转岗培训15人、签约农村定向生39人,获批姑苏卫生重点人才1名、姑苏卫生柔性引进人才2名。制定《吴中区"临床医学专家团队"引进计划实施方案(2020—2022年)》,完成5个D类"临床医学专家团队"引进。建设健康吴中行APP,整合推进7个大项24个子项"互联网+医疗健康"服务。吴中人民医院试点推进互联网医院建设。

新冠肺炎疫情防控　完成11个医疗机构发热门诊(门诊2个,诊室9个)规范化改造,设置收治新冠肺炎隔离观察床位总数70张。5个医疗卫生机构获核酸检测资质,最大日检测能力6720人次。设立130张床位区级集中观察点,设立60张床位区级集中医学观察点备用点,成立流调溯源专班。

(周伟琪)

相城区

概况 2020年,全区有各类医疗卫生机构206个,有卫生技术人员4987人。卫技人员中,医师1885人,每千常住人口有医师2.56人;护士2232人,每千常住人口有护士3.03人。医疗机构实际开发床位5091张,平均每千常住人口拥有床位6.91张。全年诊疗总量468.19万人次,出院6.6万人次,病床使用率72.84%。人均期望寿命83.85岁。婴儿死亡率0.9‰,无孕产妇死亡。全区常住人口出生政策符合率99.41%,出生人口性别比107.96。

医疗改革 全区建有综合医联体1个,专科联盟6个。建立跨区域医联体,相城人民医院检验科加入复旦大学附属中山医院医联体,漕湖人民医院与苏州市立医院北区签约医联体合作单位,与江苏省人民医院合作打造"江苏省基层医疗卫生机构消化内镜特色科室孵化基地"。完成慢性阻塞性肺疾病筛查1445人次,新增规范管理236人次。中医专科联盟开展现场培训31次,培训全区医护人员2172人次、推广项目或技术11个。糖尿病专科联盟规范化糖尿病患者管理档案1269人次。皮肤专科联盟邀请外聘专家开展联盟交流会2次,现场观摩及实践操作培训3次。康复专科联盟对60岁以上居民开展颈动脉斑块筛查共386人,发现异常斑块患者220人,随访管理141人,转诊相城人民医院14人。相城区中医院完成章程制定工作。江苏省卫生健康委确认相城人民医院为三级综合医院。

长三角合作 开辟中山—相城绿色通道,完成省内首例质谱检测检验项目。启动"中山—相城大健康智慧管理创新项目",建成长三角合作医院健康管理中心,开展区域一体化糖尿病智慧管理,完成1738例基线信息调查、实验室检查。2020年内,"长三角合作医院"开展门诊诊疗456人次、手术10台,推广新技术、新项目1项。

健康"531"系列行动 完成心脑血管筛查159628人、肿瘤筛查5715人、高危妊娠筛查7681人。全区建成市民健康管理综合服务平台10个,实现公立基层卫生医疗机构全覆盖。建成骨质疏松防治点5个、慢阻肺防治点5个、儿童哮喘防治点3个。完成儿童水痘疫苗接种2.53万剂次、初三学生麻腮风疫苗接种0.42万剂次、65岁以上老年人肺炎疫苗接种0.23万剂次,新生儿先天性心脏病筛查率97.16%。建成相城区卫生健康在线监督监测管理系统。新增江苏省健康社区2个、江苏省健康村2个,江苏省健康促进医院1个,新增苏州市健康社区4个、苏州市健康单位2个。

重点项目建设 启动北河泾、澄阳街道社区卫生服务中心建设,建成元和街道依云水岸、黄埭东桥方埝花园社区卫生服务站并投入使用。建成1个中医专科实训基地、1个康复实训基地、1个糖尿病实训基地、2个全科医生实训基地并正式投入使用。人民医院、疾控中心建成新冠病毒核酸检测实验室并正式投入使用;疾控中心建成储存疫苗的新型智能化冷库并正式投入使用。启动相城区"智慧卫生"二期(续)相关子项目建设,"区域教育、科研管理系统""531"工程急诊及专科中心信息化项目、"区域卫监管理系统"等三个项目投入使用。启动与苏州市医疗健康大数据中心对接工作,推进"区块链+5G医疗健康"项目建设;完善数字化医院、区域药品与耗材管理系统、全民健康信息平台。建立标准化居民电子健康档案67.21万份,并向居民开放9.27万余份。

人才与科教 2020年,招聘备案制卫技人员7名,选派基层医疗机构10人到委机关挂职锻炼,农村订单定向医学生免费培养共签约16名。会同区委编办、区人社局核定相城区公办医疗机构员额2887名。立项苏州市级科技项目10个,获苏州市医学新技术二等奖1项。全年发表SCI收录论文9篇,中文科技核心期刊发表论文10篇。医技人员"三基三严"培训覆盖率100%。召开学术年会5期,举办省级继续教育项目1期、市级继续医学教育项目29期、区级继续医学教育项目56期,参训5483人次,继续医学教育覆盖率100%。选派全科医师、住院医师规范化培训28人、结业18人。

医政管理 2020年,全区校验医疗机构105个。定期开展医疗质量专项检查。人民医院消化内科获评苏州市级临床重点专科。中医院针灸康复科获评苏州市中医重点专科,中医院脾胃病科、太平街道卫生院糖尿病科获评苏州市中医重点专科建设单位。区医患纠纷调解办调处医患纠纷16起,调解成功率100%,未发生重大医疗纠纷事件。选派11名骨干医生赴贵州省石阡县开展医疗卫生对口帮扶,区卫健委被评为2016—2020年援黔对口帮扶工作优秀帮扶集体。

社区卫生 常住人口签约率38.53%,重点人群签约率69.61%。新建家庭病床369张,每万常住人口拥有全科医生4.45人。建成五大功能片区全科医师实训基地,黄埭镇卫生院成为江苏省首批农村区域医疗中心基本建成单位,阳澄湖镇卫生院被评为第三批江苏省社区医院,8个基层医疗机构分别通过"优质服务基层行"推荐标准和基本合格评比。

计划生育服务 2020年,全区完成生育登记7375例、再生育审批131对,常住人口出生政策符合率99.41%。发放计生奖扶特扶金4186.92万元。完成评先评优、党员联审120批次2336人。开展计生特殊家庭关怀关爱活动,购买特扶老人护工险940人,支付金额30.08万元,走访慰问"失独"家庭365户、伤残家庭239户。

疾病预防与控制 共报告传染病病例和疑似病例4886例。甲乙类传染病的总发病率从2019年

136.44/10 万降低到 2020 年的 109.08/10 万。儿童免疫规划疫苗基础接种率均≥95%。完成 HIV 抗体检测 57881 人次。规范管理活动性肺结核患者，追踪、转诊到位率、涂阳患者密切接触者筛查率均为 100%。管理高血压患者 72070 人，糖尿病患者 20527 人。城乡居民健康素养水平 32.87%。

老龄健康服务　对 28 名百岁老人开展重阳节走访慰问，发放慰问金额 2.8 万元，顾桂福获全国“敬老爱老助老模范人物”。

妇幼保健　全区孕产妇建卡 7681 人，孕产妇保健管理率 97.28%，高危孕产妇管理率 100%，未发生孕产妇死亡。活产数 7770 人，婴儿死亡率 0.9‰，出生缺陷率 9.88‰，5 岁以下儿童死亡率 1.42‰。0～6 岁儿童健康管理率 98.92%。发放母婴阳光工程免费券 2972 套，产前筛查率 95.27%，新生儿 29 种疾病筛查率 97.71%。免费增补叶酸 1776 人，宫颈癌检查 17492 人和乳腺癌检查 17934 人，孕前优生健康检查 1155 对，发放避孕药具 24322 盒。完成在园儿童视力筛查同时建立电子档案 25817 人。签发出生医学证明 3500 份，18655 份档案移交区档案馆。婴幼儿健康筛查 3325 人，筛查率 100%。全区幼儿园 50 所达江苏省托幼机构卫生保健合格标准 45 所，预评审合格 5 所。萌芽保健室 48 个，保健人员持证上岗率 100%。1 家托育机构通过卫生评价成功备案。

综合监督管理　卫生监督行政处罚立案 50 起，结案 49 起，罚款 48.57 万元。疫情防控累计检查 2954 家次，发现问题 799 个，开具监督检查意见书 514 份。对 19 家企业开展职业卫生健康监督检查，立案 5 家。完成“双随机一公开”监督抽检 252 家。对学校教学环境和生活饮用水进行抽检，行政处罚 3 所。开展医疗服务质量管理、打击无证行医、医疗机构依法执业、疫苗接种等专项整治行动，取缔“黑诊所”18 个，对 6 个医疗机构和 6 名医师予以记分处理。全年住宿业、沐浴业、美容美发、游泳场所卫生综合监督评价率 100%，55 家中小学卫生综合监督评价率 100%，6 个一级以上医疗机构传染病防治分类监督综合评价率 100%，23 家涉水产品生产企业信用评价率 100%。

爱国卫生　开展大型义诊宣传活动 5 次、健康教育咨询活动 282 次、健康讲座 428 次。阳澄湖镇建成江苏省健康镇，24 个省级卫生村通过省级复审。

红十字会　区红十字会开展“博爱送万家”活动，发放救助金及帮困物资总价值 10 万元，受益家庭 85 户。开展人道救助白血病儿童 2 名，大病救助 2 名，发放救助金 2.6 万元；联合教育局在区内高中开展帮困助学活动，向 22 名学生发放救助金 4.6 万元。实施公益性应急救护培训项目，培训初级救护员 924 人，普及性培训 9657 人。组织无偿献血 3303 人次。完成造血干细胞报名采样 67 人。新增遗体捐献登记 45 人、角膜 39 人、器官 35 人，成功捐献遗体 4 例，角膜 6 例，器官 3 例。

（李　敏）

姑苏区

概况　2020 年姑苏区在册医疗机构 293 个，其中门诊部（健康体检中心）26 个，社区卫生服务机构 33 个（在营 31 个、停业 2 个），各类诊所 164 个，护理机构 5 个，内设医务室 65 个。

新冠肺炎疫情防控　发现并治愈确诊病例 6 人，无症状感染者 3 人，累计排查管控密切接触者 322 人，摸排登记涉及疫情重点地区和关注地区人员 21521 人；累计集中隔离观察 1906 人次，累计居家隔离观察 17113 人次，累计预检分诊 176 万人次，核酸检测 10893 人次。1 月建立健康观察点，为武汉到江苏无固定居所人员提供人性化健康观察服务；建立姑苏区新冠心理援助线上平台，在社区卫生服务机构开设心理咨询门诊，提供线上＋线下的心理危机咨询和干预服务。

医政管理　组织对 40 个医疗机构进行当年度星级评审，评出三星级单位 7 个；二星级单位共 17 个；一星级单位共 7 个；不予评级单位 4 个，未参加评级单位 5 个。成立安全生产领导小组，开展 3 轮全覆盖安全生产专项整治行动。基层中医药服务能力提升工程二期项目被列入区政府实事项目，投入 460 万元，开展中医医联体“三个一”工程（打造一个中医特色诊疗工作室，孵化一个中医特色护理服务，培养一批百姓认可的社区中医医师）、社区中医药服务“百千万”工程（开展百场中医健教活动，惠及数千名百姓免费享受基层中医药发展成果，为 5 万名 50 岁以上居民提供中医治未病及个性化健康教育服务）。验收通过白塔中心、白洋湾中心、沧浪亭中心、桐星中心中医馆建设项目，实现全区 14 个社区卫生服务中心中医馆全覆盖；完成友联、虎阜、双桥、彩二、竹辉社区卫生服务站中医阁建设工作。

基层医疗服务　实现居民健康档案开放的系统升级改造，逐步对签约居民开放健康档案，共开放 48.4 万份，全区居民健康档案累计建档 86.28 万份，建档率 90.11%。高血压、糖尿病规范管理分别为 6.04 万人和 1.88 万人。完成 6.57 万名居民心脑血管筛查，1.44 万名居民肿瘤筛查，慢阻肺筛查 1.65 万人，儿童哮喘筛查 1.02 万人，骨质疏松筛查 2.3 万人。全年建立家庭病床 1011 张。新建 2 个社区卫生服务站，社区卫生服务机构总数达 31 个。建成 7 个市级基层特色科室、1 个儿童哮喘防治点。成立 3 个名医工作室。编写《姑苏区社区慢病合理用药手册》。23 种市中医院自制制剂在辖区社区卫生服务机构使用。“冬病夏治穴位贴敷进社区”活动，开展中医健康教育讲座 126 场，完成辖区 5 万名 50 周岁以上老人中医体质辨识 15.18 万人次，0～6 岁儿童中医药健康管理数 3.1 万人。

公共卫生　新增省健康单位（社区）7 个、市健康单位（社区）15 个、区健康家庭 65 家；新建健康场景

2个。结合疫情防控开展环境卫生整治,累计集中整治农贸市场127个,整治背街小巷927条,城中村34个,城乡结合部24个,建筑(拆迁)工地185个、老旧居民区448个,动员群众清除卫生死角5607处,清理垃圾杂物4244.27万吨;共下发灭鼠告知书10000份,投放灭鼠药4吨,新增毒饵站6425个;委托第三方开展外环境蚊蝇滋生控制和消杀服务,投放防蚊贴168000个、捕蝇笼8600个,试点在25个社区投放太阳能灭蚊灯640个。

疾病防控 全区无甲类传染病报告,报告乙类传染病9种计1614例,丙类6种1374例,发病率142.86/10万。防控新型冠状病毒肺炎突发公共卫生事件3起,手足口、感染性腹泻、水痘等聚集性疫情133起。适龄儿童一类疫苗接种23.18万剂次。累计建立居民健康档案874211份,建档率91.3%,管理高血压95497例、糖尿病29140例、冠心病4520例、脑卒中4952例、肿瘤9001例。登记管理职业人群高血压106例,慢病自我管理小组65个。儿童口腔健康幸福工程筛查7236人,窝沟封闭4229人,牙齿9818颗。推进"健康苏州531"系列行动计划,扩大免疫项目,含麻疫苗免费加强免疫补种初三学生6200针次,接种率81.36%;肺炎疫苗免费接种65岁以上户籍老年人12646剂次,接种率32.63%;水痘疫苗免费接种适龄儿童第一剂8031剂次,接种率96.82%,第二剂7848剂次,接种率94.01%。辖区14个社区预防接种门诊的疫苗接种告知系统、全景视频督导呼叫系统和预防接种门诊预约系统全面投入使用。PCR实验室通过省、市级验收,具备新冠病毒核酸检测能力。

妇幼保健 为20286名适龄妇女提供免费筛查。规范开展孕产妇艾滋病、梅毒、乙肝母婴阻断,孕期初筛检测8026例,初筛检测率99.8%,住院分娩产妇检测25903例,检测率100%。完成1157对孕前优生健康检查,新婚夫妇免费婚检率95%。孕产妇健康管理率97.12%,访视率97%。0~6岁儿童健康管理42743人,健康管理率99.05%。幼儿园"六一"体检25848人,体检率98.17%;为24746名在园儿童进行视功能检查并建立视力健康电子档案。产妇5342人,活产5415人,早孕建册5258人,早孕建册率98.43%。完成0~3岁儿童先天性心脏病筛查19110例。规范母婴保健专项技术服务许可及人员资格管理,参考人员共计62人,考核合格55人。完成48家托幼机构"卫生保健合格"评审,完成1家新开园所的招生前卫生评价,对74家托幼机构卫生保健工作进行日常督导。免费提供避孕药具21668人次,开展生殖健康相关咨询、指导、随访服务57840人次.提供计划生育技术服务39456人次。

监督与法制 出动监督人员12800人次,监督单位4887户次,组织开展医疗机构废弃物专项整治工作摸底、医疗美容专项、医疗机构重点监管形态专项、中医诊所专项、打击非法医疗美容专项整治、健康体检专项、职业病危害防控专项、节日消毒产品监督巡查和抽检、春秋季学校卫生专项、中高考保障卫生监督专项、计划生育和母婴保健技术服务专项等6大条线共20余个专项检查。完成376件国家和江苏省"双随机一公开"抽检任务,完结率100%。对90起卫生健康违法行为进行立案处罚,处罚金额22.66余万元。移交区综合执法局职业安全涉嫌违法案件3起,查处非法行医行为13起(其中2件移交司法机关)。对30个次医疗机构的不良执业行为实施计分共112分,对35名医务人员的不良执业行为实施记分共144分。落实新冠疫情常态化防控,出动卫生监督人员29043人次,共计指导服务各类单位9395户次,覆盖医疗卫生机构、疾控中心、医学观察点等高风险场所2013户次,覆盖商超、宾馆旅店、农贸市场、车站等重点领域7382户次。综合监管及预警共享平台采集各类在线监测信息约3.6亿条,产生并处理预警信息约100次。启用姑苏区医疗机构监管平台的非法行医哨点监测功能,全区共有哨点单位197个。实施公共场所、放射诊疗许可935件。

老龄事业 截至2020年底,姑苏区户籍人口中,60周岁以上老年人23.54万人,占全区户籍总人口的31.48%。在全区组织开展2020年"敬老月"系列主题活动,累计开展60余场"敬老月"系列活动。

计生管理服务 办理生育登记5113例,流动人口登记1835例。累计办理再生育行政许可73例。审核"一票否决"事项377人次。为4388人发放农村计划生育奖励金260.45万元,为2896人发放计划生育特别扶助金2467.36万元,为323户计划生育困难家庭发放公益金70.7万元,为1389名计划生育特殊困难家庭成员购买了家庭健康保险。登记持独生子女父母光荣证企业退休(到龄)一次性奖励人员7019名,协助市级发放一次性奖励金6440人次,开展无业人员独生子女父母奖励金发放1610人次,共计4.83万元。

应急保障 制定完善各类应急预案,建立卫生应急视频会商平台,通过"线下桌面推演+线上观摩学习"的方式开展"姑苏八点半卫生应急桌面推演",各街道、各公立社区卫生服务机构进行在线观摩学习。

(王　玲)

工业园区

概况 截至2020年底,全区有医疗卫生机构315个,有执业(助理)医师3001人、注册护士3232人、医疗机构床位4185张。2020年医疗机构总诊疗量666.54万人次。社会事业局荣获全省抗击新冠肺炎疫情先进集体,两个下属单位(医疗卫生管理中心和疾病防治中心)荣获市抗击新冠肺炎疫情先进集体。

抗击新冠肺炎疫情 成立疫情防控、医疗救治等6个专项组,全区28名病例均在第一时间得到有效救治。一是强化重点人员管控。先后组织征用16家酒店,并派遣驻点医疗组。成立调配小组,与功能区、街道(社工委)形成24小时入境人员隔离接收联动机制,完成苏州市1/3的入境人员集中隔离观察工作。4个发热门诊共接诊2.7万人次。二是做好重点领域防控指导。社会事业局选派40名公立医疗机构骨干,参与对4100余家企业复工和学校复学的验收指导。建立分片区学校防控工作机制。参与审查各类大型活动防控方案。对200余个医疗机构复诊进行上门指导验收。三是加强应对疫情能力建设。园区有4个医疗机构具备检测资质,日最大检测量7000人份。在独墅湖医院建成规范化发热门诊,在星浦医院建成20张病床的隔离病房。成立300人流调、50人消杀、20人心理健康、20人卫生监督等专项处置队伍。组建70人应急检测采样队伍、储备50余人检测后备军。

重点基建项目 按照三级医院规划建设的独墅湖医院建成启用。星塘医院进入内装施工阶段。星海医院改建方案确定。金鸡湖社区卫生服务中心进入内装施工阶段。车坊社区卫生服务中心迁建项目开工。金鸡湖社区卫生服务中心兆佳巷分中心建成启用。

医改重点工作 引导建成以苏州九龙医院为牵头单位,园区10个公立医疗机构为成员的医联体。深化星浦医院与苏州大学第一附属医院的医联体合作内涵,依托苏州大学第一附属医院专家力量开设疝特色专病门诊。金鸡湖社区卫生服务中心与苏州市立医院续签医联体协议。印发《苏州工业园区公立医疗机构药品采购使用管理办法(试行)》和《苏州工业园区公立医疗机构医用耗材采购使用管理办法(试行)》。督促公立医疗机构加强"4+7"国家集中采购中标品种的配备和使用。

医疗服务 苏港合资的一级综合医院开业对外服务。泰康吴园康复医院建成启用。批准设立民营医疗机构17个。新增中医馆3个。星海医院获评江苏省首批脑卒中防治卒中中心。3个社区卫生服务中心通过"优质服务基层行"评审。荣获省医学新技术引进奖二等奖1项、市科技局立项6项。组织开展血液透析、医疗废弃物置等督查9次。举办急危重症护理技能等竞赛4场次。

健康中国行动 完成老年人、学生及儿童惠民体检13.24万人次。组织妇女宫颈癌和乳腺癌检查1.24万人,发现12例癌症,持续跟进治疗指导及随访。完成0~3岁儿童先心及中小学生视力筛查、老年人心脑血管疾病和慢阻肺疾病筛查10.91万人。建成健康场所及支持环境77家。

公共卫生服务 全区18个预防接种点共接种疫苗35.5万针次。提供老人肺炎、学生麻风腮、儿童水痘疫苗扩大免费接种2.55万人。新增9个HPV疫苗接种预防接种门诊。推进社区精障康复机构——翼+俱乐部建设,湖东唯翼+社揭牌启用,胜浦街道省级精障康复机构揭牌。在胜浦街道推进社会心理服务体系建设试点工作。

深化放管服改革 推动卫生健康事项纳入"一网通办"平台。推进医疗机构跨部门审批。强化医废在线监测,推进游泳池水在线监测。实行星级宾馆、消毒产品生产企业、涉水产品生产企业的信用评价。推进自贸区"证照分离"试点。主动承接自贸区审批权力下放,行使中外合作医疗机构(三级除外)、医疗机构名称裁定许可事项,试点诊所准入备案制。全年发放公共卫生场所承诺108件。

人才队伍建设 出台《苏州工业园区金鸡湖卫生人才计划实施意见》《苏州工业园区金鸡湖卫生人才计划操作细则》,完成第一批金鸡湖卫生人才评审工作。3人获姑苏卫生人才称号,1人入选苏州市卫生青年骨干人才"全国导师制"培训项目。为23名符合条件的全科医生发放奖金。基层公立医疗机构招聘到位卫技人员141名。组织专题培训12场次。完成902人次的"三基"考核。选拔45名骨干医生赴三级医院进修。

医疗对口帮扶 选派15名骨干医生开展援黔、援疆医疗对口帮扶工作,累计为当地群众提供诊疗服务7000余人次。苏州大学附属儿童医院与松桃县妇幼保健院建立远程会诊系统。深化园区公立二级医院与松桃县人民医院、中医院医联体合作。星塘医院与松桃县妇幼保健院建立帮扶协作关系。

(周　群)

高新区

概况 2020年,全区医疗机构235个,卫生技术人员5235人,其中执业(助理)医师2230人、注册护士2378人,开放床位4316张。

卫生体制改革 推动苏州科技城医院创三级乙等医院、苏州高新区人民医院和苏州明基医院争建三级医院。开展救治中心建设,科技城医院通过市级胸痛、卒中和创伤三大救治中心的验收。高新区人民医院通过苏州市胸痛救治中心验收,苏州明基医院建成苏州市胸痛救治中心。科技城医院和高新区人民医院按时完成医院章程制定。

服务体系建设 规范有序发展社会办医,全面实行二级及以下医疗机构设置审批与执业登记"两证合一",优化审批流程,推进不见面审批。全年新执业登记医疗机构21个,其中社会资本举办医疗机构17个,包括口腔诊所10个、医疗美容诊所4个,其他类3个。加强医疗质量监管,出台《苏州高新区医疗机构医疗质量安全风险等级分类评价与监督管理办法(试行)》,制定《医疗机构医疗质量安全风险等级分类评价细则》,进行差异化监管。调整优化医疗机构校验流程,初步形成差异化监督管理医疗机构新模式,全年共完成243次校验现场审查,医疗质量管理员考核全部合格,所有机构均签订了医疗质量管理承诺书。

卫生健康服务 完成2019—2020年度医师定期考核工作,共考核医师1681人,考核合格1680人,考核不合格1人。加强国家卫生统计直报系统数据质控,直报系统实现覆盖各级各类医疗机构从医疗服务到医疗运行等多方面、多维度、多指标近十年的数据统计查询的功能。全区共完成献血4515人次,较上一年度增长3.7%,献血量全血1361940毫升、血小板7个治疗量,较上一年度增长0.38%。完成高新区大学生征兵体检134人、夏秋季征兵体检290人、苏州市应征女青年初检43人。全年共处理医疗机构投诉纠纷共1200余次,其中医疗服务投诉640起、医院管理类投诉450起、医疗质量问题投诉38起、其他类投诉72起,答复率100%。

基层公共卫生 全区基本公卫经费下拨5611万元,将基础建设、人员经费、公共卫生、机构运行、人才培养、健康市民"531"行动、家庭医生签约、医联体建设、医学装备等经费纳入政府财政保障。加强项目需求与信息化改造衔接,公共卫生业务系统实现调阅个人档案诊疗信息和体检数据、实时查询老年人体检数据、管理员账号查看每个团队工作量、统计动态使用率等功能。居民电子健康档案建档率86.26%;全区应建立预防接种证的0~6岁儿童63608人,建证率100%。常住儿童和流动儿童国家免疫规划疫苗基础免疫和加强免疫接种的接种率均超过99%。推进传染病报告管理信息化建设,基本实现传染病自动报告全覆盖。管理肺结核患者240人,肺结核患者健康管理率100%。登记在册的精神障碍患者管理率94.41%。

综合监督 推进"互联网+卫生监督+纪检"工作模式,打造"智慧卫监、阳光执法"监督品牌。由合作指挥作战综合管理平台、智慧卫监在线监测平台、执法记录仪平台组成的卫生监督综合管理平台启用,同步开发卫生监督员手机APP,实现现场执法文书电子化。智慧卫监在线监督监测平台同时涵盖医疗机构的高风险点视频监控、游泳场馆水质、医疗废水、医疗废物转运、医疗辐射等在线监测项目;由合作指挥作战管理平台延伸,结合物联网加持的执法记录仪,实现中心与现场监督实时联系互动。推进江苏省"在线监测""信用+综合监管"信用监管体系双试点,探索建立以信用为基础的新型监管机制。强化疫情防控督查,春节期间共督查预警医疗机构56个次、疾控2次、公共场所420户次、交通部门及高速口17户次,出动监督员125人次、车辆56辆次。对辖区内8个社区卫生服务中心、4个二级以上医疗机构进行双日一查,对辖区7家消毒产品生产企业、11家集中隔离观察点进行全覆盖检查,对36个社区卫生服务站进行随机抽查,总计检查110个次;放射诊疗安全督查48户次。对辖区内定点体检机构进行每日检查督导。对61家企业生产复工和防控防疫情况进行专项核查。医疗监督检查单位430个次,传染病防治监督检查460个次,放射卫生监督检查65个次,消毒产品企业监督检查9户次,总计监督检查964户次。双随机抽检单位数总共260家,其中国家双随机抽查168家、省双随机抽查的92家,完结率100%。全年共受理88件投诉举报案件,办结率100%。在高新区管委会网站公示监测结果7次。实施一般程序行政处罚案件51件,罚款17.23万元,无行政复议和诉讼案件。

职业健康 完成工业企业职业病危害现状调查996家。突出重点行业、重点领域、重点环节,开展尘毒危害专项治理、尘肺病防治攻坚行动等专项整治,同时将近年来有新发职业病案例、有多次举报投诉、职业病危害因素监测超标等共53家用人单位纳入专项整治,其中非煤矿山1家、铸造企业10家、化工企业26家。依法查处职业健康严重违法行为,检查用人单位132户次,开具整改意见书47份,提出整改意见118条,处罚金额5万元。普及职业病防治科普知识、劳动者依法享有的职业卫生权利和义务、职业病诊断与鉴定流程等,发放宣传资料500份,完成问卷调查1631人次,宣传受众2133人。

新冠肺炎疫情防控 辖区共发生新冠肺炎确诊病例6例及无症状感染者1例,其中涉及2起聚集性疫情,均规范处置;开展新冠密切接触者排查管理219人;定期开展冷链食品相关监测采样,共采集样本467份;配合外办、台协等部门,做好企业入境人员闭环管理,累计为14家企业提供业务指导。

妇幼健康服务 辖区基层妇幼健康服务规范化门诊创成率66.7%。完成23家托幼机构的卫生保健评审、5家幼儿园卫生学评价及1家萌芽保健屋评审工作。2020年未发生孕产妇死亡,出生缺陷发生率8.20‰,重大缺陷发生率1.02‰,婴儿死亡率2.05‰,5岁以下儿童死亡率1.89‰。全区乳腺筛查18551人,宫颈HPV检测18290人,孕产妇艾滋病、梅毒和乙肝检测13839人次。全区孕产妇系统管理率93.62%,建卡率98.94%,产后访视率98.63%。0~6岁儿童健康管理率95.59%,开展新生儿疾病筛查6811例,婴幼儿健康促进工程筛查384例。2020年发放企业退休职工一次性奖励3109人,发放农村部分计划生育家庭奖励金507.16万元、计划生育家庭特别扶助金501.08万元、计划生育公益金19.4万元。辖区613名特扶对象实现100%双岗联系人制度,100%落实协议医院,家庭医生应签尽签。

(周　奇)

南　通　市

【综述】

2020 年南通市卫生健康基本情况表

项　目	数　量	同比 2019 年增长数	同比 2019 年增长率(%)	项　目	数　量	同比 2019 年增长数	同比 2019 年增长率(%)
卫生机构(家)	3429	72	2.14	卫生人员(人)	66148	3524	5.63
医院(含卫生院)(家)	310	-2	-0.64	卫生技术人员(人)	53286	2957	5.88
床位(张)	49511	3136	6.76	乡村医生(人)	2973	-93	-3.03
医院床位(张)	47369	2836	6.37	个体开业人员(人)	2754	410	17.49
平均每千人口医院床位(张)	6.13	0.04	0.66	平均每千人口卫生技术人员(人)	6.90	0.02	0.29

人口	常住人口总数(万人)	772.8	卫生费用	卫生事业费(万元)	411828.8
	出生率(‰)	6.09		卫生事业费与上年比增长率(%)	34.01
	死亡率(‰)	10.12		卫生事业费占财政支出百分率(%)	3.81
	自然增长率(‰)	-4.03		卫生系统固定资产(万元)	1155547.7
医疗服务	诊疗总人次(万人次)	4045.41		卫生系统基建投资(万元)	304895.5
	门诊人次(万人次)	3711.72		平均每一门诊人次医疗费用(元)	250.1
	急诊人次(万人次)	253.93		平均每一出院患者医疗费用(元)	11713.5
	住院总人次(万人次)	123.91			
	出院总人次(万人次)	123.49			

2020 年,南通市有各类医疗卫生机构 3429 个,其中,医院 227 个、基层医疗卫生机构 3096 个、专业公共卫生机构 58 个、其他卫生机构 48 个。全市有医疗卫生专业技术人员 5.33 万人,每千人口拥有医疗卫生专业技术人员 6.9 人。全市有全科医生(含乡村全科执业助理医师)4479 人,每万人全科医生 5.8 人;注册护士 2.24 万人,每千人注册护士 2.9 人。全市居民人均期望寿命 83.16 岁。

一、新冠肺炎疫情防控

组建新冠肺炎疫情防控指挥部,建立责任共担、发现预警、应急响应、防控激励和综合保障五项机制,成为全省唯一主城区无本土病例的设区市。建成市级核酸检测基地,各县(市、区)完成临时核酸检测基地选址改造,52 个实验室单日检测能力 10 万余份。对 19 类人群开展应检尽检,应检测对象 119.2 万人,累计检测标本 111.2 万份。建立 7 个集中监管仓,推行在线主动申报制度,加大入仓货物消杀力度,加强冷链食品闭环管理,完善阳性检测处置流程,建立冷链食品集中监管、逢进必检、定点销售、实名购买机制。全年处置阳性货物事件 7 件,追查处置涉疫货物 6.34 吨,排查相关人员 1868 人。截至 2020 年底,全市共报告本土确诊病例 40 例。在全省率先推进三级医院发热门诊专用 CT(设在发热门诊区域,专门独立应用于发热门诊患者,与其他区域患者无交叉)、二级医院发热门诊专用 DR 配置,5 个发热门诊被评为省级示范发热门诊。各级各类医疗机构医务人员参与预检分诊、发热门诊 49 万人次,参与交通卡口查验 6.4 万余人次,参与医疗救治 4.04 万余人次,参与急救转运 1.19 万余人次,138 名医护人员驰援湖北。构建疫情常态化防控机制,优化疾病预防控制机构、医疗机构、社区卫生服务中心和公众"四位一体"的医防协同服务模式。部分市直医院成立公共卫生与医防协同科室。市第六人民医院完成平战结合隔离病房改造,具备突发传染病集中收治能力。市疾控中心核增 165 个编制。

二、医药卫生体制改革

市属 8 个医院和 66 个二级以上医院全部完成章程制定。全市有三级医院 21 个、二级医院 55 个,省级重点专科(含建设)63 个,公立医院关键指标——医疗服务量、医疗服务效率、医疗收入稳步上升,其中医疗收入比上年增长 3.81%;人均费用增幅、药品、检查收入占比持续下降,其中药品收入比上年下降 1.58 个百分点。健全短缺药品供应保障部门会商联动机制,开通市民短缺药品自助登记系统,实现市民自主查询或预约登记短缺药品,累计登记注册用户 4100 余人、查询 16.3 万人次,登记所需药品 750 余种,其中属于短缺药品 20 余种。对省级短缺药品储备目录外 49 个通用名、172 个品规易短缺药品实行定点承储,对定点承储企业进行考核管理。与上海药联体开展战略合作,增强全市短缺药品协同保障能力。以三级专科医院和中医院为龙头，组建精神卫生、肿瘤防治、妇幼健康、中医医疗、传染病防治、急诊医学六大专科联盟，联盟落实分级诊疗制度，开展专科管理、人才培养、技术交流、科研创新等工作。2020 年内，联盟免费为基层医务人员开展专科培训，超 2000 人次参加；对海安、如东、通州等县(市、区)医院开展医疗安全培训、等级医院评审等指导。全市新增基层医疗机构市级重点专科 22 个，累计 53 个。

三、医政管理

推进区域救治中心建设，确认第二批市级胸痛救治中心 6 个、创伤救治中心 5 个、卒中救治中心 7 个，完成 8 个省级区域医疗中心申报。新增省级重点专科 12 个、省级重点建设专科 3 个，其中通大附院分别新增 4 个、2 个。截至 2020 年底，全市有省级重点专科、省级重点建设专科分别为 60 个、3 个，其中通大附院分别有 28 个、2 个。全力推进医疗基础设施建设。通大附院新院区、市传染病防治院扩建二期工程、市妇幼保健院儿童大楼等市本级重点工程如期动工。通州区中医院、海安市妇保院等工程破土动工。新增省级基层特色科室 5 个、市级基层特色科室 59 个、市级基层特色科室孵化中心 35 个；建成省级农村区域性医疗卫生中心基本建成单位 13 个，位居全省第二；创建省级社区医院 4 个；累计建成家庭医生工作室 290 个，其中省星级家庭医生工作室 6 个。居民两周内患病县域就诊率上升 10 个百分点，达 92.98%。推动医疗质量控制体系建设，新增专业质量控制中心 30 个。委托第三方开展门诊患者和住院患者满意度调查。在全省三级医院出院患者满意度调查中，全市综合评分居全省设区市之首，12 个医院入选全省前 50 位，其中市第六人民医院列全省首位。

四、疾病预防控制

报告甲、乙类传染病 15 种、7010 例(慢性肝炎除外)，报告发病率 95.79/10 万，比 2019 年下降 16.09%。报告发病数前五位病种为梅毒、肺结核、淋病、肝炎、猩红热。报告死亡数 29 例，其中艾滋病 19 例、肺结核 8 例、狂犬病 2 例。报告丙类传染病 7 种 4127 例，主要病种为手足口病，报告发病率 56.7/10 万，比 2019 年下降 51.52%，无死亡病例报告。报告布鲁氏菌病例 3 例；报告全省首例霍乱病例 1 例，血清型为 01 群小川型；报告境外输入登革热病例 3 例(柬埔寨输入 2 例，泰国输入 1 例)，崇川区、海门区和如东县各 1 例，未发生二代病例。高血压、糖尿病规范管理率分别为 67.53%、66.91%，血压、血糖控制率分别为 71.8%、53.94%，完成第七期城市癌症早诊早治项目。如东县、启东市通过省级慢性病综合防控示范区复审。

五、中医药

全市共有中医类别执业医师 3023 人、助理中医师 304 人，2 人通过省中医医术确有专长人员考核。马小平、朱婉华、邱祖萍、沙建飞、姚祖培、顾庆华、瞿伟 7 人入选省名中医。王传兰、卢卫强等 30 名专家获评市基层名中医。全市建成中央财政支持的基层医疗机构中医诊疗区(中医馆)121 个，中医阁 384 个，67 个基层医疗机构获评星级中医馆。启东、海门通过全国基层中医药工作先进单位复审。海安市中医院、如皋市中医院、启东市中医院通过三级中医院评审。通州区中医院新院开工建设；海门区中医院新院推进招标。

六、老年健康

构建“社区医养三大体系、机构医养三种模式、专业特色四项服务、要素支撑四大保障”医养结合“3344”模式。市卫生健康委、市医保局联合出台《南通市社区护理站管理办法(试行)》，将社区服务站服务内容列入长期照护保险定点和支付项目。全市新增社区护理站 18 家，实现城镇街道全覆盖；新增护理院 7 家，实现县(市、区)全覆盖。为全市 113 万位 65 周岁以上老年人免费提供基本健康体检服务，超额完成工作目标；为市区 5.8 万位 65 周岁以上老人免费接种 23 价球菌肺炎疫苗。

七、妇幼保健

推进妇幼健康免费筛查项目，分别完成宫颈癌、乳腺癌检查 20.99 万人、21.34 万人。新生儿疾病筛查、听力筛查、先天性心脏病筛查 3.77 万人、3.76 万人、3.75 万人，实现目标人群全覆盖。启东市妇幼保健院投入运营，为全省首个县级三级妇幼保健院；海安市妇幼保健院开工建设，建设标准为三级甲等，规划床位 800 张。市政府出台《市政府办公室关于促进 3 岁以下婴幼儿照护服务发展的实施意见》，确定“一年育典型、三年筑网络、五年成体系”的总体思路，构建家庭科学育儿为基础、社区托育服务为依托、机构普惠托育为补充、多元化、多层面的婴幼儿照护服务体系。全年新增 15 家普惠性婴幼儿照护服务机构，新增 1935 个普惠托位；4 家机构被评为省级示范性托育机构。全年全市早孕建卡率 91.07%，孕产妇健康管理率 98.52%，产后访视率 97.65%。全市孕产妇死亡率 2.65/10 万，婴儿死亡率 2.41‰，5 岁以下儿童死亡率 3.47‰。

八、爱国卫生

开展“健康细胞”建设，创成国家卫生镇 4 个，累计 27 个，普及率 40.3%；创成省级卫生镇 1 个，累计 57 个，普及率 85.1%；创成省级卫生村 50 个；创成省级健康镇 3 个，新增省级健康村(社区)66 个、健康单位 34 个、健康促进医院 6 个。联合《扬子晚报》开展“全民战疫、呵护健康”答题活动 2 期，超 290 万人次参加。出台《2020 年南通市农村户厕改造考核办法》，全市完成农村无害化卫生户厕改造改 15.53 万座，全市农村无害化卫生户厕普及率 99.5%。

九、卫生监督

全市卫生监督机构采取“双随机一公开”模式开展日常监督检查工作，实施治理行业乱象、规范行业秩序为重点的专项整治行动，完成国家“双随机”监督抽查 1881 件，省级“双随机”监督抽查 1440 件，完结率 100%。推进食品安全标准规范化管理工作，帮助企业正确使用食品安全标准,全年落实食品企业标准备案280件,南通市成为全省食品企业标准备案质量互查中唯一“零差错”设区市。开展尘毒危害专项治理行动,督查矿山、冶金、建材、船舶制造、化工等重点行业用人单位372家,立案11件,罚没款17.5万元。推进企业进行职业病危害项目申报,全年共8252家企业申报职业病危害项目。卫生行政许可办理时限压缩率78%,许可事项“不见面”审批、医护人员电子化注册率100%,实现南通市卫生健康委首个“一件事”医疗机构及医护人员变更审批改革落地,实现一次办结、承诺时限压缩率47.6%。全市各级卫生监督机构共办理行政许可事项1.16万余件,按时办结率100%。

十、无偿献血

全市无偿献血9.3万人,捐献全血2833万毫升,捐献机采血小板10344单位。市区无偿献血4.4万人次,同比增长7.75%。采集全血1300万毫升,采集机采血小板7757治疗单位;制备冷沉淀1.66万单位,成分分离率99.92%;临床供血1346万毫升,比2019年增长2.85%。未发生因血液安全引发的医疗事故。

(达 铰)

海安市

概况 2020年,全市有市级公共卫生机构4个,医疗机构397个。医疗机构总床位6181张,每千人拥有床位7.16张。全市现有卫生技术人员6741人,其中执业(助理)医师2424人,每万人拥有执业医生28.08人,注册护士2199人。

医药卫生体制改革 研究制定《关于进一步深化我市城乡基层医疗卫生机构运行机制改革的实施方案》《海安市公立医院薪酬制度改革实施方案》《建立海安市紧密型医疗联合体实施方案》《关于完善我市实施国家基本药物制度的实施方案》等10多个文件,研究制定建立现代医院管理制度实施办法、“海陵名医工程”培养对象选拔与培养管理办法、海安市创建省级临床重点(建设)专科实施方案、海安市临床重点专科能力提升实施方案等政策。市中医院党总支于12月升格为党委,市人民医院和市中医院均实行党政分设并配备总会计师,市疾控中心和市卫生监督所升格为副科级事业单位。

卫生监督与医疗机构管理 办结公共场所卫生许可377件、放射诊疗卫生许可17件、生活饮用水卫生许可3件。实施行政处罚案件51件,罚没款人民币54.8万元。省“双随机”总任务213家,监督完成202家,任务完成202家,关闭11家,完成率94.84%,完结率100%。摸排全市229处非法行医监测哨点,开展“打非巡查”8786户次,上报监测信息39条。查处非法行医案件15起,罚没款15.3万元。对全市170家住宿场所、191家沐浴场所和512家美容美发场所,开展顾客用品用具卫生专项整治,卫生检测率和公示率100%。完成医疗机构准入及注销现场验收28个,机构内增设口腔科、康复科、妇科8个,增设血透室1个,增设床位2个,诊所及医院整体搬迁4个,注销机构4个。抽查住院病历600多份,点评处方5000多张,查处不良执业行为医疗机构12个,处罚9.6万元,没收违法所得2.4万元。与市场监管局联合举办2020年全国安全用药月及医疗器械安全宣传周活动;探索建立短缺药品市级储备机制,设立全市短缺药品保障资金20万元;落实市级处方点评机制,对不合理不规范用药行为进行公开点评培训;举行市级处方点评1次,现场处方点评1次,参培500多人次。对全市4个医疗机构血液净化中心感染预防与控制工作进行指导,参加南通市新冠肺炎感染防控交叉检查,完成上湖医院、应急医院、4个乡镇中心卫生院发热门诊综合楼等单位的感控流程设计,并通过南通市感染管理质控中心审核。2020年共48个二级生物安全实验室、1个一级生物安全实验室取得备案证书。市人民医院、市中医院建立医疗废物信息管理系统,确保可追溯。全市未被污染的输液瓶袋统一回收,且全程二维码信息追溯,实现“闭环管理、定点定向、全程追溯”;定期收集医疗废物重量数据,定期不定期开展医疗废物专项督查。

智慧卫生建设 充分应用“互联网+”技术,创新医疗服务模式,以海安市人民医院和海安市中医院为试点,推广多学科诊疗模式。市人民医院、市中医院在三级医院平台上,与上海、南京多个医院建立协作关系,开展交流。人民医院建成国家远程卒中中心和心脑血管病海安分中心。加大临床路径管理推广力度,实行“线上申请、线下上门服务”,十个乡镇(中心)卫生院全部接入平台,全年上门护理服务1273例。

医药科研 2020年,海安市人民医院获批南通市科研立项19项,南通市卫健委医学科研课题2项,南通市妇幼健康专科联盟科研项目1项,共发表论文180篇,其中SCI收录论文7篇,北大核心期刊4篇,科技统计源期刊118篇,省级期刊47篇。与苏州大学合作成立苏州大学—海安人民医院协同创新中心,对接神经外科、肿瘤科、骨科、心血管内科四个争创省重点专科的科室。选送17名医务人员前往北京、上海、南京、苏州等地医院进修学习;接受17名外省、周边医院的医务人员来院进修。外出参加学术活动215人次,邀请上海、南京、郑州、苏州等地知名专家来院讲学15人次,主办江苏省继续教育学习班2次,南通市继续教育学习班10次。接受68人来院实习,完成南通大学和江苏卫生健康职业学院两个班的临床教学任务。市中医院申报省“333”人才科技项目立项1项、南通市科技计划指导性项目立项10项、南通市卫健委科技项目立项7项、南通市中医联盟科技项目立项3项,申报的21项新技术、新项目通过审批。获南通市卫健委优秀中医药奖二等奖一项、三等奖二项。举办省级中医药继续教育项目3项,市级继续医学教育项目3项。

人才培养 全年公开招聘卫生专业技术人员92名、编外技术人员153名,5名编外援鄂一线医务人员直接入编。选派20名年轻干部参加海安市专业领域青年干部培训班,组织一期院长暨党务干部培训班。组织县级医院骨干专科医师2名,乡镇卫生院和社区卫生服务中心骨干医生、管理人员19名参加国培基层卫生人才能力提升培训项目。组织15名基层医护人员参加中国急诊培训学院南通分院“第四期急救技能培训班”暨“南通第十五期急救技能实训班”,通过考核并获“十大急救技术”培训合格证书。组织6名乡镇卫生院医护人员及48名乡村医生参加南通市2020年农村基层卫生工作人员务实进修。组织7名临床医生参加2020年全科医生转岗培训。

公共卫生 基本公共卫生服务项目补助标准提高至人均100元,新增的5元全部用于基层医疗机构疫情防控工作,已经在疫情防控初期及时全额下拨。项目资金采取当年“先预拨、后结算”的方式,6月底前预拨经费58%,12月底前依据考核结果进行决算,全年下拨基本公共卫生服务项目补助资金6969.53万元。

卫生创建 巩固全国文明城市、国家卫生城市、国家慢性病综合防控示范区。共建成国家卫生镇5个、省级卫生镇和省级卫生村全覆盖;建成省级健康镇2个、省级健康社区(村)24个。建成健康促进医院4个、健康促进学校75所,其中金牌学校7所。建成健康示范单位15家、健康主题公园10个、健康小屋5个、健康步道12条、健康街3条、健康食堂与健康餐厅(酒店)15家。居民健康素养水平25%。建成城乡社区10分钟体育健身圈,镇、村公共体育设施覆盖率100%。

妇幼健康服务 全市活产数3593人,新生儿访视率98.64%,3岁以下儿童13151人,7岁以下儿童32847人,0~6岁儿童保健管理率97.28%。筛出高危儿1069人,体弱儿4311人,均进行分级分类管理。完成全市近1.9万名在园儿童视力筛查与建档工作。0~6岁儿童家庭医生签约29475人,签约服务率89.7%。0~36个月儿童13151人,接受中医调养服务12038人,中医药健康服务指导完成率91.54%。全市产妇数3546人,产妇建册率100%,早孕建册90.04%,产前5次检查率90.43%,访视率97.97%,住院分娩100%,筛出高危孕产妇2779人,筛出率78.37%,高危孕产妇按分级分类管理要求,规范筛查、评估、随访管理服务。孕产妇家庭医生签约3178人,签约服务率98.2%。全市危重孕产妇36例,危重新生儿135例,抢救成功率100%。全年增补叶酸发放3038人,完成率101.3%,叶酸服用率97.6%。全年农村妇女宫颈癌检查39002人,完成率100%,乳腺癌检查39189人,完成率100.5%。为接受婚前保健服务的2748人和初次产前保健的孕妇3685人、住院分娩产妇3405人免费提供艾滋病、梅毒和乙肝检测及咨询,为乙肝表面抗原阳性产妇所生的123名活产儿提供免费注射乙肝免疫球蛋白。落实免费基本避孕药具进规模企(事)业单位和高校。协议医疗卫生机构提供的免费基本避孕手术3879例,上报避孕器械不良事件582例,避孕药品不良事件54例。

出生缺陷干预 全市结婚登记2888对,免费婚检5496人,婚前医学检查率95.15%。为1903对夫妇提供规范的孕前优生健康检查服务,面对面开展优生健康咨询指导257人次。孕中期产前筛查3456人,筛查率97.46%,确诊1例21-三体综合征。新生儿听力筛查3579人,筛查率99.61%,确诊听阈下降18人。先天性甲状腺功能低下和苯丙酮尿症筛查3587人,筛查率99.83%,无确诊病例。新生儿先心病筛查3439例,确诊40例。为所有筛查可疑、高危、确诊者提供保健指导、转诊治疗和跟踪随访服务。

疾病预防控制 开展新冠肺炎疫情相关的流行病学调查235人,向外地发出协查函3份,参与外地协查48起。开展重点人群、食品样及环境样等应检对象核酸检测11000多例。5月起恢复肠道门诊,规范开展霍乱监测,无霍乱疫情报告。全年报告突发公共卫生事件8起,包括1起新冠肺炎聚集性疫情和7起水痘暴发疫情。完成全市接种门诊系统升级,标准化建设改造,全年接种一类苗、二类苗约20万剂次,报告疑似预防接种异常反应98例,无严重副反应,无死亡病例,无接种纠纷发生。开展市看守所羁押人员的HIV筛查检测462人次,发现艾滋病感染者1人。全年初筛HIV抗体阳性32人,南通确证阳性26人。定期对该市200多名艾滋病患者随访、管理,开展相关检测、监测。全年发生学校结核病疫情4起,均规范筛查、处置,未发生学校聚集性疫情,对143所学校27000多名新生开展入学体检结核筛查,发现强阳性80人;南通理工学院筛查发现活动性肺结核1例。走访核实登记存活麻风病患者432人。按监测方案组织开展病媒生物防制工作,监测“四害”密度。

基层卫生 对全市在管精神障碍患者及有肇事肇祸倾向的患者根据病情分类进行预防管理,对危险级别在5以上的患者及时督促送其到专科医院就诊。建立职业病防治联席会议制度,对全市化工、冶金、建材以及家具生产等重点行业企业职业病危害摸底调查,共收集1599家存在职业病危险因素企业基础信息。全市家庭医生签约常住人口签约率51.34%,重点人群签约率88.49%,“点单式”签约48545人,市级专家下乡446人次,服务签约居民10784人。为建档立卡低收入人口免费提供家庭医生签约服务,按户建立家庭健康档案,并为其家庭成员建立居民电子档案、免费提供健康体检、定期开展健康管理。曲塘中心卫生院参与探索医联体支持下签约服务上下联动模式创新;雅周、南莫、李堡、城东中心卫生院开展家庭医生预约上门和家庭病床服务试点通过省级评估验收。开发区南屏村建成省星级家庭医生工作室。完善《海安市2020年基层医疗机构基本药物制度绩效考核细则》,明确基药补助经费暂缓拨付相关情形。全年组织开展4次基本药物制度执行情况督查考核。

专科建设 出台《海安市创建省级临床重点(建设)专科实施方案》《海安市临床重点专科能力提升实

施方案》。市人民医院建成1个省级临床重点建设专科,20个市级临床重点专科,6个市级临床重点建设专科;市中医院建成1个省级中医重点专科,8个市级中医重点专科,2个市级中医重点建设专科。成立海安市护理管理质控中心,完成海安市人民医院护理专科联盟17家单位协议续签,并分成3个专科小组对17个单位进行现场督导,筹备组建海安市中医院护理专科联盟。

中医药　9月接受全国中医药先进单位复核评审;组织8个乡镇卫生院中医馆参加南通市基层医疗卫生机构星级中医馆评选。加强"全国老中医药专家学术继承工作导师""江苏省名中医"夏治平两个基层工作站建设。市中医院和苏州大学签订战略合作协议,重点合作项目包括人才培养、科研提升及学科建设。开展"中医中药中国行"活动,针对基层举办4期"中医适宜技术培训班",举办中医药养生知识讲座10次,受惠群众1500余人。7人被南通市卫健委、市中医药管理局确认为基层名中医。调整组建中医药文化科普宣传巡讲团专家库,开展第十届"中医药就在你身边"中医药健康巡讲。举行中医药健康行大型义诊,举行第二届"中医养生功法表演竞赛"暨"学经典、讲经典、用经典"推进活动。加强市中医院"中国江苏—乌兹别克斯坦中医药中心"项目建设。

人口监测与健康发展　全市有育龄妇女172676人,其中已婚育龄妇女122910人。全市办理生育服务登记3235件,其中一孩1876件,二孩1359件。再生育审核136件。出生4008人,其中一孩2398人,二孩1535人,多孩75人。开展幸福家庭创建项目、典型案例评选。实施"新家庭项目"试点,开展新一轮全国计划生育优质服务先进单位创建活动。出台《海安市3岁以下婴幼儿托育服务工作管理办法》,1家托育机构申报为国家发改委普惠托育服务专项行动项目,获国家项目补助资金200万元,2家托育机构申报为江苏省普惠托育实事项目单位,1家托育机构获省示范托育机构称号。全市40个市直部门单位对牵手帮扶的计生特困家庭开展集中走廊慰问活动,为1户"失独"家庭实施危房改造。

(唐雨露)

如皋市

概况　截至2020年底,全市拥有医院31个(含护理院5个)、乡镇卫生院(社区卫生服务中心)14个、门诊部21个;有床位6893张,每千人拥有床位5.58张;执业(助理)医师3376人,每千人拥有执业(助理)医师2.73人;注册护士2555人,每千人拥有注册护士2.07人。全市医疗机构总诊疗732.39万人次,健康检查57.97万人次,医疗机构实际开放234.7万床日,实际占用163.42万床日,出院17.17万人次,住院患者手术4.35万人次,出院者平均住院9.3日。2020年内,市卫健委被国家卫健委表彰为全国计划生育发展追踪调查优秀单位;被省卫健行业党委表彰为全省卫生健康行业"党员示范岗";被南通市委、市政府表彰为南通市打好精准脱贫攻坚战先进单位。

医药卫生体制改革　出台《如皋市县域医疗卫生综合服务能力提升计划(2020—2022)》《如皋市紧密型医疗卫生共同体建设试点方案》《如皋市镇村卫生机构一体化管理实施方案》,召开全市卫生与健康大会暨深化医药卫生体制改革推进会议。以市人民医院、中医院为龙头建立两个医共体,其中人民医院医共体成员单位9个、中医院5个,各对接3个开展试点,远程会诊、医学影像、远程心电、医学检验、消毒供应等主要技术服务中心基本建成,医共体格局初步形成。围绕"六统一"管理要求,制定镇村卫生服务一体化管理实施细则,明确镇卫生院(社区卫生服务中心)院长(主任)为村卫生室(社区卫生服务站)的法定代表人,对辖区村卫生室(社区卫生服务站)全面实现人员、业务、药械、财务等一体化管理。制定《如皋市医共体内双向转诊管理规范(试行)》。龙头医院下基层义诊217人次、查房613人次,查验结果互认4292人次,在基层建立工作室4个,成员单位上转患者1999人次。

医疗卫生服务　市人民医院通过三级乙等评审,成为南通大学附属如皋医院,市中医院通过三级乙等中医医院复评;市三院、四院分别通过二级甲等和二级乙等综合医院评审,建成省级农村区域性医疗卫生中心;博爱医院成为通大附院如皋分院,如皋港医院建成二级甲等综合医院;市二院建成二级甲等专科医院。新增南通市临床重点专科6个、重点建设专科6个,市三院、四院分别建成4个、3个基层特色科室孵化点。分层次对引进人才进行一次性奖励,鼓励现有卫技人员提升学历水平。招聘本科以上卫技专业人员101人,招录免费培养农村订单定向医学生109人(本科55人、大专24人、中专30人)。有133名中专学历"农村医学"免费生到村卫生室工作。合并各卫生院总院、分院系统,并完成镇、村两级HIS系统合并运行,实现数据共享、互联互通。完成居民电子健康档案系统升级改造和镇卫生院区域体检系统安装上线。依托"银医通"项目,在镇、村两级全面铺开窗口扫码支付上线,有16个基层医院和283个村卫生室完成窗口扫码支付上线。在门急诊量较大的13个基层医院统一上线自助一体机,实现患者自助挂号、自助缴费、自主打印报告。市人民医院、中医院通过电子病历系统应用水平四级评价。市精防院、三院、四院达电子病历应用三级水平。全面实施医疗收费电子票据。全市无偿献血10357人次。其中采集全血9803人次,采血量14868个单位;单采血小板554人次,872个治疗量。无偿献血占临床用血比例104.5%。院前急救120急救指挥中心全年共接听求助电话83547个次,指挥派车31317车次,有效出车26382车次,救助26490人次。

疾病防控　2020年,全市人均期望寿命82.19岁。报告法定传染病2230例。其中乙类传染病12种

1302例,死亡7例;丙类传染病7种计928例;甲类及参照甲类报告管理的为新冠肺炎病例7例。报告甲、乙类传染病发病率92.74/10万。年总报告发病率158.84/10万,比上年下降7.83%;总报告死亡率0.5/10万。2020年,全市儿童计划免疫建卡率100%,免疫规划疫苗累计接种19.77万针次。举办预防接种上岗培训889人次。新冠疫苗紧急使用对七类重点人群接种351剂次。传染病监测网报率100%。应急处置水痘暴发疫情3起、集性新冠肺炎疫情3起、聚集性手足口病疫情2起、痢疾3例、伤寒及副伤寒2例、狂犬病1例、麻疹1例、风疹1例、疑似麻疹疫情36起、急性弛缓性麻痹病例5例,处置传染病自动预警信息243次。发现HIV感染者52例和艾滋病患者16例,均开展个案调查和心理疏导。HIV抗体筛查标本15.79万份,随访管理HIV抗体阳性、艾滋病患者494例,CD4阳性T淋巴细胞免费检测449人次。哨点监测400人,检出丙肝病毒2例、梅毒19例。追踪管理与新冠肺炎密切接触者259人,针对重点人群开展流行病学调查4096人次,核酸检测15521人次、抗体检测6542人次。新发肺结核患者367例,病原学阳性率55.31%;医疗机构报告、转诊肺结核患者或疑似肺结核患者577例,转诊率100%;应追踪341例,到位335例,总体到位率98.9%。接收并处理学校结核病预警信息72起,及时规范处置散发结核病疫情16起,开展1177名密切接触者结核病筛查工作及后期随访管理工作。重点人群结核病筛查,共发现、确诊肺结核患者37例。报告疑似麻风病18例,发现新发麻风病例1人,麻风病患者密切接触者检查20人,疫点调查820人。查钉螺304.24万平方米,查到有螺面积0.36万平方米(历史环境复现),药物灭螺10.37万平方米,环改灭螺0.12万平方米。开展血吸虫病当地人群、流动人群监测1304例,渔船民监测136例,未发现血吸虫患者。推进三减三健专项行动,组织机关事业单位职工参加第五届"万步有约"健走拓展赛。召开全市健康如皋暨省级慢性病综合防控示范区建设工作推进会。执行35岁以上人群首诊测血压制度,全年首诊测压率99.91%;全年新登记管理高血压高危人群35016人,糖尿病高危人群16851人;新发现高血压患者16206人、糖尿病患者6360人,累计分别为高血压患者、糖尿病患者建档227113份、66349份;高血压、糖尿病患者规范管理率分别为67.43%、67.94%。新建高血压、糖尿病患者、骨质疏松高危人群和预防老年人跌倒等各类自我管理小组225个。

卫生监督 受理许可审批事项2967件。开展各类专项整治、专项检查26次,接处投诉举报58起。执行国家及省级"双随机"监督任务单575家,其中关闭79家,完成率86.3%,完结率100%。查处卫生健康违法案件82件,决定罚没款56.8万元。承办的案件获省卫生行政执法优秀案例一等奖1件,获南通市卫生行政执法优秀案例二等奖2件、三等奖1件。对46家尘毒企业、40家化工企业、3家水泥行业企业、13家船舶行业企业、5家2019年度监测超标企业和23家近3年来有疑似职业病和职业病发生的企业进行监督检查;完成57家放射设备使用单位省级申报;开展职业健康检查机构"回头看",实行"疑似职业病或职业病"月报制度。开展《中华人民共和国职业病防治法》宣传周活动。对全市1283家公共场所单位开展春节前专项卫生监督;对建城区381家复工复产公共场所单位进行新冠肺炎疫情防控监督。开展169所学校和托幼机构新冠肺炎疫情防控、结核病防控、传染病联防联控专项督查,累计检查715户次,培训学校管理人员471人次;开展多轮次学校生活饮用水卫生专项监督,抽检27所;实施学生近视防控"蓝盾护航"项目,抽查学校17所,对不合格的提出整改意见并通报市教育局督促整改;完成大型考试卫生监督保障3次。全年查处非法行医案件25件,罚没款33万余元,集中销毁非法行医涉案物品1120千克,移送涉嫌犯罪案件2件。开展医疗技术临床应用、医疗质量安全管理、中医药服务等专项监督检查。13个二级及以上医院使用依法执业自我管理信息系统。试点对3个医疗美容机构进行信用评价。对178个医疗机构医疗废物监督检查,立案12起。对3家餐饮具集中消毒服务单位进行多轮次监督抽检,劝退不符合要求单位2家。实施传染病防治分类监督综合评价,4家单位被评为优秀,105家单位被评为合格。检查消毒产品经营单位83家,抽查产品180个;开展消毒产品生产企业分类监督综合评价,3家企业被评为优秀,1家企业被评为合格。对疾控中心和37个预防接种单位开展预防接种专项监督。对29个医疗卫生机构开展产前诊断(筛查)技术服务专项监督检查。对13个签发出生医学证明的医院开展专项监督。

妇幼健康 2020年,全市孕产妇7270例,出生婴儿活产数7340例,婴儿死亡率3.13‰。孕产妇和新生儿危急重症救治中心设立基层请会诊、转诊急救专用联系电话,协调市120急救指挥中心落实请会诊接送专家车辆,组织开展危重孕产妇和新生儿救治演练活动4次,覆盖全市11个助产机构。全面落实妊娠风险筛查与评估及高危专案管理,建立高危孕产妇市、镇、村共管机制。开展母婴安全飞行检查。开展孕前优生检查3738对,任务完成率101%,婚前检查5024对,婚检率92.47%,开展孕前检查后早孕随访23293人次,妊娠结局随访4046人次。农村妇女叶酸增补新增增补对象7392人,发放叶酸2.54万瓶,目标人群叶酸服用率94.54%。开展产前筛查和新生儿疾病筛查,产前筛查7030例,筛查率96.7%;新生儿遗传代谢性疾病筛查7331例,筛查率99.88%;听力筛查7331例,筛查率99.88%;新生儿先天性心脏病筛查5914人,筛查率99.97%,筛查阳性356人,确诊先天性心脏病89例,均转诊至上级医疗机构接收全面评估以及合理治疗。孕产妇早孕建册6673例,早孕建册率90.91%;5次规范检查6782例,规范检查率92.4%;产后访视7176例,产后访视率97.77%;家庭医生基础包签约

6673例，签约率91.78%；个性化签约3983例，签约率54.79%。新生儿访视7217人，访视率98.32%；0～6岁儿童健康管理64720人，管理率97.38%。完成适龄妇女宫颈癌检查3.12万例，乳腺癌检查3.24万例，任务完成率分别为103.97%和108.08%。结算各类计生手术7034例，发放避孕药具4.58万人次，监测上报各类避孕药具不良反应（事件）1174例，上报率950例/100万人口。对3家新办园开展招生前卫生评价，对全市79家幼儿园卫生保健工作进行综合评估。对全市幼儿园园长、专兼职保健老师共355人进行卫生保健技术专题培训。组织全市幼儿园园长及新上岗保健老师104人参加南通市级卫生保健培训。全年在园儿童体检3.1万人，体检率100%，为1.69万名在园儿童建立视力健康电子档案，组织托幼机构工作人员体检3584人次。年内签发出生医学证明6409件。

计生服务　生育登记6159人，其中，一孩3207人、二孩2952人。出生统计7389人，出生人口性别比106.8。人口出生率5.18‰，自然增长率-3.37‰。年审享受奖扶对象8.5万人、特扶对象4367人。全年发放计划生育奖扶金7984.27万元、特扶金3010.3万元。发放3503名持独生子女父母光荣证企业退休职工、59名城镇老年居民一次性奖励金共计1135.31万元。协助计生特殊困难家庭签约3213人。开展“5·15”国际家庭日、“7·11”世界人口日宣传服务活动。慰问计生困难特殊家庭457户，每户400～600元。为1291户2038人办理计划生育综合医疗保险，全年理赔239人，理赔金额484249.3万元。为计生“失独”家庭6人申请缴纳养老金。

对口支援　派出6个月期医疗专家4人、4个月期医疗专家3人、3个月期医疗专家1人到陕西洋县对口帮扶。1年半期医疗专家2人到新疆维吾尔自治区伊宁县对口帮扶。市人民医院与洋县人民医院签订2020年度对接帮扶协议。

（王　璐）

如东县

概况　2020年，如东县有医疗卫生机构479个，比2019年增加9个，卫生技术人员5159人，比2019年增加345人；执业（助理）医师2452人，每千常住人口拥有医疗卫生机构床位4.27张、执业（助理）医师2.51名。全县总诊疗475.57万人次，出院9.77万人次。全年业务总收入23.63亿元，业务总支出21.98亿元。全县医疗卫生机构总资产27.62亿元，其中固定资产10.58亿元。

新冠肺炎疫情防控　迅速启动突发公共卫生应急预案，建立完善“一办十七组”指挥机构。采取“大数据+网格化+铁脚板”模式织密防线，区分低、中、高风险实施差异化防控策略。征用掘港镇中心卫生院，用10天时间改造为应急医院。选派10名医护人员驰援湖北。4个核酸检测实验室投入使用。1月22日发现并果断处置首个病例，确诊病例3例，用27天实现本地确诊病例“清零”。县卫健委被省委省政府表彰为“全省抗击新冠肺炎疫情先进集体”。徐朝辉、管晓盈、夏建华获评“全省抗击新冠肺炎疫情先进个人”。

医疗卫生服务体系建设　县人民医院外科大楼工程完工。双甸镇中心卫生院改扩建工程一期住院楼投入使用，二期工程门急诊楼主体结构封顶。县公共卫生临床应急中心（传染病院）开工建设。港口医院一期、二期工程、洋口镇中心卫生院门急诊楼、新店镇卫生院等工程项目有序推进。承接南通、南京、上海等地优质医疗资源，新增钱俊波消化内镜、茅国新肿瘤、刘庆淮眼科等6个名医专家工作室，县人民医院挂牌“南通大学附属如东医院”。全年招聘卫生人才160人，定向培养本科医学生34人、中专医学生29人。

医疗改革　县人民医院、县中医院两个龙头医院常态开展专家下沉和同质化管理。出台《关于印发如东县医共体内部对口支援专家劳务费发放指导意见的通知》，规范县医共体建设专项资金管理和使用。新增1条千兆光纤扩容升级卫生专网，基层医疗机构信息管理系统和居民健康档案管理系统优化升级。卫生健康信息化二期项目建方案通过论证。

医政管理　对39个医疗机构开展依法执业监督，下发整改通知35份，下发停业整顿通知3份、暂缓校验1份。成立如东县医疗质量管理与控制委员会，组建如东县医疗质量管理与控制中心。开展院感、护理、临床用血等质控巡查32次，开展质控培训242人次。县中医院上线“互联网+护理服务”信息平台。实行抗菌药物分级管理，规范管理使用麻醉药品和精神药品，开展病历质量检查。全年调处医疗纠纷36起。发挥中医院陈幼清、张金明等名老中医药专家优势，推广应用中医药适宜技术，建成118个“中医阁”和8个名老中医药专家基层工作站。举办江苏省肛肠年会，承办基层中医药适宜技术培训班5期，165人参加培训。

基层卫生　栟茶镇中心卫生院、岔河镇中心卫生院被确认为首批江苏省农村区域性医疗卫生中心基本建成单位。栟茶镇中心卫生院被确认为第三批“江苏省社区医院”。新增市级基层医疗机构特色科室7个。大豫镇中心卫生院建成省级糖尿病并发症筛查工作站。推进首诊式签约服务，首诊签约覆盖全县所有基层机构。建立重点人群“点单式”个性化签约服务项目库。组建60个家庭医生团队，对服务不便的签约居民实行上门服务。

健康促进　长沙镇创成“江苏省健康镇”，岔河、栟茶2个省卫生镇通过复审。新建三格式农村改厕19374座。开展城乡环境卫生整治活动，加强病媒生物防治的规范管理。以集贸市场、农贸市场为重点，加强基础设施的清扫保洁和消毒。监测水样120份，合格率100%。关注老龄健康，推进“安康关爱行动”，全县老年人意外伤害保险参保17.03万人，承保覆盖率54.3%，同比上升12个百分点。完成65岁以上老年人免费健康体检180208人，健康管理率72.1%。如东经济开发区颐养福利中心被国家卫健委、全国老龄办授予2020年全国“敬老文明号”。

疾病防控 落实重点人群、重点场所防控措施,强化疫情早期发现和报告。全县报告乙类(无甲类传染病报告)法定传染病10种893例,发病率88.21/10万,与上年同期(947例)相比下降5.7%。加强各类预防接种门诊规范化与信息化建设,预防接种实现全流程信息化管理。落实每例肺结核患者1200元诊疗、交通、营养补助费。定期开展高血压、糖尿病面对面随访。全年高血压病例规范管理率70.14%,控制率58.38%;糖尿病病例规范管理率69.76%,控制率46.43%。开展尘肺病防治攻坚行动,与发改委、民政局等多部门联合印发《如东县尘肺病防治攻坚行动实施方案》。对270家重点企业进行监督检查,下达限期整改监督意见书69份,对5家企业实施行政处罚。

妇幼保健 规范孕产妇、0~6岁儿童健康管理,举办全县线上线下妇幼健康服务能力提升培训班。婚前检查、孕前检查、婚姻登记实现“一站式”服务。完成免费妇女宫颈癌检查26785人、乳腺癌检查27388人,“两癌”早诊率100%。新生儿疾病筛查率99.94%,先天性心脏病筛查99.97%。孕产妇查产后访视率98.15%,产前筛查率96.62%,0~6岁儿童健康管理率97.38%。危重孕产妇与新生儿救治转运体系基本建立,婴儿死亡率、5岁以下儿童死亡率分别降至2.28‰、4.56‰。

人口监测与家庭发展 实施生育登记、再生育审批网上申请办理。全年共出生3834人,其中二孩及以上1546人,二孩及以上占比40.3%。建立以村居干部兜底和包干负责的计生惠民政策落实考核机制,全面落实享受对象资格年审和退出审核和送达告知制度。开展“暖心行动”,落实计生特殊家庭联系人、家庭医生签约、绿色就医通道制度。全年向13万人发放各项计生奖励扶助资金1.82亿元。开展3岁以下婴幼儿照护服务业务培训。新增2家普惠托育机构。

卫生应急 完善各类应急预案、方案,调整卫生应急工作领导小组成员,组建6类7支县级卫生应急处置队伍。6月,组织开展“疫情下突发中暑应急处置”演练。10月,参加南通市危险化学品生产安全事故应急救援演练。11月,开展如东县2020年新冠肺炎疫情处置应急演练。每月进行急诊基础知识、急救技能的培训,每季度举办急诊人员急救技能竞赛。开展南通市继续教育急救技术进基层活动,完成4个镇区医务人员急救知识技能的培训。

综合监督 推进“不见面审批(服务)”改革,办理卫生许可事项1079件。落实“双随机一公开”制度,完成国家和江苏省双随机监督抽检任务362件,完结率100%。围绕群众关心、社会关切和民生热点开展动态监测和专项整治,开展公共场所、学校饮用水、医疗美容和消毒隔离等专项整治,对12类专业门类的1934户被监管单位开展日常卫生监督,实际监督1953户次,总覆盖率100%,立案登记89件,罚没款人民币64.3万元。

卫生行风 严格落实党风廉政建设责任制,细化完善“两个责任”清单,签订党风廉政建设责任书。深化廉洁教育,开展“5·10”思廉日、“算好廉政账”专题教育月等系列宣传教育活动。落实巡察整改政治责任,抓好县监委1号监察建议书反馈问题整改,监察建议整改落实结果通过县监委评估。出台《如东县优秀医师(护士)认定(评选)管理办法》,开展“十佳医师、十佳护士”评选。

(喻　建)

启东市

概况 至2020年底,全市有医疗卫生机构435个,卫生技术人员5508人。其中,执业医师(助理)2430人,注册护士2535人。每千人口执业(助理)医师2.56人、注册护士2.67人,每千人床位4.25张。全市人均期望寿命82.98岁。农村无害化户厕普及率99.5%。综合医改、综合监管试点、人才队伍建设、农村改厕、妇幼健康发展等工作位列南通第一,疫情防控、平安医院建设、中医药创新发展、安全生产、医养结合、职业病防治等工作均列南通前三。妇幼保健院全面运行,率先实现“所转院”,建成复旦大学附属儿科医院启东分院。

新冠肺炎疫情防控 第一时间紧急动员,在南通市率先启动应急响应,率先成立疫情防控领导组、专家组和疫情防控工作专班,第一时间落实定点收治医院和后备医院,及时落实定点医院规范化配套设施,迅速启动三院平战结合医院建设,市疾控中心建成南通地区首家县级PCR实验室,在南通地区率先对来自国内中高风险地区的复工人员集中隔离7天+核酸检测。落实外防输入、内防扩散措施,突出“社区、村居、企业”三大重点,严控重点人群、重点场所、重点环节,分区、分级、分类采取差异化防控措施。从严落实医疗机构主体责任,加强门急诊预检分诊、发热门诊、病区人员管控,加强“健康码”筛查和流行病学史调查,严格落实院感防控各项技术规范和管理制度。规范设置集中医学观察点,新冠疫苗重点人群“应种尽种”11826剂次。选派11名医务人员驰援武汉,10名医护人员奔赴上海。快速启动突发公共卫生事件应急预案及医疗救治应急预案,组建市级医疗救治专家组,配备专职救护车辆负责疑似病例及确诊病例转运。快速设置集中医学观察点,对中高风险地区到启东人员落实集中医学观察和核酸检测。全市3例确诊病例均为输入性病例,全部治愈出院。

卫生改革 “九合一”紧密型医共体建设扎实推进,集团管理办公室履行对成员单位的统一管理职责,全面推行现代医院管理制度。七大管理中心相继组建联合病房、结对专科、胸痛单元、MMC分中心,全面实行医疗集团药品耗材带量采购和后勤服务一体化,实施医疗集团药品耗材目录、竞价、采购、配送及结算

"五统一"管理，推进国家集中采购"4+7"扩围药品使用。七大共享中心建立共享工作机制，消毒供应由龙头单位下收下送、建立质量追溯管理系统，实现资源集约利用。远程教育实现常态化、制度化，远程会诊、远程心电、区域影像、区域病理、区域检验"五大"中心覆盖所有成员单位。人民医院被国家卫健委确认为"达到县级医院综合服务能力推荐标准县医院"。中医院高分通过第二轮三级中医院复评验收。妇幼保健院为省内目前单体规模最大、首家通过"所转院"能力提升项目验收的县级妇幼保健院，纳入三级专科医院管理。二院创成二级甲等综合性医院，三院创成江苏省级"社区医院"，四院、七院纳入二级综合医院管理，二院、三院、四院达"优质服务基层行"省级推荐标准，二院、三院被确认为省农村区域性医疗卫生中心基本建成单位。开展中医药适宜技术下乡活动，通过国家基层中医药先进县市复评。全面落实医疗、护理、药械、院感等各种不良事件上报和监测工作，建立动态化、高效能纠错机制。薪酬分配改革年薪制实施范围由院长扩大到二级以上医院党组织书记、副院长、集团管理办公室副主任与总会计师，年薪基数上调12%～25%。37名基层医护人员纳入备案管理。卫生人才"县管乡用"政策省级试点全面实施。出台《关于进一步加强卫生健康人才引进培养工作的实施意见》，全年编内录用120人，其中研究生26人。引进博士生1人。完成市级医院第三轮服务价格调整。推进医疗集团居民医保总额预付和基本药物制度实施省级试点。对城乡居民医保参保对象中70周岁以上老年人、低保户、五保户在基层医院住院期间使用的国家基本药物实施全免费，全年共计减免110万元。

公共卫生　建立公共卫生机构、市级医院、基层医疗卫生机构三位一体、医防融合的公共卫生服务体系，促进公共卫生资源下沉，打造县域健康共同体。开展现代化疾控中心标准化建设，疾控中心人员编制从54名扩至114名，在两大医疗集团管理办公室增挂"市疾病预防控制中心第一、第二分中心、第一、第二医疗集团医防协同中心"牌子，日常情况下承担辖区传染病、非传染性疾病、慢性病等预防控制，战时状态按照统一调度，参与全市传染病防控工作。成立启东市妇幼健康专科联盟，与紧密型医共体形成补位发展模式。全市标准化预防接种门诊建成率100%。人民医院、中医院、三院、四院、七院、城区医院先后建成发热门诊，其他中心医院建成规范化发热诊室，三院建成"平战结合"医院。人均基本公共卫生服务项目补助提高至95元，居民电子健康档案建档率96.68%，高血压、糖尿病患者规范管理率分别达71.74%、70.6%，严重精神障碍患者规范管理率95.95%，肺结核患者管理率100%，规则服药率99.27%。妇幼"四免"筛查及65周岁以上老人免费健康体检等市政府为民办实事项目均超额完成任务。通过省慢性病综合防控示范区复审，推进慢病精准化管理。设立市心理健康服务中心，组建心理健康服务团队，开通心理服务热线，全年提供各项心理健康服务630多人次。汇龙、海复两镇依托医疗集团将龙头医院专家纳入家庭医生签约服务团队，固定下基层进行科普宣教、诊疗随访。汇龙镇社区卫生服务中心被确定为省家庭医生服务模式创新建设单位，成立"家庭医生签约服务中心"，以糖尿病管理为试点，依托龙头医院专家优势，组建"施羽家庭医生团队"，创新开展医共体支持下的签约服务，实现团队专家、基层医生、社区医生对患者的闭环管理。

健康促进　通过国家卫生城市复审省级暗访评估。北新镇建成省级卫生镇，实现全市省级卫生镇全覆盖，东海、近海两镇及79个省级卫生村通过省级复审。吕四港镇建成省级健康镇，建成6个省级健康村(社区)，合作镇社区卫生服务中心建成省级健康促进医院。农村卫生户厕新建47156座，修缮提升37364座。15条健康步道和1个健康主题公园实现提档升级，在丁仓港滨河公园和申港城饮食街区建成健康主题公园和健康一条街。建成无烟党政机关24家。

家庭发展　全年向16万人发放各类计生奖扶资金约2亿元。北新镇"统筹社会力量关爱'失独'群体"被评为南通市幸福家庭优秀项目。开展全市托育机构"一点一报"，全面排查，同步启动托育机构登记和备案工作。"安康关爱行动"相关做法在全省会议上作经验交流，"慈善惠老"项目被评为省老龄工作十佳案例，聚南护理院被评为全国敬老文明号。基层卫生院转型工作入选"全省医养结合典型经验"。开展生育关怀"太阳岛"关爱服务活动，为计生特殊家庭提供全方位的情感慰藉和关爱服务。

卫生信息化　"先看病后付费"诊疗服务覆盖全市公立医疗机构。第一医疗集团建成"基层检查、上级诊断"服务模式，实现医学影像检查结果互认和人才资源共享。卫生数据中心机房与启东市大数据平台全面融合。区域医疗收费电子票据系统在全市各镇中心卫生院上线使用。基本公共卫生服务综合管理系统实现优化升级，健康一体机全部到位并实现数据实时上传，居民健康档案管理、老年人健康管理、高血压随访、糖尿病随访、家庭医生签约、慢病门诊用药补偿结算等系统主要功能全部上线使用。

卫生监督　落实安全生产领导责任制，引入第三方安全生产专业机构开展安全生产培训和督查，安全隐患治理机制不断完善。推进省级经济开发区"证照分离"改革全覆盖试点和2个"一件事一次办"改革。行政规范性文件合法性审查和重大行政执法决定法制审核执行率100%。出台《关于加强公立医院法治建设的意见》。开展"双随机、一公开"抽查，监督抽查覆盖20%被监督单位，完成率100%。完成14个医疗机构19个放射防护监控点位安装，游泳场所水质在线监测监控覆盖率81.25%。所有公立医疗机构实现医疗废物信息化管理，医疗废弃物实现产生、收集、入库全过程实时跟踪。开展尘肺病防治攻坚行动、尘毒危害专项执法、职业病防治专项整治。

党建行风建设　成立卫生健康行业党委，组建两大医疗集团管理办公室党支部,委成立机关党委。开展"不忘初心,牢记使命"主题教育、"江海战疫党旗扬"行动。2020年全系统发展新党员15名,57名医务工作者在疫情防控一线提交入党申请书,确定入党积极分子30名、发展对象2名,1名援鄂医生火线入党。组织医师节大型庆祝活动,评选表彰"十佳抗疫卫士"和优秀医学重点学、专科带头人。调优配强基层医院领导班子,举办领导干部综合管理能力培训班。严格落实党组书记第一责任人责任和班子成员"一岗双责"责任。开展"规范安全生产、规范行政执法行为营造良好营商环境"两项专项整治行动,开展医疗行业作风建设工作专项行动,整治医药购销领域各类违法行为和医疗服务不正之风。

(徐卫菊)

崇川区

新冠肺炎疫情防控 动态调整地区风险级别,精准制定管控措施,严格落实隔离、流调、消杀等一线任务。有效处置境外输入病例3人,对58名密切接触者和外地协查密接176人落实严格集中医学隔离观察措施。新建2个PCR实验室,对重点人群、进口冷链产品、通报协查的阳性检测物品、场所等开展核酸采样监测,采集各类样品32309份。高标准设立1个发热门诊、17个预检分诊点,预检分诊61.6万余人次。全年全区未发现本土病例。指导设置58家隔离点,保障企业复工复产。疫情防控常态化阶段坚持24小时应急值守,以应急体系不变、人员力量不减、防控举措不松应对疫情动态变化。卫生健康系统获评全省抗击新冠肺炎疫情先进集体。

医养结合 全区家庭医生签约314378人,签约率43.7%;失能、半失能老人等十类重点人群签约201137人,签约率89.4%;重点养老人群签约4511人,签约率98%以上。推进家庭医生团队驻点服务和为特殊对象定期上门服务。全区建成标准化家庭医生工作室93个。其中,和平桥街道北濠东村社区家庭医生工作室获江苏省星级家庭医生工作室称号。家庭医生每周2个半天到社区驻点服务,提供家庭医生签约、慢病管理、一般诊疗等服务18.7万人次;不定期开展上门服务,提供慢病随访、用药指导、康复护理等上门服务3.3万次。对脑卒中、颅脑外伤等出院康复期患者以及失能、半失能等行动不便人员,家庭医生服务团队建立家庭病床205张,上门为服务对象提供健康管理、家庭医疗、延续护理等服务,延续护理服务1250人次,患者及家属满意率95%以上。

医政管理 全年完成医疗机构变更50个、校验419个、注销48个。组织84名人员参加执业医师资格考试,完成医务人员注册和变更注册582人次。落实优质服务要求,强化合理用药监管。对区属各级各类医疗机构开展专项排查,督促整改、消除隐患,防范发生感染暴发事件,全面落实医疗质量各项管理职责。

慢性病防制 全年共报告肿瘤发病3170人,死亡1671人,死亡发病比0.53,病理诊断率69.66%,共报告脑卒中3710例,心肌梗死688例。高血压规范管理40593人,规范管理率61.23%;糖尿病规范管理13485人,规范管理率59.11%。在管严重精神障碍患者2248人,体检1478例,随访10184人次。全年共死亡5242人,死亡率7.06‰,出生率5.72‰,出生人口性别比110,人口自然增长率-1.34‰。人均期望寿命84.91岁,其中男性82.32岁,女性87.54岁。

卫生监督 2020年完成预防接种机构专项整治,住宿业顾客用品消毒专项整治,医疗机构依法执业专项整治,打击非法行医、非法医疗美容专项整治,母婴保健、计划生育机构专项整治,学校生活饮用水专项整治,森林旅游节公共场所专项整治,医疗机构传染病防治分类评价专项整治,医疗废物规范化处置专项整治,医疗美容机构专项整治,职业卫生尘毒危害专项整治等11项专项整治任务。作出行政处罚55起,罚没金额58.9万元。接处各类投拆57件均及时查处并回复,对违法行为属实的均依法立案查处。推进卫生行政许可告知承诺制,办结公共场所卫生行政许可共计260件。全面完成年度双随机监督抽检工作任务,抽检结果通过卫生监督信息系统上报国家,并同步将监督抽检结果在区政府网站进行公示。查处疫情期间销售不合格消毒产品案件2起,非法行医案件3起。抽调骨干卫生监督员走进企业、学校、托幼机构、校外培训机构,全力服务各单位复工。获南通市疫情防控先进集体称号。

公共卫生 修订基本公共卫生服务项目实施方案、考核办法、考核细则和经费量化标准,健全管理制度,优化人员组成,细化任务分工,强化督导考核,扎实推进居民健康档案管理、健康教育、预防接种、0~6岁儿童健康管理、孕产妇健康管理、老年人健康管理、慢性病患者健康管理、严重精神障碍患者管理、肺结核患者健康管理、中医药健康管理、传染病及突发公共卫生事件报告和处理、卫生计生监督协管等各项基本公共卫生服务。2020年,区本级基本公共卫生服务项目经费预算调整为人均100元。

(曹 慧)

通州区

新冠肺炎疫情防控 在武汉通报新冠肺炎疫情后,第一时间成立委疫情防控领导小组和工作组,修订突发公共卫生事件应急预案,选派人民医院7名医护人员驰援武汉和黄石。对密切接触者开展集中医学观察管理,有效遏制张芝山地区聚集性疫情扩散蔓延。规范设置发热门诊,全区5个发热门诊全部配备专用CT。规范集中医学观察管理,开通24小时心理援助热线,提供心理干预服务。5个PCR实验室配备96通道扩增仪10台,日单管检测7200人份。牵头组建6支共662人的应急疫情处置队伍。在全市率先开展新冠肺炎疫情防控综合演练,成功承办南通市疫情防控现场演练观摩会。

医疗卫生服务体系 撤销14个卫生所,55名人员整建制划入区疾控中心,公共卫生管理职能转由所在地卫生院和社区卫生服务中心承担,区疾控中心在基层设置5个分中心,在3个区公立医院设立3个分中心(医防协同中心),各医疗单位设置公共卫生科。区中医院与兴仁卫生院、城西社区卫生服务中心组建的区域医联体实质性运作;川姜卫生院、兴仁卫生院分别与通大附院、南通市三院建成医联体。川姜镇卫生院异地新建工程、十总镇十总卫生院扩建工程和骑岸卫生院异地新建工程投入使用。区级公立医院金沙湾医学综合体建设项目于12月18日举行奠基仪式。

卫生健康服务 区人民医院成为南通大学附属通州医院。平潮中心卫生院建成二级甲等综合医院。石港和平潮中心卫生院建成省农村区域医疗卫生中心并达"优质服务基层行"国家服务能力推荐标准,二甲中心卫生院等9个单位达国家服务能力基本标准。实现基层医疗机构中医馆建设全覆盖。区中医院刘岳等4名医生被评为"南通市基层名中医"。组织42名基层卫生技术人员参加中医药知识与技能培训,区中医院承办南通市2020年中医经典大讲堂竞赛活动。公开招聘卫技人员63名,委托培养不同学历层次农村医学生66名。10名大专和24名中职农村订单定向培养医学生2020年毕业并走上工作岗位。组织卫技人员和乡村医生参加多种形式继续教育活动。

健康通州建设 人均基本公卫服务项目经费100元,居民电子健康档案建档91.2万人,建档率92.53%,向签约居民开放41.29万份,开放率82.75%。甲、乙类传染病报告发病率87.77/10万,较上年下降16.81%。高血压、Ⅱ型糖尿病、严重精神障碍患者规范管理率分别达64.59%、66.57%、96.09%。完成农村改厕41827座,农村户厕改造三年行动计划圆满收官。刘桥镇创建国家卫生镇通过省级技术评估。新增省卫生村20个,实现省级卫生村全覆盖。新增省健康村7个。全年接受无偿献血7341人次,机采血小板677人次,共采集血液2630千克,血小板1190个单位。供应临床红细胞13087个单位,血浆113.4万毫升,冷沉淀4484个单位,未发生经血传染性疾病。

重点人群健康服务 规范开展孕产妇、0~6岁儿童健康管理和妇幼"五免"筛查,全区无孕产妇死亡,婴儿死亡率1.59‰。区妇计中心建成省甲等妇计中心,全区妇幼健康管理工作获市级考核优秀等次,避孕药具不良反应监测工作获2020年度全国先进点表彰。发放奖特扶资金1.47亿元,覆盖人群11.26万人。实现中心以上医院爱心母婴室建设全覆盖。开展计生特殊家庭帮扶,全年发放慰问金122.76万元,受惠4406人次。在南通市第六届幸福家庭评比中,获1个优秀项目和2个典型案例奖项。调整区老龄工作委员会成员,高标准建设2家社区护理站,实施65岁以上老年人免费健康体检17.78万人、23价肺炎疫苗免费接种3.1万人份,组织区级"敬老文明号""敬老、爱老、助老"模范人物、"十佳护理员"等评选活动。首批普惠托育民生实事项目通过省级验收,2家典型托育服务机构代表该区参加南通市婴幼儿照护服务评审。

信息化建设与便民服务 推动"银医通"项目建设,基层医疗机构和村卫生室微信、支付宝扫码付功能全面上线;通过"通州卫生健康平台"微信服务号和统一配备的自助服务终端,提供挂号、缴费、查询、报告打印和健康档案调阅等自助服务。医疗机构收费电子票据系统全面上线,开出全省区域卫生健康平台首张医疗电子票据,南通市现场推进会在该区召开。全面实施"先诊疗后付费",在区内定点医疗机构住院的建档立卡低收入患者政策范围内个人自付比例5.67%,政策范围外个人自付比例5.57%。发放江海扶贫基金补助46.27万元,受惠89人。建成区级平安法治医院20个。制定落实卫生行政执法三项制度,委机关增设安全生产监管科,组织开展医疗废弃物安全等专项整治。

(范 玲)

海门区

概况 2020年,海门区共有各级各类医疗卫生机构469个,核定床位3979张,每千人医生2.63人,每千人护士2.45人,每万人全科医生6.3人。

医药卫生体制改革 建立以基本药物制度为基础的药品供应保障体系,严格做到统一采购平台、统一规范操作、统一网上采购、统一零差价销售。各级医疗机构优化用药目录和药品处方集,优先配备使用基本药物,构建以基本药物为主导的"1+X"("1"为国家基本药物目录、"X"为非基本药物)用药模式。改革乡镇卫生院经费补偿机制,对收支结余部分进行考核奖励。2020年乡镇卫生院及社区卫生服务中心门急诊868517人次,村卫生室1362349人次。

医政医管 推进改善医疗服务行动,综合服务满意度96.85%。完成数字化医院信息系统建设,搭建区域影像等信息平台,基本实现以"居民健康档案""电子病历"两大数据库为核心的区域健康信息平台。有6个医疗机构提供预约诊疗服务,4个医疗机构提供信息查询服务。区域影像一体化平台搭建完成,基层医疗机构影像资料实时上传至上级医疗机构。医院医疗系统与健康档案系统实现双向对接,并实现省、市、县三级信息专网互联互通,区域健康信息平台通过江苏省四级鉴定。通过"巩固行风建设、优化服务流程、规范诊疗行为、做实做优医联体、深化接轨上海、加强院前急救、强化学科建设、推进信息化建设、做好医患沟通、加强医院监管"十大工作措施,实现医疗质量、服务效率有效提升。开展医联体内部"传帮带"活动,共下派专家2600多人次,龙头医院优势技术"辐射"效应不断放大。创成9个南通市基层特色科室,其中2个省基层特色科室省级评估中。该区被推荐列为国家紧密型县域医共体建设试点县。区人民医院与上海中山医院等11个医院对接,区中医院与上海龙华医院签订托管协议,待新院建成后全面托管给上海龙华医院;两地对接签约医疗机构18个,协作重点专科25个。在上海专家的指导下,开展的“冠脉造影术、冠脉支架植入术、肺栓塞取栓术、内镜黏膜下剥离术”等一系列首例手术均获成功,区人民医院“冠心病介入诊疗技术”通过省卫健委审核。同时,成立“上海专家工作室”“中医传承工作站”,病人走变成专家走,在上海“找得到医生”“住得进病房”也逐渐成为新常态。开展矛盾纠纷隐患排查整治,完善医疗纠纷调解机制,规范医患矛盾纠纷调处程序。

公共卫生 全区基本公共卫生人均服务经费提高至100元;累计建立居民电子健康档案85.26万份,建档率94.24%;65岁及以上老年人健康体检率70.26%。公共卫生服务均等化水平、信息化程度、可及化效果显著提升。高血压患者规范管理率55.9%,控制率61.1%,糖尿病患者规范管理率68.89%,控制率54.73%。三厂工房街道家庭医生工作室获“省级示范性家庭医生工作室”称号。

妇幼保健 完成宫颈癌筛查25738人,任务完成率102.95%;乳腺癌筛查25850人,任务完成率103.4%,筛查出的所有阳性病例均得到及时有效治疗。全区叶酸发放2977人,年任务完成率117.2%。对表抗阳性孕妇104人及时接种乙肝免疫球蛋白,接种率100%。切实开展出生缺陷综合防治工作并加强出生缺陷防治学习宣传,免费孕前优生健康检查任务完成率106.87%。适龄儿童国家免疫规划接种率95%,0~6岁儿童健康管理率97.81%,孕产妇产后访视率97.36%。

卫生应急 出台《南通市海门区新冠肺炎疫情防控应急预案》。各区镇政府制定本辖区内的《突发公共卫生事件应急预案》及《突发公共事件医疗卫生救援应急预案》。建立健全海门区、镇、村三级公共卫生应急工作体系,形成上下对口、分级负责、信息畅通、指挥有力的卫生应急管理体系。“中毒和水污染应急队伍”“传染病和预防接种应急队伍”等25支应急队伍,有应急队员290名,建立“突发急性传染病专家组”“突发中毒事件处置专家组”等5支公共卫生事件处置专家组,有应急专家66名。

爱国卫生 区爱卫办通过强国视频、组织线上网络学习形式召开“工业企业新冠肺炎疫情防控”“学校复学新冠肺炎疫情防控”“学校新冠肺炎疫情防控应急处置培训”等专题讲座。联合区疾病预防控制中心编印编印《健康教育报》《病媒生物防制》等系列宣传材料12种合计60多万份。该区农村改厕任务数居南通各县(市、区)首位,在南通市“四个全面”和“高质量发展”考核中排名第二。54万元除“四害”专项经费购置的药物、药械分配至城区36个居委会、8个农贸市场、区环卫所及部分重点单位。确定悦来镇等4个区镇创建“国家卫生镇”,海门港新区创建“省级卫生镇”,四甲镇建设“省级健康镇”,海门街道双高村等3个村创建省级卫生村,悦来镇、余东镇等7个区镇的17个卫生村建设“省级健康村”,数量创历年新高。

疾病防控 甲、乙类法定传染病报告1032例,发病数同比上升25.74%,网络报告率、及时报告率、及时审核率均100%,全年报告2起新冠肺炎聚集性疫情。发生伊始第一时间成立疫情防控指挥部,出台全民参与疫情防控12条措施,严格落实“四早”“四集中”要求,全力抓好病例救治和密切接触者隔离观察,统筹做好医用物资、生活必需品保障,组织近3万名党员、1.3万名志愿者投身疫情防控,6名医护人员援湖北,6名医护人员赴上海,1人获全国先进,5人获省先进,区人民医院获评省先进集体。严格落实境内外中高风险地区来海人员闭环管理,设立进口冷链食品集中监管仓,全面开展预防性消毒和抽检抽测。方舱医院完成方案设计,8个医疗卫生机构PCR实验室建成投用,核酸日检测9500份。管理高血压患者143497例,规范化管理94568例,规范管理率65.9%,血压控制达标87675例,血压控制率61.1%;管理糖尿病患者41076例,规范管理27063例,规范管理率65.89%,血糖控制达标22481例,血糖控制率54.73%。继续实施全人群死因、慢性病及危险因素监测,核实各地报告肿瘤发病卡4304张、肿瘤死亡报告卡2812张、居民死亡医学证明书9046份、心脑血管事件5774例。及时完成肿瘤、死因、心脑血管事件年报工作。每年根据居民死因资料计算政府高质量发展指标中的人均期望寿命和重大慢性病早死率,上报区统计局居民前十位死因。2020年海门区肿瘤防治工作被国家癌症中心授予“肿瘤登记工作杰出贡献奖”。进一步落实消除碘缺乏病措施,检测盐样300份,碘盐覆盖率96.67%。年内完成发热患者血检1049人,成功处置输入性疟疾病例1例。蛲虫检测770人,阳性6人。全区建成14个规范化预防接种门诊,规范化门诊建成率100%,其中二级预防接种门诊13个,三级接种门诊1个,是南通市第一家规范化门诊全覆盖县市。另外设置了14个成人门诊、13个狂犬病暴露处置门诊、6个产科门诊。启动新冠疫苗应急接种。

基层卫生 区人民医院新院搬迁投用后再升格为三乙综合性医院,三厂中心卫生院创成二甲综合性医院。区中医院异地新建、区妇保医院改建筹备工作有序推进;精神卫生中心和包场中心卫生院新建工程快速推进;国强分院、王浩分院、四甲中心卫生院改造工程开工建设;海门二社新建工程竣工启用,医疗机构雨污分流污水处理工程竣工,芳华护理院建成投用。全区卫生院均达省示范化标准,3个被评为全国群众满意乡镇卫生院,1个被评为国家优质服务示范社区卫生服务中心,建成省示范化村卫生室36个。全区9个社区、镇建成日间照料中心并投入运营,区镇居家养老服务中心、社区居家养老服务站建设实现全覆盖。出台一系列人才招引政策,细化公立医院引培医学博士、人民医院新院人才队伍与学科建设实施意见,落实疫情防控一线医务人员关心关爱措施等相关方案,落实精神卫生中心专项人才引进、基层医疗机构招引紧缺人才专项奖励等政策措施。区中医院省名老中医药专家传承工作室建设项目通过验收,获南通市“中医经典大讲堂”三等奖,组织相关人才参加省级“西学中”高级人才研修项目遴选。建成中医馆19个,完成全区全覆盖,通过全国基层中医药工作先进单位复审,3人获评“南通市基层名中医”。区、镇、村三级推广中医药服务,组织开展第四届中医药文化节、岐黄校园行、中医药知识巡讲、诵读经典、走近中医药、中医药体质辨识、慢病管理、省内外专家交流等活动。

健康扶贫　实行低收入人口县域内住院“先诊疗、后付费”新模式,畅通入院治疗与费用结算“绿色通道”,最大程度方便低收入人口看病就医。海门区人民医院等22个医疗机构全部设立“一站式”综合服务窗口。已对2370人实施先诊疗后付费,比上年增加1531人。对2614名健康扶贫对象进行分类救治。分批组织大病患者赴定点医院进行救治,累计救治437人。通过落实各项医疗救助政策和保险措施减轻健康扶贫对象的就医负担,2020年将健康扶贫对象全部纳入医疗救助对象,报销比例进一步提高。优先做好重点人群签约服务工作。家庭医生签约服务覆盖率38.74%,重点人群签约率68.45%,建档立卡低收入人口签约率100%。三厂工房街道家庭医生工作室、新东街家庭医生工作室接受省级星级工作室评选。在海门街道第一社区卫生服务中心、三厂街道社区卫生服务中心、余东镇卫生院分别进行高血压、糖尿病、慢性阻塞性肺病服务管理签约创新试点。建立居民档案更新制度、每月上门服务制度、定期患病情况调查报告制度、免费健康体检制度、一般诊疗费减免制度。

医德医风　组织开展“中国医师节”十佳评选活动,大力推进廉政文化建设,加强制度建设,强化党内监督。启动实施“内部检查五年行动”,利用5年时间对所有下属单位进行“驻点式”内部检查。全面落实大走访、大调研、大落实,推动“走帮服”活动常态化制度化。县、乡、村三级医疗服务团队开展健康宣传、健康咨询、义诊、巡诊等医疗公益服务,为慢病患者免费量血压、测血糖42.8万人次,发放健康宣教资料114.3万份。

人口监测与家庭发展　2020年,海门区新出生4178人,人口出生率4.22‰,自然增长率-4.8‰,出生人口男女性别比106,一孩率48.3%,二孩率21.95%,符合政策生育率99.93%。全年新增农村奖扶对象7385人、特扶对象217人,共发放农村奖励扶助金103026人,特别扶助金3411人。企业职工一次性奖励发放4798人,城镇非从业老年居民一次性奖励发放145人,各项奖励扶助金总额1.4亿元。参加南通市第六届幸福家庭优秀项目、典型案例评选活动。海门港新区的“开展幸福家庭主题活动”荣获优秀项目一等奖;海门街道的“为计生特殊家庭点亮那盏心灯”和悦来镇的“习正村有个最美的外来媳妇汪金秀她有颗金子般的心——无偿献血、捐献造血干细胞”被评为南通市第六届幸福家庭创建活动人物、家庭类典型案例。

（王　帅）

连云港市

【综述】

2020 年连云港市卫生健康基本情况表

	数　量	同比2019年增长数	同比2019年增长率(%)		数　量	同比2019年增长数	同比2019年增长率(%)
卫生机构(个)	2772	32	1.17	卫生技术人员(人)	40136	1408	3.64
医院(个)	90	0	0	卫生人员(人)	32439	1322	4.25
床位(张)	28443	342	1.22	乡村医生(人)	2477	-162	-6.14
医院卫生院床位(张)	26460	198	0.75	个体开业人员(人)	—	—	—
平均每千人口医院床位(张)	4.06	-0.15	-3.56	平均每千人口卫生技术人员(人)	7.05	0.15	2.17

人口	总数(万人)户籍人口	534.48
	出生率(‰)	8.07
	死亡率(‰)	6.20
	自然增长率(‰)	1.76
医疗服务	诊疗总人次(万人次)	2620.26
	门诊人次(万人次)	2442.00
	急诊人次(万人次)	112.53
	住院总人次(万人次)	66.74
	出院总人次(万人次)	66.54

卫生费用	卫生事业费(万元)	129436.49
	卫生事业费与上年比增长率(%)	21.57
	卫生事业费占财政支出百分率(%)	2.58
	卫生系统固定资产(万元)	819371.46
	卫生系统基建投资(万元)	79299.13
	平均每一门诊人次医疗费用(元)	181.0
	平均每一出院患者医疗费用(元)	8576.8

一、健康连云港建设

印发《“健康连云港 2030”行动计划》《连云港市健康城市建设行动计划(2018—2020 年)》《落实健康中国行动推进健康连云港建设实施方案》。实施“健康城市公益宣传五进行动”,开展健康教育咨询义诊活动 1.1 万场次。通过爱国卫生月活动、世界无烟日、全民健康知识竞赛等主题活动,结合疫情防控等工作,引导市民养成健康的生活方式。每季度对建成区进行一次病媒生物密度和耐药性监测,开展外环境集中消杀 18 次,建成病媒生物防制示范小区 500 余个。市健康城市建设指挥部发布《连云港市民健康公约》,组织开展无烟党政机关、健康促进县区创建工作,灌云县、连云区被确定为新一周期健康促进县区的创建县区。海州区通过全国健康促进县区国家技术评估,全市建成省级健康镇、健康村、健康社区 52 个,省级卫生村 70 个,省级健康促进医院 5 个,城乡居民健康素养水平 29.61%。印发《连云港市国家卫生城市复审实施方案》,推进 37 个专项行动。实现国家卫生县城和省级卫生乡镇全覆盖,创成国家卫生乡镇 55 个,创成省级卫生村 939 个,覆盖率 65.75%。全市完成农村无害化卫生户厕改造 19489 户,普及率 99.56%。

二、医药卫生体制改革

市政府召开全市医改领导小组扩大会议,印发《连云港市改革完善医疗卫生行业综合监管制度实施方案》《连云港市加强全科医生队伍建设实施方案》。启动城市紧密型医联体试点改革,赣榆区、灌云县 2 个县域医共体进入试运行阶段,东海县、灌云县出台县域医共体建设实施方案,县域就诊率 90%,基层医疗机构诊疗量占比 70%。连云港市、灌云县被省政府表彰为公立医院综合改革真抓实干成效明显地方。重点人群家庭医生签约服务覆盖率 73%。市、县两级全面建立党建指导委员会,二级以上公立医疗机构全部完成章程制定和发布。二级及以上公立医疗机构全部纳入建立现代医院管理制度建设试点。开展公立医院绩效考核,推进人事薪酬制度改革,将绩效工资总量调控系数放宽到 200% 及以上。全民健康信息平台获得国家区域医疗健康信息互联互通标准化成熟度测评“四级甲等”,市一院通过电子病历 6 级,委属医院全部建成互联网医院。推进总额控制下的按病种、按人头等多种医保复合付费方式改革,付费病种数 251 个,赣榆区、灌云县实行医共体医保基金预算管理,推行医保付费总额控制,灌南县先行试点按病种分值付费支付方式改革。全市采购药品 25.16 亿元,平台采购率 96.42%;采购医用耗材 13.12 亿元,平台采购率 91.26%。规范基本药物制度评估与绩效管理,优先配备使用基本药物,下达市级补助资金 1913 万元,储备使用短缺药品 2000 万元。赣榆区纳入国家基本药物制度综合试点。建成医疗卫生综合监管系统。

三、规划信息

制定出台《连云港市排查解决突出民生问题建设

"健康港城"三年行动计划(2020—2023年)》。启动制定《连云港市"十四五"卫生健康发展规划》。市中医院医养康复综合楼一期工程项目投入使用,市第二人民医院西院区危急重症救治病房及住院医师规培基地大楼项目完成主体封顶,市第一人民医院肿瘤放疗中心项目完成主体施工。市第一人民医院开发区院区项目获批专项债券资金4亿元,完成地下室施工。东海县妇保院项目获批政府专项债券资金1.5亿元,完成门诊楼、医技楼及病房楼主体封顶。灌云县妇保院项目获批政府专项债券资金2.5亿元,完成地下工程。全民健康信息平台通过国家区域医疗健康信息互联互通标准化成熟度测评"四级甲等",并被省信息化领导小组办公室评选为2020年智慧江苏重点工程。医疗便民服务平台基本做到公立医疗机构全覆盖、看病就医服务全流程、健康管理力争全方位、后台监控管理全天候,并获2020年中国智慧健康医疗创新应用实践优秀案例。实现全市卫健行业"一码通",医保脱卡线上结算支付,累计发放电子健康卡111.03万张,用卡390万人次,报告查询43.77万人次,支付医疗费用1.3亿元。升级全市远程医疗平台建设,建设全市卫生健康数据灾备中心,实现委直属互联网医院全覆盖。

四、政策法规

市政府出台《关于进一步理顺功能区卫生健康管理体制的意见》,持续深化"放管服"改革。共认领、维护行政许可等六类政务服务事项112项,全部实现在线服务,认领及维护完整率100%。事项办理时限压缩度76.42%、即办件事项占比32.14%,"公共场所零材料立即办理"入选自贸试验区连云港片区创新实践案例。完成各类卫生行政许可4000余件,均在期限内办结,实现零差错和零投诉,优化审批服务工作被省卫健委表彰。行政机关负责人行政诉讼案件出庭应诉率100%,无行政诉讼败诉案件,行政复议决定书被市司法局评为2020年度全市优秀行政复议决定文书。

五、卫生应急

完成《连云港市突发公共卫生事件应急预案》《连云港市突发公共事件医疗卫生救援应急预案》《连云港市流感大流行应急预案》修订。组织开展全市二级以上公立医疗机构和疾控机构卫生应急规范化建设工作,19个单位达标。完成重大活动医疗保障任务42次、各类院前急救任务27164次,累计行车80万千米,急救出车率99.68%。引导推进公共场所AED机设置,继续推进全民自救互救素养提升工程。

六、疾病预防与控制

全市第一时间建立联防联控机制,及时启动和调整应急响应,制定"分区分级""外防输入、内防扩散""外防输入、内防反弹"的具体实施举措。全市报告新冠肺炎病例(无症状感染者)97例,无死亡病例,隔离观察密切接触者1883人,处置新冠肺炎境外输入病例(无症状感染者)19例,对4204名入境人员实施闭环转运并集中隔离医学观察,未产生本地病例。进口冷链食品物品等采样检测2.2万份,重点人群核酸检测139.43万人次,储备隔离点104个,床位9113张,日核酸检测能力7.6万份。分四批次向湖北派出59名医务人员。

甲乙类传染病发病率81.35/10万。完成"十三五"结核病、艾滋病防治规划任务,全市结核病总体到位率、转诊到位率、医疗机构患者报告率、患者转诊率、追踪到位率、患者系统管理率、患者家属筛查率等指标均达标;艾滋病哨点监测完成率、规范化随访干预比例、高危人群干预等指标高于指标值要求。累计开展疫苗接种近171万针次,免疫规划疫苗接种率95%以上。109个儿童预防接种门诊均达到标准化儿童预防接种门诊建设要求,覆盖率100%。实现疫苗管理、冷链监测、儿童预防接种服务、成人预防接种服务、全程追溯等七个子系统全面上线规范运行。开展全民健康生活方式"三减三健"行动,培训健康生活方式指导员1267人。东海、赣榆、灌云通过"国家慢性病综合防控示范区"动态复评审;灌南县通过"省级慢性病综合防控示范区"复评审。全市肿瘤监测资料被《中国肿瘤登记年报》收录,各县区肿瘤随访登记工作第三次获国家癌症中心书面表彰,并获省卫健委行文表彰,市疾控中心获国家和省级"肿瘤随访登记工作杰出贡献奖"。依托集中隔离点和发热门诊开展新冠肺炎疫情防控形势下输入性疟疾防控健康宣教;灌南县、灌云县、海州区、东海县、赣榆区均达到饮水型地方性氟中毒防治控制标准。

七、医政管理

全市建成发热门诊31个,其中灌南县第一人民医院建成省级示范发热门诊,建成医疗机构PCR实验室28个。调整充实市级救治专家指导组,出台新冠肺炎出院患者全过程健康管理规范,"三早三盯三联合"诊疗做法被省防控办全省推广。印发方舱医院建设方案,推进三个顺位定点收治医院病房改造。全市新增省级临床重点专科6个,柔性引进41个高层次专家(团队),其中国医大师工作室1个、院士工作站5个、名医工作室35个。东海县人民医院创成三级综合医院,市儿童医院和市肿瘤医院创成三级专科医院。成立34个市级质控中心,联合医保部门开展住院病历点评2200件、处方点评23500张,护理满意度成绩首次达到90%以上。将微信公众号"健康连云港"服务号和手机APP"我的连云港"与各医疗机构信息系统对接,实现电子健康卡申领、智能导诊、预约挂号、院内导航、排队查询、报告查询、门诊、住院缴费等功能全面升级,全市门诊患者分时段预约诊疗率88.67%,同比增长25.26%。全年核销疾病应急救助费用134万元。出动2088人次医务人员开展义诊活动,13351名群众受益,为患者减免医疗费用88万元。300名医务人员参加卫生对口支援工作,实现城市医疗卫生机构对口支援基层医疗机构全覆盖。

八、基层卫生

新改建45个标准化基层医疗卫生机构,全部投入使用,全市93.39%的基层医疗卫生机构达省定标准。

新增17个农村区域性医疗卫生中心和社区医院，6个乡镇卫生院获评省级农村区域性医疗卫生中心。启动2020年优质服务基层行活动，8个乡镇卫生院达国家服务能力推荐标准。新增12个基层特色科室市级孵化中心和27个市级基层特色科室。建成42个社区家庭医生工作室，其中7个家庭医生工作室获评2020年度江苏省星级家庭医生工作室。3个县区、3个基层机构获评2020年度江苏省家庭医生服务模式创新单位，残疾人签约服务做法入选国家卫生健康委基层卫生综合改革典型案例。举行"优质服务基层行"家庭医生团队感控技能市级竞赛并组队参加省级竞赛，社区队和卫生院队分别获省级决赛团体三等奖和优秀奖，市卫健委获创新组织奖。实施卫生人才强基工程，完成引进培养650人、培训提升340人、下派帮扶600人。开展基层卫生骨干人才遴选，遴选150名省级骨干人才和265名地方骨干人才。出台《连云港市加强全科医生队伍建设实施方案》，明确全科医生补助政策，基本公共卫生服务项目人均经费标准提高至80元，居民电子健康档案规范化建档率90.4%。

九、妇幼健康服务

2020年，"健康宝贝""健康妈妈""健康生殖"三大工程在全国妇幼健康工作会议上作大会交流发言。全市孕产妇死亡率、婴儿死亡率分别为5.51/10万、2.95‰，孕产妇死亡率、婴儿死亡率持续控制在低位水平。"健康宝贝工程"将服务对象覆盖至常住人口，免费项目从"6+3+3"拓展至"6+X"，共为34729名孕产妇发放100070张健康宝贝服务券，医保补助455.43万元，财政补助670.96万元，共完成筛查112439人，发现异常5196人，全部及时给予医学指导及干预。产前筛查率94.58%，新生儿疾病筛查率99.69%。成立全生命周期健康管理专业委员会，发布"七彩行动"动漫视频和LOGO，建立"七色鹿"公益专家团队，指导全市各级医疗机构针对七个人生时期开展七彩行动。规范实施预防艾、梅、乙母婴传播项目，成立全市质控管理中心。建成全国首家市级人工智能宫颈癌防治技术中心。全年共完成宫颈癌检查122534人，乳腺癌检查122785人，补服叶酸16847人，孕优检查19023对，婚前医学检查率87.99%。配合国家卫生健康委妇幼司来该市开展"优化婚前孕前优生服务调研"工作。东海县、灌云县妇幼保健院开工建设，通过省高质量发展绩效考核。赣榆区妇幼保健院创成二级妇幼保健院，灌南县妇幼保健院被纳入国家妇幼保健机构机制创新试点地区。全市实现市级孕产妇、新生儿危急重症救治中心全覆盖。

十、综合监督与职业健康

全市公共场所事中事后监管做法在国家卫生健康委内刊《卫生健康工作交流》刊发交流，出台《连云港市改革完善医疗卫生行业综合监管制度实施方案》。为消毒产品生产企业开通办事"绿色通道"，发布公共场所、学校、企业等8类场所的疫情防控卫生监督指南。"双随机、一公开"任务完结率100%。共查处案件671起，处罚金额348.96万元，没收违法所得6.96万元。出台《连云港市公共场所卫生信用管理办法（试行）》，对全市35家消毒产品生产企业开展评价全覆盖。督导154家非星级宾馆，完成创全国文明城市工作任务。设立370个打击非法行医监测哨点，移送公安机关案件19起。完成2393家工业企业的调查摸底工作，2384家存在职业危害因素的企业申报覆盖率100%。开展重点领域尘毒危害专项整治，共立案35起、罚款25.5万元。推进尘肺病防治攻坚行动重点任务，实施职业病防治专项整治，对用人单位职业健康档案进行统一化、规范化。按时完成职业病防治监测项目任务，主动监测完成率112%。开展职业健康宣传培训，评选职业健康管理健康企业10家。

十一、人口监测与家庭发展

2020年全市出生人口3.64万人，与上年相比减少0.92万人，下降20.2%，其中一孩出生1.52万人，占比41.8%，与上年同期相比下降13.6%，二孩及以上出生2.12万人，占比58.2%，比上年同期下降24.7%，为历年出生人口最少年份。全市人口出生率8.07‰，人口自然增长率5‰以内，出生政策符合率98%以上，出生人口性别比109。全市二级以上医疗机构标准化母婴室配置率100%。确认农村计划生育奖励扶助对象13576人，特扶对象1382人，企业持证退休职工独生父母3200人，节日走访慰问计生困难家庭965户，发放各类计生奖励扶助金2197余万元。落实计生特殊家庭"连心卡"制度，实现联系人制度、家庭签约医生、就医绿色通道、心理健康服务"四个全覆盖"。新建"连心家园"项目示范点3个，创建国家级家庭健康服务中心1个。出台《市政府办公室关于促进3岁以下婴幼儿照护服务发展工作的实施意见》，创建省级托育机构试点单位3家，市级托育机构试点单位8家。成立全省首家市级婴幼儿照护服务发展指导中心和实训基地，举办婴幼儿照护服务培训班2期，培训人员150余人，婴幼儿照护服务整体推进全面发展。圆满完成"十三五"计划生育管理目标任务，海州区被表彰为全国计划生育优质服务先进单位。

十二、科技教育与国际合作

推进"科教强卫工程"。全市医疗卫生机构获省卫健委医学引进新技术评估一等奖2项、二等奖5项；获省级以上科研项目35项（其中国家自然基金青年项目4项、省科技厅项目1项、省卫健委科研项目7项），获市科技局新冠肺炎应急防治科技专项15项；获首届市科技创新奖领军单位2个、优秀单位2个、领军人物2人、优秀个人6人；发表SCI收录论文172篇、中华医学会系列期刊论文96篇。强化培训基地建设，以互查方式组织开展培训基地专项检查评估；新招住培学员119人，结业136人，全市通过率97%；开展全科医生培养培训，新招全科医师规范化培训、助理全科医生培训、全科医生转岗培训学员117人；开展农村订单定向医学生免费培养工作，省内医学院校共录取全市户籍考生 103 人;组织 18 人参加省级基层卫生机构管理人员培训班,结业 16 人;举办市级基层卫生适宜技术培训班 5 期,培训 346 人。印发《关于进一步加强新型冠状病毒肺炎疫情防控期间实验室生物安全工作的通知》;调整市卫健委实验室生物安全领导小组和专家委员会;组织开展全市病原微生物实验室生物安全专项督查;以线下与线上相结合的方式举办全市实验室生物安全培训班,培训合格 420 人。

十三、中医药管理

赣榆区、海州区通过国家中医药管理局全国基层中医药先进单位现场评估。新建基层医疗卫生机构中医诊疗区(中医馆)4 个。赣榆区、东海县、灌云县中医院通过二级甲等中医医院复审,达江苏省县级中医医院医疗服务能力推荐标准。丰广魁、张玲、胡海雁获评江苏省名中医。第六批全国老中医药专家学术经验继承项目、第四批全国中医(临床、基础)优秀人才研修项目通过年度考核。组织 134 名基层卫生技术人员参加 2020 年度中医药知识与技能培训。市针灸学会、市中医药学会、市中西医结合学会完成换届。市中医院获全国中医规培年度能力水平测试江苏省第一名,并获评 2020 年度连云港市科技创新领军单位。开展"中医药宣传月"、中医经典大讲堂等活动,举办第十届"中医药就在你身边"健康巡讲共 115 场。全市中医医疗机构"驻院式"监管模式获省中医药管理局肯定。全市新冠肺炎确诊病例中医药参与救治率 100%,市、县(市、区)中医院 8 名医务人员先后赴湖北、新疆抗疫,刘宁获"江苏省抗击新冠肺炎疫情先进个人"称号。

十四、老龄健康

2020 年全市 60 周岁以上老年人口 99.66 万人,老年人占比 18.65%。80 周岁以上高龄老人 14.07 万人,占老年人口 14.11%。印发《连云港市老年健康服务体系建设实施办法》,护理院实现县区全覆盖,批复成立连云港市老年病专科医院,二级以上公立综合医院设置老年医学科比例达 77%。开展老年医疗护理员培训班,120 名学员取得医疗护理员证书。省老年健康科普及促进项目连云港站在海州区人民医院举行。全市免费健康体检 65 岁及以上老年人 34.65 万人。完成海州玉带等 3 个社区第一批老年人心理关爱国家试点工作,启动海州朐海社区等第二批试点。安宁疗护在全省老龄健康工作会议上交流,下达市一院、市二院承担安宁疗护研究项目 2 个。市一院获省卫健委 2020 年老龄健康工作十佳案例,市二院、市四院获优秀案例。全市建成医养结合机构 20 个,当年新建 5 个,市一院和二院完成事业单位职责调整和民政养老备案,举办市级医养结合培训 2 期,培训 400 余人次。调整市老龄委组成人员。连云港市社会保险管理中心办事大厅等 4 家单位获第三届全国"敬老文明号"称号,高建梅等 7 人被誉为全国"敬老爱老助老模范人物"。开展"敬老月""智慧助老"、法律维权等关爱老年人的活动。"安康关爱行动"老年人意外伤害保险承保覆盖率 72.2%。

(朱孔豪)

【"健康宝贝"等三大工程经验做法在全国交流推广】 2020 年 1 月 16 日,该市"健康宝贝"等三大工程经验做法在全国妇幼健康工作会议上交流。"健康宝贝工程"从"6+3+3"拓展至"6+X",将服务对象覆盖至常住人口,全市产前筛查率 94.58%,新生儿疾病筛查率 99.69%。建立全国首家市级人工智能宫颈癌防治技术中心,灌南县被纳入国家妇幼保健机构机制创新试点地区。

(朱孔豪)

【全民健康信息平台获得国家区域医疗健康信息互联互通标准化成熟度测评"四级甲等",被评为"2020 年智慧江苏重点工程"】 2020 年 9 月 25 日,全民健康信息平台获国家区域医疗健康信息互联互通标准化成熟度测评"四级甲等",全国累计 42 家,苏北首家,被评为"2020 年智慧江苏重点工程"。近年来,该市推进"互联网+"与医疗健康服务深度融合,坚持以"一体化、强基础、兜网底、重应用"为指导,制定"3+N+2"的建设框架,探索创新具有连云港特色的"互联网+医疗健康"发展模式,采取对全市所有医疗机构数据开库直采的数据采集方式,并建设全市统一的数据资源中心和数据灾备中心,统一数据标准,实现市、县、乡、村 2000 余个医疗机构数据的互联互通和信息共享。

(朱孔豪)

赣榆区

新冠肺炎疫情防控 集中收治留观患者 119 人,确诊治愈出院 3 人,实施集中医学观察 909 人。改造发热门诊 7 个,建成核酸检测实验室 5 个,配备 96 孔扩增仪 12 台,完成重点人群"应检尽检"10 万余人次,购买并接种新冠肺炎疫苗 3.26 万剂次。购置负压救护车 2 台、普通救护车 10 台,配备 64 排 CT、移动 CT 各 1 台。9 名医务工作者援鄂。区卫健委被省委、省政府评为"抗击疫情先进集体"。

健康赣榆 印发《赣榆区国家卫生城市复审实施方案》,实施十大提升行动,推进国家卫生城市复审。班庄镇通过国家卫生镇技术评估。增添更换破损毒饵盒 1.3 万个,建设病媒防治标准化示范小区 50 个。完成无害化卫生户厕改造 12449 户,普及率 99.7%。开展健康促进与健康教育活动,全区居民健康素养水平提高到 29.26%。

综合医改 印发《2020 年赣榆区医共体城乡居民基本医疗保险统筹基金按人头付费及按总控指标预算方案(试行)》,在医共体内全面实施医保总额预付。落实上下转诊机制,明确医共体内 331 个不轻易外转疾病病种和 8 类转外就医病种,对未按照转诊程序就医的,降低报销比例。开展国家基本药物制度省级综合试点,推动优先配备使用基本药物,基层医疗机构基本药物配备品种数与金额占比分别为73%和71%。制定医共体内统一用药目录,确定区人民医院医共体用药目录1091种、区中医院医共体用药目录612种。医共体支持下的签约服务上下联动获评2020年度省家庭医生服务模式创新单位。全市紧密型医共体建设现场推进会在该区召开。

基层卫生 投入1.5亿元,启动区人民医院感染病区建设,设置床位120张。投入6.6亿元,在区人民医院老院区新建区中医院,设置床位500张。区精神病防治院病房楼主体完工,区妇幼保健院通过二级妇幼保健院验收。完成龙河卫生院门诊楼异地改建,启用宋庄镇卫生院病房综合楼。建成全省首批农村区域性医疗卫生中心2个,新增服务能力达到"基本标准"卫生院10个、达到"推荐标准"2个,石桥、墩尚卫生院通过二级综合医院基本服务能力评估验收。新增标准化村卫生室20个,覆盖率93%。全年共招录卫生人才167人。定向委培农村医学专业中专生59名。落实乡镇卫生院技术骨干务实进修11人、乡村医生实用技能进修80人。

公共卫生 全区甲、乙类传染病发病率67.64/10万,适龄儿童免疫规划疫苗预防接种率保持在95%以上。完成艾滋病抗体检测94435人。全人群签约服务覆盖率45.06%,重点人群签约服务覆盖率71.7%。

医政医管 对辖区内医疗机构院感管理和医疗废物处置进行督查,在全区范围内开展多轮新冠肺炎防控专项督查。扩大重点人群检测范围,对发热门诊患者、新住院患者、陪护人员及医疗机构工作人员等重点人群做到应检尽检。组织开展"5·12"护士节、中国医师节颁奖典礼等活动。区妇幼保健院万延永获2020感动中国江苏推选单项"爱心奖"和第五届江苏省"百名医德之星"称号。全国基层中医药先进单位创建工作通过国家评审验收。

重点人群健康 完成"两癌"筛查29046人,艾滋病、梅毒、乙肝母婴阻断检测9005人;开展免费孕前优生健康检查4500例;完成新生儿疾病筛查6429人、先天性心脏病筛查7451人。推行一站式免费婚前医学检查,婚检率85.66%。完成65岁及以上老年人健康体检8.42万人,走访慰问全区54名百岁老人。在区人民医院开设安宁疗护病区、塔山镇卫生院开设安宁疗护病房。落实农村部分计划生育家庭奖励扶助、独生子女伤残死亡家庭及手术并发症等扶助政策,共发放奖扶特扶资金410万元。

职业健康与综合监督 完成国家"双随机"监督抽检任务248家、省级264家。开展公共场所、医疗卫生机构、餐饮具消毒产品经营单位、学校卫生及生活饮用水监督检查,共立案查处93件。开展打击无证行医和非法医疗美容行为专项整治行动,查处非法行医及医疗美容案件5个,并对2019年42起无证行医及非法医疗美容案件进行"回头看"。加强职业健康监管,在矿山、冶金、化工等行业领域开展尘毒危害专项整治工作。

(刘庆权)

海州区

概况 全区有区管医疗卫生机构465个,其中二级专科医院、疾控中心、妇幼保健所、卫生监督所各1个,政府办社区卫生服务中心9个、非政府办4个、乡镇卫生院6个、村卫生室72个、社区卫生服务站14个,共有卫生技术人员10383人(包含民营)。通过"全国基层中医药工作先进区"评审验收,创成苏北首家国家级健康促进区,中国计生协全国十家项目点、全省首家社区家庭健康服务中心顺利建成投用,创成全市唯一一家全国计划生育优质服务先进区,在全市率先打造"黄金4分钟"急救驿站3个。

依法行政 公共场所新发证967户,延续437户,变更14户,注销22户,许可建档率、及时办结率、卫生许可证规范发证率均100%。医疗机构校验163个,延续78个,变更53个,新发证40个,注销30个。

医疗卫生监督 全年医疗类罚没共34.55万元,其中查处非法行医25例,取缔25处,罚款25.3万元,移交公安1起。

公共场所监管 全年共出动执法车辆478台次,执法人员1000人次,检查公共场所2812户次,下达监督意见书945份,发放并张贴禁烟标志1000余张。同时对2165家住宿业、美容美发业、洗浴业及游泳场所四类重点场所进行量化分级,量化分级实施率100%。

职业健康监管 疫情期间,对91家复工单位进行疫情防控卫生学指导,培训企业职业健康管理人员38名,实地进企业实地宣传3次,发放宣传材料180份,受众200余人。职业健康监管全年立案处罚7件,共处金额8.1万元。

卫生应急 建成15分钟医疗救治应急圈,开展卫生应急演练2次,完成各类重大活动医疗保障5次,规范处置突发公共卫生事件10起、新冠肺炎聚集性疫情4起、水痘暴发疫情3起、手足口病暴发疫情2起、诺如病毒暴发疫情1起。

疾病预防控制 实施新冠肺炎集中隔离措施,先后启用戴斯、方州等9处隔离场所,集中隔离1224人,居家观察5251人,建成8个核酸检测机构,共检测21110人。报告乙类传染病11种795例,发病率92.71/10万,丙类6种1848例,发病率215.51/10万,同比2019年乙类下降23.69%、丙类下降46.82%。

慢性病防治 规范管理慢病患者,登记高血压患者38482人,完成率58.64%,规范管理率37.29%,血压控制率60.99%;登记糖尿病患者13419人,完成率61.19%,规范管理率40.1%,血糖控制率46.11%。

妇幼健康服务 全区孕产妇管理6799人,产前检查率99.11%,早孕建卡率97.56%,产后访视率97.51%,孕产妇系统管理率96.47%,产前筛查率

95.35%,住院分娩率100%。全区发放出生医学证明10488件,为5186名孕产妇发放健康宝贝券13882张。

医院管理　全市2个全国示范社区卫生服务中心均落户该区,建成全国优质服务示范社区卫生服务中心2个、省级示范社区卫生服务中心4个、省级中医药特色社区卫生服务中心5个、首批优质社区卫生服务中心1个和示范村卫生室26个,创建省级特色科室4个、市级特色科室16个。

人才队伍建设　全区招引编制内卫生人才29人、合同制人员61人,签订农村订单定向医学生19名,招录农村医学生32人,开展实训培训1000人次,海州区卫健委组织三次全区岗位竞聘,解决240余人岗位聘用问题。

医联体建设　新坝卫生院成立市第二人民医院新坝分院,建立神经内科、疼痛科、老年科、消化科专科联盟;新浦社区卫生服务中心按照"三不变、三统一"原则,将妇产科整体移交市妇幼保健院托管;孔望山社区卫生服务中心实施医联体院院联动、科室联动、专家联动,形成"1+1+N"模式。

信息化建设　整合全区14个政府办基层医疗卫生机构消毒供应、临床医学检验、影像诊断、心电诊断等资源,建设区域消毒供应、临床医学检验、医学影像和临床心电中心投入运行。

家庭医生　重点人群签约率突破至75.36%,城乡居民电子健康建档率78.6%,0~6岁儿童保健管理率96%,孕产妇健康管理率97%,高血压病患者健康管理率59.64%、糖尿病患者健康管理率58.72%,重性精神病患者健康管理率72%。

健康促进　打造健康主题公园、省级健康促进医院各1个,建成社区健康驿站47个,新增健康促进单位200个,城乡全民健身设施覆盖率100%。浦南镇、锦屏镇、新坝镇创成国家级卫生乡镇,省级卫生乡镇全覆盖。农村无害化户厕普及率99.28%。

健康教育　开展健康指导员培训300余人,开展健康教育宣传"五进"活动92次,开展健康咨询133次,健康教育讲座151次,发放各种健康教育宣传资料20余种40余万份,受益群众20万余人,城乡健康素养30.44%。

病媒消杀　全区消除"四害"孳生场所4000余处,完善毒饵站、防鼠网等防制设施12000余处,投放鼠药1000千克,灭蚊缓释剂颗粒400千克;安装钢制捕蝇笼3500只,组织开展公共环境蚊蝇消杀,累计消杀面积6180万平方米。

(马　超)

连云区

概况　连云区有医疗机构77个,床位1291张、医师640人、注册护士694人,平均每千人拥有床位8.4张,每千人口执业(助理)医师4.1人,每千人口注册护士4.5人,每万人全科医生数3.72人。截至2020年底,全区累计出生1058人,出生政策符合率98.2%,人口出生率7.42‰,自然增长率2.58‰,晚婚率83.62%,独生子女累积率69.54%,出生婴儿性别比102.68,节育措施落实率98.91%。

新冠肺炎疫情防控　启动重大突发公共卫生事件一级响应防控措施,建立联防联控工作机制,成立新冠肺炎防控领导小组,组建区疫情防控集中隔离医学观察点,出台各类政策文件40余个,牵头召开全区疫情专题形势分析研判会议、疫情防控部署视频会议50余场次。依托网格化管理,采取"五包一""1521"工作法,对所有返连人员进行地毯式摸排,建立人员信息库,确保及时全面掌握外来人员信息。开展各类疫情防控督查技术指导3147户次,累计规范预检分诊20.6万人次,免费核酸检测3596人次,申报"苏康码"本区关联人员29.13万人,完成调查处置苏康码预警信息1362条,登记入境人员1276人,完成临时登轮作业人员审核2465轮次23563人次。

党的建设　完成社区卫生服务中心党组织关系整体划转,创新卫健系统"强基固本党建领航工程",实施党组书记领航"防疫有我"、党总支书记主抓优化组织建设、党支部书记创建"一支一品"特色等项目。成立新冠肺炎医学隔离观察点临时党支部,打造党建远程教育站点6家。

医疗资源优化　撤并滨海、连岛、宿城、高公岛社区卫生服务中心,医技人员分别划归墟沟中心、连云中心同质化管理。

基础设施建设　将原区税务局办公楼进行装修改造成社区卫生中心用房,建设区核酸及理化检测实验室。新建云山中心"康联体名医工作室",建成家庭医生工作室8个,省级星级家庭医生工作室3个;建成省级呼吸内科特色科室1个,省级孵化点2个,市级特色科室9个。

医德医风建设　召开全区卫生健康工作会议暨党风廉政建设推进会,印制《医疗卫生行风建设九不准》桌贴、医师廉洁口袋书等300余份。建立健全层层抓落实的党风廉政建设责任体系,联合区纪委每季度开展行业内的明察暗访。

健康城市建设　新增病媒规范化小区30个,新增高公岛健康主题公园,高公岛街道通过省级健康街道评审,国家级卫生街道实现全覆盖。开展健康促进"五进"活动160余场。开展"我为控烟发声"活动,开展城乡居民健康素养评估以及烟草流行监测调查。

基本药物管理　药品、耗材集中网上采购,执行药品零差价,建立医药价格公示栏,每月区医疗药品中心对8个社区卫生服务中心进行盘点督导。全区8个基层医疗卫生机构共采购2748个产品,采购金额535.5万元,基本药物品种配备比例72.7%,占总采购金额比例64%。

人才队伍建设　卫健系统入选连云港市第六期"521高层次人才培养工程"培养对象10名。出台《连云区卫生人才强基工程实施方案》,设立基层卫生专业技术人才专项补助。遴选出省、市、区三级骨干人才31人发放补助79.8万元,建成区基层医疗机构中医药适宜技术培训基地,组织基层医务人员参加各级各类培训320余人次。

人口家庭发展 依托家庭医生团队实现贫困人群“一对一”管理,全区被列入贫困人口救治对象324人,建档率100%。发放各类补助金1208人次256.5万元,奖励扶助兑现率100%。开展计划生育困难家庭“金秋助学”活动,对全区“失独”及伤残特殊家庭开展“两节”走访慰问并为其购买保险。

中医药服务 建成连云老街中医诊疗区,开展“读经典、练内功”活动。开展“阅读中医”“连云区中医药在你身边大型惠民行动”等中医药文化知识普及活动,墟沟、连云、云山三个社区卫生服务中心开展大型膏方节活动,惠及群众1000人次。

妇幼保健服务 全面实施“健康妈妈”“健康宝贝”工程,将城市无业妇女及一线女工纳入“两癌”筛查范围。在液基细胞检测(TCT)基础上增加人乳头瘤病毒(HPV)项目。

卫生监督 实施职业病防治专项治理,完成“双随机一公开”任务,推进公共场所卫生许可告知承诺、“不见面审批”服务,全年共查处各类违法案件44起。开展公共场所卫生监督,整治达标率95%。

疾病预防控制 全区报告乙类传染病7种174例,无甲类传染病报告。全年更新补充120余万元应急物资储备,报告突发公共卫生事件均得到及时、规范处置。全区免疫规划疫苗接种率95%以上,开展慢性病监测,全区严重精神障碍患者规范管理率97.27%。

(程婷婷)

东海县

综合医疗改革 东海县政府出台《关于印发东海县紧密型医疗卫生共同体建设实施方案(实行)的通知》,建立以东海县人民医院、东海县中医院和青湖区域医疗卫生中心为龙头的医共体,依托“五大中心”实现上下级医疗资源共享,使医疗服务同质化,进一步推进分级诊疗。全县规范实施基本药物制度,落实基本药物各项政策,基层医疗机构基本药物占比达到省市要求。

疾病预防与控制 县疾控中心核酸检测实验室配有96孔核酸提取仪3台、核酸扩增仪3台,核酸检测持证人员8名,日最大检测量(单检)1200份。新冠肺炎个案调查183例,样本采集4635份。全年甲、乙类法定传染病发病率63.47/10万,传染病报告及时率、完整率、一致率、准确率均100%。65岁以上老人肺结核筛查率100%,糖尿病患者肺结核筛查率100%,耐药筛查率100%。完成麻风病主动发现项目工作。全年完成各类人群艾滋病检测174216人次,患者随访率100%、CD4检测率94%、感染者和患者结核病筛查率100%。按规范开展调查处置疟疾疫情。完成地方病防治攻坚行动目标任务和终期评估。开展“癌症患者康复指导和随访管理项目”,康复指导1062人,随访管理2083人次;完成2020年国家“心血管病高危人群早期筛查与综合干预项目”,7个乡镇初步筛查19871人,检出高危对象9385人,对高危对象进行19375人次随访及综合干预;完成项目短期随访干预记录表500份,长期随访干预记录表3016例。

家庭发展与妇幼保健 新建东海县妇幼保健院门诊楼、医技楼和病房楼,全部完成主体工程封顶,县级以上妇幼健康规范化门诊建成率90.47%,危急重症孕产妇和新生儿救治中心通过市级绩效评估,完成江苏省妇幼健康信息系统建设并投入使用。完成视力筛查儿童4.5万余人,占全市总任务的60%。全县产前筛查率94.36%,新生儿死亡率1.56‰,高危孕产妇管理率100%,孕产妇死亡率连续三年为0。全县完成农村妇女“两癌”筛查2.54万人。全年出生人口9083人,出生人口性别比108.71。人口出生率7.75‰,人口自然增长率2.94‰。全县每千人口拥有0~3岁婴幼儿托位1.8个。实现奖扶、特扶全覆盖,发放奖励金240.5万元,发放特别扶助金78.24万元,发放手术并发症人员特别扶助金6.96万元。

老龄工作 65岁及以上老年人健康体检92200人,任务完成率110.59%。县人民医院和桃林中心卫生院通过国家级安宁疗护试点单位的市级验收。桃林中心卫生院增设“养老服务和培训”项目得到县发改委批复。

中医中药 推进县中医院创建三级中医医院工作,所有乡镇(街道)卫生院规范设置中医科、中药房,配备中医诊疗设备,并建成中医综合服务区(中医馆)。县中医院建成1个市名中医传承工作室,推进基层医疗机构中医药人员跟师学习项目。

爱国卫生 实现国家级卫生乡镇全覆盖。建成省级健康乡镇2个、健康村3个、健康社区5个。累计建成省级卫生村234个。城乡饮用水卫生合格率100%;全县农村卫生户厕普及率99.41%。

卫生监督 2020年卫生监督行政处罚共立案151件,结案99件。其中医疗市场立案99件,传染病29件,执业卫生1件,公共场所22件。督查1个疾控机构,24个预防接种单位、25个预防接种门诊。开展食源性疾病病例监测及食品安全相关知识培训。完成辖区内14所中小学“双随机 一公开”监督检测,完成12所学校的学生饮水检测。

医政管理 组建35人的医疗专家队伍,防控救治培训医务人员1万余人次。建成规范的发热门诊4个,竣工投用2套负压病房,5个PCR实验室规范运行。发热门诊累计筛查发热患者4.8万人次,开展集中会诊650次,隔离病房累计收治可疑病例112人。选派的9名支援武汉抗疫医护人员圆满完成工作任务。县人民医院顺利通过三级综合医院创建验收,县中医院三级医院创建工作稳步推进。对全县各级各类医疗机构分层次培训、分类督导相关人员160人次,督导通报医疗机构100余个。有9名临床医师参加全科医师转岗培训。2020年,县级医院对口支援8个乡镇卫生院。全年共受理医疗机构申请校验及设置审批34件次,其中年度校验30件,有效期延续2件,新设置1件次,变更1件。其中通过评审28个,责令整改后通过评审5个,未通过1个。2020年共受理医疗纠纷投诉10人次,其中调解4次,医疗鉴定5人次,尸检1人次。

职业健康监管　完成工业企业职业病危害摸底调查487家。2020年共有704家企业进行企业职业危害申报。县中医院在2020年度作为全县第一家职业健康体检机构创建完成并取得职业健健康体检资质。

人口健康与信息化　全民健康信息平台覆盖全县所有医疗机构(包括民营机构),实时抓取各项医疗数据;全面对接市医疗便民服务平台并推广应用,实现各医疗机构的预约分时段挂号、各类报告查询、在线自费缴费等功能;完成全县医疗收费电子票据系统建设工作,实现医疗卫生机构直接或通过区域全民健康信息平台与省平台对接。

基层卫生服务　全县21个卫生院全部达省定标准,达标率100%。403个村卫生室,达省定建设标准391个,达标率97%。省级示范乡镇卫生院15个,达标率71.4%。省示范卫生室51个,达标率12.1%。基层特色科室建成达标率66.7%,白塔妇产科通过省级特色科室认定。青湖、安峰中心卫生院通过省农村区域性医疗中心认定。优质服务基层行申报服务能力达准、标准乡镇卫生院达标率分别85.7%、14.3%。遴选出85名优秀基层卫生骨干人才。家庭医生签约服务率53.1%、重点人群签约率80.7%。

(鲁　杰)

灌云县

综合医改　该县作为“公立医院综合改革真抓实干成效明显”地区被省政府予以激励表彰。完成医保支付方式改革,实现总额控制、结余留用、超支合理分担运行机制。由县人民医院牵头和11个镇街卫生院、县中医院牵头和8个镇街卫生院组成的县人民医院、县中医院两大医共体集团正式成立运行。

医政医管　建立县级12个医疗质量控制中心。医患纠纷调解成功率95%。该委获全国无偿献血促进奖。县医院三级综合医院正式挂牌,成为南京医科大学康达学院、扬州大学医学院附属医院,与南京医科大学第二附属医院建成医联体。申请成立县急救站,建成6个名医工作室,镇街卫生院中医馆全覆盖,村卫生室中医阁建成率40%。完成健康扶贫低收入人口大病救治任务。

基层卫生　开展优质服务基层行活动,3个镇街卫生院通过推荐标准、14个镇街卫生院通过基本标准验收,杨集中心卫生院建成省级区域医疗服务中心,新建社区医院3个、市级特色科室3个。县实训基地举办县乡村卫生人才能力提升培训班3期培训116名。全县普通人群家庭医生签约率48.1%,重点人群签约率81.19%。伊山镇博溢欧尚家庭医生工作室获评省星级家庭医生工作室。

公共卫生　建立居民电子健康档案738074份,建档率91.31%。推进实施H型高血压与脑卒中防控惠民工程项目,开展65岁以上老年人免费体检70379人,规范管理高血压、糖尿病患者54178人、17343人,严重精神障碍患者规范管理率97.19%。依托县卫生应急指挥中心平台,建立阻击新冠肺炎疫情决策指挥、科学调度、有效处置的快速反应机制。

疾病预防控制　全县18个标准化儿童预防接种门诊建成率100%,20个狂犬病暴露预防处置门诊、21个成人预防接种门诊、7个产科接种单位规范运转率100%,免疫规划疫苗接种率保持95%以上,建成县疾控中心PCR核酸实验室。甲、乙类法定传染病发病率72.99/10万,获评第五批国家慢性病综合防控示范区,肿瘤登记工作获国家级和市级表彰,县疾控中心获江苏省人体生物监测工作先进单位,朱云霞获2020年马海德奖。

综合监督　配备移动执法终端,拓展全过程记录执法模式;运用“互联网+监管”“双随机、一公开”新模式,实现“定格、定员、定责”的网格化管理,建立完善县镇(街)联动执法机制;加强医疗机构信用等级管理评价工作,建立健全衔接事前、事中、事后全监管环节的新型监管机制;开展饮用水卫生、公共场所、学校卫生等多个专项整治活动,辖区内职业危害因素申报企业全覆盖。

妇幼健康　总投资3.5亿元、按照三级妇幼保健院的标准建设县妇幼保健院新建项目开工建设。新建2个市级妇幼健康门诊,推进实施“健康妈妈”“健康生殖”“健康宝贝”三大工程。全县高危孕产妇管理率100%,免费婚检率88.97%;完成农村妇女免费“两癌”筛查2.7万人。常住人口出生缺陷三级预防实现全覆盖。

人口监测与家庭发展　新增映山红幼儿园和新爱婴早教中心两家市级示范性托育机构;推进卫生和养老服务资源整合,鲁河卫生院新增养老服务职能,县中医院、伊山镇中心卫生院确定为连云港市安宁疗护试点单位。县卫健委获全省“安康关爱行动”先进单位。

健康灌云　推进“健康灌云”与卫生创建工作,国家卫生县城获授牌,国家卫生乡镇实现全覆盖;启动省级健康促进县创建工作,新建省级健康镇1个、健康促进医院5个、健康企业4家;建成10个病媒防制示范小区;新增无害化卫生户厕5600户,普及率99.8%。

新冠肺炎疫情防控　两批9名医疗队员圆满完成援鄂任务,县疾控中心和二级以上医院全部建成核酸检测实验室,推进实施县、乡医疗机构发热门诊规范化建设与病房改造工程,建成市内首个集中隔离医学观察点。灌云县新冠肺炎疫情防控办公室获党中央、国务院和中央军委联合表彰的"全国抗击新冠肺炎疫情先进集体"称号。

(何维前)

灌南县

基层卫生 92.41%的村卫生室、100%的卫生院达省定建设标准;省级示范卫生院10个,比例62.5%;省级示范村卫生室31个,比例10.69%。堆沟港镇二队等4个卫生室创建甲级村卫生室,3个卫生室已投入使用。堆沟港中心卫生院达推荐标准同时通过市社区医院复核,百禄中心卫生院、田楼镇第一卫生院达基本标准。全县组建家庭医生签约服务团队79个,家庭医生520名,服务人群覆盖率50.99%,重点人群签约率77.08%。

爱国卫生 开展公益宣传"五进"活动累计115场,县第一人民医院通过省健康促进医院创建评审。新建健康步道20千米,健康主题公园2个,健康小屋1个。灌南县和6个镇通过全国爱国卫生委员会国家卫生县城(镇)公示命名。完成农村户厕改造和修缮2495座,农村无害化卫生改厕覆盖率99.7%。12月18日启动灌南县2020年冬春季爱国卫生运动。

医政医管 县第一人民医院全面启动三级医院创建,通过市级验收。全年行政许可现场校验380余件。新冠肺炎疫情防控期间,医院发热门诊人员、医务人员、新入院患者及陪护等重点人群的核酸检测实现"应检尽检",累计检测6.8万余人次。储备有实际救治经验的3个梯队的医疗救治团队及整建制派驻队伍。2020年4月,县第一人民医院中心实验室投入使用,单日最大核酸检测量2160人份。

人才引进与培养 三次面向社会公开招聘和两次定向招聘,共招录临床、影像、护理、检验等医学人才127名(2020年应届毕业生25名,成熟型医学人才102名)。此外,2020年共招收本科定向委培医学生7名、定向培养农村医学生38名。全系统1093名在编在岗专业技术人员中有280人获得岗位等级晋升、有87名退休专业技术人员岗位等级进行比照晋升。组织基层执业医师参加全科医生转岗培训7人、务实进修8人、参加市卫健委适宜技术培训61人。

健康扶贫 印发2020年《全县健康扶贫工作要点》,累计救治大病患者3931人次。2020年,低收入人口县域内住院13179人次,其中3971人次享受托底保障政策,支付托底保障资金182.7万元;低收入人口政策范围内补偿比达100.83%,政策范围外自费医疗费用占住院总费用的5.73%。将低收入人口作为家医签约服务的重点对象,通过主动上门、首诊免费签约等多种形式,开展免费健康体检,及时更新电子档案信息,签约率和建档率分别为98.22%、98.05%。

卫生应急 修订《灌南县突发公共卫生事件应急预案》和制定《灌南县突发公共事件医疗卫生救援应急预案》。县第一人民医院、县疾控中心等医疗机构应急物资储备库达30天储备量。入境人员接驳37车次,接转50人次。共完成5项27个各类重大活动(会议)、赛事的医疗卫生保障工作,制定工作方案4个,指导场所做好卫生防疫消毒工作,共设置12个医疗急救点,出动救护车75辆次。开展"六进"宣传大型活动共10次,现场咨询与观摩2000余人次,宣传普及5000人。

疾病预防与控制 全县累计集中隔离730人,解除集中隔离730人。境外人员外省解除隔离回灌151人。实行"四包一"居家观察人员共881人。对18类重点人群及冷链食品做到应检尽检,累计采样59676份,其中冷链食品419份,环境385份,从业人员358份,进口货物9份,检测结果均为阴性。按照市、县目标任务,成立县慢病示范区创建专班,召开动员部署会议,台账资料与现场打造工作通过省级复评办验收。

妇幼保健 孕产妇保健管理率98.84%,早检率98.06%,系统管理率96.26%,艾滋病筛查率100%,产前筛查率91.72%,住院分娩率100%,孕产妇死亡率0。建立幼儿园儿童视力健康电子档案17599份,在园儿童眼保健和近视筛查覆盖率100%。实施免费"两癌"筛查,联合县妇联等部门,将环卫等一线女工纳入筛查范围。免费宫颈癌检查21738人,随访41人,乳腺癌检查21964人,随访6人,乳腺癌6例,治疗率、随访率100%。

综合监督 下放审批服务事项9项,行政处罚42项。1338家公共场所(含新办),卫生许可证、从业人员健康证明、从业人员卫生资格培训合格证持证率100%,累计监督检查2700余次,下达820份监督意见书。对58所中小学校、64所托幼机构进行全覆盖专项监督检查。开展秋季复学前后疫情防控专项检查和"青苗护航"行动,下达整改意见书54份、指导性意见书177份。完成国、省双随机抽检共304个抽检任务,完结率100%。

计生服务 2020年人口自然增长率1.48‰,出生政策符合率98.52%,生育登记率95.5%,当年出生4262人,其中一孩2223人,二孩1928人,多孩111人,性别比103.83。计生奖扶政策覆盖率100%。为3888人农村部分计生家庭发放奖励金324.01万元,为124人(上半年121人)计划生育特殊家庭发放112.32万元特别扶助金,为111名结扎后遗症人员发放救助金26.64万元;为226名持独生子女父母光荣证退休企业职工发放一次性奖励金54.24万元。

(张　博)

淮　安　市

【综述】

2020 年淮安市卫生健康基本情况表

	数 量	同比 2019 年增长数	同比 2019 年增长率(%)		数 量	同比 2019 年增长数	同比 2019 年增长率(%)
卫生机构(个)(不含卫生室)	785	17	2.21	卫生人员(人)	45157	1081	2.45
医院、卫生院(个)	189	-9	-4.55	卫生技术人员(人)	36756	793	2.21
床位(张)	30430	54	0.18	乡村医生(人)	3783	-305	-7.46
医院、卫生院床位(张)	27930	-256	-0.91	个体开业人员(人)	2983	376	14.42
平均每千人口医院床位(张)	4.33	0.28	6.9	平均每千人口卫生技术人员(人)	8.07	0.78	10.7

人口	总数(万人)	455.62	卫生费用	卫生系统固定资产(万元)	694609
医疗服务	诊疗总人次(万人次)	2567.43		卫生系统基建投资(万元)	30681
	门诊人次(万人次)	2315.76		平均每一门诊人次医疗费用(元)	209.3
	急诊人次(万人次)	155.67		平均每一出院患者医疗费用(元)	87771
	住院总人次(万人次)	78.68			
	出院总人次(万人次)	78.9			

一、概况

2020 年,全市有医疗卫生机构 2290 个,三级医院 10 个(其中“三甲”医院 5 个),二级医院 32 个,119 个乡镇卫生院、23 个社区卫生服务中心、1347 个村卫生室。市直医院全部建成三级医院,所有县、区人民医院、中医院均达“二甲”标准,盱眙县人民医院转设三级综合医院。全市医疗卫生机构实有病床 30430 张,卫技人员 36756 人,其中执业(助理)医师 14632 人,注册护士 16697 人。淮阴区、淮安区、盱眙县综合医改成效明显受到省政府督查激励。市直医院 11 个专科进入中国医院科技量值百强。举办沪淮医疗卫生合作回眸与展望主题活动,达成 50 项合作成果。市卫健委被市委市政府授予 101% 优质服务竞赛活动优胜红旗、营商环境建设先进单位。

二、新冠肺炎疫情防控

成立市卫健委疫情防控领导小组和 6 个专项工作组,规范开展病例监测,及时开展流调溯源。确定 17 个医疗机构作为定点医院,抽调 234 名医护人员分批次进驻市传染病医院。67 例病例全部治愈出院。选派 74 名医护人员支援湖北武汉。制定《淮安市新冠肺炎疫情防控应急预案》《淮安市新冠病毒全员核酸检测工作预案》等 13 个预案,加强人物同防、闭环管理、物资储备、队伍建设、综合演练、应急处置。该市重点人员全部实行集中隔离观察、压实“四方责任”“九早”等工作经验得到省疫情防控领导小组肯定。全系统 8 个单位、32 名个人受到省级以上表彰。

三、健康淮安

印发《落实健康中国行动推进健康淮安建设实施方案》,制定“健康淮安”建设年度工作计划和考核办法。市一院、市二院创成国家级胸痛中心、高级卒中中心,成为中国创伤救治联盟成员单位。金湖、涟水、盱眙县医院,盱眙县中医院、洪泽区医院建成省级防治卒中中心。建成省级高危孕产妇和危重新生儿救治中心各 1 个。市疾控中心淮河流域重点地区癌症综合防治项目及淮阴区、盱眙县农村上消化道癌早诊早治项目获得国家级表彰。全市建档立卡低收入人口免费家庭医生签约服务、“先诊疗后付费”“一站式结算”等政策措施实现全覆盖,开展 30 种大病专项救治,累计救治 40303 人、救助费用 1.65 亿元。

四、公卫体系

在全省率先出台《关于完善疫情防控体制机制健全公共卫生应急管理体系的实施方案》。全市 26 个医疗卫生机构具备核酸检测能力,每日最大检测量 7.56 万份。市公共卫生中心一期工程投入使用。采供血网络进一步健全,临床用血 100% 来自无偿献血。新创 4 家“健康企业”,工业企业职业病危害现状调查完成率在全省名列前茅。新增职业健康检查机构 10 个,实现县、区、园区全覆盖。

五、体制改革

召开全市医改重点任务部署推进会,统筹推进国家及省重点改革事项。市一院在国家三级公立医院绩效考核中,位列全国三级综合医院第72名、全省第4名。20个二级以上医院完成章程制定,市中医院作为唯一一个中医医院在省级试点工作会上交流发言。全市所有政府办基层医疗卫生机构加入医联体,涟水县、淮安区国家级紧密型县域医共体建设试点任务有序推进。新建45个家庭医生工作室,淮阴区获评省家庭医生签约服务创新单位。

六、规划信息

开展工作调研,初步拟定《淮安市"十四五"卫生健康事业发展规划》《淮安市"十四五"区域卫生规划》《淮安市"十四五"医疗机构设置规划》。谋划推进市一院急诊中心楼、市三院精神康复楼、市妇幼保健院新院二期工程、市四院传染病救治综合楼等一批重大建设项目。完成省医疗服务综合监管系统、妇幼健康系统、医疗电子票据管理平台开发部署工作。建设疫情联防联控平台。完成医疗卫生机构统计报表填报工作。做好大型设备报批工作。

七、财务管理

市级财政直接安排公立医院改革专项和药品零差率补助资金1500万元,公立医院贷款贴息182万元,疾病应急救助基金补助30万元,专科建设及人才培养投入300万元,对城市公立医院的定额补助支出增加到3248万元。全年争取中央和省级补助资金6.43亿元、抗疫特别国债资金9.81亿元。

八、政策法规

制定年度普法任务清单,做好"七五"普法规划验收工作。组织开展《民法典》《基本医疗卫生与健康促进法》学习宣传活动。动态调整行政权力清单,确认273项权力事项。加强政务服务标准化建设,梳理出50个公共服务事项,推进"一件事"办理。建立卫生审批服务嵌入式监督平台,实现审批监管标准互通、违法线索互联、处理结果互认。

九、疾病控制

市、县两级疾控中心核定编制数均达省定标准,全部建成核酸检测实验室。全市累计报告乙类传染病14种5321例,报告发病率108.04/10万,累计报告病例数同比下降12.76%。154个儿童预防接种门诊实现标准化,以乡镇为单位免疫规划疫苗接种率达95%以上。市疾控中心获淮河流域重点地区癌症综合防治项目先进集体一等奖。盱眙县通过省慢病综合防治示范区复审。启动社区健康人群大肠癌筛查工作等一批慢性病重点干预项目。儿童口腔疾病综合干预项目进展顺利,完成窝沟封闭7000颗。

十、医政医管

组织三级医院积极创建省级医疗中心。市一院在"中国地市级城市医院综合竞争力"百强榜排名上升至第39位。市二院呼吸与危重症医学科成为国家"学科规范化建设项目"优秀单位。市妇幼保健院开展27项新技术新项目,诊疗水平稳步提升。制定市级医疗中心建设标准,提升区域医疗服务能力。全市三级综合医院全部建成"互联网医院",规范临床路径管理,通过检查检验结果互认减少重复检查约25万人次,节省医疗费用约3000万元。市三院获"全国改善医疗服务示范医院"。

十一、基层卫生

建成5个农村区域性医疗卫生中心,9个社区医院、9个省级基层特色科室。22个机构达"优质服务基层行"国家推荐标准、总数全省第三。淮阴区创成省社区医院建设示范区。推行"县管镇用"人才聘用制度,建立编制"周转池",新补充农村基层卫生人员762人。

十二、爱国卫生

牵头组织开展爱国卫生攻坚战"百日行动",推动建立机关事业单位卫生大扫除制度。新创国家卫生镇4个,省级卫生镇7个、卫生村136个,创成省级健康镇3个、健康村(社区)21个,省健康促进医院5个。改造农村无害化卫生户厕57220座,基本实现全覆盖。

十三、综合监督

出台《淮安市改革完善医疗卫生行业综合监管制度实施方案》,制定《淮安市餐具饮具集中消毒服务单位监督管理办法》,淮安成为全国第一家对餐饮具集中消毒监管工作进行立法的非省会设区市。职业健康体检机构实现县域全覆盖,职业病危害因素现状调查率列全省第一。4家卫生监督机构纳入省卫健委在线监测试点和"信用+综合监管"试点单位。医疗卫生行业综合信用指数位列全市重点行业第一。

十四、中医药服务

市中医院建成扬州大学医学院附属医院。淮阴区中医院正式运营,涟水县中医院实施迁建项目,金湖县投入1.2亿元实施县中医院改扩建。淮安区投资800万元改建吴鞠通中医馆。新增21个基层医疗机构中医馆。新增1名省名中医,评选出25个市级中医临床重点专科及建设单位。开展"山阳医派"学术研究,发表山阳名医经验论文20多篇。

十五、科技人才

新获国家自然科学基金项目5项、省厅级项目16项、市级科技计划53项,省卫健委新技术引进奖10项、省中医药科学技术奖1项。在省级以上刊物上发表论文1800余篇,其中SCI收录论文407篇。实施全市卫生健康科研项目计划,资助33个面上项目和5个指导性项目。新引进培养博士41人、硕士230人,2人成为省有突出贡献中青年专家、3人入选省"双创博士"、4人获得省"六个一工程"科研立项。市二院郑东辉进入"全球学者库"肾脏病专家学术影响力百强榜,市妇幼保健院李炳当选为省医学会小儿外科分会副主委,全系统共有11人在省医学会、省医师协会担任副主委职务。全市新增16个省级临床重点专科。其中,涟水县医院消化内科、肿瘤科入围,实现县级医院省级临床重点专科"零"突破。

十六、人口家庭

完成省普惠托育实事项目4个，建成1个省级示范性托育机构。落实计划生育奖励扶助政策，惠及14.88万人，奖扶金发放及时率、准确率100%。建成国家级“暖心家园”项目1个，省级“连心家园”示范点3个。淮阴区获评新一轮“全国计划生育优质服务先进单位”。落实计生特殊家庭联系人、就医绿色通道、家庭医生签约服务等三项制度，559个家庭医生团队为计生特殊家庭成员提供医疗服务1.63万人次。组织开展第五届“幸福淮安人——3岁以下婴幼儿照护”主题征文活动。

十七、妇幼健康

市妇幼保健院新院主体封顶，涟水县妇幼保健院新院开诊，76%的基层医疗卫生机构妇儿保和计划生育门诊实现规范化。落实市政府为民办实事项目，完成出生缺陷综合防治任务。省级妇幼健康基层规范化门诊创成9个，数量居全省第一。0～6岁儿童眼保健操视力筛查率居全省前三，孕前优生项目省级室间质评连续四年优秀。推行“互联网＋药具服务”，服务质效持续提升。

十八、老龄健康

市委市政府出台《淮安市贯彻〈国家积极应对人口老龄化中长期规划〉实施方案（2020—2022）》。建成6个护理院，4个老年康复医院，二级以上公立综合医院老年医学科设立比例69%，基层医疗卫生机构康复、护理床位数占比20%以上。医养结合机构达38个，220家养老机构全部与医疗机构签署合作协议。开展老年健康宣传周、“敬老月”等活动。4家单位、8名个人分别获全国敬老文明号和全国敬老爱老助老模范人物。

十九、党风廉政及行风建设

成立市卫健委行业党委和机关纪委，夯实党风廉政建设组织基础。健全党委领导下的院长负责制，市直5个三级医院完成党政职位分设。公立医院党建“领航”工程被列为全市基层党建重点项目。举办庆祝医师节大会暨“最美逆行者”风采展活动。有序推进省委专项巡视反馈意见整改，市委巡察组回访督查反馈问题整改全部落实到位。落实意识形态工作责任制。开展廉政履责风险源点排查，制定有效防控措施。强化“红色＋警示”教育。精准运用“四种形态”，2020年内共约谈27人、函询21人、提醒谈话111人、责令书面检查18人、通报批评17人、诫勉谈话7人、党政纪处分15人。

（葛盈君）

【沪淮医疗卫生交流合作回眸与展望主题活动】 2020年12月27日，举办“沪”佑健康“淮”抱梦想——沪淮医疗卫生交流合作回眸与展望主题活动。复旦大学附属妇产科医院院长徐丛剑、复旦大学公共卫生学院党委书记罗力、上海市精神卫生中心院长徐一峰、中国输血协会理事长朱永明、上海市血液中心主任何智纯、上海中医药大学附属龙华医院党委副书记高炬、上海市中西医结合医院副院长邓亚新等62位上海专家领导出席活动。市委常委、宣传部长周毅、市人大常委会副主任李冰、市政府副市长王红红、市政协副主席孙晓阳等出席活动，市政府驻上海联络处主任王云致辞，市卫健委党委书记、主任孙邦贵作工作报告。本次活动新签约50个医疗卫生合作项目。54名上海专家被市政府聘为“健康淮安”建设特聘专家。

（葛盈君）

清江浦区

概况 2020年末，全区医疗卫生机构总数282个，床位6402张，每千人口床位3.16张，每千人口执业（助理）医师2.14人，每千人口注册护士3.06人。基层医疗卫生机构总诊疗227185人次。区育龄妇女138354人，已婚育龄妇女97116人，出生3980人，出生人口性别比109，计划生育率99.15%，人口出生率7.09‰、死亡率3.54‰、自然增长率3.55‰。出生缺陷发生率17.67‰，孕产死亡率0/10万，早孕建册率90.87%，5岁以下儿童死亡率3.14‰，婴儿死亡率2.47‰，新生儿死亡率2.47‰。

政策法规与行政服务 2020年共受理卫生行政许可申请995件，卫生知识培训证发放6002人次。所有办理办件及时办结并归档，办结率和满意率均100%。通过公布举报电话、满意度调查等方式畅通双向交流渠道，主动接受群众监督。共受理投诉举报108起，事项查办率100%。立案查处24起行政处罚案件，罚没款26.95万元，没收10余箱药品、医疗器械。

精准健康扶贫 在社区卫生服务中心和乡镇卫生院全面实行“先诊疗、后付费”和“一站式”结算，对30种大病患者及一些慢性病患者实施分类诊治。截至12月底，累计救治30种大病528人，2478人次，实行“先诊疗，后付费”845人次；低收入人口个人自付费用控制在住院总费用10%以内，政策外自付费用控制在住院总费用8%以内。

基层卫生 全区居民电子档案建档548575份，全面实施健康档案计算机动态管理，电子档案建档率83.37%，有动态记录的档案330758份，动态使用率60.29%。共登记糖尿病患者32681人，管理患者18918人，患者规范管理率74.71%，患者血糖控制率62.12%。高血压患者登记率61.57%，应建档54699人，实际建档52106人，建档任务完成率95.26%。全区已管理65岁以上老年人39059人，完成任务数的72%，健康管理率50.1%。管理严重精神障碍患者2246人。为981名准备怀孕和怀孕3个月内的农村妇女免费增补叶酸，任务完成率114.74%（含工业园区）。截至12月底，全区产前保健4411人，全部进行孕期三阻断检测；宫颈癌筛查5064人，筛查率101.28%，乳腺癌筛查5104人，筛查率102.08%。

家庭医生签约 成立家庭医生服务团队38个，创新预约上门和家庭病床服务试点等家庭医生签约服务模式，共签约243852人，普通人群签约率37.04%，重点人群签约133315人，签约率68.29%。

医药卫生体制改革 与市二医院建立紧密型医联体。建立双向转诊平台，开通检查直通车，通过专科共建、临床带教、业务指导、教学查房科研和项目协作等方式，逐步增强基层医疗卫生机构的自身造血功能。2020年医联体龙头单位共计安排413人次专家到基层坐诊，服务人群近6000余人次，远程会诊6259人次。

疾病预防控制 投入240万新建PCR实验室，9月完成房屋改造，10月通过市级专家组现场验收，11月通过省级验收，预计月最大检测能力达5000人以上。无甲类传染病报告，共报乙类传染病9种736例，报告发病率107.78/10万，与2019年同期相比，报告发病率下降7.99%。报告丙类传染病4种716例，报告发病率104.85/10万，与2019年同期相比，报告发病率下降62.47%。完成“狂犬病暴露预防接种信息系统”和“医院产科预防接种信息系统”建设，使用率100%，全区累计建卡4449名儿童，新生儿建卡率及流动儿童建卡率均100%。共接种免疫规划(含流动儿童)13.27万余针次(不含产房接种)，非免疫规划7.88万余针次(不含狂犬疫苗)，狂犬疫苗6.37万余针次。信息系统抽查，适龄儿童基础免疫单苗接种率均达95%以上。开展儿童预防接种证查验工作，查验率100%。

妇幼保健 全区早孕建册4009人，早孕建册率90.87%；完成产前筛查4411人，产筛率99.97%；活产新生儿疾病筛查4452人，新筛率99.95%，新生儿听力筛查4452人，听筛率99.95%。为全区43514名0～6岁儿童提供健康管理服务，健康管理率97.46%，眼保健和视力检查覆盖率97.46%。为在园儿童进行视力筛查19142人，建立电子档案18660人，建档率97.48%。

老龄健康工作 17个基层医疗机构对辖区内65岁及以上老年人实行登记，采取多种形式开展老年人免费健康管理工作。推进西安路社会事业大厦护理院项目建设。武墩社区卫生服务中心成为市级安宁疗护试点单位，利用住院部二楼和三楼共60张床位，开展养老和安宁疗护工作。联合人寿公司，对16个镇、街的安康关爱工作进行督查指导。推进医养结合工作，支持指导养老机构设立医疗机构，鼓励有条件的医疗机构开办养老机构或增加养老服务职能，全区养老机构总床位1848张，其中护理型床位1585张，占比85.76%。

托育工作 制定下发《关于加强托育机构安全防范工作的通知》，与托育机构签订《安全防范工作承诺书》，联络各镇、街道和有关部门，定期对托育机构开展安全隐患排查，及时将机构信息推送至区疾控、卫生监督和妇幼保健等部门，加强对托育机构的饮用水卫生、传染病预防和控制、卫生保健等工作的管理监督。

爱国卫生 2020年，健康“细胞”工程建设1个省级健康社区、2个健康单位、1个健康村、106户健康家庭、2个健康促进企业、6个健康促进医院、7个省级卫生村。建设石塔湖健康主题公园、石塔湖健康步道、中经路健康教育一条街。该区被列为省级健康素养监测点，完成342份《全国居民健康素养监测调查问卷》和102份《健康传播途径相关问卷》，调查问卷质控合格率100%。成立健康素养讲师团，在全区各医疗卫生单位中遴选17名副主任以上职称的医生担任健康素养讲师团成员，承担辖区内健康教育知识巡讲，健康巡讲活动街道、社区覆盖率100%。推进农村户厕改造，完成市级新建无害化卫生户厕1540座任务。

创新创优 淮西中心被授予江苏省基层特色消化科省级孵化中心孵化基地，该区获“省级健康促进区”称号。区卫健委申报的“情暖‘失独’ 温暖世界”项目获中央文明办、国家民政部、文化和旅游部、卫生健康委等7部委颁发的“第五届中国青年志愿服务项目大赛”银奖。区卫健委被省委省政府表彰为“全省抗击新冠肺炎疫情先进集体”。积极创建“暖心家园”“连心家园”等示范项目点，创成省级示范点1个、市级示范点2个。

(黄雨蒙)

淮安区

新冠肺炎疫情防控 建立预检分诊和发热门诊，对就诊患者进行预检筛查。加强进口冷链食品监管，落实“人”“物”同防举措。累计开展核酸检测26.5万人次。4名医护人员赴武汉支援，抽调30余名医务人员参与卡口值守、300余人次参与11个隔离点管理。建立2个集中收治点，从重症、呼吸等科室抽调业务骨干成立流动诊疗专家组、专家技术评估组、医疗救治专家组，全力做好诊疗救治工作。淮安医院被表彰为省疫情防控先进集体，4名先进个人受到省市表彰。

政策法规与行政服务 优化“不见面”审批流程，推进手机微信小程序、APP、网络在线申领进程，年度公共场所卫生许可证发放468户。加强生活饮用水、消毒餐饮具等在线监测和监督。开展打击非法行医等专项整治，共立案查处71起，处罚金额28万余元。完成495户国家和省“双随机一公开”抽检任务，完成率100%。开展医疗卫生行业信用监管体系建设，参加省“信用+综合监管”和在线监督监测项目试点，建立“红黑榜”制度。“杨某非医师行医案”获全省卫生行政执法优秀案例评比一等奖。

疾病预防控制 巩固国家慢性病综合防控示范区复评审成果，做好慢性病以及肠道传染病、肺结核、艾滋病等重大传染病防控工作，全区无甲类传染病发生。为区疾控中心核定编制116名。投入2000余万元新改建5个发热门诊，投入180余万元新建24个预检分诊点。投入500余万元新建区疾控中心、楚州中医院和淮城卫生院等4个核酸检测实验室。全区适龄儿童免疫规划疫苗接种率95%以上。先后获得全国死因登记工作先进集体和肿瘤登记工作杰出贡献奖。

医政医管　县域医共体建设试点全面启动。公立医院综合改革连续两年受到省政府督查激励。区内二级以上医院全部完成章程制定。严格落实药品带量采购政策，建立短缺药品信息报告制度。落实18项医疗安全核心制度和医师、护士电子证照领取工作。定期开展抗菌药物、特殊药品、高值医用耗材等专项督导和消毒供应等明察暗访，全面推动二级医院感染监测信息系统及各级医疗机构医疗废物管理信息系统安装。创成市级临床重点专科5个，取得国家实用新型专利52项，获得省级医学新技术引进奖1项、市级6项，省级科研立项1项、市级科研立项6项。

基层卫生　创成省农村区域医疗中心1个、省社区医院5个；有6个卫生院达优质服务基层行“推荐标准”、3个达“基本标准”，新改扩建村卫生室18个。为车桥、淮城配备核磁共振，为3个卫生院配备CT。公开招录事业编制人员77名，完成22名农村订单定向免费培养医学生协议签订。全年举办大型学术培训20余期，累计培训3000余人次。

公共卫生服务　全面落实基本公卫服务项目，人均基本公卫补助80元。高血压、糖尿病等慢性病患者规范管理率达省定要求。家庭医生签约服务总签约率38.52%，重点人群签约率67.73%，贫困、残疾等特殊人群应签尽签。完成20家尘毒危害专项治理和执法行动，完成850户职业病危害现状调查和931户职业病危害项目申报。新建省级卫生镇2个、省级卫生村44个、省级健康村2个，完成卫生户厕改造14700座。获市健康促进与健康教育技能竞赛团体一等奖。健全完善卫生应急预案和专家队伍，累计开展应急救护知识培训6000余人次。区翔宇消防救援站被评为全国“敬老文明号”。建成3个医养结合机构。为5.5万名60岁以上老年人提供约9万次的居家养老医疗服务。

妇幼健康服务　区妇幼保健院创成二级甲等妇幼保健院。完成5000例免费孕前优生健康检查任务，完成宫颈癌筛查27422人、乳腺癌筛查27890人，孕产妇住院分娩率、艾滋病、梅毒和乙肝检测率100%，无孕产妇死亡，托幼机构儿童视力检查率97.49%。举行生殖健康服务人员技能竞赛，在市级竞赛中获得团队优秀奖。

计生服务管理　办理生育服务证明4894件，办理再生育审批218例。建成标准化母婴设施52处。妇幼保健院通过省级优生优育指导中心评估验收。推进3岁以下婴幼儿照护服务，规范开展机构登记备案。推进关爱计生特殊困难家庭活动，在淮城街道恩来社区举办全省首批“连心家园——家庭健康行动”项目点启动暨授牌仪式，河下街道和淮城街道“连心家园”分别被表彰为省、市优秀项目点。全区出生政策符合率99.29%，奖扶政策兑现率100%，流动人口服务管理率98.2%，出生人口性别比105.22。

中医药服务　楚州中医院通过二级甲等中医院复审，通过三级中医院初评；脾胃病科、肿瘤科、脑病科创成市级中医临床重点专科；先后建成乡镇卫生院中医馆26个，有21个通过省考核验收，建成村中医阁171个。

党风行风　落实抓基层党建、党风廉政和意识形态工作主体责任，开展“决胜小康奋斗有我”主题宣讲8期，举办“最美逆行者”抗疫事迹报告会；组织受表彰的优秀党员走进刘老庄八十二烈士陵园开展“传承红色基因”主题教育活动；严格落实作风建设各项规定，坚持“三重一大”事项集体研究决策；召开作风建设大会，清退7名在编不在岗村医；开展督查50多次，问责13人，政纪处分13人，党纪处分1人。全年未发生一起越级上访事件和安全生产事故。在区2020年度综合目标考评中获三等奖，文明城市创建立三等功。

（刘素林）

淮阴区

新冠肺炎疫情防　成立疫情防控领导小组和4个工作专班，组建临床专家组和公共卫生专家组，并承担区疫情防控指挥部办公室和预防控制、医疗救治等3个组的职责任务。规范处置确诊病例3例，无二代病例，无疫情扩散蔓延。累计追踪密接人员434人，集中隔离818人，管理涉外人员578人，采样送检2690份，处置发热患者1.46万人次，核酸检测8.12万人次，冷链食品及外环境等样本检测5970份、通过苏康码平台核查27万人次，指导学校、企业、福利院等738家。坚持人物同防，规范来淮返淮人员健康监测、核酸检测，规范入境人员“14+14”健康管理，规范冷链食品、进口货物以及相关环境和从业人员抽样检测。有序接种新冠肺炎疫苗21686针次、12185人，全程接种9501人。建成淮阴医院和区疾控中心核酸检测实验室，每日核酸检测最大能力提高至3000单人份。建成淮阴医院、区妇幼保健院、中医院等7个标准化发热门诊，严格落实预检分诊和院感各项要求。区疾控中心增加编制59名。组建核酸检测、流调工作专班，强化防控知识培训和实操演练，实现区、镇（街道）、村三级全覆盖。先后选派6名医护人员驰援湖北、4名医护人员支援市定点收治医院、6名医护人员支援生态文旅区抗疫。区中医院获全省抗击新冠肺炎疫情先进集体表彰。

“健康淮阴”建设　成立全区基本公卫服务项目技术指导中心，建立区直公共卫生机构挂钩包干责任，向基层派驻网格指导专员。城乡居民电子健康档案建档率91.95%，高血压、糖尿病和严重精神障碍患者规范管理率分别达66.52%、67.56%和93.79%。甲乙类传染病发病率85.75/10万，HIV检测量占总人口的11.56%。以乡镇为单位适龄儿童免疫规划疫苗接种率95%以上。马头镇创成国家级卫生镇，南陈集镇、渔沟镇分别创成省级卫生镇、健康镇，建成省级卫生村

16个、健康村2个和市级卫生村10个。新改造农村无害化卫生户厕31681座,农村卫生户厕普及率96%以上,通过省爱卫会"销号"验收。西宋集卫生院门诊楼建成使用,三树卫生院完成整体搬迁。

医药卫生体制改革 在市政府新闻发布厅成功举办"推进医改强基 增进健康福祉"淮阴综合医改典型经验专题发布会。初步建立现代医院管理制度,推进人事及薪酬制度改革,探索编外人员备案制管理。24个基层医疗机构分别与市一院、二院等合作构建专科联盟12个。全年上级医院下派专家2078人次,下转患者1284人次;基层医院上转患者4380人次。全年总诊疗量324.62万人次,基层259.98万人次;总住院14.1万人次,区域内住院12.7万人次、基层住院8.47万人次。区域内住院占90.07%、基层首诊占80.08%、基层住院患者占66.69%,连续8年实现"九成人看病不出区,八成人首诊在基层,六成人住院在乡镇"。入选省医疗卫生行业信用评价试点区,信用评价改革列入区全面深化改革工作要点,按照5级信用评价等级,对1617个单位、3521名医务人员进行信用评价。办结各类行政许可事项1816件。开展蓝盾专项行动20个,开展日常监督2864户,立案查处各类卫生行政违法案件104件,罚没46万元,移送司法机关涉嫌非法行医罪案件4起。设置卫生监督在线监测点24个。

医疗卫生服务 南陈集、渔沟中心卫生院分别创成"二级乙等医院"和"二级综合医院",并建成农村区域性医疗卫生中心;创成江苏省首批社区医院建设示范区,渔沟、棉花、刘老庄、丁集4个单位建成省第三批社区医院;果林、王营等8个单位达优质服务基层行活动国家推荐标准,达标数位居全省县区第一。新建基层单位中医馆2个、村级中医阁66个。开展预约上门和家庭病床服务,建立家庭医生病床81张、预约上门服务10.46万次,再次获评"江苏省家庭医生服务创新单位"。年度重点人群签约率67%,首诊式签约10125人、点单式签约2135人,建成市级家庭医生工作站14个。

重点人群健康保障 与35家养老服务机构签订医养合作协议,定期提供医疗保健服务。全年健康体检65岁以上老人73251人,完成率100.49%。区卫健委获省"安康关爱工作先进单位"表彰。区妇幼保健院通过"所转院"能力提升工作省级评估验收。完成"十三五"妇女儿童发展规划目标,孕产妇保健管理率98.93%,高危孕产妇管理率100%,系统管理率91.53%;新生儿访视率98.66%,5岁以下儿童死亡率4.48‰,新生儿死亡率0.61‰,新生儿疾病筛查率100%。托幼机构卫生保健合格率100%。开展宫颈癌筛查28572人、乳腺癌筛查30225人。孕前免费健康检查率87.7%,婚前医学检查率98.7%,农村妇女增补叶酸完成率100%,艾滋病、梅毒及乙肝母婴传播阻断率100%。通过省"十三五"人口和计划生育目标管理责任制终期验收。出生政策符合率98.73%,出生婴儿性别比105.89,公共场所母婴设施配置率100%。发放各类奖扶资金1230余万元。淮安市梦之星托育有限公司建成省级普惠托育项目,长江路街道"连心家园"建成市级示范点和省级提名点。规范实施建档立卡低收入人口"先诊疗后付费"制度,住院个人自付费用控制在总费用的10%以内,全区累计受益3.15万人次、减免各类费用2752.9万元。全面实施30种大病专项救治,累计排查6513人、救治10014人次,救助费用4069.55万元。建档立卡低收入人口家庭医生免费签约服务和年度免费健康体检全覆盖。

人才培养和科教工作 完成基层单位编制岗位重新设置,新增岗位1200余个。新补充农村卫生人员187名,培养引进博士研究生2名、硕士研究生6名。公开招聘"县管乡用"人员3名。招录农村订单定向医学生14名,参与高级专业技术资格评审96名。推进"人才强基"工程,实施高层次卫生人才关爱服务,发放边远薄弱卫生院人才津贴150万元,组织62名基层卫生高层次人才赴海南、大连带薪休养,送出生日鲜花和蛋糕祝福179份,开展高层次人才中秋、春节慰问、免费体检工作。选派10人参加全科医生转岗培训,169人赴省、市、区级医院进修培训;开展区级业务理论培训35场、技能培训24场,参加区实训基地培训1000余人次。在省级以上刊物发表论文70余篇,淮安市第18届自然科学优秀学术论文评选获二、三等奖各2篇;6名援鄂医护人员获"淮安市最美科技工作者"称号,5名医务人员被表彰为区"优秀科技工作者"。获市卫生健康科研项目和科技项目各1项。市口腔医院被认定为"淮安市科普教育基地"。

"智慧健康"建设 区全民健康信息平台及妇幼保健院等4个医院信息管理系统通过市级信息安全等级保护三级测评。开发上线"疫情服务平台""新冠肺炎"智能筛查助手及"分时段预约挂号平台""在线问诊平台"。保障省妇幼健康信息系统平稳运行。完成省医疗服务综合监管系统部署和区级卫生信息平台升级改造。区镇两级医疗机构收费实现移动支付全覆盖。

(潘宝林)

涟水县

公共卫生 全力做好新冠肺炎疫情防控,第一时间落实省市会议精神,建立防控指挥体系;第一时间成立防控领导小组及专家组,切实加强组织领导;第一时间出台防控预案,开展业务培训;第一时间启动应急响应,全力做好发热患者预检、集中隔离观察、交办落实"四包一"管控、规范流调和疫点处理等各项防控措施落实。累计举办线上线下防控知识培训12次,发放宣传资料40余万份;落实集中隔离观察780人,进行流行病学调查155人、开展疫点处理155次;投入350万元用于医疗机构防控物资储备;落实核酸检测"应检尽检",累计核酸检测81875人次。累计接种一类疫苗

16.49 万人次，建立居民健康档案 82.4 万份，电子健康档案 80.4 万份，常住居民电子健康档案建档率 94.62%，累计管理高血压患者 77798 人、Ⅱ型糖尿病患者 20358 人。免费健康体检 65 岁以上老年人 74899 人。完成 722 家企业重点职业病危害因素监测。

体制改革 推进紧密型医疗卫生共同体建设，成立紧密型县域医共体建设工作领导小组和紧密型医共体管理委员会。县人民医院建成互联网医院。常住人口签约率 41.36%，重点人群签约率 71.45%，建档立卡贫困人口、计划生育特殊家庭、低保、五保等特殊人群签约全覆盖。

基本建设 完成县公共卫生中心建设，县三院异地新建并启用运营；推进县中医院迁建，盘活城区医疗资源。维修改造 9 个薄弱村村卫生室，新建 20 个无固定房屋村卫生室。完成陈师、成集等基层卫生院标准化建设扫尾工作。争取省卫健委资金 100 万元，对唐集中心卫生院、保滩街道社区卫生服务中心提档升级。

基层卫生 开展省区域医疗卫生中心、社区医院、优质服务基层行、市家庭医生工作站创建。县第三人民医院建成省首批区域医疗卫生中心，梁岔中心卫生院创成社区医院，县第三人民医院、梁岔中心卫生院和红窑中心卫生院达优质服务基层行推荐标准。涟城街道常青卫生室、陈师街道水连卫生室、红窑梨园卫生室建成家庭医生工作站。

爱国卫生 实施健康促进工程，大力倡导健康文明生活方式，不断提高居民健康素养水平。陈师街道创成国家卫生镇，五港镇、黄营镇、成集镇创成省级卫生镇，南集镇创成省级健康镇。完成 12400 座农村户厕改造任务。

医政管理 推进乡贤名医工作室建设，建成乡贤名医工作室 14 个，完成诊疗 1750 人次，手术示教 150 例次。开展护理、院感、药事、病历等各项检查，实施“规范医疗行为、整治涉保乱象”专项整治。县人民医院创成 2 个省临床重点专科、4 个市级临床重点专科，县中医院建成 2 个市级中医临床重点专科。举办中医药宣传月活动 16 场次、“中医药就在你身边”中医药文化科普巡讲活动 6 场次。

健康扶贫 投入 142 万余元，对经济薄弱村基础设施进行改造和设备更新。累计投入 2000 余万元，对片区内卫生院及村卫生室进行基础设施改造和设备配置。全县建档立卡低收入人口享受住院“先诊疗，后付费”29089 人次；对 27142 名建档立卡低收入人口因病住院实施医疗费用财政兜底，费用计 2051.87 万元。

妇幼健康 县妇幼保健院完成整体搬迁并投入运营。早孕建册率 83.2%，产前检查率 99.1%，高危管理率 100%，高危孕妇住院分娩率 100%，产后访视率 98.77%。7 岁以下儿童健康管理率 96.11%，3 岁以下儿童系统管理率 90.8%，0～6 岁儿童眼保健和视力筛查覆盖率 95.99%。35～64 岁农村妇女乳腺癌、宫颈癌筛查 28862 人。符合生育政策计划怀孕夫妇免费孕前优生检查 4503 例。孕妇产前筛查 4128 例，新生儿遗传代谢性疾病筛查 5383 例、听力障碍筛查 5383 例、先天性心脏病筛查 5475 例。首次签发“出生医学证明”5526 例。全面落实免费基本避孕服务项目，为育龄人群免费提供 8 大类基本计划生育技术服务。

卫健监督 开展疫情防控督查，依法督查卫生健康单位 2010 户次、五小行业 2.3 万多户次、村卫生室 520 次，检查指导企业复工复产 628 次，学校复学 126 次；发放公共场所卫生许可证 337 件，延续 43 件，变更 12 件，注销 3 件；调查核实非法行医案件 36 起，移送案件 1 起；开展公共卫生监督，制作检查笔录 223 份，下达卫生监督意见书 48 份；开展放射卫生监督，检查从事放射诊疗活动医疗机构 42 个。放射诊疗基础档案建档率 100%。开展餐饮具集中消毒服务监督，监督检查餐饮具集中消毒服务单位 20 户次，抽检餐具 1046 件。

职业健康 建立职业病防治工作协调联席机制。完成职业性尘肺病个案随访 395 例、职业病危害调查 722 家、职业病危害项目申报 731 家。开展职业健康专题培训工作 12 场次。职业健康执法检查 86 家，发现问题和隐患 90 余项，行政处罚 8 家存在违法行为企业。

人口家庭发展 2020 年，全县出生人口 6835 人，出生人口性别比 109.24，出生政策符合率 97.91%，人口信息准确率 99.6%，生育服务登记满意率 98.9%，母婴设施建设配置率 100%，流动人口管理服务率 96.5%，计划生育奖扶政策兑现率 100%，基层计划生育机构队伍建设达标率 98%。全面落实奖励扶助政策，兑现计划生育利益导向资金 777.29 万元，惠及 5957 人。

党的建设 完善“三会一课”“三重一大”等相关制度，完善意识形态工作责任制，严把新党员发展关。开展各种形式的党风廉政警示教育 8 次。加强重点岗位监测，认真梳理系统内岗位廉政风险点。

（周树东　嵇伟杰）

洪泽区

概况 全区拥有医疗卫生机构 134 个，其中二级甲等医院 2 个，二级妇幼保健机构 1 个，疾病预防控制机构 1 个，卫生监督机构 1 个，镇（中心）卫生院 9 个，街道社区卫生服务中心 3 个。

医疗服务 区人民医院建成胸痛（国家级）中心、卒中（已验收）中心、创伤急症救治中心、新生儿中心、妇幼中心，区中医院建成泌尿外科、超声科、治未病科、肛肠科、康复科等 5 个市级临床重点专科，建成区人民医院消化科、肿瘤科，区中医院肺病科 3 个建设单位。升级信息化系统，实行一站式结算，健康扶贫自付费用不超过住院费用 10% 和政策范围外个人支付费用低于 8%。二级医院建成医疗废物监管系统，建立综合监管平台。朱坝、西顺河、老子山、高良涧 4 个中医馆建设通过验收。

基层卫生 将岔河镇中心卫生院纳入2020—2021年度区域医疗中心建设单位;通过市级评审建成家庭医生工作站12个,累计建成37个;家庭医生全人群签约率52%,重点人群签约率74%。东双沟镇中心卫生院普外科通过省级专家评审。开展“优质服务基层行”活动,其中3个卫生院申报“推荐标准”,9个卫生院申报“基本标准”。岔河镇中心卫生院通过“推荐标准”验收,并被国家卫健委、国家中医药管理局通报表扬为“优质服务基层行”表现突出、成效显著基层医疗机构,仁和、共和卫生院通过市级“基本标准”评审验收。

妇幼健康 区人民医院建成孕产妇和新生儿危急重症救治中心,区妇幼保健院被确定为孕产妇危急重症救治中心建设单位。完成孕产妇产前筛查1564人,产前筛查率99.49%;完成新生儿疾病筛查1331人,筛查率93.34%。完成“两癌”初筛21012人,完成率105.06%,其中建档立卡户“两癌”筛查率95.05%。实现避孕药具进医疗机构全覆盖。孕前优生、增补叶酸等妇幼基本公卫项目工作全部完成。孕产妇早孕建册率提高至96.4%。推进出生医学证明进档案馆工作,区中医院通过省妇幼信息系统现场评审,加强托幼机构卫生保健工作指导和新冠疫情防控技术指导,全区托幼机构卫生保健合格率100%。

计划生育服务 人口出生率3.74‰,出生政策符合率97.48%,人口信息准确率99%,生育登记服务满意率99.1%。全年出生人口1590,其中女性741人,男性849人。全区母婴设施配置率100%。落实计生特殊家庭联系人、家庭医生签约、就医绿色通道制度“三个全覆盖”。14个医疗机构开设老年科,辖区内所有医疗机构均开设老年人就医绿色通道,开展安宁疗护试点工作,区人民医院为市级试点医疗单位。落实老年人健康管理,老年人健康体检31419人,体检率95%,超额完成任务。推动“安康关爱行动”老年人意外伤害保险扩面提标,全区承保52521人,投保覆盖率63.48%,位于全市第一。

综合监督 开展“四小行业”监管工作,监管全区“三小”场所552户。推动“三小行业”提档升级,打造示范路段、示范乡镇。将传染病防治日常监督与疫情防控专项督查以及双随机工作相结合,开展多次监督检查,出动执法人员316人次。积极推行“双随机”抽查制度。全年“双随机”抽检任务共140户,双随机监督检查监督完成率100%,共立案查处9起。立案处罚未开展职业卫生健康岗前体检化工企业1家。组织收集卫生健康系统信用数据3000余条,已全部录入区信用办信用平台信息系统。将24户失信相对人纳入重点监管对象。

疾病控制 设置疫情防控领导小组和6个专项工作组,全力以赴开展重点人员管控,累计排查国内中高风险地区赴洪人员14883余人次,查实在洪人员3945人次,采取居家医学观察措施1634人,集中医学观察53人。发热门诊就诊人员及其共同生活的,落实“四包一”管控措施15682人。对回国人员开展初步流行病学调查,全部进行核酸检测。落实“四早”措施,及时开展流调溯源。完成9起重点案例的调查、报告、专题分析研讨。对辖区内学校进行两轮开学准备和验收督查、区直医院发热门诊4轮检查指导;派出3批次援鄂援淮医护分队和疾控流调队伍。开展企业复工复产检查、重点场所车站、超市、影视城、宗教活动场所等的检查指导,定点定人进行消毒工作专职指导,开展高考、中考、成人高考、自学考试、招聘考试、招聘会以及重要节会等重大活动防控保障。加强物资储备、队伍组建、综合演练、应急处置,全面构建闭环管理。全区无甲类传染病,无新冠肺炎病例,累计报告乙类传染病9种,报告病例总数312例,报告发病率94.03/10万,较上年同期上升0.65%,报告病例数在前三位的病种为:乙肝、肺结核、梅毒。全区共开展HIV抗体筛查32886人次。及时有效处置学校流感样聚集性病例5起,调查处置手足口病聚集性疫情9起。指导全区规范开展预防接种服务,完成儿童预防接种61918剂次、成人预防接种3684剂次、犬伤接种7598剂次。

爱国卫生 完成高良涧、黄集等8个镇(街道)农村改厕任务。创成2个国家级卫生镇。创成12个市级卫生村,通过10个省级卫生村复审。高良涧街道王集村、区检察院等7个村和单位分别通过健康单位创建省专家组考核验收或现场考评。全区累计投入春夏和秋冬两次“除四害”病媒防制专项经费7.5万余元,组织病媒生物防制技术培训、除害防病大检查各2次,增添完善灭鼠等防制设施800多处,发放宣传资料0.2万份,累计投放灭鼠毒饵1500千克、灭蚊蝇药物400瓶、灭蟑药物200瓶。全区病媒生物防制工作取得显著效果。

(韩　云)

盱眙县

新冠肺炎疫情防控 第一时间抽调3000多名医护人员参战,组建94人的流调溯源专班、120人的采样检测专班、106人的环境消杀专班、33人的临床救治专家专班等8个“工作专班”。组织4批17人援鄂、援淮。大数据排查境外、国内中高风险地区32681人,落实“五包一”管控7213人,投入5000余万元,用于防控能力建设,建成4个发热门诊,4个核酸检测实验室,配置1辆负压救护车,4间12张床位负压病房,42间86张床位应急隔离病房,隔离治疗154人。按标准设置5个集中隔离医学观察点,隔离观察330人。处置2起核酸检测阳性案例。县卫健委被省委省政府表彰为“全省抗击新冠肺炎疫情先进集体”。

组织建设 在县委组织部支持下,协调镇街党委,将20个镇街卫生院党组织隶属关系调整至卫健委机关党委,配齐配强基层卫生机构党组织专职副书记,在此基础上推动业务工作和党建工作同部署、同开展、同考核,彻底解决党建、业务“两张皮”现象。扎实开展

“党建 + ”系列活动。县卫健委被授予江苏省五一劳动奖状,机关支部被表彰为市先进基层党组织。

综合改革　家庭医生签约服务“433”付费模式和医联体建设等在《健康报》《人口报》报道。县级公立医院综合改革被《江苏医改动态》推广和《淮安日报》头版报道。县医院与保健院分别创成三级综合医院和二级专科医院,马坝中心卫生院建成二级乙等综合医院。

“强基层·卫生健康工程”行动　马坝区域中心开工建设,公卫中心、河桥、鲍集项目完成施工招标前期准备工作,黄花塘、维桥、精神康复医院项目完成图纸设计,管仲、桂五项目完成选址、立项。9 个项目总投资 11.15 亿元,黄花塘等 5 个项目纳入政府债券储备库。加大人才招引力度,加强人才培养,2018 年和 2019 年连续两年获批省双创博士,入选省“333 高层次人才培养工程”人才 1 名,市“533 英才工程”拔尖人才 2 名,骨干人才 14 名。医疗卫生机构在岗卫生技术人员 4500 余人,其中高级职称 200 人、中级职称 158 人、初级职称 305 人。每年入选省骨干医生约 35 人。为镇街卫生院配置 DR、彩超、全自动生化分析仪等仪器设备。

公共卫生服务　进一步建立健全慢性病综合防控机制,慢性病综合防控体系逐步完善,通过省级慢性病综合防控示范区复评审;“我助妇儿康·母婴健康守护行动”项目率先在盱眙试点,惠及孕产妇 615 名;严重精神障碍患者管理全市第一,全县在册患者 3060 人,报告患病率 4.66‰、规范管理率 96.11%、面访率 91.63%、规律服药率 75.49%,各项指标均达超省级标准;死因监测、肿瘤随访登记、出生缺陷监测等工作获国家疾控中心表彰先进集体奖。

信息化建设　开展生活饮用水、医疗废弃物在线监督监测工作。在机关、学校、乡镇居民户设立生活饮用水监测点,在县人民医院等 15 个单位安装医废监控设备,实现与全省卫生监督监测“一张网”远程同频监管,监督员在办公室内随时调取监管对象现场同步视频资料,也可追溯 1 个月内动态情况,对整个医疗废弃物产生、转运、储存、饮用水水质的常规质量指标,实施 24 小时监督监测。

人口家庭发展　马坝镇石桥村“暖心家园项目”成为国家计生协确认的江苏省 5 个项目之一。开展“‘粽’情‘粽’意,爱在端午”“情暖中秋善行盱眙共度双节”“健康心理知识宣讲”“温暖同行,情暖计生特殊家庭新春慰问”等一系列活动,帮助 60 个计生特殊家庭重树生活信心,重启生活希望,该项目得到群众的认同和上级部门的肯定。

职业健康　建立 18 个县级部门参与的县职业病防治工作联席会议制度,与各镇街、三河农场签订职业病防治攻坚行动目标责任书,对 150 家企业主要负责人和职业健康管理人员进行职业健康管理知识培训,对全县用人单位开展职业病危害现状调查,626 家存在职业病危害用人单位完成职业病危害项目申报,开展尘肺病攻坚行动、尘毒危害专项治理。组织参与的职业健康传播作品 1 件被国家卫生健康委、全国总工会评为优秀奖,同时获省级特等奖 1 件、一等奖 1 件、三等奖 2 件。

爱国卫生　“国家卫生县城”正式授牌,创成 1 个省级卫生镇、2 个无烟机关、3 个省级健康村、10 个省级卫生村、15 个市级卫生村;新建健康主题公园、健康广场、健康教育一条街各 1 个;全年完成 6437 座无害化户厕改造任务,任务完成率 100.58%,高质量完成农村人居环境三年行动户厕改造任务,得到国家部委人居联合检查组肯定。

家庭医生签约　志愿服务队精心打造“家医有约”护健康项目品牌。全县共成立由 1675 名家庭医生组成 93 支志愿服务队,紧紧围绕“八有五到位”惠民生和“六大行动”暖心窝的项目宗旨和服务内涵,为孕产妇、儿童、老人以及高血压、糖尿病患者等十多种人群提供全方位全生命周期的健康关怀。2020 年,代表淮安市参加第五届江苏志愿服务展示交流会获银奖。

(王世正)

金湖县

概况　全县共有医疗卫生单位 20 个,全系统核定编制 1055 人,在岗职工 1989 人,另有在岗乡村医生 224 人。公立医疗机构编制床位 1455 张,实际开放 1611 张。县、镇(街)医疗机构门急诊 99.69 万人次,住院 39446 人次,医疗业务收入 5.41 亿元。

新冠肺炎疫情防控　成立 12 个工作专班、4 个医疗救治梯队、3 个接驳转运专班,抽调 97 人参与县交通检疫点执勤值守、30 人进驻 3 个集中隔离点、35 人驻企、驻校、驻社区和重点场所进行防控指导,挑选 10 名机关工作人员充实基层医疗一线,组织 181 名乡村医护人员参与居家观察对象“四包一”健康管理服务。报告 2 例本土新冠肺炎确诊病例和 10 例无症状感染者,及时进行有效处置。先后选派 15 名医护人员驰援湖北、支援新疆、增援淮安。县级医院均建成核酸检测 PCR 实验室。县疾控中心被评为全省抗击新冠疫情先进单位。

医政工作　南京医科大学附属眼科医院在该县设立工作室,北京 301 医院与该县建立远程会诊机制,南京、上海等地“三甲”医院的专家、教授来该县开展门诊 5381 人次、多学科会诊手术 71 次、讲座 60 次。县级医院医护人员下基层服务 860 人次,在镇街卫生院设立 5 个专家工作室。县人民医院胸痛中心被授予“中国基层胸痛中心”,卒中中心获全省首批“防治卒中中心”认证授牌,开展首例磁共振脑灌注功能成像技术和“CTE 小肠造影”检查,普外科和消化科通过市级重点专科复评,医学康复科被新批为市级重点专科。县中医院成功开展神经血管介入、外周血管介入、心血管疾病介入和综合介入诊疗等新技术、新项目。吕良中心卫生院在全县镇街卫生院中率先购置了 CT。

科教人才工作 每千常住人口拥有执业医师和执业助理医师2.44人、注册护士2.79人;每万常住人口拥有疾控人员1.23人。新招录定向委培医学生28人,公开招录医护人员26名,引进研究生10名,有14人被批准为2020年全省优秀基层卫生骨干人才。县中医院放射科耿加宏在苏北五市放射年会上获读片大赛一等奖。

中医工作 县中医院开放病床420张,设有18个临床科室,建成全国基层名老中医专家传承工作室、省级中医重点专科、市级中医重点专科各1个.入选全国500个县级中医医院综合能力提升医院,被中国公立医院改革与发展委员会评为2020全国最佳百姓放心示范医院。县人民医院建成中医综合服务区,引进5名中医研究生。镇街卫生院建成全省示范中医科1个、市中医特色专科7个,有11名具有大专学历的中医专业毕业生走上卫生院中医临床岗位。

疾病防控 建成核酸检测PCR实验室3个,购置肺功能仪等设备和1辆卫生应急处置车。招录12名疾控专业技术人员,建成9个狂犬病暴露预防处置门诊和2个产科预防接种室。法定传染病较上年下降42.68%。无甲类传染病报告。乙、丙类传染病分别较上年下降25.54%和50.94%。有效处置新冠肺炎聚集性疫情和水痘暴发疫情各1起、结核病散发疫情3起。免疫规划疫苗接种率均在95%以上。人均期望寿命83.06岁。

健康促进 改造农村无害化户厕900座,农村无害化普及率99%。塔集镇创建国家卫生镇工作通过省级暗访检查和现场考核评估,等待省爱卫会上报全国爱卫会予以命名。银涂镇创建成该县首个省健康镇。建成13个省卫生村、4个省健康村(居)。该县被国家爱卫会再次确认命名为国家卫生县域,银涂镇被命名为国家卫生镇。在全市健康促进与健康教育技能竞赛中获团体二等奖,健康教育方案设计获个人第一名。

综合监督 检查学校、企业、医疗机构、公共场所等2586家,下达整改意见书611份,向公安部门移交通报35次,实施行政处罚16件。开展预防接种、医疗服务、传染病管理、食品安全、学校卫生、职业卫生等专项整治行动和“双随机一公开”工作。全年双随机监督178户,抽检样品462份。行政处罚结案30件,移送公安机关1件。报送3份处罚案卷参加全市案卷评审,分获二等奖1份,三等奖2份。开展各类协管巡查2765多户次,行业监管覆盖率和信息报告率均100%。

妇幼保健 孕妇产前检查率、住院分娩率和产后访视率分别达98.71%、100%和95.96%,出生缺陷发生率、婴儿死亡率、5岁以下儿童死亡率分别为18.52‰、1.5‰、2.7‰,新生儿两病筛查率、听力筛查率、遗传代谢性疾病筛查率分别达99.3%、99.4%、99.3%,婚前医学检查率、新生儿访视率、产妇HIV病毒检测率分别达95.5%、96.88%、100%,无孕产妇死亡。农村妇女“两癌”检查、基本避孕服务、农村妇女增补叶酸等工作均超额完成年初目标。县人民医院通过省级母婴友好医院抽查并命名。

血防工作 查螺3104.35万平方米,药物喷洒巩固性灭螺20.2万平方米,通过省血地办检查考核。创建省级血防健康教育示范社区和示范学校各1个,“十三五”血防健康教育工作通过省级评估,被评为“省血防健康教育先进单位”。在全省血寄防健康科普知识读物评比和首届职业健康传播作品征集活动中,该县创作的《采莲轶事》和《疟防三字经》等作品分别获一等奖和三等奖。

职业健康 投入20万元,购置粉尘测定仪、有毒有害气体检测仪、测距仪、窥探仪等设备,建立职业卫生现场快检室。举办3期职业卫生监督知识培训班,培训职业健康工作人员118人次,开展劳动者培训3000多人次。对870家工业企业职业病危害现状进行调查,协助860家企业开展网上申报,审核通过846户。下达职业健康执法意见书350份,立案16起,其中警告处罚8起,罚款8起。

公卫服务 19大类61项基本公卫服务项目城乡全覆盖。全县14954名建档立卡低收入人员全部建立动态管理的电子健康档案,全部实行“先看病后付费”和30种大病救助。普通人群和重点人群签约服务覆盖率均稳定在35%和65%以上,居民电子健康档案建档率90%。13个医疗机构都配备了避孕药具自动发放机。

老龄工作 养老机构新增医疗护理床位30张,除10所敬老院全部设立医务室外,其余17家均与附近的医疗机构签订合作协议。吕良中心卫生院老年病科申报省级基层特色专科,医养服务通过民政部门机构备案。

人口家庭 全县共有30个单位建成母婴室,发放省市奖励扶助对象81945人次3870.48万元,落实企业持证退休一次性奖励326人,无业及自由职业人员一次性奖励42人,奖扶政策兑现率100%。为年满60周岁生活不能自理且未入养老机构养老的扶助对象每人每月发放补贴500元,为计生特殊家庭投保500元的综合保险。对全县37家托育机构开展专项整治。

卫生健康投入 2020年全县卫生投入11640万元,其中基本公共卫生项目补助2507.61万元,基层医疗卫生机构补助4882.44万元,基本药物补助354万元,离岗乡村医生补助237.27万元,在岗乡村医生养老补助127.06万元,镇街卫生补助313.85万元,计生政策性投入2817.67万元,疫情防控投入400万元。

(张　磊)

盐　城　市

【综述】

2020年盐城市卫生健康基本情况表

	数　量	同比2019年增长数	同比2019年增长率(%)		数　量	同比2019年增长数	同比2019年增长率(%)
卫生机构(个)	3303	33	1.01	卫生人员(人)	59700	4267	7.7
医院(卫生院/社区卫生服务中心)(个)	330	1	0.3	卫生技术人员(人)	49332	4974	11.21
床位(张)	43324	3023	7.5	乡村医生(人)	2240	-220	-8.94
医院(卫生院/社区卫生服务中心)床位(张)	42348	2702	6.82	个体诊所开业人员(人)	1585	434	37.71
平均每千人口医院(卫生院/社区卫生服务中心)床位(张)	6.01	0.51	9.27	平均每千人口卫生技术人员(人)	6.48	0.33	5.37

户籍人口	总数(万人)	814.49
	出生率(‰)	7.20
	死亡率(‰)	9.39
	自然增长率(‰)	-2.19
医疗服务	诊疗总人次(万人次)	4347.04
	门诊人次(万人次)	4003.1
	急诊人次(万人次)	223.26
	住院总人次(万人次)	106.9

卫生费用(政府办)	医疗卫生经费(万元)	623496
	卫生系统固定资产(万元)	1396290
	卫生系统基建投资(万元)	84787
	平均每一门诊人次医疗费用(元)	193.26
	平均每一出院患者医疗费用(元)	9314.32

一、概况

全市现有卫生机构3303个。其中:医院167个,卫生院136个,社区卫生服务中心27个,门诊部、诊所、卫生所、医务室614个,卫生防疫监督机构20个,妇幼保健机构11个,村卫生室2175个,社区卫生服务站91个,其他卫生机构62个。全市现有病床4.33万张,每千人口床位6.01张。有卫生技术人员4.68万人,每千人口卫技人员6.48人,每千人口执业(助理)医师2.94人。盐城市连续蝉联7届全国无偿献血先进城市称号;在健康江苏建设技能大赛中,盐城总得分第一、获唯一团体一等奖。与南京医科大学、上海九院签署全面战略合作协议,新建成名医工作室17个、省级临床重点专科8个、省首批农村区域性医疗卫生中心4个、省社区医院10个。实施县级医疗卫生机构建设三年行动计划,新建成县级三级综合性医院2个。市卫健委被市委市政府记创建全国文明城市集体二等功,代表苏北苏中在全省卫健系统安全生产会议上作经验交流。

二、新冠肺炎疫情防控

全市38名新冠肺炎患者,30名确诊病例(其中3名为输入性病例)和8名无症状感染者全部治愈出院。2月28日,在全省率先实现所有病例"清零"出院。先后组织7批次253名医疗人员驰援湖北。通过"大数据+网格化+铁脚板"快速查人找人,精准收治"两同"高危人群,严守境外输入"防线",实行中韩"快捷通道"人员闭环健康管理,安全保障出入港包机12架次、929名旅客。实行进口冷链食品"逢进必检",相关产业链环境和从业人员每周检测,实现检测全覆盖。核酸检测实验室从1个扩建至40个,在全省率先建成新冠病毒核酸城市检测基地,至年底,日检测能力达单检6.2万份。率先在"我的盐城"APP上向市民开放疫苗接种预约,全市接种剂次居全省第一。

三、卫生改革

在二级以上公立医院推行党委领导下的院长负责制,5个委直属医院实现党政分设,54个试点医疗机构全部完成医院章程制定。建成市级专科联盟32个,涵盖各级医疗机构280余个;滨海、大丰两地紧密型医共体国家试点实体化运行,县域内就诊率90%。赴上海举办医疗合作恳谈会,盐城市政府分别与南京大学、南京医科大学、上海九院签订合作协议,市一院成为南京大学医学院附属盐城第一医院,市三院成为南京医科大学盐城临床医学院,市中医院成为南京中医药大学直属附属医院。上海九院与市三院、市口腔医院组成跨地区医疗联合体。全市共设立院士工作站5个、名医工作室122个。市级财政加大对医疗重点项目建设的支持力度,市一院"一院两区"融合发展、主院区健康运行、二期工程启动建设;市中医院南扩工程列入国家中医药传承创新项目,主体工程封顶;市二院改扩建工程一期竣工、二期有序推进;市妇保院整体东迁,服务环境和设施条件明显改善,通过三级甲等妇保院复审;市儿童医院按三级专科医院标准建成运行;市口腔医院新院区投入运营;市公共卫生临床中心、市疾控中心搬迁、市四院异地新建等项目有序推进。

四、基层卫生

推进"优质服务基层行"活动,全市19个基层医疗卫生机构达国家"优质服务基层行"推荐标准,全市达国家"优质服务基层行"基本标准以上单位112个,达标率71.79%,列全省第四名。开展全民健康体检工作,全市共体检434万人,体检完成率64.02%,居民电子健康档案建档率92.4%,比2019年上升6.15个百分点,超省定标准2.4个百分点。新建成省首批农村区域性医疗卫生中心4个、省社区医院10个,东台市创成首批社区医院建设示范市。提高人均基本公共卫生服务项目补助标准至80元/年,盐城市基本公共卫生服务项目省级考核成绩列苏北苏中第一。全市一般人群签约率40.64%,重点人群签约率74.82%。全市组织1661个家庭医生服务团队,为350143名低收入人口签订年度家庭医生服务协议,签约率99.99%。开展家庭医生团队感控知识竞赛活动,组织1.6万名基层人员在省"感控家园"平台学习,东台市组建的社区队获省家庭医生团队感控技能竞赛二等奖,4名队员获"江苏省技术能手"称号;东台市、大丰区、大丰区三龙中心卫生院被评为省家庭医生签约服务模式创新单位;亭湖区3个家庭医生工作室被评为省星级家庭医生工作室;东台市被省政府办表彰为家庭医生签约服务真抓实干工作成效明显市。全市基层机构新招录人员876人,新招录农村订单定向医学生免费培养医学生218名;遴选250名基层医疗卫生机构人员为省第三批优秀基层骨干人才,各县遴选县级骨干人才478人;在已建成的26个实训基地,年度参训人员5.1万人次;组织90名乡镇卫生院人员和400名乡村医生到上级医疗机构"务实进修"培训;组织县级医院骨干专科医师3人、镇卫生院和社区卫生服务中心骨干15人、骨干全科医生16人、乡村医生30人参加国家县、乡、村卫生人才能力提升项目培训。

五、疾病预防控制

将市公共卫生临床中心、市疾控中心异地搬迁项目纳入为民办实事工程。全市累计报告甲、乙类传染病15种,报告病例总数6829例,报告发病率94.73/10万,同比下降13.67%。全市适龄儿童基础免疫接种率95%以上;东台、响水、射阳、滨海等地各新增1个儿童预防接种门诊。制定《盐城市推进癌症防治工作实施方案(2020—2022年)》,推进慢性病综合防控示范区建设,阜宁县通过省慢病示范区复评审;推动慢性病监测信息系统建设,建成115个慢性病综合防控门诊,乡镇覆盖率近80%。实施淮河流域癌症综合防治、脑卒中高危人群筛查和干预等项目,大丰区被国家心血管病中心表彰为心血管病高危人群早期筛查与综合干预"先进项目点"。开展结核病、麻风病防治规划终期评估,病原学阳性率完成年度目标任务,新发现1例麻风病,规范对5例现症患者开展随访、复查。开展艾滋病防治和梅毒控制规划终期评估,印发《盐城市遏制艾滋病传播实施方案(2020—2022年)》等文件,加强HIV检测咨询网络建设,开设自愿咨询检测门诊65个。加强青年学生干预,举办盐城市青年学生艾滋病宣传干预师资培训班,在8所学校安装HIV快速检测和干预服务一体机,全市HIV抗体检测率15.55%,治疗覆盖率94.08%,治疗成功率97.09%。做好易肇事肇祸严重精神障碍患者管理工作,全市严重精神障碍报告患病率、在册患者规范管理率、规范面访率、规律服药率、精神分裂症患者服药率等指标综合评分位居全省前四名。推进市及县(市、区)疾控中心扩编工作,核定编制数大幅增加,均达省规定要求;加大疾控人员招录力度,采取定向校园招聘、面向社会招聘、到西北东北边缘地区招录、特殊人才直接面试录用等方式提高招录效率,市、县(市、区)两级疾控中心年内分别增加在编在职人员190人、166人。

六、综合监督

全面实施公共场所卫生许可告知承诺审批,超前完成国家"双随机一公开"监督抽检工作,市政务服务中心卫生窗口获"红旗示范窗口"称号。全市共立案查处各类卫生健康违法案件844起,罚没款309万元,未发生行政复议撤销或行政诉讼败诉案件;共处理投诉举报471起,投诉举报办结率、满意率100%。非法行医立案查处134起,罚款70.69万元,没收器械199箱(件)。完善生活饮用水卫生监督监测网络,供水单位和涉水产品生产企业监督检查覆盖率100%,全市饮用水水质每月通过政府网站向社会发布水质监测结果通告。开展医疗机构"医疗废物和医疗污水"专项整治行动,规范医疗废物和医疗污水管理。加强职业健康监督,围绕"粉尘危害专项治理""用人单位主体责任落实""防治技术能力提升"等五项要求,组织推进全市尘肺病攻坚行动,通过职业病防治"十三五规划"考核验收。

七、医政管理

实施县级服务能力提升工程,将县级医疗卫生机构"升等晋级"工作纳入各县(市、区)年度目标任务考核。至2020年底,各县(市、区)共新建、改扩建医疗机构项目37个,累计投入93亿元,新增(改造)建筑面积151.72万平方米,购置大型医疗设备133件(套),引进本科以上人才932人,县域内就诊率91.2%,大丰人民医院、阜宁县人民医院晋升三级医院。年内新确认省级临床重点专科8个、列为建设单位2个。成立平安医院考评督导工作组,对大丰人民医院、东台市人民医院、阜宁县人民医院进行现场市级"平安医院"复核,盐城市中医院通过省"平安示范医院"现场考核。开展全市52个二级以上医院病历、处方质量专项检查,平均抗菌药物使用率8.29%,平均处方合格率

92.5%,平均甲级率86.2%,对出现丙级病历、甲级病历率低于80%及处方合理用药合格率低于80%的医院进行约谈。组织开展对全市二级以上医院高值耗材合理使用情况检查,对11个医院的高值医用耗材临床应用情况进行抽查。

八、中医药工作

实施盐城市中医院南扩工程等一批基础建设项目,各县(市、区)均建成全国基层中医药工作先进单位,基本实现基层中医馆、中医阁全覆盖,滨海、射阳各建成1个二级中西医结合医院,建湖县建成1个二甲中西医结合医院,盐都区通过全国基层中医药工作先进单位复评,全省中医药传承创新工程项目现场推进会在盐召开,代表苏北接受全省"十三五"中医药事业发展规划评审。6人被评为省名中医,遴选青年优才跟师传承名老中医药专家学术经验,2位传统医学师承人员合格出师。组织基层医疗卫生机构中医药适宜技术推广活动88期次。强化特色科室建设,推进实施中医"治未病"健康工程,开展中医康复指导、体质辨识等医疗全程服务,实施65岁以上老年人、0~36个月儿童的重点人群中医药基本公共卫生服务项目,健康管理率分别达69.5%、80.05%。组织参加全国中医药健康文化知识大赛,2个作品获评"悦读中医好声音",盐城市中医院获全国悦读中医优秀成员单位。

九、妇幼健康服务

东台市、射阳县妇幼保健院正式运行,滨海县妇保院门诊楼住院楼封顶,全市累计建成妇幼健康规范化门诊143个,建成率93.5%,超额完成省定目标任务60%。组织"全市孕产妇危急重症救治演练家家到"活动,举办孕产妇危急重症救治能力提升培训班,落实橙红危重孕产妇管理日报,全市孕产妇死亡率5.67/10万、婴儿死亡率2.72‰。全市孕妇产前筛查率92.63%,新生儿遗传代谢性疾病筛查率100%、听力筛查率97.7%、先天性心脏病筛查率99%,其中筛查阳性患儿心超检查率98.77%。开展全市"两癌"检查质控工作,全市农村妇女叶酸补服25733人、完成率109.04%;农村妇女宫颈癌检查215297人,农村妇女乳腺癌检查218366人,完成率分别为105.02%、106.52%;免费孕前优生健康检查46572人、完成率100%。组织开展全市生殖健康技术服务人员技能大赛,盐城市获全省生殖健康技术服务技能竞赛团体第二名、二等奖。

十、爱国卫生

召开全市爱国卫生工作现场推进会,新增国家和省卫生镇8个,省卫生村106个。大丰区恒北村农村户厕改造做法在全国农村人居环境整治工作推进现场会上推广,盐城农村改厕相关做法在全国农村人居环境微信公众号推介。组织农村改厕工作"家家到"督查,完成省下达盐城的中央财政奖补资金改厕任务10000座,并通过省级现场验收,全市农村无害化卫生户厕普及率95%。至2020年底,省爱卫办对盐城市响水、滨海、阜宁、射阳、建湖、东台、大丰、盐都、亭湖的农村无害化卫生户厕改造情况进行现场核查,并予以销号。12月18日,《人民日报》头版刊发"佳富村:风景佳百姓富",宣传盐城推进农村户厕改造,持续改善人居环境做法。开展城乡环境卫生整治行动,每月底对市区各地活动开展情况进行督查。

十一、卫生应急

盐城市急救技能体验馆9月正式开馆,投资约500万元,占地面积800平方米,先后接待省内外团体参观20多批次,组织警察、学生、机关工作人员近1000名急救志愿者在体验馆接受急救知识、技能培训。组织修编《盐城市突发公共卫生事件应急预案》《盐城市突发公共事件医疗卫生救援应急预案》《盐城市新冠肺炎疫情防控应急预案(试行)》,市政府常务会议审议通过。开展急救培训演练,全年组织急救专家走进机关、企业、学校、社区、家庭培训及社会福利单位开展"六进活动"40多期,受训群众2900多人次;为县区急救站、急救点医务人员进行岗前培训11期350余人;为盐城马拉松赛事医疗保障人员开展培训8期150余人;参加大规模应急救援演练2次。

十二、科技教育

全市获省自然基金项目立项1项、省医学科研课题立项8项、省新技术引进奖获奖5项,公布市级医学新技术获奖项目96项、市级医学科研课题立项117项;加强对18名省医学青年人才及1名省市共建医学重点人才跟踪管理;组织全市医学重点学科、创新团队、医学重点人才、青年人才终期考核,启动新一轮学科人才遴选评审工作。组织参加住院医师规范化培训公共课、全科医学理论考试,275名学员参加国家理论统考。开展助理全科医生培训,招录118名学员到全市9个助理全科医生培训基地参加培训。组织实施市级继续医学教育项目371项。对55个病原微生物实验室进行验收发证,其中新冠PCR实验室35个。举办4期实验室核酸检测技术与生物安全、2期病原微生物实验室生物安全培训,共646人。

十三、药品供应保障

全市161个政府办基层医疗卫生机构和2253个村卫生室全部实施基本药物制度,在省平台统一采购并零差率销售基本药物,年内采购基本药物4.22亿元,基本药物采购金额占比59.38%、基本药物品种占比64.89%,规范基本药物目录外药品配备。推进33个二级以上医疗机构将基本药物作为首选,按标准配备使用,将二级以上医疗机构执行基本药物制度列入对县(市、区)、市直医疗机构综合目标考核,全年二级以上医疗机构采购基本药物10.46亿元,基本药物采购金额占比30.24%、基本药物品种占比46.02%。继续发挥国家级短缺药品监测哨点和省级药品流通企业监测哨点监测职能,全面实行短缺药品信息"每月零报告"制度。

十四、人口家庭

全年受理生育登记30014例,再生育审批1300例。全市人口出生政策符合率99%,孕前优生健康检查覆盖率90%以上,建设母婴室398个,全市医疗、车站、商场、用人单位做到应配尽配。出台《盐城市推进3岁以下婴幼儿照护服务工作实施方案》,实施普惠性托育民生实事项目,亭湖区后关路托儿所、盐南高新区郑乔予儿童之家、盐都区恩吉拉教育咨询有限公司三家托育机构被评为省级普惠托育项目,亭湖区后关路托儿所被省卫健委评为示范托育机构。计划生育"一票否决"共审核把关各类表彰15批次、321人次、集体43个。东台市、盐都区被评为全国计划生育优质服务先进单位。计划生育家庭奖励扶助年内奖扶266113人,特扶13162人,手术并发症10960人。开展计划生育特殊家庭联系人制度等"三个全覆盖"专项行动,实现100%落实双岗联系人,100%落实协议医院,家庭医生应签尽签。市财政安排人口和计划生育公益金50万元,救助计划生育困难家庭500户;安排专项资金59.78万元,为2989名"失独"父母购买人身意外伤害综合保险。

十五、信息化建设

建成全市医疗健康数据中心,9个县(市、区)和辖区内二、三级公立医院及基层医疗卫生机构全部接入省、市、县区域健康信息平台。至2020年底,市区域健康信息平台入库电子健康档案697.7万份,建档率85%,上传省平台规范化电子病历1140万份,上传率及建档率居全省前列。全市远程医疗实现县级医疗机构和乡镇卫生院全覆盖,村卫生室覆盖率78.33%,年内全市开展远程医疗71.21万人次。累计建成省级互联网医院4个,精心打造"我的盐城"医疗健康版块,累计接入20个医院、3个卫生单位,其中17个医院提供医保线上支付功能,为全市居民提供全流程医疗、疫苗、急救、献血等4方面33项服务。

十六、老龄事业

出台《盐城市建立完善老年健康服务体系实施方案》和《盐城市深入推进医养结合发展实施方案》,首批试点的11个镇(街)卫生院全部成立养老护理院(护理部),新增养老护理床位362张;二期面上推进项目9个,规划床位381张。至2020年底,全年新增医养结合机构20家,养老护理床位743张。为82万65岁以上老年人提供免费健康体检,推进"安康关爱新行动",承保覆盖率55%。开展养老孝老敬老活动,全市投入650万元,发放慰问品1.8万件,走访慰问老年人3.5万人,群众性文体活动参与老人超10万人次。射阳县养老中心等5家单位获全国"敬老文明号"称号,李文杰等9人被评为全国"敬老爱老助老模范人物"。

十七、健康扶贫

印发《关于进一步做好建档立卡低收入人口医疗保障工作的通知》,明确将民营医疗机构也全部纳入实施范围,严格将个人负担费用控制在住院总费用的10%以内。建立商业补充保险理赔包保机制,在阜宁召开全市"一站式"结算工作会议,将商业补充保险纳入"一站式"结算。组织开展健康扶贫突出问题整改情况"家家到"督查,通过省脱贫攻坚检查组检查。

十八、健康盐城

印发《关于落实健康中国行动推进健康盐城建设实施方案的通知》,从10个方面推进实施25个专项行动,对36项考核指标和142项监测指标进行量化,实现健康服务体系从以"治病"为中心向以"健康"为中心转变。东台市以及安丰镇被确定为健康江苏建设示范点;亭湖区新兴镇、盐都区龙冈镇、大丰区西团镇、射阳县黄沙港镇、东台市新街镇等5个镇建成省健康镇,亭湖区南洋镇青墩村等35个村建成省健康村,亭湖区五星街道五星社区等11个社区建成省健康社区。在省健康促进与健康教育技能竞赛决赛中,盐城代表队获团体一等奖,3名参赛选手分获健康促进专业奖、健康促进科普奖,并获省卫健委授予的"江苏省健康促进与健康教育岗位能手"称号。射阳县被省推荐为2020年全国健康促进县(区)建设单位,大丰区被确定为2020—2021年度省健康促进区建设单位。盐城市四院、盐城市口腔医院、大丰中医院、盐都区二院、阜宁县三院等5个医院建成省健康促进医院。规范开展居民健康素养监测,全市居民健康素养水平26.09%。

(刘海峰 陈昌帅 单发令)

亭湖区

概况 2020年,全区共有医疗卫生机构214个,其中医院3个,专业公共卫生机构2个,基层医疗机构209个。公立医疗卫生机构140个,占65%,社会办医疗机构74个,占35%。

新冠肺炎疫情防控 选派10名医护人员援助武汉。投入近千万元,快速建成核酸检测实验室4个,日检测能力5000人份。大洋中心及1名基层人员分别被评为全国疫情防控表现突出社区卫生服务机构和城乡社区卫生工作者,2人获省委省政府表彰,10人获省人社厅、省卫健委记功、嘉奖。

妇幼保健 全区孕产妇早孕建卡率84.47%,系统管理率90.23%,7岁以上儿童健康管理率95.6%。每月开展一次母婴安全保障工作抽查、反馈、整改,超范围截留高危孕产妇现象得到有效控制。艾滋病、梅毒、乙肝孕期检测率均100%,乙肝阳性孕产妇所生儿童乙肝免疫球蛋白注射率100%。农村妇女补服叶酸1138人,农村妇女"两癌"筛查1.12万人。新兴镇卫生院创成市级规范化门诊。

疾病防控 申报"国家慢病防控示范区",全区公卫人员下沉517个社区网格,开展以慢性病管理为主的网格化服务,累计建立健康档案61.85万份,建档率90.12%;管理高血压患者4.71万人,规范管理率72.61%;管理糖尿病患者1.57万人,规范管理率70.75%。实施国家淮河流域肝癌早诊早治、国家脑卒中高危人群筛查及干预、省慢性病患者自我管理等项目,筛查群众7500余人。创新推出线上"家长课堂",

10种23剂次免疫规划疫苗接种率均保持在95%以上。

卫生监督　立案查处非法行医案件25起。对辖区内15个一级以上医疗机构对照标准实施信用评级,14个被评定为A级,1个被评定为B级。对28个医疗机构实施分类监督综合评价,其中优秀23个。开展餐饮具集中消毒单位督检查,全年抽检20套餐具、饮具,检测合格率100%。开展公共场所示范单位创建,4家通过验收。全年共新发放射诊疗许可证4件,变更放射诊疗许可证5件,建设项目职业病危害预评价审核4家,建设项目职业病防护设施竣工验收5家。

基层卫生　开展国家优质服务基层行活动,全区基层医疗机构全部达基本标准,南洋通过省专家组现场评估达推荐标准。新创成市级基层特色科室3个,总数达21个,覆盖全区所有基层医疗机构。创成市级基层慢病特色心科1个,申报省星级家庭医生工作室3个,建成省糖尿病并发症筛查基层工作站4个。镇级中医馆全覆盖,村级中医阁覆盖率98%,中医诊所备案制发证6件。遴选全区基层卫生骨干人才100人,19人被确认为省级基层卫生骨干人才,3人被表彰为市优秀基层医师,亭湖第一村医团队和2名基层人员被国家卫健委授予"2020中国家庭健康守门人"称号。

爱国卫生　便仓镇通过国家卫生镇省级暗访评估,新兴镇通过省健康镇初评,省卫生镇覆盖率100%,国家卫生镇比例60%,创成省级卫生村10个、省健康村4个。承办第二届"金孔雀杯'战疫情'全国健康传播文艺作品总展演",区政府获"公益贡献奖",区健康教育协会获"杰出组织奖"。组织春秋两季"四害"消杀活动。开展健康巡讲15场,覆盖率100%;开展健康卫生节日宣传近20场次。推进"无烟机关"创建,17家党政机关申报创建省级无烟党政机关。无害化改造农村户厕7132座。

医政管理　区人民医院收归公有,并启动"升等晋级",与上海东方肝胆医院、瑞金医院等合作建立名医工作室4个。推进亭湖医共体融合项目,加强远程外联协作和区域专科创建,打造"114"健康服务工程。推广普及中医药适宜技术。

人口家庭　孕前优生健康检查2042例,农村妇女"两癌"筛查11170人,出生人口性别比104,计划生育奖励优惠政策全面兑现。为3127对育龄夫妇办理生育登记服务,出生4141人,二孩及以上占总出生的49.6%。登记农村计划生育奖励扶助11483人,发放奖励金1080.53万元;计划生育家庭特别扶助1097人,发放特扶金848.04万元;持独生子女父母光荣证退休企业职工一次性奖励金和非从业人员一次性奖励金人员863人,发放奖励金207.12万元。培育普惠托育机构示范点,后关路托儿所作为盐城市唯一示范性托育机构上报省卫健委。

(董柏林　张利民)

盐都区

综合医改　市三院与盐龙街道社区卫生服务中心探索建立紧密型医联体进入实质性的筹备阶段。全区共组建家庭医生团队94个,常住人口签约率32.3%,重点人群签约率65.8%,建档立卡低收人口签约率100%。在楼王探索开展首诊式签约服务,初步完成120人的签约任务。市三院、区二院、区中西医结合医院完成医院管理章程制定,完善了内部绩效考核与薪酬分配机制。

民生实事项目　组织实施市三院南区二期工程建设,9月施工单位进场施工,年内工程桩完成100%。完成各类人群体检30.6万人,其中19~64岁基本人群体检15.41万人,检出异常情况5.62万例。更新居民电子健康档案30.6万份,其中新建电子健康档案1.1万份。超额完成农村适龄妇女"两癌"筛查和出生缺陷综合防治项目任务,累计宫颈癌筛查10126人、乳腺癌筛查10150人,分别占年度目标任务的101.26%、101.5%,查出乳腺癌3例、宫颈癌12例;孕妇产前筛查2147人,筛查率91.99%(任务90%);新生儿遗传代谢疾病筛查3347人,筛查率102.11%;听力筛查3345人,筛查率98.99%(任务95%);新生儿先天性心脏病筛查3399人,筛查率100.59%。

健康扶贫　推进大病专项救治,贫困人口享受的大病专项救治病种由20种增加至30种,1783名大病患者均得到救治,减免医疗费用354.38万元。做好建档立卡对象基本公共卫生服务,镇、村项目补助资金中安排5%,用于建档立卡低收入人口对象免费签约服务专项补助,建档立卡对象年内签约20886人,签约率100%。

人口家庭　全年发放生育登记证明3127件、再生育证68件,人口出生率5.67‰,符合政策生育率99.5%,出生性别比103.3。定期开展高危孕产妇和新生儿抢救"绿色通道"拉练。为计划生育奖励扶助对象、特扶对象20598人发放奖励资金2690万元,为1259名城镇从业、非从业独生子女父母发放一次性奖励302万元。开展计划生育特殊家庭联系人制度"三个覆盖"专项行动。

医疗服务　实施县级医疗卫生机构建设三年行动计划(2019—2021),推进市三院"五大行动"指标体系建设,挂牌"南京医科大学盐城临床医学院",泌尿外科被新确认为省级临床重点专科;大冈、秦南中心卫生院分别通过二级医院、二级乙等中西医结合医院评审;区精防院改扩建工程竣工并投入使用;楼王中心卫生院、龙冈镇卫生院分别被确认为省首批农村区域性医疗卫生中心基本建成单位、第三批省社区医院;秦南中心卫生院和龙冈镇卫生院通过优质服务基层行推荐标准省级评估、上报国家级复核。公开招录专业技术人员65名,基层医疗单位自行招聘67人;招收农村订单定向医学生24名,其中本科11人、专科13人;遴选基层卫生骨干人才76名,其中省级骨干人才37名;新建成2个名院名医工作室,累计建成19个;组织开展2020年度乡村医生全员集中轮训,共培训2批、8个班637人次。实施“互联网+医疗健康”促进行动,市三院互联网医院平台、“盐都健康在线”微信公众号线上健康服务全面开通;市三院、各镇卫生院(社区卫生服务中心)先后部署自助挂号、自助打印报告等自助设备;区内二级以上医院全部接入省“药品耗材阳光采购平台”;被确定为全省3个医疗收费电子票据管理改革试点区之一,在全市首家上线医疗收费电子票据。

疾病预防控制 规范处置13例新冠病毒感染肺炎,共排查管控密切接触者85名、一般接触人员1886名,未发生本土传播、病例漏诊。累计派出562人次指导各类单位、场所1508家,开展防控知识培训1516场次,现场防控指导5049人次。建成4个规范化核酸检测实验室,日核酸检测能力超5500人份,累计检测各类“应检尽检”重点人群105592人次。设置集中医学观察点,制定一整套集中观察管理各项制度、规范,管理经验全市推广,累计集中隔离观察国内中高风险地区到盐都人员819人。开展重点人群核酸检测1023人次,累计集中隔离入境人员180人,开展入境人员集中隔离后健康监测388人,未发生交叉感染。全区严重精神障碍报告患病率4.4‰、规范管理率97.16%、服药率88.82%,面访率91.42%。

健康盐都建设 制定《落实健康中国行动推进健康盐都建设实施方案》。推进健康村镇建设,龙冈镇通过省健康镇现场评审确认,申报建设省健康村4个。建设省健康促进医院1个、省健康企业2个。申报省卫生村13个。牵头对30个重点村庄4079户农村户厕进行全面改造提升,完成率100%。

卫生监督 启动实施省“信用+综合监督”试点项目,全年立案行政处罚116件,罚款55.75万元,分别比2019年同期上升18%、158.7%,未发生行政诉讼、行政复议案件。完成836家用人单位调查摸底和现场督导工作,组织开展用人单位负责人、职业卫生管理人员巡回培训24场次、703家单位、896人,组织818家用人单位职业病危害项目申报,开展尘毒、尘肺、职业病防治三大专项整治行动,对450户重点企业开展专项整治检查,按要求整改隐患近1000起。实施江苏鱼跃公司整治,汞污染较重工序停产,完成职业卫生防护设施改造。

老龄工作 共办理老年优待证3551张,组织百岁老人祝寿活动17场次。老年人意外伤害保险参保计11.3万人,投保额593万元。连续10年举办老年文化艺术节活动,参与村居覆盖率90%,参加活动的老年人1.8万人次,“舞美夕阳红 共筑中国梦”老年文化艺术节活动案例获全省老龄工作优秀案例。

安全生产 2020年初与各单位签订安全工作和消防安全工作责任书,制定下发四个清单。邀请消防、安监、危化等领域的安全生产专家,开展培训指导和检查督导。2020年,共组织安全培训52场次,组织灭火、逃生演练31场次,总参与人数近2000人。全系统投入约1200万元对消防设施、后勤安全等重点领域、重点部位进行改造提升。

党的建设 在援鄂医疗队、龙冈医学观察点、集中隔离点等处组建临时党支部5个,将党建工作延伸到疫情防控的最前沿。建立健全党组织书记抓党建“全流程督促考评”机制,推进实施“基层党建示范点”建设新三年行动计划,打造区公卫服务中心党群活动基地新阵地。

行风建设 组织观看《漩涡》《折翅的天使》等反腐倡廉警示片,参观射阳廉政文化教育专线,组织“党员干部要做全面从严治党的忠实践行者”廉政专题党课。持续开展高值医用耗材专项治理,开展作风建设突出问题专项整治和作风问题“健康自检”和医疗行业作风建设工作专项行动,行风教育培训22420人次,约谈从业人员430人,制定或完善相关工作制度或措施93条(项)。基层医疗机构第三方调查综合满意度85.61%,比上年同期上升0.73个百分点。

(陈志龙)

响水县

疾病预防控制 落实“四早”要求,及时设置医学观察、集中隔离、中转服务等防控场所,建成4个核酸实验室,开放2个疫苗接种点。县人民医院被省委省政府表彰为先进集体,1人被省卫健委“记功”,2人被省卫健委表彰为先进个人。县卫健委被市委市政府表彰为疫情防控先进集体。

爱国卫生 投入3000万元,完成新改建农村无害化户厕22500座,通过省人居办验收。创成响水镇苗寨村、陈家港镇六港村、小尖镇朱浦村、韩荡村、黄圩镇云彩村等13个省级卫生村。

医政管理 制定县医院、县中医院、县三院医院管理章程。县级医院专家每周一次到镇区卫生院、卫生室和网格点服务。开展《中医药法》宣传,推进落实《江苏中医药条例》,发放中医知识宣传资料2万余份。

基础建设 卫健系统12个项目列入百项工程,全力推进县人民医院新院区、妇保院、新疾控中心、新三院建设项目及乡镇卫生院改造提升工程。县级医疗机构“升等晋级”全面展开,投资22亿元建设县人民医院新院区。40个卫生室入驻党群服务中心。黄海农场新荡、民生两个居委会按照省定标准完成改造建设两个标准化卫生室。

妇幼保健 全县孕产妇保健管理率99.07%,0~6岁儿童保健管理率97.31%。全县孕产妇建册3143人。婴儿死亡率3.22‰。农村妇女宫颈癌筛查21736人,任务完成率108.68%,确诊宫颈癌5例;乳腺癌筛查22138人,任务完成率110.69%,确诊乳腺癌13例。孕产妇和新生儿危急重症救治中心在全市危急重症救治绩效评估名列全市第一。

综合监督　全年受理并办结各类卫生许可及其他事项共 779 件。开展职业卫生、医疗卫生、传染病防治等监督检查，全年立案查处案件 123 起，罚款金额 22.02 万元，其中查处非法行医案件 12 起，罚款 9.6 万元。全年举办“职业病防治宣传周”“安全生产宣传咨询日”“饮用水卫生宣传周”“124 国家宪法宣传周”等宣传咨询活动 15 次，发放《医疗机构管理条例》《中华人民共和国职业病防治法》、食品安全标准等宣传材料 1 万余份，接受群众咨询 5000 余人次。举办卫生监督法治培训班 20 余期，受众 1000 余人次。

人口家庭发展　县、镇计生协组织宣传 14 场次，制作展板 86 块，发放折页 12000 余份；培训镇、村计生干部 3 场次 356 人次；全年受理生育登记 2575 例，出生政策符合率 96.28%。建成“爱心母婴室”23 个，用人单位母婴设施 18 处。新增农村部分计划生育家庭奖励扶助对象 162 人、特别扶助对象新增 22 人，共发放扶助资金 406.84 万元。开展各类计划生育服务活动 14 场次，服务群众 2300 余人次，接受咨询 500 余人次，发放计生各类宣传资料 4500 余份，避孕药具 1500 余份。对全县 49 周岁以上的“失独”家庭走访慰问，共慰问“失独”人员 158 人，发放慰问金 7.8 万元；发放一次性抚慰金 8 户 2.4 万元，春节期间慰问计划生育特殊困难户 68 户 5 万元。

医疗改革　建立以县人民医院、中医院为龙头的“3 + 1”医疗联合体制度。县级医院专家定期到卫生院开展门诊、手术、查房、培训等工作，双向转诊率 30% 左右。县人民医院先后与上海长征医院、长海医院、九院、瑞金医院等多个三级医院建立合作关系，建成名医工作室 12 个。

（吴志忠）

滨海县

疾病预防控制　规范处置 2 例新冠肺炎确诊病例，建成 PCR 实验室 6 个；置换接种台验证机 82 台，实现预防接种信息化和疫苗全程溯源；甲、乙类传染病报告 967 例，报告发病率 103.98/10 万；及时处置学校肺结核预警事件 89 起，规范处置学校结核病散发疫情 12 起；确定县中医院为艾滋病抗病毒治疗定点医院；省慢性病综合防控示范区通过复审，肿瘤登记工作受到国家癌症中心、省卫健委表彰。

爱国卫生　完成农村改厕 6300 户，创成省级卫生村 18 个、省级健康村 4 个、健康社区 1 个、健康促进医院 1 个。开展各类卫生主题日健康咨询活动 100 余次，开展“防疫有我，爱卫同行”“拒吸第一支烟 · 做不吸烟的新一代”等主题宣传活动。全县共有 38966 人参与第四届“健康江苏 · 我为控烟发声”公益接力活动，人数全省第一名。2020 年全县全民健康素养水平 24.29%，达到规划目标。

医政管理　组建 5 个医疗质量管控团队，开展“互查互学互促”活动、医疗安全专项排查活动、院感专项督查等 12 次。建成五大救治中心，县财政设立 100 万元专项基金。成立病案、院感等 10 个专业委员会。公立医院床位使用率均在 100% 以内。开展日间手术 77 种。县医院、中医院平均住院日分别为 8.2 天、7.8 天。全县医疗机构甲级病历率 90.2%，处方合格率 95.3%；县人民医院建成全市首家国家级胸痛中心，被确定为国家级卒中、创伤中心建设单位。新建名医工作室 5 个。实施改善医疗服务措施 36 项。县人民医院、中医院第三方评价满意度分别为 93.6%、92.88%。开展“优质护理服务专项行动”，病房覆盖率 52.3%。选派 12 人赴南京急救中心学习并获得 ACLS 证书。县医院临床路径病例数占出院病例数 32.6%。

基础建设　实施妇保院整体迁建项目、三院整体迁建项目，新建公共卫生服务体系工程项目（公共卫生临床救治中心、坎北卫生院），三院建成试运营，妇保院项目完成投入 8 亿元，公共卫生服务体系工程项目主体封顶完成投入 5000 万元。

妇幼健康　组织县孕产妇危急重症救治中心科学制定应急预案并强化培训，开展孕产妇危急重症救治演练“家家到”，邀请市级评审专家对危重症病历缺陷逐条点评，开展母婴安全“月月查”活动。推进妇幼健康信息系统务实运用，加强信息系统使用人员培训，建立数据使用审批制度。妇幼重大公共卫生服务项目规范实施，宫颈癌、乳腺癌分别筛查 27717 人、27956 人；孕产妇保健管理率 99.2%；0 ~ 6 岁儿童健康管理率 95.2%；免费婚检 7848 人，婚检率 91.1%；孕前优生检查 6818 例，完成率 100%。

综合监管　对全县医疗机构、公共场所、学校、企业等单位进行监督检查 6000 余次；开展创文行动，累计监督 2190 户次，通过省级文明城市验收；不断巩固协管提升年活动成果，完成镇区单位巡查 4029 户次；集中开展医疗服务质量管理、医疗机构依法执业、疫苗接种、打击非法行医、学校卫生、职业健康等专项整治行动。全年累计办理公共场所卫生许可 616 件，放射诊疗许可 33 件，母婴许可 20 件，医疗机构许可 192 件；累计查办卫生行政案件 61 起，罚没款 35 万余元。

人口家庭发展　全年受理生育登记 5021 件，出生政策符合率 99.37%。建成“爱心母婴室”26 个、旅游景区母婴设施 15 处。新增农村部分计划生育家庭奖励扶助对象 556 人、特别扶助对象新增 66 人，共发放扶助资金 1178.14 万元。开展各类计划生育服务活动 16 场次，服务群众 3500 余人次，接受群众咨询 400 余人次，发放计生各类宣传资料 6000 余份，避孕药具 2000 余份。开展帮扶活动，共慰问计生特殊家庭 339 户，发放慰问资金 18.8 万元。

医疗改革　县人民医院与蔡桥卫生院医共体建设试点实质性运行，实行统一法人、统一财务、统一医疗质量管理。投入 500 余万元添置 CT、彩超等设备，建立医共体影像中心、检验中心、心电中心，实现“基层检查、县院诊断、基层治疗”。在蔡桥卫生院设立医共体便民药房,增添常用药品 100 余种。恢复蔡桥卫生院手术,开展阑尾炎、疝气等常规手术 117 台。医共体制定县、镇、村一体化管理绩效考核办法和“总额包干、结余留用”的激励机制,实施网格化健康管理,通过上下联动、签约管理、政策引导等措施,建立“村级首诊、镇级转诊、县级指导”的分级诊疗制度。

(沈华烨)

阜宁县

概况 2020 年,全县共有各级各类医疗卫生机构 401 个。医疗机构核定床位 5020 张,实际开放床位 5154 张;平均每千人床位 6.25 张,平均每千人医生 3.08 人,平均每千人护士 2.71 人;全县注册乡村医生 978 人。

卫生改革 落实县级医疗卫生机构建设三年行动计划,县人民医院卒中中心通过国家防治卒中中心现场认证,骨科被确定为市医学重点学科建设单位,7 个专科通过市级临床重点专科评审。与上海红房子医院建立的隋龙教授工作室和上海全景医学影像诊断中心建立的张建教授工作室均实质性运作。与复旦大学附属华东医院老年医学科建立协作中心和魏文石教授工作室,与上海中医药大学附属岳阳医院中医科建立韩克起教授名医工作室,与东南大学附属中大医院建立郭金和教授工作室。国家卫生县城通过复审,慢性病综合防控示范区通过省级复审,县人民医院创成三级综合医院,县中医院通过二级甲等中医医院复审,创成二级专科医院 3 个。在抗击新冠肺炎疫情中,县卫健委被省委省政府表彰为先进集体、3 人被表彰为先进个人。县人民医院提升服务质量做法、陈良中心卫生院开展养老服务做法被《健康报》报道,县妇计中心出生缺陷干预做法被《中国人口报》报道。

健康扶贫 全县建档立卡低收入人口县为定点医疗机构住院 1.02 万人次,医疗总费用 5617.45 万元,基本医保、大病保险、医疗救助等报销 4743.67 万元,定点医疗机构减免 326.3 万元,个人自付 547.48 万元,低收入人口县内定点医疗机构住院结算报销比例 90.26%。组织开展健康扶贫政策落实情况“回头看”“交叉式互查”,坚持边查边改、务求实效,在全市加强低收入人口医疗保障工作会办会上作经验介绍,全市健康扶贫工作会议在阜宁召开。

基层卫生 建成基层卫生人员实训基地 3 个、南京鼓楼医院疼痛科基层孵化基地 3 个;“优质服务基层行”达国家推荐标准 1 个、基本标准 10 个。创成全国群众满意的乡镇卫生院 5 个、省示范乡镇卫生院 12 个、省示范村卫生室 69 个。建成省人民医院慢阻肺基层特色科室孵化点 1 个、南京中大医院糖尿病筛查工作室 4 个、县级中医药适宜技术实训基地 3 个、乡镇卫生院中医馆 20 个,村卫生室中医阁建设全覆盖。通过市级临床重点专科复评 3 个。2020 年,家庭医生签约 31.1 万人,联合县医保局、财政局,将孕产妇新生儿管理服务纳入家庭医生签约服务内容。

疾病预防控制与卫生应急 全年未发现甲类传染病,乙类传染病总发病率在 120/10 万以内。慢性病综合防控示范区通过省级复审,创成市级艾滋病防控示范镇 1 个,县疾控中心获市五一劳动奖、被国家癌症中心表彰为肿瘤登记工作先进单位。创成健康促进医院 1 个,新建数字化接种门诊 3 个,全县预防接种门诊标准化建设实现全覆盖。做好新冠肺炎疫情防控工作,有效处置 5 例确诊病例。组织开展新冠肺炎模拟疫情处置演练竞赛,及时处置传染病暴发疫情 114 起、突发公共卫生事件 14 起。

卫生监督 立案查处各类卫生行政违法案件 491 起,实施罚没款 182 万余元,移送公安机关依法追究刑事责任 27 起。县卫生监督所获市卫生健康行政处罚案卷评选一等奖 3 个、二等奖 6 个、三等奖 5 个。

妇幼健康 推进孕产妇和新生儿危急重症救治中心建设,卫生院规范化门诊复评合格率 100%。规范落实妊娠风险“五色”评估。实施产前筛查和新生儿疾病筛查,联合南医大二附院开展儿童先天性心脏病筛查。农村妇女免费增补叶酸 2364 人;宫颈癌检查 25230 人,发现宫颈癌前病变 47 人;乳腺癌检查 25390 人。联合教育、财政等部门,开展儿童视力筛查 27720 人,建档 27567 人,建档率 99.45%。

医政医管 调整充实医疗质量安全质控组织体系,狠抓 18 项核心制度落实,每月开展督查指导,全年开展血液透析、院感防控、护理服务专项检查 10 余次。加强抗菌药物、特殊药品和临床检验管理。开展医疗乱象、非法营运急救车辆专项整治活动。强化医疗机构合理用药管理,明确各单位药占比管控目标。

中医药工作 持续实施基层中医药人才培养及中医药适宜技术培训推广活动,建成中医药适宜技术实训基地 3 个、乡镇卫生院中医馆 20 个,村卫生室“中医阁”建设全覆盖。举办 10 期培训班、实训 191 名基层医务人员,6 类 15 项、4 类 6 项中医药适宜技术分别在镇、村推广。

科教兴卫 2020 年内,组织开展人才公开招聘 4 个批次、73 名,其中研究生 6 名、本科生 22 名;开展校园招聘 2 次,签订招聘协议 10 人,其中研究生 3 人。落实省订单定向医学生免费培养计划 53 名,签订就业协议 51 名。与宿迁、徐州等卫校合作,定向培养乡村医生专业学生 40 名。组织医学继续教育培训 40 余场次、1 万余人次。安排 5 人参加全省家庭药师培训。

智慧健康建设 县人民医院建成影像、临检、心电、远程会诊、消毒供应等“五大中心”。县人民医院、县中医院有序推进“我的盐城”APP 应用项目建设。

人口计生家庭发展 全县共确认计生奖扶对象 11367 人、发放奖励扶助金 545.59 万元,特扶对象 786 人、发放扶助金 316.74 万元。全年生育两孩 1549 人,出生政策符合率 99.15%,出生人口性别比 102.3。开展 3 岁以下婴幼儿照护服务机构排查摸底。建成医养融合型养老机构 2 家、医养结合护理院试点 1 家,全市镇(街)卫生院医养结合工作现场推进会在阜宁召开。

爱国卫生　国家卫生县城通过复审,创成国家级卫生镇2个、省级卫生镇1个。完成6000座无害化户厕改造任务,无害化户厕普及率98.46%。按时开展病媒监测工作,全县共设5个监测点。

行风建设　以"正风肃纪看卫健"专项活动为契机,切实解决作风建设方面存在问题。开展"吃空饷"、挂职取酬等专项核查,继续整治收受红包、回扣等腐败行为,对"三个专项治理"排查出的问题立行立改,严格落实宕欠公款清收举措。

基础设施　县人民医院南院区二期工程、县三院改扩建工程开工;制定县妇保院建设方案;县二院整体搬迁筹备中;建成陈良、硕集2个医养结合护理院。

(孙军成　张星星)

射阳县

概况　2020年,射阳县有医疗卫生机构332个。医疗卫生机构核定人员编制2579个,实际在编人员2182人,在岗职工5609人。医疗机构实际开放病床4826张,拥有执业(助理)医师2401人、注册护士1712人。全年医疗卫生机构门急诊594.09万人次,住院10.87万人次。

新冠肺炎疫情防控　全年拉网式巡回督查20多轮次,发热门诊筛查1.45万人次,核酸"应检尽检"10.31万人次。全年流行病学调查3165人次、核酸检测5118人次、集中医学观察443人次。建成运行核酸检测实验室3个,日检测量5000人份。组织2.26万名重点人群接种新冠疫苗。按照30天满负荷储备防疫物资要求,配齐配全疫情防控物资。重大活动、重要会议疫情防控保障13次。

基本建设　县人民医院新院区即将建成运行。县妇幼保健院全面建成运行,接受市重大项目"家家到"观摩、省妇幼健康"所转院"建设现场调研。投入2540万元,实施县中医院综合改造。争取抗疫特别国债资金1.69亿元,有序实施县医院新院区基础建设提升等13项基础建设项目。完成县妇幼保健院设备配置,县人民医院新院区医疗设备采购84台件,盘湾卫生院购置1.5T核磁共振,18个镇卫生院全部配置CT设备。

人才科教工作　全年招录、选调、定向培养卫生人才220人,遴选省级基层卫生骨干人才35人。至年底,全县每千常住人口执业(助理)医师2.73人。公立医院、卫生院绩效工资最高分别达基准线水平205%、150%。开展市级继续医学教育18项,新增市级科研立项3项、新技术引进奖3项。

综合医改　镇卫生院门急诊、住院服务占比分别达72.83%、50.37%。家庭医生签约服务23.33万人,"点单式"签约服务1.13万人。县人民医院、县中医院建设互联网医院,推广"我的盐城"APP、在线支付等自助服务。

基层卫生　达国家优质服务基层行推荐标准卫生院7个。创成省级社区医院3个。临海、盘湾中心卫生院分别建成二级综合医院、二级中西医结合医院。农场医院进行场地合作改革。海通卫生院新建综合服务楼,提档升级通洋卫生院。

疾病预防控制　县疾病预防控制中心整体搬迁新址,一次性核增编制37个。全年甲、乙类传染病累计报告发病率77.4/10万。新增三级标准的儿童预防接种门诊1个。新建麻风村康复病房。完成国家慢性病综合防控示范区、全国健康促进县创建目标。

公共卫生服务　基本公共卫生服务项目代表盐城接受省级绩效评价。组织第二轮全民健康体检36.43万人,累计惠及129.37万人。严格执行孕产妇分级管理,孕产妇死亡率为0,参加市生殖健康技术服务技能竞赛荣获团体一等奖。

健康扶贫　改造医院管理信息系统,对21326户、40925名建档立卡对象实现精准识别、精细服务,"先诊疗、后付费"政策实现县域医院全覆盖,住院个人自付费用严格控制在10%以内。

职业健康监管　成立县级领导小组、明确部门职责,建立健全县、镇、村三级监管责任体系。全年集中培训县域企业732家,监督检查企业203家,尘毒、尘肺病专项治理34家企业。全年无新增职业病病例。

爱国卫生　全年完成中央财政奖补资金改厕1000座,截至2020年底,农村户厕累计改造19.53万户,无害化卫生户厕普及率95.31%。全国爱卫会发文确认射阳县城为"国家卫生县城(2020—2022)"。新创成国家卫生镇1个、省卫生镇2个、省健康镇1个。

人口监测与家庭发展　全年计划生育"一票否决"审核26批次、2732人。照顾生育审批143件,出生人口性别比105.8。落实奖特扶等利益导向政策36561人。调整县老龄工作委员会组成人员,办理老年证11893张,百岁老人祝寿、节日慰问135人次,意外伤害保险参保12.63万人,县养老中心获评全国"敬老文明号"。

医疗质量与安全　医疗服务能力县医院基本标准、推荐标准达标率分别为98.47%、87.62%,县中医院达标率分别为97.7%、84.8%。新增名医工作室6个,名医及专家团队常态化来射阳服务。加强医疗安全监管,组织督查指导22次。

安全生产　设置安全生产监督管理科,强化安全生产监管职责。开展安全生产宣讲、培训等活动215余次,162人通过安全员资格考试。有序开展组织安全生产专项整治,排查、整改风险隐患283条。全市卫健系统安全生产工作现场会在射阳召开,双重预防机制建设在会上交流。

卫生综合监督　全年突出疫情防控监督检查重点,检查医疗机构254个次、公共场所2359户次、学校599户次,"双随机"执法检查394户次,查处违法行为92起。获评省卫生行政执法优秀案例一等奖、市卫生行政处罚案卷评选一等奖各1件。卫生健康行政审批事项全部入驻县市民中心。

党的建设 深化“不忘初心、牢记使命”主题教育,强化职业精神教育。县疾控中心支部被市委表彰为优秀基层党组织,16 人被表彰为省市抗击疫情先进个人。开展“作风建设年”活动,深入整治“四风”问题。

(陶 宇)

建湖县

概况 全县现有医疗卫生机构 294 个,医疗机构有床位 3626 张,专业技术人员 3696 人,每千人拥有医师 2.5 人。专业技术人员中享受国务院政府特殊津贴 1 人,省“科教强卫”青年人才 2 人,省“333”高层次人才 8 人。医疗机构中有省级临床重点专科 1 个、省级中医重点专科 1 个、省级基层医疗机构特色专科 3 个。

卫生改革 下派专家 425 人次,开展各类培训 34 场次,开展质控活动 109 次。镇级医疗机构床位使用率 75%,县域内就诊率 94%。探索县域医共体建设,形成县、镇、村一体化管理。探索“院府合作”模式,打破区域限制成立苏北人民医院建湖分院。建成扬州大学建湖临床医学院。新成立 3 个名医工作室。县人民医院、县中西医结合医院利用“我的盐城”APP 和微信平台,实施信息便民服务,预约挂号近 20 万人次。县人民医院与上海复旦大学附属中山医院、上海瑞金医院开展多学科远程诊疗,累计远程会诊 22 人次。县人民医院推进六级电子病历信息系统建设。全市县级公立医院服务能力提升现场会在建湖召开。

健康建湖建设 开展健康素养干预活动,全县中小学健康教育知识课程开课率 90% 以上,居民健康素养水平提高至 26.09%。创建无烟党政机关 3 家。九龙口镇、上冈镇 8 个村创成省卫生村。全县共有国家卫生镇 2 个,省级卫生镇 4 个,省卫生村 87 个,省卫生村建成率 35.37%。

健康扶贫 实行 30 种大病专项救治,农村低收入人口县域内住院“先诊疗后付费”和“一站式”结算,住院个人自付医疗费用控制在 10% 以内,累计住院 11039 人次、门诊就诊 11.24 万人次,减免优惠医疗费用 1052 万元。落实免费健康体检、家庭医生签约、慢性病患者“五个一”服务措施,实现签约服务全覆盖、规范服务全到位。

疾病预防控制 累计核酸检测 72414 人份,集中隔离观察 725 人,组织 130 多名医务人员驻守高铁站、汽车客运站等卡口,实行 24 小时值班值守,测量体温近 70 万人次,构建冷链食品、农贸市场环境及人员常态化监测分析预警机制,定期开展从业人员核酸采样。扩容县疾控中心、县人民医院实验室,新建县中医院、县中西医结合医院实验室,核酸日检测能力达 6000 人份。组织 10 名医护人员驰援武汉,2 人被省委省政府表彰为抗疫先进个人。报告乙类传染病 8 种 485 例,发病率 62.39/10 万。学生因病缺课平均网报率 98.31%。开展职业危害摸底调查,累计调查 1327 家企业。对 219 名易肇事肇祸精神障碍患者落实“四帮一”责任,累计免费收治严重精神障碍患者 1317 人次。拓展预防接种综合服务管理信息系统应用。省慢病防控综合示范区通过复评审。

基层卫生 县中西医结合医院被省卫健委确认为首批农村区域性医疗卫生中心。选派 2 名骨干医生参加省级实训。开展全民健康体检 34.6 万人。基本公共卫生服务代表盐城市接受省级绩效评价。做实做细家庭医生签约服务,重点人群、一般人群签约率分别达 79.8%、38.3%。

妇幼保健 建立孕产妇、新生儿救治中心全员培训考核制度,畅通救治绿色通道,定期开展危急重症孕产妇案例评审,未发生孕产妇死亡。实施出生缺陷综合防治和生殖健康服务项目,免费产前筛查 1654 人、新生儿疾病筛查 2475 人,孕前优生健康检查 1943 例。完成 2015 年及之前出生医学证明档案整理、数字化扫描和归档工作。

医政管理 落实医疗质量安全核心制度,全年组织 5 次医疗质控活动,质控项目 14 项。组织近 3000 名医务人员参加江苏感控家园院感培训。开展医疗机构“三合理”专项整治行动,交办问题 127 个,全部整改到位,对 141 名责任人员进行处理。落实“三调解一保险”制度,一级及以上医疗机构全部参加医疗责任险,申请调解医疗纠纷 22 起,调解成功 21 起。新建院前急救信息化调度系统,建立院前、院内一体化、智能化的急救服务模式。临床用血均为无偿献血。

中医药 县中西医结合医院被确认为全市首个二级甲等中西医结合医院。新建二级康复医院1 个,内设中医科,开展中医康复治疗。组织 15 名医生参加全市中医药知识与技能培训项目。

爱国卫生 规范开展饮用水检测,累计采样 120 份,检测 5040 项次,水样检测合格率 100%。完成农村改厕 5477 座,无害化卫生户厕覆盖率 95.18%,改厕工作被省卫健委销号。以创国家文明县城为契机开展爱卫月活动,设立咨询点 20 个,接收咨询近万人次,印发宣传材料近万册,清除卫生死角 300 多处,拆除违章搭建 150 多处。

卫生监督 举办全县卫生健康系统打击非法行医小班化警示教育课,全面解读非法行医相关法律法规。开展“双随机一公开”监督抽检,按时完成国家和江苏省下达的双随机监督任务。全年立案查处各类卫生违法案件 84 起,无行政复议和诉讼案件。受理投诉举报 28 起,实施各类专项稽查 6 项 10 次,获省监督所行政处罚卷宗评选二等奖。

人口家庭发展 办理生育登记 2266 例,再生育审批 98 例,出生人口政策符合率 99%。落实计划生育奖特扶政策,为 1.85 万名奖扶对象和 1039 名特扶对象发放扶助资金 3315.85 万余元。为全县特殊困难家庭 687 人购买人生意外伤害险。

(叶钱州)

东台市

概况　2020 年,全市有医疗卫生机构 57 个,村卫生室 328 个,社区卫生服务站 13 个。全市卫健系统在编在职人员 2600 人,其中卫生专业技术人员 2345 人,高级职称 1001 人,另有乡村医生 849 人。2020 年内,创成"中国长寿之乡"、全国首批健康城市建设示范市,被表彰为全国计划生育优质服务示范市,被列入首批全国儿童青少年近视防控适宜技术试点市,通过全国基层中医药工作先进单位复审,创成省首批社区医院示范市、省健康促进市,被确认为健康江苏建设示范市,被列为省家庭医生服务模式创新试点市,基层卫生工作被省政府通报表彰,厦门大学鼻喷流感病毒载体新冠肺炎疫苗Ⅰ期临床试验在东台进行,盐城市爱国卫生工作现场会在东台召开。

服务体系　市人民医院通过三级综合医院复评,被表彰为全国改善医疗服务示范医院,创成省平安医院,启动市健康管理中心建设;市中医院通过三级乙等中医医院复审,东院住院综合楼竣工;市妇幼保健院完成整体搬迁投入运行;市三院建成智能管控中心。三仓、安丰创成全省首批农村区域医疗卫生中心;创成省社区医院 5 个,均达国家推荐标准;启平社区卫生服务中心等镇卫生院改造工程按序时推进;评选出五星级村卫生室 20 个、四星级村卫生室 30 个。

能力建设　推进医疗服务能力提升三年行动计划,实施"双一流"政策,全年招引各类人才 300 人,引进、培养硕士以上高层次人才 50 人,其中博士 4 人;"2 + 6"实训基地线上线下联动培训,累计培训 1.2 万人次,参训率、合格率均 100%;新增盐城市重点人才 14 人、青年人才 11 人,遴选基层卫生骨干人才 94 名;新增名医工作室 8 个,创成盐城市基层特色科室 8 个。建成盐城市重点学科 6 个,新增盐城市创新团队 8 个,获盐城市新技术引进奖 12 个。建成胸痛、脑卒中、创伤、危重孕产妇、危重新生儿"五大急救中心",全部达省级水平。选送本土人才外出进修、学术交流 100 多人次;持续推进医疗设备提升三年行动计划,新增各类检查检验设备 454 台(套),为镇级以上医疗卫生机构全部配备 CT,实现建制镇卫生院 CT 全覆盖。

智慧健康建设　巩固提升"五大信息中心"功能,借助 5G 网络,部署实施云存储,与上海一院、省人民医院远程会诊、远程指导,推动三级医院优质资源持续向基层下沉,累计服务 43.46 万人次。建成"一个中心",打造"两个平台",实施"四送服务",累计服务 7.8 万人。全面优化升级区域人口健康信息平台,通过省四级评审。床边结算、处方审核、移动查房、移动支付等智慧化、便民化服务系统,逐步试行上线。二级以上医院全部接入"我的盐城"APP,累计线上预约挂号 5.9 万人次。

公共卫生　获全省"优质服务基层行"家庭医生团队感控技能大赛二等奖;强化孕产妇"五色"分级管理,年内无孕产妇死亡,实现建制镇妇幼健康规范化门诊全覆盖;推进"安康关爱行动",规范管理 65 岁以上老年人 16.8 万人,老年人健康管理率 82.26%;新增农村奖扶人员 8419 人,特扶人员 513 人,发放扶助资金 1.26 亿元。新增城镇持证从业居民一次性奖励 2424 人。为 2610 名"失独"人员购买人身意外伤害综合保险。通过国家卫生城市省级复审暗访。开展健康讲座 1900 余场,发放健康教育宣传折页 60 万份。农村无害化户厕普及率 95.54%。完成晚血患者家庭医生签约服务 242 人,实施治疗救助 126 人。完成国家级血吸虫病监测点疫情监测任务。

健康服务　推进中医馆文化角和中医阁康复室建设,举办膏方节等主题中医活动 24 场次;推广、使用中医药适宜技术,按照"镇 15 + X、村 8 + X"的要求,累计培训 1600 人次;推进全民健康体检,参检居民健康档案建档率 100%,累计体检 58.2 万人,体检发现的慢性全部纳入管理,重大疾病全部跟踪到位;推进健康扶贫行动,及时准确核对建档立卡对象信息,建档立卡对象个人自付部分控制在 10% 以下。家庭医生签约服务 2.5 万人,完善更新档案 2.5 万份,随访 35 万人,体检 2.47 万人。

医疗管理　开展医疗核心制度专项督查。开展病历评审,甲级病历率 95%。加强院感防控管理,将院感培训情况及督查检查结果与医师定期考核、护士执业注册以及职称晋升等相挂钩。按照"三天一个轮次"的要求,组建专门督查组保持"低空飞行",不间断督查、交办和整改,累计开展巡查 105 次,交办 625 项,跟踪督查整改。依法开展执业检查,重点检查科室外包、超范围职业、聘用非卫技人员从事医技岗位、违规开展禁止临床应用的医疗技术等方面存在的问题,处理非法行医 16 起,移送公安机关 2 起。

卫生行风建设　开展"正风肃纪看机关""正风肃纪镇、村、行""清风行动""回头看"行动。开展廉政风险排查整改"学、排、议、评、行"活动,落实行风建设明察暗访和每半年通报制度。开展新时代文明实践活动 100 多场次,举办道德讲堂 12 次,走访慰问低收入农户 372 户,发放慰问金 12 万元。推送防控核心知识 88 万条,印发健康折页 30 万份。1109 人获省、市、县各类表彰表扬,4 人获全省抗疫先进个人表彰。

(王美富　陈海松)

大丰区

概况　2020 年,全区共有公立医疗卫生计生机构 44 个,另有镇卫生院一体化管理的村卫生室 216 个,民营医院 15 个。全区常住人口 71.1 万人,出生人口 2677 人,出生人口性别比 107.82,出生政策符合率 99.78%,人口自然增长率 -3.55‰。大丰区被确定为省健康促进区建设单位,实现国家卫生镇和省级卫生村全覆盖;大丰区卫生健康委被省委、省政府表彰为全省抗击新冠肺炎疫情先进集体,被省卫生健康委确定为2020年度家庭医生服务模式创新单位。

新冠肺炎疫情防控 全年累计诊疗发热患者13679人,隔离留置观察110人,集中隔离医学观察1308人,核酸检测67958人;累计确诊新冠肺炎4例,全部治愈出院;申请医疗救助俄罗斯籍海员2人,治愈出院离境回国。未发生输入感染二代病例。

综合医改 推进区级医疗卫生机构建设三年行动计划,大丰人民医院建成三级综合医院,大丰中医院三级中医医院创建工作通过市级评审并申报省考核验收,妇幼保健院新建项目主体工程封顶,第三人民医院异地新建项目开工建设。制定盐城市大丰区紧密型县域医疗卫生共同体建设实施方案,人民医院、中医院分别组建两个紧密型医共体,并进入实质性运作阶段。开展"优质服务基层行"活动,3个基层医疗机构被国家卫健委确认为"优质服务基层行"推荐机构;小海中心卫生院、三龙中心卫生院挂牌江苏省社区医院,城东社区卫生服务中心康复医学科、小海中心卫生院呼吸内科和康复医学科、西团镇卫生院消化内科建成市级特色科室。

公共卫生 全年报告甲、乙类传染病624例,报告发病率88.31/10万,未发生传染病暴发疫情和重大公共卫生事件。组织修编突发公共卫生事件应急预案、新冠肺炎局部小规模疫情处置预案,举办进口冷链食品污染引发局部聚集性新冠肺炎疫情应急处置演练。全年宫颈癌筛查25664人、乳腺癌筛查25983人,确诊宫颈癌13例、乳腺癌21例。全年制发健康培训合格证28130件,立案查处81起,两宗案卷分别荣获盐城市卫生健康行政处罚优秀案件卷宗二等奖、三等奖。全年无孕产妇死亡,孕产妇保健管理率99.4%,出生缺陷发生率4.72‰,婴儿死亡率2.64‰,5岁以下儿童死亡率3.39‰,艾滋病筛查率、梅毒筛查率、乙肝表面抗原检测率均为100%。免费筛查新生儿先天性心脏病2527例,阳性54例,确诊9例。完成全民健康体检年度任务,体检568168人,体检率84.96%。严重精神障碍患者住院治疗1585人次,减免住院自付费用229.5万元。

医政管理 开展医院感染防控排查整顿,常态化开展院感防控重点科室、重点部门、重点环节自查自纠。强化基本药物配备和短缺药品管理,开展抗菌药物临床应用、医疗机构合理用药专项督查。镇卫生院中医馆、村卫生室中医阁实现全覆盖,正常开展4类6项以上中医药适宜技术。

人口家庭 开展集中整治"两非"专项行动,对符合生育政策怀孕的对象引产情况进行核查,对孕情异常消失的孕妇进行专门调查。全年共办理生育登记2271例,其中再生育审批125例。推进母婴设施建设,公共场所累计建成50个母婴室。全区共有农村部分计划生育家庭奖励扶助对象61865人,计划生育特别扶助对象2824人,计划生育手术并发症特扶对象1235人。大中街道恒北村连心家园项目成功入选2020年江苏省"连心家园——关爱'失独'家庭"优秀项目试点。

爱国卫生 草堰镇通过国家卫生镇技术评估,实现国家卫生镇全覆盖。完成2000座改厕任务。通过农村人居环境整治三年行动农村无害化户厕验收销号省级现场核查。出台《关于印发大丰区建设健康促进区实施方案的通知》,启动江苏省健康促进区创建。西团镇建成江苏省健康镇,白驹镇马家村等15个村、大中街道浦江社区等3个居委会建成江苏省健康村(居)。

行风建设 开展作风行风建设突出问题专项整治,组织人员对各医疗单位临床诊疗行为、违规收受红包回扣、高值医用耗材采购等工作进行专项督查,发现问题8个,医务人员主动上缴廉政账户9700元、退回红包113420元。全年处理人民来信信访件23件,立案查处案件6起。

内涵建设 10月24—25日,"华夏院士论坛2020大丰"活动在大丰举行,中国工程院院士、博士研究生导师、中国医疗保健国际交流促进会会长韩德民,中国工程院院士、南通大学江苏省神经再生重点实验室主任顾晓松,中国科学院院士、国家心血管病中心副主任顾东风出席并分别作主旨演讲。12月20日,中科院院士、复旦大学附属中山医院院长樊嘉应邀来丰就《建立健全现代医院管理制度的中山实践》作专题讲座。选派40名基层医疗骨干分两批到复旦大学附属中山医院跟班进修,成立沪上名医工作室3个、专家团队工作站1个。2020年内,全职引进博士生1人、硕士生5人,柔性引进博士生17人、硕士生7人,招录医疗卫生技术人员50人,新增订单定向生免费培养医学生14人、委托南通卫生高等职业技术学校培养农村医学生22人,确认23名省骨干人才、44名区骨干人才和35名骨干村医。

(王国生)

盐城经济技术开发区

概况 2020年,全区有医疗卫生机构31个,其中专业公共卫生机构3个,乡镇卫生院1个、社区卫生服务中心1个,村卫生室26个。

新冠肺炎疫情防控 全区核酸检测13000多人次。督导176家规模以上企业复工复产,对近300家企业21210人次开展防控培训。落实韩国11批次包机来盐的闭环管理服务,完成观展3万人次、客商近1000人的第二届中韩投资贸易博览会疫情防控工作。

基层卫生 镇级卫生院、社区卫生服务中心分别达省示范乡镇卫生院和省优质社区卫生服务中心要求,26个村(居)卫生室全部达省标;步凤卫生院中医馆被授予"疼痛理疗科"特色科室标牌,惠民卫生服务中心设立"刘龙彪专家工作室"。投入843万元,新增CT、B超、X射线等医疗设备。与市中医院、市妇幼保健院建成紧密型医联体。组建家庭医生签约服务团队,一般人群、特殊人群及建档立卡户签约率分别达

50%、80%、100%。建立高危孕产妇、新生儿会诊急救绿色通道。

科技教育　深化与上海瑞金医院交流与合作，加强快速检测、数据分析、疾病诊疗、远程会诊及随访管理等服务。组织参加基层骨干医师、基层医疗机构管理人员培训。刘龙彪名中医工作室每周开展特色诊疗，市妇保院专家定期下基层开展妇幼专科诊疗。

卫生监督　组织对辖区内所有医疗机构、学校、宾馆、浴室、养老机构等重点单位开展多轮次专项监督检查，牵头组织对区内200多家工厂企业复工复产进行疫情防控指导。在全区292家企业开展涉害因素申报工作，申报率96%。职业卫生"双随机"监督检查17家企业，立案查处2家。对全区二次供水单位、现制现售水点监督覆盖率100%。依法立案查处3个医疗单位。

疾病预防控制与应急　全区未发生甲类传染病，乙类传染病报告发病率118/10万。推进预防接种门诊标准化、信息化建设，儿童预防接种工作各项指标完成率均在99%以上，成人预防接种扫码率99.83%，水痘疫苗第1、2剂接种率分别为99.06%、85.20%。高血压、Ⅱ型糖尿病病例规范管理率及死因监测各项指标均达国家基本公共卫生服务项目要求。

健康促进　落实健康中国行动推进健康盐城建设实施方案，多层次、全方位宣传普及卫生健康知识。每月开展环境卫生整治集中行动。推进无烟党政机关、无烟医疗卫生机构、无烟学校建设。

妇幼保健　联合市妇保院组织危急重症孕产妇和新生儿救治绿色通道拉练，为3128名妇女免费进行"两癌"检查。全面落实儿童青少年近视防控工作，共检查儿童1229人，检出视力不良431人，建立免费视力健康电子档案1229份。

医政医管　组织开展对基层医疗卫生机构进行医疗质量、医疗核心制度和安全隐患督查。继续实施基本药物和医用耗材集中采购机制。

中医药服务　巩固步凤中心卫生院和惠民社区卫生服务中心中医馆建设成果，推广中医适宜技术，组织中医药健康管理培训。

计划生育　2020年全区人口出生494人，人口出生符合政策生育率100%。为118对夫妇提供免费孕前优生检查服务。计划生育奖励扶助兑现奖特扶资金440.94万元，兑现城镇企业持独生子女证退休职工一次性奖励金98人次，奖励金23.52万元。走访慰问计生特困家庭244户，发放慰问金20.36万元。

（徐　斌）

盐南高新区

新冠肺炎疫情防控　全力筛查风险隐患，开通24小时疫情咨询热线，积极调处疫情信息1.42万条，处置2起聚集性新冠病毒疫情。排查管控569名境外人员和5651名国内中高风险地区人员，先后开设医学隔离场所6个，累计转运194人、隔离1133人。核酸采样检测1.13万份，在高铁站、汽车站、盐城南高速出口等交通卡口累计体温监测635万人次。排查追踪医院及药店发热患者2.52万人。

公共卫生　开展全民健康体检，增加彩色B超、癌胚抗原检测等项目，人均标准由360元增至505元，累计体检10.79万人。动态管理电子健康档案21.37万份，建档率83.07%。各类国家免疫规划疫苗接种率97%，甲乙类传染病发病率68.43/10万。老年人健康管理率70%，高血压患者规范管理率63.14%，糖尿病患者规范管理率60.38%，严重精神障碍患者规范管理率91%。2020年内，未发生孕产妇死亡，婴儿死亡率2.42‰，新生儿死亡率0.81‰，出生缺陷率5.86‰。完成年度2500人宫颈癌、乳腺癌"两癌"筛查任务。实施监督检查648户次，卫生监测136个单位191个点、出具报告104份。创成宏心、武林等省级卫生村2个、金水湾等健康社区4个。完成149名征兵体检任务。

签约服务　对城乡居民中"三无""五保"、低保对象、重度残疾人、农村建档立卡低收入人口、计划生育特殊家庭等困难群体，实施免费签约服务，由全科医生、护士等组成团队，为居民提供健康咨询、门诊绿色通道和优先住院等服务。

基本药物　全区公立医疗机构全面推行人员、药物、财务一体化管理，覆盖全区街道卫生服务中心、卫生院、卫生室，药物全部由省平台集中采购，并零差率销售。

健康扶贫　2020年内，为41名建档立卡人员免费提供"五个一"服务，即：每个家庭配备一个健康服务团队，每人建立一份电子健康档案，每月一次随访服务，每季度一次患病情况调查，每年一次免费健康体检。

人才队伍与设施建设　新河街道卫生服务中心建设纳入市政府为民办实事项目，完成年度建设目标任务；新建瑞尔花园、香园东苑、伍北卫生服务站，完成钱江站升级；区社事局被市卫生健康委表彰为基建工作先进集体。代谢性疾病管理中心运行，上线服务100人。协调落实2600平方米业务用房，拟定黄海卫生中心康养中心建设方案。黄海、新都卫生中心与市三院在康复、儿科方面建立医联体深度合作。新都卫生中心与江苏医药职业学院合作共建。遴选19名基层骨干（其中省优秀骨干2名）。选聘临床、医技等紧缺人才14人。

人口家庭　全区生育登记1347例，照顾再生育审批30例，奖励扶助对象1833人。全面建成全员人口和全员流动人口信息等管理系统，核查信息1100余条，补录400余条。获市卫健委"老年人安康关爱行动卓越贡献奖"。培育郑远桥儿童之家成为市级普惠托育机构试点。

（金厚祥　胥　玲）

扬 州 市

【综述】

2020 年扬州市卫生健康基本情况表

	数 量	同比 2019 年增长数	同比 2019 年增长率(%)		数 量	同比 2019 年增长数	同比 2019 年增长率(%)
卫生机构(个)	1964	74	3.92	卫生人员(人)	38003	1707	4.70
医院(个)	91	15	19.74	卫技人员(人)	30964	28	0.09
床位(张)	26316	1322	5.29	乡村医生(人)	1538	8	0.52
医院床位(张)	18906	1118	6.29	民营机构人员(人)	9682	1169	13.73
平均每千人口医院床位(张)	5.77	0.28	5.10	平均每千人口卫技人员(人)	6.8	0	0

人口	总数(万人)	455.99	卫生健康费用	卫生计生财政拨款支出(万元)	278865.07
	出生率(‰)	4.24		卫生事业费与上年相比增长率(%)	22.87
	死亡率(‰)	6.35		卫生事业费占财政支出百分率(%)	4.17
	自然增长率(‰)	-2.1		卫生系统固定资产(万元)	674495
医疗服务	诊疗总人次(万人次)	2301.49		平均每一门诊人次医疗费用(元)	213.8
	门诊人次(万人次)	2065.11		平均每一出院患者医疗费用(元)	9963.1
	急诊人次(万人次)	160.83			
	入院总人次(万人次)	72.11			

一、新冠肺炎疫情防控

该市用 15 天建成市传染病医院仓颉山病区,用 28 天实现本地确诊病例零新增,用 40 天实现本地确诊病例全部治愈。按照新冠肺炎疫情防控工作要求,完成三个顺位 5 个可腾空定点收治医院"三区两通道"和重症监护病床改造,ICU 床位达 98 张,满足可腾空床位数 10% 的要求。成立由呼吸内科、重症医学、院感、影像、儿科、中医等 9 个专业 54 名专家组成的市级专家组。开展新冠肺炎防控综合性演练、新冠肺炎院内感染防控应急演练等多次应急演练。先后派出 10 批次 262 名医护人员支援湖北武汉和黄石,派出 8 名医疗救治和核酸检测专家支援其他城市。2020 年全市共收治确诊新冠肺炎患者 23 人、无症状感染 15 人,疑似病例 393 人,实现了"零交叉、零感染、零漏诊、零死亡"的硬指标。全系统先后涌现出 1 名全国先进工作者、1 名全国卫生健康系统新冠肺炎疫情防控工作先进个人、2 名抗击新冠肺炎疫情全国三八红旗手、36 名全省抗击新冠肺炎疫情先进个人、4 个全省抗击新冠肺炎疫情先进集体。

二、规划财务与信息

推进市妇女儿童医院易地新建,市公共卫生中心易地新建正式投用;协助推进省五台山医院、市精神卫生防治中心东扩大项目建设;推进扬州市中医院养生保健康复一体化中心前期工作;推进市政府协调市区医用物资储备中心土地等事项落实;推进易地新建宝应县人民医院、高邮市人民医院、江都区人民医院建设,仪征市中医院、妇保院年内投入使用。安排市直公立医疗卫生机构基本建设贷款贴息资金 659.8 万元。全市医疗卫生机构基础设施建设财政投入 1.19 亿元,其中扬州市传染病院改扩建项目和扬州市公共卫生中心异地新建项目建成并投入使用。全市医疗卫生机构共落实疫情防控财政资金 2.49 亿元,公共卫生系统建设和重大疫情防控体系建设专项资金 1.53 亿元。组织医保、财政、民政等部门开展健康扶贫领域突出问题排查整改情况"回头看",提升健康扶贫信息化管理水平,完成健康扶贫各项任务。印发《扬州市医疗服务项目价格手册》,动态调整 43 项中医类医疗服务价格,按季度开展医疗收费"巡查会诊"活动。完成对市二院、市疾控中心、市血站原主要党政领导干部的经济责任审核,完成对卫生健康系统管理的 11 个学会(协会)的财务审计(换届审计),涉及资产 12 亿元,审计年度 3~5 年,提出合理化建议 58 条。结合实际新增内控制度 31 项,将 45 项制度汇编成《内控手册》。完成卫生健康系统 16 个市直发展项目的绩效自评价,完成老年人意外伤害保险的专项评价,配合中介机构完成重大公共卫生服务专项、农村改厕专项、中医事业发展专项的绩效评价。加强全市大型医用设备的管理,申报大型医用设备 21 台,全年获批新增甲类大型医用设备 1 台,乙类大型医用设备 14 台。

三、医政管理

宝应县财政投入 1 亿元,开工建设宝应县传染病医院;高邮市、仪征市、江都区人民医院建设独立的感染性疾病楼。全市27个医疗机构28个发热门诊全部通过市级验收达基本规范标准,发热门诊规范化建设率100%。对发热患者实行闭环管理,发热门诊接诊43033人次;设置网上发热咨询门诊,累计网上就诊7647人次。18个农村区域医疗卫生中心全部达二级医院标准,宝应县运西人民医院创成二级精神病医院。新增19个市级医疗质量控制中心。苏北人民医院急诊医学科、老年医学科、儿科和扬大附院麻醉科、重症医学科、肿瘤科等6个科室被确认为省级重点专科,扬大附院呼吸科被确认为省级重点专科建设单位。持续推进优质护理服务,全市优质护理服务病房覆盖率100%,优质护理服务病房总数312个,A类病房143个。扬州作为"幸福呼吸"全国第三批10家项目试点城市之一,江苏唯一入选城市,正式启动该项目。全市共31个需要制定医院章程的医院全部完成章程制定工作,完成率100%。省卫健委公布的《关于2018年度三级公立医院绩效考核结果的通报》,苏北人民医院绩效考核结果在全省排名第一位。县级公立医院均基本达县医院医疗服务能力推荐标准。2020年国家医师资格考试1062人参考,两次考试通过753人,通过率70.9%。对112项次限制性医疗技术临床应用进行材料审核,建议开展技术95项次。做好医疗帮扶工作,仪征市医疗机构申请疾病应急救助基金6人次,患者总费用330149.23元。全市核实核准的建档立卡农村低收入人口罹患30种疾病患者6878人,救治患者8740人次,全部建立救治台账,救治比例100%,减免医疗费用135.99万元。

四、基层卫生

扬州市本级、宝应县"基层卫生人才队伍建设和家庭医生签约服务工作"获"2019年度省政府真抓实干成效明显的地方"激励表彰。宝应县基层人才队伍建设被国家卫健委列为2020年基层卫生综合改革典型案例。高邮市和仪征市作为全国县域内医共体试点县,实现实质性运行;宝应县和江都区以政府名义下发县域内医共体建设实施方案。全市创成首批省级农村区域性医疗卫生中心8个,省级社区医院7个,仪征市创成首批省社区医院示范市,遴选新增市级基层特色科室孵化中心8个,新招录农村医学人才49人,遴选市级基层卫生骨干人才220人,11个基层特色科室接受省级现场评估复核,累计创成省级社区医院11个,市级基层特色科室孵化中心20个,省级特色科室30个,招录培养农村医学人才1130人,村卫生室标准化建设率99%。分别有19个、45个基层医疗卫生机构通过国家"优质服务基层行""推荐"和"基本"标准的复核确认,通过"推荐"和"基本"以上的基层医疗卫生机构比例分别达20%、69%。达"推荐"标准的机构占比全省排名第二。宝应县柳堡、高邮市卸甲、仪征市月塘、邗江区方巷、广陵区李典等5个区域中心创成二级医院。扬州市本级、仪征市卫健委等6家单位获评2020年江苏省家庭医生服务模式创新单位,创成率全省第二。扬州市卫生院队和社区队参加江苏省"优质服务基层行"家庭医生团队感控技能竞赛,分别获一等奖和优秀奖,市卫健委获优秀组织奖,卫生院队4名队员全部获评"江苏省五一创新能手"和"江苏省技术能手"称号。

五、妇幼保健

2020年孕产妇死亡率0、婴儿死亡率1.95‰、5岁以下儿童死亡率2.77‰。新建市妇女儿童医院,投资26个亿,规划建设用地158亩,已完成地下基础工程建设,启动医疗专项配套工程,预计2023年建成投用,将满足门诊6000人次/日的需求。全市建成省、市和县级孕产妇和新生儿危急重症救治中心16个。助产医疗机构均设立"产安办",成立多学科急救小组,救治中心每季度至少开展一次专项技能培训和急救演练,全面畅通危重孕产妇和新生儿急救绿色通道。苏北人民医院和扬州市妇幼保健院创成江苏省母婴安全优质服务示范单位。全市妇幼健康规范化门诊建成率85%,基层妇儿保门诊设施设备、人员配备和服务内涵得到加强。创新开展新生儿出生"五证联办"工作,由卫健、公安、人社、税务等部门打通环节,实施"出生医学证明、母子健康手册、预防接种、户口登记、医保参保"五种证件一站式办理。全年宫颈癌累计检查131203人,发现癌前病变510例,最终确诊宫颈癌72例。乳腺癌检查130540人,乳腺B超检查率100%,检查出乳腺纤维瘤2296人,乳腺癌95人。全面实施出生缺陷综合防治工程,为21818名孕妇免费开展3种产前筛查,为22947名新生儿开展3种遗传代谢疾病和先天性心脏病筛查,孕产妇艾滋病、梅毒、乙肝筛查率100%,阻断干预治疗率100%。全市出生缺陷综合防治项目实现全覆盖。

六、人口家庭发展

2020年全市人口总数454.9万人,出生率4.24‰,死亡率6.35‰,自然增长率-2.1‰,二孩及以上出生占比42%,出生人口性别比107。全市办理生育登记17587件,办理再生育审批485件。计划生育特殊家庭联系人制度、家庭医生签约、就医绿色通道"三个全覆盖"专项行动100%全到位。全年发放各类奖励扶助资金3.31亿元,惠及25.45万人。全市开展走访慰问、专项救助、重点帮扶行动24场次,发放慰问金328.11万元,发放慰问品价值29.67万元。全市母婴设施项目总数339个,建设面积4459.5平方米,实现应建尽建总体目标。制定《扬州市促进3岁以下婴幼儿照护服务发展实施意见》,建立部门联席会议制度,明确21个部门的工作职责。创成3个省级普惠托育机构,1个省级示范性托育机构,培育8个市级普惠托育机构。全市共有0~3岁婴幼儿托育机构264个,总托位12972个。开展卫生保健业务指导500余次,托育机构指导覆盖率100%。开展全国计划生育优质服务创建,仪征市卫生健康委被国家卫生健康委命名为2018—2020年全国计划生育优质服务先进单位。

七、疾病预防控制与卫生应急

2020年,报告乙类传染病14种4633例,死亡22

例,报告发病率101.85/10万,死亡率0.48/10万。报告丙类传染病6种1618例,报告发病率35.57/10万,无死亡病例。全市网报肺结核可疑者1988例,转诊肺结核可疑者1951例,总体到位率98.14%。全市应建卡儿童26172人,已建卡儿童26172人,适龄儿童建卡率100%。全市应接种免疫规划疫苗平均接种率99.75%。基础免疫接种率99.64%。加强免疫接种率99.87%。全市共有313个预防接种门诊,其中98个儿童接种门诊、81个狂犬病暴露预防处置门诊、95个成人预防接种单位、39个产科预防接种门诊。开展人群死因监测工作,全人群粗死亡率8.23‰。规范管理高血压患者425955名,规范管理率70.91%;糖尿病患者132686名,规范管理率68.48%。高血压、糖尿病管理有效率分别为68.1%和58.62%。建立健全以精神卫生专业机构为主体、疾控机构为辅助、基层医疗机构为依托的精神卫生管理治疗服务网络,对全市乡镇、街道实行全覆盖管理。各县(市、区)实施"以奖代补"政策,引导监护人承担严重精神障碍患者监护责任。2020年全市重性精神疾病患者检出率4.4‰,在册患者管理率、规范管理率分别为97.73%、97.56%。全市共完成重大活动医疗卫生应急保障工作237次(市级101次、县级136次),完成"烟花三月"国际经贸旅游节、高考、2020世界运河城市论坛系列活动、连淮扬镇铁路淮镇段暨五峰山长江大桥建成运营等重要活动与考试的疫情防控与医疗卫生应急保障工作。

八、综合监督

2020年,出台《扬州市改革完善医疗卫生行业综合监管制度的实施方案》,建立联席会议制度、信息共享、联合执法和联合督查机制。印发《扬州市医疗卫生信用分类监管办法(试行)》,统筹推进全市卫生健康行业社会信用体系建设工作,营造"诚信激励、失信惩戒"的社会共治氛围。全年日常监督13339户次,查处卫生健康违法案件666起,合计罚没款258.42万元,涉嫌犯罪移送公安机关4起4人,取缔无证单位51户。完成国家双随机抽查任务1197件,任务完成率87.89%,完结率100%;完成省级随机监督抽查任务800件,任务完成率95.38%,完结率100%。办理食品安全企业标准备案163户。制定完善8类31项卫生行政执法全过程记录相关制度。全市配备行政执法手持终端149台,执法记录仪105台,数据采集站7台。行政处罚、行政许可双公示率100%,重大卫生行政处罚决定法制审核率100%,行政处罚全过程记录率100%。受理各类投诉举报198件,办理率、结案率、答复率、投诉对象满意率均100%。

九、职业卫生

成立以市政府主要领导为组长的扬州市尘肺病防治工作领导小组,县(市、区)全部成立领导小组,市政府与各县(市、区)政府签订目标责任书,建立起全市尘肺病防治责任体系。2020年底,尘肺病防治攻坚行动工作各项目标任务全面完成,通过省级评估。联合市民政、人社、医保、总工会等部门,举办《中华人民共和国职业病防治法》宣传周活动。全市宣传报道10余次,主题宣讲104次、宣传咨询284次、印发宣传资料62000余份,出动宣传人员900余人,宣传受众87000余人。组织参与江苏省首届职业健康传播作品征集活动,江都区卫健委一项作品获视频类一等奖、市疾控中心一项作品获语言类一等奖,市卫健委获优秀组织奖。完成工业企业职业病危害摸底调查全覆盖工作,全市累计调查企业10133家。在全省率先开展"职业病危害项目申报年"活动,网上申报用人单位10847家,申报覆盖率排名全省前列。深化职业病危害专项治理,全市纳入治理的131家企业申报率、定期检测率、劳动者在岗期间职业健康检查率均100%,三类人员培训率95%以上。开展职业病防治专项整治,全市共纳入专项整治重点企业145家、职业卫生服务机构4家。开展扬州市粉尘危害专项整治三年行动,共摸排472家粉尘危害用人单位基本情况。开展健康企业建设活动,2020年全市建成健康企业14家。完成职业病防治十三五规划终期评估。完成职业病防治监测项目。2020年全市职业卫生日常监督检查1016户次,查处职业卫生违法案件170起,罚款35.55万元,县(市、区)全部消除职业健康"零处罚"。

十、药政管理

全市9个地区全部建立基本用药统一目录,基层医疗卫生机构与二、三级医疗机构药品医保报销目录一致,满足基层首诊、双向转诊、分级诊疗和家庭医生签约服务用药需求。在仪征市、高邮市、邗江区试点建立医共体电子处方前置审核中心,医共体内基层医疗卫生机构电子处方经过审核之后,方可进入收费和调配环节。在广陵区文峰街道连福社区成立全省首个家庭药师工作室。

十一、爱国卫生

开展"防疫有我,爱卫同行"防疫科普宣传。组织编印《新型冠状病毒感染的肺炎48字守则》《预防新型冠状病毒做好七条》等海报,在全市大街小巷广泛张贴宣传;制作新型冠状病毒感染的肺炎防控公益广告,在公交车、商超、宾馆等公共场所电子显示屏滚动播放。与广电总台联合制作优秀小主播健康生活方式倡议、公勺公筷以及心理健康内容共13个短视频,通过新媒体发布,并被其他媒体和微信公众号转发。该市推送的《用公筷"夹"起城市文明》快板,在国家卫健委、农业部举办的全国家庭健康主题推进活动中演播。市政府专题召开爱国卫生运动现场推进会。所有县(市、区)无害化卫生户厕改造验收均通过省销号验收,新增无害化卫生户厕6864座,累计建设98.52万座,普及率98.66%,居苏中第一。全市开展健康科普大巡演17场,编印健康教育手册、折页等宣传资料20万册(张),发放健康支持性工具15000余只(套),举办健康"五进"活动667场次。制定并发布《扬州市民健康公约》,组织开展城乡居民健康素养干预与监测,2020年全市健康素养水平28.22%,高于省均水平。建成4个省健康镇、39个健康村(社区)。开展春季灭鼠集中行动、夏秋季灭蚊蝇灭蟑螂集中行动和冬季集中灭鼠行动,市区共投放灭鼠药 9800 千克、粘鼠板 13000 块、灭蚊蝇药物 10000 千克。推进病媒生物防制示范小区建设,市区共建病媒生物防制示范小区 14 个,设置毒饵站 7000 个、诱蝇笼 1500 只、灭蚊灯 40 台。全年共创成国家卫生镇 2 个,江苏省卫生镇 11 个,创建数量为历年最多,率先在苏中地区实现省级卫生镇全覆盖。加强生活饮用水卫生监测,实现水质每季度监测一次全覆盖,全年共采集、监测水样 1464 份,合格 1464 份,合格率 100%。

十二、新闻宣传

先后策划"逆行者""连线武汉""前线日记""卫健系统我是党员我先上"等宣传专栏,制作抗疫专题宣传片、《你的名字》抗疫主题 MV,出版《白衣执甲——扬州医务人员抗疫实录》等,全市卫生健康系统疫情防控及卫生健康工作先后被新华社、中央电视台、《人民日报》《新华日报》《健康报》《中国人口报》等省以上主流媒体宣传报道。全市在各类媒体平台累计发稿 7023 篇(条),其中由国家级媒体平台发稿 287 篇(条),省级媒体平台发稿 994 篇(条),市级媒体平台发稿 5742 篇(条),近 50 篇(条)被学习强国平台采用。第一时间在"健康扬州"微信公众号、APP 发布该市疫情权威信息,累计发布信息、通告 140 余条。健康扬州微信公众号关注人数持续稳定在 10 万 +,年内推送各类信息 288 期 840 余条。举办卫生健康新闻发布会 6 场。创办全市卫健系统"战疫群英谱",与市委宣传部、市文明办联合开展寻找江苏"最美抗疫一线医护工作者",与市委组织部联合推荐"优秀党员""优秀公务员",与市人社局联合表彰"扬州市新冠肺炎疫情防控工作先进个人"。

十三、中医药

2020 年全市新建 23 个乡镇卫生院(社区卫生服务中心)中医馆,全市 93 个中医馆标准化建设率 95.69%。新增扬州市中医药示范村卫生室(社区卫生服务站)20 个,村卫生室(社区卫生服务站)中医阁 185 个。2020 年,邗江区通过全国基层中医药工作先进单位(县级)评估,扬州市实现市域内全国基层中医药工作先进单位全覆盖。该市先后被国家中医药管理局推荐参加国家中医药管理局深圳集中调研座谈会、全国基层中医药工作先进单位建设经验交流会,并作大会发言。完成省、市级"十三五"中医药事业发展规划调研评估。在全省 2019 年度中央转移支付中医药资金和省级中医药事业发展专项资金绩效评价中扬州市获优秀等次。仪征市中医院新院正式揭牌启用。扬州市、高邮市中医院通过省三级医院复评。新增市中医药重点学科 4 个。全市三级中医院经典病房建设通过省级专项检查,2 个三级中医院中医经典病房全年共收治患者 18110 人,中药饮片使用率 77.86%,以中医为主中医治疗比例 100%。完成首届扬州市名中医"师带徒"结业考核,第二届扬州市名中医"师带徒"项目启动,确定朱新太等 41 人为指导老师,仇山波等 76 人为继承人。完成首届 151 名基层卫生技术人员中医药知识与技能培训技能考核(扬州考点)。新增 2020 年省西学中高级人才研修项目研修对象3 名。举办 2020 年扬州市中医经典大讲堂,200 名中医师参加学习。完成 2020 年江苏省中医类别住院(全科)医师规范化培训结业考试,合格率 95.08%。扬州市中医院任光霞成功申报成为省级非遗保护项目"然"字门内科中医术省级代表性传承人;国家非物质文化遗产项目丁氏痔科第八代传人丁泽民故居陈列馆在江都区大桥镇正式开馆。全市 65 岁以上老人、0 ~ 36 个月儿童的中医药健康管理率分别为 76.76% 和 88.16%,重点人群中医药家庭医生签约率 70.71%。全市开展中医药"七进"活动共 779 场,覆盖 34561 人次,发放材料 51522 份。

十四、人事管理

扬州市疾病预防控制中心核增 78 名编制,核定编制数增至 208 名。91 个空缺编制全部面向社会进行统一招聘,截至 12 月 31 日,市疾控中心实有在编人员 208 名。2020 年市直属医疗卫生单位公开招聘工作人员 456 人,其中编内人员 186 人,备案制、编外人员 270 人。全年引进博士 6 人,招聘研究生 142 名,招聘本科生 237 名,硕士研究生招聘人数比上年增长 2.9%。招聘总人数比上年增加 124 人,增幅 37%。2020 年全市医疗卫生单位公开招聘工作人员 814 人,其中编内人员 284 人,备案制、编外人员 530 人。全年引进博士 7 人,招聘研究生 180 名,招聘本科生 384 名。重新核定市疾控中心"三定"方案,明确市疾控中心 12 项新职能,科室从原先的 19 个增加至 23 个。领导班子职数核增 1 名。高级专业技术岗位数由原先的 31 个增加至 58 个。重新核定市二院内设机构,核定一级科室 5 个,二级科室 14 个。对苏北人民医院部分内设机构进行调整,调整后新增管理科室一级科 1 个,二级科 12 个。重新核定市中医院"三定"方案,增加一级职能科室 1 个,增加临床及医技科室一级科 8 个。将市三院纳入全额编制管理。

十五、科研教育

2020 年,全市卫健系统获国自然 18 项,取得历史性突破。苏北人民医院有 1 名专家获省杰出青年。全市发表 1300 多篇核心期刊以上论文,其中 SCI 收录 250 篇、中华系列期刊 150 篇。全市组织申报课题 400 多项,各级立项课题 180 多项,科研经费 2000 多万元,比 2019 年增长 20%。市申报成果评奖 400 多项,获各级成果奖 200 多项。全市获得专利近 100 项,50 项重点项目高质量指标完成结题。全国全科医生培养与使用激励机制典型案例收录该市的培养案例。接受来自安徽、江阴等省内外的全科培养调研学习。2020 年,每万名居民合格全科医生 6 名。全市建成 34 个核酸检测实验室,达到 P2 + 水平。

十六、党风廉政及行风建设

全系统 96 名党员分属 10 支党员突击队奋战在援鄂抗疫一线。与各县(市、区)卫健委、委管直属单位和委机关各处室,分层分级签订全面从严治党和行风建设责任书49份。细化全面从严治党党委主体责任10类31项、党委书记责任5类12项、班子成员“一岗双责”、委机关各处室“一处一策”个性化责任清单173项。全年委党委开展党纪党规学习87场(次),全系统开展党风廉政教育588场次,开展警示教育129场次,组织开展现场教育59场次,举办学法用法纸质竞赛30场次,组织签订或发放党风廉政建设责任书、承诺书及告知书“三书”12612份,共有47000人次参加教育活动。综合运用班子考核、检查讲评、驻点督导、指导民主生活会等时机,督促各级各单位党组织“围绕中心抓党建、抓好党建促中心”。协调推动全市23个二级以上公立医院健全组织体系、选好配强组织带头人、完善党建工作责任制,推动医院党建工作指导委员会办公室实体化运作。推进民营医院党的组织和工作“两个覆盖”提质扩面。联合派驻纪检监察组,对委管直属单位持续开展全面从严治党工作驻点督导、以查促建。制定卫生行业“九不准”实施细则,跟踪监督药品、高值医用耗材采购项目240余次,开展廉政风险排查,共发现廉政风险点554个,制定完善防控措施911项,新建、修订制度366项。深化运用监督执纪“四种形态”,全年开展谈心谈话1267人次,运用第一种形态约谈函询、批评教育275人次,对5名违纪党员干部给予党政纪处分,其中1人被开除党籍。

十七、老龄健康工作

对市老龄工作委员会组成人员进行调整,对各部门(单位)的工作职能重新明确。在市区实施温暖夕阳、文体活动、心理健康、健康促进4大类共38个老年人精神关爱项目,受益老年人11000余人。完成老年人意外伤害保险扩面工程,政府出资为市区9.9万70~79周岁老年人购买意外伤害综合保险,全市老年人意外伤害保险覆盖率76.21%。2020年新增2个医养结合机构,全市共有医养结合机构29个,从业医技人员699人,共有医疗床位1411张。全市有4个非政府所在地的乡镇卫生院增设康复护理病区,所有的乡镇养老机构均就近与所在地的乡镇卫生院落实签约服务。年内共为全市481855位65岁以上老年人进行体检管理,健康管理率73.37%。

(韦　晔)

宝应县

概况　2020年,宝应县有各级各类医疗卫生机构345个,编制床位3216张,实际开放床位3560张;有卫生技术人员4337人,其中执业医师和执业助理医师2014人、执业护士1832人。全年门急诊296.1万人次,住院11.83万人次,业务总收入12.53亿元。

新冠肺炎疫情防控　累计收治确诊病例、无症状感染者、疑似或观察病例59人,判定密切接触者311人、其他接触者333人,医学观察隔离2000余人次,重点人员“五包一”健康管理1767人次。24天实现本土确诊病例零新增、46天实现本土病例治愈清零。实施县疾病预防控制中心标准化建设提升工程,依托氾水镇中心卫生院建成扬州市第三顺位救治医院重症加强护理病房(ICU);建成规范化发热门诊7个、发热诊室4个、核酸检测实验室5个。累计培训复学相关医务人员、教师4500余人次,巡回指导复工企业649家2203次。推进“人物共防”,累计采样9544人次、采集样本13067份、开展抗体检测1932人份。

健康宝应建设　完成农村无害化卫生户厕改造2230座,累计无害化卫生户厕普及率98.36%。新创成国家卫生镇1个、省卫生镇6个、省卫生村6个,实现省级卫生镇全覆盖;新创成省健康镇2个、省健康村(社区)5个、健康单位8个;新建健康公园(广场)1个、健康步道2条。

医疗卫生服务　县人民医院迁建项目实施内外装饰工程,城北医疗养老康复综合体项目建成投入使用,启动县第四人民医院(传染病医院)、山阳镇卫生院异地建设项目。柳堡农村区域性医疗卫生中心创成二级医院,运西人民医院创成二级精神病专科医院。县人民医院创成市级卒中救治中心,全县孕产妇、新生儿以及创伤、胸痛、卒中救治中心实现市级全覆盖。获评省首批农村区域性医疗卫生中心基本建成单位3个、省社区医院2个。“优质服务基层行”活动达全国乡镇卫生院服务能力推荐标准4个单位、基本标准8个单位。新增省基层医疗机构特色科室2个、累计10个,市基层医疗机构特色科室4个、累计27个,覆盖率73.3%;建设“一院一特”品牌26个。实施村卫生室新建和改(扩)建45个,村卫生室标准化建设率100%。

人才队伍建设　全县引进各级各类卫技人员224人,为县疾病预防控制中心招聘事业人员10人;农村订单定向医学生免费培养定向委培51名,累计490名;柔性引进县外高层次卫生人才,新增“专家工作室”5个,累计37个;开设“联合病房”4个。宝应县基层卫生人才队伍建设经验做法获评2020全国基层卫生健康创新发展大会优秀案例。

医政管理　全县各医疗机构落实新一轮“改善医疗服务行动计划”,实施“为民服务解难题”13项服务措施,建立全员参与、覆盖临床诊疗服务全过程医疗质量管理与控制工作制度。二级及以上医院开展日间手术,推行预约诊疗制度;建立多学科疑难病诊疗中心,开设号源紧缺专家弹性门诊;建立高层次人才就医绿色通道。开展线上、线下继续医学教育项目22项,培训4000人次。获评省妇幼健康科研项目二等奖1项,市自然科学论文二等奖1篇、三等奖3篇、优秀奖11篇。

医药卫生体制改革　实施公立医院价格动态调整、人员编制、运行管理、医保支付方式改革,公立医院章程制定全面完成。落实基本建设和设备购置等投入4.97亿元。进一步规范双向转诊流程,2020年内县域就诊率90%、基层就诊率65%。

药事管理 全县公立医疗机构优先配备使用基本药物,实行药品“零差率”销售和购销“两票制”,全面取消医用耗材加成。落实“4+7”药品集中招标采购试点扩围工作,实施个体诊所抗菌药物临床应用备案,开展全县麻醉药品、第一类精神药品规范化管理使用培训。

中医药 全年新增“市中医药示范村卫生室”4个、“县中医药示范村卫生室”5个,累计建成村卫生室中医阁152个。实施第二届扬州市名中医“师带徒”项目,4名市名中医与7名学员建立师承关系。通过扬州市基层卫生技术人员中医药知识与技能培训技能考核25人次。开展《江苏省中医药条例》学习宣传活动24场次、座谈会13场次。组织开展“2020年扬州市中医中药中国行暨中医药宣传月”主题活动,举办中医药“七进”活动192场次、中医药养生保健讲座15场次。

基本公共卫生服务 基本公共卫生服务人均经费补助标准提高至80元,下拨补助经费5072万元,比上年增加538.3万元。建立居民电子健康档案69.54万份、建档率91.62%、动态使用率68.33%,老年人健康体检7.79万人次,健康管理率70.76%。

卫生应急 全年及时规范处置各类疫情21起、疑似食源性疾病暴发事件3起。

疾病预防控制 全县8个产科预防接种室、15个儿童和成人预防接种门诊、14个狂犬病暴露预防处置门诊完成达标建设,建成预防接种综合服务管理信息系统。适龄儿童疾病预防接种建卡率100%,基础和加强免疫接种率95%,完成新冠肺炎疫情期间到期未种儿童补种工作。

妇幼保健 孕产妇保健覆盖率99.68%,早孕建卡率90.6%,产前5次检查率98.22%,产前筛查率91.4%,住院分娩率100%,剖宫产率39.57%;筛选高危孕产妇1967人,住院分娩率100%,无孕产妇死亡病例。产后访视率97.8%,孕产妇系统管理率97.8%。围产儿、新生儿、婴儿死亡率0.35‰,5岁以下儿童死亡率2.83‰;新生儿出生缺陷发生率13.7‰,先天性疾病免费筛查率99.3%。

卫生监督 调整全县卫生健康行政权力事项为276项。办理卫生健康行政许可、服务事项1670件,其中不见面审批事项1093件。完成“双随机”执法检查262家单位,监督完结率100%。全年查处卫生违法案件90起,累计罚没款52.02万元。

职业健康 完成职业病危害项目申报企业1462家,开展企业职业病危害因素监测29家;开展尘肺病防治攻坚行动、粉尘危害专项整治行动,企业粉尘浓度定期检测率100%。开展重点职业病监测5582人。望直港镇中心卫生院建成职业健康体检中心,填补县域服务空白。

爱国卫生 开展爱国卫生月暨“清洁家园大扫除,众志成城防疫情”清洁行动,治理河塘沟渠900条,打捞漂浮物800吨,清理垃圾2500吨。开展除“四害”专项行动。开展健康知识“五进”宣传活动137场次,大型健康健康教育与促进行动6场次。

人口家庭发展 全年出生3157人,出生政策符合率99.95%。为2805对符合政策计划怀孕夫妇提供免费孕前优生健康检查,完成计划生育免费手术5109例。推行“互联网+”药具发放服务模式,发放免费避孕药具2.28万人次。

老龄健康 引导社会资本新建医养融合机构1个、累计3个,全县设置医养床位828张。新增乡镇老年护理室8个、累计14个,实现全覆盖。开展老年人安康关怀行动,为2.64万名80周岁以上老年人免费办理意外伤害保险,为170名60周岁以上老年人免费办理“江苏省老年人优待证”。

(熊伟亮)

高邮市

概况 高邮市有各级各类卫生机构238个,在编事业人员2192人,岗聘人员106人,卫技人员2159人。全市卫生机构有医疗用房26.12万平方米,固定资产总值13亿元,病床床位3348张(约每千常住人口拥有床位4.5张)。全市医疗机构门急诊量251.69万人次,住院80.45万床日。

抗击疫情 42名医护人员驰援湖北、北京、新疆,高邮市卫生健康委员会获江苏省抗击新冠肺炎疫情先进集体。成立由主要领导亲自挂帅的卫健系统新冠肺炎疫情防控指挥部,组建公共卫生等9个工作组和常态化工作专班,紧急开辟定点收治医院并组建定点收治医院后备梯队,紧急征用医疗和后勤保障用房、紧急征用改造集中隔离医学观察场所,确保“应收尽收,应治尽治、应隔尽隔”。规范设置预检分诊和发热门诊。开展重点人群健康状况“五包一”跟踪随访679人;坚持“人物同防”,开展进口冷链食品常态监测和从业人员兜底检测37轮,1927样份。组建流调、消杀、核酸检测和心理疏导4大类251名专业人员组成的卫生应急队伍,按1个月满负荷运转需求完成300多万元应急物资储备,建成4个核酸检测规范化实验室、3个规范化发热门诊、8个乡镇卫生院发热诊室,制定方舱医院改造预案。

医疗卫生服务体系建设 高邮市人民医院在全国三级公立医院绩效考核中位列江苏省县市级医院第17名。高邮市中医医院通过三级中医医院复核评审,增挂“高邮市儿童医院”牌子,建成中医老年护理院。农村区域医疗卫生中心实现“二级医院”全覆盖,建成“城市8分钟、农村15分钟”急救服务圈。

综合医改 成立高邮市卫生健康行业党委,出台行业党委党建6项工作制度。规范基药及高值耗材管理,完成“4+7”带量采购任务。成立“高邮市紧密型医共体管理委员会”,实行“双组长制”,由市委书记、市长任组长,分管副市长任副组长。县域内就诊率92%以上。

卫生信息化 完成合理用药前置审方系统区域部署,不合理处方出具率明显降低。启用区域智能心电系统,完成区域医疗中心与扬州市远程会诊系统数据对接,全面开放“掌上医院”,正式上线区域医学影像AI识别系统。高邮市中医医院、慈新康复医院开通“互联网+护理服务”。

爱国卫生 完成农村无害化卫生户厕改造2500座,累计普及率98.41%。农村改厕经验在全省农村人居环境整治现场会作交流发言。通过国家卫生城市复审省级评估,周山镇创成省卫生镇,高邮镇新民村等22个村创成省卫生村。车逻镇上庄村等16个村创成扬州市卫生村。

健康促进 举办“健康扬州我行动”健康科普大巡演活动2场。开展进“社区、企业、机关、学校、农村”健康教育宣传活动75场次,其中青少年近视防控知识讲座21场次。开展主题控烟活动15场,累计发放宣传资料10多种1.5万余份/册,义诊居民5000人次,开展控烟健康讲座“五进活动”7场,受众1200余人次。

疾病预防控制 全市发生法定甲、乙类传染病6种786例,丙类传染病4种282例。处置突发公共卫生事件2起,均为水痘暴发疫情。为61708名高血压患者建档,规范管理率78.18%,管理达标率64.48%;为21623名糖尿病患者建档,规范管理率70.53%,管理达标率55.49%。

卫生监督 全年累计办理各类卫生许可审批1249件,巡查相关单位2610余户次。受理社会举报17起,查处简易程序案件88起,查处一般程序案件16起,罚没款16.2万元。

医政管理 在院感、护理、病历质控中心基础上,新增急诊、临床检验、内镜、临床用血、血液净化、药事管理6个质量控制中心。3个县级公立医院完成医废信息化管理平台建设,对15个医疗机构进行污水处理设备更新维护。

中医药 高邮市中医医院建成江苏省平安医院,江苏省肿瘤医院张治教授专家工作室、胸部肿瘤多学科诊疗办公室落户市中医医院。在扬州市率先启动“中医药乡村一体化”试点探索。4个省、市级中医重点专科建设单位通过评审,中医经典病房建设项目通过市级验收,患者中药饮片使用率80%以上。

公共卫生 基本公共卫生服务经费补助标准人均80元,年度项目资金总量5949万元。累计建立电子居民健康档案611182份,建档率82.26%,基本公共卫生服务项目完成率98%以上。新改(扩)建村卫生室18个。全面启动糖尿病并发症筛查工作站建设。送桥中心卫生院创成“江苏省社区医院”。

妇幼保健 全市各医疗机构总接产2935人,其中男性1523人,女性1412人,性别比107.86。婴儿死亡率3.3‰,孕产妇死亡率0,剖宫产率45.66%,首次剖宫产率40.92%。产前筛查率94.52%,新生儿疾病筛查率100%,先心筛查率97.23%,出生缺陷发生率5.11‰,重大出生缺陷发生率为0。

职业健康 完成1918家企业职业病危害项目申报,任务完成率117%。完成国家职业病危害摸底调查任务1921家,任务完成率101%。完成用人单位尘毒危害专项治理27家,工作场所职业病危害因素监测30家。

人口家庭发展 完成国家卫健委人口和家庭动态监测以及全面两孩政策实施效果调查任务。全市一、二孩生育登记信息共2820例,审批照顾再生育102例。建成并投入使用的标准化母婴室共53个。三垛镇“连心家园”阵地创成省级优秀项目点。

老龄工作 老年人健康管理率81.63%。全市二级以上医院均设置老年人专用窗口,累计建成老年护理室9家,全市16家公办养老机构均与当地医疗卫生机构签约医疗服务,覆盖率100%。

人事管理 协调高邮市委编办增加疾病预防控制中心全额拨款事业编制36名,组织市疾控中心公开招聘专业技术人员5人。招录26名农村订单定向医学生,其中本科生10名。公开招聘专业技术人员37名,其中硕士研究生16名。

(潘振洲)

仪征市

概况 2020年,共有各类医疗机构176个,其中医院(含民营)9个,基层医疗卫生机构164个,专业公共卫生机构3个。有各类卫生技术人员3683人,其中市直医疗卫生机构2326人,基层医疗卫生机构1357人。仪征市医共体建设被国家卫健委列为重点关注区县,成为扬州市唯一全国首批儿童青少年近视防控适宜技术试点区县,获“2018—2020年全国计划生育优质服务先进单位”称号。

新冠肺炎疫情防控 规范设置人民医院、中医院、南京鼓楼医院集团仪征医院3个标准化发热门诊,确定市人民医院为定点收治医院。推出预防新冠肺炎“爱心中药茶包”,制作并发放中药辟秽香囊2万余个。先后组织4批次23名医护人员支援湖北。组建流行病学调查、采样检测、环境消杀、心理健康服务等共计1326人的应急工作队伍。

医改工作 落实分级诊疗制度,深入推进医共体建设,明确市人民医院与大仪中心卫生院、胥浦社区卫生服务中心组建医共体。2020年双向转诊10325人,其中上转9589人、下转736人。落实“总额共包、医疗共管、利益共享、风险共担”四共机制,实施医共体支付方式改革,2020年医共体成员单位覆盖区域城乡居民医保转外住院率同比下降6%,县域内住院率、基层住院率同比分别增长2%、12%,医保资金利用占比同比提升27.4%。启动市人民医院互联网医院建设,中医院建成互联网医院。打造“互联网+卫生监督”省级试点。

服务能力 规划建设市人民医院东院区,市中医院和妇幼保健院建成投入使用。市人民医院、中医院分别开展三级综合医院等级创建、三级中医医院创建。加强重点专科建设,共建成省市级重点专科31个。

中医药　强化中医药传承创新,市中医院三级医院创建通过省级调研;新建疮疡病专科门诊,推广运用“林氏生肌散”,吸引苏州等异地患者前来寻医问药。实施基层中医药服务能力提升工程,全市村卫生室(社区卫生服务站)中医阁建成率80%。

公共服务　规范实施国家基本公共卫生服务项目,完善项目考核机制,合理设定考核指标,加大督查力度,全市居民电子健康档案建档率保持在85%以上。推进省社会心理服务体系建设试点。全面推进“首诊+点单”式签约服务,65岁以上老年人、高血压、糖尿病等重点人群签约覆盖率79%,重点人群首诊式签约率23%,点单式签约率6%。着力做好健康扶贫工作,共签约11121人,体检8848人,实现应签尽签、应检尽检。

爱国卫生　推进农村改厕,全年整改修建无害化卫生户厕5466座,修缮2456座。全市共建成省级健康镇6个,省级健康镇比例75%;国家卫生镇在扬州市率先实现满堂红;建成省级卫生村108个,建成率79.4%。完成健康教育“五进”活动66场、健康科普大巡演2场。

人口家庭　规范生育登记和审批流程,继续推进生育全程“多证合一”,完善生育登记服务。全年生育登记2425例,审批申请再生育92例。全市出生人口性别比101.89。开展医养融合工作,进行安宁疗护试点,在市人民医院、鼓楼医院集团仪征医院、胥浦社区卫生服务中心开设安宁疗护病房,在市社会福利中心护理院、江阳天乐湖护理院开设安宁疗护病区。“社会参与、融合融入、扎实推进医疗卫生与养老服务相结合”被省卫健委确定为全省医养结合典型案例;龙河护理院被表彰为全国“敬老文明号”。

法治建设　深入实施“七五”普法规划,全面落实“谁执法谁普法”责任制,委领导班子集体学法4次,行政执法人员网络培训平台学习469学时,人均32学时。配合做好行政服务、行政执法事项向乡镇赋权,第一批赋权乡镇行政审批服务事项8项、行政执法事项11项。全年共监督1349户,受理并办结各类许可227件,办结率100%。国家、省双随机抽查任务完成率100%。

(许　涛)

江都区

概况　2020年江都区出生4018人,出生政策符合率100%,出生人口性别比103.75,人口自然增长率-3.93‰。全区有各级各类医疗卫生机构440个,其中区直医疗卫生机构9个,社区卫生服务中心4个、建制镇(中心)卫生院12个、分院15个,另有民营医院9个、城市社区卫生服务站3个、村卫生室286个、厂校医务室8个、各类门诊部、诊所99个。全区医疗机构编制床位5026张,平均每千人口拥有床位4.96张。全区卫健系统有在职职工3245人,其中卫生技术人员2729人,平均每千人口拥有执业医师2.12人,卫技人员中有中级职称1036人、副高职称以上743人。全区在岗在册乡村医生685人。

妇幼卫生　2020年无孕产妇死亡,婚检率90.75%,早孕建卡率91.43%,产前筛查率97.67%,住院分娩率100%,剖宫产率44.22%。新生儿死亡率0.97‰,婴儿死亡率1.45‰,5岁以下儿童死亡率1.93‰,新生儿疾病筛查率99.69%,出生缺陷发生率5.99‰。农村妇女“两癌”检查25586人。

疾病预防控制　2020年共报告甲、乙类传染病12种,计878例,总发病率84.04/10万。五苗覆盖率98.84%,全年接种疫苗129622剂次,异常反应报告率1.45‰。

卫生监督　共立案查处各类适用一般程序卫生违法案20件,结案13件,当场行政处罚59件,共罚款人民币10万元。无行政复议和行政诉讼案件。

爱国卫生　完成改厕2000座。真武、邵伯镇通过省级卫生镇考核,丁伙镇通过省级卫生镇复审。12个卫生村创成省级卫生村。开展健康教育五进活动114场次,活动中发放宣传资料和健康支持性用品近20余种6000余份,受教3万余人次。对农村末梢水46个监测点(48份水样)进行水质监测,合格率100%。

公共卫生　建立居民健康档案88.88万份,建档率87.39%;为117391名老年人进行免费体检并提供健康指导;国家免疫规划疫苗接种率保持在95%以上;传染病及突发公共卫生事件报告及时率100%;家庭医生签约服务全人群签约率45.16%,重点人群签约率78.90%。

医政管理　对所有基层医疗机构进行医疗质量安全督查,严控药占比;所有公立医疗机构全部参加医疗责任险;执行医疗争议报告制度,落实医疗纠纷责任追究制,共妥善处理医疗纠纷来电、来访、投诉390余起。为基层医疗机构根据实际需求配送省卫键委计划医疗设备38件计200万元。做好对口支援工作,城区二级医院10名拟晋升职称人员全部安排至地处偏远、医疗力量薄弱的基层卫生院对口支援。

中医药　组织开展第十届“中医药就在你身边”健康巡讲活动,全年开展中医药文化科普巡讲活动12场,养生保健知识讲座12场,开展中医药“七进”活动32次、名中医讲坛4次。

计划生育服务　全面落实各项计划生育家庭奖励优惠政策。农村部分计划生育家庭奖励扶助全年新增3351人,全年发放总人数64609人,共发放奖励扶助金6150.64万元;独生子女伤残死亡家庭特别扶助全年新增308人,全年发放总人数2588人(独生子女死亡1771人,独生子女伤残817人);发放计生手术并发症对象440人,全年发放特别扶助金2183.92万元;发放企业退休职工一次性奖励2409人,扶助金722.7万元;发放非从业居民一次性奖励177人,扶助金53.1万元,一次性奖励金775.8万元。全年发放各类奖特扶资金9110.36万元。

老龄工作 调整区老龄委成员单位,明确区分管领导为老龄委主任,31个部门为成员单位,明确老龄工作委员会成员单位职责。完成砖桥社区卫生服务中心、大桥中心卫生院、樊川卫生院护理室建设工作,并对往年建设的6个护理室组织"回头看"。

(李志远)

邗江区

新冠肺炎疫情防控 坚持关口前移、管控前移防输入,各类重点人员按"闭环管控、无缝对接"要求落实管理,健康监测2.2万余人;强化人物同防,冷链、进口货物等"逢进必检""应检尽检",累计采集相关样品1382份,检测从业人员674名。规范处置突发公共卫生事件,共处置新冠肺炎4例、无症状感染者3例、开展流行病学调查83例,处置涉疫物品流入事件5起。多次开展疫情处置联合应急演练。建立区级PCR实验室,单日最大检测量1080人次,最大混采检测量1.08万人次。组织对重点人群开展新冠疫苗接种工作,做到"应接尽接"。

公卫服务 分别为874对、1410对夫妇提供免费婚检和孕前优生健康检查;完成"两癌"免费筛查1.5万余人,检出阳性病例22例。高血压、Ⅱ型糖尿病规范管理率分别为64%、61.3%。家庭医生签约服务提质增效。"首诊+点单"式家庭医生签约服务完成首诊签约3.78万余人,占签约人群的18.57%。持续推进环境卫生专项治理,整治城市社区、农民庄台等300余处,清理卫生死角1.9万余处、垃圾杂物8000余吨。办理生育登记2933例,其中二孩生育登记1113例。开展尘肺病防治攻坚行动,共执法检查36户次、行政处罚2户次。对全区1568家工业企业进行职业病危害摸底调查,职业病危害项目申报率90%。

医疗服务 方巷区域中心创成二级医院,运西卫生中心医疗综合新大楼、蒋王卫生中心新址投入使用,汊河卫生中心新址揭牌,公道中心卫生院改扩建工程即将开工。汊河卫生中心挂牌扬大附院高新区分院、扬大附院全科医院。落实"六稳六保"工作任务,形成齐抓共管工作格局,将涉及问题全面整改到位。对30种重大疾病患者,开展专项筛查摸排,建立大病救治档案,确保救治及时有效。基层卫生机构优先配备使用基本药物,形成以基本药物为主导的"1+X"模式。中医药服务能力全面提升,创成全国基层中医药工作先进单位,甘泉姚湾创成市中医药示范村卫生室,5个社区卫生服务中心完成中医诊疗区(中医馆)建设,累计建成中医阁65个。开展中医药文化惠民活动20场,推进中医药健康知识进体育休闲公园。完成卫生专网和HIS系统升级改造工作,启用新标准医生工作站、住院管理系统、电子病历标准系统,实现低收入人口自动识别。开展基层医疗机构远程医疗系统建设,建立医联体远程影像通道。

自身建设 培养高、初中层次定向委培生19名,面向社会招录13人,引进成熟型人才3名。遴选出30名区级、22名市级、18名省级优秀基层骨干人才。累计派出14组52人次进行3轮次安全生产专项检查,排查出安全隐患50余项并全部整改到位。选派20名业务骨干挂职锻炼,落实党内政治生活若干准则和党内监督条例,认真开展专题民主生活会,切实查摆问题。

(张　丽)

广陵区

概况 全区医疗卫生机构204个,其中医院10个,社区卫生服务中心(卫生院)11个,社区卫生服务站36个,编制床位1002张。全系统共有人员1607名(编制802名、备案制106名)。在职人员中卫生技术人员977名,其中高级职称148名。在区委区政府年度绩效管理综合考核中获2020年度特别贡献奖和先进服务单位。

新冠肺炎疫情防控 成立病例流调、采样送检、交通检疫、集中留观、督查指导、宣传报道等专班。每日通过预排任务、下发清单、督查反馈,形成有效落实工作、及时解决问题的闭环工作模式。规范管理1例确诊病例、1例无症状感染者,全区未发生聚集性疫情;累计开展病例流调23人,集中隔离观察密切接触者234人。按照"查、控、检、访"要求,发挥联防联控机制优势,与乡镇、街道、园区协同,严格落实"五包一"网格化管控措施,共管控"五包一"对象2452人。高标准建成区疾控中心核酸检测实验室,获扬州市新冠病毒核酸检测技能竞赛团体二等奖。核酸检测"应检尽检"12099人次、"愿检尽检"37789人次,血清抗体检测1061人次,进口冷链食品、环境及从业人员核酸检测5411份,规范处置涉疫阳性食品事件9起。该区疫情防控工作先后多次接受国务院、省级督查,均获充分肯定。头桥镇获评全国疫情防控先进集体,3名医务工作者获评全省疫情防控先进个人。

健康广陵建设 农村无害化卫生户厕普及率98.79%,每万人常住人口全科医生5.4人,9个儿童预防接种门诊标准化建设率100%达省标。自测平均预期寿命82.62岁,模拟测算个人卫生支出占卫生总费用比重22.54%,均优于扬州平均水平。区妇保所改院稳步推进。

体系建设 苏北医院李典分院通过二级医院评审,血透中心9月投入运行。扬大附院头桥分院理事会成立,全面托管进入实质性运作。李典中心卫生院眼科、康复科和文峰中心内分泌科创成扬州市基层特色科室,市口腔医院承办国际种植牙医师协会中国年会。实施第二个"双千人"计划,公开招聘各类人才33人,引进人才2人,免费定向培养医学生18人。区疾控中心核增全额事业编制 29 名。分别遴选省、市、区及优秀基层卫生骨干人才 18 人、22 人、47 人,1 人入选“扬州市英才培育计划”。

深化医改　区卫健委成立全区卫生健康系统改革创新工作领导小组,组建区医院管理委员会,设立医管委办公室和事业发展管理、绩效考核管理、组织建设三个分委员会。

医政医管　全年新设置医疗机构 19 个,其中内科诊所 10 个,中医备案诊所 4 个,护理站 1 个,共校验医疗机构 178 个,变更 30 个。全年共 87 名考生参加执业医师考试,组织近 1000 名执业(助理)医师参加 2019—2020 年度医师定期考核。

基层卫生　2020 年全区达社区卫生服务中心(卫生院)“推荐”标准 2 个、“基本”标准 5 个。推进基本公共卫生与家医签约服务,推行电子化签约,截至 2020 年底,全区电子化签约 8. 24 万人,建立电子健康档案 37. 36 万份,向部分签约居民开放电子健康档案 1. 93 万份,管理高血压患者 4. 59 万人、糖尿病患者 1. 42 万人。

妇幼健康　制定“两癌”筛查等项目工作方案,细化筛查任务与流程,高质量完成全年任务。强化出生缺陷综合防治工作,动员符合条件的群众参加免费婚前医学检查和孕前优生健康检查,免费为新婚夫妇提供婚前咨询、健康指导和叶酸。完成“两癌”筛查 1. 02 万人,叶酸发放 0. 16 万人,艾、梅、乙检测 0. 26 万人,孕检 812 对,孕产妇健康管理 0. 28 万人,0 ~ 6 岁儿童健康管理 2. 61 万人。

职业健康　组织举办 2 期职业健康专题培训班,培训 150 家企业 170 多名职业健康管理人员。为 86 家企业进行职业病危害评价、检测和职业健康体检,其中重点行业完成率 100%。

疾病预防控制与卫生监督　全区甲、乙类传染病发病率 120/10 万,调查处置 35 所学校报告的 43 起传染病疫情,报告突发公共卫生事件 2 起。全区疫苗接种 11. 2 万剂次。疫情期间从快查处 1 起无消毒产品生产企业卫生许可证从事“84 消毒液”生产的企业。在市级评审中,1 件许可案卷、2 件行政处罚案卷获优秀奖。

爱国卫生　开展城乡环境卫生行动,集中整治农贸市场 30 个,清运垃圾杂物 848. 35 吨,开展病媒生物消杀 648 次,新置(增补)毒饵站、诱蝇笼等 1011 处,新建 10 个病媒生物防制示范小区。汤汪乡创成省级卫生乡、李典镇通过省级卫生镇复审,全区新创 5 个省级卫生村,实现省级卫生乡镇全覆盖。

健康扶贫　严格落实“先诊疗、后付费”制度,率先在全市实现低收入人口住院一站式结算。全区 11 个区属公立医疗机构全部对低收入人口实行优先就医、全程伴医,建档立卡低收入人群家庭医生签约服务实现应签尽签。

全面从严治党　提升基层党建工作质量,推进基层党组织规范化标准化建设。2020 年全系统 111 人次、3 个集体受到省、市、区级表彰。

老年健康　按照颐养社区建设要求,头桥、文峰两中心建成乡镇级护理室。组织开展 65 岁以上老年人健康体检。2020 年,全区 65 周岁以上常住老年人 6. 52 万人,健康体检 43317 人,其中接受健康管理 42803 人,健康管理率 65. 59%。深入开展“安康关爱行动”,全区 3 万余名 60 岁以上老年人拥有 1 份意外伤害综合保险,参保覆盖率 72. 99%。

计划生育服务　办理生育登记 1643 例,其中一孩 1117 例,二孩 526 例。办理再生育审批 21 例,其中第一项 4 例,第二项 17 例。围绕“家庭服务”“托幼一体服务”“社区服务”“单位自建服务”“社会兴办服务”等 5 种模式开展托育试点工作。联合区教体局、区市场监督管理局等部门对托育机构进行六轮次复工检查验收。向托育机构赠送一次性医用口罩、N95 口罩、额温枪等近 3 万元防疫物资。指导曲江幼儿园通过省普惠托育机构评审,被确定为首批省示范性托育机构。省政协主席黄莉新、市委书记夏心旻等领导专题视察该区托育服务工作。

(丁　虹　夏映凤　李　君　龚　治　高瑞德　陈同庆　张　云　周　明　姚敏君　潘亭秀)

镇　江　市

【综述】

2020 年镇江市卫生健康基本情况表

	数　量	同比2019年增长数	同比2019年增长率(%)		数　量	同比2019年增长数	同比2019年增长率(%)
卫生机构(个)	1052	39	3.85	卫生人员(人)	27289	759	2.82
医院(个)	53	0	0	卫生技术人员(人)	22312	611	2.82
床位(张)	17300	221	1.39	乡村医生(人)	367	-39	-9.61
医院床位(张)	12477	234	2.01	个体开业人员(人)			
平均每千人口医院床位(张)	5.39	0.44	8.89	平均每千人口卫技人员(人)	6.95	0.15	2.66

人口	总数(万人)	321.04
医疗服务	诊疗总人次(万人次)	2152.44
	门诊人次(万人次)	1945.9
	急诊人次(万人次)	133.19
	住院总人次(万人次)	35.78
	出院总人次(万人次)	35.77

卫生费用	卫生事业费(万元)	233132.73
	卫生事业费与上年比增长率(%)	35.14
	卫生事业费占财政支出百分率(%)	4.67
	卫生系统固定资产(万元)	472477.26
	卫生系统基建投资(万元)	140226.88
	平均每一门诊人次医疗费用(元)	295.12
	平均每一出院患者医疗费用(元)	11225.66

一、新冠肺炎疫情防控

面对突如其来的新冠肺炎疫情,镇江市卫健委第一时间建立组织指挥体系,及时完善疫情防控预案,精准调整疫情防控策略。全面落实“四早”要求,强化预检分诊能力和发热门诊建设,高效开展流行病学调查,持续充实核酸检测能力,建立健全应急处置队伍,加强对重点人群、重点环境、重点场所、重大活动的监测预警和防疫指导。严格按照“四集中”原则,完善医疗救治体系和流程,坚持中西医协同,严控院内感染风险,扎实做好救治保障。组织 81 名医务人员和疾控专家驰援湖北武汉、黄石以及新疆乌鲁木齐等地。该市成为全省确诊病例最少、无确诊病例时间最长,且唯一没有农村地区确诊病例的设区市。市卫健委获“全省抗击新冠肺炎疫情先进集体”称号,全系统共有 1 个集体、1 名个人获国家表彰,8 个集体、29 名个人获省级表彰。

二、综合医改

调整优化市医疗集团运行机制,实现紧密型县域医共体建设县(涉农区)全覆盖。制定市区公立医院(医疗集团)绩效考核办法,优化三医联动考核指标。二级以上医疗机构全部制定章程。制定《改革完善医疗卫生行业综合监管制度实施方案》,健全机构自治、行业自律、政府监管、社会监督相结合的多元化综合监管体系。市中西结合医院增挂“镇江市老年病医院”,推进市传染病医院应急病房楼工程项目,新建发热门诊 21 个、核酸检测实验室 25 个。推进农村区域性医疗卫生中心建设,句容郭庄、丹徒辛丰中心卫生院转设为二级医院。全市 20 家康复联合病房年内收治上级医院下转康复期患者 1073 人次,上级医院下派专科医生在“全—专联合门诊”服务 2280 天,服务 4.2 万人次。新增家庭医生工作室 22 个,全市累计建成家庭医生工作室 71 个,其中省星级家庭医生工作室 5 个。组建 627 支家庭医生团队,常住人口签约率 38.82%,重点人群签约率 76.06%。扬中市被确认为省家庭医生服务模式创新单位。建成 5 个互联网医院,推动患者就诊、电子处方、药品购买与配送、费用支付等就医全流程实现线上闭环。推动电子健康档案跨区域调阅工作,向签约居民个人授权开放电子健康档案 23.26 万份。市区 28 个社区卫生服务中心(乡镇卫生院)全面使用家庭医生签约服务信息系统,线上签约人数超 17 万人。该市被省政府评为 2019 年度城市公立医院综合改革成效明显地方。

三、公共卫生服务

全面宣贯《基本医疗卫生与健康促进法》,将基本公共卫生服务项目经费补助标准提高至人均 81.87 元。全面完成血吸虫病、重点寄生虫病和地方病“十三五”终期评估,京口区和镇江新区通过省级血吸虫病消除达标考核。推进慢性病综合防控示范区建设,连续 14 年未发生“急感”疫情。将水痘疫苗纳入地方免疫规划,为全市适龄儿童免费接种水痘疫苗 2 万余剂次。成立镇江市社会心理服务体系建设试点工作组,指导丹阳市开展社会心理服务体系建设试点。做好严重精神障碍管理治疗服务工作,全市在册患者管理率96.1%。出台《落实健康中国行动推进健康镇江建设实施方案(2020—2030)》,新建国家卫生镇1个、省级卫生镇4个、省级卫生村93个,实现省级卫生村全覆盖。举办第五届全民健康节活动,开展4轮爱国卫生运动、1525场健康宣教活动。新建农村无害化卫生户厕3.44万座,修缮户厕14万余座,基本实现农村无害化卫生户厕全覆盖。新建4个省级健康镇、32个省级健康村、18个省级健康社区、19家省级健康单位。启动无烟党政机关建设,有36家创建单位达无烟机关标准。加大公共场所吸烟行为查处力度,共检查单位3904家,处罚个人21起,处罚单位12家,罚款金额1050元。调整充实市卫生应急指挥部、现场处置小组、院内紧急医学救援指挥小组、处置专家组、处置队,修订《突发公共卫生事件应急预案》《突发公共卫生事件医疗卫生救援应急预案》,组织开展应急演练12次,处置各类传染病预警信息391条,完成各类重大会议活动医疗保障156次。

四、医疗服务能力

启动市传染病医院应急病房楼工程建设。新增省级临床重点专科9个、省级临床重点专科建设单位1个,市区8个重点培育特色专科品牌效应逐步显现。江大附院胸痛、创伤、卒中救治中心通过市级救治中心验收,丹阳市、句容市、扬中市人民医院胸痛、创伤、卒中救治中心及丹阳市中医院卒中救治中心通过县级救治中心验收。探索"互联网+护理服务"试点工作,全市二级以上医院病房优质护理服务覆盖率100%。完善院前医疗急救网络资源配置和急救体系"六统一"规范建设,开展非急救转运社会化服务试点,在20个人员密集场所投放自动体外除颤器。开展优质服务基层行活动,全市有13个基层医疗卫生机构达"推荐标准",39个基层医疗卫生机构达"基本标准","推荐标准"和"基本标准"机构占比分别达19.7%和78.79%。全年新增5个省级基层特色科室建设单位,10个市级基层特色科室,全市省、市级基层特色科室达59个(其中省级基层特色科室20个),65%的基层医疗卫生机构拥有至少1个特色科室。全市现有中医经典病房床位90张,累计收治患者481人次。全市乡镇卫生院、社区卫生服务中心"中医馆"实现全覆盖,村卫生室、社区卫生服务站"中医阁"建成率56%。开展"中医巡诊巡讲""中医药就在你身边""岐黄校园行"等文化科普活动210场次,服务群众2.5万余人次。建成句容茅山卫生院中医诊疗中心,新建1个省级名老中医传承工作室和1个基层工作站,建成2个省级名老中医传承工作室。新增备案中医诊所12个。全市各医疗机构全年共核销疾病应急救助基金243.77万元,救助323人次。

五、重点人群保障

全年累计办理生育登记9921人、再生育审批302人。全年发放各类计划生育奖励扶助资金2.32亿元,惠及群众18.7万人,计生奖励扶助政策兑现率100%。落实住院护工保险制度,全年给付"失独"家庭理赔金89.93万元。增强婴幼儿照护服务有效供给,新增普惠托育机构4家,其中1家获评江苏省示范托育机构。建成江苏省妇幼健康示范门诊4家,市级妇幼健康规范化门诊建成率超过60%,柔性引进上海红房子医院妇科、南京儿童医院儿科团队。推进出生缺陷综合防治项目,实现产前检查筛查和新生儿疾病筛查全覆盖。2020年全市孕产妇死亡率5.98/10万,婴儿死亡率1.73‰,5岁以下儿童死亡率2.87‰。做好0~6岁儿童眼健康和视力筛查工作,全年共免费视力筛查70296人次,建立视力健康档案75498份。制定《镇江市出生医学证明档案管理实施方案》,实行出生医学证明档案集中统一管理。出台《镇江市老龄工作委员会工作规则》,制定《镇江市积极应对人口老龄化任务清单(2020—2022年)》。全市共建成医养结合机构31个,开放床位5875张,已有14个纳入医保定点;建成机构养老服务设施138家,提供养老床位29982张,护理型床位占比60%,全市养老服务机构实现基本医疗服务全覆盖。全市三级综合医院全部开设老年人绿色就医通道,为全市34.27万65岁以上老年人提供一次免费健康体检服务。"敬老月"期间共投入500余万元,开展123场主题活动,服务老年人25000余人次。建立县、镇、村三级职业健康监管网络,开展工业企业职业病危害摸底调查,尘肺病防治攻坚行动全面完成。

六、人才队伍建设

出台《镇江"金山英才"医学领域高层次人才引进实施办法(试行)》,共资助7个项目690万元,全职引进骨干博士4人。全年全市共有75项各类科研项目获得各级科技部门立项和经费资助,其中获国家自然基金项目9项、省自然基金项目4项、省级重点研发专项1项,各类项目共获科研资助经费855.5万元。全市获各类医学科技成果奖10项,其中获省医学新技术引进奖一等奖1项、二等奖5项。全年申报获准国家级继续医学教育项目4项、省级项目44项、市级继续医学教育项目247项。组织232名住院医师规范化培训公共科目考核,合格率99.15%。组织131名基层卫生人员参加县乡村卫生人才能力提升线上培训。开展农村基层卫生人员务实进修工作,35名乡镇卫生院医务人员和30名乡村医生参加实用技能进修培训。开展新一轮基层卫生骨干人才遴选,全市共遴选出基层卫生骨干人才267名,其中150人被确认为省优秀基层卫生骨干人才。新入选全国名老中医学术经验指导老师1人,150名基层卫生技术人员完成中医药知识与技能培训。

(江贻军)

京口区

概况 京口区有7个卫生医疗单位,其中医疗单位5个,卫生防保单位3个。有卫生专业技术人员489人,其中高级职称86人,中级198人,初级165人。本科及以上学历221人,大专学历157人,其他学历123人。

新冠肺炎疫情防控 及时建立疫情防控领导工作组,统一部署各项疫情防控工作。全面落实“四早”“四集中”,高效开展流调溯源。严格落实“三包一”居家观察措施,加强流动人口和出租房屋服务管理。加强重点场所、境外来镇人员、进口冷链食品等环节的监测管理,加强督导检查。发动111名基层医卫人员参与社区防控,派出75人次现场指导复工复产复学、中高考等防疫工作。组织实施隔离观察793人,有序接种新冠病毒疫苗8330余剂次,设立76个核酸检测采样服务点,组建核酸检测、流调溯源专班,累计检测各类人员8700人次、冷链食品及环境样本1200份。全系统共有1个集体、1人获省级表彰。

疾病预防 全区共报告甲、乙、丙类法定传染病发病数14种639例,其中乙类9种368例,发病率92.06/10万,同比下降9.36%;丙类5种271例,发病率67.79/10万,同比下降62.1%;无甲类传染病病例和较大规模传染病暴发流行发生。实施精准预约预防接种工作,儿童预防接种建证率100%;免疫规划与非免疫规划疫苗累计接种121684剂次,免疫规划疫苗基础接种率继续保持在95%以上。开展严重精神障碍患者随访工作,全区在册严重精神障碍患者1668人,患者检出率4.2‰,在册患者管理率95.14%、规范管理率95.14%。全面通过省级血吸虫病消除达标考核,连续6年未发生“急感”疫情。艾滋病高危行为干预模式获省、市支持肯定,系统内联防联控工作模式在全市大会作经验交流。基于学校减盐教育推广项目工作获国家认可。疾控中心实验室通过省临床检验中心PCR实验室现场评估,具备独立开展新冠病毒核酸检测能力。

爱国卫生 共有6个小区通过病媒生物防治示范小区市级考核验收。开展健康细胞建设,完成9个省级健康社区(村)建设,象山社区卫生服务中心创成省级促进医院。完成全区135例尘肺病患者信息核查上报工作和4个样本街道(园区)81家工业企业职业病危害因素调查。完成市级下达新建无害化户厕117户,修缮、提档升级农村无害化户厕1421户,实现农村无害化卫生户厕全覆盖。

公卫服务 推进家庭医生工作室服务模式,新建6个家庭医生工作室。坚持特色专科建设,稳步提升医疗服务能力。开展优质服务基层行活动,全区6个社区卫生服务中心,1个达到推荐标准,5个达到合格标准。开展基层卫生骨干人才遴选工作,共遴选出14名基层卫生骨干人才。做好基本公共卫生服务工作。强化全科医师牵头负责落实基本公共卫生服务的主体作用,将基本公共卫生服务项目融入城乡居民家庭医生签约服务和健康全生命周期管理过程。建立推进基本公共卫生服务的工作机制,认真组织做好新规范的培训工作。推行社区居民健康自我管理小组活动,探索建立“医患合作、患者互助、自我管理”的慢性病群防群控工作模式。

卫生监督 全年办理处罚案件31件,一般程序30件,简易程序1件,罚没款38.99万元,个性化指标超额完成56%;受理各类投诉举报34件,其中公共卫生14件,医疗卫生19件,咨询类1件,查实并调查处置10件,立案查处3件,按期办结率和群众满意率100%。完成创建文明城市复审迎检工作和公共场所分级分类工作。全年双随机任务涉及公共场所、放射卫生、学校卫生、医疗卫生等7个专业,共221件任务,任务关闭34件,完成187件,完成率84.6%,完结率100%。

妇幼健康 统筹做好疫情防控和母婴安全工作。继续实施妇幼健康优质服务示范工程。推进分级服务制度建设。完善出生缺陷综合防治体系,落实出生缺陷三级预防措施,完善初筛、转诊、诊断、康复和随访相互衔接的工作机制总体目标。2020年全区5岁以下儿童死亡率2.94‰,婴儿死亡率1.18‰,孕产妇死亡率0,补服叶酸172人,完成率104.2%;推进城乡妇女“两癌”筛查工作的开展,筛查2408人次,任务完成率100.3%。

人口家庭发展 办理生育登记1203例,其中一孩登记793例,二孩登记390例,再生育登记20例。出生人口监测系统1590人,其中一孩1161人,二孩410人,多孩19人。2020年符合农村部分计划生育家庭奖励扶助政策对象2412人,共发放227.57万元;计划生育伤残死亡家庭扶助对象814人,共发放668.84万元。新增普惠托育机构1家。新增老年养护、临终关怀病床10张。完成65岁以上老年人免费健康体检3.87万人,新增1家省级敬老文明号。

全面从严治党 全面落实意识形态工作责任制,加强网络舆情引导。强化岗位廉政风险防控,排查梳理廉政风险点32个、制定防控措施34条。开展医药卫生领域不正之风专项治理和作风建设自查自纠行动。大力实施“健康为民360”支部亮牌工程书记项目,健康路社区卫生服务中心获“五星”先进党支部,3人获“百名医德之星”称号,2人获市级优秀党员,1个集体获市级党员示范岗称号,委团委被评为镇江市团工作先进单位。杨凌同志被授予“全国先进工作者”称号。

(赵　伟)

润州区

概况 润州区卫健系统下设公共卫生单位3个,社区卫生服务中心7个。基层单位现有在职员工588

人,其中卫生专业技术人员 487 人,含高级职称 56 人、中级职称 158 人,设床位 500 张。

公共卫生 卫健系统规范做好核酸检测、新冠疫苗接种、隔离医学观察、院内防控、疫情消杀、流行病学调查等工作,先后启用多个专用隔离点,抽调专业医护人员对密切接触者和归国人员实施集中隔离医学观察,全面落实各项工作预案和防控措施。组织开展疫情防控业务培训 100 余场次,培训 5229 人次,全区医务人员培训覆盖率 100%。全区 7 个社区卫生服务中心全部开设预检分诊,严格按照规范流程开展询问病情、测量体温、排查发热患者等工作,确保早发现、早报告、早隔离、早治疗。深入社区开展防控知识宣传,指导社区工作人员进行体温监测、消毒消杀,协同公安、社区共同做好居家观察和"三包一"人员、返镇人员上门体温监测、采样送检、疫情消杀、核酸检测、流行病学调查等工作。区卫生健康委员会被表彰为"全省抗击新冠肺炎疫情先进集体",区疾控中心被表彰为区疫情防控先进集体。

基层卫生 全区普通人群签约 110445 人,重点人群签约 81748 人,重点人群签约覆盖率 71.22%;蒋乔社区卫生服务中心被列为江苏省年度家庭医生服务模式创新建设单位。做好居民电子健康档案向个人授权开放工作,全区 55.19% 的重点人群电子健康档案已向签约居民授权开放。全区共开设 16 个全一专联合门诊,下派医生坐诊 380 天,下派护士服务 153 天,康复联合病房共收治上级医院下转的康复期患者 356 人次。全区基本公共卫生服务项目经费补助标准提高至人均 81.99 元。医疗卫生资源与养老机构深度融合。全区 6 家养老机构、4 家社区日间照料中心与就近的社区卫生服务中心签订医疗服务合作协议;金山社区卫生服务中心中华路站点嵌入迎江路社区日间老年人照料中心,成为医疗驻点服务示范;离休干部家医签约服务每月按时按量完成。免费为高龄、失能、残疾人和计划生育特殊家庭等困难老年人开展助老健康送上门活动,走访慰问老人近 100 人。

疾病预防控制 完成春季查灭螺工作。完成查螺面积 2217 万平方米,解剖钉螺 6127 只,查出有螺面积 95 万平方米。高质量完成药物灭螺面积 560 万平方米,2020 年人群血吸虫血检监测查病完成 9746 人。2020 年报告甲、乙类传染病 251 例,发病率 82.08/10 万,较 2019 年同期下降 9.39%;报告丙类传染病 4574 例,发病率 37.28/10 万,较 2019 年同期下降 79.79%。共招募 400 人参加高风险人群健康管理项目,推送健康知识 103 次,开展宣传活动和健康讲座 33 次,完成 400 人的两次随访和数据库录入。

爱国卫生 在全区开展爱国卫生集中行动,强化城乡环境卫生长效管理,共检查农贸市场 32 家、整治小区(社区、村)201 个,动员群众清除卫生死角 1.5 万余处、清理垃圾杂物 80 余吨;全区集中开展病媒生物灭杀活动 4 次、新置(增补)毒饵站 145 处,对开放的各类公共场所累计消毒 4 万余次;完成市级改厕 1262 座;完成镇江市病媒生物防制示范小区建设,8 个老旧小区以高分通过市级考核验收。

卫生监督 对区属各级各类医疗机构开展 2020 年度校验管理工作,共督导检查医疗机构 128 个,通过校验 118 个。共受理投诉举报 41 例,查处及时率、结果反馈率 100%;依法查处违法违规案件 26 起,罚款 22.3 万元。疫情发生以来,共完成对辖区内 7 个社区卫生服务中心、1 个疾控机构、82 个非公立医疗机构、3 个养老机构、9 所托幼机构的新冠肺炎疫情防控卫生监督检查。

妇幼健康 全区新生儿活产数 1714 人,孕产妇总数 1690 人;早孕建立围产期保健手册 1457 人,建册率 86.2%;新生儿访视人数 1708 人,访视率 99.6%;新生儿疾病筛查人数 1711 人,筛查 99.8%;2020 年新生入园体检及因疫情上半年末复学儿童入园体检共 4800 人,儿童屈光度、视力检查 7434 人,健康体检 7570 人,教师体检 1244 人;完成 2020 名妇女"两癌"检查工作。

人口与家庭发展 当年全区共办理生育服务登记 852 例,其中一孩 599 例、二孩 253 例;孕前免费优生健康检查 1014 人;2020 年共 1906 人符合农村奖扶政策,626 人符合特扶政策,累计发放金额 691.82 万元;符合城镇非从业居民、自由职业者和企业退休职工一次性奖励金发放条件的城镇非从业人员 111 人,自由职业者 231 人,公益性岗位 3 人,区属解体单位 1 人,企业退休人员 101 人,共发放资金 134.1 万元;拓展关爱失独家庭社团组织,2020 年开展关爱"失独"家庭活动 123 场次。

党风廉政建设 召开党建暨党风廉政建设工作会议,印发《2020 年润州区卫健委党委工作要点》等 5 个文件;全区卫健系统 12 个党(总)支部完成换届选举工作,黎明社区卫生服务中心连续 5 年被评为市"五星级"党支部,5 个基层党支部创成"四星级"党支部。举办"卫健讲堂"6 期、廉政教育 4 次;举办"5·12"国际护士节、"8·19 中国医师节"庆祝大会,培育选树"抗疫先锋""抗疫最美护士""十佳医德标兵""优秀援藏医师"。加强防疫宣传和舆情监管,28 篇疫情防控稿件被国家和省、市级媒体录用,省级以上媒体刊发宣传稿件 30 篇;制作各类宣传横幅 220 余条、科普展板 500 余块。基层单位排查廉政风险点 43 个,机关科室排查廉政风险点 15 个;2020 年进行谈话提醒 33 次、专题约谈 3 次、第一种形态提醒教育 1 次、廉情分析 4 次、廉政教育 9 次。构建干部竞争激励机制,推出 3 个中层职位实施竞争上岗;遴选新一轮省优秀基层卫生骨干人才 16 人,举办两期"卫健青年说"。开展基层卫生技术人员专业培训与继续教育,2020 年组织两场继续医学教育项目,共培训 400 人次。

(刘　晓)

扬中市

概况 全市现有各级各类医疗机构123个,病床1285张,每千人床位3.73张;全市卫生技术人员2120人,其中执业(助理)医师862人,注册护士857人。每千人执业医师和注册护士分别为2.5人和2.49人。全市拥有镇江市级临床(中医)重点专科(建设单位)9个,省级乡镇卫生院特色科室3个。全市公立医疗机构(含2个二级医院和6个基层医疗机构)完成门诊179万人次,出院39098人次,手术12921人次。业务总收入6.36亿元。

新冠肺炎疫情防控 成立市新冠肺炎疫情防控指挥部及各工作组,制定下发《扬中市新型冠状病毒感染的肺炎应急预案》等指导性文件45个,开展新冠肺炎防控各类指南培训14000人次;建成增强型P2实验室2家,累计检测核酸标本39501份;对12490名中高风险地区来扬返扬人员及413名入境人员实施健康管理;对2030家复工企业负责人和相关工作人员进行新冠肺炎防控要点培训,对2082家复工企业进行现场指导;对全市30所中小学、21所幼儿园、特教中心、金山学院进行开学前防控指导及开学后驻校指导;对150个校外培训机构进行复学审核验收;对234名进口冷链食品相关从业人员、58份进口冷链食品、75份冷链食品相关环境进行核酸检测;开展五批次新冠病毒疫苗接种,共接种260人。组织业务培训25余场次,培训1万人次。制定疫情防控相关制度,指导市人民医院、市中医院新冠肺炎发热门诊及隔离观察医院的改造工作。强化督查,保障疫情防控各项措施的落实。制定详细的院感防控督查细则,开展疫情防控督查20余次,累计督查各级各类医疗机构228个。做好满足医疗机构满负荷运转60天的应急物资储备。

医共体建设 2020年医共体质量控制小组共计完成医共体单位质控检查并现场反馈22次、讲座22次、教学查房36次、专家坐诊44次。通过医共体成员单位间转诊绿色通道,实施双向转诊529例,其中上转303例,下转226例。挂职基层医疗机构的专家团队到基层坐诊228人次、查房、手术58人次。

卫生健康服务 新成立"李德志教授工作站"等9个名医工作室,全市共有26个名医工作室。制定《关于印发〈扬中市农村建档立卡健康扶贫对象30种大病专项救治工作实施方案〉的通知》,落实各项工作措施,对相关大病实施单病种付费,完善大病专项救治流程,全面实行"先诊疗后付费"和"一站式结算"。

中医药服务 持续推进基层中医药服务能力提升工程"十三五"行动计划。扬中市中医院儿科、脾胃病科、针灸推拿科被评为镇江市市级中医重点专科。新建三茅街道金星社区卫生服务站等4个中医阁,累计有22个中医阁,建成率50%。开展"助您健康 杏林快递——暖心在途"服务品牌创建工作,组织开展中医药适宜技术培训4次,"中医药就在你身边"健康巡讲和中医"大篷车"进机关、进校园、进社区活动27次。组织完成基层卫生技术人员参加镇江市举办的中医药知识与技能培训。在南京中医药大学指导帮组下,开展全市中药资源普查工作。

平安医院创建 全市医疗机构落实医疗责任险85.03万元,理赔90.9万元。全年发生医疗争议事件经第三方医疗纠纷调处10起,司法确认1起,调解成功率98%。全年未发生重大医疗责任事故和涉医违法犯罪案件。

老龄工作 组织召开"庆祝全国第八个老年节暨全市老干部情况通报会",表彰"尊老、敬老"先进单位和个人。联合民政和老年协会完成"扬中市长寿村""先进基层老年协会""十佳为老服务先进个人""十佳老年志愿者"评选工作。

学会建设 成立内分泌、心血管、外科等18个专业学组。印发《关于加强扬中市医学会专业学组管理的通知》。每月汇总学组活动进度表,9月召开学会专业学组工作推进会。截至12月底,各学组开展学术交流28次,各类质控活动7次。

疾病预防控制 2020年,共报告乙类传染病7种267例,丙类传染病4种128例,其他传染性疾病6种648例。无传染病死亡病例、甲类传染病报告。处置各类预警信息39条,及时处置率100%,填报及时率100%。开展突发公共卫生事件风险评估,突发公共卫生事件报告及时率100%,规范处置率符合相关要求。全年成功处置水痘等5起突发公共卫生事件,手足口等23起聚集性疫情。加强标准化预防接种门诊的规范化管理,启动城西社区卫生服务中心省级预防接种示范门诊建设。按要求做好预防接种工作人员(轮训、新上岗)培训,规范开展适龄儿童免费接种水痘疫苗项目。完成血防综合治理三年目标任务,实施综合治理33.4万平方米。钉螺调查2120.94万平方米,灭螺696万平方米。全年共发现活动性肺结核患者109例,规则服药率和规范管理率均100%。新发现和报告艾滋病病毒感染者/患者12例,累计发现艾滋病病毒感染者/患者150例,接受抗病毒治疗率98%。实施人群检测7.1万余人。实施省级艾滋病综合防治示范区工作,组建全市红丝带健康宣讲团,创作艾滋病宣传作品,推行艾滋病自主检测投放机新项目15台。做好死因监测和"慢五病"登记,开展健康主题日活动,组建慢病患者自我管理小组10个,完成基线问卷和评估调查各120份,累计开展小组活动100余次。

基层卫生 全面开展签约服务,手机APP签约5.1万余人,累计常住人口签约率40.55%,重点人群签约率69.6%。全年建成家庭医生工作室16个,三茅街道丰裕社区裕园小区家庭医生工作室获得省星级家庭医生工作室命名。继续实施医院—社区糖尿病一体化管理2000人项目,全面完成年度并发症筛查工作任务;建成新坝中心卫生院糖尿病筛查工作站和三茅街道社区卫生服务中心糖尿病筛查工作站，并获省卫健委命名确认。与医保局联合在市人民医院开展肺癌筛查工作，累计完成胸部CT检查4086例，其中筛查出确诊肺癌患者33例；继续推进高血压和糖尿病免费服药工作，并纳入《扬中市精准扶贫政策指南》。6个基层医疗卫生机构通过优质服务基层行基本标准评审；在全市推行“互联网+医养结合病床服务”，累计开设院内集中医养结合病床18张，开设医养结合家庭病床273张，被认定为省家庭医生服务模式创新试点市。全年累计拨付基本公卫项目资金2795.7万元，人均基本公卫经费81.29元。通过信息系统开放健康档案5.1万余份，全市规范化居民电子健康档案率90.89%。完成65岁以上老年人免费体检35249人，登记管理高血压患者32852人，糖尿病患者9694人，严重精神障碍患者1407人。

妇幼健康　孕产妇、新生儿建卡率100%，访视率98%。完成妇女宫颈癌检查24833人次、乳腺癌检查25331人次，发现26例乳腺癌，9例宫颈癌。发放叶酸4910瓶，1637名孕产妇补服。全市孕妇艾滋病毒抗体、梅毒初筛、乙肝表面抗原检测率均为100%。发现2名梅毒感染孕妇并及时规范治疗，对45名乙肝阳性孕产妇所生的45名新生儿免费注射乙肝免疫球蛋白。完成新生儿听力筛查、先天性心脏病筛查、遗传代谢性疾病筛查1319人次，筛查率99.9%，发现2例高促甲状腺激素病例，先天性心脏病阳性21例。

人口家庭发展　2020年扬中市通过省“十三五”计划生育目标管理责任制终末期考核，被授予“全国计划生育优质服务先进单位(2018—2020)”。联合市财政局出台《关于调整独生子女父母奖励金标准的通知》，将独生子女父母奖励金提高至每人每年100元。全市生育登记929例，再生育审批36例，出生1297人(其中一孩753人、二孩506人)。新增奖励扶助对象1023人，全市发放农村部分计划生育家庭奖励扶助4.05万人次，发放奖励扶助金1941.36万元；新增特扶对象66人，发放计划生育特别扶助1659人次，发放特别扶助金670.3万元；2020年持独生子女光荣证的企业退休职工、城镇非从业人员一次性奖励3050人，发放一次性奖励金914.04万元；发放独生子女父母奖励金155.58余万元。开展计生特殊困难家庭救助，救助资金80余万元。为全市“失独”家庭526人提供每年每人500元的“慈善关爱”保险。为全市316名60周岁以上“失独”老人购买意外伤害保险。继续实施“失独”第三代“润苗工程”帮扶工作，根据计生困难家庭的实际情况，为100名计生特殊家庭未成年第三代赠送“连心相伴”保险。

卫生监督　2020年，扬中市批准执业登记医疗机构6个，备案中医诊所4个。备案养老机构内设护理站1个。完成89个医疗机构校验工作，办理医疗机构变更62例，注销医疗机构5个。完成医师注册23人、变更32人、多机构备案37人；护士注册7人，延续注册4人，变更30人。组织14个中医备案诊所负责人参加镇江召开的依法执业标准化培训1次。办理卫生行政许可287件，行政处罚案件37件，经过听证程序1件，罚没款计31.09万元，未发生卫生行政诉讼和行政复议案件。1件行政处罚案例获镇江市“以案释法”优秀案例奖。联动打非检查2次，出动卫生监督员40余人次，车辆10车次，检查13名重点人员，发现1起无证行医。受理查处无证行医举报共6件，其中查实并实施行政处罚3起，约谈告诫4人。检查医疗美容机构2个，各类生活美容店60余户，出具各类检查文书20余份，受理投诉举报4起，立案2起，查处1起。完成国家随机监督抽查任务106户，江苏省随机监督抽查任务67户，计173户。完成国家随机监督抽查93户，经营关闭13户，任务完结106户，完成率87.7%，完结率100%；完成江苏省随机监督抽查61户，经营关闭6户，任务完结67户，完成率91%，完结率100%。“双随机”线索查办案件5件。双随机抽查结果按规定通过政府网站及健康扬中公众号予以公开。继续对住宿业、美容美发业、沐浴业、游泳场所公共场所单位实施量化分级管理工作，量化分级实施率100%。完成大中型住宿场所、游泳场所、集中空调通风系统和民宿4个专项整治。分别对全市住宿业、美容美发业和集中空调通风系统使用单位等行业举办6期323人次培训；发放各类宣传资料1200余份。开展网络销售净水器专项监督抽检，共抽查网上销售净水器3种；举办6场以“关注饮水安全、共享健康生活”为主题的饮用水卫生咨询服务活动；召开2场生活饮用水卫生知识培训会议，全市共248人参加了培训。督查集中式供水单位(含管道分质供水)和二次供水单位138户次，出具现场检查表190余份，监督抽检样品106份，约谈告诫细菌总数、余氯、浑浊度等项目超标的相关供水企业的负责人。

职业健康监管　加强重点行业领域职业卫生监督，检查48家单位，依法处置职业卫生信访举报事件3起。对40家重点行业企业进行工作场所职业病危害因素监测，对42名尘肺患者进行随访调查。开展工业企业职业病危害现状摸底调查工作，共调查1140家企业。督促1800家企业进行职业病危害项目网上申报，并组织职业健康检查等相关工作。举办一期全市用人单位职业健康管理人员培训班，共320家企业管理人员参加培训并通过考核。开展“职防法宣传周”、职业健康法律五进等宣传活动。

健康城市创建　全市新建设省级健康村(社区)22个，省级健康村(社区)总数60个，建成率75.9%。举办市级、镇级健康讲座82场次(不含村级)，共举办健康日宣传活动67次，在全市范围内持续推广使用“健康教育视频联播平台”。全年完成省财政补助农村无害化卫生户厕改建1000座，市下达自行改造400座，完成市级户厕修缮(提档升级)15399座，完成率130%，通过省人居办改厕销号验收。

(杭　慧)

丹徒区

概况 丹徒区共有各级各类医疗卫生机构123个,床位907张。全区有在职卫技人员1307名,其中执业(助理)医师550名,注册护士509名,药师74名,技师73名。

公共卫生服务 建立健全重大疫情防控救治体系,健全优化重大疫情救治体系,实施地方病血吸虫病防治攻坚行动,达血吸虫病消除标准。加强肺结核患者管理,开展艾滋病防控宣传教育、综合干预、扩大检测和治疗等工作。

党风廉政建设 开展"不忘初心、牢记使命"主题教育和"创建有温度的医院"主题教育,实施"反欺诈、拒回扣"亮剑行动,严格执行"九不准"规定,开展医用耗材、药品回扣等领域专项整治,严肃查处医药购销领域商业贿赂等违法犯罪行为。

健康丹徒行动 出台《落实健康中国行动推进健康丹徒建设的实施方案(2020—2030)》,开展健康促进健康村镇、健康企业、无烟机关等健康细胞建设。开展爱国卫生运动,推进"厕所革命",完成农村卫生户厕改造任务。持续巩固卫生创建成果,省级卫生村覆盖率60%。利用传统媒体和新媒体实施健康教育精准传播,全区居民健康素养水平保持在29%以上。打造一批病媒生物防制示范小区。

医疗服务能力提升 加强重点培育特色专科以及省、市级临床重点专科的建设,加大儿科、妇产、急诊、重症医学、传染、精神等弱势专科扶持力度,继续开展符合条件的乡镇卫生院转设为二级医院工作。区人民医院胸痛中心通过基层版胸痛中心评审验收。将农村区域性医疗卫生中心建设纳入政府民生实事项目,指导辛丰中心卫生院按照标准开展建设。制订优质服务基层行活动实施方案,组建区级专家团队,督促各镇卫生院和社区卫生服务中心对照标准对标找差,整改薄弱环节。辛丰针灸理疗科通过市级基层特色科室考评。启动新一轮省优秀基层卫生骨干人才遴选,共遴选区级基层卫生骨干人才45名,省级基层卫生骨干人才15名。安排5名乡村医生到区人民医院进修学习。

医联体建设 区人民政府印发《镇江市丹徒区开展区域医疗卫生共同体建设试点实施方案》,试点建设区域医疗卫生共同体(医共体)。医共体通过建设信息融合共享机制、落实财政投入保障机制、完善干部选拔任用机制、健全综合考核监管机制四大抓手来保障医共体运行。区政府组织协调,卫健、医保、财政、编办、人社、市场监管各部门统筹联动,共同推进医共体建设。

人口家庭发展 查处非医学需要的胎儿性别鉴定和选择性别人工终止妊娠,建立出生人口监测和预警机制。落实奖励扶助等制度,大力开展"新家庭计划——家庭发展能力建设"。

医养结合 在荣炳卫生院建成医养结合示范点,鼓励医疗机构与无内设卫生室或门诊部等的养老机构签订医疗服务合作协议,建立完善可持续性的医疗服务运行机制。全区养老机构与辖区社区卫生服务机构根据各自需要签订合作协议,方便入住养老机构的老年人享受到专业的医疗服务。结合医养融合,推进老年人的健康管理、疾病救治、日常护理一体化。

中医药服务 制定《丹徒区助您健康杏林快递服务品牌创建实施方案》,进一步健全中医药服务体系,提升中医综合服务能力。

妇幼健康 1—9月,新增叶酸补服752人,完成任务数的62.67%;"两癌"筛查13992人,共筛查出乳腺癌6例,宫颈癌1例,宫颈CINII级以上44例。孕妇孕期"三抗"检测1267人,住院产妇"三抗"检测222人,检测率100%。确诊梅毒孕产妇4例,均及时进行干预治疗及随访。住院分娩乙肝表抗阳性产妇4例,新生儿免费接种乙肝免疫球蛋白4支,接种率100%。推进区级医疗机构与基层医疗机构妇幼健康服务纵向联合工作,建立双向转诊绿色通道,实行分级管理服务。推进母婴安全行动计划,抓实高危孕产妇管理24项制度,开展免费婚前医学检查及孕前优生健康检查工作,婚检率90%、孕产健康检查覆盖率90%以上,孕产妇死亡率8/10万,婴儿死亡率5‰以内。联合开展2020年丹徒区生殖健康技术服务人员技能竞赛活动,选拔4支参赛队伍参加市级竞赛,获团体优秀奖、个人一等奖。

家庭医生签约 推进居民电子健康档案向签约居民授权开放。组织全科医生、公卫人员、护理人员和乡村医生等人员组成78支健康管理团队、145个慢性病自我管理小组、235名健康生活方式指导员开展家庭健康责任团队服务,制定家庭医生签约服务实施方案,签订服务协议书,明确职责分工。在宜城社区卫生服务中心开展家庭医生创新试点模式,宜城姚庄社区建成院外家庭医生工作室,辛丰星棋家医工作室申报省星级家医工作室。组织开展签约服务宣传活动。联合开展2020年家庭医生团队感控技能竞赛活动,对获奖选手分别授予"丹徒区技术能手"和"丹徒区五一技术标兵"称号,并选拔优秀团队参加市级竞赛。

卫生信息化 加强居民健康档案数据库建设,强化数据标准规范,提高数据质量,促进电子健康档案动态更新管理,加强健康档案的调阅使用;推进各医疗单位开展包括远程医疗、分时段预约诊疗、智能导诊分诊、候诊提醒、检验检查结果查询、诊间结算、移动支付等服务。落实《江苏省全民健康网络与信息安全计划(2019—2020)》,完善网络与信息安全事件报告和信息通报制度;做好重大活动期间的网络和信息安全保障,提升网络与信息安全等级保护水平。

(王姝凡)

丹阳市

概况　全市共有医疗卫生计生机构260个。2020年住院患者手术25964人次,同比下降13.14%;全市医疗机构拥有医疗床位3789张,每千人口床位3.81张,床位使用率66.64%,同比下降14.2%。有执业医师和执业助理医师2294人,每千人口执业(助理)医师2.31人;有注册护士2212人,每千人口注册护士2.22人。

基层卫生　截至2020年底,“优质服务基层行”活动全市所有基层单位全覆盖,练湖、界牌2个卫生院达省推荐标准,其他12个卫生院达基本标准,界牌镇卫生院以镇江市第一名的成绩通过现场一致性评价,被确认为江苏省首批农村区域医疗卫生中心。年内新增镇江市特色专科2个,省特色专科1个,全市共有10个基层单位建成省、镇江市级基层特色专科14个。全市累计建成5个家庭医生工作室,全年服务量40442人次。出台《丹阳市紧密型县域医共体建设实施指导意见》,完成基层卫生骨干人才遴选,遴选出市级骨干人才80名、省级优秀骨干人才52名。与市人社局、市总工会联合组织丹阳市家庭医生团队感控技能竞赛;丹阳市代表队在2020年镇江市家庭医生团队感控技能竞赛中获团体一等奖,王丹丹、赵美琴分别获个人第一、二名;王丹丹代表镇江市参加省家医团队感控技能竞赛,助力镇江市卫健委获团体二等奖。对2020年家庭医生签约服务项目内容和任务计划进行调整,2020年全市完成家庭医生个性化签约服务25700人。丹阳市被省卫健委纳入家庭医生签约服务模式创新试点建设单位。

无偿献血　全市无偿献全血10494人次,献血量3.56吨;机采血小板采集3717人次,6109个临床治疗量。全年提供RH阴性红细胞11300毫升。共检测血液标本13955人次,合格率99.3%。

爱国卫生　省、市、县三级投入改厕补助资金1282.68万元,新增无害化卫生户厕13878座,农村无害化卫生户厕普及率超过95%。全年共采集水样348份,合格348份,合格率100%。延陵镇通过国家卫生镇评审,皇塘镇、导墅镇通过江苏省级健康镇评审,界牌镇、陵口镇通过江苏省卫生镇评审,延陵村等13个村通过省级健康村评审,运河村等25个村通过省级卫生村评审。完成333人健康素养监测项目任务。强化医疗卫生系统、公共场所、餐饮单位控烟工作,继续推进“健康镇江”行动项目。

妇幼健康服务　全市地区活产数5208例,孕产妇系统管理4981人,系管率95.64%,孕产妇死亡1例。3岁以下儿童系统管理19818人,系管率100%。5岁以下儿童死亡率2.69‰,围产儿出生缺陷发生率7.10‰。农村妇女补服叶酸4488人,任务完成率99.73%;艾滋病、梅毒、乙肝检测5353人,检测率100%;35~64岁农村妇女“两癌”检查33191人,任务完成率110.64%。其中,查出宫颈癌8人,宫颈癌前病变70人,乳腺癌30人。全市免费婚前医学检查896对,婚检率87.84%;免费孕前优生健康检查3256人,查出高风险人群838人,早孕随访2817人,妊娠结局随访529人。1—12月上报避孕药具不良反应事件708例,不良反应率达到885例/100万人口。

卫生监督　全年共出动卫生监督员1236人次,检查各类单位5426户次、责令整改509户次。实施行政处罚106起,罚款38.47万元。完成222个医疗机构的校验,完成执业登记11个,中医诊所备案5个。开展突发公共卫生事件应急演练1次。完成中高考等重大活动卫生保障任务2次。全面完成国家下达的“双随机”监督抽检任务,监督抽检样品522件,合格样品441件,合格率85%。办理各类卫生行政审批服务事项287件。受理投诉举报46起,及时回复率100%。开展普法宣传培训活动44场,发放宣传资料14656份,接受咨询1365人次。2020年,一起行政处罚案例获“全省卫生行政执法优秀案例评查一等奖”,两起行政处罚案例分别获“镇江市卫生行政执法优秀案例一等奖和三等奖”。

健康促进　全市报告法定甲、乙类传染病832例,无甲类传染病病例报告,报告发病率83.65/10万,与2019年同期相比下降30.72%。完成成人门诊、狂犬病暴露处置门诊、产科接种室信息化、标准化建设。扩大免疫规划的11种疫苗合格接种率均达95%以上,APP绑定率76.61%。深化防艾宣传教育与政策倡导,强化易感人群行为干预,开展流动人口哨点监测,将病例随访管理内容向关怀救助、心理支持和协调就医等多方位拓展。继续推进结核病分级诊疗综合防治服务模式;实施国家基本公卫结核病项目,落实肺结核患者签约服务。

卫生应急　全年共发现报告处置4例新冠肺炎本地确诊病例。规范处置“5·15”陵口爆燃事故。将“健全公共卫生应急管理体系”纳入《2020年全面深化改革任务清单》,完成深改任务销号。落实公共卫生体系建设和疫情防控专项资金2486万元。联合多部门,开展2020年丹阳市新冠肺炎局部小范围疫情应急处置演练。

(谈　枫)

句容市

概况　2020年,全市拥有各级各类卫生机构240个,病床总数2200张。在岗职工4208人,卫生技术人员3389人,在岗注册乡村医生235人。2020年完成诊疗370.2万人次,其中出院患者3.94万人次。卫生事业费34738.43万元,全系统固定资产95468.45万元。平均每一门诊人次医疗费用166.9元,每一出院患者医疗费用8254元。市人民医院异地新建项目完成投资14.1亿,其中健康管理中心7月份投入使用。市妇幼保健院异地新建项目完成总投资的 75%,正进行内装饰、涉医专业工程施工;后白卫生院综合楼项目进入装饰工程施工;白兔中心卫生院综合楼项目、天王中心卫生院住院楼项目投入使用。

疾病预防与控制 在抗击新冠肺炎疫情中培训流行病学、消杀、检验人员 1057 人次,出动 6175 人次 1452 车次,处置 59 件协查函件,追踪调查可疑病例 249 例,摸排管理密切接触者 76 人;第一时间建成并运行核酸检测实验室,完成新冠病毒检测样本采运 4488 份、实验室检测 15132 份;通过国家卫健委临检中心室间质评取得合格证书,经省疾控中心盲样考核 5 份样本检测准确率 100%。指导消毒 30 多万平方米,印发科普宣传资料 12 种 13.8 万册,筹集应急物资 30 多万件。1 人支援黄石,4 人赴上海负责入境人员接驳,1 人支援河北参与流调。全市传染病报告总发病率 169.31/10 万,较 2019 年下降 29.56%。高效处置传染病散发个案 110 例、疑似疫情苗头事件 46 起、突发公共卫生事件 3 起。完成各类传染病标本监测 1211 份,收集住院肺炎病例信息 552 例。完成一类疫苗接种 10.86 万针次,新建证儿童 4395 人,单苗接种率均达 95% 以上,乙肝疫苗首针及时率 90.22%;指导 11 个狂犬疫苗接种门诊全面推进"狂犬病暴露预防接种信息系统",2 个新生儿接种室启用"医院产科预防接种信息系统"。组织开展螺情调查 1626 万平方米,解剖钉螺 11651 只,未发现阳性;实施药物巩固灭螺 182.21 万平方米。完成血吸虫病 DDIA 筛查 12020 人、粪检 1067 人,连续 17 年未发现感染性钉螺,连续 14 年未发现本地新感染病例。疟疾监测血检发热患者 933 人次,未发现阳性;肝吸虫病省级监测调查 1006 人,钩虫感染率 5‰。各类人群 HIV 抗体检测 132217 人次;完成国家暗娼哨点人群监测和问卷调查 401 人份,省级吸毒哨点人群监测和问卷调查 13 份;现有艾滋病在管患者治疗覆盖率 98.9%,全部落实病毒载量检测。发现并规范治管活动性肺结核患者 182 例,完成重点人群肺结核筛查 91376 人次,对出现可疑症状的 4111 人,全部实施免费胸片筛查诊断。快速规范处置学校结核病报告疫情 12 起。累计报告死亡个案 4438 例,报告粗死亡率 711.6/10 万;医疗机构登记报告慢性病个案 9605 例。持续推进慢性病高风险人群健康管理工作,完成招募干预对象的第二轮随访 334 人,同时按照镇江市要求推进高风险人群干预相关工作。对筛查出的糖尿病患者及前期人群实施健康干预与终末评估工作。实施江苏省糖尿病自我管理项目,10 个小组共开展自我管理活动 100 次,完成入组 150 名糖尿病患者的终末阶段效果评估。开展健康素养知识讲座 12 场次,完成健康素养现场监测 330 人份。"居民健康素养"网上学习测评 45898 人次,知识知晓率 86.3%,行为形成率 96.25%。按月完成供水单位、增压泵站和二次供水监测 381 份 10180 项次,编发简报 11 期,监测检测数据报告正确率 100%。在 5 个镇、20 个村、100 户和 10 所中小学开展江苏省农村环境卫生监测调查,检测土壤样本 20 份,网络报告监测调查数据均通过省级审核。按要求完成接触粉尘、噪声、苯等危害因素人员体检数据的收集整理和分析报告。开展尘肺病随访与回顾性调查,完成尘肺病患者调查 1626 例。对 12 所中小学开展教学环境监测;完成医疗机构消毒质量监测 37 户次,检测样品 464 份。

人口和家庭发展 全市出生 2634 人,出生率 4.41%,出生政策符合率 99% 以上,出生人口性别比正常。对全市 2014 名奖扶对象和 105 名特扶新增对象进行资格确认审核公示。全年全市共发放奖励扶助金 3757.37 万元,享受奖励扶助政策 30545 人;全市 839 名退休的企业职工享受一次性奖励金 251.7 万元,45 名城镇非从业人员享受一次性奖励金 13.5 万元。开展"三个全覆盖"专项行动。

爱国卫生 对农贸市场、城郊接合部等重点区域,规范、科学实施蚊、蝇、鼠、蟑螂密度监测。新增和修复毒饵站 5000 多处。宝华镇通过"省级卫生镇"创建;白兔镇、郭庄镇通过"省级健康镇"创建;华阳街道周家岗村等 43 个村创成省级卫生村。定期对已建成的健康场景进行 12 轮次现场维护和管理。"健康素养巡讲师讲师团"在媒体开展健康科普宣传和咨询服务,组织开展现场健康科普宣传及咨询等活动 12 次,深入机关、学校、社区、企业开展健康素养巡讲活动 19 场次,开展科普宣传 24 次。对系统内控烟工作进行 8 轮次专项监督检查。印制并张贴禁烟标识 5 万多张,在市区和各镇举办控烟知识讲座 12 场次,发放宣传手册等资料 3 万余份。全年共完成 6528 户改厕,全市改厕率 100%。

卫生监督 全年开展卫生监督长效等专项整治、专项检查 18 类次,共出动监督人员 5432 人次,车辆 552 车次,检查单位 2703 户次。按时完成 8 项国家双随机 237 家抽查任务。全力配合省市完成食品安全国家标准跟踪评价。建成打击非法行医长效管理机制。公共场所经营单位量化分级管理率 100%,办理行政处罚案件 28 宗,罚没款金额共计 13.43 万元。

基层卫生 开展"优质服务基层行"活动,15 个基层医疗机构中有 6 个达"推荐标准",8 个达"基本标准",复核通过率 100%;郭庄中心卫生院建成二级医院;天王中心卫生院、下蜀中心卫生院创成首批江苏省农村区域性医疗卫生中心基本建成单位。建成国家级"群众满意的乡镇卫生院"5 个,国家级"优质服务示范社区卫生服务中心"1 个,"全国百佳乡镇卫生院"1 个,江苏省社区医院 2 个,3 个卫生院通过二级医院评审,7 个基层医疗机构建有江苏省基层医疗机构特色科室,建成省级示范村卫生室 35 个。优化家庭医生签约服务包设计,制定 3 大类、11 个服务包,覆盖健康人群、慢性病的高危人群、慢性病等 11 类人群,在 15 个基层医疗卫生机构全面推进家庭医生签约服务。全市家庭医生签约 23.5 万人,其中个性化签约 25215 人,常住人群家庭医生签约服务率 37.5%,重点人群签约率 84.2%。

妇幼健康　完成妇幼重大卫生项目，待孕、早孕妇女服用叶酸 2606 人，“两癌”检查 25848 人，发现乳腺癌 10 例、宫颈癌 3 例、癌前病变 71 例，均给予及时治疗、随访及进一步转诊。全市产妇 3344 人，活产数 3383 人，早孕建卡 3157 人，早孕建卡率 93.32%。接受婚前检查 4816 人，婚检率 90.32%，检出患有疾病 728 人。新生儿 3383 人，新生儿访视 3338 人，访视率 98.67%。新生儿疾病筛查 3382 人，筛查率 99.97%。新生儿听力筛查 3382 人，筛查率 99.97%。7 岁以下儿童健康管理 29523 人，保健管理率 99.02%；3 岁以下儿童系统管理 12212 人，系统管理率 95.01%。

医政管理　制定下发《句容市开展紧密型市域医疗卫生共同体建设试点实施方案》，成立句容市医共体管理委员会。江苏省人民医院派出 37 名专家打造句容分院 17 个临床科室，全面提升分院的内涵管理质量和医疗健康服务水平。7 月 14 日，句容分院通过国家防治卒中中心的现场验收。紧急启用石狮作为全市战备医院，隔离收治疑似新冠肺炎患者。新建、改建市人民医院、下蜀、郭庄中心卫生院 3 个单位的发热门诊，规范处置发热患者。做好国内中高风险地区及入境人员集中医学隔离观察。全年共审核批准句容圣洁中西医结合诊所、句容美伢口腔门诊部等 6 个新增机构的执业注册审批，实施电子化注册管理。全年共完成医师注册 345 人次，首次注册 139 人、变更注册 141 人、注销注册 5 人、军队变更到地方 1 人、多机构备案 59 人；全年共完成护士电子化注册 130 人次，其中首次注册 30 人、变更注册 50 人、延续注册 37 人、重新注册 12 人、注销注册 1 人。

中医药服务　创成全国基层中医药先进市。实施中医药文化惠民工程，开展中医药文化科普巡讲活动，全年共组织开展中医“三进”义诊及宣传 6 场，中医药健康知识讲座 20 场，岐黄校园行 4 场，受惠群众 6000 人。市中医院脾胃病科、肛肠科、中医骨伤科被列为镇江市级中医重点专科，针灸科被列为镇江市中医重点建设专科；建立朱秉宜省名老中医工作室和王平生全国名老中医工作室。开展市中医院中医药适宜技术推广基地建设。完成 10 个中医诊所备案工作，完成 88 个村卫生室“中医阁”建设任务。镇江市中医院在茅山卫生院成立“镇江市中医院茅山中医诊疗中心”。基层形成边城中医妇科、小针刀，天王中医骨科，二圣中医外科，黄梅中医伤骨科和石狮小儿疳积科、肛肠科等一批特色显著、疗效确切、在该市及周边具有一定影响力的特色专科（专病）。

医学科技与人才队伍建设　开展事业编制、备案制人员校园招聘，共录用医学类专业人才 64 名，其中硕士研究生 7 名，本科生 26 名。签约 30 名农村订单定向培养医学生。

党风廉政建设　委领导班子成员严格履行“一岗双责”责任，对分管领域联系点单位党风廉政建设、疫情防控、安全生产等责任落实情况进行多轮监督检查。对 193 人次运用监督执纪“四种形态”，对股级以上干部提醒谈话 171 人次。组织开展集中警示教育活动 4 次，在春节等重要时间节点开展作风建设自查自纠。结合句容市委巡察反馈意见整改 6 大类 27 项问题，出台配套文件 12 个，形成长效管理机制。全系统全年共有 22 人受到党纪政务处分。

（华　超）

泰 州 市

【综述】

2020 年泰州市卫生健康基本情况表

	数 量	同比 2019 年增长数	同比 2019 年增长率(%)		数 量	同比 2019 年增长数	同比 2019 年增长率(%)
卫生机构(个)	2134	16	0.76	卫生人员(人)	40985	1682	4.28
医院(个)	91	4	4.60	卫生技术人员(人)	33071	1398	4.41
床位(个)	30384	499	1.7	乡村医生(人)	1719	-38	-2.16
医院床位(张)	22133	571	2.65	平均每千人口卫生技术人员(人)	7.34	2.1	2.95
平均每千人口医院床位数(张)	3	2.8	4				

人口	总数(万人)	463.46	卫生费用	卫生健康支出(万元)	523843
				卫生健康支出与上年比增长率(%)	8.8
	出生率(‰)	5.35		卫生健康支出占财政支出百分率(%)	8.49
	死亡率(‰)	8.33		卫生系统固定资产(万元)	924875.22
				市直医疗卫生机构固定资产(万元)	251694.47
	自然增长率(‰)	-2.98		基层医疗卫生机构固定资产(万元)	140884.51
医疗服务	编制床位(张)	31313		医院平均每门急诊人次医疗费用(元)	326.7
	实际开放床位(张)	22133		基层医疗机构平均每门急诊人次医疗费用(元)	134.3
	门急诊量(人次)	23039144		医院平均每出院患者医疗费用(元)	12358.98
	出院人数(人)	816499		基层医疗机构平均每出院患者医疗费用(元)	4612.64

一、新冠肺炎疫情防控

强化“大数据+网格化+铁脚板”防疫实战机制,设立集中医学观察点 82 个、观察床位 3550 张,医疗机构留观点 24 个、留观床位 290 张。成立 120 疫情转运班组,规范转运疑似病例、确诊病例以及相关发热病例 1059 人次。建立多学科联合的市、市(区)两级专家组,推动全市成为全省首家本土病例全部治愈出院和全省首批所辖县(市、区)均为低风险地区的设区市,“六突出六注重,提高医疗救治工作精细化水平”等 4 项工作经验在全省推广。加强入境管理,“点对点”接回并隔离医学观察境外人员 1630 人。加强各类考试、大型活动疫情防控,累计检查公共场所单位 12902 户次、复工企业 2595 户次、学校 746 家次,先后完成文旅惠民季等重大活动和中高考、公务员考试等保障任务,下达指导性监督意见书 2157 份。严格院感防控,落实探视、陪护和医护人员管理等十项措施。抓好秋冬季疫情防控,对 3296 名入境赴泰人员全部落实服务措施,组织 5 轮农贸市场风险排查,采集 3000 余份样本核酸检测结果均为阴性。规范建设发热门诊 30 个,明确落实 3 个定点救治医院,组织开展“疫情防控全民大培训”,指导编制《农贸市场新冠肺炎防控操作规范》《工业企业防控新冠疫情卫生要求》等重点行业、重点人群、重点场所防控手册。组织“泰州市局部聚集性新冠疫情处置”应急演练,省及 12 个兄弟设区市进行了云观摩。先后有5 个集体、12 名个人获评“骏马奖”,4 个集体获评“五一劳动奖状”、9 个团队获评“工人先锋号”、13 名个人获评“五一劳动奖章”,市卫生健康委获“江苏省抗击新冠肺炎疫情先进集体”,杨健国、江义舟获“江苏省抗击新冠肺炎疫情先进个人”;市疾病预防控制中心被党中央表彰为“全国抗击新冠肺炎疫情先进集体”,马智龙被党中央表彰为“全国抗击新冠肺炎疫情先进个人”。

二、重大卫生项目建设

市妇幼保健院完成桩基工程和土方开挖工作,市中医院二期项目完成主体十层的建设目标,市第五人民医院完成招标公告,市第六人民医院(传染病医院)项目建议书、市人民医院新区医院二期工程项目建议书获市发展改革委批复,兴化市中医院、泰兴市中医院按照三级中医医院标准加快建设。建成海陵城南街道、高港刁铺街道社区卫生服务中心和姜堰顾高镇中心卫生院,全市60%以上基层机构达国家能力基本标准。确认二级综合医院1个、二级专科医院5个,姜堰区秦潼人民医院为二级甲等综合医院。

三、健康扶贫

全市共救治建档立卡低收入大病患者17671人次。148个公立医院全部落实县域内低收入人口"先诊疗后付费"及"一站式"结算工作,低收入人口在县域内住院,免收住院押金,实行先诊疗后付费。居民医保、大病保险、健康扶贫补充保险、医疗救助"一站式"报销服务窗口全覆盖。全市建档立卡低收入97720人中,在知情同意前提下,实现家庭医生签约服务、建立电子健康档案全覆盖,完成建档立卡低收入人口免费体检78078人。

四、人才队伍建设和科研

组织卫生专业初中级技术资格考试13234人次,护士执业资格考试2592人次,卫生高级实践能力考试1510人。开展农村订单定向医学生免费培养,本一批次录取53人,本二批次录取13人,专科批次录取107人。新招录住院医师245人,紧缺专业76人。新招收2020级定向免费医学大专生参加助理全科培训46人,2019级全科转岗结业合格52人。新进基地全科转岗培训42人。组织149人参加规培考试。组织泰州市医学新技术引进奖评审工作,获省医学新技术引进奖2项,省卫健委科研课题重点项目1项、面上项目2项、指导性科研课题4项。

五、卫生信息化

推进智慧医疗服务,全市建成互联网医院7个(市人民医院、市中医院、靖江市人民医院、姜堰中医院)。二、三级医院医疗废弃物管理(监管)系统建设工作全面启动,45个医疗机构建成医疗废物监管信息系统。泰州市人民医院、靖江市人民医院电子病历系统应用水平均达5级。健康泰州APP正式上线启用,101个医疗机构上线,上线副主任及以上医师2238名,用户注册量突破30万人;全市23个公立医院、138个乡镇卫生院及社区卫生服务机构、1172个村卫生室接入"泰康云"平台;主城区24个乡镇卫生院(社区卫生服务中心)、144个村卫生室全部上线"基卫云"。

六、医疗卫生服务

基本公共卫生服务项目经费补助标准人均80元。组织所有乡镇卫生院和社区卫生服务中心,按照国家能力标准对标找差,经省级网上审核,现场验收,达优质服务基层行推荐标准的基层医疗卫生机构17个,占比12.5%。启动新一轮基层卫生骨干人才遴选,被确认为江苏省基层卫生骨干人才180名。实施泰州市基层卫生机构建设提升行动为民办实事工程,建成海陵区城南街道、高港区刁铺街道社区卫生服务中心和姜堰区顾高镇中心卫生院(新址)。4个农村区域医疗卫生中心通过市级验收,7个农村区域医疗卫生中心和1个社区医院通过省级验收。4个基层医疗卫生机构获省家庭医生签约服务创新服务模式单位,3个家庭医生工作站获省级星级工作站。启动市级基层特色科室孵化中心工作,泰州市人民医院内分泌孵化中心成为全省内分泌特色科室孵化中心第一个挂牌的省级分中心。开展市级基层特色科室评审复核,36个基层特色科室通过评审、32个通过复核,7个基层特色科室列入省级现场考察对象,参加年底的现场复核。建立健全急救调度员质控考核机制,定期分析调度质量,启用120智慧指挥分级调度中心。成立泰州市医疗急救培训基地,承办2020年扬泰地区院前急救学术年会。全年急救科共完成各类保障任务65批次。市急救中心新招聘医护人员18名。全市无偿献血14196人次,采集全血22888.75单位,血小板采集2168个治疗量,冷沉淀制备6704.5单位,检测样本47753人份,供应红细胞类28851.5单位,血小板2889个治疗量,冷沉淀4865.75单位,血浆31181.5单位。组织"世界献血者日"座谈会,采集新冠肺炎康复者恢复期血浆1600毫升支援其他地区新冠肺炎医疗救治。全市获无偿献血奉献奖金奖688人,银奖457人,铜奖1426人。新增8个省级临床重点专科,至此省级临床重点专科从17个增加至25个。

七、老龄健康

完成老龄事业发展"十三五"规划评估。发布《2019年泰州市老年人口信息和老龄事业发展状况报告》。完成老年人健康体检122701人,老年人意外伤害承保率超过70%。举办泰州市首届百佳健康老人评选活动,全市800多名老年人参赛,近50万人在线参观,活动共评选出"健身之星""才艺之星""养生之星""公益之星""长寿之星"各20名。全市医养结合机构共34个,其中护理院10个,提供养老床位数4721张。医养结合机构服务管理人员共2303人,其中医护人员1555人,养老服务人员748人;老年人每日在院规模3500人左右。开展老年健康教育与健康促进活动,开展"阿尔茨海默病预防与干预核心信息""老年健康核心信息20条""老年失能预防核心信息"等健康宣教。全市二级以上综合医院中8个在执业许可目录内设置老年病专业或在内科(中医科)下设老年科。

八、医疗卫生管理

召开全市医联体工作座谈会,明确全市深化医改年度重点工作任务及分工。出台《泰州市医疗联合体建设实施方案》,科学规划城市医联体、县域医共体、专科联盟、区域医疗协作网四类医联体,完成泰州市人民医院医联体、泰州市中医院医联体和靖江市、泰兴市、兴化市、姜堰区12个医共体。通过国家、省两级公立医院综合改革效果评估。建成泰州市肿瘤、心衰、房颤专科联盟,建成泰州市胸痛、创伤、卒中、高危孕产妇、新生儿危急重症救治联盟。推进五大救治中心建设,制定救治中心成员单位评估表,组织各医院对照标准开展自评。泰兴市人民医院、泰州市第四人民医院通过省防治卒中中心认证。组建骨伤中医、肿瘤、房颤、心衰等专科联盟4个,泰兴市人民医院、泰州市第四人民医院通过省防治卒中中心认证,兴化市人民医院获评国家标准化房颤中心示范中心,并成为国家级盛会“全国县级医院心电生理与起搏论坛”永久会址。泰州市中医院、靖江市人民医院创成省平安示范医院，靖江市中医院创成省平安医院。先后派出4名医务人员援疆、5名医务人员援藏、51名医务人员援陕，接受20名昭苏县医务人员赴泰州进修学习。召开全市院感防控工作会议，在全市范围内开展医疗机构感染防控排查整治及血透专项督查工作。组织全市医疗废物专项整治工作，建立双月通报制度，全市二级以上医疗机构全部纳入医疗废物监管信息系统。

九、药政管理

建立基本药物配备使用监测机制，基层医疗机构基本药物配备使用比超过55%，二、三级医疗机构基本药物配备使用比稳步上升。对全市二级及以上医院抗菌药物目录、肿瘤治疗及其辅助药目录、医用耗材分级管理目录备案进行审核，纠正问题22项。开展全市药事管理、高值耗材管理专项检查，列出问题清单35条并督促整改。

十、卫生应急管理

出台《市卫健委领导班子成员2020年安全生产重点工作清单》《泰州市卫生健康系统安全生产专项整治实施方案》《全市卫生健康系统危险化学品安全综合治理方案》，成立安全生产专项整治行动领导小组，持续推进危险化学品安全综合治理、打通“生命通道”集中治理等专项行动，先后排查整改安全隐患154个。启动《泰州市突发公共卫生事件应急预案》《泰州市突发事件医疗卫生救援应急预案》修订工作，完成专家评审。组织开展卫生应急物资储备体系调研，草拟全市卫生应急物资三级储备建议目录，出台《关于推进乡镇(街道)卫生应急规范化建设工作的指导意见》。加强应急处突工作，参与全市大面积停电、重特大交通事故等应急演练2次，及时有效应对泰兴“6·7”住户煤气爆炸医疗救援等突发事件。

十一、卫生行风建设

对第二人民医院、第四人民医院开展大型医院巡查活动。完善第三方满意度调查结果运用动态管理机制，全市二级以上公立医院建立和完善了“一站式”医患沟通机制，出院患者及时回访率100%。省二级及以上公立医院互联网满意度调查结果显示，第二人民医院门诊患者总体满意度得分94.07分，位居全省榜首；姜堰中医院员工总体满意度得分90.2分，位列全省第4位。省三级医疗机构出院患者满意度第三方调查结果显示，泰州市得分95.75分，上升至全省综合满意度地区第4位，靖江市人民医院“护士服务和技术”得分99.7分，排名全省第一。

十二、卫生监督

完成“双随机一公开”抽查任务1995件，抽查完结率100%、规范率100%、公开率100%。开展疫情期间卫生领域违法行为专项监督，立案查处不合法消毒液案等52件。开展蓝盾卫健四号行动，检查医疗机构314个，发现并整改问题65条。打击非法医疗美容乱象等违法行为，下达卫生监督意见书18份，立案3件。推进医疗卫生行业“信用+综合监管”工作，泰兴市卫生监督所被列为省卫生健康委“信用+综合监管”试点单位。出台的《泰州市传染病防治卫生监督管理办法》是江苏省首部传染病防治卫生管理政府规章，也是全国首部将医疗行业、公共场所、生活饮用水、教育机构、集中空调、消毒机构等传染病防治重点行业和部门的传染病防控卫生监督统一纳入的政府规章。出台《行政执法公示办法》《行政执法全过程记录办法》《重大行政执法决定法制审核办法》。报送的行政处罚案卷获评“优秀行政执法案卷”。推行公共场所卫生行政许可告知承诺审批制度和“不见面”审批模式，实行二级及以下医疗机构设置审批与执业登记“两证合一”，取消各类申报材料48件，累计完成审批事项1294件，邮寄送达各类证照135件。

十三、妇幼健康服务

泰兴市妇幼保健投入使用。靖江市妇幼保健院开工，姜堰区政府将妇幼保健院的建设纳入重点督查项目。创成7个省级妇幼健康规范化门诊，建制镇妇幼健康规范化门诊达标率75%。孕产妇系统管理率92.74%，孕产妇死亡率4.31/10万，婴儿死亡率1.94‰，5岁以下儿童死亡率3.36‰。开展妇女“两癌”免费筛查，发放“两癌”防治宣传资料13万份，检出HPV阳性333人。婚前医学检查率86.04%，产前筛查率99.08%，确诊先心患儿182人。确诊先天性甲低患儿9人，高TSH血症患儿23人，轻度高苯丙氨酸血症患儿5人，先天性肾上腺皮质增生症患儿2人，确诊听力障碍儿童13人，先天性心脏病心超确诊率94.37%，确诊先心患儿182人。针对确诊阳性患儿市妇保所专门成立新生儿疾病筛查治疗补偿专项资金，对在该市出生的新筛阳性患儿实行医疗救助，共计救助4人，发放补助资金10万余元。国家出生缺陷(遗传代谢病)救助项目申请患儿救助3人次，完成救助2人，发放救助资金2万元。

十四、中医药服务

组织专家对照省标准对4个三级中医院建设的经典病房进行督导评估，共开设中医经典床位271张，年内收治患者3000余人次。以国家中医重点专科泰州市中医院骨伤科为牵头单位组建市级中医骨伤专科联盟。中医护理省级培训基地创建成功，2020年招32人。组建市级中医应急医疗专家库(急诊、危重症、呼吸、感染、外科、骨伤)、药事管理专家库、护理专家库及院感专家库。组织6名符合条件的传统医学师承人员参加省级出师考核。对2019年31个中医馆及2020年列入新建项目的10个中医馆进行验收，均按照序时进度完成标准化建设目标。对0～3周岁儿童、65周岁以上老年人提供中医药基本医疗服务包。制定《2020年泰州市中医药健康服务协会工作要点》，形成中医药健康服务协会四部六委工作例会制度。兴化、泰兴筹建中医药健康服务协会工作有序推进。调整中医养生保健专业委员会、中医药特色康复专业委员会组织架构。出台《泰州市中医养生保健机构规范化建设试点工作方案》《泰州市中医养生保健机构规范化建设量化考核表(2020版)》《泰州市中医药文化与健康旅游行业自律公约和职业道德准则》《中医康复行业评价标准》《中医康复行业自律标准》等行业文件,制定《心衰病中医诊疗操作流程》等11项体现中医院特色的标准和胁痛(胆囊结石)中医诊疗流程方案,并在部分医疗机构组织实施。形成中医药产业投资政策汇编。复核2018—2019年期间评定的21个中医养生保健星级机构,形成《泰州市中医养生保健星级机构建设复核评估报告》。与市民政局联合推动中医特色养老上门服务,将中医药保健项目纳入"泰有福"平台政府购买养老服务包。与江苏省医药商业协会联合承办省中药调剂员技能大赛,泰州市代表队4人代表省参加全国技能大赛,其中泰州中医院徐蓉获全省第一名。组织开展泰州市首届针灸、推拿、中药调剂员等行业技能大赛,共有400多人参加各市(区)预选赛,180人参加泰州市决赛,其中2人获市五一劳动奖章,6人获市五一创新能手与市技能能手称号。举办中药辨识与炮制技术、中医护理技术等培训班,培训500多人次。面向社会举办中医养生保健技术培训班,通过培训的60多名学员获泰州市中医药健康服务协会和南京中医药大学国家职业技能鉴定所联合出具的证书。制定印发《中医中药中国行——2020年泰州市中医药健康文化推进行动实施方案》,组织实施泰州市中医药宣传月活动。成立泰州市中医药健康文化宣讲团,开展中医药宣讲"六进"。以"治未病"为主题,全市同步开展第十届"中医药就在你身边"健康巡讲活动。联合教育、团市委等部门在泰州实验小学和泰州高港实验小学试点建设"岐黄学园",打造"一园一区一课堂"(中药种植园、中医药展区和中医药文化特色课堂),指导江苏中药科技园创成江苏省中医药文化宣教基地,泰州市中医院通过全国中医药文化宣教基地初审。参与编撰出版《泰州市名中医传》,收录明清以来泰州籍83位已故名中医学术传记、医案医话及实物照片资料500多份,并举行发行座谈会和赠书仪式。

十五、爱国卫生

制定《落实健康中国行动推进健康泰州建设的实施方案》,组织世界卫生组织健康城市联盟最佳实践奖案例申报。建成国家卫生镇4个、省级卫生镇2个、省级卫生村63个。开展健康细胞建设,建成省级健康镇2个、健康村36个,省级健康社区2个。开展义诊咨询活动1046场,发放宣传资料331万份;在电视、广播、报纸开辟健康栏目共18个,开设健康微信公众号4个、微博2个。农村无害化卫生户厕改厕完成省项目16000座,自筹资金项目24399座,全市农村无害化卫生户厕普及率99%。开展春秋季大规模突击灭鼠,公共环境灭蚊蝇活动以及夏季灭蟑活动,共投放灭鼠药4吨、灭蚊蚴药物3吨、灭蝇药物3吨、灭蟑药物8万袋;开展各类病媒消杀活动5625次,新置(增补)毒饵站50596个。建成无烟党政机关180多家,覆盖率30%;开展公共场所控烟督查,下达整改意见书700余份。

十六、疾病预防控制

全市新增疾控人员编制88名。市及各市(区)按标准要求分级分类组建成疫情处置队伍,其中市级专家队伍30人,流行病学调查队伍856人,核酸采样检测人员270人,环境消杀队伍591人,心理健康服务队伍210人。全市132个一般预防接种单位,均正常运行儿童预防接种子系统。全市疾控机构和所有预防接种单位,均正常使用"疫苗管理子系统"。全市各预防接种门诊共接种686820剂次,其中卡介苗25004人次、脊灰疫苗120300人次、百白破制剂112813人次、麻风疫苗11165人次、乙肝疫苗78181人次、乙脑疫苗61160人次、甲肝疫苗63711人次、麻腮风疫苗48523人次,白破疫苗37333人次,报告接种率均在95%以上,乙肝疫苗接种及时率超过90%。共计报告法定传染病21种9002例,其中乙类传染病14种4599例,发病率99.2/10万,较上年同期下降17.75%;丙类传染病7种4403例,发病率94.97/10万,较上年同期下降45.25%。全市结核病信息管理系统共登记录入活动性肺结核1361例,较上年同期下降4.69%。全市共47个乡(镇、街道)307个行政村开展春季查螺,查螺面积6200.96万平方米,巩固灭螺面积46.49万平方米,完成血清学查病21339人,检出阳性人数39人;粪检查病1129人,未检出阳性者。全年共实施关爱治疗救助晚血患者62例。全市高血压、糖尿病规范管理率分别为69.27%、69.71%。心血管病高危人群早期筛查与综合干预完成项目初筛4057例,高危筛查1020例,短期随访1000例,100%;长期随访1461例,92.54%。全市在册患者报告患病率4.64‰,在册患者规范管理率98.03%,在册患者服药率86.68%。完成对辖区三市三区63家经营、加工、存储进口冷冻冷藏食品的重点场所的进口冷冻冷藏食品、重点环境和从业人员新冠病毒应急监测工作,合计采集标本15231份,检测结果均阴性。全面启动冷链食品、环境及从业人员常态化监测工作,每周一轮,每轮食品标本和环境采样各不少于100份,从业人员咽拭子采样不少于30份,共采集冷链食品(含包装)标本2976份、环境标本2581份、从业人员咽拭子标本9674份,经检测,新冠病毒核酸均为阴性。市本级三个哨点医院共完成471例食源性疑似病例的粪便标本的采集,完成率130.8%,共检出10例病毒,9株致病种,总检出率4%。

十七、职业健康

持续实施尘肺病防治攻坚行动,各市(区)均印发行动方案并成立由政府主要领导任组长的领导小组。543家非煤矿山、冶金、化工、建材、船舶制造等行业企业纳入粉尘危害专项治理,新增7个职业健康检查、2个职业病诊断机构,职业健康检查劳动者152508人次,随访调查职业性尘肺病患者373人,随访率95.15%。全市尘毒专项执法检查2989户次,下发监督意见书1318份,立案69件,罚款169.5万元。

十八、人口与家庭发展　新增标准母婴设施37处,全市规定场所共建成母婴室178处,总建设面积2726平方米,配置率100%。全省领先开通母婴设施互联网位置查询服务。开展0~3岁婴幼儿托育机构基本情况调查,组织实施婴幼儿照护服务示范试点工作。印发《2020年普惠托育民生实事项目方案》,建成县级指导中心1个、示范托育机构1家、普惠托育机构12家(其中省级普惠托育机构3家)。开展计划生育特殊家庭"三个全覆盖"专项行动,对市区计生特殊家庭对象住院护理及大病保险项目进行"提标扩容",项目新增3项免费人身保障内容,特殊家庭对象住院保险赔付率主城区达200%,全市新建"连心家园"3个,泰兴市"连心家园"获评全省优秀示范项目点。完成2019年中央对地方转移支付区域(项目)计划生育六类奖励扶助绩效目标自评工作,累计发放各类计划生育奖励扶助3.77亿元。

(葛　静)

海陵区

概况　全区设置医疗机构185个,其中政府办医疗机构84个,其他类别医疗机构9个。编制床位1683张,实际开放床位1897张。有卫生专业技术人员2101人。区卫健委被省委、省政府表彰为全省抗击新冠肺炎疫情先进集体,第四人民医院被国管局、发改委、财政部授予2019—2020年公共机构效能领跑者。

项目建设　启动区公共卫生服务中心建设,项目完成手续报批、招投标等前期准备并开工建设;择址新建的城南街道社区卫生服务中心项目进入装修扫尾阶段,新建城市社区卫生服务站4个,完成招投标的社区卫生服务站2个。

新冠肺炎疫情防控　全区规范设置发热门诊1个、首诊隔离观察点4个、集中医学观察点(健康服务点)4个,12个医疗机构103名医务骨干在集中医学观察点实行轮岗轮转。派驻127名卫生防疫人员为辖区内461家企业和712家公共场所复工以及36所中小学和40家幼儿园复学等提供防控指导。实施人员"红黄蓝绿"管理,做到及时发现、快速处置、精准管控;对重点人群核酸检测实施"应检尽检",累计检测31139人;全区无一例本土病例和聚集性感染。选派2名医师组成海陵援鄂医疗队圆满完成任务。全系统共有10多个集体、30多人次获得省、市、区表彰奖励。

医政医管　建立三级综合医院创建领导组织架构,有序推动三级综合医院创建工作开展;按"1+1+N"的模式,形成由泰州市中医院牵头,联合泰州市第四人民医院及12个卫生院(社区卫生服务中心)组建的泰州市中医院医联体。第四人民医院创成省级健康促进医院和省级防治卒中中心,以及市级临床重点科室2个,备案国家级限制性医疗技术1项。开展"优质服务基层行"活动,1个基层医疗机构达服务能力推荐标准、5个基层医疗卫生机构达服务能力基本标准,城西街道社区卫生服务中心被国家卫健委、中医药局通报表扬。创成基层特色科室3个、复核通过基层特色科室4个。实施基层中医药服务能力提升工程,四院示范中医科完成三年建设目标任务,2个基层医疗卫生机构国医馆接受市级专家组现场评估验收。

公共卫生　组建88个家庭医生团队,建成家庭医生工作室3个,落实家庭医生网格化管理,全区118名离休干部全部签约个性化服务;对1410名农村建档立卡人口基本情况进行摸底核查,实行应签尽签;为761名建档立卡低收入人口提供免费体检。全区一般人群签约176316人,签约率37.16%;重点人群签约126909人,签约率68.7%。累计建立居民电子健康档案39.5万份,建档率81.5%。在城区61个社区开展灭鼠活动,无害化卫生户厕普及率98.72%。

综合监督　牵头制定《泰州市海陵区改革完善医疗卫生行业综合监管制度实施方案》,形成由政府主导、卫健委牵头、相关部门共同参与的对医疗卫生行业的协调机制和综合监管督察机制。建成卫生监督分所2家,建立基层医疗监督哨点69个,其中一级哨点10个,二级哨点59个;建立基层计生监督哨点132个,其中一级哨点10个,二级哨点122个。开展"蓝盾卫健"4号行动,全年共查处非法行医9例,罚款金额12.22万元。

计划生育　出生2252人,其中一孩1223人、二孩986人、三孩及三孩以上43人,出生人口性别比104.78,出生政策符合率99.89%。计划生育奖励扶助政策兑现率100%,全年共组织发放计划生育奖励扶助金3341.78万元,惠及23266人。实施"雨后阳光——计划生育特殊家庭援助行动",实现计生特殊家庭联系人制度、家庭医生签约、就医绿色通道"三个全覆盖"。

妇幼健康　全年婚前检查1323人(男657人、女666人),婚前医学检查率32.21%;孕前优生健康检查600人。适龄妇女宫颈癌和乳腺癌免费检查10847人,任务完成率108.47%。避孕药具不良反应监测累计上报个案信息152例。托育服务机构注册23家,2家托育机构申报"市2020年普惠托育民生实事项目"。推进医养融合,建有医养结合机构4家。

健康扶贫　指定第四人民医院作为定点医院,开展低收入人口大病医疗救治,确保自付费用控制在住院总费用的10%以下,全年救治30人、50人次。实施光明扶贫工程项目,开展低收入人口白内障疾病筛查,救治低收入白内障患者7人次。安排11名医疗骨干对口帮扶陕西长武医疗机构,其中1人获"省医疗卫生对口帮扶先进个人"。

队伍建设　严格落实省基层卫生骨干人才遴选政策,推荐区级和区级以上人才33人,其中省级人才13人。引进(含柔性)高层次人才17名,农村新补充基层卫生人员39名,签订农村订单定向医学生免费培养就业协议11名。完成第五期"333"人才期满考核8人,申报市"311"人才工程科研项目资助经费1个。

评选出区级"最美医师"75 名、"最美护士"33 名。

(刘文成)

高港区

概况 2020 年,高港区共有医疗卫生单位 84 个,全区各类卫生机构设置床位 1430 张。卫生技术人员共有 1376 人,其中执业医师、执业助理医师 581 人,注册护士 571 人。

妇幼保健 全区全年孕产妇 1485 人。其中,早孕建册 1373 人,早孕建册率 92.46%;筛查出高危产妇 77 人,全程跟踪管理,保健覆盖率 99.9%;孕产妇系统管理率 92.97%;住院分娩 1485 人,分娩率 100%,新法接生率 100%;产后访视 1485 人,访视率 98.54%;孕产妇死亡率 0。全区新生儿疾病筛查率 99.8%、访视率 99.8%,婴儿出生缺陷率 0,婴儿死亡率 1.99‰,5 岁以下儿童死亡率 3.32‰,无活产漏报;0~6 岁儿童健康管理率 100%,0~3 岁儿童系统管理率 99.52%,5 岁以下儿童消瘦率 1.1%。体检 5251 人,入园新生健康档案建档率 100%。联合区教育局对全区托幼机构 734 名保教人员进行儿童保健知识专题培训,组织托幼机构工作人员健康体检,发放体检合格证明。制定《高港区 2020 年妇女宫颈癌和乳腺癌检查项目实施方案》,宫颈癌筛查 10115 人,结案 10115 人,HPV 检测 10115 人,其中阳性 1478 人,TCT 检查 1156 人;乳腺癌筛查 10115 人,结案 10115 人。确诊宫颈癌 6 人、乳腺癌 7 人。完成孕产妇艾滋病、乙肝、梅毒检测 1617 例,其中乙肝表面抗原阳性孕妇 26 例;乙肝表面抗原检测阳性 26 人,所生婴儿均注射免费的乙肝免疫球蛋白。全年增补叶酸妇女 597 人,服用依从率 100%,增补叶酸知识知晓率 100%。实行"婚前医学检查—孕前优生检查—婚姻登记"一站式服务,印发《高港区合并实施免费婚前医学检查和孕前优生健康检查项目工作方案》,全年免费婚前医学检查 1245 对,婚前医学检查率 91.61%,免费孕前优生健康检查 440 对,筛查出高风险 76 人。建立孕产妇、新生儿危急重症救治(含高危转诊)绿色通道。制定《高港区出生缺陷综合防治民生实事项目实施方案》。免费产前筛查 1485 人、新生儿疾病筛查 1504 人、听力筛查 1504 人、先天性心脏病筛查 1504 人。

疾病预防与控制 组建 525 人的核酸检测采样队、110 人的消杀队和 141 人的流调队。建立区级集中医疗观察隔离点 2 个。摸排国内中高风险地区来高港人员约 5000 人,集中隔离 1322 人。摸排入境人员 525 人,入境隔离 379 人,解除后健康管理 206 人。全年报告乙类传染病 9 种 190 例、丙类传染病 5 种 229 例。乙类传染病报告总数比上年下降 10.38%,丙类传染病报告总数下降 29.1%。传染病网报完整率、准确率、及时率均 100%。发现活动性肺结核 58 例,其中涂阳 32 例、病原学阴性 24 例、单纯性结核性胸膜炎 1 例、仅分子生物学阳性 1 例;网络报告率 100%、转诊率 100%、病人家属筛查率 100%、追踪到位率 100%、系统管理率 100%。外地报至本地新感染艾滋病确认阳性病例 14 例,本地报告新感染艾滋病确认阳性病例 1 例,感染者随访率 98%。每周五开展新发感染者 CD4 检测 1 次,检测率 100%。对辖区内高危人员进行干预,干预率 95%。对城乡活禽市场等场所进行禽流感外环境采样监测,采样 20 个批次,计 100 个样本,经核酸检测 H9N2 阳性 9 份,H9(未分型)阳性 3 份,H5N6 阳性 1 份,其余均为阴性。春秋两季查螺 527.94 万平方米未发现螺情。全年灭螺总面积 142.89 万平方米。流动人群钉螺螺情监测 201 人,所有人间接血凝试验检测均为阴性。本地居民血防查病 1632 人,流动人口查病 201 人,均未查出感染者。治疗救助晚期血吸虫患者 22 人,救助金额 80795.94 元。完成居民户碘盐监测 300 份,碘盐合格率 98.33%。完成疟疾血检 621 人,未发现输入性疟疾病例。居民电子健康档案建档 224999 份,建档率 88.51%。全区 65 岁以上老年人累计体检 34194 人,老年人健康管理率 75.75%。累计管理高血压患者 33878 人,随访 137670 人次,规范管理高血压患者 22390 人,规范管理率 66.09%;累计管理糖尿病患者 8778 人,随访 35399 人次,规范管理糖尿患 5500 人,规范管理率 62.66%。

爱国卫生 开展主题为"防疫有我,爱卫同行"的第 32 个爱国卫生月活动。开展对全区医疗机构控烟督查。组织参加"我为控烟发声"微信竞赛活动。截至 12 月 10 日,农村改厕全区拆除改造旱厕 2713 座,取缔露天粪坑 696 座,修缮户厕 1002 户。开展 2020 年泰州市城乡居民健康素养综合水平监测工作,组织开展卫生宣传日咨询义诊及健康素养巡讲活动,开展疾病防控和新冠肺炎疫情应急健康教育。参加 2020 年泰州市健康促进和健康教育职业技能大赛,并获得优秀组织奖和团体三等奖。抓好居民楼院、农贸市场、餐饮行业环境卫生整治,发放鼠药 400 千克,灭蟑毒饵 12500 袋。口岸街道集成社区、徐庄村,大泗镇康乐村、杨营村,刁铺街道关桥社区、大丰社区,胡庄镇胡庄社区、刘荡村创成省级卫生村。

卫生监督 对全区医疗机构和疾病预防控制机构进行新冠疫情防控专项监督检查,下达卫生监督意见书 14 份。对全区 81 个医疗机构执业行为开展监督检查。与各医疗机构及乡村医生签订"依法执业承诺书"200 余份,在各村张贴"打击非法行医告市民书"80 余份。辖区内医疗卫生机构"国家双随机""江苏省双随机""高港区双随机"分别检查医疗卫生机构 17 个、23 个、23 个。开展美容行业专项检查。对主城区沐浴场所进行监督检查,下发卫生监督意见书 11 份。开展学校结核病防控监督检查。每个季度对供水单位进行监督检查。开展打击非法行医专项行动,对未取得医疗机构执业许可证擅自开展诊疗活动的 2 名乡村医生作出行政处罚并结案,罚没款 10.2 万元。

医政管理 成立区级医疗救治专家组,治愈 4 名确诊病例。对医疗卫生人员实施全员培训,共培训

14175人次。在市三院建成核酸检测实验室，并通过临床基因扩增检验实验室(PCR实验室)江苏省临检中心专家组的现场技术验收，日检测量可达1800人。组织住院患者和陪护人员核酸检测9528人次，医务人员核酸检测2431人次。全区发热门诊共接诊发热患者846人次，留观117人，发现疑似病例2例。建成市人医—市三院—大泗、永安洲、胡庄、许庄紧密型医联体。市人医第二批专家团队入驻市三院。市三院影像科获评市级重点专科建设单位。组织名医下基层大型义诊2次，社区科普讲课6次，服务群众约4000人。组织10名医疗专家定期对基层医疗机构进行技术扶持。全区10个基层医疗机构与所在的镇(街)养老院签订医疗服务合作协议。开展平安医院创建自查工作，全年共发生医疗纠纷5起。成立家庭医生(健康管理)团队57个，常住人口签约11.43万人，签约率44.9%，重点人群签约11.46万人，签约率69.3%，建档立卡人群签约2120人，免费体检2029人，应签尽签率100%，免费体检率95.7%。刁铺社区卫生服务中心、永安洲镇卫生院的针灸科通过市级特色科室的复审，许庄街道社区卫生服务中心的康复科被评为江苏省基层特色科室建设单位，大泗卫生院的糖尿病被省卫健委确认为省级糖尿病筛查工作室。

人口和计划生育 印发《关于促进3岁以下婴幼儿照护服务发展的实施意见(2020—2025)的通知》，建立全区3岁以下婴幼儿照护服务工作部门联席会议制度。2家托育机构创建成市普惠托育机构。做好全区奖扶特扶资金发放工作。落实节育手术并发症人员生活补助制度，发放生活补助金86.64万元，惠及364人。做好对老年疾病防治、老年人心理健康与关怀服务等工作，慰问4924名老人，发放慰问金4.2万元。组织参加江苏省第三届“百佳孝星”推选活动，15人获省、市级“百佳孝星”称号。开展65岁以上老年健康体检工作，共体检3.3万人。

(姚　瑶)

姜堰区

概况 2020年末，全区共有各类医疗卫生机构312个，核定床位4086张，实有床位4315张，平均每万人拥有62.3张。有卫生技术人员4556人，其中执业医师(含助理)2003人，注册护士1843人，平均每万人拥有卫生技术人员65.8人、执业医师(含助理)28.9人、注册护士26.6人。医疗机构(公立)门急诊286.06万人次、出院10.23万人次。卫生部门固定资产17.36亿元，医疗卫生事业费5.99亿元，人均门诊费用257.32元，人均住院费用10230.92元。

新冠肺炎疫情防控 1月26日24时起，姜堰区实施新型冠状病毒感染的肺炎疫情一级响应措施。27日，发布《关于全区学校延期开学的公告》。28日，姜堰区确诊首例新冠肺炎病例。29日起，全区企业和施工工地延迟复工，关闭部分高速公路出口及暂停班车(包车)客运和城市公交。2月3—9日，全区机关事业单位、区属国有企业采取弹性工作制。4日起，全区所有村庄、小区、单位、企业实行封闭式管理。5日起，对商场、超市、餐饮、酒店等公众聚集场所实施严格管制措施。7日起，暂停全区餐饮服务经营活动。9日，姜堰中医院15名医护人员驰援湖北。1—2月，姜堰区确诊10例新冠肺炎病例，截至2月27日全部治愈出院，2月6日后无新发病例。截至6月末，完成核酸检测1686人次，血清抗体检测988人次，其中370名武汉地区到姜堰人员全部进行核酸和血清抗体检测。对核酸检测阳性新增病例，启动流行病学调查，形成患者流行病学调查报告10份和家庭聚集性病例流行病学调查报告3份。

卫生改革 区政府印发《姜堰区紧密型医共体建设实施方案》，以泰州市第二人民医院和泰州市姜堰中医院分别为牵头医院组建两个区域紧密型医共体，成立姜堰区医共体管委会，制定《高质量推进姜堰区紧密型医共体建设任务清单》《姜堰区紧密型医共体分工协作分级诊疗三年项目清单(2020—2022年)》《姜堰区医共体建设考核评价办法(试行)》《姜堰区医共体推荐用药目录》，姜堰区两个医共体组建医共体理事会和监事会，设立“1办7中心”，实行管理指导“九统一”，制定医共体章程，签订合作协议，213个成员单位在醒目位置挂牌公示成立，成立专家工作室、联合病房，下派骨干医师驻点，免费培养基层医务人员，畅通上下转诊流程，促进基层首诊、区内就诊，着力构建管理统一、服务同质、利益共享、责任共担、团结共赢的紧密型医共体。在医疗机构信息管理系统中新增物资系统等模块，完善“健康姜堰”APP功能，启动“互联网+护理服务”平台建设，启动家庭医生签约服务系统建设，向医生、居民分别提供医生端和居民端的“家庭医生签约服务”。

疾病预防控制 2020年全区无甲类传染病的发生，未发生霍乱、非典、人感染高致病性禽流感重大传染病疫情，共报告法定传染病974例，死亡2例，发病率133.6/10万。发现HIV感染者24例，比上年同期上升17%，完成流调率100%。全区共有171例HIV患者及感染者接受抗病毒治疗。全区非结防机构共登记肺结核患者99例，报告99例，报告率100%。全区在管结核患者241例。全区单苗接种率均超过99%。及时完成全区小学、托幼机构新生预防接种证查验及补种工作。全区规范建立居民电子健康档案666747份，建档率96.27%。辖区内65岁及以上老年人健康管理服务110295人，健康管理率78.59%。全区管理高血压患者80695人，规范管理60456人，规范管理率74.92%，最近一次随访血压达标55480人，血压控制率68.75%；管理糖尿病患者23364人，规范管理18431人，规范管理率78.89%，最近一次随访血糖达标12872人，血糖控制率55.09%。全区新增严重精神障碍患者233人，登记在册严重精神障碍患者3184人，在管患者3116人，规范管理患者3116人，规范管理率 97.86%，服药率 81.06%，精神分裂症服药率 89.33%。完成春季查螺、灭螺、钉螺环境调查工作，共调查面积 1266.63 万平方米，未查出有螺环境。完成人群血检查病 3639 人，牲畜查病 110 头，均为阴性。

医政管理　泰州市第二人民医院胸痛中心被确认为市级救治中心。溱潼人民医院创成二级甲等综合医院，张甸中心卫生院创成二级综合医院。推进“三名”工程建设，评选表彰两批“名医、名科、名院”。姜堰中医院积极推进三级甲等中医院创建进程，建成骨伤、康复经典病房，城南社区卫生服务中心建成标准化中医馆，实现全区基层机构标准化中医馆全覆盖。

卫生监督　开展“蓝盾卫健”系列专项整治行动、医疗卫生领域突出问题专项整治行动和“诚信医院”创建活动，建立健全医疗服务行为规范 9 项制度。泰州市第二人民医院、姜堰中医院等 10 个单位被认定为“诚信医院”。制定《姜堰区卫生健康综合监管网格化管理工作实施方案》，重新聘任 72 名卫生监督协管员。印发《关于建立职业病防治区镇村三级监管协管体系强化基础工作的通知》，初步建立职业健康区镇村三级监管协管体系。推行行政执法三项制度，推进“双随机”监督抽查工作，全区共抽取公共场所 199 家，对 9 个医疗机构依法进行行政处罚和不良行为记分管理，累计罚款金额 3.25 万元，记 39 分。

基层卫生与妇幼健康　按人均 80 元标准建立基本公共卫生服务项目专项资金，全年筹资 5540.8 万元，并采取“分批预拨、年终考核结算”的方式下拨全部专项经费。组建 108 支家庭医生签约服务团队，统一配备家庭医生签约服务箱、马甲、笔记本电脑等健康管理设施。采用泰州市统一的家庭医生签约服务包模式，为儿童、孕产妇、高血压患者、糖尿病患者、慢阻肺患者、老年人等不同需求的服务对象制定特需签约服务包。全区共签约居民 313448 人，签约率 49.8%，重点人群签约 237046 人，签约率 79.1%，建档立卡低收入人口做到应签尽签；完成 6109 名 50～65 周岁持证残疾人的签约、履约工作，对 1789 名 60～65 周岁持证残疾人开展增项体检服务。罗塘街道叶舍社区家庭医生工作室创成省星级家庭医生工作室。全区孕产妇系统管理率 91.61%，住院分娩率 100%，产后访视率 95.41%，无孕产妇死亡。0～6 岁儿童健康管理率 99.37%，新生儿访视率 96.01%，婴儿死亡率 1.20‰，5 岁以下儿童死亡率 2.40‰。为 21890 名妇女进行“两癌”筛查。完成孕前优生检查 3122 人、增补叶酸 1567 人、婚前医学检查 7268 人次。

健康促进与爱国卫生　开展“4·7”世界卫生日、“5·31”世界无烟日健康知识宣传和义诊活动，以及首次健康中国 15 项行动宣传。开展第 32 个爱国卫生月活动。组织无烟党政机关、无烟单位等创建活动，下发《关于命名姜堰区老干部局等单位为 2020 年姜堰区首批“无烟机关”的通知》，命名首批 14 家无烟党政机关。开展农村户厕升级改造活动，累计升级改造卫生户厕 1000 户。继续开展农村改厕“回头看”活动，累计维修整治卫生户厕 6111 户。该区无害化卫生户厕普及率 99.44%，超过泰州市高质量发展指标无害化卫生户厕普及率达 98% 的要求。白米镇获国家卫生镇称号，成为该区首家国家卫生镇。淤溪镇创成省卫生镇。罗塘街道东桥村等 32 个村创成省卫生村。罗塘街道城南村等 19 个村创成省健康村。俞垛卫生院、马庄卫生院健康促进医院创建工作接受泰州市考核评估。建立健康中国行动健康科普专家库，开展健康中国 15 项行动宣传活动，开展 10 场名医讲堂进乡镇进社区科普讲座活动。选拔选手参加 2020 年泰州市健康促进和健康教育职业技能大赛，获团体一等奖、优秀组织奖，三名选手中一名选手获健康促进专业奖二等奖，2 名选手获健康促进科普奖三等奖。指导区疾控中心完成四个季度生活饮用水水质监测、省健康素养监测项目等工作，监测覆盖率、完成率 100%。

人口监测与计划生育　2020 年全区出生 3336 人，出生人口性别比 106.82。全区办理生育登记 2690 件，其中一孩 1580 件，二孩 1110 件，全区申请办理再生育 91 件。全年发放农村部分计划生育家庭奖励扶助 81779 人次，扶助资金 3925.39 万元；发放特别扶助 4561 人次，特别扶助金 1849.72 万元。2020 年开展育龄妇女孕环情监测 30577 人，实施手术并发症对象及计划生育手术人员随访服务 14523 人次。全年新增 3 家母婴室，全区公共场所母婴室达 39 家。全区建成 1 家省级和1 家市级普惠托育机构。创成全国计划生育优质服务先进单位。

老龄健康　推进区、镇、村三级老龄协会组织规范化建设，开展老年健康宣传周活动，开展“敬老日”宣传服务，走访慰问百岁老人，开展老年健康知识走基层宣讲，参加泰州市首届“扬子江药业杯”“百佳健康老人”推荐工作，17 位老人分别获选长寿之星、公益之星、才艺之星、健身之星和养身之星。泰州市姜堰中天护理院获全国“敬老文明号”，张开凤获全国“敬老爱老助老模范人物”。全年65 周岁以上老年人健康体检 121247 人次，为参加体检人员建立健康档案，建档率 100%。联合民政局出台《姜堰区养老机构医务室配置方案》，推进养老机构医务室建设，开展养老机构巡诊，为住院老人提供简单的医疗服务；推进市第二人民医院、姜堰中医院等 4 个二级以上医疗机构老年病房建设和市第二人民医院和姜堰中医院安宁疗护病房建设；推进基层非建制镇卫生院转型医养结合工作，进行适老改造，增加“养老服务、培训”职能。推进梅垛、仁慈等民营医院开展护理院建设工作。加强养老服务护理人员队伍建设，组织 70 人参加养老服务人才队伍培训。开展适老化改造，为 501 户困难老年人家庭实施适老化改造，为 100 户安装整体卫浴。开展居家养老上门服务，线上线下服务 6.4 万人，占老年人口的 30.4%。为 8076 户老年人家庭提供“孝乐神州”文化养老服务。在天目山街道、区社会福利院创办 2 所泰州市老年大学分校。

行风建设 开展医疗卫生领域损害群众利益突出问题专项整治行动,全年系统内运用实施“第一种形态”45例,其中提醒谈话32人、批评教育6人、诫勉谈话7人。对全区8个基层医疗卫生单位开展全面从严治党巡查工作,实现系统巡查工作“全覆盖”。组织开展医疗行业作风建设工作专项行动,聘请第二批卫健系统行风监督员15名。评选出泰州市“医德楷模”30名、“巾帼文明岗”3个、“巾帼建功标兵”15名。

基础建设 二人医开发区医院一期项目投入试运行,顾高中心卫生院整体搬迁项目土建、装修、室外附属工程均通过验收,张甸中心卫生院内科病房楼项目主体工程竣工验收,完成城西社区卫生服务中心项目重新选址,启动二人医开发区医院、妇幼保健院、中医院健康管理中心等项目建设,按序时推进城南社区卫生服务中心改造装修、沈高卫生院新建和娄庄卫生院病房楼翻建等工程项目建设。

卫生应急 对《泰州市姜堰区突发公共卫生事件应急预案》《泰州市姜堰区突发公共事件医疗卫生救援应急预案》进行新一轮修订,组织所属各单位开展院内应急培训百余次,组织参与“泰州市大面积停电事件应急演练”“天然气管网泄漏事故应急演练”等区级演练。与红十字会联合开展应急救护师资培训,取得省应急救护师证25人,发放救护员证1850人。姜堰急救体验馆被省科协命名为江苏省科普教育基地。

(祝 华)

医药高新区

新冠肺炎疫情防控 动态调整疫情防控响应级别,成立各级各类专家组工作组,制定防控和救治方案,全区无一例本地感染病例。实施疫情日报告、零报告制度,累计收集核查数据信息6505条,排查密切接触者及密接的密接69名、湖北等其他疫情风险地区及入境人员3330人。实现基层预检分诊点全覆盖,设置野徐镇、青年公寓集中医学观察点两处。提升中西医PCR实验室核酸检测能力。组建13支复工企业疫情防控技术指导团队。大力推行“一表三检测”,完成18轮冷链食品核酸主动监测,共检测冷链食品388份,环境样品325份,冷链食品从业人员929人次。印制下发各类疫情防控宣传资料近16万份。

医疗卫生机构管理 强化医联体建设,完善医联体章程,确定初步实施方案。推进公立医院综合改革,进行国家三级公立医院绩效考核。继续实施改善医疗服务行动计划和医疗质量持续改进计划,加强医德医风考评,落实随访制度,改善患者就医体验。加强医院感染管理督查,开展血透机构风险隐患评估,加强实验室生物安全管理,共备案15个。落实医疗机构服务监管、医疗固废监管系统升级改造。推进医疗机构质控工作,中西医骨科获泰州市医学技术引进三等奖。

公共卫生服务 加强与第三方专业研究机构合作,拟定一流公共卫生服务体系三年行动规划。按序推进基本公共卫生服务项目,2020年度新增居民电子健康档案6448份,激活健康档案1787份。管理高血压患者25264人,糖尿病患者8149人。在册严重精神障碍患者管理率99.12%。开展户厕改造“回头看”,强化现场指导督查,2020年全区新增改户厕1115户。

健康扶贫工作 4个公立医疗机构全面开展建档立卡低收入农户“先诊疗后付费”,落实大病救治一站式结算。完成建档立卡低收入人口签约983人,免费健康体检941人。

妇幼健康服务 2020年产妇1489人,活产数1513人,早孕建册率93.75%,新生儿访视率99.87%,产前筛查率99.6%、新生儿疾病筛查率99.93%。对全区6821名在园儿童开展视力筛查。完成婚检、孕检673对,开展“两癌”筛查5002人、妇女病筛查19595人。

人口家庭发展 继续实施“雨后阳光——医药高新区计生特殊家庭心理援助项目”,寺巷街道龙凤社区成功申报泰州市首个国家计划生育协会“暖心家园”项目点。落实计划生育奖励扶助政策。依法开展生育登记服务和照顾再生育审批工作,分别办理一孩、二孩生育登记717例、788例,再生育审批发证49件。2020年违法生育案件立案查处1例,依法征收社会抚养费4例计62158元。建成普惠托育机构4家。

老年健康服务 继续开展国家老年人心理关爱项目,建立区内老龄协会各级组织,推行“老龄协会+”工作机制,组织开展“敬老月”系列活动,举办2020年“庆重阳”老年文艺汇演。“安康关爱行动”参保20508人,65岁以上老年人健康体检20334人,完成全年任务的108.16%。

卫生综合监管 完成国家、省全年双随机监督检查共68家,督促104家企业办理公共场所卫生许可证,办理7家消毒产品生产企业许可,备案4个消毒产品;调查处理12起投诉举报信息,立案处理2家。组织开展各类安全生产隐患排查治理。全面摸排483家工业企业职业病危害,举办职业健康知识培训7次,发放《医药高新区职业病防治工作提醒单》500份,签署承诺书400份;督促企业开展职业病防护设施“三同时”,参与建设项目职业病防护设施竣工验收4次;推动429家企业进行职业病危害项目申报;组织专家全面指导62家职业病危害严重或较重企业落实职业病防治主体责任。

人才队伍建设 面向社会公开招录、培养各类专业技术人才57名,遴选新一轮基层卫生骨干人才14名,组织开展妇幼健康服务、家庭医生团队感控、危急重症护理等各类技能竞赛活动,提升卫生服务水平。

党风廉政行风建设 成立“抗疫战场”党员突击队,全年发展党员4名,系统两名同志分获“省行业党委优秀共产党员”“泰州市优秀共产党员”称号。举办“六保”主题党日系列活动。对卫生健康领域突出民生问题进行全面深入排查,制定整改清单,逐条推动解决。持续开展医药购销领域专项治理,增聘第二批次医疗卫生行风监督员。

(袁红梅)

兴化市

政策法规与行政服务 做好“双随机一公开”工作,共梳理30项不见面审批(服务)项目清单,其中审批类17项,行政许可类13项。进一步落实简政放权政策,减少审批环节,优化审批流程。行政许可办理批准再生育一孩138件,各类卫生行政许可1189件,合计1327件。全市52个医疗卫生机构相继聘请法律顾问并上报备案。推行行政执法全过程记录工作,实现执法文书电子化、执法信息系统化。开展预防接种、采供血、传染病、非法行医等专项监督检查。全面完成国家“双随机”卫生监督抽检任务。

疾病预防与控制 2020年报告法定传染病14种1185例,传染病总发病率较上年同期下降56.93%,全市累计管理艾滋病感染者和艾滋病患者264例,完成艾滋病自愿咨询检测1171例,按月对全市各娱乐场所进行现场干预。加快数字化门诊建设,全市42个单位均达省标准化预防接种门诊要求,以乡镇为单位适龄儿童预防接种率98%以上。加强慢性病规范管理,居民电子健康档案规范化建档率90.49%,高血压、糖尿病规范管理率分别为65.95%、66.47%,65岁及以上老年人健康管理率70.59%。完成省下达食源性疾病病例监测任务。

医政医管 制定《兴化市进一步改善医疗服务行动计划工作方案(2018—2020年)》,各医疗机构按照方案要求制定本单位工作方案,对12项创新举措进行工作任务分解。加强对医疗废物的分类、暂存及处理工作进行督查限期整改。

基层卫生 规范完成学生常见病、饮用水、农村环境卫生、血吸虫病、伤寒/副伤寒、艾滋病哨点等省、国家级监测任务。全市免疫规划、慢性病防治、健康教育等工作稳步开展,圆满完成各项工作任务。对陈堡镇、陶庄镇、昭阳街道等13个抽样乡镇开展工业企业摸底调查,共调查职业病危害企业869家,通过省级审核838家,完成职业病危害申报993家。开展职业卫生专项执法检查,检查企业475家,对21家企业提出整改意见,对6家企业作出行政处罚。落实乡镇卫生院领办村卫生室责任,组建204个健康服务团队,促进卫生院和卫生室之间人员、技术、服务的联动,强化“六统一”一体化管理。

妇幼健康 有序推进0~3岁婴幼儿托育服务,全市11家托育服务机构全部注册。加强托育机构日常监管,及时消除安全隐患。落实出生缺陷干预三级预防措施,加强出生缺陷综合防治,全面实行艾滋病、梅毒、乙肝母婴阻断。全年完成“两癌”筛查2.5万人,发放叶酸3746人,共为3400多对育龄夫妇提供免费孕前优生健康检查,目标人群覆盖率100%,婚前医学检查4258人,婚前医学检查率94.06%。与市档案馆沟通,落实“出生医学证明”进馆保存。

人口家庭发展 发放各项奖励扶助金9993.98万元,其中农村奖励扶助金5996.88万元,独生子女伤残死亡特别扶助金2521.88万元,三级并发症特扶金553.68万元,非从业居民一次性奖励金104万元,独生子女父母奖励金56.14万元。扎实开展精准扶助,发放慰问物资和慰问金约50万元。落实计划生育特殊家庭就医“绿色通道”,为2874名计生特殊人员办理住院护理及大病补助保险,投保总金额41.67万元,赔付552人,赔付金额44.27万元。

中医药 举办第九届“中医药就在你身边”中医药文化科普巡讲活动8次,与《兴化日报》合作创办《兴化中医》专版,宣传中医药文化。组织开展基层医疗机构中医护理技能培训,市中医院在13个乡镇卫生院设立名中医流动工作室,定期坐诊带教。开发中医药健康养生个性化服务包,探索提供差异化服务,为老年人群、慢性病人群提供上门服务。组织乡村医生,中医、临床类别医师,开展为期1年的基层卫生技术人员中医药知识与技能培训,共159人参加。

纪检监察 开展全系统党员轮训工作,首期培训124名党员。共发展党员11人。调整使用干部20人,实施年轻干部“百燕筑巢”计划6人。党员自愿捐款支持新冠肺炎疫情防控工作,共计捐款59480元。全年累计落实帮扶资金近18万元。“学习强国”平台学习活跃率始终保持96%以上,人均积分38.5分。在省、市等各级媒体共发布宣传报道260篇,收集抗疫工作优秀摄影作品110幅,制作的《风雨彩虹》获江苏省社会主义核心价值观主题微视频三等奖、泰州市一等奖。切实履行党风廉政建设主体责任和监督责任,坚决惩治“微腐败”,475人次上交“红包”共计382350元。

(罗爱华)

靖江市

概况 2020年,全市设有各级各类医疗卫生机构323个,有在职卫技人员5035人,开设床位4925张,年门急诊总量365万人次,同比下降15.7%;住院患者11万人次,同比下降6.14%;出院患者11万人次,同比持平;患者门诊均次费用204.5元,同比上升22.38%,住院均次费用9046.2元,同比上升12.1%;平均住院日9.6天,同比下降0.5天;平均药占比35.3%,同比持平;患者市域内就诊率97.2%。公开招聘卫生专业技术人员105名。164人次参加高级职称评审,有350人次职称晋升。遴选市基层卫生骨干人才103名、省优秀基层卫生骨干人才27人。市中医院新建工程、城北医院建设工程、市公共卫生中心建设工程、西来中心卫生院门诊楼建设工程、新港城、新桥城医院发热门诊(含PCR实验室)建设工程、渔婆社区卫生服务中心改建工程按序时开展。

医疗卫生改革 推进区域医疗专科联盟建设,建立专科专病联盟16个。4个中心卫生院优质护理服务病房覆盖率100%。对22处医疗废弃物暂存处进行规范改建,季市中心卫生院消毒供应分中心通过泰州市验收。举办靖江市首届中药调剂员技能大赛,逐级遴选出选手参加泰州市及江苏省大赛,获得泰州市优秀组织奖。靖城街道柏木社区卫生服务中心中医诊疗区(中医馆)建设通过泰州市验收。市中医院通过省级"平安医院"创建评审,通过三级乙等中医医院省级复审,鲍自立全国基层名中医工作室通过省级复审。新桥城医院消化科、八圩卫生院职业病体检科申报省级基层特色科室,全市6个特色科室通过泰州市初审。

卫生监督 对全市各级各类医疗机构督查930户次,各类公共场所督查1300多户次,学校卫生检查96户次。指导复工企业129家。对"四小行业"和校园周边环境开展拉网式巡查工作,通过全国文明城市创建验收。办理行政处罚案件49起,罚没金额共计77.78万元。开展蓝盾四号卫健行动,全年累计查处各类医疗违规、违法案件26起,收缴罚金22.86万元。

疾病预防控制与基层卫生 2020年全市传染病疫情报告率100%,共发生甲、乙、丙类急性传染病1011例,其中乙类传染病9种451例,报告发病率57.83/10万,丙类传染病5种560例,报告发病率81.78/10万。规范处置2起学校呼吸道传染病聚集性疫情。规范处置手足口病聚集性疫情10起,散发疫情14起(甲肝4起,戊肝10起)。重大疫情和暴发疫情疫点处理及时合格率100%;散发疫点处理率95%。

新冠疫情预防控制 收治确诊病例14例,无症状感染者8例,均治愈出院。组织编印15个疫情防控技术方案。指导工业企业2870家,公共场所812家,村、社区241家,养老机构、福利院16家。指定市人民医院、斜桥镇中心卫生院等8个单位为新冠疫苗接种单位,当年共为10268名重点人员接种新冠疫苗,未发现不良反应。

基本公共卫生服务 修订完善项目实施方案、绩效考核方案等项目管理制度。市二院与市残联合作,在各镇街开设"馨港湾"残疾人之家,接纳居家严重精神障碍患者进社区康复。全市居民家庭医生签约率43.6%,重点人群签约率68.3%,健康管理包签约6.2万余人,个性化包签约1.4万余人,新中国成立前老党员个性化爱心签约服务帮扶率100%。惠丰卫生院与中国人寿保险股份有限公司合作,在惠龙村试推商业保险支持下的家庭医生签约服务创新机制,获"江苏省家庭医生服务模式创新单位"。靖城街道公园弄家庭医生工作室获省"星级家庭医生工作室"称号。

人口家庭发展 兑现计划生育农村奖扶政策29188人,发放奖扶金2747.47万元;兑现计划生育特扶政策1768人,发放特扶金1373.56万元;兑现持证退休职工一次性奖励4671人,城镇非从业居民一次性奖励52人。临时救助计划生育特殊家庭23户,发放临时救助金7.9万元;救助贫困特殊家庭89户,发放救助金8.45万元。出生人口3066人,人口出生率4.27‰,自然增长率-1.97‰,出生一孩率56.13‰。出生人口性别比106.74。建成母婴室29个,总面积495平方米。

健康教育 开展以"抗疫"为主题的系列宣传活动,各类媒体刊载先进典型事迹40篇。加强敬业奉献行业气质打造,组织"泰州市百名医德楷模"和"十行百星"评选,共评选出医德楷模30人,其中市级10人,镇级8人,村级12人,评选出"十行百星"2人。制作2个优秀摄影作品参加泰州市卫健委展播,分别获评一等奖和三等奖。组织"5·12"和"8·19"系列庆祝活动,开展先进典型宣传。发动网评员投稿网评文章,组织各类视频、文章转载刊播。共上报网评文章57篇,被泰州市委宣传部录用23篇,省录用3篇。

爱国卫生 新冠疫情防控期间,对公共场所等重点区域常态化开展防疫消毒,使用外环境消杀药物1吨,应急发放球形芽孢杆菌26吨、鼠药5吨、灭鼠毒饵站3万个。公共区域病媒消杀施用鼠药6.7吨、灭蚊蝇药12.85吨、灭蟑胶饵5000支、饵粒12万袋,全市"四害"密度稳定控制在国家标准范围内。开展农村改厕工作,无害化卫生户厕普及率99%。斜桥镇创成国家级卫生镇;5个村(居)通过省级卫生村评估验收;10个村获评"泰州市卫生村"。

(朱忠林)

泰兴市

新冠肺炎疫情防控 第一时间启动应急响应机制,成立疫情防控指挥部,实行集中办公和24小时应急值班,设置市民热线电话和心理疏导热线电话,组织13个工作组到各入泰通道实施卡口防控,收集分析数据信息近8万条,摸排核查疫情风险地区及入境人员1万余人,建设运行集中隔离点6个,建设运行发热门诊5个,建成投用核酸检测实验室7个,发放疫情防控知识宣传单80万份,完成集中及居家隔离人员医学观察1.1万人次,开展流行病学调查600余例,实施核酸采样检测3万人次。进入常态化防控之后,组建昆山转运专班实施入境人员转运,加强培训指导助推复工复产复学,积极配合保障冷链食品安全,全员培训筹备全民核酸检测,迅速行动开展疫苗紧急接种,坚持全年全员集中办公。获省委省政府表彰2人,获泰州市表彰40人,获泰兴市表彰60人,卫健委分别被表彰为泰州市和泰兴市疫情防控工作先进集体。争取抗疫特别国债、政府专项债券等项目资金近10亿元,获泰兴市2020年度特别贡献奖。

医共体建设 开展四大专科联盟、五大救治中心、三大共享中心建设,积极引导优质医疗资源下沉,稳步落实"六统一"、同质化管理,医共体内医疗机构间分工协作机制逐步形成,错位发展、功能互补的医疗服务格局初步形成。通过组建签约服务团队、推出个性化签约服务包、开通一体化流动签约服务体检车等形式,提升签约服务质量,满足签约居民的多样化卫生服务需求。构建二、三级医院与基层医疗卫生机构之间的转诊“绿色通道”,实行全市各医疗机构主要业务的互联互通和检验检查结果互认,合理的就医流向逐步形成,市外医疗机构转诊率得到控制。

健康扶贫 为全市27015名建档立卡低收入人口建立电子健康档案,严格执行先诊疗后付费制度,建立绿色通道和一站式窗口结算,确保建档立卡低收入人口看病有地方、有医生、有医保制度保障。做好因病致贫主动干预,针对食管癌、胃癌、终末期肾病、儿童白血病、儿童先天性心脏病等30种大病,进一步完善诊疗方案和临床路径,优化诊疗流程,缩短等候时间。将贫困人口全部纳入医疗救助制度覆盖范围,推动健康扶贫关口前移。

公共卫生 召开全市基本公共卫生服务项目管理培训会议,明确14大类55项项目实施内容、指标要求、服务流程。全市传染病疫情报告率、处置率均达100%,未发生甲类传染病和重大传染病暴发疫情,突发公共卫生事件报告率、处置率100%。血吸虫病达国家消除标准,疟疾、丝虫病达国家基本消除标准,31个儿童预防接种门诊标准化建成率100%,成功建成省级慢性病综合防控示范区,完成国家传染病科技重大专项、国家重点研发计划“乳腺癌社区人群队列整合研究”等项目。上线妇幼健康信息系统,全面推进妇幼健康规范化门诊建设,新生儿死亡率0.83‰,5岁以下儿童死亡率3.3‰。开展卫生监督分所标准化建设,开展医疗秩序整顿活动,完善暗访检查、举报受理、联合办案、不良执业记分等工作制度。

基础建设 组织实施《泰兴市人民医院近中期建设发展规划》,投资6.36亿元启动医疗综合大楼项目,加大对区域医疗卫生中心人员经费、设备配备、特色科室建设、运营初期补助等方面的投入。推进建制镇卫生院提升工程,元竹卫生院新院、广陵卫生院病房楼二期建成投运,初步完成张桥卫生院移址新建工程。投入6900万元实施乡镇卫生院消防安全和污水管理集中整治工程,确保整体达标。实施市二院旧址改造建设,建成黄桥镇社区卫生服务中心。

医养融合 推动非建制镇卫生院从单一的疾病诊疗向“六位一体”的医养融合模式转变,完成两个卫生院以失能老人、精神障碍病人康复为模式的医养结合转型,托管政府办养老院4家,在3家养老院内设医务室,在4家养老院开设护理院,与所有53家养老机构建立合作关系,全市65周岁以上老年人健康管理率79%,包括老年人在内的重点人群家庭医生签约率65.4%。

爱国卫生 制定《泰兴市2020年农村户厕改造工作实施方案》,将省下达6000座改厕任务分解至4个镇11个行政村。召开改厕“回头看”工作培训会和现场推进会,改厕“回头看”完成户厕维护46234座,新改建无害化卫生户厕12118座。集中采购并发放“除四害”药物11.3吨,组织各部门、单位开展以灭蚊蝇为重点的病媒生物防制活动,病媒生物密度均控制在国家规定标准以内。定期刊播控烟公益广告,联合宣堡镇政府开展主题为“保护青少年,远离传统烟草产品和电子烟”的现场宣传活动,开展进学校、进社区、进乡村、进企业控烟健康巡讲活动。

队伍建设 推进新招录人员“市管乡用”,实施专家帮扶基层计划,鼓励二级以上医院向乡镇卫生院轮换派驻业务骨干。将定向医学生培养规模从每年30名增加到70名左右,并在省级财政对农村订单定向医学生免学费和住宿费外,市财政给予每人每年1万元生活补助。启动新一轮基层卫生骨干人才遴选,遴选2020年省骨干人才43人,市骨干人才从2019年的80名增加至160名。联合市人才办,面向疫情防控一线人员定向增补35名医务工作者,将其纳入泰兴市“323高层次人才”培养库。

(陈二虎)

宿 迁 市

【综述】

2020年宿迁市卫生健康基本情况表

	数量	同比2019年增长数	同比2019年增长率(%)		数量	同比2019年增长数	同比2019年增长率(%)
卫生机构(个)	2460	66	2.7	卫技人员(人)	37622	1575	4.4
医院(个)	235	0	0	执业(助理)医师(人)	14733	804	5.8
床位(张)	31396	1848	6.2	乡村医生(人)	5486	271	5.2
平均每千人口医院床位(张)	6.35	0.37	6.2	平均每千人口执业(助理)医师人数(人)	2.98	0.16	5.7

常住人口(2019年)	总数(万人)	493.79	卫生费用	卫生事业费(万元)	247879
	出生率(‰)	12.50		卫生系统固定资产(万元)	777414.38
	死亡率(‰)	7.15		卫生系统基建投资(万元)	108740.35
	自然增长率(‰)	5.35		平均每一门诊人次医疗费用县级以上(元)	271.79
医疗服务	诊疗总数人次(万人次)	3228.42		乡镇级	102.61
	门急诊人次(万人次)	3089.86		平均每一出院患者医疗费用县级以上(元)	8540.16
	入院人次(万人次)	89.57		乡镇级	2584.16
	出院人次(万人次)	89.75			

截至2020年底,全市共有医疗卫生机构2460个,医院235个,其中,三级医院8个,二级医院38个。全市床位31396张,每千人医疗机构床位6.35张;有卫生技术人员37622人,其中,执业(助理)医师14733人,注册护士17776人,每千人卫技人员7.62人,每千人执业(助理)医师2.98人,每千人注册护士3.6人;全市总诊疗32284232人次,其中,门诊29187624人次,急诊1710976人次,门诊次均诊疗费用161.3元,住院患者人均医疗费用7053.9元。

一、新冠肺炎疫情防控

构建五级组织体系,坚持"四早",做到"五最",强化"三精",确定快检测、快确诊、快收治、快流调、快隔离、快消杀、快报告"七快铁规",压实市、县、乡、村、组五级防控责任,建立源头发现、过程管控、分类处置、部门联动、责任落实、预警监测六项机制,全年累计开展核酸检测79.68万人次,其中重点人群61.93万人次。累计隔离入境人员1008人,检测样本1.13万份。抓好三级分诊体系,在全市设立发热门诊197个,确保发热患者15分钟内得到诊疗。加强医疗机构发热患者分类管理,减少交叉感染。不断提升核酸检测能力,全市24家检测机构日检测量达2.98万人次。严格"五精"救治体系,明确市传染病医院为全市唯一新冠患者救治单位,严格执行精确用药、精心护理、精致配餐、精准疏导、精细防护"五精"救治要点,三批共85名医护人员入驻隔离病区开展确诊患者救治。选派15名援鄂医疗队员先后在武汉中法新城医院、肺科医院工作72天。全市15例患者和6名无症状感染者全部治愈出院,患者全省最先清零、发病率全省最低。

二、医疗体系建设

出台《关于加快构建公立医疗卫生服务体系推动卫生健康事业高质量发展的实施意见》,市政府分别与省卫健委、省人民医院签约,市第一人民医院全面开启第二轮援建周期,顺利创成三甲综合医院、南医大附属医院。市中医院完成股权回购。泗阳县第一人民医院正式揭牌,沭阳县第一人民医院获批成立,泗洪县第一人民医院全面运行,沭阳韩山、马厂、泗阳运南、泗洪界集、宿豫来龙、宿城龙河6个区域性医疗卫生中心全部建成投用,公立医疗体系进一步健全。市第一人民医院、市人民医院、市中医院创成国家级住院医师规培基地,实现"0"的突破。大力推进紧密型医联体建设,加强市、县级专科联盟建设,各县(区)全部出台医联体建设方案和县域紧密型医共体建设方案,全市基层就诊比例、县域内就诊率分别为71.16%、94.32%,超过省定指标。大力实施国家基本药物制度,组织市级短缺药品定点储备企业遴选,定向采购基层短缺药品,公立医院基药配备使用全省唯一全面达标。举办全国中医药传承创新发展论坛,实现全国性学术会议首次落地宿迁。2020年省统计局公布数据显示,宿迁基本医疗卫生体系发展指数、满意度分别列全省第一、第二。

三、公共卫生服务

2020年,全市6个疾控中心均建成P2实验室,可正常开展核酸检测工作。当年全市疾控机构扩编 422 人,其中市疾控中心扩编 132 人。各开发区、新区功能区社区卫生服务中心完成装修改造。当年新建成 1 个市级紧急医学救援基地,新命名 3 家乡镇(街道)为应急工作规范化乡镇(街道)。建立市级癌症中心。持续推进省级慢性病综合防控建设达标区建设,通过省级达标区验收。大力实施地方病防治专项行动,通过市级肠道线虫病达标考核。全面完成《宿迁市地方病防治攻坚行动实施方案(2019—2020 年)》《宿迁市艾滋病防治行动计划(2018—2020 年)》《中国预防与控制梅毒规划(2010—2020 年)》《宿迁市精神卫生工作规划(2018—2020 年)》等相关目标,完成终期评估工作。全市 2020 年报告甲、乙类传染病 15 种,计 5372 例,发病率 108.79/10 万,较上年同期下降 6.41%;报告 3 起突发公共卫生事件和 27 起突发公共卫生事件相关信息,均规范处置。

四、综合医改

沭阳县韩山、马厂、泗阳县运南、泗洪县界集、宿城区龙河、宿豫区来龙等 6 个农村区域性医疗卫生中心建成并投入运行。全市 13 个医疗机构通过等级评审考核。其中,市第一人民医院创成三级甲等综合医院,市第三医院创成三级精神病专科医院,泗洪县人民医院创成三级综合医院,二级甲等以上医院增加至 17 个。

五、基层卫生

基本公卫经费补助提高至人均 80 元,居民健康档案建档率、孕产妇健康管理率等省定指标全面完成。建设家庭医生工作室 1289 个,创成省星级工作室 4 个。结合农房改善,全年新建、改扩建村(居)卫生机构 20 个,招聘村医 355 名,培训村医 2800 余人次。开展“优质服务基层行”系列活动,持续推进群众满意乡镇医院和基层特色科室创建评审。全年开展适龄儿童免疫规划疫苗接种 105.89 万剂次,接种率超国家标准 8.97 个百分点。加快实施全民健康信息平台升级改造,健全完善各类重点业务数据库,全市归集规范化健康档案 455 万份。上线试点“健康宿迁”APP,开展智慧医院创建,建成互联网医院 6 个。

六、健康促进

结合农村新建房改造工作,全市共完成户厕改造 24605 户,农村无害化卫生户厕普及率 97.2%,全市各县区均通过省爱卫办组织的改厕销号验收。全市创成国家级卫生乡镇 1 个、省级卫生乡镇 8 个、省级卫生村 49 个,建设健康村 8 个、健康社区 12 个。全市共集中检查农贸市场 1522 家、整治小区(社区、村)5939 个,动员群众清除卫生死角 9 万余处。全市累计创成国家级卫生乡镇 16 个、省卫生乡镇 18 个,其中泗阳县一次性创成省卫生乡镇 5 个,填补该地区卫生乡镇创建空白,完成省、市下达的全市省以上卫生乡镇覆盖率达到 30% 以上的目标。经省专家组考核确认,2020 年该市新创成省卫生村 49 个,健康村 8 个,健康社区 12 个。

七、中医药服务

完善公立中医服务体系,将市中医院收归公有,明确其为市属区管,建立市、区共建机制。成立市中医药学会,为中医药科技工作者搭建良好的学术交流平台。市政府将“基层中医药服务能力提升项目”纳入民生实事项目重点推进,年内投资 1710 余万元,用于基层卫技人员中医药知识与技能培训和基层医疗机构中医馆、中医阁建设,中医诊疗设备配备。全市所有行政社区卫生服务机构、乡镇医院和 97% 的村卫生室具备稳定、持续的中医药服务能力;中医馆建成率 98%,中医阁建设率 51.98%。开展 3 批基层卫技人员中医药知识与技能培训,共 1292 名学员完成结业考核任务要求。宿迁市中医院培养省级名中医 1 名。举办中医药宣传月启动仪式,开展广场宣传和《江苏省中医药条例》宣贯培训班;举办 2 期宿迁市中医经典大讲堂等宣贯活动。承办“第四届全国中医药传承创新发展论坛”,卫生部原部长高强,中国民间中医医药研究开发协会会长陈珞珈,中国民族卫生协会会长吴英萍,国医大师唐祖宣、李佃贵等出席活动。

八、监督管理

开展《民法典》《基本医疗卫生与健康促进法》等法律法规学习活动。全面梳理市级卫生健康系统行政权力清单 289 项。出台《宿迁市改革完善医疗卫生行业综合监管制度实施方案》。启动医疗卫生行业“信用 + 综合监管”和卫生监督在线监督监测试点,开展执法监督 6908 户次,覆盖率 100%。抓好阳光执法精准监督试点,在全省率先完成移动执法过程记录全覆盖。做好信息归集双公示,定期公布重点公共场所抽检、双随机抽查结果,全年登记医疗机构失信行为 49 起,医护人员失信行为 45 起。联合市公安局开展打击非法行医“百日行动”,立案查处 112 起,没收违法所得 38.35 万元,全面完成省交办打击医托专项整治工作任务。

九、重点人群服务

做好母婴安全保障,成立市、县两级出生缺陷管理中心,建立苏北首个产前筛查实验室实时质控体系,该市报送作品获评首届全国出生缺陷科普大赛二等奖和最佳人气奖。全年开展“两癌”筛查 10.89 万人次,完成率 108.9%。启动实施老年人心理关爱项目,推进安康关爱行动,免费体检 65 岁以上老年人 40.86 万人次,申报安宁疗护试点医疗卫生机构 14 个,增设护理型床位 1900 张。推进普惠托育实事项目,确定沭阳县、宿城区 2 个试点县(区),完成 15344 名奖扶对象、1021 名特扶对象资格确认工作。以市政府名义出台《关于进一步加强职业病防治工作的意见》,建立部门联席会议机制,开展工业企业职业病危害摸底调查 4981 家,完成职业病危害项目申报 4514 家。

十、科技人才工作

2020 年获省卫健委医学科研立项 4 项,为历年新高;获市级科技计划项目立项 140 项,其中指令性计划(社会发展和自然科学资金)23 项,指导性计划 117

项,获批项目分别占相应项目总数的64%和77%。开展农村订单定向医学生免费培养工作,经高考实际录取并最终签约188人,其中本科113人,大专75人。

十一、党的建设

在抗击新冠疫情中强化党的领导,全系统成立临时党支部14个、党员先锋队18个,3000余名党员医护人员守在“疫”线,8000余名医护人员递交请战书,近百人“疫”线递交《入党申请书》,5人火线入党。市一院集体、市钟吾医院王家猛分别被党中央、国务院、中央军委表彰,25人被省表彰。巩固深化“四个政治”主题活动成效,建立民营医院党建“两报告一联系”制度,规范发展党员17名。创新开展“三真促防控 硬核护发展”活动,帮助企业复工复产稳产,扎实开展“双创一争”主题活动。对159名抗疫模范人物进行集中表彰,1人获评全国先进工作者,5人获评省“医德之星”。市卫健委选送的作品在市级机关文化艺术节、全市“作风建设大提升”演讲比赛均获一等奖。

(巩锡平 庄文婷)

宿豫区

概况 截至2020年底,全区共有医疗卫生机构183个,其中三级甲等中医医院1个、三级精神专科医院1个、二级专科医院1个、一级综合医院13个、一级专科医院3个、社区卫生服务机构8个、村卫生室127个、门诊部4个、诊所和医务室25个。共有卫生技术人员2397人,其中执业医师618人,执业助理医师343人,注册护士1085人,药剂人员102人,检验人员69人。编制床位1914张,实有床位1964张。

新冠肺炎疫情防控 成立疫情防控工作领导小组,制定疫情防控工作方案,组建区级专家队伍,起草疫情防控、重点场所监测、应急预案等草案,协助制定《宿豫区新冠肺炎疫情秋冬季防控工作实施方案》《宿豫区突发公共卫生事件应急预案》等相关文件。

医疗服务 推进公办医疗服务体系建设,来龙区域医疗卫生中心于6月29日试运营,在大兴镇规划建设1.5万平方米公立区域医疗卫生中心,投入4500万元新建顺河街道社区卫生服务中心。市第三医院被省卫生健康委确认为三级精神病专科医院,并纳入三级医院管理。新庄和保安2个乡镇医院通过一级甲等综合医院复评。制定《关于加强卫生人才队伍和重点专科建设的实施意见》,遴选卫生拔尖人才69人重点培养,培养期5年,培养期间每人将获4.5万~7万元不等标准奖励。

公共卫生服务 基本公共卫生服务人均补助标准80元。全年累计建立电子健康档案41.7万份,建档率92.23%,居民健康档案开放25.07万份。家庭医生签约服务提质提效,共签约16.7万人,签约率37%,重点人群签约14.1万人次,签约率60.5%。开展低收入人口家庭医生签约工作,建档立卡低收入人口53983人,签约49371人。

疾病预防 2020年全区报告法定传染病4569例,发病率630.01/10万,无死亡病例,一般突发性公共卫生事件5起。无甲类传染病报告,报告乙类传染病9种,发病593例,报告死亡0例。纳入信息系统建档高血压患者47674人,纳入信息系统建档糖尿病患者14309人,登记在册严重精神障碍患者1850人。

妇幼健康管理 2020年全区新生儿4051人,访视4000人,新生儿访视率98.74%。0~6岁儿童50599人,健康管理49187人,健康管理率97.2%,3岁以下儿童22431人,系统管理21683人,系统管理率96.67%,其中中医药健康管理15213人,管理率67.8%。5岁以下儿童死亡12人,死亡率3‰;婴儿死亡8人,死亡率1.97‰。全区45家托幼机构在园体检20711人,体检覆盖率100%,检出疾病3308人,保教老师体检1126人,体检率100%,卫生保健合格证发放率100%。全区产妇4005人,建卡4001人,建卡率98.77%,其中早孕建卡3870人,早孕建卡率95.53%。产后访视3955人,访视率97.63%;产后系统管理3859人,系统管理率95.26%;全区无孕产妇死亡。

卫生监督 全面推行行政执法“三项制度”。执法程序、执法依据、执法结果网上公示公开,接受社会监督。法制审核制度基本完善,基本做到重大执法决定集体讨论、法制审核把关。执法全过程记录制度建设全面完成,6月投入使用。完成182个个体诊所和一、二、三级医疗机构、村卫生室疫情防控等监督检查,共开展预检分诊、发热门诊等传染病监督150个次。开展打击非法行医百日行动,共排查60处次,立案处罚4起,罚款8500元;开展医疗机构不规范行医等巡视问题整改回头看8个次,发现问题6个,依法处理6起。开展水泥、化工建材等重点规上企业职业卫生监督和疫情防控监督检查,共监督检查119家次;开展职业重大隐患排查70家次,对84家职业危害项目申报单位实施监督检查,下达监督意见书84份。

民生实事 为全区65岁以上老年人31400人体检,完成率100%。农村妇女宫颈癌检查10657人,结案8717人,结案人群中无确诊病例,宫颈癌组织病理显示低级别病变13人,高级别病变13人,治疗随访13人;乳腺癌检查10657人,结案8717人,结案人群中确诊乳腺癌(浸润性导管癌)2人,治疗随访2人。“两癌”检查总任务完成率100%。

计划生育服务 贯彻落实农村部分计划生育家庭奖励扶助和特别扶助惠民政策,及时兑现计划生育手术并发症特别扶助奖励金。2020年全区享受奖励扶助政策共1960人,享受特别扶助政策91人,享受手术并发症特别扶助34人,发放惠民资金944.59万元。

(朱 林)

宿城区

概况 截至2020年底,全区共有各级各类医疗卫生单位269个,其中二级医疗机构1个,一级医疗机构

25 个，卫计服务中心 15 个，村级卫生机构 158 个，个体诊所 45 个，医务室 7 个，门诊部 5 个，卫生所 2 个。共有医技人员 7456 人，其中医师 2843 人，护士 3904 人，检验、影像和药剂技术人员 709 人。有在岗村医 510 人。

医疗服务　宿城区首个公立区域医疗卫生中心龙河人民医院于 2020 年 11 月门急诊试运行，面向社会分四批次公开招聘医技和后勤人员 128 人，完成 108 种 1198 台（套）医疗设备采购安装。罗圩、靳桥、陈集、蔡集等乡镇医院相继新改扩建综合楼、病房楼、引进医疗设备。罗圩乡医院被评为“2020 年度宿迁市群众满意乡镇医院”，蔡集镇医院疼痛科被评为“2020 年度市级基层特色科室”。陈集、罗圩、龙河医院利用闲置或增建业务用房设立护理院，探索开展医养结合。制定《宿城区医共体建设实施方案》，进一步落实分级诊疗制度。宿城区政府与宿迁市第一人民医院达成“府院合作”协议，推动龙河人民医院与市一院建设医共体，与苏州吴中区人民医院、苏州市中西医结合医院、南京中大医院签订医联体和专科联盟合作协议。

新冠肺炎疫情防控　全区累计排查重点地区返宿人员 5800 余人、开展流调 1300 余人、核酸检测 14278 人、抗体检测 6294 人、集中隔离医学观察 559 人，2 例本土确诊病例和 1 例境外输入病例全部治愈出院。区疾控中心和区人民医院新冠核酸实验室建成投用，检测能力大幅提升。

公共卫生服务　向城乡居民免费提供 14 大类 55 项公共卫生服务，人均补助提高至 80 元，开展健康教育、重点人群健康管理等一系列保健项目，全区共建立居民健康档案 53.4 万余份，电子建档率 85.93%，群众健康控制性指标均达省定要求。实施群众健康素养提升、保健知识普及和疾病预防控制等工程。全区传染病报告率和及时处置率均 100%，免疫规划疫苗接种率 95% 以上，高血压、糖尿病慢性病患者规范管理率均 68% 以上。

社区卫生服务　全区完成 11 个乡镇医院中医馆和 48 个村卫生室中医阁建设。10 月，成立中医药协会、中医健康促进中心、中医萝卜会等三个中医组织，邀请省内名中医分批次开展现场授课，累计培训基层人员 1600 余人次。结合基本公共卫生服务为老年人、孕产妇、儿童等人群提供中医药服务。累计开展健康教育、卫生宣传 597 场次，发放宣传单、张贴横幅海报 51 万份。农村无害化卫生户厕总计新增 2034 户，普及率 98.01%。全区建成 40 个家庭医生工作室，签约人口 108178 人。基本药物制度实现乡镇医院全覆盖，11 个乡镇医院共计销售基药 3294 万元。建立“先诊疗后付费”和住院“0 付费”两项因病致贫长效救助机制，累计接诊“先诊疗后付费”者 10692 人次。向建档立卡特困群众发放惠民卡 16645 张，受益人口 18571 人。累计住院减免 4871 人次，减免 130 万元；累计门诊减免 44 人次，减免 1688 元。完成建档立卡低收入农户体检 38013 人，家庭医生签约 67756 人。全区 65 岁以上老年人健康体检 37888 人。

妇幼健康服务　完成妇女病普查 62419 人，普查率 86.07%；新生儿疾病筛查 5051 人，筛查率 99.76%；宫颈癌检查 11307 人，乳腺癌检查 12138 人；3～6 岁儿童免费健康体检 32351 人。

人才队伍建设　2020 年签约聘用农村订单定向培养医学生 21 人，其中本科生 12 人、专科生 9 人；新招聘村医 50 名，其中 23 名医生、27 名护士；与宿迁卫校签订农村订单学生培养协议，共招收定向培养学生 27 名。

（李华婷）

沭阳县

概况　2020 年，全县共有各类医疗卫生机构 858 个，其中医院 64 个（三级乙等综合医院 1 个、三级中医院 1 个、二级综合医院 6 个、二级中西医结合医院 1 个、二级妇幼保健院 1 个、二级专科医院 5 个、一级综合医院 49 个）。全县共有卫生技术人员 12143 人，其中执业（助理）医师 4452 人、执业护士 6399 人，每千人拥有执业（助理）医师 2.78 人、每千人执业护士 4 人。卫生技术人员中有高级职称 805 人（正高 221 人、副高 584 人），中级职称 1827 人，有博士学历6 人、硕士学历 175 人、本科学历 4062 人。全县共核定床位 6207 张、开放床位 8551 张，每千人拥有床位 5.34 张。县人民医院检验学部通过 ISO15189 医学实验室认可监督评审。生殖医学中心“试管婴儿”技术项目正式获批试运行，1 个科室为江苏省临床重点专科，4 个科室为宿迁市双重点（即重点学科与重点专科），11 个科室为宿迁市临床重点专科，2 个科室为宿迁市临床重点专科建设单位。县中医院拥有省级重点专科 1 个，市级重点专科 10 个，市级重点专科建设单位4 个，静配中心通过江苏省卫生健康委考评验收。铭和康复医院被评定为“江苏省医养结合标准化服务”示范单位。铭和医院被评定为“江苏省重点职业病监测与职业健康风险评估先进单位”。王娟、夏晓芳主动请缨加入援鄂医疗队，获全省抗击新冠肺炎疫情先进个人称号。

公立医疗体系　推进“4＋3＋5”的公立医疗体系建设，11 个新建医疗机构的批复全部到位，韩山人民医院主体工程已封顶并全面进入装修阶段，其他各项工程正在有序推进中。

公共卫生服务　创新“12345”公共卫生服务工作模式，推动 31 大类基本公共卫生服务项目的高效落实。全年建立电子健康档案 143.4 万人，建档率 91.5%；高血压患者健康规范管理 8.6 万人，规范管理率 71.35%；Ⅱ型糖尿病患者规范管理 2.28 万人，规范管理率 71.87%；严重精神障碍患者规范管理 0.71 万人，规范管理率 95.68%。

家庭医生签约　全县 40 个乡镇实现家庭医生全覆盖。全年常住人口签约 54.4 万人，签约率 34.7%；重点人口签约 54.85 万人次，签约率 71.6%；对全县建档立卡低收入人口做到应签尽签。

预防接种及疫苗管理 全县共建设狂犬病门诊42个,产科门诊13个,实现标准化、信息化接种。完成2019—2020年第二轮次脊灰疫苗查漏补种工作,补种1966人,补种率96.96%;完成含麻疹成分疫苗补种4489人次。全年完成适龄儿童建卡14650人,免疫规划疫苗共计接种413676人次,非免疫规划疫苗143274针次,免疫规划疫苗接种率95%。

行政执法 出动卫生监督执法人员8700余人次,执法车辆2100余车次,监督各类单位2400余户,开展各类专项检查活动10余次;查处各类违法案件128件,其中医疗71件、公共场所19件、传染病防治6件、放射卫生6件、消毒产品2件。罚没款到账134.69万元(包含上年罚款当年缴纳的),没收药品器械价值约1.8万元,没收违法所得10.05万元。取缔非法行医场所41个,暂停执业4人,移送公安机关处理1起,申请法院强制执行8件。

新冠肺炎疫情防控 先后投入400万元建设第一人民医院、捷丰宾馆、胡集医院三个隔离点,累计隔离1648人;投入165万元用于改造县疾控中心PCR实验室。强化对外来人员的排查、登记和体温检测,排查外来人员106589人。全县苏康码注册1264388人。全县核酸累计检测164823份,对农贸市场、超市等47个重点场所共采样本3590份,检测结果均为阴性。全年乡镇医院共采购基本药物13121.73万元,销售基本药物11930.55万元,平均使用基本药物253种,基本药物销售品种数和金额均达该县预定目标(60%);平均处方值较基药实施前下降38.37%,住院次均费用下降13.61%。

爱国卫生 全年农村改厕16500户,超额完成改厕任务;青伊湖镇通过国家级卫生镇验收;开展"除四害"活动,共发放灭鼠药4万包,灭蝇笼0.2万个。

分级诊疗 常态化推进全县分级诊疗各项工作,全年从基层医疗机构转诊至上级医疗机构就诊的患者2070人次,从二、三级医院转诊至下级医疗机构就诊的患者305人次。

健康扶贫 全年累计为4万余名建档立卡低收入人口办理"先诊疗后付费";为11.2万名7~64岁低收入人口开展免费健康体检;做好低收入人口就医自付费用控制工作,确保自付费用不超过10%。

计划生育服务 全年发放奖励扶助金486.64万元,发放特别扶助金240.96万元;发放独生子女父母退休的企业职工和城镇非从业居民一次性奖励金共58.08万元;为全县65679名计生家庭成员购买计生系列保险,保险金额287.17万元。

妇幼健康 全年新生儿先天性心脏病筛查1.4万人;免费孕前优生健康检查6369对,完成率106%;产前筛查10321人;"两癌"筛查25355人,完成率101%。县妇幼保健院9月份通过省卫健委二级甲等妇幼保健院验收。

(徐英姿)

泗阳县

概况 2020年,泗阳县有专业公共卫生服务机构272个,有一级以上医疗机构46个,医养结合机构5个。县卫生健康局先后获评"国家卫生县城(2020—2022周期)""全国计划生育优质服务先进单位"称号;创成省级卫生乡镇5个,创成"江苏省慢性病综合防控建设达标区";获评县高质量发展综合考核第一等次;获疫情防控工作贡献奖、社会治理工作先进奖、文明城市创建工作先进奖、策应扶持工作先进奖、招商引资工作先进奖和作风建设先进奖等。

医疗体系建设 按二级综合医院标准规划建设的县第一人民医院建成投入运行,项目占地62.6亩,建筑面积4.76万平方米,投资总额3亿元,设置床位300张。脑科医院新建工程于2020年12月开工,占地面积40.19亩,总建筑面积2万平方米,投资金额1亿元,设计床位300张,可开放床位450张。县医院东院区建设项目总投资4.5亿元、建筑面积6.5万平方米。康达医院门急诊综合楼新建工程项目总投资1.8亿元,进入室内装修阶段。此外,投入资金450余万元,对部分乡镇卫生院、村卫生室进行标准化改造。中医馆建设实现乡镇全覆盖,238个村卫生室建成中医阁。中西医结合医院创成国家二级专科医院,县人民医院胸痛中心通过国家胸痛中心认证。县人民医院与省人民医院、省肿瘤医院等三甲医院合作,建成名医专家工作室7个,与南通大学密切协作,建成定点教学医院。县中医院、康达医院分别与淮安妇幼保健院建成技术合作医院;康达医院正式成为淮安市一院医疗集团成员单位;县仁慈医院与东南大学附属中大医院达成紧密合作关系,与上海中山医院、华山医院等建立"互联网+合作"模式。县人民医院、中医院、康达医院牵头,分别与泗沭医院、协和医院、南刘集医院及其所在乡镇的部分村卫生室建立紧密型医共体。

人才队伍建设 出台《泗阳县卫生人才强基工程实施方案(2020—2023年)》,印发《泗阳县引进卫技人才若干优惠政策》。改进人才引进办法,一是与淮安一院签订战略合作协议,由淮安一院选派院长、业务院长等管理团队、10个专科诊疗组以及部分医技科室人员入驻县第一人民医院;二是支持二级以上医院与品牌三甲医院开展技术合作,邀请专家教授定期前来坐诊指导;三是参加省市卫健部门组织的专场招聘、事业单位人才招聘、村医人才招聘等活动。当年累计招引各类医技人才510人(其中招聘村医45人)。实施省级农村订单定向医学生免费培养44人,宿迁卫校中专学历农村医学专业定向培养20人。

新冠肺炎疫情防控 泗阳县共发生7例阳性病例,均为输入性病例,排查密切接触者130人,通过严格管控未发生本土病例和二代病例。健全公共卫生突发事件应急处置体系,制定公共卫生应急预案、救援应急预案,明确应急响应流程、联动机制、组织体系和保障措施。落实分级分类诊疗制度,组织对各类医疗机构发热门诊和预检分诊进行全面整改。县疾控中心、县人民医院、县中医院、康达医院核酸检测实验室全部完成改造并投入运行。完善医疗物资应急储备机制,明确一般防护物资由应急管理局牵头储备,医用防护物资由卫健局牵头储备,完善集中储备和动态保供相结合、政府购买和社会自备相互补的工作机制,保障医用应急物资储备充足。

基本公卫服务 基本公共卫生服务项目人均财政经费投入提高至80元。建立居民电子健康档案78.5万份,建档率92.6%;免费为7.6万名老年人进行健康体检;排查确诊高血压患者90552人,规范管理率70.9%;排查确诊糖尿病患者32391人,规范管理率71.04%;孕产妇早孕建册率96.34%,孕产妇及新生儿访视率98.33%;预防接种22万针次,接种率95%以上。肺结核患者规范管理及规则服药率90%以上,传染病及突发公共卫生事件报告率100%,严重精神障碍患者规范管理率89.49%。全面实行家庭医生电子化签约,推进基层首诊式签约,开展签约服务进机关、进企业、进学校活动。全县一般人群签约32.05万人,重点人群签约18.11万人,建档立卡低收入人口应签尽签。

健康扶贫 在全县一级及以上医院全面实施“先诊疗后付费”政策,开设“一站式”综合服务窗口,实现基本医疗保险、大病保险、医疗救助、大病补充医疗保险“一站式”结算全覆盖。县、乡、村医疗机构智能识别建档立卡低收入人口身份,无需缴纳住院押金即可入院,出院时只需负担自付医疗费用。在县、乡两级医疗机构设立扶贫床位363张,并统一“扶贫病床”标识,用于收治贫困户患者。出台《泗阳县农村低收入人口30种大病专项救治工作实施方案》,明确县人民医院、中医院为定点实施单位,制定诊疗方案、成立专项救治工作临床诊疗专家指导组,对全县建档立卡农村低收入人口、经民政部门核实核准的农村特困人员、低保对象等医疗救助对象和农村计划生育特困家庭中建档立卡农村低收入人口,罹患儿童白血病、先心病、乳腺癌、肝癌、肝硬化等30种疾病的患者实行专项救治。落实低收入人口免费健康体检政策,做到应检尽检。

卫生监督 制定《泗阳县打击非法行医“百日行动”实施方案》,在全县开展打击非法行医专项行动,严厉打击非法行医、非法医疗美容、夸大宣传等违法违规行为,依法取缔无证行医,严惩非法行医违法犯罪活动。按照“全行业、全覆盖”“分步实施、逐步到位”的工作原则,有序推进卫生监督在线监测试点工作。当年累计立案查处违法行为案件72件(其中下发无证行医处罚决定书5件),罚款62.7万元,完成“双随机”监督抽查325家。

卫生创建 通过国家卫生县城复审,获评“国家卫生县城(2020—2022周期)”;被表彰为“全国计划生育优质服务先进单位”;创成“江苏省慢性病综合防控建设达标区”;5个省级卫生乡镇创建通过省级评估考核。

(穆冠中)

泗洪县

概况 全县16个乡镇、3个街道办事处,共有医疗卫生服务机构558个,卫技人员总数6800人,每千人口拥有卫技人员7.5人,每千人口执业(助理)医师2.85人;医疗机构开设床位5429张,每千人口拥有床位6.1张。

新冠肺炎疫情防控 成立卫健系统疫情防控指挥部,组建医疗救治专家组;确立2个定点救治医院和2个集中隔离点,一级以上医疗机构规范设立发热门诊和预检分诊;选派2名ICU护士驰援武汉;建设负压病房10间,采购负压救护车2辆;县疾病预防控制中心和4个医院建成核酸检测实验室。全县疫情防控取得本土“零确诊”“零疑似”优异成绩,县疾控中心和系统内4人被表彰为全省抗击新冠肺炎疫情先进集体(个人),60人被表彰为全市卫生健康系统抗疫先进个人。

医疗卫生改革 推进分级诊疗制度改革,全县分级诊疗信息化平台建设5月份通过市级验收,4个二级医疗机构卫生信息网络与市卫生信息平台进行数据对接。建立双向转诊机制,县乡医院双向转诊病患者3354人次。推进现代医院管理制度改革,在县第一人民医院和人民医院先行试点,55个一级以上医院制定章程。推进“放管服”改革,开展不见面审批工作,受理各类申请3313件,及时办理率95%。

基本公卫 全县居民健康档案建档率95%以上,规范管理高血压、糖尿病等慢性病患者15.5万人,全县免疫规划疫苗合格接种率95%以上,办理老年人优待证7257件,免费开展65岁以上老人健康体检8.65万人。拆除旱厕3.25万座,农村无害化卫生户厕普及率99.8%。新建中医馆24个、中医阁285个,改扩建一体化管理村卫生室5个。招聘事业编制卫技人员155人、乡村医生58人,农村定向委培62人。

健康扶贫 全年4.97万人建档立卡低收入人口住院享受先诊疗后付费政策,分别有7599人次、9000余人次低收入人口享受大病和慢病救治。在12个医院开展家庭医生预约上门和家庭病床服务试点,家庭医生全人群签约率35%,重点人群签约率70%,建档立卡低收入人口应签尽签。在县第一人民医院和县妇幼保健院实施药品零差价销售。

妇幼保健 推进重大妇幼公卫项目服务,为2.93万名农村妇女实施“两癌”免费筛查;孕妇艾、梅、乙检测率99.6%;孕产妇住院分娩率和高危孕产妇管理率均100%;新生儿疾病筛查率99%;免费孕前优生健康检查完成率110%;全县托幼机构卫生保健合格率和入园体检率均100%;5岁以下儿童死亡率、婴儿死亡率和新生儿死亡率均在省标范围内。

疾病预防 全县艾滋病抗体检测10.69万人次；完成高一、高三年级学生结核病PPD筛查1.3万人次；麻风患者治疗覆盖率100%；疟疾防检连续9年未发现本地感染病例；地氟(砷)病区改水率和水质合格率均100%；城区和农村采检水样合格率分别为100%和94.85%；尘肺病随访到位率98%；组织职业健康体检3000人次，县疾控中心获全省重点职业病监测先进单位；按照"四统一"要求开展除四害活动。

卫生应急 组织各类卫生应急演练33次，突发公共卫生事件宣传活动5次；县120急救中心接听求救和咨询电话4.86万次，出动急救车1.53万次，救治患者1.2万人次，为全县各项重大活动提供医疗保障60场次；县疾控中心对全县医疗卫生机构发放消毒药品700瓶(桶)；双沟镇被命名为宿迁市卫生应急规范化乡镇。

医政管理 组织院感专家开展疫情防控常态化管理督查8次，覆盖350个(次)医疗机构；各医疗机构"两废"全部集中至医疗废物处置公司进行处理；持续抓好医疗乱象专项整治和开展"正行风、守规矩"行业整顿活动，严肃查处违规违纪人和事；召开"5·12"护士节表彰大会和援鄂抗疫英雄先进事迹报告会；县人民医院创成三级综合医院；上海悦心·泗洪医养基地投入运行；承接从业人员健康体检和健康证办理。

计生家庭服务 全县出生人口7120人，办理生育服务登记5011例；全年发放计划生育奖励扶助金389.57万元，特别扶助金239.94万元；城镇非从业居民和企业退休职工一次性计划生育奖励金153万元；为独生子女家庭和伤残"失独"家庭父母购买计划生育系列保险103.42万元；县计生协会与县人寿保险公司联合在青阳、大楼街道开展关爱留守儿童送温暖活动。

综合监督 依法做好医疗机构许可、审批、校验、备案等598个次；开展医疗机构依法执业专项整治166个次；实行执法全过程记录，查处行政处罚等案件55例，经济处罚54.92万元；开展医疗机构安全生产检查210个次，排除安全隐患273处；督促30家企业申报"职业病危害项目"；完成"双随机一公开"抽查监督任务检测上报496件。

医疗体系建设 县财政投入1.1亿元，实施县第一人民医院综合楼改造装饰、门急诊大厅和连廊及病房楼提升改造、信息化建设和大型设备采购，推动与徐医附院加强紧密型合作帮扶，提升县级公立医院的综合服务能力；总投资2亿元、占地30亩、建筑面积2.7万平方米的界集区域医疗卫生中心完成主体工程建设、内部装修和部分设备安装，门诊部分投入试运行。

(袁 玺)

驻江苏部和社会团体队卫生健康工作

驻江苏部队

东部战区空军

2020年,东部战区空军卫生系统始终坚持疫情防控底线不破、备战打仗后墙不倒、服务保障标准不降、行业监管要求不减总体原则,安全、圆满完成各项任务。

一、抓好新冠疫情防控。第一时间成立疫情防控工作领导小组,启动突发公共卫生事件Ⅰ级响应,建立联防联控工作机制,实行24小时值班,落实"日报告、零报告"制度。建立信息发布、即时会商、检查督导、军地协作等工作机制,构建人防、物防、技防、心防"四位一体"防控体系。紧盯疫情发展态势,滚动修订疫情防控应急处置预案,明确流行病学调查、营区管理、人员管控、隔离观察等15条工作制度,落实18项85条刚性措施,精准划定、动态调整全区驻防单位风险等级。成立疫情防控专家组、防护物资储备组和应急医疗防疫分队,筹措储备口罩、防护服等防疫物资36.2万件(套),编发各类防控资料3.4万余册。指导战区空军医院建成传染病病原监测网络实验室,形成新冠病毒核酸检测筛查能力。组织战区空军医院紧急抽组成立55人医疗队,赴武汉抗疫一线执行支援任务,历时50天,累计治愈确诊患者140例,实现医务人员零感染、收治患者零投诉。医疗队被评为"全国抗疫先进集体",2人被评为"全国抗疫先进个人",1人被评为"三八红旗手",17人被评为"抗疫尖兵"。疫情发生以来,实现并保持"零感染"有利局势,平稳过渡到常态化防控阶段。

二、推进作战卫勤准备。全面梳理任务部队卫勤保障能力现状,动态完善作战卫勤保障计划和特情处置预案。扎实开展官兵自救互救技能普训和血型普查,主动与地方医院、血库等保障机构建立对接关系,督导部队按标准组织战备药材轮换更新和装备器材维护保养。在××实兵演练中,组织杭州特勤疗养中心、战区空军医院等6个单位,开展"无依托条件下紧急开设野战救护所"课题演练,探索快速支援型、智能保障型救护所开设模式,总结形成一套野战救护所应急保障组织流程规范。组织战区空军医院野战医疗队、空运医疗队先后参加全军机动卫勤分队基地化训练和空军空运医疗救护训练考核,全面检验机动卫勤分队技战术水平,进一步完善战役支援卫勤准备。组织开展卫生系统群众性岗位练兵活动,采取统一考核、统一评判方式,指导各基地圆满完成军医、卫生员2个专业比武考核,其中战区空军医院空运医疗队被空军评为优胜分队,5人被空军评为"保障先锋"优胜个人。

三、提升航卫服务质量。召开战区空军飞行人员队伍健康形势分析会,深入研究全区飞行人员健康状况、发病规律和防治措施,启动战区空军飞行人员身心强健行动计划。成立飞行员颅脑健康鉴定组,组织为全区飞行员开展颅脑健康筛查和干预治疗。协调组织唐都医院、杭州特勤疗养中心、战区空军医院医疗队,赴航空兵部队开展"颈腰强健军营行"巡诊活动。按照新版空军航空卫生工作细则,督导各航医过细掌握飞行人员身心情况,严格放飞安全把关,靠前做好航空卫生服务。规范飞行人员疗养管理、改装体检、健康鉴定等制度运行,安排飞行人员健康疗养、改装体检。指导推进杭州特勤疗养中心区域康复中心和战区空军医院颈腰伤病防治中心建设。协调为航空兵部队配发飞行人员颈腰伤病防治设备。严密组织空中战勤专业士官学员和江苏省空军青少年航空学校招生体检工作。

四、推进卫生防疫防病。开展以"弘扬传统、革除陋习、培塑新风"为主题的第32个爱国卫生月活动,督导部队开展"健康强军"达标能力建设并组织检查验收,泰和、安庆和漳州场站被评为2020年空军"健康强军"达标单位。贯彻执行上级关于健康扶贫"八个一"行动要求,组织战区空军医院赴江西省泰和县螺溪镇保全村开展健康扶贫工作,同步指导部队开展定点帮扶。抽调67名医务人员加强各新训旅卫勤保障,先后

4次组织防疫专家现地指导新兵防病工作，组织完成乙肝、破伤风等疫苗接种。协调体系医院为入伍新兵开展体格复查和心理复检，确保兵员质量。运用“部队卫生云”系统搭建心理服务信息平台，开通杭州特勤疗养中心24小时心理服务热线，动态摸排官兵思想底数，开展心理卫生宣教、心理健康筛查、心理疾病监测等服务活动，推动完善“营连—旅团—特勤疗养中心”三级心理疾病防治工作体系。抽组心理专家赴各新训旅开展心理健康维护专题授课和团体心理行为训练。组织一期心理医生培训班，培训部队心理卫生骨干。

五、深化医疗卫生服务。协调组织唐都医院、杭州特勤疗养中心、战区空军医院医疗队，开展“心系基层送温暖，助力蓝天保健康”巡回医疗服务活动。持续运行医疗社会化保障，先后为全区远离军队医疗机构边远艰苦营连分队、远离体系医院团以上单位官兵和无工作无收入随军家属购买商业医疗保险。严格落实体检、疗养制度规定，安排团以上干部健康疗养，安排火神山医院医疗队、战区空军援鄂医疗队、2019年度擎天东南感动人物、优秀基层主官、优秀抗汛官兵等专项疗养。协调组织战区空军机关现役军人和文职人员年度健康体检和江苏省军校招生、大学毕业生士兵提干、优秀士兵保送入学、文职人员招聘体检。召开战区空军保健委员会全体会议，集中研究提高医疗保健服务质量的具体举措，组织开展年度师以上干部健康状况评估。依法维护伤病残人员权益，抽选专家组织联合鉴定专家组，严密组织评残病退医学鉴定。全年共为92名通过医师、护士资格考试人员办理执业证书，为102名复转退人员办理执业医师变更注册。依托战区空军医院信息中心，为部分部队部署“部队卫生云”信息系统。参加南京地区“十佳医生”“十佳护士”申报评选，战区空军医院内急诊科主任疏小凤被评为南京市“十佳医生”。

六、严格部队管理秩序。加快卫生人才队伍建设。稳妥组织空军预选卫生士官培训和卫生士兵职业技能鉴定工作，安排15名卫生技术干部分批到战区空军医院参加进修。按照新版部队卫生器材配备标准，全面梳理部队卫生器材现状，参加上级组织的卫生装备器材实力会审，按需统计上报部队短缺卫生器材情况。协调联勤南京药品仪器监督检验站，开展卫生器材维修和退役报废鉴定。持续开展安全合理用药整顿，指导杭州特勤疗养中心、战区空军医院参加驻地药品和医用耗材采购工作，督导部队组织完成过期毒麻药品和疫苗销毁。指导战区空军医院对接东部战区疾控中心等单位完成剧毒药品和易制爆、制毒药品的销毁工作。制定下发《2020年度卫生机构规范化建设暨医疗卫生行业风气整肃治理实施计划》，贯穿全年开展医疗行业整肃。组织开展全区医疗卫生机构“卫生法规学习月”活动，邀请空军军医大学专家围绕药品耗材管理使用等内容进行专题授课及现场指导帮带。联合纪委监委纪检监察处，抽组财务、物供、纪检、药品、耗材、质控、感控、护理方面专业力量，对特疗中心、战区空军医院进行专项督导检查，并对部队卫生机构整肃情况进行抽查，督导限期完成整改。

（周　进）

江苏省军区

新冠肺炎疫情防控工作。一是加强统筹协调指挥。第一时间传达学习习主席、军委首长和国防动员部关于做好疫情防控工作重要批示、讲话精神和指示要求，迅即成立疫情防控领导小组，统筹开展疫情防控工作。先后3次召开领导小组扩大会议、16次领导小组办公室会议，分析研判疫情形势，查找薄弱环节和矛盾问题，及时调整防控重点，完善相应防控措施，推进疫情防控和年度工作“两手抓、两不误”，指导各级稳步过渡到常态化疫情防控状态。加强与省委省政府疫情防控机构的协调对接，理顺指挥协同关系，畅通信息报送渠道，建立信息共享、情况会商机制。二是抓好各项防控措施落实。根据上级通知要求和省军区首长指示，结合自身实际拟制处置应对疫情总体方案，制定“十个加强”“六个必须”“四个更加”“四个方面14条规定”等针对性措施办法，全面落实“日报告、零报告”制度。严格落实营院管控、人员排查、休假归队人员隔离观察等要求，组织重要场所、重点部位“消、杀、灭”，开展“确诊、疑似、密切接触”3类人员和军队境外返回人员过筛式彻底排查，切实织密疫情“防护网”。关注滞留在外、集中隔离点人员身心状况，及时提供心理疏导，有序组织外地特别是湖北地区人员返营，从严落实返营途中安全管理和隔离观察规定，协调体系医院开展病毒核酸检测。突出老干部群体，了解掌握老干部和遗孀身体状况和家庭情况，及时发现、处置各类异常情况。重点做好清明、“五一”“十一”假期疫情防控，结合驻地疫情发展形势，研究审批全区团以上单位疫情风险等级调整，分区分级科学精准防控。三是做好各类防疫保障。多方协调筹措口罩、消毒液、医用酒精等防护物资，编印《心理防护指导手册》《疫情防护指南》，保障机关、直属队和直属休干机构人员防护所需。协调东部战区总医院为隔离观察和重点部位人员进行病毒核酸检测，协调驻宁民营企业为省军区部分疫情防控车辆进行免费洗消，协调江苏片区军队资产管理公司遴选3家酒店40余间客房作为军地隔离观察备用场所。四是搞好复盘总结。采取自下而上、统分结合的方式，组织各级全面梳理复盘疫情发生以来所做工作，总结经验做法、分析矛盾不足、反思问题教训、研究对策建议，做到边防控、边总结、边提高。

卫生防病工作。一是指导各级严格落实卫生防病制度，科学应对呼吸道传染病高发形势，结合季节性特点加大健康宣教力度，强化疫情监测排查报告，突出重要时段、重点场所、重点人群防控，确保省军区部队未发生群体传染病疫情。二是扎实做好兵员体检和新兵卫生防病工作。7月至9月，做好全省征兵体检工作，严密组织,严格把关,确保征集兵员身心质量。10月至12月,组织新兵检疫和体格复查,认真完成新兵卫生整顿、体格复查、心理测评、健康教育和预防接种。三是深入开展“爱国卫生月”活动,大抓环境卫生整治、开展灭蚊防蝇,举办健康知识宣讲、严把饮食卫生安全关口,进一步维护官兵身心健康,保持部队卫生安全,促进战斗力生成。

医疗保健服务。一是做好官兵健康体检,不断加大官兵医疗保健力度,组织省军区机关干部健康体检,及时反馈体检结果,安排加查补查,完善干部健康档案。二是组织伤病残官兵医学鉴定申报。指导各级加强伤病残政策宣讲,周密组织协调,为官兵办理评残或病退,切实维护伤病残官兵权益。三是落实干部保健疗养。积极协调联保中心干部疗养指标分配,全年共安排12批次现役及离退休团以上干部保健疗养。

(冯晓晨)

武警江苏总队

2020年,总队年度卫生工作紧紧围绕打好新冠肺炎疫情防控阻击战和持续做好常态化疫情防控工作为主线,部队遂行多样化任务应急保障能力和日常医疗预防保健水平不断提升,圆满完成部队各项卫勤保障任务,有效保证了官兵健康,维护了部队安全稳定。

一、从严落实措施,精准施策打好疫情防控阻击战。1月21日,召开全军新冠肺炎疫情防控电视电话会议。一是党委政治站位高。总队党委首长坚决贯彻落实党中央和习主席重要指示批示精神以及军委、武警部队系列要求和总队党委决策部署,坚持把疫情防控作为当前首要政治任务、头等紧迫大事。二是部队思想发动全面。总队第一时间成立总队应对疫情防控工作领导小组,落实24小时值班制度,卫生处全体同志全时在位,期间共组织召开总队党委常委专题会议4次、领导小组会议10次,拟制转发各类通知210余份,下发疫情简报34期、防控手册4万余份,利用宣传栏、信息网和微信公众号等媒体,持续开展病毒传播、预防措施等普及教育,引导官兵认清严峻形势,坚定必胜信心。三是全时应急响应机制奏效。总队迅速启动疫情防控应急响应机制,第一时间实行24小时专班值守、零报告、日报告等制度;先后3次修订完善总队疫情防控工作方案。总队医院预留80张床位隔离治疗病房,30人救治处置应对力量和44人支援保障力量保持紧急战备状态,开展针对性训练演练,做好前出执行任务救治药品器材和个人防护物资准备,确保一声令下随时出动,快速有效应对。四是军地融合成效初显。积极加强与驻地政府疫情防控指挥部联系协调,将总队疫情防控物资纳入省级医疗物资调配体系,先后为部队紧急采购一次性医用口罩、含氯消毒液、防护服、体温枪等防疫物资共计434.5万元;与省卫健委和疾控中心建立信息共享机制,及时了解掌握驻地疫情动态,3次同步开展专业培训,提升防控技能。将总队13个家属区、公寓区,纳入所在街道、社区联防联控体系,通过物业公司微信动态平台,实时掌握住户情况,形成部队主导、物业协控、社区联防的良好格局。

二、强化实战标准,不断提升卫勤应急保障能力。一是及时修订完善卫勤应急预案。紧扣形势任务需求,修订完善6套卫勤应急保障方案及处置突发公共卫生事件应急预案,调整抽组总队50人卫勤应急保障分队,指导各单位结合实际完善本级方案预案。组织部队在认真分析形势任务基础上,针对近年卫勤任务特点,侧重抗洪抢险救援方案完善,提前想定情况,提早做好准备,为紧急情况下实施有效卫勤保障打好基础。二是强化卫勤实战训练演练。按要求合理编组卫勤分队,指导部队开展战救互救科目训练。严格按照《部队卫生器材配备标准表(试行)》(征求意见稿)编携配装,加强人装结合训练,对总队医院卫勤分队不定期进行检验拉动演练和模块训练。三是探索新型保障模式。总队充分利用新兵训练、卫士演习、季度魔鬼周等重大任务卫勤保障为实战契机,在全总队范围内,抽组医疗卫生人员,由总队医院医疗专家牵头,各支队军医、卫生员为主体,组成临时卫勤保障分队,健全临时组织、完善临时卫勤保障方案,采取统一管理、统筹派出的方法,充分发挥医院的技术优势和技术帮带作用,与基层的人员数量优势形成互补互长良好局面。四是完成各项保障任务。圆满完成武警部队特勤部(分)队干部骨干集训、总队预任特战队员集训、总队两级首长机关集中训练、季度魔鬼周集训和总队“巅峰”比武、“卫士-20”演习和新兵训练等各类重大卫勤保障任务20余次。

三、遵循服务宗旨,科学细致做好官兵医疗服务工作。一是不断深化医疗联勤保障。积极指导各单位与体系联勤医院对接协调,努力推进总队官兵参加联勤医疗保障渠道更加畅通,全年协调总队驻宁部队团以上干部至东部战区总医院参加年度健康体检,协调东部战区疾控中心为总队进行新冠病毒核算检测。二是精心组织官兵年度健康体检。指导总队医院抽组精干专业力量,精心准备、科学谋划,开展年度官兵健康体检工作,完成总队干部、文职人员,炊事员、驾驶员、士官选改、学员考学、优秀士兵提干、符合优惠医疗条件家属、新兵体格复查及心理测查等各类健康体检;严密组织年度伤病残医学鉴定工作,全程监督、严格标准,按照就高不就低的原则,完成总队本级伤病残人员的残情医学鉴定和残疾等级评定,向武警部队申报残疾等级评定;完成复员士官慢性病医疗生活补助经费的审核工作。三是科学统筹年度疗养工作。根据武警部队通知要求,严格标准,充分征求各单位意见建议,确定并组织人员参加保健疗养和专项疗养。四是细致做好重症病号转诊救治工作。积极对接解放军总医院第一医学中心,协调总队患白血病战士到中心就诊;指导做好总队心脏移植术后战士后期康复与健康管理工作;细致做好总队患癌症病故战士后续政策服务工作。

四、贯彻常抓不懈，持续推进医疗卫生机构建设。一是基层卫生机构管理更加规范。根据武警部队通知要求，督导各单位严格按照上级通知方案，认真严肃做好本单位卫生行业整肃治理，专门组织医用耗材和安全合理用药专项清理。为全总队中队级单位采购配发电动防疫喷雾器，为支队卫生队采购配发军医背囊、卫生员背囊、单兵急救包。督导严格按照《部队卫生器材配备标准表(试行)》(征求意见稿)要求，组织开展卫生器材大清点，利用卫生装备器材管理信息系统，细致核对录入器材各类信息要素，实现卫生器材数据化、信息化管理。二是医院全面建设更加深入。指导医院深入开展医疗卫生行业整肃治理，突出医用耗材和安全合理用药专项整治，对照武警部队卫生行业整肃治理实施方案深挖细纠，督导医院第一时间对军委审计和武警部队专项检查反馈问题进行整改，不断推进行业问题清仓归零。指导总队医院完成生物安全二级(P2)实验室建设，已具备立足自我开展新冠病毒以及腺病毒、流感病毒等检测筛查能力；严格落实年度卫生工作计划，持续推进医院“智慧磐石”工程建设。三是人才队伍更加成熟。先后组织总队第42期卫生员集训，90名新卫生员顺利结业，为总队卫生领域输入新鲜血液；对符合条件的140名卫生员进行专业士兵职业技能鉴定、遴选4名优秀卫生员参加武警部队卫生员“四会”教练员集训，组织8人参加武警部队卫生专业升级培训和中、高级职业技能鉴定，选派1名卫生员担负武警部队特战干部(骨干)集训战救技术教学任务。四是人员思想更加聚焦。坚持实战导向，摒弃和平积弊思想，严密组织卫生行业专项整肃治理，卫生行业风气更加纯正，人员备战打仗思想得到有效巩固，结合年度卫生技术干部考评和卫生专业士官考核等工作，不断将人员思想向强军目标方向引领。派员参加武警部队队属医院建设座谈会，做好会议精神传达工作。

(徐　伟)

社会团体

江苏省计划生育协会

党建工作。开展“最佳党日”活动，组织全体党员前往淮安盱眙黄花塘新四军纪念馆参观。高标准推进党风廉政建设责任制、意识形态工作责任制，推进全面从严治党。严格执行中央八项规定精神，不碰“红线”，不触“底线”。按照委党组工作部署安排，配合做好政治巡察工作。

改革创新。着眼计生协长远发展，高起点谋划计生协改革。组织召开市级计生协秘书长座谈会、专家认证会，先后赴苏南、苏中、苏北，广泛征求各方意见，制定《江苏省计划生育协会改革实施方案》，从计生协党的建设、领导班子建设、工作力量配备、推进“六项重点任务”落实等方面大胆改革。《改革方案》经省长审签，由省政府办公厅印发全省13个设区市。

疫情防控。召开疫情防控工作部署紧急会议，转发《关于积极参与新型冠状病毒感染的肺炎疫情防控工作的通知》《同心抗疫　众志成城——中国计生协致全国会员、志愿者、工作者的倡议》，号召全省计生协主动参与联防联控，积极助力复工复产。规范使用中国计生协下拨的疫情防控专项资金，集中采购1374份“防疫健康包”，分发至基层一线防疫防控人员以及计生困难家庭。

计生特殊家庭帮扶。落实中国计生协“暖心行动”，加强“暖心家园”项目建设与管理，实地进行项目绩效评估，新建项目5个，追加经费项目7个，争取经费共42万元。联合民建江苏省委在无锡滨湖区建立省级“思源工程——生育关怀行动”连心家园项目，下拨经费10万元。进一步健全会议推动机制，召开全省“连心家园”建设推进会，充分发挥各地连心家园阵地作用，不断提高帮扶工作规范化、常态化、互助化水平。联合省卫健委人口家庭处开展“连心家园”优秀项目评审会，评选出优秀项目20个，提名项目6个，下拨经费46万元。进一步提高计生特殊家庭护工险保障水平，2020年全省护工险保费近3284万元，参保人群10万余人，理赔额2799多万元，南京、南通、宿迁等地理赔率超100%。

家庭健康保险工作。联合中国人寿江苏省分公司在无锡、淮安分片区召开全省计生保险工作推进会，对127家先进单位予以表彰。持续巩固和扩大计生保险工作成果，2020年全省家庭健康保险保费1.54亿元，参保227.6万人，理赔9232.4万元。联合中国人寿江苏省分公司召开全省家庭健康保险保障工作座谈会。

家庭健康促进行动。制定下发全省《关于落实中国计生协家庭健康促进行动实施方案的通知》，印制宣传海报23800套、健康知识折页21500套，全面启动全省家庭健康促进行动。开展全系列、全周期家庭健康服务，建立中国计生协家庭健康服务中心建设试点项目1个，省级项目4个，并在全国家庭健康大会上作经验交流。开展家庭健康主题推进活动，累计开展1193次，宣传覆盖120万人。其中，泰州举办全国“孕妈萌宝小鸟餐”网络大赛，共计吸引1.7万人参赛，网络评选页面访问量6.4万人，相关报道在“学习强国·健康频道”、《中国健康报》《新华日报》等主流媒体刊登。

青春健康教育。制定下发《江苏省计划生育协会关于落实中国计划生育协会青春健康五年规划的实施方案》。中标2020年中国计生协高校项目31个,江苏连续多年成为全国中标最多的省份。6所省内高校青春健康俱乐部被确定为中国计生协青春健康示范教育基地。无锡市惠山区中标中国计生协青春健康沟通之道家长培训项目。建立省级青春健康高校项目点2个。举办2020年全省青春健康项目培训班暨优秀项目评审会,评选出15个优秀项目。

优生优育促进活动。探索农村地区儿童早期发展模式,申报中国计生协"向日葵计划"项目2个,建设"向日葵亲子小屋"10个。成功拓展省级"向日葵计划"项目1个,建设"向日葵亲子小屋"2个。

宣传教育工作。调整省级宣传员队伍,开通江苏省计划生育协会微信公众号,全年发布117篇推文。围绕"壮阔四十年奋斗新时代"主题,组织庆祝中国计生协成立40周年系列活动。开展"5·29"会员日活动,组织计生协工作者、会员群众召开纪念座谈会2092场,群众性主题宣传活动4825场,宣传群众77万多人次,关爱服务活动慰问5万余人,慰问金额946万元。举办"最美身影——江苏协会人风采"网络投票活动,评选出一、二、三等奖及优秀奖。

(张黎明　徐有健)

江苏省老龄协会

2020年,省老龄协会以增强老年人获得感、幸福感、安全感为出发点,以实现"五个老有"为目标,认真履行"三项职能",助力江苏省老龄事业发展取得新成效。

加强各级老龄协会规范化建设。全面总结部署全省老龄协会工作。拟定《江苏省老龄协会三届二次常务理事会工作报告》,印发全省各市、县(市、区)老龄协会,统筹安排和推进全省老龄工作。切实加强省老龄协会自身建设。定期召开会长办公会,研究部署协会工作;重点工作集体研究,提高决策水平;设立监事,对常务理事、负责人执行本会职务的行为进行监督;主动聘请有资质的审计单位进行年度审计。着力推进市县两级老龄协会规范化建设。全省有11个设区市成立老龄协会,80%的县(市、区)、乡(镇)建立了老龄协会。

组织开展敬老节庆和文化活动。组织开展春节系列庆祝活动。省卫健委、省老龄办、省老龄协会联合举办系列活动。1月11日,举办江苏省第八届老年春节联欢会暨第三届江苏省"敬老文明号"授牌仪式,副省长、省老龄委主任陈星莺,省政协原副主席、省老龄协会会长包国新出席。1月17日,举办省涉老组织2020年新春联谊会,陈焕友等省老领导出席。1月27日,举办江苏省第九届老年春节联欢会启动仪式,老年春晚节目在江苏广电总台体育休闲频道播出。组织开展敬老月活动。10月16日,省卫健委、省老龄办、省老龄协会举行2020年江苏省"敬老月"主题宣传活动暨老年太极健身展演,活动现场同时开展了多种助老服务活动,省老领导冯敏刚、王湛、包国新等出席。组织开展文体活动。6月29日,省卫健委、省老龄办、省老龄协会主办"讴歌新时代,唱响新生活"2020江苏省老年大学合唱节启动仪式。7月3日,省卫健委、省老龄办、省老龄协会在常州联合主办2020江苏省老年太极健身推广活动。组织开展书画摄影作品展览。7月28日,省卫健委、省老龄办、省老龄协会主办"翰墨绘春秋　光影耀银龄"2020年江苏省老年书画摄影作品展。

组织开展"第三届百佳孝星"推选活动。10月中旬,省文明办、省老龄办、省老龄协会下发《关于组织开展江苏省第三届"百佳孝星"推选活动的通知》。经过层层发动,逐级推选,好中选优,主办单位审议,并在江苏省文明网、江苏省卫生健康委网站公示,闵克祥等179人被推选为"江苏省第三届百佳孝星"。《江苏老龄》和省有关媒体刊播了"第三届百佳孝星"的先进事迹。

做好老龄科学研究,为健康老龄化建言献策。围绕全省老龄事业发展的热点、难点问题,深入调研,努力当好党委、政府的参谋助手。撰写《试述新冠疫情对我国老龄工作的挑战与启示》报告,为领导决策提供参考。省老龄协会与省社科联、省人口学会等9家学会和4所高校联合举办江苏省哲学社会科学界第十四届学术大会。撰写《小康社会与健康老龄化》论文,就扎实推进健康老龄化提出对策建议,《群众》杂志2021年第1期摘编了文章的第三部分。在《江苏老龄》2020年第2、第4期刊发了"致敬江苏战'疫'白衣勇士"和"拥抱明天"2篇文章。

做好老年人法律援助工作。组织开展敬老月现场法律咨询活动。省法律援助中心坚持每天值班,接待老年人来访,处理来电或来信。10月16日,8名老法官在敬老月现场开展法律咨询活动。建立完善工作例会、值班接待、交接班、台帐登记、访谈笔录、首问负责等规章制度,做到热情接待、规范接待、文明接待。

参与疫情防控,努力办好老年大学。充分发挥《江苏老龄》《老龄信息》的阵地作用,及时宣传、解读疫情防控文件精神、重要举措、工作经验。全省各级老龄(年)协会积极组织和引导老年人在做好自身防护的同时,主动参与当地防疫工作。省老龄协会夕阳红老年大学在做好疫情防控工作的基础上,打造特色品牌,改革教学模式,提升师资质量,完善课程设置,健全规章制度,办学规模稳步扩大。

办好《江苏老龄》和《老龄信息》。《江苏老龄》围绕抗"疫"组织刊登稿件图片;围绕老龄工作重点,尤其是基层老龄工作的经验和成效,弘扬社会主义孝道文化,报道大量敬老孝老的感人事迹,宣传老年先进人物,弘扬先进事迹;贴近老年读者,组织老年人喜闻乐见、反映老年人情怀情趣的文章图片。《老龄信息》注重宣传国家和省委省政府及省老龄委推进老龄事业发展的法规、文件精神，注重反映各地老龄协会工作的新动态、新经验、新成效，注重倾听老年人心声，反映老年人诉求。全年共编发13期，刊载各类信息120余条。加强与新闻媒体合作，做好老龄宣传工作。邀请省电台、省电视台、扬子晚报、金陵晚报和南京晨报等新闻媒体对省老龄协会的重大活动进行采访宣传。“2020年江苏省‘敬老月’主题宣传”等活动为多家新闻媒体宣传报道。

（施学忠）

江苏省医学会

党建工作。2020年上半年，省医学会完成所属84个专科分会功能型党组织建设，健全各专科分会党组织，夯实学会从严治党的基础；持续深化巩固“不忘初心、牢记使命”主题教育成果，落实2020年省医学会党总支学习计划，开展党总支学习会13次，专题工作研讨会3次，党外人士民主座谈会2次；加强学会办事机构政治生态建设，及时整改政治巡察及“回头看”中发现的问题，全面推动从严治党在学会落地落实。

组织建设。省医学会现有注册个人会员46000余人，注册专科会员16000余人，单位会员70余家。年内经组织工作委员会议审议，报常务理事会审批通过听力分会、中毒分会以及42个学组和11个青委会的成立申请，撤销2个分会的2个学组。全年完成急诊医学分会等17个专科分会的换届工作；完成中华医学会20个专科分会的52名委员和13个专科分会13名青年委员的推荐工作。江苏省内的中华医学会专科分会全国主委有12人。其中，现任主委1人、前任主委4人、候任主委7人、副主委19人、常委58人。

内涵建设。2020年上半年，省医学会及时采用线上会议直播系统，探索开展了“线上+线下”相结合的会议模式。全年共开展学术活动270场，近4万名医学科技工作者参会（线上会议代表19246人）。承办中华医学会第二十二次全国心血管病学术大会等2个全国性学术会议，主办省医学会学术品牌论坛——中国长江医学论坛8场，主办2020年华东六省一市耳鼻咽喉—头颈外科学术会议等区域性会议4个，召开省级专科分会学术年会50个，主办国际医疗卫生援助与合作论坛1场，面向基层开展“健康江苏学术巡讲”128场，“送教到基层”惠及数万名基层医务人员。

科普宣传。疫情期间，省医学会发挥专家的专业优势，组织开展医学科普宣传工作，撰写发布30余篇专题文章。心身与行为医学分会、临床药学分会、医学教育分会等专科分会编写了《新型冠状肺炎心理调节和防护手册》《新型冠状病毒肺炎药学服务指导意见》《战“疫”必胜——科学防治新型冠状病毒感染问答》等宣传材料。全年举办科普讲座19场，科普咨询及义诊活动24场，近万名群众参加。骨科学分会、科学普及分会、骨质疏松与骨矿盐疾病分会等参加省科协组织的2020年全国科技活动周暨江苏省第32届科普宣传周活动。受苏州市吴江区卫健委委托，省医学会组织专家赴贵州印江开展现代医院管理主题培训。

科技创新。全年共收到“江苏医学科技奖”推荐项目165项。经形式审查、初审、公示、终审答辩等环节，审定61项获奖，其中一等奖项目10个、二等奖项目16个、三等奖项目30个、医学科普奖项目1项、卫生与健康管理奖项目2项、青年医学科技奖项目2项。并以此为基础，向中华医学会推荐中华医学科技奖18项，获一等奖1项、三等奖4项、青年科技奖1项。推荐5个项目参加江苏省科学技术奖，获二等奖1项。2020年，省医学会启动“江苏省医学会科技创新与人才培养项目”中的科研资助工作，医学伦理学分会、放射学分会已展开相关的科研课题评选及立项工作。

社会服务。2020年，省医学会继续承担部分政府职能转移工作。全年完成834项国家级继教项目的形式审查，完成1778项省级继教项目评审和1219项继教项目执行情况审查。自2020年9月起，正式启用国家级和省级继续医学教育项目电子学分证书，实现了继教项目全流程在线动态管理。组织2020年医用设备使用人员能力考评江苏考区的工作，全省6444人报名参评，经过审查，符合条件的4443人参加了考试。开展药品临床综合评价，制定相关管理制度和流程，完成肝炎项目论证，心血管、儿童两个项目正在进行中。2020年，省医学会首次获国家卫健委对外医疗卫生援助国别研究课题。全年承担疾病应急救助基金经办工作，完成年度省管医院基金支付申请的材料收集和审核工作。2020年，省医学会医学鉴定中心受邀参加中华医学会《医疗事故技术鉴定书书写基本规范》及国家《预防接种异常反应鉴定办法》的编写修订工作。承办江苏省第三期医疗损害鉴定专家库专家培训班，全省近400名专家参加培训。省医学会自办的《临床检验杂志》专业期刊，全年收稿2091篇，出版12期，刊出稿件240余篇，策划出版5个专题专栏和4篇专家共识。

自身建设。完成学会中层岗位调整工作，完成学会工会换届工作，完成学会岗位设置调整工作。全年修订完善《学会政府采购内控管理制度》《学会公务接待工作管理规定》《学会行政办公会议制度》等13项管理制度。进一步落实财务预决算管理，严格执行财、税制度，对各专科分会实行经济核算，进一步规范学会经济活动。

2020 年江苏省医学会学术会议汇总表

序号	会议类型	会议名称	时 间	地点	注册人数(人)	征集论文(篇)	大会交流(次)	分会交流(次)	书面交流(次)	专题讲座			外省代表(人)	境外代表(人)
										本省(场)	外省(场)	境外(场)		
1	国际会	第八届金陵减重代谢外科国际论坛	12 月 4—5 日	南京(线上+线下结合)	140	0	0	0	0	5	15	7	15	0
2	全国会	中华医学会第二十二次全国心血管年会	11 月 19—22 日	南京+线上	6000	—	—	—	—	—	—	—	—	0
3	全国会	中华医学会第二十四次全国糖尿病年会	11 月 25—27 日	苏州+线上	6000	—	—	—	—	—	—	—	—	0
4	区域性会议	华东六省一市耳鼻咽喉头颈外科学术会议暨江苏省第五次耳鼻咽喉头颈外科中青年会议	9 月 11—13 日	线上会议	1799	0	18	123	0	106	35	0	1123	0
5	区域性会议	第五届华东健康管理论坛、第六届金陵论坛、第四届江苏省医学会健康管理学分会学术年会暨 2020 南京医学会健康保健分会学术年会	9 月 18—20 日	南京	300	334	0	0	0	17	45	0	19	0
6	区域性会议	华东地区消化病学术大会暨江苏省第二十次消化病学学术会议	11 月 13—15 日	苏州	292	111	10	0	111	24	35	0	73	0
7	区域性会议	长三角盆底、尿控和整形联盟学术会议	11 月 13—15 日	南京	292	0	0	0	0	24	87	0	8	0
8	区域性会议	2020 年苏鲁浙三省皮肤病理专题学术会议	12 月 18—20 日	线上会议	145	0	4	0	0	3	1	0	86	0
9	长江医学论坛	中国长江医学论坛——2020 重症医学年会暨江苏省第十一次重症医学大会	8 月 27—30 日	宿迁	1242	270	0	26	244	107	3	0	3	0
10	长江医学论坛	中国长江医学论坛——2020 放射学年会暨江苏省第二十一次放射学学术会议	9 月 18—20 日	南京	1500	594	0	19	594	52	52	0	277	0
11	长江医学论坛	中国长江医学论坛——2020 检验医学年会暨江苏省第二十次检验学术会议	11 月 4—6 日	常州	464	459	0	30	459	22	16	0	25	0
12	长江医学论坛	中国长江医学论坛——2019 神经病学年会暨江苏省第二十二次神经病学学术会议	11 月 13—15 日	镇江	446	611	0	56	555	44	7	0	7	0
13	长江医学论坛	中国长江医学论坛——2020 呼吸病学年会暨江苏省第二十六次呼吸病学学术会议	11 月 13—15 日	苏州	528	712	20	50	712	120	5	0	0	0
14	长江医学论坛	中国长江医学论坛——2020 骨科学年会暨江苏省第二十二次骨科学学术会议	11 月 20—22 日	南京	651	1878	0	344	1534	109	12	0	12	0
15	长江医学论坛	中国长江医学论坛——2020 风湿病学年会暨江苏省第十七次风湿病学学术会议(线上 384,线下 205)	11 月 28—29 日	南京	589	0	0	0	0	9	13	0	13	0

续表

序号	会议类型	会议名称	时间	地点	注册人数（人）	征集论文（篇）	大会交流（次）	分会交流（次）	书面交流（次）	专题讲座			外省代表（人）	境外代表（人）
										本省（场）	外省（场）	境外（场）		
16	年会	江苏省医学信息与智能健康学术会议	1月14—15日	线上会议	120	0	0	0	0	10	2	0	0	0
17	年会	江苏省第二十五次麻醉学学术会议	8月8日—9月20日	线上会议	4588	0	0	0	0	103	24	0	0	0
18	年会	江苏省第十四次男科学学术会议	8月14—15日	溧阳	175	440	12	0	400	8	4	0	0	0
19	年会	江苏省第十九次精神医学学术会议	8月14—16日	常州	395	171	0	13	158	45	5	0	5	0
20	年会	2020年江苏省心身与行为医学学术会议	8月21—23日	南京	179	115	0	10	105	22	1	0	1	0
21	年会	江苏省第二十四次血液学学术会议	8月21—23日	常州	299	401	0	46	401	17	0	0	0	0
22	年会	江苏省第三次医学伦理学学术会议暨中国临床研究能力提升与受试者保护高峰论坛（CCHRPP）	8月21—23日	南京	883	0	0	0	0	2	6	0	537	0
23	年会	江苏省第二十二次感染病学学术会议	8月28—30日	苏州	204	163	12	0	163	18	1	0	1	0
24	年会	江苏省第七次灾难医学学术会议	8月29日	线上会议	120	0	16	0	0	16	0	0	0	0
25	年会	江苏省第一次妇科肿瘤学学术会议暨子宫内膜异位症诊治规范及妇科内镜培训班（线下200,线上543）	9月4—6日	泰州	743	0	0	0	0	37	21	0	21	0
26	年会	江苏省第十八次儿科学学术会议	9月4—6日	常州	426	820	21	84	715	12	9	0	8	0
27	年会	江苏省第四次脑血管病学术会议	9月4—6日	盐城	372	307	0	32	275	42	3	0	3	0
28	年会	江苏省第十六次影像技术学术会议	9月4—6日	南京	192	638	0	39	638	14	5	0	0	0
29	年会	江苏省第十六次医学微生物与免疫学学术会议	9月11—12日	镇江	140	111	11	0	111	6	0	0	0	0
30	年会	江苏省第二十次输血学术会议	9月23—25日	南京	162	90	11	0	90	12	1	0	0	0
31	年会	江苏省第二十次输血学术会议	9月23—25日	南京	162	90	11	0	90	13	1	0	0	0
32	年会	第十四次骨质疏松与骨矿盐疾病学术会议	9月24—27日	南通	200	140	20	0	140	16	5	0	5	0
33	年会	江苏省第二十次妇产科学学术会议	9月25—26日	镇江	430	213	34	46	167	18	16	0	6	0

续表

序号	会议类型	会议名称	时间	地点	注册人数(人)	征集论文(篇)	大会交流(次)	分会交流(次)	书面交流(次)	专题讲座			外省代表(人)	境外代表(人)
										本省(场)	外省(场)	境外(场)		
34	年会	2020年江苏省医学会肿瘤学年会、第八届南京国际肝胆外科高峰论坛暨中国研究型医院学会消化外科专业委员会年会	10月9—10日	南京	274	0	0	0	0	47	40	0	55	0
35	年会	江苏省第五次变态反应学术会议	10月16—17日	南京	144	0	6	28	0	32	2	0	2	0
36	年会	江苏省第五次运动医疗学术会议	10月16—18日	扬州	288	265	0	76	189	32	4	0	4	0
37	年会	江苏省第二十一次泌尿外科学术会议	10月23—24日	无锡	456	987	8	86	901	40	24	0	7	0
38	年会	江苏省第六次心血管外科学学术会议	10月23—25日	南京	349	159	20	10	159	80	5	0	0	0
39	年会	2020年江苏省病理学学术会议	10月23—25日	南京	329	154	0	0	154	20	6	0	6	0
40	年会	江苏省第十二次临床医学工程学学术会议	10月24日	线上会议	545	68	0	37	0	18	13	0	18	0
	年会	江苏省第六次结合病学学术会议	10月29—31日	南通	249	131	8	46	131	48	6	0	0	0
41	年会	江苏省第十六次核医学学术会议暨核医学科参与MDT的价值定位与作用学习班	10月30日—11月1日	南通	283	135	20	0	115	26	11	3	12	3
42	年会	江苏省第五次生殖医学学术会议	10月30日—11月1日	苏州	376	144	10	0	144	23	18	0	18	0
43	年会	2020江苏省内科学学术会议	10月30日—11月1日	线上会议	520	0	0	0	0	30	6	0	0	0
44	年会	江苏省第九次急诊医学学术会议	10月30日—11月1日	南京	497	491	0	0	491	59	5	0	4	0
45	年会	江苏省第七届介入医学学术会议	11月6—8日	苏州	276	293	0	86	207	37	3	0	6	0
46	年会	江苏省第一次肝病学学术会议	11月6—8日	常州	113	77	12	0	0	15	2	0	0	0
47	年会	江苏省第六次胸外科学术会议	11月6—8日	线上会议	650	137	0	20	0	35	25	8	0	0
48	年会	江苏省第二十四次神经外科学学术会议	11月6—8日	常州	357	604	0	120	484	40	3	0	3	0
49	年会	2020年江苏省器官移植学术会议	11月7—8日	苏州	83	0	18	0	0	4	45	0	6	0
50	年会	江苏省第十七次整形烧伤外科学术会议	11月13—15日	宿迁	103	0	0	0	0	23	3	0	4	0

续表

序号	会议类型	会议名称	时间	地点	注册人数（人）	征集论文（篇）	大会交流（次）	分会交流（次）	书面交流（次）	专题讲座			外省代表（人）	境外代表（人）
										本省（场）	外省（场）	境外（场）		
51	年会	江苏省医学会老年医学分会第十六次学术会议暨老年肌少症与心血管诊疗新进展学习班	11月13—15日	南京	159	48	10	0	48	25	1	0	1	0
52	年会	江苏省第二十次肾脏病学学术会议	11月13—15日	南京	456	0	24	20	0	12	4	0	2	0
53	年会	江苏省第五次数字医学学术会议	11月20—21日	徐州	101	0	0	0	0	12	1	0	0	0
54	年会	江苏省第十四次全科医学学术会议	11月20—22日	盐城	141	75	0	16	59	8	3	0	4	0
55	年会	江苏省第三次显微外科学术会议暨创伤与修复新技术学习班	11月27—28日	扬州	126	328	0	45	283	8	1	0	2	0
56	年会	江苏省第十九次放射肿瘤治疗学学术会议	11月27—29日	徐州	437	230	0	10	220	3	27	0	29	0
57	年会	江苏省第五次创伤医学学术会议	12月4日	苏州	363	184	0	76	108	55	11	0	11	0
58	年会	江苏省第二十一次眼科学术会议	12月4—6日	线上会议	1600	0	15	116	0	99	32	0	243	0
59	年会	江苏省第十七次外科学学术会议	12月11—12日	南京（线上+线下结合）	395	0	0	0	0	95	5	0	7	0
60	年会	江苏省第六次临床药学学术会议	12月11—12日	南京	150	0	10	0	0	10	0	0	0	0
61	年会	江苏省第二次罕见病学学术会议	12月11—12日	南京	251	0	32	0	0	18	14	0	18	0
62	年会	江苏省第九次血管外科学术会议暨“血管外科常见疾病的诊疗与临床新技术的应用情况”学习班	12月18—20日	苏州	250	0	6	32	0	43	5	0	5	0
63	年会	江苏省第七次疼痛医学学术会议	12月18—20日	南通	146	0	8	80	0	83	5	0	5	0
64	年会	江苏省医学会医学教育分会第一次学术会议暨新医科建设发展研讨会	12月25—27日	南京	102	0	0	0	0	8	1	0	1	0
65	年会	江苏省第十七次消化内镜学学术会议暨淮海消化内镜联盟高峰论坛	12月25—27日	徐州	464	0	0	0	0	31	9	0	17	0
66	年会	2020年江苏省医学会热带病与寄生虫学分会学术年会暨热带病与寄生虫病流行现状与诊治进展论坛	12月26日	线上会议	125	0	0	0	0	12	0	0	0	0

续表

序号	会议类型	会议名称	时 间	地点	注册人数(人)	征集论文(篇)	大会交流(次)	分会交流(次)	书面交流(次)	专题讲座			外省代表(人)	境外代表(人)
										本省(场)	外省(场)	境外(场)		
67	学组专题会	2020年江苏省医学会放射学分会分子影像专题学术会议暨肿瘤放射组学及相关分子影像学论坛	8月7—9日	苏州	215	80	0	0	80	32	10	0	0	0
68	学组专题会	江苏省医学会放射学分会第九次CT和MRI专题学术会议暨前列腺疾病MRI新技术临床规范化应用及进展学习班	8月21—25日	盐城	477	36	0	0	0	55	0	0	76	0
69	学组专题会	江苏省第二次骨科青年医师论坛	9月12—13日	南京	109	0	0	0	0	22	0	0	0	0
70	学组专题会	江苏省医学会重症医学分会重症神经专题学术会	9月20日	无锡	170	0	0	0	0	46	0	0	0	0
71	学组专题会	2020年江苏省急诊医学分会中毒学组专题学术会议	9月25—26日	南京	171	0	0	0	0	8	7	1	7	1
72	学组专题会	江苏省医学会脑卒中分会神经介入学组学术年会	9月25—26日	南通	168	0	0	0	0	20	0	0	0	0
73	学组专题会	江苏省医学会重症医学分会急性肾损伤与重症血液净化专题学术会议	11月5日	扬州	180	0	0	0	0	48	0	0	0	0
74	学组专题会	2020江苏省医学会外科学分会胃肠外科专题学术会议	11月6—7日	南京	181	0	0	0	0	19	4	0	4	0
75	学组专题会	溶酶体贮积症专题学术会议	11月6—7日	南京	88	0	0	0	0	8	2	0	2	0
76	学组专题会	2020年江苏省医学会放射学分会心胸影像专题学术会议暨影像新技术临床规范应用进展学习班	11月6—8日	苏州	194	24	0	0	0	50	2	0	0	0
77	学组专题会	2020金陵甲状腺肿瘤规范化诊疗高峰论坛	11月12—14日	南京	103	0	0	0	0	15	9	0	9	0
78	学组专题会	江苏省医学会第九次骨关节影像专题学术会议暨肺结节CT诊断的新技术应用学习班	11月13—15日	淮安	113	6	0	0	0	29	0	0	0	0
79	学组专题会	2020江苏省外科学分会营养外科专题学术会议	11月20—21日	扬州	137	0	0	0	0	16	4	0	4	0
80	学组专题会	前列腺癌专题学术会议	12月4—5日	南京	78	0	0	0	0	8	0	0	0	0
81	学组专题会	2020江苏省肿瘤病理学术会议	12月18—20日	南京	177	0	0	0	0	7	7	0	7	0
82	学组专题会	江苏省第二次泌尿系结石高峰论坛	12月20—21日	南京	137	0	0	0	0	16	4	0	4	0
83	学组专题会	2020年江苏省泌尿外科微创学术会议	12月25—27日	南京	231	0	0	0	0	26	6	0	8	0
合计					42621	13324	407	1822	11435	2604	835	11	2858	4

2020年江苏省医学会继续教育培训、送教及巡讲、科普及义诊活动汇总表

表1:继续教育培训班

序号	项目名称	分会	类型	专题(个)	专家人数(人)	时间	地点	人数(人)
1	2020年日间与门诊手术麻醉学组学术研讨会	麻醉学分会	研讨会	10	20	1月11日	徐州	50
2	江苏省医学会围产医学分会新冠疫情下的母婴免疫预防专题研讨会	围产医学分会	研讨会	1	2	6月18日	线上	895
3	2020江苏省医学会肿瘤化疗与生物治疗分会胃肠道肿瘤内科治疗进展学术研讨会	肿瘤化疗与生物治疗分会	研讨会	8	8	6月21日	线上	150
4	慢性胰腺炎规范化诊疗专题研讨会	胰腺病学分会	研讨会	4	22	8月1日	线上	60
5	2020江苏省医学会肿瘤化疗与生物治疗分会神经内分泌肿瘤与胃肠间质瘤进展学术研讨会	肿瘤化疗与生物治疗分会	研讨会	8	8	8月15日	线上	150
6	风湿病学分会系统性红斑狼疮学组线上专题学术会议	风湿病学分会	学术报告会	4	7	8月29日	线上	100
7	2020江苏省医学会肿瘤化疗与生物治疗分会肝胆胰肿瘤进展学术研讨会	肿瘤化疗与生物治疗分会	研讨会	8	8	8月29日	线上	150
8	江苏省医学会风湿病学分会青年委员会临床诊疗新进展学术论坛	风湿病学分会	学术报告会	3	4	9月3日	线上	100
9	江苏省药学专科发展与提升线上研讨会	临床药学分会	研讨会	6	6	9月3日	线上	80
10	生物标志物与个体化精准诊疗——血栓与止血标志物专题研讨会	检验学分会	研讨会	4	7	9月4日	南京	131
11	江苏省医学会风湿病学分会类风湿关节炎学组线上专题学术会议	风湿病学分会	学术报告会	2	8	9月5日	线上	100
12	2020江苏省医学会肿瘤化疗与生物治疗分会肺癌诊治进展学术研讨会	肿瘤化疗与生物治疗分会	研讨会	8	8	9月5日	线上	150
13	江苏省第二次骨科青年医师论坛	骨科分会	专题会	22	31	9月12—13日	南京	109
14	江苏省医学会重症医学分会重症神经专题学术会	重症医学分会	专题会	46	36	9月24—25日	苏州	170
15	江苏省医学会脑卒中分会神经介入学组学术年会	脑卒中分会	专题会	20	30	9月25—26日	南通	168
16	2020江苏省医学会肿瘤化疗与生物治疗分会肿瘤姑息与康复治疗进展学术研讨会	肿瘤化疗与生物治疗分会	研讨会	8	8	10月31日	线上	150
17	2020年江苏省急诊医学分会中毒学组专题学术会议	急诊医学分会	专题会	15	23	10月25—16日	南京	171

续表

序号	项目名称	分会	类型	专题（个）	专家人数（人）	时间	地点	人数（人）
18	江苏省医学会重症医学分会急性肾损伤与重症血液净化专题学术会议	重症医学分会	专题会	48	38	11月5—7日	扬州	180
19	江苏省妇产科新进展学习班	妇产科学分会	学习班	18	24	11月7—8日	泰州	200
20	基层医院儿科常见病规范诊疗及危重症早期识别学习班	儿科学分会	学习班	18	12	11月13—15日	镇江	200
21	2020年江苏省肿瘤临床药师培训班	临床药学分会	培训班	19	19	11月20—23日	苏州	50
22	2020江苏省肿瘤病理学术会议	抗癌协会、病理分会	专题会	14	32	12月18—20日	南京	177
合计				294	361	—	—	3691

表2:送教及巡讲活动

序号	项目名称	分会	类型	专题（个）	专家人数（人）	时间	地点	人数（人）
1	健康江苏巡讲瑞意扬名CKD专场	肾脏病学分会	巡讲	4	8	3月12日	线上	200
2	2020健康江苏学术巡讲——卒中防治大讲堂	神经病学分会	巡讲	3	5	3月27日	线上	120
3	2020健康江苏学术巡讲——疫情期间脑卒中救治培训会	脑卒中分会	巡讲	6	7	3月28日	线上	120
4	2020年度江苏省医学会医学教育优秀论文申报与评审	医学教育分会	论文比赛	1	8	4月	线上	67
5	2020健康江苏学术巡讲——复发胶质瘤的诊断和治疗	神经外科分会	巡讲	3	15	4月7日	线上	80
6	江苏省医学会麻醉学分会心胸麻醉学组2020年送教到基层(苏南站)专题培训	麻醉学分会	送教	5	13	4月25日	线上	280
7	健康江苏学术巡讲——“新冠肺炎影像学诊断及临床应用”线上专场	放射学分会	巡讲	3	3	4月27日	线上	100
8	2020健康江苏学术巡讲——脑血管病的外科治疗策略	神经外科分会	巡讲	6	12	4月29日	线上	120
9	儿童腹泻规范化诊治基层巡讲	儿科学分会	巡讲	4	16	5月9—14日	线上	200
10	2020健康江苏学术巡讲——脊柱侧凸的治疗:哪些应该做哪些不应该做	骨科分会	送教	7	9	5月11日	线上	760
11	2020健康江苏学术巡讲——鞍区肿瘤的外科治疗策略	神经外科分会	巡讲	7	13	5月13日	线上	60
12	2020健康江苏学术巡讲——疫情下的心身障碍防治策略	心身与行为医学分会	巡讲	4	7	5月14日	线上	60
13	健康江苏学术巡讲——胸部影像专场	放射学分会	巡讲	2	3	5月20日	线上	792

续表

序号	项目名称	分会	类型	专题（个）	专家人数（人）	时间	地点	人数（人）
14	健康江苏学术巡讲——腹部影像	放射学分会	巡讲	2	3	5月21日	线上	745
15	江苏省医学会医核医学分会2020年送教到基层——江苏分子影像及精准医学(常熟站)	核医学分会	送教	8	8	5月21日	线上	130
16	2020年江苏省医学会送教到基层——临床思维和麻醉技能培训班(丹阳站)	麻醉学分会	送教	6	10	5月23日	线上	260
17	2020健康江苏学术巡讲——肿瘤影像专场	放射学分会	巡讲	3	4	5月27日	线上	750
18	2020健康江苏学术巡讲——颅脑重症损伤的治疗策略	神经外科分会	巡讲	4	9	5月27日	线上	150
19	学术巡讲西部行	儿科学分会	送教	3	4	5月28日	西藏安多	150
20	健康江苏学术巡讲——疫情下的情绪管理	心身与行为医学分会	巡讲	3	6	5月28日	线上	50
21	2020健康江苏学术巡讲——心血管影像专场	放射学分会	巡讲	2	3	5月28日	线上	750
22	2020健康江苏学术巡讲——骨肌影像专场(常熟站)	放射学分会	巡讲	3	6	5月29日	线上	935
23	江苏省医学会核医学分会2020年送教到基层——分子影像及精准医学专题培训(海安站)	核医学分会	送教	7	7	6月3日	线上	150
24	江苏省医学会超声医学分会2020年送教到基层——肌骨超声专题培训(淮安站)	超声医学分会	送教	8	11	6月12—14日	线上	400
25	2020健康江苏学术巡讲——骨肌影像专场(南京站)	放射学分会	巡讲	3	6	6月16日	线上	817
26	2020健康江苏学术巡讲——内镜技术在颅底病变中的临床实践及思考	神经外科分会	巡讲	5	11	6月17日	线上	100
27	“生殖健康”义诊活动	生殖医学分会	义诊	—	6	6月19日	盐城	100
28	2020健康江苏学术巡讲——双相情感障碍的临床处理	心身与行为医学分会	巡讲	4	8	6月19日	线上	70
29	江苏省医学会麻醉学分会心胸麻醉学组2020年送教到基层(苏北站)专题培训	麻醉学分会	送教	4	16	6月20日	线上	300
30	“送教到基层——不孕症诊疗规范学习班”	生殖医学分会	送教	—	6	6月20日	盐城	60
31	健康江苏巡讲瑞意扬名自身免疫性肾病专场	肾脏病学分会	巡讲	4	8	6月23日	线上	200
32	2020健康江苏学术巡讲——岛叶胶质瘤的诊疗	神经外科分会	巡讲	6	12	7月2日	线上	70
33	2020健康江苏学术巡讲——老年抑郁焦虑的诊治	心身与行为医学分会	巡讲	3	6	7月2日	线上	60
34	江苏省医学会重症医学分会“查房讲学活动”	重症医学分会	送教	—	6	7月5日	东台	30

续表

序号	项目名称	分会	类型	专题(个)	专家人数(人)	时间	地点	人数(人)
35	2020健康江苏学术巡讲——骨肌影像专场(苏北站)	放射学分会	巡讲	3	6	7月21日	金湖	30
36	2020健康江苏学术巡讲——疫情期间的应激与哀伤管理	心身与行为医学分会	巡讲	3	5	7月23日	线上	50
37	江苏省医学会临床医学工程分会医用耗材学组系列专题培训(第一期)	临床医学工程分会	专题培训	1	1	7月31日	线上	120
38	2020年甲状腺肿瘤规范化诊疗巡讲(南京站)	外科学分会	巡讲	6	12	8月1日	线上	230
39	江苏省医学会脑卒中分会脑卒中诊疗进展巡讲活动	脑卒中分会	巡讲	4	7	8月12日	线上	170
40	江苏省医学会超声医学分会2020年送教到基层——肌骨超声专题培训(扬州站)	超声医学分会	送教	9	11	8月21—23日	线上	350
41	江苏省医学会骨科分会送教到基层——膝骨关节炎阶梯治疗培训	骨科分会	送教	4	9	8月23日	建湖	80
42	江苏省第32届科普宣传周的新冠疫情下如何做好骨质疏松危害的防与治	骨质疏松与骨矿盐疾病分会	义诊	—	8	8月24日	常州	150
43	2020健康江苏学术巡讲——脑卒中诊治思考与展望	脑卒中分会	巡讲	6	12	8月26日	线上	160
44	江苏省医学会重症医学分会“查房讲学活动”	重症医学分会	送教	—	6	8月27日	宿迁	40
45	儿童出凝血疾病专题讲座	儿科学分会	送教	5	5	8月28日	溧阳	150
46	2020健康江苏学术巡讲——骨肌影像专场(海门站)	放射学分会	巡讲	3	6	8月28日	海门	30
47	江苏省医学会临床医学工程分会医用耗材学组系列专题培训(第二期)	临床医学工程分会	专题培训	2	2	8月28日	线上	250
48	2020年江苏省医学会放射学分会送教到基层(如皋站)——影像质控专场	放射学分会	送教	3	5	9月4日	如皋	60
49	2020健康江苏学术巡讲——“瑞意扬名”讲堂·风湿免疫专场	风湿病学分会	巡讲	6	15	9月5日	溧阳	50
50	江苏省医学会骨科分会送教到基层——膝骨关节炎阶梯治疗培训	骨科分会	送教	7	20	9月12日	江宁	90
51	江苏省医学会急诊医学分会送教到基层——感染规范化治疗培训	急诊医学分会	送教	4	16	9月18日	扬州	150
52	江苏省医学会临床医学工程分会医用耗材学组系列专题培训(第三期)	临床医学工程分会	专题培训	1	1	9月25日	线上	150

续表

序号	项目名称	分会	类型	专题（个）	专家人数（人）	时间	地点	人数（人）
53	2020年江苏省医学会送教到基层——临床思维和麻醉技能培训班(常熟站)	麻醉学分会	送教	4	8	9月26日	线上	240
54	江苏省医学会神经外科分会送教下基层——垂体瘤、癫痫治疗培训	神经外科分会	送教	5	10	10月17日	盐城	60
55	江苏省医学会骨科分会送教到基层——骨科常见病治疗专场	骨科分会	送教	6	10	10月24日	常熟	150
56	2020年江苏省医学会医学微生物与免疫学分会巡讲活动	医学微生物与免疫学分会	巡讲	3	3	10月24日	连云港	70
57	江苏省医学会脑卒中分会送教到基层——心脑血管病专题培训	脑卒中分会	送教	5	12	10月29日	张家港	150
58	2020年江苏省医学会送教到基层——幽门螺杆菌和胃肠道微生态规范化诊疗培训	消化病学分会	送教	10	21	10月31日	泰州	70
59	江苏省医学会神经外科分会送教下基层——颈内动脉狭窄外科手术治疗培训	神经外科分会	送教	6	12	10月31日	淮安	50
60	江苏省医学会麻醉学分会心胸麻醉学组2020年送教到基层(苏中站)专题培训	麻醉学分会	送教	5	17	11月1日	扬州	137
61	江苏省医学会重症医学分会“查房讲学活动”	重症医学分会	送教	—	6	11月5日	南通	60
62	江苏省医学会神经病学分会送教下基层——脑血管病及帕金森病治疗培训班	神经病学分会	送教	5	10	11月13日	扬中	50
63	江苏省医学会神经病学分会送教下基层——脑血管病及帕金森病治疗培训班	神经病学分会	送教	5	10	11月13日	扬中	70
64	江苏省医学会临床医学工程分会医用耗材学组系列专题培训(第四期)	临床医学工程分会	专题培训	2	2	11月13日	线上	200
65	2020年江苏省医学会放射学分会送教到基层(涟水站)——神经影像专场	放射学分会	送教	7	7	11月26日	涟水	60
66	2020年江苏省医学会放射学分会送教到基层(吴江站)——肿瘤影像专场	放射学分会	送教	7	7	11月28日	吴江	100
67	助力妇儿安全与健康科普培训班	科学普及分会	巡讲	3	3	12月6日	徐州	90
68	江苏省医学会神经外科分会“送教下基层”——出血性脑管病外科手术治疗培训	神经外科分会	送教	5	11	12月25日	张家港	80
合计				278	571	—	—	12793

表 3:科普及义诊活动

序号	项目名称	分会	类型	专题（个）	专家人数（人）	时间	地点	人数（人）
1	国际罕见病日义诊	罕见病学分会	义诊	1	8	2月28日	南京	100
2	三八妇女节义诊	妇产科学分会	义诊	1	30	3月8日	全省十三市	300
3	2020年首届全国产科手术操作及缝合技能大赛(江苏分赛区)	围产医学分会	比赛	1	10	4月—8月	江苏	52
4	“5·25”护肤日科普讲座	激光医学分会	科普讲座	3	3	5月25日	线上	524
5	江苏省医学会放射学分会青年委员会英文微课演讲比赛	放射学分会	比赛	1	4	6月—9月	线上	45
6	六一儿童节义诊	儿科学分会	义诊	1	30	6月1日	全省十三市	300
7	江苏省医学会消化病学分会义诊活动	消化病学分会	义诊	1	10	6月14日	淮安	50
8	江苏省医学会骨科学分会在线科普大讲堂	骨科分会	科普	4	7	6月20日	线上	230
9	江苏省医学会骨科分会举办线上骨病义诊活动	骨科分会	义诊	—	6	6月20日	线上	110
10	江苏省医学会神经外科分会在线科普大讲堂	神经外科分会	科普	3	5	6月24日	线上	90
11	江苏省医学会结核病学分会第十三次读片会	结核病学分会	读片会	1	7	6月24日	线上	100
12	“国际癫痫日”义诊	儿科学分会	义诊	1	5	6月28日	南京	100
13	江苏省医学会核医学分会第三十八次读片会	核医学分会	读片会	3	3	7月5日	线上	200
14	“世界过敏日”义诊	儿科学分会	义诊	1	5	7月5日	苏州	50
15	江苏省医学会神经病学分会在线科普大讲堂	神经病学分会	科普	4	6	7月9日	线上	140
16	江苏省医学会神经病学分会线上义诊活动	神经病学分会	义诊	—	12	7月9日	线上	100
17	江苏省医学会结核病学分会第十四次读片会	结核病学分会	读片会	1	7	7月23日	线上	100
18	江苏省医学会结核病学分会第十五次读片会	结核病学分会	读片会	1	6	8月21日	线上	100
19	江苏省医学会骨科学分会科普义诊活动	骨科分会	义诊	—	9	8月23日	建湖	130
20	“全国科技活动周”暨“江苏省第32届科普宣传周”活动	科学普及分会	科普宣传	4	16	8月23—29日	江苏各市	400
21	江苏省医学会脑卒中分会科普大讲堂	脑卒中分会	科普	3	6	9月4日	东台	100
22	江苏省医学会脑卒中分会义诊活动	脑卒中分会	义诊	—	6	9月4日	东台	120
23	江苏省医学会骨科学分会科普义诊活动	骨科分会	义诊	—	6	9月12日	江宁	80
24	“学校结核病防治”科普讲座(淮安)	结核病学分会	科普	1	1	10月9日	淮安	1200

续表

序号	项目名称	分会	类型	专题（个）	专家人数（人）	时间	地点	人数（人）
25	风湿病健康咨询和义诊活动（高淳站）	风湿病学分会	义诊	1	13	10月10日	高淳	150
26	江苏省医学会神经外科分会科普义诊	神经外科分会	义诊	—	6	10月16日	盐城	60
27	江苏省医学会骨科学分会科普义诊活动	骨科分会	义诊	—	10	10月24日	常熟	150
28	江苏省医学会脑卒中分会义诊活动	脑卒中分会	义诊	—	10	10月29日	南京	200
29	江苏省医学会神经外科分会科普义诊	神经外科分会	义诊	—	9	10月30日	淮安	90
30	“学校结核病防治”科普讲座（徐州）	结核病学分会	科普	1	2	11月6日	徐州	1000
31	风湿病健康咨询和义诊活动（高邮站）	风湿病学分会	义诊	1	11	11月8日	高邮	150
32	江苏省医学会消化病学分会义诊活动	消化病学分会	义诊	1	9	11月13日	苏州	55
33	江苏省医学会神经病学分会科普义诊活动	神经病学分会	义诊	—	10	11月13日	扬中	60
34	江苏省医学会核医学分会第一届比较影像学学术论坛暨PET/MRI临床应用英文图谱筹备会	核医学分会	报告会	9	9	11月27日	南京	40
35	江苏省医学会神经外科分会科普义诊	神经外科分会	义诊	—	8	12月25日	张家港	70
合计				49	305	—	—	5376

（汪　清）

江苏省护理学会

党建和组织建设。配合2020年度省卫生健康委党组对学会的政治巡察。利用“江苏省护理学会”微信公众号，每日发布疫情防控相关知识，报道一线护理人员工作日记、护理经验，连续推送“最美是你”系列100集；组织编印《护佑生命，抗“疫”留痕》3000册，下发到一线抗疫护士手中。对专委会进行考核、评先评优。召开2次理事长办公会、2次常务理事扩大会、1次理事扩大会，充分发挥理事会的决策作用。完成2019年度省民政厅社会团体年检工作。

学术活动。因疫情影响，1—8月以线上学术活动为主，9月开始13个专委会举办了线下学术会议（见学术会议汇总表）。特色线上学术活动有：6月6日，护理教育专委会举行第二届全国高等护理院校中青年教师授课比赛江苏省选拔赛；9月5日，手术室专委会举行首期麻醉护理“抗疫常态化”感控防控网络在线学术交流活动，参会4756人。部分线下学术活动：9月2—4日，消毒供应中心（室）管理学术会议在南京举行，会议收录论文344篇，参会代表434人，会议主题为“专业、精细、安全、共享”，共设10场专题讲座，2个分会场，34篇论文交流；9月16—18日，综合内科、传染病护理学术会议在徐州举行，会议收录论文495篇，参会代表303人，援鄂一线的护理专家、骨干在会上作主题交流发言；12月15—17日，举办危重症护理、心胸外科护理学术会议，共征集论文投稿468篇，348名代表参加会议，重症分会场邀请全省16位参与新冠疫情防控、救治工作的危重症护理人员分享了各自在疫情防控中的故事。协办学术活动有：中华护理学会第三届全国护理产业发展论坛、中华护理学会第六期护理员师资培训班、2020年第十一届海峡护理高峰论坛。

继续教育。线上继续教育有：“江苏省护理继教在线平台”上线20个培训项目［见继续教育项目（远程）汇总表］，总课程730门，课程总播放量超30万次，当年上线人数16588人。线下继续教育：结合13个专委会举办的学术活动，同期完成6项国家级继续教育项目、2 项省级继续教育。自 9 月起,正式启用电子学分证书。专项护理培训[见专项培训、继续教育项目(面授)汇总表表]。

政府委托工作。专科护士培训:完成 18 个专业方向省级专科护士招生、录取工作,录取专科护士 954 名;完成第三批(老年护理、社区护理)省级专科护士培训基地及临床实习基地评审工作;完成第四批(呼吸护理、小儿慢病护理)专科护士培训基地及临床实习基地材料上报;下发《江苏省专科护士培训基地及临床实习基地认定管理规定(试行)》《江苏省专科护士培训基地考核管理规定(试行)》;完成中华护理学会专科护士京外临床教学基地遴选工作;完成南京国际造口治疗师学校第十四期招生、培训工作;初步完成《江苏省麻醉科护理单元建设管理指导意见》(讨论稿)。承办由省卫生健康委、省人力资源和社会保障厅联合主办的急危重症护理技能竞赛。全省 13 个设区市和在宁省管医院共遴选出 14 支参赛队、112 名急危重症护理选手参加省级决赛。举办 3 期三级医院护士长岗位培训班,培训 455 人(见护士长培训班汇总表)。配合委医政医管处完成"十三五"护理事业发展规划终期评估工作。配合委中医医政处完成"江苏省中医护理专业化培训"基地评审及60 名专业化护士培训工作。完成省管医疗机构首次、延续、变更、注销注册及全省护士首次注册的审核以及护士电子化注册工作。配合委医政医管处讨论下发《关于加强医疗护理员培训和规范管理工作的通知》《关于开展老年护理需求评估和规范服务工作的通知》,并承接了相关培训工作。

江苏省科协相关工作。被评为"全省科协系统先进集体"。被评为"学术特色学会",获得 20 万元项目经费。学会秘书处被评为"全国巾帼文明岗"。副理事长李国宏被推选为省科协第十届委员会委员。向省科协报送学会开展抗"疫"科普相关工作。中国科协、省科协应急科普工作简报都有学会的亮点内容。推荐 5 篇作品申报"第十一届江苏省优秀科普作品",获二等奖、三等奖各一项。完成江苏省科协 2020 年度年终考核。

承接中华护理学会相关工作。推荐 3 篇文章入选《白衣执甲　逆行出征——致敬最美战疫护士》。推荐 8 位候选人(陈雁、宋瑾、窦英茹、杨丽萍、沙鸭云、陈菊娣、魏翠、赵宁玲)全部入选"杰出护理工作者"。获第三届"中华护理学会创新发明奖"二等奖、三等奖各 2 项。获中华护理学会 2020 年度科研课题立项 2 项。

开展纪念"5 · 12"护士节系列活动。组织援鄂护士参加"约见名医" "新闻评弹"等节目。在《新华日报》整版刊登江苏省 8 名援鄂先进护士个人事迹。举办第三届护理用品创新展示与交流活动,共有 337 个作品参赛。理事长霍孝蓉组织相关专委会专家编写出版了《专科护理临床指引》——急诊重症分册、妇产儿科分册、老年及康复分册。

学术会议汇总表

序号	名　　称	时间	地点	投稿(篇)	人数(人)
1	消毒供应中心(室)管理学术会议	9 月 2—4 日	南京	343	434
2	综合内科、传染病护理学术会议	9 月 16—18 日	徐州	495	303
3	妇产科、儿科护理学术会议	10 月 20—22 日	南京	739	512
4	肾内科护理学术会议	11 月 5—7 日	南京	304	213
5	口腔、眼耳鼻咽喉科护理学术会议	11 月 10—12 日	南京	510	202
6	血液净化护理学术会议	12 月 3—5 日	扬州	202	229
7	肿瘤、普外科护理学术会议	12 月 9—11 日	南京	579	320
8	危重症、心胸外科护理学术会议	12 月 15—17 日	南京	468	348
9	中华护理学会第三届全国护理产业发展论坛	9 月 24—25 日	苏州	协办	
10	第十一届海峡护理高峰论坛	9 月 25—27 日	福州	协办	
合计				3640	2561

继续教育项目(远程)汇总表

序号	名　　称	人数(人)
1	伤口造口失禁专科护理新进展培训班	1299
2	神经外科疾病护理新进展培训班	457

续表

序号	名　　称	人数(人)
3	骨科护理实践能力培养学习班	717
4	心血管护理新进展培训班	578
5	手术室护理新技术培训班	730
6	胰岛素泵及动态血糖监测使用新进展培训班	1380
7	急诊急救专科护理学习班	1515
8	精神卫生护理理论及技能学习班	266
9	儿科危重症专科护理培训班	768
10	妇产科护理新进展培训班	1161
11	消化疾病及内镜诊疗护理新进展学习班	636
12	危重症专科护理新进展培训班	1254
13	肿瘤患者延续性照护培训班	736
14	临床营养支持专科新进展培训班	25
15	静脉输液治疗新进展学习班	515
16	血液净化护理新进展学习班	625
17	老年专科护理新进展学习班	360
18	江苏省临床护理带教师资培训班	821
19	泌尿外科护理新进展培训班	520
20	中西医结合护理康复研讨班	2225
合计		16588

专项培训、继续教育项目(面授)汇总表

序号	名　　称	时间	地点	人数(人)
1	第八期优玛金陵伤口学校培训班	7月26日—8月27日	南京	33
2	第十四期南京国际造口治疗师学校	8月30日—12月4日	南京	30
3	第二十八期消毒员培训班	10月13—16日	南京	232
4	第二十九期消毒员培训班	10月27—30日	南京	221
5	专科护士公共课(第一期)	12月20—24日	南京	542
6	专科护士公共课(第二期)	12月27—31日	南京	494
7	内镜清洗消毒灭菌与感染控制及内镜诊疗护理新进展培训班(国家级)	11月18—20日	扬州	152
8	江苏省麻醉科护士岗位培训班(省级)	11月20—23日	南京	202
合计				1906

护士长培训班汇总表

序号	名　　称	时间	地点	人数(人)
1	第三十七期三级医院护士长岗位培训班	2月17—28日	南京	150
2	第三十八期三级医院护士长岗位培训班	3月2—13日	南京	154
3	第三十九期三级医院护士长岗位培训班	3月23日—4月3日	南京	151
合计				455

(孙翠华　霍孝蓉)

江苏省医院协会

围绕疫情防控大局统筹安排协会工作。一是贯彻落实省委、省政府关于疫情防控工作的决策部署和省卫生健康委的统一安排,自觉遵守疫情防控的各项规定,按照要求排查、上报工作人员行程信息,并根据疫情变化,进一步加强组织领导,完善各项工作预案,细化落实各项防控措施,做好疫情防控工作。二是发挥自身优势,助力疫情防控工作。向各会员单位医院管理者及医护人员、援鄂医院管理者家属发出慰问信,表示问候、敬意和感谢,鼓励医院管理者和医护人员坚定信心、持续奋战。向省红十字会捐款,动员、组织员工参与无偿献血,支持湖北疫情防控工作。利用微信、网站、会讯等信息平台,普及疫情防控知识,大力宣传江苏省援鄂医疗以及省内各医疗机构众志成城、抗击疫情的先进事迹。开展抗击疫情诗歌作品征集活动,共征集诗歌作品944首。以"责任·使命·担当"为主题与新华网江苏频道联合举办第六届江苏医院微电影节。按时出版《江苏卫生事业管理》杂志,并开设"新冠肺炎应急救治管理"专栏,刊发疫情防控相关论文60余篇。三是采取线上或线上、线下相结合的方式,召开各分支机构疫情防控工作交流视频会议等11次,围绕疫情防控工作经验及其背景下的医院管理,邀请参与防控一线工作的专家进行专题讲座和经验分享,累计参会31.9万人次。医院临床营养管理专委会、口腔医院分会分别组织编写《医院营养食堂防控新冠肺炎感染管理的建议》《江苏省口腔医疗机构口腔诊疗工作中新型冠状病毒感染肺炎的防控建议》,指导会员医院加强营养食堂疫情防控和口腔科诊疗工作。组织有关分支机构与中国江苏网共同录制"健康大家说"系列慕课,围绕社会大众关注的疫情背景下安全就医、老年居家防护、健康管理等内容从不同角度进行解读,并在"学习强国"江苏学习平台播出,累计播放3万余次。

开展医院管理学术交流、培训与研究工作。2020年,在做好疫情防控预案的基础上,线下开展各项医院管理业务交流和继教培训等活动69次(期),其中一类活动3次,二类活动37次,分支机构专题活动11次,协会系列活动和专项活动10次,参加1.8万余人次。征集论文和案例4766篇(个),评选表彰优秀论文和案例849篇(个)。连续第四年开展医院管理创新研究课题招标,并将新冠肺炎疫情背景下的医院管理研究纳入课题招标范畴。共收到申报课题795项,委托江苏现代医院管理研究中心承担课题招标、评审、立项等组织实施工作,最终确定190项课题列入2020年度立项课题。对部分2017、2018年度立项课题进行结题评审,对2019年度立项课题开展中期检查。

承接政府部门委托任务。一是受省卫生健康委医政医管处委托,以线上线下相结合的方式举办四期医院药师处方审核技能培训班,免费培训临床药师400余人。依托医院药事管理专委会举办首届合理用药审方技能竞赛,81名审方药师组成的27支代表队参加比赛。二是受省卫生健康委药政处委托,举办2020年罕见病合理用药管理培训会议,700余名临床药师在线参加培训;与有关单位共同承办两期全省家庭药师培训班,培训家庭药师近300名。三是与盐城市卫生健康委签约开展"盐城市直及区县医院综合评价调研"课题研究,为该市"十四五"卫生健康事业发展规划提供科学建议。

开展特色项目。一是在省卫生健康委和省体育局指导下,与江苏省足球运动协会共同举办"援鄂抗疫医务人员子女多彩足球公益夏令营"和"医疗系统足球邀请赛"等系列公益活动,分别有40名援鄂医务人员子女和医疗系统12支足球代表队参与。二是与人民网江苏频道联合录制"健康江苏·医院高质量发展"系列访谈栏目,邀请相关分支机构主委、副主委就"互联网+医疗服务"、医院经营与财务管理、医务管理、品质管理等方面内容进行访谈和交流。全年在线播出4期,累计收听收看超3万人次。三是持续开展医院品管圈、患者安全管理等活动,不断推进质量管理工具应用和医疗质量安全持续改进。举办第四届江苏省医院品管圈比赛,全省各级各类医院共301个圈组参加比赛,推荐部分获奖圈组参加全国医院品管圈大赛并取得优异成绩。健全江苏省患者安全协作组织,连续第四年举办患者安全典型案例讨论会,开展患者安全学术讲座和典型案例讨论,加强世界患者安全日宣传,营造患者安全文化氛围。依托相关分支机构举办VTE防治专题研讨会,推动成立江苏省VTE防治联盟,提升医疗机构VTE防治水平。四是开展省际医院管理交流活动,参与全国性会议和专项竞赛。参与协办中国医院协会2020中国医院质量大会。组织省内部分医院管理者赴济南参加第十五届华东地区医院管理论坛。召开第三届浙江·江苏医院改革与发展交流会并赴浙江东阳、台州参观学习。组织部分医院管理者赴杭州阿里巴巴学习考察。分别举办粤苏两省线上和线下医院管理研讨会。召开鄂苏皖"大数据驱动下的医院管理"线上专题研讨会。医院信息管理、病案管理专委会还分别举办或参与"智慧医疗创新大赛""全国病案专业技能大赛",江苏省参赛项目或队伍均在全国性比赛中取得优异成绩。五是稳步推进医院综合评价工作。依托医院管理评价研究专委会有序推进"二、三级医院综合评价指标体系"的编写制定、专家研讨论证,以及现场调研试评工作,并在试点基础上,受盐城市卫生健康委委托,开展该市相关医院的综合评价调研。

加强组织机构建设,开展评先选优活动。一是规范理事会管理。按时召开会长办公会议、常务理事和理事会议,通报、审议重大事项。做好2020年度理事更替及增补。二是加强分支机构建设。年初召开分支机构工作会议,就协会和分支机构2020年重点工作任务提出要求;对《江苏省医院协会先进分支机构评选办法》进行修订完善，并评选出2020年度先进分支机构19个。注重发挥分支机构主体作用，鼓励召开分支机构主委、常委等办公会议，讨论谋划分支机构工作安排，按时召开分支机构全体委员、青年委员会议，加强对委员参加活动情况的考核。先后完成医院后勤管理专委会等13个分支机构的换届改选工作，成立医院急诊和医院感染管理专委会青年委员会。三是加强实体机构建设。在省卫生健康委指导下，完成江苏现代医院管理研究中心换届，选举产生新一届理事会，建立健全组织机构和工作制度，明确中心的定位和任务；按要求梳理《江苏卫生事业管理》杂志社资产，填报监管改革方案，指导杂志社进一步规范运营管理，提高办刊质量。四是加强办事机构建设。坚持员工集体学习制度，及时组织学习习近平总书记在全国抗击新冠肺炎疫情表彰大会上的重要讲话，联系协会实际，展开深入讨论。印发迎接AAAAA级社会组织复评工作方案，成立领导和工作小组，落实分工任务，明确进度安排，有序推进。7月10日，接省卫健委直属机关党委文件，正式成立中共江苏省医院协会支部委员会。协会严格按照功能型党支部建设要求，建立健全党建档案和党组织工作制度，规范开展党组织活动，建设党员活动室，设置党建宣传栏，加强党员教育学习。五是开展评先选优活动。按中国医院协会和省卫生健康委要求，协会组织开展2020年全国优秀医院院长和突出贡献奖候选人推荐工作，江苏省共有8人荣获2020年全国优秀医院院长称号，在中国医院大会上受到表彰。开展江苏省优秀医院领导者认定，优秀市级医院协会评选等工作。

江苏省医院协会2020年学术活动一览表

类别	序号	活动名称	活动时间	活动地点	参加人数（人）	评选优秀论文、案例/征集总数（篇）
线上会议	1	“战疫之下，急诊管理路在何方”——医院急诊管理专业委员会视频会议	3月18日	线上+线下	6300	—
	2	“新冠肺炎疫情下互联网医院实践”——医院医务管理专业委员会视频会议	4月1日		5279	—
	3	肿瘤医院分会远程视频会议	4月15日		14380	—
	4	医院质量管理专业委员会视频会议	5月7日		170000	—
	5	“疫路凯旋，信息化引擎再升级”——医院信息管理专业委员会专题视频会议	5月19日		6000	—
	6	医院医保管理专业委员会2020年专题研讨会	5月23日		30500	—
	7	粤苏两省疫后医院管理研讨会	6月2日		2000	—
	8	新冠肺炎疫情感染防控经验交流视频会议（医院感染管理专业委员会）	6月8日		20000	—
	9	江苏省人民医院等医疗机构援鄂医疗经验分享视频会议	6月16日		28000	—
	10	“苏鄂皖‘医路同行’——大数据驱动下的医院管理”专题研讨会（医院信息管理专业委员会）	6月29日		5500	—
	11	“公立医院学科建设与人才培养”专题研讨会（医院人力资源管理专业委员会）	7月26日		4000	—
一类会议	1	第九届医院质量论坛	9月19—20日	南京	500	24/178
	2	第十一届医院管理论坛	10月23—24日	南京	600	100/609
	3	江苏省医院协会2020医院大会	12月18—19日	南京	800	100/805
二类会议	1	医院感染管理专业委员会2020年学术年会	7月30日—8月1日	南京	800	35/234
	2	医院护理管理专业委员会2020年学术年会	8月12—13日	南京	300	55/358
	3	医院后勤管理专业委员会2020年学术年会	8月13—15日	泰州	650	89/422

续表

类别	序号	活动名称	活动时间	活动地点	参加人数(人)	评选优秀论文、案例/征集总数(篇)
二类会议	4	精神病医院分会2020年学术年会	8月21—22日	南京	90	9/89
	5	医疗新技术应用暨外科手术机器人专题研讨会	8月22—24日	南京	250	—
	6	中医医院分会2020年学术年会	8月29日	南京	80	—
	7	医院药事管理专业委员会2020年学术年会	8月28—30日	扬州	600	15/81
	8	医院品质管理联盟2020年学术年会	9月4—5日	泰州	400	—
	9	医院管理评价研究专业委员会2020年学术年会	9月20日	南京	200	—
	10	医院质量管理专业委员会2020年学术年会	9月19—20日	南京	200	—
	11	医院社会工作暨志愿服务工作委员会2020年学术年会	9月24—25日	常州	140	30/55 30/468
	12	医院医务管理、急诊管理专业委员会2020年学术年会	10月9—10日	南京	345	—
	13	儿童医院分会2020年学术年会	10月15日	南京	110	—
	14	医院病案管理专业委员会2020年学术年会	10月16—17日	南京	330	—
	15	医院人力资源管理专业委员会2020年学术年会	10月23—24日	南京	200	30/180
	16	医院经营与财务管理专业委员会2020年学术年会	10月23—24日	南京	200	—
	17	医疗联合体建设、“互联网+医疗服务”专业委员会2020年学术年会	10月29—31日	常州 线上	400 2000	—
	18	医院临床营养管理专业委员会2020年学术年会	11月5—7日	南通 线上	220 520	10/47
	19	急救医疗中心(站)分会2020年学术年会	11月6—7日	徐州	280	34/205
	20	医院医保管理专业委员会2020年学术年会	11月12—14日	无锡	480	19/200
	21	医院设备管理专业委员会2020年学术年会	11月13—14日	南通	362	—
	22	医院临床检验管理专业委员会2020年学术年会	11月17—19日	南京	300	—
	23	医院门诊管理专业委员会2020年学术年会	11月19—21日	徐州	300	75/75
	24	医院科技教育管理专业委员会2020年学术年会	11月20—21日	苏州	225	—
	25	口腔医院分会2020年学术年会	12月3—4日	南京	110	—
	26	医院建筑与规划管理专业委员会2020年学术年会	12月10—11日	南京	180	50/120
	27	血液净化中心分会2020年会	12月11—13日	南京	300	—
	28	医院文化建设管理专业委员会2020年学术年会	12月18—19日	南京	250	80/250
	29	医院行风建设管理专业委员会2020年学术年会	12月18—19日	南京	200	—
	30	医院疾病与健康管理专业委员会2020年学术年会	12月18—19日	南京	200	—
	31	医院院办管理专业委员会2020年学术年会	12月18—19日	南京	200	—
	32	医疗康复机构分会2020年学术年会	12月18—19日	南京	100	—
	33	民营医院分会2020年学术年会	12月18—19日	南京	90	—
	34	县(市)级医院分会、医院后勤管理专业委员会安保、县市专业组2020年学术年会	12月23—24日	昆山	550	50/250
	35	妇幼保健院分会2020年学术年会	12月24—25日	连云港	120	—
	36	传染病医院分会2020年学术年会	12月25—26日	南京	200	0/80
	37	医院信息管理、图书情报管理专业委员会2020年学术年会	12月29—30日	南京	130	—

续表

类别	序号	活动名称	活动时间	活动地点	参加人数（人）	评选优秀论文、案例/征集总数（篇）
分支机构专题会议	1	医院综合评价研讨会	5月15—16日	泰州	40	—
	2	部分援鄂医院管理者交流研讨会	6月13日	扬州	20	—
	3	肺栓塞和深静脉血栓防治能力建设医务讨论会	6月19日	扬州	40	—
	4	医院急诊管理专业委员会青年委员会成立会议	6月26—27日	徐州	30	—
	5	首届合理用药审方技能竞赛	8月28日	扬州	60	—
	6	“二、三级医院综合评价指标体系”调研评价活动	8月13—16日	连云港	60	—
	7	江苏省抗菌药物合理应用能力提升项目(第二期)	8月28—29日	扬州	60	—
	8	盐城市直及区县医院综合评价调研启动会	10月24日	南京	100	—
	9	临床基因扩增检验实验室技术人员岗位培训班(新冠专项理论培训)	12月9—11日	南京	550	—
	10	医院质量管理专委会肺栓塞和深静脉血栓防治专题研讨会	12月12—13日	南京	215	—
	11	肿瘤医院分会防癌健康管理论坛	12月31日	南京	180	—
协会系列活动	1	录播“健康大家说”系列慕课4期	3—4月	线上	27000	—
	2	录播“健康江苏·医院高质量发展”专题访谈栏目4期	8—12月	线上	30000	—
	3	2020年江苏省患者安全典型案例讨论会	9月5日	无锡	140	—
	4	2020年度江苏省医院管理高级研修班(第一期)	9月22日	南京	60	—
	5	江苏省抗菌药物合理应用能力提升项目(第二期上)	8月28—29日	扬州	60	—
	6	江苏省抗菌药物合理应用能力提升项目(第二期下)	12月27—30日	南京	50	—
省卫健委委托培训班	1	2020年医院药师处方审核技能培训班(共4期)	6月—7月	线上、线下	400	—
	2	2020年罕见病合理用药管理培训会议	11月18日	苏州 线上	50 700	—
	3	全省家庭药师培训班(共2期)	11—12月	苏州	270	—
省际交流和参访活动	1	第三届浙江·江苏医院改革与发展交流会	8月8—9日	浙江东阳	50	—
	2	第十五届(2020)华东地区医院管理论坛暨山东医院管理泰山峰会	9月18日	山东济南	500	20/60
	3	2020粤苏医院管理研讨会	10月17日	南京	40	—
	4	第十六届(2021年)华东地区医院管理论坛预备会议	10月30日	昆山	20	—
	5	向阿里学管理学习班(共2期)	10月21—22日 12月25—26日	浙江杭州	60	—
协会专项活动	1	第四届医院领导者沙龙	6月6日	南京	60	—
	2	2020援鄂抗疫医护人员子女多彩足球公益夏令营(共2期)	8月3—14日	南京	40	—
	3	2020年医院品管圈比赛	9月4日	泰州	760	—
	4	2020年援鄂抗疫足球系列公益活动暨“扬子江”杯首届江苏省医疗系统足球邀请赛	9月12—27日	南京	180	—
					215266	855/4766

（陈　伟　李佳佳）

江苏省中医药学会、江苏省中西医结合学会、江苏省针灸学会

2020 年,省中医药学会、省中西医结合学会双双通过复评,蝉联中国社会组织最高等级 AAAAA 级学会;省中医药学会被省科协表彰为“2019 年度综合能力评价 A 等学会”“学术特色学会”。

党建工作。加强党对社会组织的领导,研究拟订《关于进一步加强学会理事会和分支机构党建工作的实施意见》;分别成立省中医药学会、中西医结合学会、针灸学会党建工作领导小组;在省中医药学会 24 个、省中西医结合学会 22 个换届专委会中成立党建工作小组,推进落实党建工作全覆盖。

学习宣传贯彻《江苏省中医药条例》。学会联合省中医药发展研究中心分别于 10 月 20 日、11 月 4 日举办 2 场学习宣传贯彻《江苏省中医药条例》专家学者座谈会。省卫生健康委党组书记、主任谭颖出席会议并听取专家关于实施《条例》的意见建议。国家中医药管理局原副局长吴刚,国家中医药管理局原规财司司长苏钢强,省卫生健康委副主任、省中医药管理局局长朱岷,委直属在宁中医单位主要领导,国医大师、全国名中医、岐黄学者、省名中医代表等参加座谈。

组织建设。2020 年,按组织建设流程,对任期届满的省中医药学会妇科等 24 个专业委员会,省中西医结合学会妇产科等 22 个专业委员会进行换届改选;完成省中医药学会手法研究、不孕不育专业委员会的新建工作;对相关专业委员会进行委员增补。

继续教育。做好江苏省中医药继续教育项目办公室相关工作,研究制定 2020 年继续教育项目计划和实施方案,组织召开江苏省中医药继续教育项目评审工作会议、举办江苏省中医药继续教育工作培训班。结合新冠肺炎疫情防控常态化的工作实际,6 月发布“关于网上举办 2020 年度中医药继续教育项目的几点意见”。进一步加强继续教育项目意识形态管理,规范线上实施流程。完成 2020 年国家级中医药继续教育项目申报 112 项,获批 41 项(其中备案 5 项),实施 42 项;完成 2020 年省级中医药继续教育项目申报 294 项,其中获批 191 项,实施 156 项;因新冠肺炎疫情影响,申请延期项目 22 项(其中国家级项目 4 项、省级项目 18 项)。

学术交流。举办继续教育和学术活动 79 项(其中省中医药学会 34 项,省中西医结合学会 37 项,省针灸学会 4 项),完成专家讲座、学术报告 1000 余场次,线上线下总培训人员超过 63000 人次,汇编论文 7000 余篇。6 月 19—23 日,学会联合省中医药发展研究中心共同举办以“传承精华　守正创新——新冠肺炎的中医药诊治及突发传染病防治对策”为主题的“新冠肺炎的中医药诊治及突发呼吸道传染病防治对策学术活动周暨 2020 江苏省第七届中药学术大会”。大会采取线上为主、线下为辅的形式,开展为期一周的学术交流与研讨。9 月 26—28 日,学会联合省中医药发展研究中心、新华报业传媒集团、南京市溧水区人民政府共同主办以“全民健康　全面小康”为主题的 2020 长三角健康峰会(溧水)暨中医药博览会。峰会采取“1 + 5 + 1”模式,即一场开幕式兼主论坛、五场分论坛、一个博览会,对当下最热门、最前沿、最关注的话题进行研讨。

科普宣传。与省中医药发展研究中心共同实施中医药文化建设发展行动计划,以“中医江苏行,健康你我他”“中医药就在你身边”“岐黄校园行”等一系列中医药主题科普宣传和文化巡讲活动为载体,先后组织 120 人次科普专家到苏州、常州、镇江等地,共开展 5 场大型义诊、咨询系列活动,走进街道、社区、农村、学校、企业、家庭,为市民开展中医药健康服务,免费向市民赠送《中医药就在你身边》《实用家庭卫生保健》等科普图书、资料等 7000 余册,微信推送 5 次,各大媒体宣传 17 次,受众 3 万人。2020 年初参加由省委宣传部等部门组织开展的文化科技卫生“三下乡”,在江苏兴化沈伦镇开展科普义诊咨询活动。

科技评奖。做好江苏中医药科技奖奖励办公室工作,按照“四审三公示”评奖流程,完成第十一届江苏中医药科技奖终审答辩、网上公示与决定发布,获奖项目 31 项(其中一等奖 4 项、二等奖 9 项、三等奖 18 项);完成第十二届江苏中医药科技奖提名推荐、形式审核、专家复审、网上公示等流程。

评优举荐。2020 年,向中华中医药学会推荐以黄亚博教授为首席科技传播专家的江苏省中医药学会“中医药就在你身边”科技传播专家服务团队,共计 17 人,并入选首批专家名单;向省科协推荐由汪受传教授、金实教授等 11 位专家分别组成的儿科、肝胆病等系统的科技传播专家服务团队,于 6 月 20 日入选第五批省科协科技传播专家名单;向中华中医药学会推荐眼科等 21 个分会委员候选人 78 名(不包括青年委员推荐)。同时,在江苏中医药科技奖获奖成果基础上,推荐中华中医药学会 2020 年度科学技术奖 5 项,学术著作奖 2 项(其中 6 项获奖);推荐中国中西医结合学会 2020 年度科学技术奖 5 项(其中 3 项获奖);推荐 2020 年度江苏省科学技术奖 3 项(其中 2 项获奖)。

编辑出版。2020 年,由学会主办的《江苏中医药》杂志连续第 15 年入选中国科技核心期刊。秉承“质量第一,读者至上”的办刊理念,严格执行“三审三校”、专家外审制度,进一步扩充并优选审稿专家团队,以稿件质量为选稿唯一标准。编辑出版过程中,认真贯彻落实党中央有关办刊工作要求和中医药方针政策,将意识形态工作摆在重要位置。围绕疫情防控,开辟“新冠肺炎中医诊疗专栏”,出版《新冠肺炎诊治特刊》(2020 年第 4 期),集中展示新冠肺炎中医药诊治研究成果。组建青年编委团队,聘请 43 位青年学者为本刊青年编委(特约编辑),履行审稿、组稿、评刊等职责。

微信公众号与信息网。学会继续以江苏中医药信息网和微信公众号新媒体建设为重点，发挥好网络信息化平台作用。网站全年共发布各类新闻、信息 602 条，浏览 196572 次，独立访客 65474 人。学会微信公众号与江苏中医药信息网联动，发布相关通知和资讯，特别在新冠疫情时期，及时转发最新权威信息、科普知识，介绍感人事迹，宣传中医战“疫”特色，传播正能量。

江苏省中医药学会 2020 年学术活动及中医药继续教育项目一览表

序号	举办时间	名　　称	地点	参加人数（人）	讲座报告（场）
1	1 月 4 日	江苏省中医药学会肺系疾病专业委员会 2020 年工作会议	南京	20	2
2	1 月 9 日	江苏省中医药学会针刀医学专业委员会 2020 年工作会议	南京	13	1
3	6 月 19—23 日	新冠肺炎的中医药诊治及突发呼吸道传染病防治对策学术活动周暨 2020 江苏省第七届中药学术大会	南京（线上）	500	25
4	8 月 1 日	2020 年江苏省中医妇科专业学术年会暨国医大师夏桂成应用中医药诊治不孕症及妇科疑难病症经验学习班暨复发性流产中西医结合诊治进展学习班	常州（线上）	180	12
5	8 月 21—23 日	2020 年江苏省中医药学会肺系疾病专业委员会学术年会暨第一届咳喘病学术交流大会 中医药在新型冠状病毒肺炎全周期的防治与康复策略学习班	南京（线上结合线下）	100	11
6	9 月 5—6 日	2020 年江苏省中医肾病专业委员会学术年会暨慢性肾脏病及其并发症中西医诊治新理论、新技术学习班 国医大师邹燕勤教授诊治慢性肾脏病经验传承学习班	南京（线上结合线下）	120	26
7	9 月 18—20 日	2020 年江苏省中医风湿病学术年会暨风湿顽痹多元化诊治新进展学习班	南京（线上结合线下）	300	20
8	9 月 12—13 日	2020 年心系疾病专业委员会学术年会暨心血管疑难病症的中医诊疗及康复新技术进展学习班	盐城	200	32
9	9 月 26—28 日	2020 长三角中医药高质量发展学术大会	南京	500	8
10	9 月 26 日	2020 年急症医学专业委员会工作会议暨急诊床旁超声技能培训	南京	40	5
11	10 月 16—18 日	2020 国际经方大会暨经方临床应用提高班	南京（线上结合线下）	500	33
12	9 月 25—27 日	2020 年糖尿病专业委员会学术年会暨肥胖与糖尿病中西结合防治策略学习班暨肥胖与糖尿病管理新理论及临床诊治新进展学习班	苏州（线上结合线下）	6000	19
13	10 月 17—18 日	江苏省中医药学会第十五次男科学术大会暨中医男科临床实务培训班	盐城	140	18
14	10 月 16—18 日	2020 年江苏省中医药学会科普学术年会	常州武进	70	10
15	10 月 30 日—11 月 1 日	2020 江苏省中医膏方研究暨基层中医药服务大会 中医适宜技术培训班	镇江	240	22
16	11 月 6—8 日	2020 年江苏省中医耳鼻咽喉科学术年会暨耳鼻喉科中医内治、外治及特色疗法传承与创新学习班	南京（线上结合线下）	800	17
17	11 月 6—8 日	五运六气研究专业委员会第二届学术年会暨龙砂医学特色诊疗技艺培训班	江阴	400	30

续表

序号	举办时间	名　称	地点	参加人数（人）	讲座报告（场）
18	11 月 6—8 日	2020 年江苏省中医肿瘤专业学术年会暨中西医结合消化道肿瘤诊疗与康复进展学习班	南京	100	11
19	11 月 7—9 日	2020 年江苏省中医药学会外治法专业委员会学术年会暨 2020 儿童生长发育中西医诊疗进展研修班	南京（线上结合线下）	80	12
20	11 月 8—10 日	中医外治法联合中西药治疗慢性肝病新进展学习班	江阴	152	8
21	11 月 13—15 日	2020 年中医内科专业委员会学术年会暨脾胃病相关技术新进展学习班	苏州（线上结合线下）	200	22
22	11 月 13—15 日	2020 年不孕不育专业委员会首次学术年会暨生殖相关疾病中西医研究进展培训班	苏州	300	24
23	11 月 20—22 日	第五届长三角脾胃病学术大会暨 2020 年江苏省中医脾胃病学术年会、中西医结合消化病诊疗进展暨单兆伟教授临证经验传承学习班	南通	500	33
24	11 月 20—22 日	2020 年江苏省中医、中西医结合皮肤科学术年会暨中西医结合皮肤科新进展学习班	南京	120	9
25	11 月 28—29 日	江苏省中医推拿学术研讨会暨汪建民教授学术思想培训班	南京（线上结合线下）	160	18
26	12 月 4—6 日	2020 年江苏省中医药学会针刀医学专业委员会学术年会暨可视化针刀治疗肌筋膜疼痛进展培训班	南京（线上结合线下）	180	11
27	12 月 4—6 日	2020 年江苏省中医肛肠专业学术年会暨肛肠疾病诊疗新进展学习班	如东	200	12
	9 月 11—13 日	第 24 届全国结直肠外科论坛暨中西医结合结直肠肛门外科诊治新进展学习班	南京（线上结合线下）	2205	24
28	12 月 4—6 日	2020 年江苏省中医骨伤科学术交流会暨骨伤微创与快速康复学习班	南通	226	10
29	12 月 8 日	2020 年中医肾病经方学术交流会	线上	29364	2
30	12 月 12 日	2020 年肺系疾病专业委员会工作会议暨第四届中医药防治流感研讨会	南京	20	5
31	12 月 18 日	2020 年江苏省中医药学会信息宣传专业委员会年会	南京	44	4
32	12 月 18—20 日	2020 江苏省中医脑病专业学术年会暨脑病中西医结合诊治新技术进展学习班	南京	150	—
33	12 月 25—27 日	2020 年首届手法研究专业委员会学术年会暨手法与中医治未病在临床中运用优势培训班	连云港	70	11
34	12 月 26 日	2020 年基础理论与文献研究专业委员会学术年会暨世中联第五届国际中医药文献与流派研究学术大会	南京	—	13

江苏省中西医结合学会 2020 年学术活动及中医药继续教育项目一览表

序号	举办时间	名　称	地点	参加人数（人）	讲座报告（场）
1	6 月 19—23 日	新冠肺炎的中医药诊治及突发呼吸道传染病防治对策学术活动周暨 2020 江苏省第七届中药学术大会	南京	500（含线上）	29
2	7 月 25 日	江苏省中医药、中西医结合学会风湿病专业委员会常务委员工作会议暨学术交流会	南京	40	3

续表

序号	举办时间	名　　称	地点	参加人数（人）	讲座报告（场）
3	8月22日、9月20日、10月24日、11月21日、12月22日	2020年江苏省中西医结合学会风湿病专业委员会学术年会暨中西医结合骨关节病与免疫治疗新进展学习班	徐州	线下100，线上2820	16
4	8月28—30日	2020年江苏省中西医结合学会麻醉专业委员会学术年会暨穴位刺激在加速康复外科手术围麻醉期应用培训班	南京	150	10
5	9月3—6日	2020年江苏省中西医结合学会男科专业委员会学术年会暨徐福松教授学术经验传承交流学习班	南京	100	18
6	9月4—6日	2020年江苏省中西医结合眼科年会暨中西医结合眼科新技术新疗法培训班	南京	208	33
7	9月11—13日	2020年江苏省中西医结合口腔学术交流会暨国家级口腔疑难重症的中西医多学科诊疗培训班	南京	94	22
8	9月18—20日	2020年江苏省中西医结合学会活血化瘀学术年会暨国家级活血化瘀研究进展学习班	徐州	线下20，线上150	12
9	9月18—20日	2020年江苏省中西医结合内分泌疾病诊治学术交流会暨国家级中西医结合内分泌疾病诊治进展学习班的通知	南京	102	17
10	9月25—27日	第12届长三角中西医结合高峰论坛暨2020年江浙沪皖妇产科学术年会暨女性孕育热点问题——PCOS中西医结合诊疗进展学习班	溧水	线下300，线上2000	10
11	10月11日	江苏省中西医结合学会脊柱医学专委会脊柱内镜学组第二届学术研讨会议（同期参加“U”创未来、“镜”益求精——全国UBE技术金陵高峰论坛）	南京	55	13
12	10月15日	江苏省中西医结合学会眼科专业委员会眼表角膜病学组工作会议（同期参加第十九届全国角膜及眼表疾病学术大会暨第十二届全国角膜屈光手术年会）	南京	30	22
13	10月16—17日	2020年江苏省中西医结合学会心身医学专业委员会学术年会	南京	80	11
14	10月17—18日	2020年江苏省中西医结合学会影像技术专业委员会学术年会暨影像新技术临床应用学习班	苏州	100	25
15	10月21—23日	中医膏方规范化培训班	苏州	线下230，线上250	20
16	10月23—24日	2020年江苏省中西医结合学会肿瘤放疗专业委员会学术年会	南京	80	13
17	10月23—25日	2020年江苏省中西医结合学会影像诊断专业委员会学术年会	常州	255	62
18	10月23—25日	第七届长三角中西医结合学会大肠肛门病专业委员会学术年会暨第十一届世界中医药学会肛肠病专业委员会学术年会	苏州	150	32
19	10月30日—11月1日	2020年江苏省中西医结合围产医学学术年会	常州	200	18
20	10月30日—11月1日	2020年江苏省中西医结合学会亚健康专业委员会学术年会暨治未病适宜技术和理论实践培训班	江阴	150	10
21	11月6—8日	2020年江苏省中西医结合学会超声医学专业委员会学术年会暨肿瘤超声与临床进展学习班	南京	150	12
22	11月13—15日	中国中西医结合学会泌尿外科专业委员会第十八次全国学术年会暨2020年江苏省中西医结合学会泌尿外科年会	徐州	150	10

续表

序号	举办时间	名　　称	地点	参加人数（人）	讲座报告（场）
23	11 月 13—15 日	2020 年江苏省中西医结合学会烧伤专业委员会学术年会	宿迁	60	10
24	11 月 20—21 日	2020 年江苏省中医、中西医结合皮肤科学术年会暨中西医结合皮肤科新进展学习班	南京	120	9
25	11 月 20—21 日	2020 年江苏省中西医结合学会生殖医学专业委员会学术年会	南京	150	10
26	11 月 21—22 日	2020 年江苏省中西医结合学会呼吸病学术年会暨中西医结合诊治呼吸系统疾病新进展暨新冠肺炎诊疗经验学习班	徐州	180	12
27	11 月 21—22 日	2020 年江苏省中西医结合学会脑心同治专业委员会学术年会	扬州	150	10
28	11 月 25—28 日	江苏省中西医结合学会炎症性肠病多学科协作专业委员会学术年会暨炎症性肠病多专业一体化诊疗新技术进展培训班	南京	100	29
29	11 月 26—28 日	江苏省中西医结合学会 2020 年检验医学专业委员会学术年会暨国家级中西医结合诊疗自身免疫性疾病的应用进展学习班	南京	220	14
30	11 月 27—28 日	2020 年江苏省中西医结合学会神经外科专业委员会学术年会	昆山	135	10
31	11 月 28 日	2020 年江苏省中西医结合学会泌尿外科专业委员会前列腺学习年会	镇江	线下 217，线上 5669	17
32	11 月 28 日	2020 年江苏省中西医结合学会疼痛专业委员会学术年会暨中西医结合疼痛诊治新技术进展学习班	线上	159	10
33	11 月 27—29 日	2020 年江苏省中西医结合学会外治法专业委员会学术年会暨国家级外科名老中医学术经验传承与创新培训班省级中医外治法在肺外结核中应用新进展学习班	南京	120	11
34	12 月 4—6 日	2020 年江苏省中西医结合学会耳鼻咽喉科专业委员会学术年会	连云港	150	24
35	12 月 11—12 日	2020 年江苏省中西医结合学会运动医学专业委员会学术年会暨运动医学新思维新技术培训班	苏州	100	23
36	12 月 18—20 日	2020 年江苏省中西医结合骨伤科学术年会暨国家级吴门医派葛氏伤科整骨手法研修班	苏州	300	9
37	12 月 25—26 日	2020 年江苏省中西医结合脊柱医学学术年会暨国家级中西医结合及微创治疗脊柱退行性疾病新进展学习班	南京	108	42

江苏省针灸学会 2020 年学术活动及中医药继续教育项目一览表

序号	举办时间	名　　称	地点	参加人数（人）	讲座报告（场）
1	12 月 4—6 日	2020 年针灸学术年会暨盛灿若、吴旭老专家经验学术研讨会 针灸特色与创新临床技术应用进展培训班 盆底疾病的中医外治治疗新技术学习班 传统中医特色技术在肌肉骨骼系统疾病中应用进展学习班	南京	100 线下（线上 5000）	28
2	12 月 4—6 日	2020 年耳针专业委员会学术年会暨耳针疗法临床应用新进展学习班	南京	120	11
3	12 月 5—6 日	2020 年江苏省针灸学会急症专业学术年会暨李玉堂专家经验学术研讨会 针灸急症特色诊疗新进展学习班	南京	80	8

续表

序号	举办时间	名　　称	地点	参加人数（人）	讲座报告（场）
4	12月12—14日	2020年针灸治疗脑病临床运用及研究学术交流会 针灸结合现代康复治疗中风偏瘫的新技术进展学习班 针灸治疗更年期综合征临床研究进展学习班	泰兴	145	9

（强雨叶）

江苏省医师协会

医师队伍建设。一是弘扬抗疫精神，组织宣传表彰。协会主动联系新闻媒体，通过互联网平台对抗疫先进代表和事迹进行广泛宣传报道，累计发布推文136篇；邀请邱海波、戚建伟、沈涛3位医师代表在医师节庆祝大会上做事迹报告；表彰基层医生在抗击疫情和促进基层医疗卫生事业发展中发挥的积极作用，授予王峥等52位医师第五届"江苏省医师协会优秀基层医师奖"。二是加强学科建设，推荐人才评选。黄茂等10位医师荣获中国第四届"白求恩式好医生"称号；南通大学附属医院、东南大学附属中大医院、南京市儿童医院，常州市第二人民医院、涟水县人民医院5个医院荣获中国医师协会"人文爱心医院"称号；省人民医院感染病科、徐州医科大学附属医院重症医学团队、南通第三人民医院重症感染科、淮安第一人民医院血液内科、南京第二医院感染性疾病科、南京鼓楼医院呼吸与危重症医学科6个科室荣获中国医师协会"人文爱心科室"称号；李军、陈静瑜、肖永龙3位医师获第十二届"中国医师奖"。三是做好服务保障，关爱医师健康。协会向最美"逆行者"发出慰问信；组织动员有关分支机构和专家积极参与抗击疫情；会同中国医师协会慰问江苏省抗"疫"路上不幸因公殉职的3位医师，并向他们的家属送去了慰问信和慰问金；在全省抗击新冠肺炎疫情一线遴选优秀基层参加第六期"中国医师协会以岭关爱医师健康专项基金"医师身心健康活动。四是聚焦医师节活动主题，庆祝活动丰富多彩。8月17日，协会受省卫生健康委委托，承办"江苏省庆祝2020年中国医师节大会"，大会包括医师宣誓、医师表彰、抗疫先进事迹报告等内容。8月18日，协会受中国医师协会委托，来到东南大学附属中大医院、省人民医院、省中医院、省疾病预防控制中心开展"谢谢您！医生——献礼'8·19'中国医师节　致敬白衣战士"主题活动，对奋战在一线的医务工作者及援鄂医疗队队员进行慰问。在中国医师节到来的8月，协会所举办的所有年会上，为每一位医师代表送上了象征节日祝福的鲜花和贺卡。

分支机构建设。二级机构在抗疫常态下有序活动。2020年，二级机构换届16个，新成立9个，已完成换届筹备5个，二级机构总数达91个，所有二级机构实现独立运行。2020年申报国家级继续教育项目16个，省级继续教育项目23个；为保证会议防疫安全，部分采用线上会议，全年举办各类会议31场，涵盖年会、专题会、培训班、论坛、专题报告等多种形式，线下参会5000人次，线上参会超10万人次。向中国医师协会17个专科分会和专业委员会推荐306位全国委员候选人。

职业道德建设。在第三个中国医师节所在的8月，凡协会组织召开的庆祝大会、专科医师年会、专委会年会均安排《中国医师宣言》活动，举行中国医师宣誓仪式。使用与恒瑞医药合作设立的"维权专项资金"慰问江苏省战疫牺牲的3位医师。

住培基地和师资队伍建设。举办9期师资培训班，培训师资1062人次。建立2020年江苏省住院医师规范化培训和助理全科医生培训（西医）结业考核题库，建立紧缺人才麻醉、康复专业题库。向中国医师协会毕业后教育网投稿112篇、协会官网19篇、公众推文6篇。组织开展全国住院医师规范化培训"五个优秀"和全科医生培训三个"优秀"评选推荐。东南大学附属中大医院滕皋军获"优秀住培基地负责人"称号；江苏省人民医院唐大龙获"优秀住培管理工作者"称号；扬州大学附属医院冷俊岭获"优秀专业基地主任"称号；常州市第一人民医院周曙俊、盐城市第一人民医院边德志、徐州市第一人民医院施海、镇江市第一人民医院阳韬4人获"优秀指导医师"称号；无锡市人民医院江涛获"优秀住院医师"称号；扬州大学附属医院殷安康获"优秀全科专业指导医师"称号。

积极送教下基层。开展送教下基层活动共10场，结合线上、线下的形式覆盖全省10个地区，涉及麻醉、生殖、放射、风湿免疫、皮肤等学科，服务基层医师超1000人次，为400多位患者提供义诊。

内部管理。成立江苏省医师协会支部委员会，制定党支部议事规则，围绕新时期中国特色社会主义思想，开展学习、交流、共建活动；坚持民主办会和议事制度，召开理事会1次，常务理事会2次，会长办公会3次，秘书长办公会16次，每周举行例会布置总结近期工作；持续规范会费收费行为，合理确定收费标准和档次，主动接受监督检查；坚持贯彻中央八项规定及实施细则精神，各类大型活动实行"一会一报"；遵守疫情防控指挥部要求，设置疫情防控领导小组，严格落实防疫防控、安全生产和环保管理相关措施；严格执行《民间非营利组织会计制度》，严格管控会计核算行为,按照审计要求进行财务审计。

(张　奚)

江苏省卫生信息学会

组织建设。制定年度工作计划,按照省民政厅社会团体建设要求开展各项工作,认真总结并撰写年度报告,严格财务制度,规范财务收支,顺利通过审计事务所专项财务审计。加强专业委员会建设,学会共有8个专业委员会。

学术交流及研究工作。学会及各专业委员会在信息化建设中发挥积极作用,开展卫生信息化交流与培训,提高江苏省卫生健康信息化应用水平。7月在南京召开医院电子病历四级应用水平分级评价培训会,现场及视频直播共计1000人接受培训;9月5—7日在无锡召开病案编码培训班,全省各级医疗机构220人参加培训。组织参加全国性学术会议,宣传江苏省卫生健康信息化建设成就。2020年9月中国卫生信息学会在海口市召开2020中国卫生信息技术/健康医疗大数据应用交流大会暨软硬件与健康医疗产品展览会,学会组织会员参会和投稿。组织会员申报和承担国家级课题,组织申报2020年江苏省地方标准项目、中国智慧健康医疗创新应用实践案例等。申报的江苏省妇幼健康信息共享数据集标准作为江苏省地方标准正式发布。

卫生信息标准编制及维护工作。学会继续承担全省卫生信息标准编制、修订工作。编制完成《互联网医院建设标准与规范》,修订《江苏省区域健康信息平台功能应用分级评价标准》《江苏省医疗卫生共享标准》,并完善了相关数据字典,予以发布。组织业务专家通过标准管理系统对已发布的标准开展动态管理。配合基层处开展基层医疗卫生机构信息系统新一轮提档升级工作,结合实际业务发展需求,制订系统提档升级技术方案和相关信息标准。

《江苏卫生健康年鉴》编辑发行工作。按序时组织征稿、及时催稿,按规定和体例编辑、修改,通篇校对3次,部分返回作者校对1次。进行新一轮出版招标。申报省地方志年鉴评审。发行坚持供稿单位全覆盖。

(郝　艳)

江苏省卫生监督协会

协会建设与管理。坚持依法办会,严格遵循协会《章程》,努力加强机构建设,不断提高协会自身管理能力。推动重点工作。7月,协会召开2020年中期工作会议,协会负责人及相关专家参加会议,会议听取了“抗击新型冠状肺炎疫情”征文评比建议和2020年下半年重点工作安排建议,参会人员分别就两项议题展开讨论,提出工作建议和要求,进一步明确下半年的工作任务及分工。开展专项整治。4月、7月,省民政厅在全省社团组织开展专项整治,协会严格按照通知要求,对照专项整治内容,认真开展自查排查,将相关工作整改落实到位;对收费活动进行梳理,坚决杜绝不合规行为。重视日常管理。协会按规定接受省民政厅组织的社会组织机构年检工作,报送各种申报资料。10月,省民政厅批复协会“2019年检合格”。严格按照国家档案管理规定,参照省卫生健康委的归档要求,按年度对协会的各种资料进行分类、整理、归档。完成省卫生健康委要求的社会组织党建工作填报。

疫情防控工作。3月底,协会在各会员单位中举办“抗击新冠肺炎疫情”征文比赛。到5月底,协会共收到6个省级单位及11市聚集抗击新冠肺炎疫情主题,反映防控一线和相关战线疫情防控工作的事迹、故事等文学作品103篇,收集到抗击新冠疫情工作图片80余张。为做好征文评选工作,协会成立“抗击新冠肺炎疫情”征文编委会。组织评审专家,将征文按医疗类、卫生监督类、疾控及其他类进行评选打分。其中,90分以上征文10篇;80~90分征文84篇;70~80分征文9篇。按照奖项设置比例,评选出特等奖征文1篇、一等奖征文9篇、二等奖征文22篇、三等奖征文29篇。协会将优秀论文编印成书,并将对优秀征文及优秀组织者予以表彰。5月,协会向中国卫生监督协会报送会员单位抗击疫情工作情况。报送的省卫生监督所获全国疫情防控先进集体称号。

履行协会工作职责。分会建设。集中空调清洗消毒机构分会于2019年11月成立,该分会是由集中空调清洗消毒机构、二次供水清洗消毒机构、公共卫生检测机构组成。分会成立后,分别于4月、5月、7月、8月在南京、常州、无锡召开了关于分会成立以来如何发展、管理、服务社会的座谈会、研讨会,学习国家关于行业协会的相关法律、法规以及行业协会章程。8—9月,协会对加入分会会员的58个单位基本情况和清洗消毒能力进行摸底调查,48家按时缴纳会费单位填报调查表上报。业务培训。8月16日,协会受省卫生监督所委托,在南京鼓楼医院举办放射工作人员放射防护知识培训班,400人参加培训。标准建设。5月,协会分别举办由协会和江苏卫生健康职业学院联合承担的《金银花药材采收及热风干燥生产规范》《医学高等学校实验室安全管理规范》江苏省地方标准评审会。

(郭　丹　张惜莹)

江苏省老龄产业协会

应对疫情。做好舆情正面宣传,共推送相关信息300余条。号召会员单位尤其是养老机构,严格防控管理。会员单位主动投入抗疫,向社会捐款捐物。副会长单位九如城养老产业集团,在做好自身126家养老机构和562家社区服务中心的疫情防控的同时,组织40人加入江苏援鄂养老服务队,对接武汉养老机构开展支援服务33天。

做好换届工作。江苏省老龄产业协会成立于

2014 年 5 月 18 日，第一届理事会至 2019 年 5 月 18 日届满，换届延期至 2020 年 8 月。召开协会换届筹备工作领导小组工作会议，通报换届工作进展情况与协会第二届理事会理事、常务理事、监事、副会长和秘书长候选人建议名单，研究《江苏省老龄产业协会章程（草案）》《江苏省老龄产业协会第一届理事会工作报告（审议稿）》《江苏省老龄产业协会会费收费标准及管理办法（审议稿）》等相关文件。8 月 8 日在苏州市召开江苏省老龄产业协会第二次会员代表大会，大会审议并通过《江苏省老龄产业协会第一届理事会工作报告》《江苏省老龄产业协会章程》《江苏省老龄产业协会分支机构管理办法》，选举产生第二届理事会理事、常务理事、监事、秘书长、副会长和会长，张建平当选新一届理事会会长，邀请江苏省原副省长王荣炳担任荣誉会长。按照《章程》与《分支机构管理办法》的规定，由封必荣、宋坚、孟延书、王晓玲等 6 位省内养老机构院长牵头成立“养老机构分会”，由徐冈、孙浙勇、相伟琳、毕洪杰、张觉敏 5 位省内涉老企业领导牵头成立“制造业分会”，由王秀、成雪萍、孟中华、王志福、郑婕、杨丽 6 位省内社区居家养老服务机构领导牵头成立“社区居家养老分会”。协会还完成了全省性行业商会脱钩改革工作。

开展调研。协会深入养老机构和涉老企业开展调查研究，了解江苏省老龄产业发展情况，探索江苏省老龄产业的发展路子。调研走访苏州市怡养老年公寓、朗诗常青藤苏州站点，详细了解相关运营模式和服务体系；赴苏州张家港实地考察科堡科技（江苏）有限公司，参观中天展馆与科堡实验室，并就产品的性能、营销方式等主题进行座谈；赴上海、浙江等地，考察朗诗常青藤养老机构，并帮助协调相关事宜。协会领导还分别参加了“江阴市养老服务协会”成立大会、“苏州市养老产业联合会”成立大会、汤山温泉康养小镇国际颐养中心开工仪式、金陵天泉湖养生养老社区二期发布活动、中国（钱江）养老产业发展论坛等。协会继续委托河海大学开展了养老服务产业化典型企业现状调研，并编写出版《2019 年江苏省老龄产业发展报告》蓝皮书；与南京邮电大学合作，开展江苏智慧养老服务机构专题调研，编写出版《江苏智慧养老发展研究》专著。协会咨询专业委员会受省发展改革委委托，开展《江苏省“十四五”健康产业高质量发展研究报告》编制工作；开展《启东生命健康产业园发展规划》《仪征枣林湾体育健康特色小镇概念性规划》等专项规划编制工作；承担长三角东台康养基地、南京市颐养中心等建设项目的前期咨询工作。开展《江苏省“十四五”健康产业高质量发展研究报告》编制工作。协会医养结合专业委员会与江苏省老年医学学会合作，设立“2019 年度老年医学科技发展基金（医养结合）专项项目”，在省内医养结合从业者范围内，资助立项 20 个课题项目。

办好论坛活动。主办“第五届江苏老龄产业发展论坛”，围绕“养老服务机构连锁化创新与发展”主题进行深入讨论，并发布《江苏省老龄产业发展报告——连锁化养老服务机构现状调查》2019 年蓝皮书。与爱德基金会等 6 家单位联合主办“第六届爱德老年服务国际研讨会”，国内外专家、学者、行业代表围绕“如何在常态化防疫中保障老人服务安全，探索标准化、产业化发展道路，提供可持续、高质量的养老服务”等主题展开交流探讨。与苏州市老龄协会、苏州市养老产业发展有限公司联合举办“长三角健康养老服务研讨会”，来自北京和长三角地区政府、协会、行业、高校等机构的领导与专家，以“健康养老服务”为主题，聚焦长三角健康养老服务主体，围绕“老龄产业发展的回顾与展望”“养老产业与资本市场”“服务文化与人才战略”“长期照护与智慧养老”等主旨进行分享交流。主办江苏省养老服务机构与康养辅料企业对接交流大会。老年护理专业委员会与南京医科大学联合举办第二届老年护理高峰论坛。

开展合作交流。协会根据社会和企业需求，推进会员企业之间的项目合作，不定期组织人员对会员单位进行现场走访，安排参加养老行业分享会、交流会、博览会。制造业分会与苏州市养老产业联合会联合组织前往上海参观 2020 上海国际养老、辅具及康复医疗博览会，并走访各参展企业进行交流对接活动。九如城组织了上海朱家角康养论坛和行业主题研讨等学习交流活动。苏州怡养多次组织团队赴上海、昆山、南通等地考察，学习内容涵盖酒店、物业、医疗等行业的成熟经验。养老机构分会尝试与养老产业链上的制造企业对接，互惠团购失能老人用的尿不湿、移位机，卧床老人用的床上洗浴等设备。老年护理专业委员会组建了由全国尤其是长三角地区的行业领军人物组成的专家组。

组织培训。养老机构分会举办养老机构分会首届线下交流会。老年护理专业委员会加强与江苏省各医院专家联系，邀请来自江苏省医学会、江苏省护理学会等行业专家为长者、群众普及老年护理专业知识。医养结合专业委员会与江苏省老年医学学会神经病学分会等学术机构合作，为医养结合专委会成员单位、基层医疗机构、养老机构一线医务人员举办有关糖尿病医学营养治疗、认知症障碍专病门诊建设专题研讨线上直播。

做好服务。协会加大对信息化平台的更新和维护力度，及时了解分析相关政策、行业形势、重大新闻事件、重要热点会议，通过微信公众号、微信直播等方式，推送大型活动、展览、行业优质企业品牌建设等相关信息。探索通过专业媒体的合作、协作，扩大宣传渠道，开拓服务领域，为会员单位提供更多、更好的宣传服务。养老机构分会组织养老专家先后走进南京、常熟、无锡、新沂、淮安等地 8 家机构，上门帮院长们解答养老机构开业前期适老化设施配置、人员配备、护工上岗培训和运营中的突发事件处理等实际问题。制造业分会收集各会员企业介绍与具体产品清单，及时向有需求的单位(机构)提供,帮助供给方与需求方对接信息和业务。法律服务中心根据会员单位涉及的领域不同有针对性地提供法律咨询服务。

(吴　洁)

江苏省老年大学协会

江苏全省老年教育已经初步形成省、市、县(市、区)、街道(乡镇)、社区(村)五级布局,呈现学校教育、网络教育、社区教育等多种形式的老年教育格局。据2018年统计,江苏省老年大学(学校)达12610所,登记在册参加老年大学和老年学校学习的老年人138万人,全省老年教育入学率7.86%;未在册参加远程老年教育收视和参与社区各种学习活动的老年人约95万人,据此,全省老年教育参与率13.27%。全省创成全国示范老年大学10所,省示范老年大学和老年学校131所,在受教育人数、老年大学数量、老年教育社会参与、办学形式等方面都走在全国前列。

2020年,江苏省老年大学协会完成全省老年大学数据统计和基本情况汇总。参加《中国老年教育蓝皮书》编审工作。完成第五届理事会工作报告初稿、财务报告(审议稿)、协会章程修改说明和章程修订稿等材料准备,按理事会要求办理会员单位重新登记和理事候选人推荐工作。省卫健委报省委组织部批准了协会会长人选。参与省老年教育资源库建设的评审,协会两位领导作为专家被聘参加资源库的选题审查和课件评审。与江苏省社会教育服务指导中心合作,开展长三角老年教育办学秀优案例征集、评选和推荐活动,与省社会教育服务指导中心联合发文表彰22个老年教育优秀案例,推荐到长三角评审组参评,江苏省获长三角老年教育优秀案例一等奖3个,二等奖7个,三等奖10个。为省成人教育协会在无锡举办的两期培训班和省社会教育服务指导中心在扬州举办的一期培训班授课。参加中国老年大学协会在重庆举办的“全国新时代老年教育论坛”并受委托作“新时代老年教育发展探讨”主旨发言。完成华东地区老年大学协作组农村老年教育课题任务,提交《江苏农村老年教育研究报告》和协调省开放大学提供《髌骨软化症是怎么回事》《骨质疏松性椎体压缩性骨折》《骨性关节炎中医治疗》《骨关节保健》《适合老年人的休闲旅游》《谁偷走了老年人的快乐》《脑血管病的防治》《骨病的中医调养》《老来伴,金不换》《老年护理》《老年型糖尿病》等20个农村老年教育课件。与中国新闻网合作开展网上老年教育和宣传平台建设,以江苏青春老年大学为试点,设置了网上报名、收费、播课、互动、展示等功能。与《老年周报》合作,向部分老年大学班长送阅《老年周报》。与《天下美篇报》合作,向部分老年大学送阅《天下美篇报》,并协助开展在宁老年大学美文征集和编辑工作。委托江苏华瑞老龄服务产业发展研究院,探索“老人书”服务项目,开展老龄群体的人生回忆、兴趣收藏、专业作品等素材征集、筛选、编辑加工、出版或准印服务,建立“老人书”网络平台。

(牛　飚　陈　勇)

江苏省老年学学会

参与应对新冠疫情。学会起草倡议书,号召全省老年学学者和为老服务工作者为抗击疫情发挥作用。会长、省政府参事室特聘研究员施国庆教授会同有关专家主动建言献策,通过省政府参事室上报撰写的《关于江苏省新型冠状病毒性肺炎疫情防控和社会治理问题》,获省长吴政隆和副省长陈星莺批示;《关于加强新冠疫情传播途径管控的紧急建议》和《关于统筹做好当前疫情防控和经济社会发展的建议》分别获副省长陈星莺批示,所提建议被省疫情防控工作领导小组预防控制组、医疗救治组研究吸纳。同时,施国庆领衔河海大学社会发展研究所等单位先后组织《应对新冠疫情的社会心态和行为》和《应对疫情人口流动和返校社会心态》两项调查研究,提交《应对新冠肺炎疫情的社会心态与行为》(全国、江苏、南京3本报告)、《应对疫情人口流动社会心态与政策措施调查研究》(全国、江苏两本报告)、《应对疫情返校社会心态与决策风险评估调查研究》(全国、江苏2本报告)等7本报告,报告报送江苏省和国家有关部门,并且由《中国社会科学报》(网)、新华日报集团融媒体交汇点、《南京日报》、锐研中国等媒体报道。老年营养专业委员会秘书长吕万勇通过南京九三学社市委提交的社情民意《疫情期间企业复工生产必须首先恢复物流通畅》被南京市政协采用;副会长、九如城养老产业集团董事长谈义良随江苏省赴鄂助老服务团赴武汉参加抗疫;学会副会长侯国新组织相关企业向南京市玄武区锁金村街道、孝陵卫街道分别捐赠消毒酒精1000千克、紫外线灯500个、虫草素保健品2000盒;副会长单位江苏东方惠乐健康科技有限公司分别给姜堰区红十字会、株洲市民政局及重庆黔江红十字会捐赠一批消毒除菌产品;副会长、江苏大学周绿林教授与华中科技大学陶红兵教授主编《新冠肺炎突发疫情的社区防控:组织与管理》;老年营养专业委员会组织专家编制《关于养老机构“强免疫　防感染”老年营养配餐专家建议》;老年精神关爱专委会组织专家编写《“关爱老人,守护平安”　疫情封闭后养老机构老人的心理调适》《“抗疫情、科普行”老年精神关爱科普》等一系列宣传材料。

学术研究。成立学会标准化工作委员会,编制《江苏省老年学学会团体标准管理办法》,发布首个江苏省老年学学会团体标准——《T/JSAG 001-2020养老机构膳食服务基本规范》。完成学会研究课题《老年人力资源开发研究》,在省社会科学界第十四届学术大会上作专题报告。开展老年精神关爱隔代教育研究,形成研究报告,书籍进入“动画加配音”的第二个版本阶段。

学术交流。举办江苏省第七届研究生论坛、第五届青年学者老龄论坛暨首届长三角青年老龄论坛。研究生论坛评出优秀论文特等奖8篇，一等奖34篇，二等奖41篇，优秀奖43篇；青年学者论坛评选出特等奖7篇，一等奖5篇，二等奖4篇。举办“老年身心健康与精神关爱”分论坛。受邀出席由省委宣传部、省社科联主办的江苏省哲学社会科学界第十三届学术大会高层论坛暨大会闭幕式，获江苏省哲学社会科学界第十三届学术大会优秀组织奖。参加中国老年学和老年医学学会2020年学术大会，“积极应对人口老龄化：推进医养结合事业发展”，获大会优秀论文组织奖。举办中西医结合诊疗专业委员会第一届学术年会，出席第六届爱德老年服务国际研讨会，出席第二届中华孝老爱亲文化传承与创新大会。

老龄宣传。完成“提升健康素养　乐享银龄生活”省老年健康科普及促进项目任务。一是组织专家编写“抗疫情　科普行”（防护健康、运动健康、心理健康、饮食健康）四本健康科普系列的专题宣传册。二是出席2020年老年健康宣传周暨老年健康科普及促进行动启动仪式，主办健康科普及促进行动项目的闭幕式活动。三是在南京、镇江、苏州、扬州、淮安盱眙、无锡、徐州、南通如皋举办14场老年健康大讲堂专家科普讲座、18次专家义诊咨询活动，服务老人5000余人次，发放材料（健康手册、健康单页、健康海报、健康读物等）近万份。四是在报刊、杂志、电视台、互联网、公众号等媒体上推出老年健康科普文章、活动报道。办好《江苏老年学研究》（双月刊）杂志。共编辑出版220期。2020年“江苏省老年学学会”微信公众号共推送136条信息，浏览人数近18000人27000余次。

专委会工作。2020年，学会在原有14个内设机构基础上，新增设中西医结合诊疗专委会，老年旅游专委会也在筹备中。专委会围绕人口老龄化的现状和焦点问题开展多方面的特色研究，主持省部级以上课题20余项，发表SSCI/CSSCI论文、中文核心论文、科技核心论文30余篇。《中国社区居家养老服务研究》获江苏省第十六届哲学社会科学奖三等奖。科研基地委员会组织召开江苏省第七届研究生老龄论坛和青年学者论坛。肿瘤康复专委会承办江苏省老年学学会“江苏省老年健康科普及健康促进”项目苏州站活动，启动“精准抗癌江苏行”活动。老年营养专委会与镇江市医学会临床营养专委会联合举办“江苏省老年学学会老年营养专委会学术年会暨第二届老年营养干预与食品研发紫金论坛”。骨质疏松专委会成员撰写专业论著22本。老年精神关爱专委会撰写《江苏省老年精神关爱发展报告》，参与并组织“江苏省社科界第十四届学术大会”的“老年身心健康与精神关爱”学术研讨会。老年保健专委会参加南京总工会、省社工协会等组织的腊八节送粥公益行动，在社区举行保健知识讲座，为养老院老人开展义诊服务。青年委员会承办江苏省第七届研究生老龄论坛、第五届青年学者老龄论坛，以及首届长三角青年老龄论坛；成员发表CSSCI、SCI和SSCI论文20余篇，专著获江苏省人力资源与社会保障优秀科研成果一等奖。主任李静教授受邀参加第六届中国养老服务业发展高层论坛、中国老龄社会30人论坛、第六届爱德老年服务国际研讨会等学术会议，并受邀发言；承担由省民政厅、省发改委发包的江苏省“十四五”养老服务发展规划的编制工作。老龄产业专委会探索居家养老运营管理模式，开展养老连锁管理深度梳理。涉老金融专委会开展系列老年金融知识普及活动。医养结合专委会向省政府呈送“后疫情期间江苏省养老行业存在的困难及对策建议”，组织有关专家赴盱眙开展省老年健康科普及健康促进活动。信息化专委会依托挂靠单位完成“社区养老智慧岛”高技术产品的基线研发。慢性病专委会参与协和老年大学流动老年健康公益课堂建设并每周参与健康知识讲座，参与中国老年学和老年医学学会2020年学术大会暨六届第三次会员代表大会。老年文化专委会开展“暖心助老”“俏乐学堂课程”“千里挺进大别山”等一系列助老、课程、旅行等公益活动。

（张伟新　潘　珺　张　俊）

卫生健康界人物

省、市卫生健康系统

【省卫生健康委（省中医药管理局）】

江苏省卫生健康委主任、党组书记　谭　颖（女）
纪检监察组组长　骆凤琴（女）
副主任　兰　青
李少冬
副主任兼省中医药管理局局长　朱　岷（女）
副主任　周明浩
邱泽森（2月任职）
一级巡视员　李少冬（2月任职）
二级巡视员　邱泽森（2月离任）
管　皎（女，4月离任）
祁爱平
吴红辉（2月任职）
沈敏华（6月任职）

办公室主任　戚兴锋
副主任　何新羊（12月离任）
卢　勇（12月任职）
规划发展与信息化处处长　王爱年
副处长　崔　林（12月离任）
吴海峰（援疆）
财务处（审计处）处长　沈敏华（女）
副处长　靳　巍（女）
戴　德
法规处（行政审批处）处长　朱春燕（女，12月离任）
何新羊（12月任职）
副处长　刘玉珍（女）
卢　瑛（女）
体制改革处处长　赵淮跃
副处长　韩　毅
谢文兴（女，12月任职）
健康促进处（健康江苏建设领导小组办公室、省爱国卫生运动委员会办公室）处长　吴红辉
副处长　单玲英（女）
季　勇
疾病预防控制处（食品安全标准与监测评估处、省政府血吸虫病地方病防治领导小组办公室）处长
石健峰
医政医管处处长　刘益兵
副处长　高　鹏（12月离任，援藏）
管士弟
基层卫生健康处处长　姜　仑
副处长　王咏梅（女）
汤苏川（12月任职）
卫生应急办公室（突发公共卫生事件应急指挥中心）主任
顾帮朝
副主任　邱晓辉
科技教育处处长　王晓芳（女）
综合监督处处长　唐月明
副处长　周群霞（女）
药物政策与基本药物制度处处长　束一平（女，12月离任）
崔　林（12月任职）
副处长　汪海波
张宜启（12月任职）
老龄健康处处长　赵恒松
副处长　王卫平（12月任职）
妇幼健康处处长　顾寿永（12月离任）
束一平（女，12月任职）
副处长　华海庆
职业健康处处长　袁家牛
副处长　赵　雯（女）
人口监测与家庭发展处处长　杨　柳（女）
副处长　李　昆
宣传处处长　何　青（女）
副处长　汪蓓蕾（女，12月离任）
吴苏凌（12月任职）
对外合作交流处（港澳台办公室）处长　李　郁（女）
中医综合处处长　陈　燕（女）
副处长　朱　蕾（女）
骆天工（女，12月离任）
张小凡（12月任职）

中医医政处处长 任晓波(12月任职)
副处长 邵淑滨(女)
毕　磊(援疆)
陆　敏
中医科教处处长 石志宇
副处长 戴运良
人事处(人才处)处长 朱春燕(女,12月任职)
委直属机关党委书记 兰　青(兼)
专职副书记(正处职) 赵胜忠
副书记(正处职) 陈俊强
机关纪委专职副书记 吴秀文
离退休干部处处长 葛宁海
副处长 张　雷
保健局局长 管　皎(女,4月离任)
保健局医疗管理办公室主任(副处职) 蔡　隽(12月离任)
省老龄工作委员会办公室主任 谭　颖(女,兼)
常务副主任 邱泽森(兼)
专职副主任(正处职) 杨立美(女)
副主任 黄晓晔(女,12月离任)
刘育林
正处职卫生健康监察专员 许豪勤(女)
葛　均
任晓波(12月离任)
高　韧(女)
吴　伟(12月任职)
潘　睿(12月任职)
正处职干部(援藏) 高　鹏(12月任职)

【省卫生健康委直属医疗卫生单位】

省人民医院党委书记 唐金海
院长 赵　俊
省中医院党委书记 方祝元
院长 翟玉祥
南京医科大学第二附属医院党委书记 季国忠
院长 顾　民
省级机关医院党委书记 许家仁(12月离任)
顾寿永(12月任职)
院长 何一然
省疾病预防控制中心党委书记 朱宝立
主任 武　鸣
省卫生监督所所长、党委书记 王金敖
省肿瘤医院党委书记 冯继锋
院长 鲍　军
省中医药研究院(省中西医结合医院)党委书记 张金宏
院长 王佩娟(女)
省血吸虫病寄生虫病防治研究所所长 羊海涛
党委书记 卞荷娟(女)
省原子医学研究所所长、党委书记 谢敏浩
省血液中心主任、党委书记 丁文艺
省第二中医院党委书记 殷立平(3月任职)
院长 李志伟(3月任职)
江苏卫生健康职业学院党委书记 曾庆琪
院长 时玉昌
省妇幼卫生保健中心主任 唐金海(兼)
省中医药发展研究中心主任 黄亚博(12月离任)
正处职干部 冯广清(12月任职,援青)
省医学会秘书长 胡　寅
苏州卫生职业技术学院党委书记 崔　伟
院长 吕俊峰
江苏医药职业学院党委书记 郝达富
院长 陈国忠
江苏护理职业学院党委书记 吉文桥
院长 吴彬江
省太湖疗养院院长、党委书记 李兰萍(女)
省连云港海滨疗养院院长 尹明芳
党总支书记 刘　勇
南通大学附属医院党委书记 高建林
院长 施　炜
徐州医科大学附属医院党委书记 王人颢
院长 陈明龙
苏州大学附属第一医院党委书记 陈卫昌
院长 侯建全(7月离任)
刘济生(7月任职)
苏州大学附属儿童医院党委书记 卢祖元(6月离任)
汪　健(6月任职)
院长 汪　健(6月离任)
王晓东(6月任职)
省卫生和计划生育委员会人才服务中心主任 马红兵
省卫生统计信息中心主任 刘晓强
省计划生育协会秘书长 邵　凡(12月离任)
陈国斌(12月任职)
省计划生育药具管理站站长 陈国斌(12月离任)
省计划生育科学技术研究所所长 孙志明(12月离任)
省卫生健康发展研究中心主任 孙志明(12月任职)
省计划生育宣传教育所所长 屠海燕(女)
党支部书记(正处职) 汪蓓蕾(女,12月任职)
省医疗管理服务指导中心主任 (暂空缺)

(郭　威)

【市、县(市、区)卫生健康委(局),县(市、区)以上卫生健康单位】

南京市卫生健康委党委书记、主任 方中友
党委副书记、副主任 彭宇竹(女,3月任党委副书记,4月任副主任)
副主任 赵　军
王　静(女)
王安琴(女)
驻委纪检监察组组长 王晓林(8月任职)
吴　静(女,8月离任)
副主任 丁小平
杨大锁

	许民生(4月离任)
鼓楼医院党委书记	穆耕林(3月任职)
	彭宇竹(女,3月离任)
院长	穆耕林(12月任职)
	韩光曙(12月离任)
第一医院党委书记	张颖冬
院长	马　俊
第二医院党委书记	张国有(女,1月任职)
院长	易永祥
脑科医院党委书记	邱家富
院长	刘宏毅
妇幼保健院党委书记	沈　嵘(女,2月任职)
	李　萍(女,2月离任)
院长	李　萍(女,2月任职)
	沈　嵘(女,2月离任)
儿童医院党委书记	黄松明(2月任职)
院长	陈宇宁(2月任职)
中医院党委书记	陈延年(3月任职)
院长	虞鹤鸣(3月任职)
口腔医院党委书记	王　磊
院长	杨旭东
中西医结合医院党委书记	刘万里
院长	施金土
职业病防治院党委书记	李　胜
院长	王桂珠(女)
疾病预防控制中心党委书记	宋　伟
主任	周　楠(女)
卫生监督所党委书记	崔　宁
所长	朱玉斌
急救中心党总支书记	蒋红兵
主任	魏　强
红十字血液中心党委书记	周慧芳(女)
主任	张　春(8月任职)
	陆小军(6月离任)
医学会党总支书记	娄景亭(女)
秘书长	林庆龙
卫生信息中心党支部书记、主任	殷伟东
计划生育协会秘书长	翟国庆(女)
计划生育药具管理站负责人	穆　芳(女)

玄武区卫生健康委党委书记、主任	王礼铭
副主任	叶冬梅(女)
	王　河
	周　平
疾病预防控制中心书记	高　巍(12月任职)
	田秀梅(女,12月离任)
主任	安保军
卫生监督所主任	周　宁(女)
妇幼保健所所长	张　梅(女)
主任	王金玲(女)
口腔医院书记	刘美英(女)
院长	耿丽红(女)
国家基本公共卫生服务项目区级技术指导中心主任	田秀梅(女,12月任职)

秦淮区卫生健康委党委书记、主任	谢钰健(女,11月任职)
	沈　涛(11月离任)
党委副书记、副主任	丁　杰(3月离任)
副主任	管金萍(女,3月任职)
	李淑雯(女,9月任职)
	高仙宏(11月任职)
	陈　玲(女,3月离任)
	陶玉兰(女,9月离任)
红十字医院党委书记	张　革
院长	沈　俊
中医院党支部书记、院长	薛　亮
疾病预防控制中心党总支书记、主任	尹　庆
卫生监督所党支部书记、主任	苏玉贵
妇幼保健所党支部书记、主任	陈红兰(女)

建邺区卫生健康委党委书记、主任	王石城
副主任	岑　岚(女)
	石　可(12月任职)
	刘　刚(4月离任)
	沈　瑜(12月离任)
疾病预防控制中心主任	张　金
卫生监督所所长	杨　国
妇幼保健所所长	宋爱菊(女)

鼓楼区卫生健康委党委书记、主任	徐　昕
副主任	宋志坚
	安冬梅(女)
	庄永忠
	徐　蓉(女)
卫生监督所党支部书记、所长	戴　屹
疾病预防控制中心党支部书记、主任	潘　志
妇幼保健所党支部书记、主任	丁小玲(女)
爱卫会主任	蔡双根
爱卫办主任	徐　昕

雨花台区卫生健康委党委书记、主任	褚堂琴(女)
党委副书记、副主任	刘文江
副主任	周建华
	陈红云(女)
	夏慧勇(2月任职)
	戴国强(10月离任)
雨花医院党支部书记兼执行院长	史宝柱(5月任职)
	崔益富(5月离任)
院长	刘　军
卫生监督所所长	赵胜麟(5月任职)
	周建华(5月离任)
疾病预防控制中心党委书记	丁云红(女)
主任	包　磊(5月任职)

夏慧勇(5月离任)
妇幼保健所党支部书记　林　萍(女)
所长　白　静(女,5月任职)
丁　慧(女,5月离任)

栖霞区卫生健康委党委书记、主任　王应松(3月任职)
曹显进(3月离任)
党委副书记、副主任　焦　瑜(女,3月任职)
副主任　李　红(女)
人民医院党总支书记　任　炯(女)
院长　黄　琳(女,9月任职)
张官华(9月离任)
疾病预防控制中心党支部书记　韩恩龙
主任　朱成海
卫生监督所所长　丁永安
妇幼保健所所长　吕卫华(女)

江宁区卫生健康委主任　姜立波
党委书记、副主任　吕　华(女)
副主任　王　洪
刘太安
黄朝霞(女)
孙　海
李民进
王德彪
江宁医院党委书记　丁　政
中医院党委书记　梅枝忠
院长　王　东
疾病预防控制中心党支部书记　王　俊
主任　陶世龙
卫生监督所党支部书记　王根宝
所长　曹契林
妇幼保健计划生育服务中心党支部书记、主任　叶　梅(女,兼)
医学会主任　王　红(女)
第二人民医院党总支部书记　任俊祥
院长　吕夕祥(11月任职)
孙寿旺(11月离任)

浦口区卫生健康委党委书记、主任　何晓萍(女,11月任党委书记)
党委书记　张显清(11月离任)
党委副书记、副主任　陈绍翊(11月任党委副书记)
副主任　李荣春
周韶谷
王隽隽(女)
李　龙(11月任职)
疾病预防控制中心党支部书记　曹云飞(女,11月任职)
主任　庄树林(11月任职)
曹云飞(女,11月离任)
卫生监督所党支部书记　刘　刚(11月任职)

檀香山(11月离任)
所长　王　卿
妇幼保健计划生育服务中心党支部书记　吴海霞(女,11月任职)
主任　朱远马(11月任职)
吴海霞(女,11月离任)
卫生人才发展中心主任　朱远慧(女)

六合区卫生健康委党委书记、主任　郑　强(12月任职)
主任、党委副书记　沈　军(12月离任)
党委书记　孙　军(4月离任)
党委副书记　孙丰博
副主任　沈永梅(女)
周　华(女)
周成林(4月任职)
人民医院党委书记、副院长　崔元江(5月任职)
中医院党总支书记　陆双军
院长　顾晓箭
疾病预防控制中心党支部书记、主任　林小宁
卫生监督所党支部书记、所长　卢　峰
妇幼保健所党支部书记、所长　袁习文
健康促进中心党支部书记　李　欣(女)
主任　周士春
血站党支部书记　李臣山(11月任职)
站长　黄金昌(11月任职)

溧水区卫生健康委党委书记、主任　鲁慧荣
副主任　姚　民
陈正兵
裘　武
吴德青
人民医院院长　嵇振岭
中医院执行院长　周海森
精神病防治院执行院长　严明星
疾病预防控制中心执行主任　倪鲁金
卫生监督所执行所长　吕镭福
妇幼保健院执行院长　王保涯

高淳区卫生健康委党委书记、主任　陈　芸(女)
副主任　王小君
王铮铮
夏　伟
陈小荣
人民医院党委书记　赵有发
院长　王东明(3月任职)
赵有发(3月离任)
中医院党总支书记　陈国华
院长　高玉华(2月任职)
陈国华(2月离任)
精神病防治院党支部书记　史云新(10月任职)
院长　芮玉平(10月任职)
党支部书记、院长　黄贤来(10月离任)

疾病预防控制中心党支部书记 赵胜荣
主任 傅红胜
卫生监督所党支部书记 邢益军
所长 王善华

江北新区卫生健康和民政局党工委书记、局长 陆小军
副局长 葛飞翔
党工委副书记、纪工委书记 李建新
卫生健康办主任 吕 艳(女)
东南大学附属中大医院江北院区党委书记 李 澄
院长 范晓娜(女)
南京医科大学第四附属医院党委书记 张丽娟(女)
院长 闻 浩
精神卫生服务中心党支部书记、主任 赵应群
公共卫生服务中心党支部书记、副主任 董广强
主任 葛飞翔(兼)
卫生监督所党支部书记、所长 李立功

无锡市卫生健康委党委书记、主任 戴美忠(10月任职)
谢寿坤(10月离任)
党委副书记 王新华(8月任职)
张文伟(8月离任)
副主任 朱国富
徐 雯(女,兼,12月任职)
过 栋(12月任职)
陈恩品(12月任职)
周 卉(女,12月任职)
人民医院党委书记 丁 胜(12月任职)
陈卫平(12月离任)
人民医院院长、党委副书记 华 东(12月任职)
姚 勇(12月离任)
第二人民医院党委书记 姚 勇(12月任职)
院长、党委副书记 王庆良(12月任职)
院长 韩晓枫(12月离任)
党委副书记、副院长 鲁晓杰(主持工作,12月离任)
江南大学附属医院党委书记 笪学荣(12月任职)
周小金(12月离任)
院长 鲁晓杰(12月任职)
院长、党委副书记 华 东(12月离任)
中医院党委书记 陆 曙
院长、党委副书记 张卫阳
精神卫生中心党委书记 周军伟(12月任职)
副书记 王庆良(主持党委工作,12月离任)
院长、党委副书记 薛美华(女)
妇幼保健院党委书记 邱东民
院长 杨亚萍(女)
儿童医院党委书记 丁 胜(兼,12月任职)
陈卫平(兼,12月离任)
院长、党委副书记 华 东(兼,12月任职)
过 栋(12月离任)
第五人民医院(传染病医院)党委书记 姚 勇(兼,12月任职)
党委书记、院长 鲁晓杰(兼,12月离任)
院长 王庆良(兼,12月任职)
卫生高等职业技术学校党委书记 王 强(12月任职)
校长、党委副书记 邵阿末(女,12月任职)
周军伟(12月离任)
疾病预防控制中心党委书记、主任 陆 兵(12月离任主任)
主任 焦建栋(12月任职)
卫生监督所党委书记 陆晶华(女)
所长 秦向阳(女)
红十字中心血站党委书记 黄晓阳
站长 王 强(12月离任)
卫生健康人力资源管理服务中心(原医学会)主任 张振新
卫生健康采购与药具管理中心主任 贾子英(女)
计划生育协会秘书长 钱 鹰(女)
卫生健康统计信息中心主任 刘星宇

梁溪区卫生健康委党委书记 周汉军(5月离任)
主任 张 杰
党委副书记 张 杰
谢 波(6月任职)
副主任 谢 波
吴 强
邱桂华
徐 雷
张轶秋(女,7月离任)
社区卫生资源协调服务中心主任 张 杰(兼)
第八人民医院党委书记、职业病研究所所长 常 青
院长 常 青(7月离任)
康复医院院长 罗 健(7月任职)
口腔医院党总支书记 顾晓明(10月任职)
党支部书记 顾晓明(7月任职,10月离任)
唐丽琴(女,7月离任)
院长 唐丽琴(女)
牙病防治所所长 顾晓明(7月任职)
卫生监督所所长、党支部书记 高向群(女)
疾病预防控制中心党总支书记 沙 校
主任 朱 恺(女)
妇幼保健计划生育服务中心党支部书记、主任 华 燕(女)

锡山区卫生健康委党委书记、主任 徐建东
党委副书记、副主任 朱莉敏(女)
副主任 祁 萍(女)
陈益飞
周优跃(11月任职)
爱卫会主任 陈 奕(女,兼)
人民医院党委书记、院长 华建平
疾病预防控制中心党支部书记、主任 张坚强
卫生监督所所长 高福安(6月任职)
妇幼保健计划生育服务中心党支部书记、主任 卢斐杰(女)

惠山区卫生健康委党委书记、主任　徐斌铭
党委副书记　陈文兵
副主任　张丽萍（女）
卞月才
季剑飞
唐　雯（女，2月任职，12月离任）
疾病预防控制中心主任、卫生监督所所长、卫生进修学校校长　陈顺平
妇幼保健计划生育服务中心主任　华　芹（女）
人民医院院长　华　庆

滨湖区卫生健康委党委书记、主任　钱宏伟
党委副书记、副主任　韩　沁（女）
副主任　任　军
朱　旻
周　燕（女，5月任职）
秦继文（4月离任）
骨科医院（第九人民医院）党委书记、院长　芮永军（7月离任院长）
第二中医院（区中医院）党委书记、副院长　戴　美（女）
卫生监督所党支部书记、所长　胡晓东
疾病预防控制中心主任　徐汉顺
妇幼保健计划生育服务中心主任　张　江

新吴区民政和卫生健康局党委书记、局长　卢军英（女）
副局长　杨坚波（8月任职）
罗　艳（女，8月离任）
疾病预防控制中心主任　杨坚波（8月离任）
卫生监督所副所长　谢珊山（女，主持工作，1月任职）
妇幼保健计划生育服务中心副主任　王　倩（女，主持工作，6月任职）

江阴市卫生健康委党委书记、主任　谈海平
党委副书记、副主任　范　荣（3月任职）
副主任　顾敏华（女）
蒋玉军
顾李忠
高　恒
人民医院党委书记　张　华
院长　高　恒
中医院党委书记　严海东
院长　严　峥
第三人民医院院长　刘文清
卫生监督所所长　陈　敏
疾病预防控制中心主任　陈献文
妇幼保健院院长　惠　黎（女）
健康促进中心主任　李春英（女）
红十字血站站长　顾亚军
社区卫生管理中心主任　孟国忠（6月任职）
陈　敏（6月离任）
口腔病防治所党支部书记　徐东伟
急救中心主任　车　斌

宜兴市卫生健康委党委书记、主任　史中武
副主任　应和君
李　莉（女）
钱　敏（女）
吴俊东
人民医院党委书记　曹志宏
院长　葛志军
中医医院党委书记　陆长华
院长　邵　平
第二人民医院党委书记　黄海平
院长　吴洪军
肿瘤医院党委书记　郭俊平
院长　陈燕春
疾病预防控制中心党总支书记、主任　莫　晶（女）
卫生监督所党支部书记、所长　陈开初
妇幼保健院院长　凌　芳（女）
皮肤病防治所党支部书记、所长　张海虎
红十字中心血站党支部书记、所长　范立平
急救中心党支部书记、主任　赵红春（女）
牙病防治所党支部书记、所长　姚洪亮

经济开发区社会事业局局长　殷立峰（12月任职）
杨　柳（女，12月离任）
副局长　钱晓燕（女，4月任职）
陈保青（4月离任）

徐州市卫生健康委员会党委书记、主任　吴　宪
副主任　李　明（7月离任）
胡传峰（2月任职）
尹葆华
张弥雷（3月任职）
副主任、市中心医院副院长　梁　军
第一人民医院党委书记　杜钟祥（6月任职）
陆仁平（6月离任）
院长　丁继存（6月任职）
杜钟祥（6月离任）
第三人民医院党委书记　李　明（7月任职）
中心医院党委书记　王培安（6月任职）
杨　晶（6月离任）
院长　杨　晶（6月任职）
王培安（6月离任）
中医院党委书记　范从海（6月任职）
刘　峰（6月离任）
院长　刘　峰（6月任职）
范从海（6月离任）
妇幼保健院党委书记　黄大文（6月任职）
葛　丕（6月离任）
院长　牛　勇（6月任职）

黄大文(6 月离任)
儿童医院党委书记　曹军华(6 月任职)
孙敦琇(6 月离任)
院长　李　翔(6 月任职)
曹军华(6 月离任)
口腔医院党委书记　王鹏来(6 月任职)
院长　陈昌锋(6 月任职)
王鹏来(6 月离任)
疾病预防控制中心主任　张　雷(兼)
卫生监督所所长　胡良玉
党总支书记　宋　强
红十字血液中心党总支书记、主任　毕星秀(女)
心血管病研究所所长　宫海滨
党总支书记　肖俊英
康复医院院长　曹同斌
王培安(兼,10 月离任)
党委书记　王培安(兼,10 月任职)
东方人民医院党委书记　张洪永(1 月任职)
院长　杨永杰
传染病医院党委书记　王为民
院长　苏　珂(5 月任职)
急救医疗中心主任　金　华
党支部书记　李　健
医学科学研究所所长　王培安(兼)
眼病防治研究所所长　李甦雁(女,6 月任职)
党总支书记　王海洋
妇幼保健计划生育服务中心主任　黄大文(兼)
党支部书记　彭　磊
医学会党支部书记、主任　范玉娇(女)
卫生计量检测所所长　陈　康
计划生育协会秘书长　李建光

鼓楼区卫生健康委主任　刘宗维
副主任　戚光跃
张之春
朱　彬
妇幼保健计划生育服务中心主任　张晓凤
疾病预防控制中心主任　杨建亮
卫生监督所所长　朱　凯

云龙区卫生健康委党委书记、主任　王　益
副主任　申　涛(兼)
郭爱君(女,兼)
刘秋云(女)
刘亚鹏
孙兴盛
疾病预防控制中心主任　申　涛(兼)
妇幼保健计划生育服务中心主任　周　琪(女,兼)
卫生监督所所长　李　东

贾汪区卫生健康委党委书记、主任　魏利民(7 月任职)
副主任　刘　刚
杜庆亚(2 月任职)
彭广辉(9 月任职)
人民医院院长　王久胜
疾病预防控制中心中心主任　李瑞刚
卫生监督所所长　张　雷
妇幼保健计划生育服务中心负责人　陈　羿

泉山区卫生健康委党委书记、主任　谢夫玲(女)
副主任、党委副书记　夏庆伟
副主任　郝莉君(女)
姜　勇
卫生监督所所长　周　毅
泉山医院院长　张列峰
爱卫会主任　李　燕(女)

铜山区卫生健康委主任　张　永
副主任　肖　莉(女)
徐　惠(女)
丁养涛
爱卫会主任　周保春
妇幼保健计划生育服务中心主任　蒋立勇
妇幼保健院院长　蔺　冬
人民医院院长　韩令才
中医院院长　杜　兵
利国医院院长　任向军
济复医院院长　陈文明
急救医疗站站长　卢兴志
卫生监督所所长　接中镇
疾病预防控制中心主任　朱良科

经济技术开发区卫生管理办公室主任　顾　燕(女)
卫生监督所所长　刘忠军
疾病预防控制中心主任　顾　燕
爱卫会主任　王黎明
爱卫办主任　顾　燕

丰　县卫生健康委党委书记、主任　李立文(5 月离任)
王　琦(5 月任职)
副主任　卢　伟
于百生
宋保健(5 月任职)
毛勤龙(7 月任职)
人民医院党委书记、院长　丁　硕
中医院党总支书记、副院长　李永峰(主持工作,3 月任职)
疾病预防控制中心主任　王振平
卫生监督所负责人　李江涛
妇幼保健计划生育服务中心主任　董文杰(女)
医疗急救站站长　张银艳

沛　县卫生健康委党委书记、书记　谢　方
党委副书记、副主任　侯召辉
党委副书记　华大鹏
人民医院院长　霍怀玲
中医院院长　崔　雷
急救医疗站站长　燕晓愿
妇幼保健所所长　董天舒
疾病预防控制中心主任　徐　兵
卫生监督所所长　秦　斌
卫生进修学校校长　陈　宏

睢宁县卫生健康委党委书记　刘维东(4月离任)
闫　旭(4月任职)
主任　赵桂明(女)
副主任　张晓柱(4月离任)
郭　明(4月离任)
疾病预防控制中心主任　陈　鑫
卫生监督所所长　刘　萍(女)
急救医疗站站长　赵礼振
妇幼保健计划生育服务中心主任　张思峰
人民医院院长　张　涛(女)
中医院院长　高　健
妇幼保健院院长　张　涛(6月任职)
精神病院院长　朱　麦(10月任职)

新沂市卫生健康委党委书记、主任　刘　成
副主任　刘　军
宋　飞
聂　强
郝光辉
卫生监督所所长　彭学英(女)
疾病预防控制中心主任　骆新莉(女)
计生大队队长　胡道斌
人民医院党委书记　晁　奎
院长　吴　平
中医(铁路)医院党委书记　卢国君
院长　鲍瑞林

邳州市卫生健康委党委书记、主任　徐善军
副主任　蒋　晔
曹　丽(女)
李冬梅(女)
杨雪芹(女)
沙广群(12月任职)
人民医院院长　王　进
中医院院长　郭依龙
疾控预防控制中心主任　张　明
卫生监督所所长　徐海龙
急救医疗站站长　王　刚
妇幼保健院院长　李国征

常州市卫生健康委党委书记、主任　朱柏松
副主任　刘志洪
赵兴光
张洪兵
蔡正茂
中医药管理局副局长　姚　澄(12月任职)
第一人民医院院长　华　飞
第二人民医院院长　汤黎明
中医医院院长　罗立波
第三人民医院院长　戴　虹
肿瘤医院院长　姚　澄(12月离任)
黄　武(12月任职)
妇幼保健院院长　许　军(4月离任)
周　军(4月任职)
儿童医院院长　薛　鹏
第七人民医院院长　孙　骐(12月离任)
顾卫东(12月任职)
疾病预防控制中心主任　吉俊敏
卫生监督所所长　姚　辉(12月离任)
常州卫生高等职业技术学校校长　张　晨(女)
中心血站站长　张建伟
医疗急救中心主任　秦国良
卫生健康数据管理中心主任　袁　焱
医学发展中心主任　郑培新
计生协会秘书长　恽　虹(女,3月离任)
蒋琳霞(女,3月任职)
人口与家庭发展中心主任　蒋琳霞(女,8月离任)
爱卫会主任　陈正春
爱卫办主任　祖熙阳

溧阳市卫生健康局党委书记、局长　陈志豪
党委副书记、副局长　沈庆康(12月离任)
冯伟民
副局长　赵子予(12月离任)
何国军
李建强
孙青松(12月任职)
人民医院院长　杨　力
妇幼保健院院长　杨　力(兼)
中医医院院长　李志伟(3月离任)
史海波(3月任职)
疾病预防控制中心主任　吴　鹦(女)
卫生监督所所长　彭国平
卫生培训中心主任　丁　文
皮肤病防治所所长　秦晓宏
常州中心血站溧阳分站站长　杨小萍
爱卫会主任　陆慧琦(女)
爱卫办主任　何国军

金坛区卫生健康局党委书记、局长　袁永炜
副局长　庞巧红(女,12月离任)

	董文兵
	林小俊
	徐　颖
人民医院院长	苏建华
中医医院院长	吴　杰
第二人民医院院长	杨　健
疾病预防控制中心主任	吕云磊
卫生监督所所长	林小俊（兼）
妇幼保健计划生育服务中心主任	潘凌燕（女）
常州市中心血站金坛分站	王菊仙（女）
卫生进修学校校长	吴春静（女）
120 急救站站长	王　贤（10 月离任）
	吴华芳
爱卫会主任	刘明江
爱卫办主任	林小俊

武进区卫生健康局党委书记、局长	王洪新
党委副书记	何　东
副局长	顾东武
	姚绍洋
	周义红（4 月任职）
人民医院院长	金建华
第三人民医院院长	王志伟
中医医院院长	曹蕊芸（女）
疾病预防控制中心主任	顾建新（11 月离任）
	史　宏（11 月任职）
卫生监督所所长	张伟健
妇幼保健计划生育服务中心主任	陈云娟（女，10 月离任）
	恽　艳（女，10 月任职）
常武太湖医院院长	史　宏（11 月离任）
爱卫会主任	张小虎
爱卫办主任	顾东武

新北区卫生健康局局长	陈建生（女，兼）
副局长、党委副书记	唐爱民
副局长	陈海华
	邱新天
疾病预防控制中心主任	宦华敏
卫生监督所所长	虞仁其
妇幼保健计划生育服务中心主任	邹雪飞（女）
爱卫会主任	陈建生（女）
爱卫办主任	陈海华

天宁区卫生健康局党委书记、局长	吴　静（女）
党委副书记、副局长	俞霞芬（女）
副局长	张　科
	张　伟
疾病预防控制中心主任	孙红燕（女）
卫生监督所所长	杨丽敏（女）
妇幼保健和计划生育服务中心主任	李程麟
爱卫会主任	管黎芳
爱卫办主任	吴　达

钟楼区卫生健康局党委书记、局长	余丽钰（女）
党委副书记	高文明（11 月任职）
副局长	曹惠平
	张　伶（女）
	夏中法
	朱一胜
疾病预防控制中心主任	韩　波（女）
卫生监督所所长	付卫东
妇幼保健计划生育服务中心	韩　波（女，12 月离任）
	袁才珺（女，12 月任职）
爱卫会主任	何海平
爱卫办主任	张　伶（女）

苏州市卫生健康委党委书记、主任	谭伟良（12 月离任）
	盛　乐（12 月任职）
副主任	卜　秋（女）
	陈小康（12 月离任）
	施蓉芳（女）
	沈　洁
驻委纪检组组长	叶　帆
副主任	谢兴潜（12 月离任）
中医药管理局副局长	倪川明
市立医院院长	张　洪
副院长	孙康云（主持北区工作）
中医院院长	徐俊华
第五人民医院院长	程军平
广济医院院长	贾秋放
市疾病预防控制中心主任	刘　芳（女）
卫生监督所所长	汤忆眉（女）
中心血站站长	严伟斌
妇幼保健计划生育服务中心主任	许珊瑶（女）
卫生发展与健康城市指导中心副主任	徐屠恩（女，主持工作）
医学继续教育中心副主任	曹　宇（女，主持工作）
学会联络服务中心副主任	谭秋生（主持工作）
急救中心主任	林　岐
卫生计生统计信息中心副主任	朱　杰（主持工作）
卫生人力资源管理服务中心主任	戴春林
计划生育协会副秘书长	袁学平（主持工作）

张家港市卫生健康委党委书记、主任	王卫国
党委副书记	阳　曦
副主任	陈红卫
	蔡　贤（女）
	黄卫星
	朱长春
	蒋　锋
	王群刚（12 月任职）
第一人民医院党委书记、院长	王树生
中医院党委书记	高　嵘

院长	王建春
第四人民医院党支部书记、院长	刘鹏程
第三人民医院党支部书记、院长	钱永明
第六人民医院党支部书记、院长	张忠良
第五人民医院党支部书记、院长	黎志明
第二人民医院党支部书记、院长	强　胜
卫生监督所所长	李　浩
疾病预防控制中心主任	王群刚
妇幼保健所所长	李欣欣(女)
红十字血站站长	周静娟(女)
健康促进中心主任	袁　军
120急救指挥中心主任	马　挺
卫生发展服务中心主任	夏云峰
医事联络服务中心主任	蔡映珏(女)
计划生育协会秘书长	朱长明(4月离任)
	周　兴(5月任职)

常熟市卫生健康委党委书记、主任	黄晓东
党委副书记、副主任	魏　奇
副主任	唐佩军
驻委纪检监察组组长	陈建良
副主任	徐晓萍(女)
	马汉青
	叶文华(挂职)
第一人民医院院长	陈　波
第二人民医院院长	王志强
中医院(新区医院)院长	唐　键
第三人民医院院长	张小弟
疾病预防控制中心主任	周正元
卫生监督所所长	金玉堂
医疗急救中心主任	盛越锋
医学检验所所长	俞建峰
血站站长	邵　健

太仓市卫生健康委党委书记、主任	陆文卫(4月任职)
	邱根生(4月离任)
副主任	朱　坚
	刘　俊
	张　英(女)
	钱军民
	张春龙
第一人民医院院长	周　纯(8月任职)
	张　瑜(8月离任)
中医院院长	孙异锋(8月任职)
	周　纯(8月离任)
第三人民医院院长	孙　健(9月任职)
	陆忠桃(9月离任)
疾病预防控制中心主任	周振清
卫生监督所所长	钱胜军
妇幼保健计划生育服务中心主任	李　俊
卫生培训与健康促进中心主任	沈明其(9月任职)
	姜纪武(9月离任)
苏州市中心血站太仓分站站长	谭卫斌(9月任职)
	邱志刚(9月离任)
医疗急救站站长	肖燕青

昆山市卫生健康委党委书记、主任	冯全林
副主任	张　殿(6月离任)
	施　妍(女,8月离任)
	刘　玮
	洪志强
	朱　敏
	周　健
城乡卫生指导中心主任	冯全林
党支部书记、副主任	马　伟
第一人民医院党委书记	周　健(12月任职)
院长	陈　健
中医院党委书记、院长	孙东晓(党委书记12月离任)
党委副书记	彭志坚(主持工作,12月任职)
卫生监督所所长	顾国强
党支部书记	陆砚青(女)
疾病预防控制中心主任	罗晓明(8月离任)
	钱国华(8月任职)
党总支书记	谢云龙(8月离任)
	唐雪明(8月任职)
红十字会血站党支部书记、站长	高学兰(女)
妇幼保健所所长	朱　蔚(女)
党支部书记	金桃花(女)
健康促进中心党支部书记、主任	孙钰根(8月离任)
	王文清(8月任职)
急救中心党支部书记、主任	吴福荣(8月离任)
	王　艳(女,8月任职)
党支部书记	倪卫荣(8月任职)
卫生计生人力资源管理服务中心主任	徐瑜华(女)
卫生计生信息中心主任	金　健
社区卫生服务管理中心主任	钱国华(8月离任)
计划生育协会秘书长	沈　军
妇幼保健院院长	贾　兵

吴江区卫生健康委党委书记、主任	沈　宇
党委副书记	范建光
驻委纪检组组长	沈　斌
副主任	孙建民
	管罕英(女)
	薛建英(女,10月任职)
苏州第九人民医院书记	沈　宇
江苏盛泽医院院长	金正帅
中医院(第二人民医院)副院长	史　浩(主持工作)
疾病预防控制中心主任	朱金华
卫生监督所所长	孔菊林

妇幼保健计划生育服务中心主任 张永刚
血站站长 赵伟红(12 月任职)
健康教育指导中心主任 孙春红(7 月离任)
蔡伟钧(7 月任职)
精神康复医院院长 陈国平

吴中区卫生健康委党委书记、主任 陆治平
副主任 徐炜琴(女)
驻委纪检监察组组长 赵燕萍(女)
副主任 马小红(女)
李耀峰
张晓逸(10 月离任)
刘玉鹏
人民医院院长 朱瑞良
苏州市中西医结合医院院长 杨文忠
卫生监督所所长 殷华芬(女)
疾病预防控制中心主任 周支军
妇幼保健所所长 王 燕(女)
精神卫生中心副主任 尤明方(主持工作)

相城区卫生健康局党委书记、主任 孙伟为(女)
副主任 朱 晓
驻局纪检监察组组长 袁华中
副主任 周晓华
尤巧生
疾控中心主任 凌群元
卫生监督所所长 高莉雯
妇幼保健所所长 沈文英(女)
卫生健康发展中心主任 王文康
医养融合指导中心主任 华 怡
人民医院院长 许雪飞

姑苏区民政和卫生健康局党委书记、局长 钱艳虹(女)
副局长 沈林林
金建华
宁咏梅(女)
费 颖(女)
朱纯玉
贾成宝
王 佶(女)
疾病预防控制中心主任、党支部书记 周伟华
卫生监督所所长 宓惠宏
社区卫生管理中心主任、党总支书记 高瑜璋
妇幼保健所所长 何丽丹(女)

工业园区社会事业局党委书记、局长 顾三强
副局长 冯 彬
疾病防治中心主任 俞璐刚
医疗卫生管理中心主任 巢为农
独墅湖医院院长 侯建全
星海医院院长 杨云峰
星湖医院院长 徐健英
星浦医院院长 邵秀根
星塘医院院长 马文进

高新区社会事业局党委书记、局长 周咏梅
党委副书记、副局长 潘 凌
副局长 陈东如
张 耘
陈志航
疾病预防控制中心主任 归国平
卫生监督所所长 王 诚
妇幼保健计划生育服务中心主任 高红琴
社区卫生服务管理中心主任 金 静
科技城医院院长 连 斌
人民医院院长 梅 冰

南通市卫生健康委党组书记、主任 陈冬梅(女)
副主任 丁国宁
驻委纪检监察组组长 徐 夏
副主任 沈俊涛
卢红建(11 月离任)
陈 莉(女)
张莉华(女,11 月任职)
罗庆华(11 月任职)
中医药管理局专职副局长 徐金华(11 月任职)
第一人民医院党委书记 仲崇俊(11 月离任)
卢红建(11 月任职)
院长 陈建荣(11 月离任)
中医院党委书记 张莉华(女,11 月离任)
陆会均(11 月任职)
院长 陆会均(11 月离任)
葛建新(11 月任职)
肿瘤医院党委书记 王高仁
院长 王高仁(11 月离任)
王 琴(女,11 月任职)
康复医院(第二人民医院)党委书记 任建兵(11 月离任)
陈建华(11 月任职)
院长 杨建斌(11 月离任)
任建兵(11 月任职)
传染病防治院(第三人民医院)党委书记 蒋银华(11 月离任)
蔡卫华(11 月任职)
院长 蔡卫华(11 月离任)
陈 松(11 月任职)
妇幼保健院党委书记 陈 松(11 月离任)
蒋银华(11 月任职)
院长 陈建华(11 月离任)
顾红兵(11 月任职)
精神卫生中心(第四人民医院)党委书记 王 静(女,11 月离任)
吴徐明(11 月任职)
院长 葛建新(11 月离任)
葛振华(11 月任职)

第一老年病医院(第六人民医院)党委书记	琰　斐
院长	黄利民
卫生高等职业技术学校党委书记	顾　锋
校长	姜声扬(11月离任)
	王建军(11月任职)
疾病预防控制中心主任	曹　忠
党委书记	吴徐明(11月离任)
	宗　平(11月任职)
卫生监督所所长	吴志梅(女)
党总支书记	李向阳(2月任职)
急救中心主任	许　诚(12月离任)
	徐　飞(12月任职)
中心血站站长	严　峰(12月离任)
	许　诚(12月任职)
计划生育药具管理站站长	丁志银
计划生育协会秘书长	吕卫东
医学会办公室主任	沈　健
卫生信息中心主任	吴庆华(9月任职)

海安市卫生健康委党组书记、主任	卢礼华(女)
党组副书记、副主任	季永东
副主任	蔡红卫(女)
驻委纪检监察组组长	王　云(女)
副主任	李传忠(2月离任)
	陈礼柏(2月离任)
	孙瑞根(8月离任)
	仲重阳(2月任职)
	刘爱明(11月任职)
人民医院党委书记	张建平
院长	吕书军(11月任职)
中医院党委书记	朱时林
院长	吉华亮(11月任职)
第三人民医院院长	陆海一
皮肤病医院院长	仲重阳(2月离任)
	戴其军(8月任职)
卫生监督所所长	王　栋
疾病预防控制中心主任	仲四清(8月离任)
	杨祝全(8月任职)
妇幼保健计划生育服务中心主任	李建国
120急救指挥中心主任	周龙明(8月离任)
	时从才(8月任职)

如皋市卫生健康委党组书记、主任	马军华
党组副书记	石留权(2月离任)
副主任	周咏梅(女,2月离任)
	秦龙银
	陶　亮(8月离任)
	谢宇晨
	康　岚(女)
	吴海燕(女)
	夏建国
人民医院党委书记	朱小平
院长	朱银圣
中医院党委书记	薛瑞华(5月离任)
院长	贾　运
卫生监督所所长、党支部书记	范旻昊
疾病预防控制中心主任、党支部书记	沙留强
妇幼保健计划生育服务中心主任	钱志娟(女)
党支部书记	李鸿斌
红十字血站如皋分站站长	祁家军
党支部书记	姜卫东
120急救指挥中心主任	冒拥军
精神病防治医院(第二人民医院)院长	李春梅(女)
党支部书记	顾建明
第三人民医院院长	黄荣兵
党支部书记	沙国良
第四人民医院院长	康　硕
党支部书记	张永红(女)

如东县卫生健康委党工委书记、党组书记	张旭初
主任	缪卫宏
副主任	顾溯溯(女)
党工委副书记	徐德建(6月离任)
副主任	缪文龙
驻委纪检监察组长	李　华(6月离任)
	刘桂林(6月任职)
副主任	彭小丽(女)
	刘乔明(6月任职,挂职)
人民医院院长	季学军(6月离任)
院长	张建新(6月任职)
中医院院长	顾海军(6月离任)
	沈　巍(6月任职)
第四人民医院院长	周俊成
疾病预防控制中心主任	於　建
妇幼保健计划生育服务中心主任	张艳梅(女)
卫生监督所所长	张建军
120急救指挥中心主任	缪海兵(10月离任)
	顾　建(10月任职)

启东市卫生健康委党委(组)书记、主任	陆健泉
党委(组)副书记、副主任	苏高飞
副主任	黄风华(女)
	秦海松(6月离任)
	林思敏(8月任职)
	茅东华(2月任职)
人民医院党委书记、院长	陆健泉(6月离任)
	樊　健(6月任职)
中医院院长	樊　健(6月离任)
党委书记、院长	韩雪华(6月任职)
妇幼保健院党委书记	秦海松(6月任职)
院长	仇万山(外聘)

第二人民医院党总支书记　袁群生
院长　陆　坤
第三人民医院党总支书记、院长　林思敏(8月离任院长)
第四人民医院党支部副书记、副院长　沈卫刚(主持工作)
第五人民医院党支部书记、院长　沈漱波
第六人民医院党支部书记、院长　施　飞
第七人民医院党支部书记、院长　朱佩新
卫生监督所党支部书记、所长　李伟彬
疾病预防控制中心党支部书记、主任　周　超
妇幼保健计划生育服务中心党支部书记、主任　丁　逵
卫生进修学校党支部书记、校长　袁水香(女)
120急救指挥中心主任　孙新华

原崇川区卫健委党组书记、主任　薛　平(女,7月离任)
副主任、党组副书记　毛　强(7月离任)
驻委员纪检监察组组长　明　月(7月离任)
副主任　陆新华(7月离任)
李新培(女,7月离任)
疾病预防控制中心主任　李新培(女,7月离任)
卫生监督所所长　仇恒辉(7月离任)

原港闸区卫健委党组书记、主任　张　俊(7月离任)
驻委纪检监察组组长　徐　伟(7月离任)
副主任　陈明祥(7月离任)
许　楠(7月离任)
蔡芝菊(女,7月离任)
黄林森(4月离任)
疾病预防控制中心主任、卫生监督所所长　周　兵(7月离任)

崇川区卫健委党组书记、主任　薛　平(女,7月任职)
副主任、党组副书记　毛　强(7月任职)
陈明祥(7月任职)
驻委纪检监察组组长　陆新如(女,7月任职)
副主任　许　楠(7月任职)
陆新华(7月任职)
李新培(女,7月任职)
疾病预防控制中心主任　周　兵(8月任职)
卫生监督所所长　仇恒辉(8月任职)
市口腔医院党支部书记、院长　高美琴(女)

通州区卫生健康委主任、党组书记　张武军(9月离任)
匡咏梅(10月任职)
副主任　王颖麒
张　毅
刘伟圣
钱素兵
驻委纪检监察组组长　卞玉梅
副主任　刘永杰
吕　英
人民医院院长　陈　建
中医院院长　秦晓纲
疾病预防控制中心主任　仇星煜(1月离任)
顾晓虎(2月任职)
卫生监督所所长　王国清
卫生职工中等专业学校校长　李发新
初级卫生保健委员会办公室主任　吴益祥
妇幼保健计划生育服务中心主任　孙淑娟
中心血站通州分站站长　顾晓明
120急救指挥中心主任　瞿新年
第二人民医院院长　张建新
第三人民医院院长　徐　洪(7月离任)

海门区卫生健康委党组书记、主任　成东波
党组副书记　江　琳(女,9月任职)
副主任、党组副书记　徐　红(女)
副主任　陈海平
王永伟
陆　杨(女)
刘　勤
陆郭春
人民医院党委书记　江　琳(女,9月任职)
院长、党委副书记　吴　杰(9月离任党委书记,任职党委副书记)
中医院党委书记　戴海强
院长、党委副书记　黄　琴(女,9月任职)
卫生监督所所长、党支部书记　姜小飞
疾病预防控制中心主任、党支部书记　沈　备
妇幼保健计划生育服务中心主任、党支部书记　陈国新

连云港市卫生健康委党委书记、主任、中医药管理局局长　周　伟
副主任　仲建业(11月离任)
陈　方(11月离任)
董　青(女)
刘　蓉(女)
李家富(11月任职)
中医药管理局副局长　罗时宝
第一人民医院党委书记　李小民
院长　李爱民
中医院党委书记　李建军
院长　高　慧(女,11月任职)
李秀连(11月离任)
第二人民医院党委书记、院长　施　辉
妇幼保健院党委书记　邵亚玲
院长　施庆喜
东方医院党委书记　杨红波
院长　马建新(11月任职)
谈　笑(11月离任)
第四人民医院党委书记　杨思建
院长　孟尔旺
疾病预防控制中心主任　朱磷扬
卫生监督所所长　杨　东

红十字中心血站站长 李克勤
急救中心主任 蒋幼民

赣榆区卫生健康委党委书记、主任 董自芳
党委副书记 刘永全
副主任 祁洪山
李海燕(女)
人民医院院长 万延峦
中医院院长 万延峦(4月离任)
黄华业(4月任职)
疾病预防控制中心主任 黄华业(6月离任)
徐进波(6月任职)
卫生监督所所长 李常华
妇幼保健院院长 王维帮
精神病防治院院长 孙克强

海州区卫生健康委党委书记、主任 侍启辉
党委副书记 黄 庆(女)
副主任 阮莹莹(女)
刘 媛(女)
疾病预防控制中心主任 李振涛
卫生监督所所长 荣山松
妇幼保健所所长 吴春林(女)
消杀站站长 陈爱平

连云区卫生健康委党组书记、主任 李翠玲(女)
副主任 张 芹(女)
惠永来
卫生监督所所长 赵斯刚
疾病预防控制中心主任 吴安泊
妇幼保健所所长 范师凤(女)

东海县卫生健康委主任、党委副书记 张家法
党委书记、副主任 唐鹏飞
党委副书记、副主任 钱 博
党委副书记(挂职)、县医院党委书记 陈文辉
副主任 刘士刚
郭根泉
王成江
红十字会会长 李永坤
疾病预防控制中心主任 仲 进
人民医院院长 孙润锋
中医院院长 高 强
妇幼保健计划生育服务中心主任 朱颀彦
卫生监督所所长 韩连强
精神病院院长 李祥明
卫校校长 骆建明

灌云县卫生健康委党委书记、主任、中医药管理局局长
孙 波
副主任 王步本
陆加云(女)
王素春(女)
人民医院党委书记 王必生
院长 徐海江
中医院副院长 王 辉(主持工作)
疾病预防控制中心主任 马士化(女)
卫生监督所所长 姚昌志
妇幼保健计划生育服务中心主任 潘恒柳
卫生进修学校支部书记 王 坚
精神病防治院院长 刘志远

灌南县卫生健康委党委书记、主任 周庆伟(11月任职)
副主任 王德权
李长浩
向庆庆
马在驰(11月任职)
第一人民医院院长 蒋晓东
卫生监督所副所长 朱建中(主持工作)
疾病预防控制中心党支部书记 张源生(主持工作)
妇幼保健计划生育服务中心副主任 尹浩元(主持工作)

淮安市卫生健康委党委书记、主任 孙邦贵
党委副书记、副主任 张其虎
副主任 俞伟男
于龙门
赵国强
吴云生
中医药管理局副局长 张 飙(12月任职)
第一人民医院党委书记、院长 孙晓阳(10月离任)
党委书记 徐克平(10月任职)
院长 杨晓钟(10月任职)
第二人民医院党委书记 郑东辉
院长 郑玉龙(10月任职)
疾病预防控制中心主任 何南江(8月离任)
姚海波(8月任职)
卫生监督所党总支书记、所长 郑洪超
妇幼保健院党委书记 孙春霞(女)
党委副书记、院长 刘先洋(10月任职)
中医院党委书记 叶春晖(女)
党委副书记、院长 陈 璟(女,10月任职)
第三人民医院党委书记、院长 沈雪峰(3月离任)
党委书记 范智勇(3月任职)
院长 秦孝峰(10月任职)
中心血站党总支书记、站长 严 阵(10月离任)
谈 庆(女,10月任职)
第四人民医院党委书记、院长 张 飙
急救中心主任 周冬兰(女)
卫生健康技术服务中心主任 姜汉波
基层爱国卫生服务中心主任 徐 峰
计划生育药具管理站站长 李春风(女)
园区卫生健康管理服务中心主任 邢亚东

爱卫会主任　王红红(女)
爱卫办主任　孙邦贵

清江浦区卫生健康委党组书记、主任　段　波
副主任　高新梅(女)
胡林军
包季春(女)
杨绚丽(女)
黄　晖
袁　宏(女,3月离任)
疾病预防控制中心主任　李士鸿
卫生计生监督所所长　孙晓曙
爱卫会主任　张红梅(女)
爱卫办主任　胡林军

淮安区卫生健康委党委书记、主任　侯卫东(8月任职)
副主任　徐　波
严德芦
纪学中
党委书记、主任　胡凤荣(2月离任)
崔步银(兼,2月任职,8月离任)
肿瘤医院院长、淮安医院院长、党委书记　刘维太
楚州中医院院长、党总支书记　李　强
皮肤病防治院院长、党支部书记　杨秀冬
妇幼保健院院长、书记　周兴春
卫生监督所所长、书记　范伟峰
疾病预防控制中心主任、书记　朱素芳(女)
爱卫会主任　彭　凯
爱卫办主任　唐　晔(女)

淮阴区卫生健康委党委书记、主任　洪　宝
副书记、副主任　何闽华
副主任　陈立宝
宗　凯
人民医院院长　袁秦波(11月离任)
党委书记　谈海杰(兼,10月任职)
口腔医院院长　谈海杰(11月离任)
魏　玮(11月任职)
中医院院长　魏　玮(11月离任)
程　洋(12月任职)
卫生监督所所长　谷士春(兼)
妇幼保健院院长　王　进
疾病预防控制中心主任　朱丹丹(12月任职)
爱卫会主任　殷　俊
爱卫办主任　谷士春

涟水县卫生健康委党委书记　姜　凯
主任　罗天凤
副主任　支向军
沈建国
翟长青
周万庆(11月离任)
人民医院院长、党委书记　左扬松
中医院院长　郭　军
疾病预防控制中心主任　宋志洲(11月任职)
张成富(兼,11月离任)
第二人民医院院长　余元怀
第三人民医院院长　沈建国(兼)
卫生监督所所长　张雨成(11月任职)
支向军(兼,2月任职,11月离任)
卫生监督所所长　徐大胜(2月离任)
爱卫会主任　马　荣(女)
爱卫办主任　罗天凤

洪泽区卫生健康委党委书记、主任　席黎明(2月任职)
副主任　程　梅(女)
许金峰
人民医院院长、党委书记,中医院院长　王林森
疾病预防控制中心主任　李　栋
卫生监督所所长　严卫东(3月任职)
妇幼保健院院长　赵建阁
爱卫会主任　谢文章
爱卫办主任　程　梅(女)

盱眙县卫生健康委党组书记、主任　葛　云
党组副书记、副主任　胡松柏
副主任　俞建飞
葛中春
疾控中心主任　袁守国(2月任职)
人民医院院长　干文武
中医院院长　何占德
妇幼保健院院长　朱定荣
卫生监督所所长　刘国斌
精神康复医院院长　王新国
第二人民医院院长　赵　兵
皮肤病防治院院长　龚显珩
爱卫会主任　雍　梅(女)
爱卫办主任　葛　云

金湖县卫生健康委党委书记、主任　董义中
副主任　徐金红(女)
植福堂(11月离任)
张在佳
柳　昕(4月援疆)
朱华云(女,11月任职)
红十字会副会长、秘书长　陈建鹏
人民医院院长　万长青(3月任职)
中医院院长　陈松清(3月任职)
疾病预防控制中心主任　李孝红
卫生监督所所长　陈中林

卫生健康促进中心主任　王甫云
老龄事业发展中心主任　汪兴东
妇幼保健所所长　孙道宽
血防站站长　张桂荣
卫生进修学校校长　侍桂花(女)
爱卫会主任　唐凤娥(女)
爱卫办主任　王甫云

盐城市卫生健康委党委书记、主任兼中医药管理局局长　徐　杰
副主任　房安银
孙长春
陈旭东
徐安平(8月离任)
王　正(8月任职)
中医药管理局副局长　陶　惠(女,8月离任)
张国瑞(11月任职)
第一人民医院党委书记　张慧娟(女,8月离任)
查文章(8月任职)
院长　查文章(8月离任)
邓义军(8月任职)
卫生监督所所长　严东明
疾病预防控制中心主任　汤　权
中医院党委书记　崔国静(女)
院长　顾月星
第二人民医院党委书记　王　正
院长　王　正(8月离任)
刘　宏(8月任职)
妇幼保健院党委书记　朱向军
院长　卞洪亮
第四人民医院党总支书记、院长　严建国
口腔医院党支部书记、院长　刘正彤
急救医疗中心主任　胥伟华
中心血站站长　葛健民
卫生健康技术促进中心主任　杨益国
卫生信息中心主任　张昊霆
计划生育药具管理站站长　堵怀东

亭湖区卫生健康委党委书记、主任　曹　扬
党委副书记、副主任　吴锦富
党委副书记　李　荣
副主任　李章军
唐国军
吴宏英(女)
董红梅(女)
卫生监督所所长　季一民
疾病预防控制中心主任　邵玉梅(女)
妇幼保健计划生育服务中心主任　张　勇
人民医院院长　吴桂奇

盐都区卫生健康委主任、党委书记　王安根
副主任　胡永新
武　晴(女)
徐雍苧(女)
市第三人民医院党委书记、院长　戴真煜(11月任职)
疾病预防控制中心主任　李志勇
卫生监督所所长　孙国连
妇幼保健所所长　朱建军
卫生进修学校校长　季　江(10月任职)
精神病防治院院长　周　云
卫生信息中心主任　孙加富
医学会秘书长　祁　俊
计生协会秘书长　乔志云(女)
职业卫生安全管理站站长　尤　阳

响水县卫生健康委党委书记、主任　王　兵
党委副书记、副主任　潘满时
副主任　周兴浪
徐云风(11月任职)
人民医院院长　王洪华
中医院院长　吴　军
第三人民医院院长　陈其峰(5月离任)
魏利民(5月任职)
疾病预防控制中心主任　潘永富
卫生监督所所长　徐云风(11月离任)
刘昌树(11月任职)
妇幼保健计划生育中心主任　程　照

滨海县卫生健康委党委书记、主任　杨　光
副主任　赵　亮
胡为海
杨长庆(3月任职)
吕强声(10月任职)
人民医院党委书记、院长　吴　限
中医院党支部书记、院长　吕强声(10月离任)
戴　斌(10月任职)
疾病预防控制中心主任　顾善坤
妇幼保健和计划生育指导所所长　黄　梅
卫生监督所所长　杨　兵
第二人民医院党支部书记、院长　高夕雷
第三人民医院院长　金　成

阜宁县卫生健康委党委书记、主任　郭霞洲(6月离任)
柏加健(6月任职)
副主任　张　军
徐浦秀(女)
李文杰
刘文羽
人民医院党委书记　计成阜(11月任职)
孙　艳(女,11月离任)
院长　计成阜
中医院院长　张　驹

中西医结合医院院长　曹恒军(11月离任)
　稽亚军(11月任职)
疾病预防控制中心主任　唐　杰(6月任职)
卫生监督所所长　李　勇
妇幼保健计划生育中心主任　陈　冬
第三人民医院党支部书记、院长　唐文考

射阳县卫生健康委党委书记、主任　张　蓉(女)
党委副书记、副主任　刘永春
副主任　王友东
　吴堂正
人民医院党委书记、院长　孙　月
中医院副院长　夏　平(主持工作)
党总支书记　房　娟(女)
疾病预防控制中心主任　吴向红(女)
卫生监督所副所长(主持工作)　顾正清
第三人民医院院长　王　东
党支部书记　孙长军
妇幼保健院院长　周　辉(9月任职)

建湖县卫生健康委党委书记、主任　朱旭冬
党委副书记、副主任　王　锋
副主任　吕　鹏
　薛迎春(5月任职)
人民医院党委书记　王　健
院长　陆玉忠(7月离任)
　王　健(8月兼职)
中医院院长　刘学军
建阳眼科医院院长　葛正光
第三人民医院院长　王正健
疾病预防控制中心主任　成　兵(12月任职)
副主任　王　标(主持工作至12月)
卫生监督所所长　王立华
爱卫办主任　薛迎春(4月离任)
　吴兆斌(4月任职)
机关医务室主任　苏庆国
中西医结合医院院长　孔祥彦

东台市卫生健康委党委书记、主任　崔　海
副主任　周亚明(女)
　陈　张
　曹国平
　沈荣荣
人民医院党委书记　杨爱兵
中医院党委书记、院长　周晓祥
卫生监督所所长　朱文华
疾病预防控制中心主任　杨昌林
妇幼保健院院长　王　磊
第三人民医院院长　伍　俊(3月离任)
副院长　卜志龙(4月起主持工作)
第四人民医院院长　洪　惠(女)

大丰区卫生健康委党委书记、主任　仇兆华(3月离任)
　栾建军(4月任职)
副主任　陈　玲(女)
　沙文彪
　叶海涛
　常春贵
爱卫办主任　陈　玲(女,兼)
人民医院党委书记　张袁丰(3月任职)
副书记、院长　柏正群(3月任职)
中医院党委书记　程应华
院长　施　栋
疾病预防控制中心主任　智恒奎
卫生监督所所长　周　荣
妇幼保健计划生育中心主任　刘国琴(女)
第二人民医院院长　杨　伟

盐城经济技术开发区社会事业局党委书记、局长　戴亚生
副局长　卞富刚

盐南高新区社会事务管理局党委书记、局长　陈　明

扬州市卫生健康委党委书记、主任　赵国祥
副主任　陈　雷
　王　骏(3月离任)
党委副书记　王　林
副主任　王劲松
　江洪斌
中医药局副局长　田华萍(女,6月任职)
副主任　尹成雷(8月任职)
苏北人民医院党委书记　徐道亮
院长　束余生
第二人民医院党总支书记　朱慕云(10月任职)
院长　孟兆祥
第三人民医院党委书记　徐　捷
院长　焦玉东
妇幼保健院党委书记　萧　江
院长　许建国
中医院党委书记　沈玉春(女)
院长　孙德秋(7月任职)
疾病预防控制中心主任　朱道建(3月离任)
　周　信(3月任职)
党总支书记　吴奇鸿
卫生监督所所长　陈定山
党总支书记　朱正文
中心血站站长　郭铭华
急救中心主任　郝思龙(12月离任)
　何　日(12月任职)
精防中心主任　陈健葵(女)
卫生科技信息中心主任　陈东升
计划生育药具管理站站长　蒋　杰
计划生育协会会长　卢桂平

爱卫会主任 夏心旻

宝应县卫生健康委党委书记、主任 强建华
副主任 沈新华
鲁加香(女)
戴红军
张正军
蔡美斌
人民医院院长 张荣善(10月任职)
刘立新(10月离任)
党总支书记 唐学成
中医医院院长 李国柱
妇幼保健院(所)院长 陈 超(10月任职)
张荣善(10月离任)
第二人民医院院长 何海燕
皮肤病防治院院长 张正祥(7月任职)
疾病预防控制中心主任 陈志勇
卫生监督所所长 蔡花宏

高邮市卫生健康委党委书记、主任 黄 平
副主任 邹建华
王月芳
顾永祥
姚松强
葛仕海
纪 骏
人民医院党委书记、院长 沈 哲
中医医院院长 翁中培
党委书记 倪 斌
疾病预防控制中心主任 郭开忠
党总支书记 黄 斌(5月任职)
妇幼保健院党总支书记、院长 任德华
第二人民医院院长 郭开忠
党总支书记 卢宏军
卫生监督所所长 刘学军
城区预防保健所所长 刘志康

仪征市卫生健康委主任、党委书记 蒋朝明
副主任 严 华(女)
殷定宽
姚祥林
赵厚良
人民医院党委书记 杨 明
院长 殷仕宝
中医院党总支书记 吴祝平
院长 郑晓辉
第二人民医院院长 余在逻
疾病预防控制中心主任 朱玉柱
卫生监督所所长 李春鹏
妇幼保健所所长 张晓新(女)

江都区卫生健康委主任、党委书记 陈志芳(女)
副主任 王 瑶(女)
刘兴兵
盛 军
宋 震(3月任职)
许 燕(女,2月离职)
人民医院院长 陆德川
中医院院长 高玉新
卫生监督所所长 刘俊杰
妇幼保健院院长 蔡 坚
卫生进修学校校长 盛其忠
第二人民医院院长 祝 标
第三人民医院院长 盛其忠
第四人民医院院长 嵇仁华
爱卫会主任 韦 峰

邗江区卫生健康委党委书记、主任 刘宏斌(12月离任)
陈 焱(12月任职)
副主任 江建虎
叶奎英(女)
龚玉柏
钱永青(11月离任)
疾病预防控制中心主任 黄 友
党总支书记 谢春华
卫生监督所所长、党支部书记 盛 谊
妇幼保健所副所长、党支部书记 王向前(11月离任)
胡礼红(女,11月任职)

广陵区卫生健康委员会主任 李 彬(女)
党委书记、副主任 陆建国
副主任 朱冬珍(女)
周 峰
谢 燕(女)
疾病预防控制中心主任、卫生监督所所长 吴红祥
中医院党支部书记 邱玉柱
院长 王 建
市口腔医院院长 沈 汉

镇江市卫生健康委党委书记、主任 胡云霞(女)
驻委纪检监察组组长 周建华(女)
副主任 郭 军
党委副书记 章昆明
副主任 陈 宏(女)
柯舜刚
朱朝阳
吴晓晖(12月任职)
江苏大学附属医院党委书记 张济建(5月任职)
院长 陈德玉
第一人民医院党委书记 孙 萍(5月任职)
院长 蒋鹏程
中西医结合医院党委书记 李中兴

院长	花长松
第三人民医院党委书记	徐青龙(10月任职)
院长	邹圣强(2月任职)
第四人民医院党委书记	许文林
院长	徐　军
精神卫生中心党总支书记	曹卫东(11月任职)
主任	李国海
中医院党委书记	史亚祥
院长	徐　庆
口腔医院院长	顾红政
疾病控制预防中心主任	徐承平
卫生监督所所长	贡浩凌
中心血站站长	吴晓晖(12月离任)
	连　云(女,代管)
急救中心主任	蒋　韵(女)
计划生育药具管理站站长	孔爱玲(女)
卫生与健康技术促进中心主任	金跃明
计划生育协会秘书长	陈　刚(主持工作)

京口区卫生健康委党委书记、主任	金凡舒(女,5月任职)
副主任	朱　静(女,12月任职)
	钱俊华(12月任职)
	陈　刚(12月任职)
疾病预防控制中心主任	陈　刚(9月任职)
卫生监督所所长	张建敏(9月任职)
妇幼保健所所长	潘晓明(女,7月任职)

润州区卫生健康委党委书记、主任	贺永欣(女)
副主任	李　忠
	袁其中(12月离任)
	赵立军
	江蓓芬(女)
卫生监督所所长	赵立军
疾病预防控制中心主任	袁其中(12月离任)
妇幼保健计划生育服务中心	王　军

扬中市卫生健康委党委书记、主任	周春燕(女)
党委副书记、副主任	张贵福
	陈太全
副主任	朱冠华
	朱戊申
	施　薇(女)
	杨国荣
	贾美红
人民医院党委书记、院长	朱进华
中医院党支部书记、院长	顾宏春
疾控中心党支部书记	何文华
主任	张开祥
卫生监督所党支部书记、所长	郭　炜(女)
妇幼保健院党支部书记、院长	朱新云

丹徒区卫生健康委党委书记	傅忠宇
主任	傅忠宇(2月离任)
副主任	殷　琰
	卞有根(10月任职)
人民医院院长	卞有根
疾病预防控制中心主任	神学慧
世业卫生院院长	胡小忠
中医院院长	戴伟忠
第三人民医院院长	焦志俊
卫生监督所所长	陈志新(10月任职)
妇幼保健计划生育服务中心主任	洪伟中
卫生进修学校校长	钱慧琴(女)

丹阳市卫生健康委主任、党委书记	王　挺(5月任职)
	瞿煜国(5月离任)
党委副书记、副主任	韦天昀(11月任职)
副主任	汤志明
	秦叶红(女)
疾控中心主任	王志坚(2月任职)
人民医院党委书记	林翼金
院长	郜黎伟(5月任职)
中医院党委书记	卢建平(5月任职)
院长	蒋　华(5月任职)
云阳人民医院院长	孙玉胜
精神病防治院院长	尹日飞
卫生监督所所长	陈建新
血站站长	毕　磊
妇幼保健计划生育服务中心主任	钱梅仙(女)

句容市卫生健康委党委书记	杨春光(12月任职)
	叶本强(12月离任)
主任	杨春光(7月任职)
	叶本强(7月离任)
副主任	王　丽(女)
	曾称荣
	蒋雪平
	梅学伟(8月任职)
爱卫会主任	凌　华(女)
爱卫办主任	葛斌翔
人民医院院长	孔连宝
中医院院长	梁本初
疾控中心主任	刘　敏
妇保院院长	唐　伟
妇保院党支部书记	朱贝根
卫生监督所所长	张　荣
急救站副站长	刘碧俊(主持工作)
精神病防治院院长	张　健

泰州市卫生健康委党组书记、主任	刘宏鸣
副主任	杨建国
	翟德祥

	孙正太
	邵　骅(女)
	江义舟
人民医院党委书记	黄俊星
人民医院院长	朱　莉(女)
中医院院长	王　华
疾病预防控制中心主任	张　翔
卫生监督所所长	浦政轶
妇幼保健所所长	徐生生
急救中心主任	夏　伟
药具站站长	李　峰

海陵区卫生健康委党组书记、主任	夏洪根
副主任	陈静芝(女)
	朱宝林
	马加清
	沈小剑
第四人民医院党委书记	王爱红(女)
第四人民医院院长	江灿华
疾病预防控制中心主任	李建军
妇幼保健计划生育服务中心主任	周锦江

高港区卫生健康委党组书记、主任	刘长军
副主任	成　旭
	张树华
	孙婷婷(女)
	王　军
第三人民医院院长	田为中
中医院院长	孙建平
疾病预防控制中心主任	陆　军
卫生监督所所长	孙　宏
妇幼保健计划生育服务中心主任	周　娟(女)

姜堰区卫生健康委党组书记、主任	王　梅(10月任职)
	石佳生(10月离任)
副主任	沙兆华
	丁粉红
	杨　勇
	张荣华
第二人民医院党委书记	沈宇清
院长、党委副书记	游继军(院长12月任职)
中医院党委书记、院长	钱承美
疾病预防控制中心主任	许艳明
卫生监督所所长	丁杰明
皮肤病防治院院长(溱湖医院院长)	唐本东
妇幼保健院党支部书记	王文鼎
卫生职工培训中心主任	缪　煜
急诊急救中心主任	秦晓斌
血站站长	马　文

医药高新区卫生局党组书记、局长	朱叶青
副局长	张宏业
	李华斌

兴化市卫生健康委党组书记、主任	孙　健
副主任	强　俊
	张　勤(女)
	朱秀慧(女)
	曹恒源
人民医院院长	张　彤
中医院院长	曹恒源
疾病预防控制中心主任	孙荣贵
卫生监督所所长	周　曙
二院院长	曹恒源
三院院长	姚　纯
四院院长	高松田
妇幼保健院院长	丁如硕
皮肤病性病防治所所长	潘小峰
爱国卫生运动委员会主任	方　捷

靖江市卫生健康委党组书记、主任	钟云峰
副主任	王志刚
	朱亚明
	陶　钢
党组副书记	陈曙剑
驻委纪检组组长	黄红曙
医疗集团管理委员会书记、主任	高　峰
人民医院书记、院长	高　峰
中医院党委书记	季　湧(8月任职)
中医院院长	唐晓勤
二院院长	戴靖宇(7月任职)
	包　岗(7月离任)
疾病预防控制中心主任	程建新
卫生监督所所长	徐国彬(7月任职)
	陆建华(7月离任)
妇幼保健院院长	严松华
血站站长	马洪升(7月任职)
	杨卫铭(7月离任)

泰兴市卫生健康委党工委书记、主任	吴成剑
副主任	朱　杰
	唐小丽(女)
	季　玉
	黄福生
驻委纪检组组长	丁　虎
卫生健康服务中心主任	李学东
人民医院党委书记	徐　进
人民医院院长	李文江
中医院党支部书记	顾艺红(女)
中医院院长	朱　剑
第二人民医院党支部书记、院长	曹　兵
疾病预防控制中心主任	范　敏

卫生监督所所长 杨 斌
妇幼健康计生服务中心(妇幼保健院)主任 高玮玮(女)

宿迁市卫生健康委党委书记、主任、中医药管理局局长
刘仰刚
党委副书记 李春美(女)
副主任 刘 通
张 勇
副主任,疾控中心党总支书记、主任 倪 川
中医药管理局副局长 颜 红(女)
第一人民医院院长 汤建平
南京鼓楼医院集团宿迁市人民医院院长 张荣林
江苏省宿迁卫生中等专业学校校长 王辉阳
疾病预防控制中心主任 倪 川
妇幼保健院院长 张 超
公共医疗卫生救护中心主任 吕翠红
卫生人才服务中心主任 张 波
华东医疗康复中心主任 刁保平
医学会秘书长 徐 彬

宿豫区卫生健康局党委书记、局长 王新新
党委副书记、副局长 陈少清
党委副书记 王建彬
副局长 晁先红(女)
爱卫办主任 吴亚明
疾病预防控制中心书记 骆 勇
疾病预防控制中心主任 王德先
卫生监督所负责人 吴 平
妇幼保健院负责人 陈 宏

宿城区卫生健康局局长、党委书记 周 瑞
副局长、党委副书记 张丽梅(女)
副局长 王道政
驻局纪检监察组组长 蒋新冬(女)
副局长 田 瑞
朱锡玫(女)
疾病预防控制中心主任 刘 扬
妇幼保健所所长 朱建业
计划生育指导站站长 黄佑民
龙河人民医院常务副院长 张新静
人民医院院长 张 英

沭阳县卫生健康局党委书记、局长 刘 刚
党委副书记、副局长 董晓雪
副局长 叶密密
吴 璇(女)
疾病预防控制中心主任 王兆成
妇幼保健院院长 谷玉军
卫生计生综合行政执法大队大队长 汪 涛
皮肤病防治院院长 严运松
血库主任 李晓波

卫生进修学校校长 胡道军
120 急救指挥中心主任 赵春阳
脑科医院党支部书记 潘苏冬

泗阳县卫生健康局党委书记、局长 林 祥
副局长 陈太和
顾其银
丁 峰
刘向辉
驻局纪检组组长 华莉红(女)
副局长 尹 华(女)
卫健综合监督行政执法大队大队长 陈太胜
疾病预防控制中心副主任 刘二银(主持工作)
妇幼保健院院长 刘 敏

泗洪县卫生健康局党委书记、局长 胡竹芳
副局长 潘合生
石 辉
谭苏洪(女)
杨 希(女)
疾病预防控制中心主任 刘 康
妇幼保健院院长 刘贤兵
卫生计生综合监督行政执法大队大队长 付小永
120 急救指挥中心副主任 顾 军(主持工作)
第一人民医院副院长 许 柯(主持工作)

社会团体

【江苏省计划生育协会】
会　　长 赵 龙
副 会 长 何小鹏 孙燕丽(女) 戴纪生
顾 翔(女) 申晓健 蒋 敏(女)
李晓洲(女) 李玉娟(女) 洪 流
邵 凡
秘 书 长 邵 凡(兼)

【江苏省老龄协会】
会　　长 包国新
副 会 长 佘义和 何小鹏
秘 书 长 杨立美(女)

【江苏省医学会】
会　　长 王咏红(女)
副 会 长 陈亦江 李少冬 阮长耿
刘志红(女) 王学浩 顾晓松
唐金海 韩光曙 史兆荣
胡 寅
秘 书 长 胡 寅(兼)

【江苏省护理学会】

理 事 长 霍孝蓉(女)

副理事长 许 萍(女) 周 莹(女)
崔 焱(女) 顾则娟(女)
徐旭娟(女) 戴新娟(女)
李国宏(女) 陈 雁(女)
王海芳(女) 张海林(女)
贡浩凌(女) 张爱琴(女)
王 艳(女)

秘 书 长 吴金凤(女)

【江苏省预防医学会】

会 长 汪 华

副 会 长 沈洪兵 浦跃朴 周明浩
吴红辉 汪春晖

秘 书 长 蒋辽远

【江苏省医师协会】

会 长 郭兴华

副 会 长 王 虹(女) 方祝元 徐开林
周明浩 侯建全 高建林
韩光曙 史兆荣 滕皋军
刘彦群

秘 书 长 刘彦群(兼)

【江苏省医院协会】

会 长 黄祖瑚

副 会 长 唐金海 张金宏 陈卫昌
高建林 王人颢 苏 皖
韩光曙 滕皋军 徐长江
于振坤

秘 书 长 徐长江(兼)

【江苏省中医药学会】

会 长 陈亦江

副 会 长 朱 岷(女) 吴勉华 方祝元
孙志广 张 琪 陆 曙
周 炜 黄亚博

秘 书 长 黄亚博(兼)

【江苏省中西医结合学会】

会 长 陈亦江

副 会 长 段金廒 黄亚博 曾庆琪
王佩娟(女) 许家仁 陈延年
葛惠男 张培影

秘 书 长 黄亚博(兼)

【江苏省针灸学会】

会 长 陈亦江

副 会 长 夏有兵 倪光夏 施振东
孙建华 黄亚博

秘 书 长 黄亚博(兼)

【江苏省康复医学会】

会 长 许光旭

副 会 长 王蓓蓓(女) 卢红建 巩尊科
祁国阳 李 莉(女) 李雪萍(女)
沈光宇 陆 晓(女) 高 晶(女)

秘 书 长 刘元标

【江苏省卫生思想政治工作促进会】

会 长 徐东红(女)

副 会 长 戚兴锋 邢书博 束一平(女)
方胜昔 徐长江 翟玉祥
张 涛 张孝科 朱雄华
周 炜 李大林

秘 书 长 (暂缺)

【江苏省卫生经济学会】

会 长 冷明祥

副 会 长 陶红滨 沈坤荣 王荣申

秘 书 长 王荣申(兼)

【江苏省卫生信息学会】

会 长 王咏红(女)

副 会 长 兰 青 刘乃丰 董建成

秘 书 长 王爱年

【江苏省口腔医学会】

会 长 王 林

副 会 长 徐 艳(女) 杨旭东 闫福华
王鹏来 段义峰 刘正彤
高美琴(女) 陈雪峰

秘 书 长 徐 艳(女,兼)

【江苏省妇幼保健协会】

会 长 沈志洪

副 会 长 王晓芳(女) 王 水 沈 嵘(女)
陈小康 张桂芹(女)

秘 书 长 王晓芳(女,兼)

【江苏省基层卫生协会】

会 长 夏迎秋(11 月离任)

副 会 长 李庆荣 姜 仑 陈永年
虞国良 陈少颖(女) 陈宋义
任晓波

秘 书 长 陈永年(兼,11 月离任)

【江苏省地方病协会】

会 长 徐 燕(女)

副 会 长 杨 坤 高 明 谢友超

秘 书 长 杨 坤(兼)

【江苏省健康教育协会】
会　　长　陈晓进(女)
副 会 长　李海宁　陈楚光　朱晓军
　　　　　薛维宇　董　雷　邱　菊(女)
　　　　　夏　跃　郭晓岚(女)　占伊扬
　　　　　何　青(女)　姜　仑　石健峰
　　　　　朱宝立
秘 书 长　武　鸣

【江苏省卫生监督协会】
会　　长　时玉昌
副 会 长　王金敖　周永林　夏彦恺
　　　　　狄留庆　孙正太　陈　方
　　　　　王振球　严东明
秘 书 长　王金敖(兼)

【江苏省人口学会】
会　　长　孙燕丽(女)
副 会 长　祁爱平　张　明　张宏伟
　　　　　王承宽　孙志明
秘 书 长　孙志明(兼)

【江苏省老龄产业协会】
会　　长　张建平
副 会 长　冉正源　李凤祥　张伟新(女)
　　　　　李海鸥　王昌祥　谈义良
　　　　　朱明飞　侯国新　朱国文
　　　　　樊天润
秘 书 长　王　秀

【江苏省老年大学协会】
会　　长　张建平
副 会 长　牛　飚(常务)　姜兆华
　　　　　裴东根　刘　璟
秘 书 长　牛　飚(兼)

【江苏省老年学学会】
会　　长　施国庆
副 会 长　张伟新(女)　陈友华　潘　珺
　　　　　宋逸成　周绿林　侯国新
　　　　　蒋伏心　卞开勤　谈义良
秘 书 长　潘　珺(兼)

【江苏省妇幼健康研究会】
会　　长　洪　浩
副 会 长　俞伟男　丁晓平　王　水
　　　　　许豪勤(女)　沈　嵘(女)　李晓南
秘 书 长　林朝镇

【江苏省输血协会】
理 事 长　孙　俊
副理事长　聂　城　周小玉(女)　栾建凤(女)
秘 书 长　黄成根

【江苏省药师协会】
理 事 长　孟　玲(女)
副理事长　缪丽燕(女)　姚　毅　邵亚玲(女)
　　　　　哈维超　刘广军　许建国
秘 书 长　王　坚

【江苏省整形美容协会】
会　　长　胡勤刚
副 会 长　王一兵　刘建飞　吕国忠
　　　　　孙炳伟　汤建平　严　斌
　　　　　张　逸　李昕隆　沈卫民
　　　　　金培生　姚　刚　顾　恒
　　　　　章宏伟　黄金龙　解　峰
　　　　　谭　谦
秘 书 长　叶发明

【江苏省抗癫痫协会】
会　　长　杨天明
副 会 长　王小姗(女)　张颖冬　高志伟
　　　　　徐建洋　李　岩　孙康健
　　　　　高觉民　郑　帼(女)
秘 书 长　张　锐(女)

【江苏省防痨协会】
理 事 长　羊海涛
副理事长　张　侠　陆　伟　王建明
　　　　　陈　宏　施军卫
秘 书 长　竺丽梅(女)

【江苏省麻风防治协会】
理 事 长　张连华
副理事长　严良斌　卢　涛　吉俊敏
　　　　　刘　芳(女)
秘 书 长　卢　涛(兼)

【江苏省有害生物防制协会】
会　　长　周明浩
副 会 长　徐　燕(女)　孙　俊　姜志宽
　　　　　丁永健　褚宏亮　蔡伯林
　　　　　孙来东
秘 书 长　丁永健(兼)

(张宜清)

卫生健康统计

卫生资源

一、医疗卫生机构总数

2020年末，全省医疗卫生机构总数35746个，比上年增加950个。其中：医院1996个，基层医疗卫生机构32702个，专业公共卫生机构658个。与上年比较，医院增加55个，基层医疗卫生机构增加881个，专业公共卫生机构减少27个。

全省医疗机构34998个，其中：非营利性医疗机构23992个，占医疗机构总数的68.55%；营利性医疗机构11005个，占医疗机构总数的31.44%。医疗机构按经济类型分，国有3706个，占10.59%；集体16665个，占47.62%；联营586个，占1.67%；私营医疗机构11180个，占31.94%；其他机构2861个，占8.17%。医疗机构中，公立医疗机构20371个，较上年减少293个，占58.21%；非公医疗机构14627个，较上年增加1236个，占41.79%。医疗机构中，三级医疗机构200个（其中医院192个），二级医疗机构487个（其中医院469个），一级医疗机构721个。

全省医疗卫生机构数

单位：个

	2019年	2020年
总计	34796	35746
医院	1941	1996
公立医院	458	451
民营医院	1483	1545
基层医疗卫生机构	31821	32702
#社区卫生服务中心（站）	2706	2657
乡镇卫生院	1028	999
诊部	2279	2552
村卫生室	15169	15020
诊所．卫生所．医务室	10626	11468
专业公共卫生机构	685	658
#疾病预防控制中心	118	118
专科疾病防治院（所、站）	42	39
妇幼保健院（所、站）	115	116
卫生监督所（中心）	105	109
计划生育技术服务机构	216	185
其他卫生机构	349	390

注：#系其中数。以下各表同。

医院中,公立医院 451 个,民营医院 1545 个。医院按床位数分:100 张床位以下医院 1160 个,100～199 张的医院 342 个,200～499 张的医院 267 个,500～799 张的医院 98 个,800 张及以上的医院 129 个。800 张及以上床位医院较上年增加 3 个。

基层医疗卫生机构中,社区卫生服务中心(站)2657 个,乡镇卫生院 999 个,门诊部 2552 个,诊所、卫生所和医务室 11468 个,村卫生室 15020 个。

专业公共卫生机构中,疾病预防控制中心 118 个(含开发区和系统外疾病预防控制中心),卫生监督机构 109 个。

二、卫生人员总量

2020 年末,全省卫生人员总数 823261 人(包括村卫生室人员数,下同),与上年比较,增加 36881 人,增长 4.69%。卫生人员中:卫生技术人员 665488 人,其他技术人员 37223 人,管理人员 34797 人,工勤技能人员 62552 人。与上年比较,卫生技术人员增加 32143 人,增长 5.08%,其他技术人员增加 2527 人,管理人员增加 2241 人,工勤技能人员增加 1592 人。

卫生技术人员中:在岗执业(助理)医师 267789 人(其中执业医师 224031 人),较上年增加 13104 人,增长 5.15%;在岗注册护士 294159 人,较上年增加 14323 人,增长 5.12%;在岗药师 32590 人,较上年增加 1107 人,增长 3.52%;在岗技师 33142 人,较上年增加 2022 人,增长 6.5%。

全省卫生人员总数

单位:万人

	2019 年	2020 年
总计	78.64	82.33
卫生技术人员	63.33	66.55
#执业(助理)医师	25.47	26.78
内:执业医师	21.12	22.40
注册护士	27.98	29.42
药师(士)	3.15	3.26
技师(士)	3.11	3.31
其他技术人员	3.47	3.72
管理人员	3.26	3.48
工勤技能人员	6.10	6.26
乡村医生和卫生员	2.48	2.32

注:2020 年国家卫生健康委将乡村全科执业助理医师计入执业(助理)医师中

2020 年末卫生人员机构分布:医院 489434 人,占卫生人员总数的 59.45%;基层医疗卫生机构 285750 人,占 34.71%;专业公共卫生机构 37825 人,占 4.59%。

2020 年,每千人口执业(助理)医师 3.16 人,每千人口注册护士 3.47 人。

三、医疗机构床位数

2020 年末,全省医疗机构床位 535006 张。其中,医院床位 421681 张(公立医院 255406 张,民营医院床位数 166275 张),占床位总数的 78.82%;基层医疗卫生机构床位 101630 张,占床位总数的 19%。与上年比较,全省医疗机构床位增加 19091 张,增长 3.7%。其中,医院床位增加 14433 张,增长 3.54%(公立医院增长 0.04%,民营医院增长 9.44%);基层医疗卫生机构床位增加 3219 张,增长 3.27%。

2020 年,全省每千人口床位 6.31 张。

全省医疗机构床位数

单位:张

	2019 年	2020 年
总计	515915	535006
医院	407248	421681
公立医院	255309	255406
民营医院	151939	166275
基层医疗卫生机构	98411	101630
#社区卫生服务中心(站)	22720	23951
乡镇卫生院	74600	76886
专业公共卫生机构	7894	9448
其他卫生机构	2362	2247

医疗服务

一、门诊工作量

2020年,全省医疗卫生机构总诊疗53483.66万人次,比上年减少8238.08万人次,下降13.35%。2020年,居民到医疗卫生机构平均就诊6.31次。

医疗卫生机构总诊疗人次中,医院24045.55万人次,较上年下降14.94%,占44.96%;基层医疗卫生机构28197.02万人次,较上年下降11.89%,占52.72%;其他医疗卫生机构1241.08万人次,较上年下降14.48%,占2.32%。

2020年,基层医疗卫生机构(含一级及以下医院)提供31198.76万人次诊疗服务,占全省总诊疗人次的58.33%。

2020年,公立医疗机构提供42852.96万次诊疗服务,较上年下降14.59%,占全省总诊疗人次的80.12%;非公医疗机构提供10630.69万次诊疗服务,较上年下降7.94%,占全省总诊疗人次的19.88%。

2020年,公立医院提供18122.39万人次诊疗服务,较上年下降16.82%,占医院总诊疗人次的75.37%;民营医院提供5923.16万人次诊疗服务,较上年下降8.60%,占医院总诊疗人次的24.63%。

2020年,乡镇卫生院和社区卫生服务中心(站)诊疗16312.68万人次,比上年减少2695.62万人次,占全省总诊疗人次的30.5%。

全省医疗机构工作量及入院情况表

	诊疗人次数(万次)		入院人数(万人)	
	2019年	2020年	2019年	2020年
总计	61721.74	53483.66	1528.20	1356.59
医院	28268.29	24045.55	1240.60	1107.31
公立医院	21788.00	18122.39	933.10	796.44
民营医院	6480.29	5923.16	307.50	310.87
基层医疗卫生机构	32002.23	28197.02	256.43	221.62
#社区卫生服务中心(站)	9327.66	7816.75	45.92	36.54
乡镇卫生院	9680.65	8495.93	209.61	184.82
其他医疗卫生机构	1451.22	1241.08	31.17	27.66

二、住院工作量

2020年,全省医疗机构入院人数1356.59万人,比上年减少171.61万人,下降11.23%,全省居民年住院率16%。

医疗机构入院人数中,医院1107.31万人,占81.62%;基层医疗卫生机构221.62万人,占16.34%;其他医疗卫生机构27.66万人,占2.04%。与上年比较,医院入院减少133.29万人,基层医疗卫生机构减少34.81万人,其他医疗卫生机构减少3.51万人。

2020年,公立医疗机构入院人数1041.9万人,较上年下降14.27%,占总入院人数的76.8%;非公医疗机构314.69万人,较上年增长0.59%,占总入院人数的23.2%。

2020年,公立医院入院人数796.44万人,较上年下降14.65%,占医院入院人数的71.93%;民营医院310.87万人,较上年增长1.1%,占医院入院人数的28.07%。

三、医师工作负荷

2020年,医院医师日均担负诊疗6.9人次,较上年减少1.6人次;平均每个医师每天担负住院2.2床日,比上年减少0.3床日。

医院医师担负工作量统计表

	医师日均担负诊疗(人次)		医师日均担负住院(床日)	
	2019年	2020年	2019年	2020年
医　　院	8.5	6.9	2.5	2.2
公　　立	9.2	7.4	2.5	2.1
民　　营	6.7	5.7	2.4	2.4

续表

	医师日均担负诊疗(人次)		医师日均担负住院(床日)	
	2019 年	2020 年	2019 年	2020 年
三级医院	9.4	7.5	2.5	2.1
二级医院	7.3	6.0	2.3	2.1
一级医院	8.9	7.5	2.2	2.1

四、病床使用

2020 年,全省医疗机构病床使用率 71.55%,其中:医院 76.13%,乡镇卫生院 55.45%,社区卫生服务中心 44.69%。与上年比较,受疫情影响,各类医疗机构病床使用率均大幅下降,医疗机构病床使用率下降 9.35 个百分点,医院下降 9.6 个百分点,乡镇卫生院下降 8.78 个百分点,社区卫生服务中心下降 9.9 个百分点。

2020 年,医疗机构出院者平均住院日 9.3 日,其中:医院 9.7 日,乡镇卫生院 7.4 日,社区卫生服务中心 9.5 日。与上年比较,医疗机构出院者平均住院日增加 0.3 日,其中:医院增加 0.3 日,乡镇卫生院与上年持平,社区卫生服务中心增加 0.6 日。

医疗机构病床使用率及出院者平均住院日统计表

	病床使用率(%)		出院者平均住院日(日)	
	2019 年	2020 年	2019 年	2020 年
总计	80.90	71.55	9.0	9.3
医院	85.73	76.13	9.4	9.7
#综合医院	87.73	77.64	8.3	8.4
中医医院	89.32	77.13	9.0	9.0
专科医院	84.27	75.22	12.0	12.5
社区卫生服务中心	54.59	44.69	8.9	9.5
乡镇卫生院	64.23	55.45	7.4	7.4
妇幼保健院(所、站)	77.53	64.13	6.6	6.6
专科疾病防治院(所、站)	73.02	79.26	59.1	74.0

基层卫生

一、社区卫生服务体系建设

2020 年末,全省设立社区卫生服务中心(站)2657 个。其中,社区卫生服务中心 568 个,社区卫生服务站 2089 个。与上年相比,社区卫生服务中心增加 5 个,社区卫生服务站减少 54 个。社区卫生服务中心人员 51213 人,平均每个中心 90.16 人;社区卫生服务站人员 6787 人,平均每站 3.24 人。社区卫生服务中心(站)人员数比上年增加 2103 人,增长 3.76%。

二、社区医疗服务

2020 年,全省社区卫生服务中心提供诊疗 6767.46 万人次,住院 36.54 万人;平均每个中心诊疗 11.91 万人次,住院 643 人;医师日均担负 14.1 诊疗人次和 0.5 住院床日。社区卫生服务站提供诊疗 1049.29 万人次,平均每站诊疗 5023 人次。

社区卫生服务情况表

	2019 年	2020 年
社区卫生服务中心(个)	563	568
床位数(张)	22621	23894
卫生人员数(人)	48773	51213

续表

	2019年	2020年
其中:卫生技术人员	41815	44031
内:执业(助理)医师	18290	19354
诊疗人次(万人次)	8015.81	6767.46
入院人数(万人)	45.9	36.54
医师日均担负诊疗人次(人次)	17.8	14.1
医师日均担负住院床日(日)	0.6	0.5
病床使用率(%)	54.59	44.69
出院者平均住院日(日)	8.9	9.5
社区卫生服务站(个)	2143	2089
卫生人员(人)	7124	6787
其中:执业(助理)医师	3040	2884
诊疗人次(万人次)	1311.85	1049.29

三、农村卫生服务网

2020年末,全省共设乡镇卫生院999个,床位76886张,卫生人员104393人(其中卫生技术人员90001人)。与上年比较,乡镇卫生院减少29个,床位增加2286张,卫生人员增加4475人。

农村乡镇卫生院及医疗服务情况统计表

	2019年	2020年
乡镇卫生院数(个)	1028	999
床位数(张)	74600	76886
卫生人员数(人)	99918	104393
#卫生技术人员	85784	90001
内:执业(助理)医师	39642	41901
诊疗人次(万人次)	9680.65	8495.93
入院人数(万人)	209.61	184.82
医师每日担负诊疗人次(人次)	10.2	8.2
医师每日担负住院床日(日)	1.2	1.0
病床使用率(%)	64.23	55.45
出院者平均住院日(日)	7.4	7.4

2020年末,全省共设15020个村卫生室。村卫生室共有卫生人员(含乡卫生院设点下派的医师和护士)73143人。其中,执业(助理)医师35792人,乡村医生和卫生员23153人(乡村医生22002人)。与上年比较,村卫生室减少149个,执业(助理)医师增加286人,乡村医生和卫生员减少1670人。

村卫生室及人员数统计表

	2019年	2020年
村卫生室数(个)	15169	15020
村卫生室人员数(人)	74579	73143
执业(助理)医师数	35506	35792
注册护士数	14250	14198
乡村医生和卫生员数	24823	23153

四、农村医疗服务

2020 年，乡镇卫生院诊疗 8495.93 万次，比上年减少 1184.72 万次；2019 年入院 209.61 万人，2020 年 184.82 万人；医师日均担负 8.2 诊疗人次和 1 个住院床日；病床使用率 55.45%，出院者平均住院日 7.4 天。

2020 年，村卫生室诊疗量为 7548.1 万人次，比上年减少 795.28 万人次，平均每个村卫生室年诊疗 5025 人次。

中医服务

一、中医类机构、床位及人员数

2020 年末，全省共有 156 个中医医院，41 个中西医结合医院，中医类医院较上年增加 6 个，增长 3.14%，占全省医院总数的 9.87%。其中，三级 44 个(中西医结合医院 5 个)，二级 63 个(中西医结合医院 11 个)，一级 54 个(中西医结合医院 10 个)；中医类医院中公立 81 个，民营 116 个。全省共有中医类门诊部 308 个(其中民营 299 个)，中医类诊所 2184 个(其中民营 2158 个)。全省中医类医疗机构 2689 个，较上年增加 270 个，增长 11.16%，占全省医疗机构总数的 7.68%。

2020 年末，全省中医类医院房屋建筑面积 529.98 万平方米，较上年增长 2.54%，其中业务用房面积 448.68 万平方米，较上年增长 1.63%。

2020 年末，全省中医实有床位(中医类医疗机构床位及非中医类医疗机构中医临床科室床位)68988 张(其中民营医疗机构中医床位 14536 张)，较上年增加 2176 张，增长 3.26%。全省中医类医院实有床位 59610 张(其中民营中医类医院 11632 张)，较上年增加 560 张，增长 0.95%。非中医类医疗机构中医临床科室床位 9373 张，较上年增加 1641 张，增长 21.22%。中医实有床位占全省床位的 12.89%，中医类医院实有床位占全省医院实有床位的 14.14%。全省每千人口中医床位数 0.81 张(其中每千人口民营机构中医床位 0.17 张)。

2020 年末，全省中医药人员 42839 人(其中民营机构 13417 人)，比上年增加 2789 人，增长 6.96%。中医类别执业(助理)医师 34795 人(其中民营机构 10788 人)，比上年增加 2491 人，增长 7.71%；中药师 7335 人(其中民营机构 2393 人)，比上年增加 292 人，增长 4.15%。全省每千人口中医类别执业(助理)医师 0.41 人(其中民营机构 0.13 人)。

全省中医药人员数统计表

	2019 年	2020 年
中医药人员数(人)	40050	42839
中医类别执业(助理)医师	32304	34795
见习中医师	703	709
中药师	7043	7335
同类人员占比(%)		
中医类别执业(助理)医师	12.68	12.77
见习中医师	9.45	10.40
中药师	22.37	22.51

二、中医医疗服务

2020 年，全省中医类医院提供 4753.61 万诊疗人次(其中民营 509.49 万诊疗人次)，恢复到上年同期诊疗量的 83.86%，占全省医院诊疗人次的 19.77%；中医门诊部提供 172.28 万诊疗人次(其中民营 161.22 万诊疗人次)，约为上年的 93.11%；中医诊所提供 425.28 万诊疗人次(其中民营 417.68 万诊疗人次)，较上年下降 5.79%；其他医疗机构中医类临床科室提供 1680.28 万诊疗人次，较上年下降 9.10%。

2020 年，全省中医类医院入院 175.15 万人(其中民营 30.09 万人)，较上年下降 12.25%，占全省医院总入院 15.82%。

2020 年，全省中医类医院出院 175 万人(其中民营 30.04 万人)，较上年下降 12.21%，占全省医院总出院人数 15.8%；其他医疗机构中医类临床科室出院 18.23 万人，较上年下降 2.51%。

2020 年，全省中医医院医师日均担负门诊 7.8 人次(其中公立中医医院 8.1 人次，民营中医医院 5.1 人次)，比上年减少 1.9 人次；中西医结合医院 6.9 人次(其中公立中西医结合医院 7.6 人次，民营中西医结合医院 5.7 人次)，比上年减少 1.6 人次。医师日均负担住院床日中医医院 1.8 床日(其中公立 1.8 床日，民营 1.8 床日)，比上年减少 0.3 床日；中西医结合医院 1.5 床日(其中公立 1.3 床日，民营 1.9 床日)，比上年减少 0.3 床日。

2020 年，全省中医医院病床使用率 77.13%(其中公立 78.53%，民营 68.84%)，比上年下降 12.19 个百分点；中西医结合医院 66.71%(其中公立 68.10%，民营 65.24%)，比上年下降 5.64 个百分点。

2020 年，全省中医医院出院者平均住院日 9.02 日(其中公立 9.2 日，民营 8.1 日)，较上年增加 0.04

日;中西医结合医院9.26日(其中公立9.2日,民营9.3日),较上年增加0.26日。

2020年,全省中医医院患者门诊次均费用318.8元(其中公立317.6元,民营331.9元),比上年增加38.9元;中西医结合医院304.7元(其中公立322.8元,民营264.2元),比上年增加24.3元。住院患者人均医疗费用中医医院11010.4元(其中公立11440.1元,民营8309.7元),比上年增加869.1元;中西医结合医院9429.5元(其中公立11978元,民营6578.6元),比上年减少1162.2元。

疾病控制与公共卫生

一、疾病预防控制体系建设

2020年末,全省有疾病预防控制中心118个(含开发区和系统外疾病预防控制中心)。其中,省级1个、市级13个、县(市、区)级99个;疾病预防控制中心人员10179人,其中:省级502人,市级中心平均195.5人,县(市、区)级中心平均70.3人。2020年末,全省有专科疾病防治院(所、站)39个,有卫生人员1540人。2020年末,全省每千人口疾病预防控制人员0.12人。

二、传染病报告发病和死亡

2020年,全省甲、乙类传染病共报告发病79271例,死亡311人。报告发病数居前五位的病种依次为:梅毒、肺结核、病毒性肝炎、淋病和痢疾,占报告发病总数的95.1%;报告死亡数居前三位的病种依次为:艾滋病、肺结核、狂犬病,占报告死亡总数的97.11%。

2020年,全省甲乙类传染病报告发病率98.23/10万,死亡率0.39/10万。

全省甲乙类传染病报告发病及死亡数统计表

病　　名	发病例数(例)		死亡人数(人)	
	2020年	2019年	2020年	2019年
合计	79271	93383	311	364
鼠疫	0	0	0	0
霍乱	1	0	0	0
传染性非典型肺炎	0	0	0	0
艾滋病	1291	1663	235	246
病毒性肝炎	19742	22377	4	4
脊髓灰质炎	0	0	0	0
人感染高致病性禽流感	0	0	0	0
麻疹	18	47	0	0
流行性出血热	183	283	3	1
狂犬病	17	16	11	16
流行性乙型脑炎	2	0	0	0
登革热	10	199	0	0
炭疽	0	0	0	0
细菌性和阿米巴性痢疾	1537	2169	0	0
肺结核	22922	25159	56	95
伤寒和副伤寒	76	131	0	0
流行性脑脊髓膜炎	3	3	0	0
百日咳	14	258	0	0
白喉	0	0	0	0
新生儿破伤风	1	0	0	0
猩红热	1346	5685	0	0
布鲁氏菌病	166	139	0	0
淋病	5874	6962	0	0

续表

病名	发病例数(例)		死亡人数(人)	
	2020 年	2019 年	2020 年	2019 年
梅毒	25309	28054	2	1
钩端螺旋体病	0	0	0	0
血吸虫病	0	0	0	0
疟疾	89	238	0	1
人感染 H7N9 禽流感	0	0	0	0
新型冠状病毒肺炎	670	—	0	—

2020 年,全省丙类传染病共报告发病 117192 例,死亡 4 人。报告发病数居前三位的病种依次为:流行性感冒、手足口病其他感染性腹泻病,占丙类传染病报告发病总数的 93.82%。

2020 年,全省丙类传染病报告发病率 145.22/10 万,死亡率 0.005/10 万。

全省丙类传染病报告发病及死亡数统计表

病名	发病例数(例)		死亡人数(人)	
	2020 年	2019 年	2020 年	2019 年
合计	117192	219685	4	6
流行性感冒	47827	69770	4	5
流行性腮腺炎	6925	16548	0	0
风疹	103	939	0	0
急性出血性结膜炎	212	291	0	0
麻风病	4	3	0	0
斑疹伤寒	0	0	0	0
黑热病	0	0	0	0
包虫病	2	1	0	0
丝虫病	0	0	0	0
其他感染性腹泻病	17185	26945	0	0
手足口病	44934	105188	0	1

三、突发公共卫生事件报告和死亡

2020 年,全省通过国家突发公共卫生事件管理信息系统累计报告突发公共卫生事件 289 起,报告病例 10775 人,死亡 1 人,与 2019 年相比,报告突发公共卫生事件数和病例数分别降低 38.5% 和 53.2%。

四、预防接种和预防接种异常反应

2020 年,全省建成标准化儿童预防接种门诊 1674 个,建成率 100%。全省共报告接种疫苗 2623.2 万剂次,共报告预防接种异常反应 1529 例,报告发生率 5.83/10 万剂次,以过敏性皮疹为主,其中属于严重异常反应的有 51 例;偶合症 61 例;心因性反应 15 例。全省未监测到群体性疑似预防接种异常反应事件,未发现疫苗质量事故。

五、血吸虫病防治

2020 年末,全省 64 个血吸虫病防治工作县(市、区)全部达血吸虫病传播阻断标准,其中有 57 个县(市、区)达血吸虫病消除标准;年底实有患者 2526 人;年内治疗晚血病患者 789 人,扩大化疗 4462 人次。

六、疟疾防治

2020 年末,全省连续 9 年无本地感染疟疾病例,年内报告境外输入性疟疾病例 89 例。

七、地方病防治

2020 年末,全省碘缺乏病防治工作县(市、区)94 个,居民合格碘盐食用率 94.96%,Ⅱ度甲肿搜索现症患者 93 人。地方性氟中毒(饮水型)防治工作县(市、区)26 个,氟骨症 X 线诊断患者 1460 人,至 2020 年末现存 1434 人。

八、居民死因顺位

2020 年,全省居民前十位的死因为:恶性肿瘤、脑血管病、心脏病、呼吸系统疾病、损伤和中毒、内分泌、营养和代谢疾病、神经系统疾病、消化系统疾病、泌尿生殖系统疾病、传染病和寄生虫病，前十位死因合计占死亡总数的95.74%，其中由慢性非传染性疾病导致的死亡占死亡总数的85.97%。

2020年全省居民前十位死亡原因构成统计表

顺位	合计			男性			女性		
	死亡原因（ICD－10）	死亡率（1/10万）	构成（%）	死亡原因（ICD－10）	死亡率（1/10万）	构成（%）	死亡原因（ICD－10）	死亡率（1/10万）	构成（%）
1	恶性肿瘤	207.75	29.95	恶性肿瘤	262.34	34.67	脑血管病	161.98	25.74
2	脑血管病	163.25	23.54	脑血管病	164.49	21.74	恶性肿瘤	152.23	24.19
3	心脏病	108.19	15.60	心脏病	103.77	13.71	心脏病	112.68	17.91
4	呼吸系统疾病	64.14	9.25	呼吸系统疾病	75.88	10.03	呼吸系统疾病	52.19	8.29
5	损伤和中毒	57.91	8.35	损伤和中毒	64.40	8.51	损伤和中毒	51.31	8.15
6	内分泌、营养和代谢疾病	24.26	3.50	内分泌、营养和代谢疾病	20.68	2.73	内分泌、营养和代谢疾病	27.89	4.43
7	神经系统疾病	16.43	2.37	神经系统疾病	14.38	1.90	神经系统疾病	18.51	2.94
8	消化系统疾病	12.39	1.79	消化系统疾病	13.34	1.76	消化系统疾病	11.43	1.82
9	泌尿生殖系统疾病	5.69	0.82	泌尿生殖系统疾病	6.68	0.88	泌尿生殖系统疾病	4.68	0.74
10	传染病和寄生虫病	3.97	0.57	传染病和寄生虫病	5.02	0.66	精神和行为障碍	4.09	0.65
	前十位死因合计	—	95.74	前十位死因合计	—	96.59	前十位死因合计	—	94.86

九、严重精神障碍防治

2020年末，全省严重精神障碍患者登记在册患者350677人，在册患者检出率4.36‰；按照《严重精神障碍管理治疗工作规范（2018年版）》和国家基本公共卫生服务严重精神障碍患者管理项目的要求，纳入管理的患者336399人，患者管理率95.93%。

2020年末全省登记在册的严重精神障碍患者分类构成统计表

疾病诊断	患者人数（人）	构成比（%）
精神分裂症	220553	62.89
偏执性精神病	2652	0.76
分裂性情感障碍	8293	2.36
双相（情感）障碍	49400	14.09
癫痫所致精神障碍	19698	5.62
精神发育迟滞伴精神障碍	50081	14.28
合计	350677	100

十、生活饮用水卫生监测

2020年，全省水质监测覆盖所有集中供水城乡地区，共监测集中供水水厂533座，其中城市水厂123座，农村水厂410座。城乡生活饮用水总合格率99.3%，比上年提高3.5个百分点。其中城市生活饮用水合格率99.9%，农村生活饮用水合格率98.8%。

十一、食品安全风险监测

2020年，全省食品污染物及有害因素监测覆盖13个设区市及95个县（市、区）。监测食品主要包括肉与肉制品、乳与乳制品、蔬菜及其制品、水产及其制品等19类，全省共监测食品样品5640份，监测项目包括农药、兽药及禁用药物、食品添加剂等139项。

食品放射性污染监测样品包括水产及其制品、肉与肉制品、乳与乳制品等13项。

全省共设置食源性疾病病例监测哨点医院3396个，上报病例信息56372份；设置食源性疾病主动监测哨点医院 133 个,检测病例标本 10513 份。

十二、基本公共卫生服务项目

2020 年,国家基本公共卫生服务项目人均补助标准提高至 80 元,全省实际人均补助 82.7 元。免费提供建立居民健康档案、健康教育预防接种、儿童健康管理、孕产妇健康管理等 12 类服务以及 18 项新增项目。年度各项目标任务全面完成。

爱国卫生

一、卫生创建

2020 年末,全省已建成国家卫生城市 34 个、国家卫生县城 18 个、国家卫生乡镇 328 个。已建成江苏省卫生乡镇 623 个、江苏省卫生村 10147 个(其中,2020 年新建成江苏省卫生乡镇 47 个、江苏省卫生村 958 个)。

二、健康教育与促进

2020 年,全省居民健康素养水平 27.66%。其中:居民基本健康知识和理念素养 34.49%、健康生活方式与行为素养 37.35%、基本技能素养 39.37%。全省累计建成健康主题公园 1173 个,健康小屋 3662 个,健康一条街 350 条,健康步道 3636 条,健康餐厅(食堂)1537 个。

三、农村卫生改厕

2020 年末,全省累计建成农村卫生户厕 1386 万座,其中累计建成农村无害化卫生户厕 1378 万座,基本实现全覆盖。2020 年新增农村无害化卫生户厕 37 万座。

妇幼卫生与健康老龄化

一、妇幼保健服务

2020 年,孕产妇产前检查率和产后访视率分别为 98.67% 和 97.49%,与上年比较,产前检查率和产后访视率仍处在较高水平;住院分娩率为 100%(城市 100%,农村 100%),稳定在 100%;孕产妇系统管理率 93.35%;3 岁以下儿童系统管理率 95.75%。

孕产妇及儿童保健情况统计表

	2020 年	2019 年
产前检查率(%)	98.67	98.52
产后访视率(%)	97.49	95.91
住院分娩率(%)	100	100
城市(%)	100	100
农村(%)	100	100
孕产妇系统管理率(%)	93.35	88.71
3 岁以下儿童系统管理率(%)	95.75	95.17

二、5 岁以下儿童死亡率

2020 年,5 岁以下儿童死亡率 3.69‰,其中城市 3.42‰、农村 4.78‰;婴儿死亡率 2.44‰,其中城市 2.31‰、农村 2.96‰;新生儿死亡率 1.60‰,其中城市 1.53‰、农村 1.87‰。

三、孕产妇死亡率

2020 年,孕产妇死亡率 5.09/10 万,其中城市 4.77/10 万、农村 6.36/10 万。

四、国家免费孕前优生项目

2020 年,全省共为 42 万名计划怀孕夫妇提供免费孕前优生健康检查服务,目标人群覆盖率 100%。筛查出的高风险人群全部获得针对性的咨询指导和治疗转诊等服务。

五、老年健康服务和医养结合

2020 年末,全省设有老年医学科(含老年病专业)的医疗卫生机构 680 个,其中,设有老年医学科(含老年病专业)的二级及以上综合性医院、中医医院和中西医结合医院 188 个;设有临终关怀(安宁疗护)科的医疗卫生机构 100 个。在 3 个市开展国家级医养结合试点,10 个县(市、区)开展省级医养结合试点;在 3 个市开展国家级安宁疗护试点,在 14 个县(市、区)和 3 个机构开展省级安宁疗护试点。截至 2020 年底,全省设有同时具备医疗卫生资质和养老服务能力的医养结合机构 772 个,其中养老服务机构举办医疗卫生机构的 608 个,医疗卫生机构开展养老服务的 164 个;医疗卫生机构与养老机构开展签约合作的有 1532 对。

综合卫生监督

一、公共场所卫生监督

2020 年,全省公共场所 8.97 万个,从业人员 47.98 万人,持健康合格证明人数占 97.2%。各地卫生行政部门和监督机构共对公共场所进行经常性卫生监督 11.32 万户次,依法查处案件 2732 件。

二、生活饮用水卫生监督

2020年,全省生活饮用水供水单位3888个,从业人员23353人。开展生活饮用水经常性卫生监督3868户次,对657家涉及饮用水卫生安全产品生产企业实施监督检查。依法查处案件65件。

三、消毒产品卫生监督

2020年,全省消毒产品生产企业742个,从业人员10414人。开展消毒产品经常性卫生监督1360户次,共抽检消毒产品267个批次,依法查处案件143件。

四、学校卫生监督

2020年,全省共监督检查学校6083所,99.93%的学校建立传染病防控"一案八制",依法查处案件117件。

五、职业卫生和放射卫生监督

2020年,全省职业健康技术服务机构409个,其中:职业卫生技术服务机构92个(甲级3个、乙级60个、丙级29个),放射卫生技术服务机构62个,职业健康检查机构218个,职业病诊断机构37个;放射诊疗机构4414个,放射工作人员28037人;依法查处案件187件。

六、医疗服务监督

2020年,全省对医疗机构或医务人员依法查处案件1025件。依法查处无证行医案件1135件。

七、传染病防治监督

2020年,开展传染病防治监管,依法查处案件893件。

无偿献血及采供血

2020年末,全省一般血站27个,其中血液中心2个、中心血站12个,中心血站分站13个。单采血浆站2个。

2020年,全省无偿献全血112.5万人次,较上年增长1.05%;无偿献机采血小板11.64万人次,较上年增长6.57%;采集全血总量1666177单位,较上年增长2.05%;采集机采血小板200107治疗量,较上年增长8.03%。常住人口每千人献血率13.94,基本满足医疗用血需求。继续保持无偿献血占临床用血100%,自愿无偿献血100%,无偿捐献机采血小板100%。

医疗卫生机构收入与资产

一、收入

2020年,全省医疗卫生机构总收入3474.8亿元,其中医疗收入2691.36亿元。与2019年相比,医疗卫生机构总收入增加88.58亿元,增长2.62%;医疗收入减少99.8亿元,下降3.58%。

二、资产总额

2020年,全省各类医疗卫生机构总资产3878.52亿元,比2019年增加353.88亿元,增长10.04%。其中,卫生行政部门所属的医疗卫生机构资产2872.2亿元。

患者医药费用

2020年,医院次均门诊费用337.7元,按当年价格计算比上年上涨13.55%,按可比价格计算比上年上涨10.78%;人均住院费用12681.6元,按当年价格计算比上年上涨7.44%,按可比价格计算比上年上涨4.82%。。

2020年,医院次均门诊药费135.6元,占门诊费用的40.15%,比上年(42%)下降1.85个百分点;医院人均住院药费4021.2元,占住院费用的31.71%,比上年(32.06%)下降0.35个百分点。

医院患者门诊和住院费用一览表

	医院		公立医院					
					三级医院		二级医院	
	2019年	2020年	2019年	2020年	2019年	2020年	2019年	2020年
次均门诊费用(元)	297.4	337.7	306.6	350.5	320.5	366.4	261.7	286.8
上涨%(当年价格)	5.76	13.55	5.11	14.32	4.3	14.32	3.77	9.59
上涨%(可比价格)	2.58	10.78	1.95	11.53	1.16	11.53	0.65	6.92
人均住院费用(元)	11803.1	12681.6	12965.6	14166.1	13927.2	14876.3	9269.6	10209.6
上涨%(当年价格)	5.06	7.44	3.75	9.26	1.19	6.81	4.63	10.14
上涨%(可比价格)	1.91	4.82	0.63	6.60	-1.85	4.21	1.48	7.45

注:2020年、2019年居民消费价格指数分别为102.5、103.1

计划生育

一、全面两孩政策

2020年,全省共办理生育登记44.55万件,办理再生育审批13461件。

二、计划生育惠民政策

2020年,全省共为216.86万名群众发放农村部分计划生育家庭奖励扶助金20.82亿元;为13.52万名群众发放计划生育特别扶助金11.08亿元。

注解:

1. 医疗卫生机构包括医院、基层医疗卫生机构、专业公共卫生机构和其他机构。

2. 公立医院指经济类型为国有和集体办的医院(含政府办医院)。

3. 民营医院指公立医院以外的其他医院,包括联营、股份合作、私营、台港澳投资和外国投资等医院。

4. 基层医疗卫生机构包括社区卫生服务中心(站)、街道卫生院、乡镇卫生院、村卫生室、门诊部、诊所(医务室)。

5. 专业公共卫生机构包括疾病预防控制中心、专科疾病防治机构、妇幼保健机构、健康教育机构、急救中心(站)、采供血机构、卫生监督机构和计划生育技术服务机构。

6. 中医类医疗卫生机构包括中医、中西医结合、民族医的医院、门诊部、诊所及科研机构。

7. 卫生人员包括卫生技术人员、乡村医生和卫生员、其他技术人员、管理人员、工勤技能人员。按在岗职工数统计,包括在编、合同制、返聘和临聘半年以上人员。

8. 卫生技术人员包括执业(助理)医师、注册护士、药师(士)、技师(士)、卫生监督员(含取得卫生监督员证书的公务员)、其他卫生技术人员。

9. 执业(助理)医师指取得医师执业证书且实际从事临床工作的人员,不含取得医师执业证书但实际从事管理工作的人员。

10. 注册护士指取得注册护士证书且实际从事护理工作的人员,不含取得护士执业证书但实际从事管理工作的人员。

11. 每千人口卫生技术人员数、执业(助理)医师数、注册护士数、医疗卫生机构床位数按常住人口计算。

2020年医疗卫生机构、床位、人员数一览表

机构分类	机构个数（个）	床位数（张）	在岗职工（人）合计	卫生技术人员小计	执业（助理）医师	执业医师	注册护士	药师（士）	其他技术人员	管理人员	工勤技能人员
总计	**35746**	**535006**	**823261**	**665488**	**267789**	**224031**	**294159**	**32590**	**37223**	**34797**	**62552**
一、医院	1996	421681	489434	406220	140084	133278	206335	19285	22306	22211	38697
综合医院	989	237669	298570	256087	88913	84567	130899	11244	12192	11846	18445
中医医院	156	52481	67361	58165	21860	21226	26963	4044	2996	2235	3965
中西医结合医院	41	7129	9764	8017	3093	2859	3706	431	540	440	767
专科医院	518	78889	90273	71675	23341	22054	36784	3183	4456	6122	8020
护理院	292	45513	23466	12276	2877	2572	7983	383	2122	1568	7500
二、基层医疗卫生机构	32702	101630	285750	224353	113718	77838	78198	12413	9820	9209	19167
社区卫生服务中心（站）	2657	23951	58000	50044	22238	18473	17694	4211	2530	1636	3790
社区卫生服务中心	568	23894	51213	44031	19354	16544	15599	3804	2309	1368	3505
社区卫生服务站	2089	57	6787	6013	2884	1929	2095	407	221	268	285
卫生院	1005	77205	104867	90409	42095	28233	31450	5837	4499	2305	7654
乡镇卫生院	999	76886	104393	90001	41901	28068	31280	5820	4467	2304	7621
村卫生室	15020	0	41104	17951	15961	1884	1990	0	0	0	0
门诊部	2552	232	39328	30123	14160	12619	12790	1134	1619	2975	4611
诊所、卫生所、医务室	11468	242	42451	35826	19264	16629	14274	1231	1172	2293	3112
三、专业公共卫生机构	658	9448	37825	28903	11992	11389	8013	796	3399	2264	3259
疾病预防控制中心	118	0	10179	7849	4928	4769	529	139	1207	447	676
专科疾病防治院（所、站）	39	1909	1540	1145	498	461	426	91	120	80	195
健康教育所（站、中心）	6	0	89	38	23	23	4	2	28	8	15
妇幼保健院（所、站）	116	7526	16305	13493	5696	5431	5632	527	1219	517	1076
急救中心（站）	54	13	1891	932	476	441	369	20	255	131	573
采供血机构	31	0	2383	1744	121	101	1025	13	224	113	302
卫生监督所（中心）	109	0	3640	3241	0	0	0	0	112	167	120
计划生育技术服务机构	185	0	1798	461	250	163	28	4	234	801	302
四、其他卫生机构	390	2247	10252	6012	1995	1526	1613	96	1698	1113	1429
疗养院	12	2247	1004	702	282	276	292	22	53	92	157

注：本表人员合计中包括乡村医生22002人和卫生员1151人及诊所乡村医生48人；不含乡镇卫生院在村卫生室工作的执业（助理）医师、注册护士数

2020年按城乡、经济类型、主办单位分各类医疗卫生机构数一览表

卫生机构	合计(个)	按城乡分		按经济类型分						按主办单位分			
		城市	农村	公立	国有	集体	非公立	联营	私营	政府办	卫生部门	社会办	个人
总计	35746	12663	23083	21053	4351	16702	14693	586	11225	8274	7628	16091	11381
一、医院	1996	1133	863	451	398	53	1545	10	1104	364	306	523	1109
综合医院	989	461	528	231	212	19	758	5	564	169	128	223	597
中医医院	156	107	49	71	67	4	85	—	62	71	71	26	59
中西医结合医院	41	22	19	10	10	—	31	—	27	10	10	3	28
专科医院	518	338	180	122	101	21	396	5	253	109	94	171	238
护理院	292	205	87	17	8	9	275	—	198	5	3	100	187
二、基层医疗卫生机构	32702	10939	21763	19707	3111	16596	12995	576	10020	7105	6544	15391	10206
社区卫生服务中心(站)	2657	2014	643	2338	773	1565	319	1	227	1768	1482	611	278
社区卫生服务中心	568	453	115	539	262	277	29	—	10	505	451	48	15
社区卫生服务站	2089	1561	528	1799	511	1288	290	1	217	1263	1031	563	263
卫生院	1005	—	1005	1002	347	655	3	—	3	988	955	14	3
乡镇卫生院	999	—	999	996	347	649	3	—	3	982	949	14	3
村卫生室	15020	—	15020	14037	683	13354	983	557	67	4100	4100	10890	30
门诊部	2552	1809	743	217	139	78	2335	3	1939	20	2	591	1941
诊所、卫生所、医务室、护理站	11468	7116	4352	2113	1169	944	9355	15	7784	229	5	3285	7954
三、专业公共卫生机构	658	375	283	644	598	46	14	—	8	570	564	79	9
疾病预防控制中心	118	77	41	118	116	2	—	—	—	114	114	4	—
专科疾病防治院(所、站)	39	25	14	34	27	7	5	—	2	28	24	8	3
健康教育所(站、中心)	6	1	5	6	5	1	—	—	—	5	5	1	—
妇幼保健院(所、站)	116	74	42	115	112	3	1	—	1	115	115	1	—
急救中心(站)	54	28	26	47	44	3	7	—	5	41	41	7	6
采供血机构	31	19	12	30	28	2	1	—	—	30	30	1	—
卫生监督所(中心)	109	68	41	109	109	—	—	—	—	109	109	—	—
计划生育技术服务机构	185	83	102	185	157	28	—	—	—	128	126	57	—
四、其他卫生机构	390	216	174	251	244	7	139	—	93	235	214	98	57
疗养院	12	11	1	10	10	—	2	—	1	5	2	7	—
医学科学研究机构	9	9	—	9	9	—	—	—	—	9	9	—	—
医学在职培训机构	24	12	12	24	24	—	—	—	—	21	21	3	—
临床检验中心(所、站)	79	66	13	7	4	3	72	—	47	2	2	50	27
统计信息中心	15	10	5	15	15	—	—	—	—	14	14	1	—
其他	251	108	143	186	182	4	65	—	45	184	166	37	30

注:①城市包括地级市辖区;农村包括县和县级市;②社会办包括企业、事业单位、社会团体和其他社会组织办的卫生机构。

2020年专业公共卫生机构、床位、人员数一览表

机构分类	机构个数(个)	实有床位数(张)	在岗职工(人)												
			合计	卫生技术人员(人)									其他技术人员	管理人员	工勤技能人员
				小计	执业(助理)医师		注册护士	药师(士)	技师(士)		其他				
						执业医师				检验师		见习医师			
专业公共卫生机构合计	658	9448	37825	28903	11992	11389	8013	796	2874	2673	5228	436	3399	2264	3259
疾病预防控制中心	118	0	10179	7849	4928	4769	529	139	1369	1320	884	247	1207	447	676
省属	1	0	502	409	343	343	7	3	0	0	56	9	59	13	21
省辖市(地区)属	13	0	2542	1862	1040	1025	152	24	442	425	204	108	411	132	137
地辖市属	80	0	5481	4350	2784	2685	258	98	767	742	443	91	513	222	396
县属	19	0	1479	1115	681	638	102	13	148	141	171	39	205	46	113
其他	5	0	175	113	80	78	10	1	12	12	10	0	19	34	9
专科疾病防治院(所、站)	39	1909	1540	1145	498	461	426	91	86	73	44	14	120	80	195
健康教育所(站、中心)	6	0	89	38	23	23	4	2	3	3	6	2	28	8	15
妇幼保健院(所、站)	116	7526	16305	13493	5696	5431	5632	527	920	781	718	164	1219	517	1076
省属	1	0	157	130	89	89	34	0	3	3	4	0	1	12	14
省辖市(地区)属	15	3836	7042	5996	2267	2244	2807	242	327	279	353	102	489	159	398
地辖市属	79	2491	6575	5344	2554	2408	1898	218	446	376	228	50	517	273	441
县属	19	949	2051	1688	686	601	706	54	126	111	116	12	127	64	172
其他	2	250	480	335	100	89	187	13	18	12	17	0	85	9	51
急救中心(站)	54	13	1891	932	476	441	369	20	5	5	62	9	255	131	573
采供血机构	31	0	2383	1744	121	101	1025	13	475	475	110	0	224	113	302
卫生监督所(中心)	109	0	3640	3241	0	0	0	0	0	0	3241	0	112	167	120
省属	1	0	146	113	0	0	0	0	0	0	113	0	0	31	2
省辖市(地区)属	13	0	834	775	0	0	0	0	0	0	775	0	11	15	33
地辖市属	75	0	2177	1924	0	0	0	0	0	0	1924	0	91	91	71
县属	19	0	480	427	0	0	0	0	0	0	427	0	10	29	14
其他	1	0	3	2	0	0	0	0	0	0	2	0	0	1	0
计划生育技术服务机构	185	0	1798	461	250	163	28	4	16	16	163	0	234	801	302

2020年各类医疗卫生机构床位数一览表

医疗机构	合计(张)	按城乡分		按经济类型分						按主办单位分				按管理类别分	
		城市	农村	公立	国有	集体	非公立	联营	私营	政府办	卫生部门	社会办	个人	非营利性	营利性
总计	**535006**	**295827**	**239179**	**365926**	**297797**	**68129**	**169080**	**1685**	**104878**	**351260**	**333160**	**79032**	**104714**	**458696**	**76310**
一、医院	421681	269142	152539	255406	244694	10712	166275	1685	103525	243941	229647	74256	103484	346306	75375
综合医院	237669	144962	92707	159274	154082	5192	78395	907	46185	150403	141782	37812	49454	205404	32265
中医医院	52481	27664	24817	44283	43069	1214	8198	—	4912	44283	44283	4178	4020	48470	4011
中西医结合医院	7129	4031	3098	3695	3695	—	3434	—	2358	3695	3695	226	3208	5392	1737
专科医院	78889	58874	20015	45951	42602	3349	32938	778	19049	44680	39223	15633	18576	60846	18043
护理院	45513	33611	11902	2203	1246	957	43310	—	31021	880	664	16407	28226	26194	19319
二、基层医疗卫生机构	101630	17806	83824	99647	42482	57165	1983	0	990	97493	94763	2920	1217	101248	382
社区卫生服务中心(站)	23951	17520	6431	22597	10666	11931	1354	0	428	21680	20393	1654	617	23938	13
社区卫生服务中心	23894	17464	6430	22568	10666	11902	1326	—	402	21658	20371	1644	592	23894	—
社区卫生服务站	57	56	1	29	0	29	28	0	26	22	22	10	25	44	13
卫生院	77205	—	77205	76987	31813	45174	218	—	218	75813	74370	1174	218	77205	—
街道卫生院	319	—	319	319	—	319	—	—	—	319	319	—	—	319	—
乡镇卫生院	76886	—	76886	76668	31813	44855	218	—	218	75494	74051	1174	218	76886	—
门诊部	232	144	88	63	3	60	169	0	162	0	0	82	150	95	137
护理站	242	142	100	0	0	0	242	—	182	0	0	10	232	10	232
三、专业公共卫生机构	9448	6732	2716	8826	8574	252	622	—	263	8484	7944	951	13	9195	253
专科疾病防治院(所、站)	1909	1781	128	1539	1379	160	370	—	11	1197	657	701	11	1908	1
专科疾病防治院	837	829	8	478	418	60	359	—		418	418	419	—	837	—
专科疾病防治所(站、中心)	1072	952	120	1061	961	100	11	—	11	779	239	282	11	1071	1
妇幼保健院(所、站)	7526	4946	2580	7276	7184	92	250	—	250	7276	7276	250	—	7276	250
妇幼保健院	7049	4650	2399	6799	6707	92	250	—	250	6799	6799	250	—	6799	250
妇幼保健所(站)	477	296	181	477	477	0	—	—	—	477	477	—	—	477	—
急救中心(站)	13	5	8	11	11	0	2	—	2	11	11	0	2	11	2
四、其他卫生机构	2247	2147	100	2047	2047	0	200	—	100	1342	806	905	0	1947	300
疗养院	2247	2147	100	2047	2047	—	200	—	100	1342	806	905	—	1947	300

注:①城市为省辖市市区,农村包括县和县级市;②社会办包括企业、事业单位、社会团体和其他社会组织办的医疗卫生机构。

2020年各地区医疗卫生机构人员床位及每千人口拥有数一览表

地区	机构数（个）	床位数（张）				人员数（人）							
		实有数		每千人口		实有数				每千人口			
		合计	其中：医院、卫生院、社区卫生服务中心	总床位数	其中：医院、卫生院、社区卫生服务中心	合计	其中 卫技人员	其中 执业(助理)医师	其中 注册护士	合计	其中 卫技人员	其中 执业(助理)医师	其中 注册护士
江苏省	35746	535006	522780	6.31	6.17	823261	665488	267789	294159	9.71	7.85	3.16	3.47
苏南	12843	235810	231163	6.20	6.08	393673	318799	124412	142468	10.35	8.38	3.27	3.75
苏中	7527	106211	103922	6.32	6.18	145136	117321	49607	48965	8.64	6.98	2.95	2.91
苏北	15376	192985	187695	6.45	6.27	284452	229368	93770	102726	9.50	7.66	3.13	3.43
南京市	3439	62937	61921	6.75	6.64	121719	99557	37823	45473	13.06	10.68	4.06	4.88
无锡市	2952	51562	50486	6.91	6.76	77062	62967	25031	27999	10.32	8.44	3.35	3.75
徐州市	4552	59392	57946	6.54	6.38	92711	73219	29840	33067	10.21	8.06	3.28	3.64
常州市	1564	29327	28414	5.55	5.38	47510	38650	15408	17349	9.00	7.32	2.92	3.29
苏州市	3836	74684	74287	5.86	5.83	120093	95313	37185	41969	9.42	7.48	2.92	3.29
南通市	3429	49511	49090	6.41	6.35	66148	53286	22375	22437	8.56	6.90	2.90	2.90
连云港市	2772	28443	27007	6.18	5.87	40136	32439	13398	14879	8.72	7.05	2.91	3.23
淮安市	2290	30430	29164	6.67	6.40	45157	36756	14632	16697	9.90	8.06	3.21	3.66
盐城市	3303	43324	42348	6.46	6.31	59700	49332	21167	20307	8.90	7.35	3.15	3.03
扬州市	1964	26316	25038	5.77	5.49	38003	30964	13203	12800	8.33	6.79	2.89	2.81
镇江市	1052	17300	16055	5.39	5.00	27289	22312	8965	9678	8.50	6.95	2.79	3.01
泰州市	2134	30384	29794	6.73	6.60	40985	33071	14029	13728	9.07	7.32	3.11	3.04
宿迁市	2459	31396	31230	6.29	6.26	46748	37622	14733	17776	9.37	7.54	2.95	3.56

注：2020年全省常住人口8477.26万人。

2020年各地区村卫生室基本情况表(一)

地区	机构数(个)	执业(助理)医师(人)	乡村全科执业助理医师人数	注册护士(人)	乡村医生和卫生员(人)	乡村医生(人)	其中:以中医、中西医结合或民族医为主的人数	当年考核合格的乡村医生数	卫生员(人)	年内培训人次数	在编执业(助理)医师(人)	设备数:简易呼吸器(个)	设备数:便携式高压消毒锅(带压力表)(个)	设备数:冷藏箱(个)	设备数:诊查(观察)床(张)	设备数:无菌柜(个)	设备数:中药柜(个)	设备数:西药柜(个)	设备数:担架(付)	设备数:处置台(个)
合计	15020	15961	2386	1990	23153	22002	1489	16382	1151	222589	6376	6587	6423	8321	35703	5639	6806	33590	3199	14687
南京市	292	265	151	2	414	412	32	324	2	3040	31	137	105	156	531	61	124	747	28	257
无锡市	394	203	52	27	521	393	1	277	128	5074	40	288	150	251	1276	88	279	950	99	428
徐州市	2753	2533	202	449	4532	4299	482	3138	233	31794	1095	1483	1642	1819	5716	1620	1642	6101	764	3140
常州市	463	278	70	21	839	825	95	635	14	10310	42	195	43	298	1266	85	164	873	67	409
苏州市	672	292	30	93	347	319	7	197	28	4132	158	189	89	274	1240	76	165	893	76	260
南通市	1532	1793	192	248	2973	2642	60	1900	331	32546	667	1188	699	559	3800	335	393	3631	350	1526
连云港市	1668	1725	268	209	2477	2442	195	1816	35	14485	435	615	737	930	3184	954	670	4062	325	1489
淮安市	1438	1453	192	106	2409	2330	53	1719	79	20396	483	351	659	740	2251	540	518	2555	215	1341
盐城市	2175	3986	582	119	2268	2240	54	1684	28	34117	1918	914	877	1326	6657	784	1185	4286	673	2170
扬州市	764	497	206	41	1538	1461	212	1285	77	13809	97	112	149	375	1889	155	618	1460	55	768
镇江市	315	5	1	3	389	367	15	239	22	2848	8	74	80	113	697	76	88	570	44	295
泰州市	1091	339	71	16	1779	1719	225	1411	60	22615	725	577	680	769	2582	405	604	2279	301	1152
宿迁市	1463	2592	369	656	2667	2553	58	1757	114	27423	677	464	513	711	4614	460	356	5183	202	1452

2020年各地区村卫生室基本情况表(二)

地区	总收入(万元)	事业收入	医疗收入	药品收入	基本药物收入	公共卫生收入	上级补助收入	公共卫生收入	总支出(万元)	人员经费	药品支出	内:基本药物收入	诊疗人次数	其中:出诊人次数
合计	349571.4	232317.7	208976.6	159391.4	138743.0	16337.6	107186.2	51512.8	328088.7	148993.8	157810.0	131980.1	75480966	1844842
南京市	9621.6	5761.1	5531.0	4495.0	4377.8	214.5	3445.6	2760.7	9333.5	4268.3	4436.5	4294.9	1112103	14033
无锡市	18400.9	16048.5	15593.9	13580.9	11947.3	200.3	1968.6	264.6	19787.9	5264.6	13044.7	11878.4	2932546	13355
徐州市	33064.8	24755.9	20521.7	11456.8	8515.5	2980.4	6305.6	2968.1	26831.1	13947.5	10874.7	7626.7	12403107	599602
常州市	18748.9	13658.7	12279.6	10165.8	7031.7	857.3	3641.8	2222.1	17037.7	6574.5	9851.4	6146.9	1633886	4656
苏州市	37688.2	31953.3	31478.2	27367.8	24047.6	378.1	5516.8	1776.0	37508.2	7569.9	27226.7	24152.4	3922336	66489
南通市	55526.5	33743.6	32000.2	26238.0	25731.2	1489.4	21075.6	10944.9	52541.7	23453.5	26426.3	24848.2	8931447	127934
连云港市	20232.8	17450.6	14398.3	9580.1	5034.5	1118.9	1681.8	910.6	18073.3	7976.3	9156.0	3961.0	8493762	331812
淮安市	19410.0	11919.2	9956.7	6868.1	5653.8	1443.2	7018.1	3957.0	18461.5	10830.6	6760.4	5250.6	6050625	151256
盐城市	50655.7	27938.3	23465.8	15174.5	14181.5	3640.7	21688.9	10375.7	46838.6	27881.0	15164.4	12913.0	11119117	238344
扬州市	15650.8	8062.4	6848.3	4969.8	4796.5	1119.2	7168.2	4311.7	15134.4	8868.5	4963.4	4672.6	3000984	38570
镇江市	6885.4	6069.0	6008.2	4494.8	3982.1	0.0	726.3	315.0	7540.2	2880.2	4486.4	3639.4	1359637	5025
泰州市	20382.0	8308.9	6750.1	5090.4	4672.0	1234.0	11405.9	6264.5	18632.9	11632.8	5058.3	4487.3	4006565	101728
宿迁市	43303.7	26648.3	24144.5	19909.6	18771.4	1661.6	15542.9	4442.0	40367.8	17846.1	20360.9	18108.8	10514851	152038

2020年医疗卫生机构门诊服务情况表

机构分类	总诊疗人次数（万）	门、急诊人次（万）			家庭卫生服务人次数（万）	互联网诊疗服务人次数（万）	观察室留观病例数（万）	健康检查人数（万）	总诊疗人次中预约诊疗人次数（次）	急诊死亡率（%）	观察室病死率（%）	预约诊疗人次占总诊疗人次百分比（%）
		小计	门诊人次	急诊人次								
总计	**53483.66**	**51795.65**	**48120.10**	**3675.55**	**413.76**	**214.74**	**96.99**	**3326.03**	**7789.63**	**0.05**	**0.05**	**14.56**
一、医院	24045.55	23530.97	20915.07	2615.90	45.43	203.44	41.99	1471.45	7490.59	0.07	0.09	31.15
综合医院	15685.87	15430.23	13543.06	1887.17	30.67	125.42	32.68	1019.66	4839.84	0.07	0.09	30.85
中医医院	4237.82	4087.59	3675.57	412.02	4.47	59.71	2.84	215.28	1219.81	0.05	0.18	28.78
中西医结合医院	515.79	508.81	452.49	56.31	0.00	0.39	0.34	43.88	182.26	0.06	0.03	35.34
专科医院	3557.47	3464.67	3204.50	260.17	10.29	17.91	6.11	189.51	1248.57	0.04	0.04	35.10
护理院	48.60	39.67	39.45	0.22	0.01	0.00	0.02	3.11	0.11	3.53	8.00	0.23
二、基层医疗卫生机构	28197.02	27074.66	26162.99	911.66	367.77	9.84	54.19	1614.84	0.00	0.02	0.01	0.00
社区卫生服务中心(站)	7816.75	7416.19	7051.79	364.39	261.80	4.03	22.83	515.01	0.00	0.01	0.02	0.00
社区卫生服务中心	6767.46	6386.32	6038.01	348.30	245.55	4.00	20.10	491.62	0.00	0.01	0.03	0.00
社区卫生服务站	1049.29	1029.87	1013.78	16.09	16.25	0.03	2.73	23.38	0.00	0.00	0.00	0.00
卫生院	8518.83	8281.91	7734.64	547.27	98.93	5.81	31.36	700.59	0.00	0.02	0.00	0.00
街道卫生院	22.90	22.90	22.47	0.43	0.00	0.00	0.02	3.63	0.00	0.00	0.00	0.00
乡镇卫生院	8495.93	8259.01	7712.17	546.84	98.93	5.81	31.33	696.96	0.00	0.02	0.00	0.00
中心卫生院	3668.98	3582.69	3304.35	278.34	34.42	3.39	11.31	317.91	0.00	0.02	0.01	0.00
乡卫生院	4826.95	4676.31	4407.81	268.50	64.50	2.41	20.03	379.05	0.00	0.02	0.00	0.00
村卫生室	7548.10	7363.61	7363.61	0.00	0.00	0.00	0.00	0.00	0.00	0.00	0.00	0.00
门诊部	1337.61	1146.78	1146.78	0.00	0.00	0.00	0.00	396.11	0.00	—	—	0.00
诊所、卫生所、医务室	2975.74	2866.16	2866.16	0.00	7.05	0.00	0.00	3.14	0.00	0.00	—	0.00
诊所	2164.70	2091.07	2091.07	0.00	0.00	0.00	0.00	0.00	0.00	—	—	0.00
卫生所、医务室	802.84	774.30	774.30	0.00	0.00	0.00	0.00	0.00	0.00	—	—	0.00
护理站	8.20	0.80	0.80	0.00	7.05	0.00	0.00	3.14	0.00	0.00	—	0.02
三、专业公共卫生机构	1218.77	1177.22	1029.24	147.98	0.55	1.47	0.81	224.18	299.04	0.00	0.00	24.54
专科疾病防治院(所、站)	103.43	103.43	103.28	0.15	0.00	0.00	0.00	38.52	0.95	0.00	—	0.92
妇幼保健院(所、站)	1027.64	986.10	925.96	60.13	0.55	1.47	0.81	185.66	298.09	0.01	0.00	29.01
急救中心(站)	87.70	87.70	0.00	87.70	0.00	0.00	0.00	0.00	0.00	0.00	—	0.00
四、其他机构	22.31	12.80	12.79	0.01	0.00	0.00	0.00	15.56	0.00	0.00	—	0.00

2020年各地区医疗卫生机构门诊服务情况表

地　　区	总诊疗人次数(万次)	门、急诊人次(万次)			家庭卫生服务人次数(万)	互联网诊疗服务人次(万)	观察室留观病例数(万)	健康检查人数(万)	总诊患者次中预约诊疗人次(万)	急诊病死率(%)	观察室病死率(%)	预约诊疗人次占总诊疗人次百分比(%)
		小计	门诊人次	急诊人次								
总计	**53483.66**	**51377.06**	**47701.51**	**3675.55**	**413.76**	**214.74**	**96.99**	**3326.03**	**7789.63**	**0.05**	**0.05**	**14.56**
南京市	7851.59	7562.47	6993.93	568.55	64.39	50.95	8.06	416.01	1614.15	0.05	0.06	20.56
无锡市	5063.81	4907.34	4470.93	436.40	19.50	7.91	21.69	327.77	1052.94	0.04	0.01	20.79
徐州市	5525.54	5232.08	4899.15	332.92	54.03	42.80	3.71	274.23	551.93	0.07	0.04	9.99
常州市	2920.18	2755.37	2462.54	292.83	30.92	19.09	6.35	189.74	622.98	0.04	0.02	21.33
苏州市	8556.15	8233.61	7531.46	702.15	84.32	34.01	29.09	731.33	2246.96	0.04	0.03	26.26
南通市	4045.41	3930.86	3676.93	253.93	13.54	3.64	3.43	318.66	403.00	0.06	0.06	9.96
连云港市	2620.26	2546.69	2434.17	112.53	10.59	17.32	4.38	118.66	176.79	0.05	0.39	6.75
淮安市	2567.43	2453.08	2297.41	155.67	45.14	12.24	1.30	118.33	199.16	0.08	0.36	7.76
盐城市	4347.04	4190.62	3967.35	223.26	23.65	4.74	6.67	243.24	107.11	0.04	0.00	2.46
扬州市	2301.49	2216.62	2055.79	160.83	21.48	4.72	4.20	141.79	228.31	0.06	0.00	9.92
镇江市	2152.44	2079.09	1945.90	133.19	5.56	13.56	2.92	126.83	334.15	0.06	0.07	15.52
泰州市	2303.91	2189.39	2057.20	132.20	24.90	1.00	2.35	195.39	181.17	0.10	0.01	7.86
宿迁市	3228.42	3079.85	2908.76	171.10	15.75	2.78	2.85	124.05	70.98	0.02	0.01	2.20

2020年医疗卫生机构住院服务情况表

机构分类	入院人数	出院人数		转往基层医疗卫生机构人数	基层转入医院人数	住院患者手术人次数	每百门急诊的入院人数	死亡率(%)	医院向基层医疗卫生机构转诊率(%)	基层医疗卫生机构向医院转诊率(%)
			死亡人数							
总计	**13565947**	**13557604**	**26128**	**366603**	**29989**	**4283933**	**3.36**	**0.19**	**2.70**	**0.22**
一、医院	11073103	11073303	25160	353662	0	4178886	4.71	0.23	3.19	0.00
综合医院	7633910	7644289	15200	277946	0	3015855	4.95	0.20	3.64	0.00
中医医院	1570873	1570076	3617	49914	0	588585	3.84	0.23	3.18	0.00
中西医结合医院	180607	179940	568	2849	0	44943	3.55	0.32	1.58	0.00
专科医院	1565467	1559444	2350	21251	0	529199	4.52	0.15	1.36	0.00
护理院	122246	119554	3425	1702	0	304	30.82	2.86	1.42	0.00
二、基层医疗卫生机构	2216178	2207279	878	0	29989	0	1.41	0.04	0.00	1.36
社区卫生服务中心(站)	365384	358737	484	0	4000	0	0.49	0.13	0.00	1.12
社区卫生服务中心	365363	358689	484	0	4000	0	0.57	0.13	0.00	1.12
社区卫生服务站	21	48	0	0	0	0	0.00	0.00	0.00	0.00
卫生院	1849665	1847451	388	0	25989	0	2.23	0.02	0.00	1.41
街道卫生院	1438	1431	0	0	0	0	0.63	0.00	0.00	0.00
乡镇卫生院	1848227	1846020	388	0	25989	0	2.24	0.02	0.00	1.41
中心卫生院	889259	888905	327	0	11455	0	2.48	0.04	0.00	1.29
乡卫生院	958968	957115	61	0	14534	0	2.05	0.01	0.00	1.52
门诊部	972	972	0	0	0	0	0	0.00	0.00	0.00
诊所、卫生所、医务室	157	119	6	0	0	0	1.96	5.04	0.00	0.00
护理站	157	119	6	0	0	0	1.96	5.04	0.00	0.00
三、专业公共卫生机构	236008	236211	90	12941	0	105047	2.17	0.04	5.48	0.00
专科疾病防治院(所、站)	7658	7836	12	161	0	133	0.74	0.15	2.05	0.00
妇幼保健院(所、站)	228350	228375	78	12780	0	104914	2.32	0.03	5.60	0.00
内:妇幼保健院	225121	225161	78	12780	0	104347	2.94	0.03	5.68	0.00
四、其他机构	40658	40811	0	0	0	0	31.77	0.00	0.00	0.00
疗养院	40658	40811	0	0	0	0	31.77	0.00	0.00	0.00

2020年各地区医疗卫生机构住院服务情况表

地区	入院人数	出院人数	死亡人数	出院人数中：转往基层医疗卫生机构人数	基层转人医院人数	住院患者手术人次数	每百门急诊的入院人数	死亡率(%)	向基层医疗卫生机构转诊率(%)	基层医疗卫生机构向医院转诊率(%)
总计	**13565947**	**13557604**	**26128**	**366603**	**29989**	**4283933**	**3.36**	**0.19**	**2.70**	**0.22**
南京市	1657535	1652852	7522	59425	852	760267	2.4	0.46	3.60	0.05
无锡市	1082886	1087513	2100	4454	1593	503070	2.6	0.19	0.41	0.15
徐州市	1878946	1874927	2400	58375	8165	476073	5.0	0.13	3.11	0.44
常州市	693723	694234	1043	3383	744	260554	2.9	0.15	0.49	0.11
苏州市	1701399	1697937	4510	163467	2409	548865	2.4	0.27	9.63	0.14
南通市	1239135	1234896	1879	5966	2830	346534	4.5	0.15	0.48	0.23
连云港市	667428	665371	983	6947	4576	142498	4.5	0.15	1.04	0.69
淮安市	786794	789058	946	20894	3523	200973	4.7	0.12	2.65	0.45
盐城市	1068956	1068950	732	9767	2288	309272	3.6	0.07	0.91	0.21
扬州市	721112	720123	1119	11546	524	193649	4.2	0.16	1.60	0.07
镇江市	357797	357705	1519	8158	147	127727	1.9	0.42	2.28	0.04
泰州市	814448	816499	743	10467	2043	189778	5.0	0.09	1.28	0.25
宿迁市	895788	897539	632	3754	295	224673	4.7	0.07	0.42	0.03

2020年医疗卫生机构病床使用情况表

机构分类	实际开放总床位（万床日）	平均开放病床数（万张）	实际占用总床日数（万床日）	出院者占用总床日数（万日）	观察床数（张）	全年开设家庭病床总数（张）	病床周转次数	病床工作日（日）	病床使用率（%）	出院者平均住院日（日）
总计	**18457**	**50.43**	**13206**	**12658**	**9873**	**16755**	**26.9**	**261.9**	**71.55**	**9.3**
一、医院	14659	40.05	11160	10712	5128	10609	27.6	278.6	76.13	9.7
综合医院	8445	23.07	6556	6449	3300	1615	33.1	284.2	77.64	8.4
中医医院	1855	5.07	1431	1416	482	802	31.0	282.3	77.13	9.0
中西医结合医院	251	0.69	168	167	87	0	26.2	244.2	66.71	9.3
专科医院	2729	7.46	2053	1948	1108	7824	20.9	275.3	75.22	12.5
护理院	1379	3.77	952	733	151	368	3.2	252.7	69.03	61.3
二、基层医疗卫生机构	3425	9.36	1808	1714	4641	6136	23.6	193.2	52.80	7.8
社区卫生服务中心(站)	789	2.16	352	339	1878	4683	16.6	163.4	44.66	9.5
社区卫生服务中心	789	2.15	352	339	1330	4546	16.6	163.6	44.69	9.5
社区卫生服务站	0.7	0.00	0	0	548	137	2.5	5.5	1.49	0.4
卫生院	2635	7.20	1456	1375	2762	1451	25.7	202.2	55.23	7.4
街道卫生院	11.4	0.03	1	1	4	0	4.6	24.4	6.67	5.3
乡镇卫生院	2624	7.17	1455	1375	2758	1451	25.7	202.9	55.45	7.4
中心卫生院	1174	3.21	693	660	805	373	27.7	216.1	59.03	7.4
乡卫生院	1450	3.96	762	714	1953	1078	24.2	192.3	52.54	7.5
诊所、卫生所、医务室	0.1	0.00	0	0	1	2	29.9	143.4	39.18	4.4
护理站	0.1	0.00	0	0	1	2	29.9	143.4	39.18	4.4
三、专业公共卫生机构	308	0.84	208	208	104	10	28.1	246.7	67.41	8.8
专科疾病防治院(所、站)	67	0.18	53	58	4	0	4.3	290.1	79.26	74.0
妇幼保健院(所、站)	241	0.66	155	150	100	10	34.7	234.7	64.13	6.6
内:妇幼保健院	229	0.63	150	145	84	10	36.0	239.8	65.52	6.5
四、其他机构	65	0.18	30	24	0	0	23.0	172.1	47.01	6.0
疗养院	65	0.18	30	24	0	0	23.0	172.1	47.01	6.0

2020年各地区医院病床使用情况表

机构分类	实际开放总床位(万床日)	平均开放病床数(万张)	实际占用总床日数(万床日)	出院者占用总床日数(万日)	观察床数(张)	全年开设家庭病床总数(张)	病床周转次数	病床工作日(日)	病床使用率(%)	出院者平均住院日(日)
总计	**14659.13**	**40.05**	**11159.60**	**10711.65**	**5128**	**10609**	**27.6**	**278.6**	**76.13**	**9.7**
南京市	2009.28	5.49	1592.02	1518.86	672	296	29.1	290.0	79.23	9.5
无锡市	1461.46	3.99	1043.14	964.87	584	0	22.8	261.2	71.38	10.6
徐州市	1503.66	4.11	1139.30	1108.72	611	522	30.9	277.3	75.77	8.7
常州市	816.70	2.23	614.29	598.19	239	106	25.6	275.3	75.22	10.5
苏州市	2195.96	6.00	1674.73	1580.16	619	320	24.1	279.1	76.26	10.9
南通市	1320.67	3.61	1051.08	1006.63	352	7634	28.0	291.3	79.59	10.0
连云港市	654.38	1.79	458.19	440.79	284	48	28.2	256.3	70.02	8.7
淮安市	686.76	1.88	561.20	546.54	184	134	29.0	299.1	81.72	10.0
盐城市	1039.99	2.84	748.10	737.32	523	291	30.5	263.3	71.93	8.5
扬州市	653.36	1.79	536.44	519.74	189	411	31.4	300.5	82.10	9.3
镇江市	437.93	1.20	308.76	294.72	179	79	23.5	258.1	70.51	10.5
泰州市	791.23	2.16	624.62	607.99	192	635	28.9	288.9	78.94	9.7
宿迁市	1087.76	2.97	807.74	787.13	500	133	29.7	271.8	74.26	8.9

2010—2020 年卫生部门综合医院工作效率一览表

医院级别	年份	医生日均担负		医师人均年业务收入(万元)	病床使用率(%)	平均住院日(日)
		诊疗人次(人次)	住院床日(床日)			
医院合计	2010	9.09	2.80	129.26	107.82	10.83
	2011	9.46	2.88	147.54	104.05	10.51
	2012	9.64	2.85	160.04	102.59	10.17
	2013	9.80	2.88	173.59	101.49	9.89
	2014	10.07	2.91	189.10	100.80	9.52
	2015	9.90	2.82	198.02	99.38	9.22
	2016	9.31	2.72	201.32	98.84	8.96
	2017	9.01	2.60	202.21	98.52	8.74
	2018	8.93	2.61	217.38	98.34	8.65
	2019	9.10	2.50	224.00	98.00	8.30
	2020	9.70	2.90	160.00	98.00	8.30
省属	2010	12.08	3.06	210.02	110.49	12.11
	2011	12.31	3.13	241.30	108.15	11.54
	2012	13.26	3.17	278.71	109.14	10.87
	2013	12.85	3.28	293.25	109.44	10.49
	2014	14.14	3.62	360.35	109.11	9.90
	2015	14.83	3.86	406.67	110.03	9.68
	2016	12.36	3.39	377.01	109.10	9.15
	2017	10.19	2.73	313.09	107.50	8.78
	2018	10.62	2.76	348.17	103.59	8.47
	2019	10.92	2.45	345.57	96.84	7.80
	2020	13.30	3.20	278.70	96.80	7.80
省辖市属	2010	9.11	2.77	140.38	108.35	12.09
	2011	9.41	2.76	157.19	104.17	11.56
	2012	9.64	2.75	173.56	107.10	10.92
	2013	9.77	2.75	189.48	101.99	10.52
	2014	9.98	2.85	210.92	104.56	10.20
	2015	9.61	2.67	215.68	100.87	9.56
	2016	9.13	2.63	225.49	98.81	9.22
	2017	9.12	2.54	225.55	97.61	8.85
	2018	8.71	2.60	241.35	98.70	8.75
	2019	8.85	2.56	259.34	98.46	8.26
	2020	9.70	2.80	173.60	98.50	8.30
县级市(区)属	2010	8.94	2.66	111.50	106.60	10.16
	2011	9.24	2.78	127.27	103.37	10.08
	2012	9.34	2.72	134.42	99.28	9.94
	2013	9.61	2.75	144.03	99.49	9.62
	2014	9.70	2.70	151.17	97.48	9.25
	2015	9.69	2.64	157.73	96.40	9.12
	2016	9.16	2.56	157.28	97.24	8.92
	2017	8.95	2.55	162.62	97.37	8.83
	2018	8.88	2.53	173.08	97.39	8.80
	2019	9.01	2.41	176.43	97.53	8.59
	2020	9.40	2.70	134.40	97.50	8.60
县属	2010	7.46	3.15	98.78	108.08	9.37
	2011	8.36	3.38	120.55	103.07	9.09
	2012	8.17	3.37	129.80	98.73	8.99
	2013	7.98	3.40	138.71	100.50	9.01
	2014	8.66	3.46	152.03	96.93	8.58
	2015	8.02	3.26	155.76	97.55	8.33
	2016	7.77	3.18	160.51	95.79	8.30
	2017	7.40	2.90	159.84	96.07	8.14
	2018	7.66	2.85	168.24	94.88	8.05
	2019	8.11	2.72	168.41	99.50	7.61
	2020	8.20	3.37	129.80	99.50	7.61

2020 年各地区医院医生人均担负工作量一览表

地　区	医生人均每日担负诊疗人次(人次)			医生人均每日担负住院床日(床·日)		
	合计	公立	民营	合计	公立	民营
总计	**6.90**	**7.40**	**5.70**	**2.20**	**2.10**	**2.40**
南京市	8.30	9.00	5.3	1.80	1.80	2.00
无锡市	6.60	7.70	4.5	2.00	1.90	2.20
徐州市	6.10	6.50	5.2	2.30	2.40	2.10
常州市	6.20	6.80	3.2	2.00	2.00	2.20
苏州市	8.10	9.00	5.8	2.30	1.80	3.30
南通市	6.50	6.60	6.0	2.50	2.40	2.90
连云港市	5.00	5.40	4.1	2.20	2.30	2.00
淮安市	5.20	5.40	4.2	2.40	2.50	2.20
盐城市	6.40	6.40	6.6	2.20	2.20	1.90
扬州市	6.00	6.60	4.5	2.50	2.50	2.40
镇江市	7.50	7.70	6.1	1.90	1.80	2.70
泰州市	5.70	6.10	3.4	2.60	2.60	2.50
宿迁市	7.60	5.60	7.9	2.30	1.70	2.30

2020 年医疗卫生机构资产与负债(按经济类型—主办单位—地区分)表

	总资产(万元)			负债(万元)	净资产(万元)
		流动资产	非流动资产		
总计	**38785152**	**17326772**	**20691130**	**19078387**	**18883050**
按经济类型分					
公立	31162821	14288144	16809756	14777673	16305728
其中:国有	28029507	12775589	15209700	13354144	14622940
非公立	7622331	3038628	3881374	4300713	2577322
其中:私营	4184430	1701245	1962246	2117997	1508072
按主办单位分					
政府办	30093168	13739258	16341711	14325251	15745396
其中:卫生部门	28721964	13187584	15532127	13902175	14807214
社会办	4767290	2047670	2466290	2796811	1694979
个人办	3924694	1539845	1883128	1956325	1442674
按地区分					
南京市	7015586	3294022	3503619	3353304	3413507
无锡市	3227874	1312615	1818555	1473384	1655474
徐州市	4334502	2395146	1917951	2148841	2163783
常州市	2633974	1085965	1488697	1605564	967523
苏州市	5006191	1949445	2851601	2523411	2260104
南通市	3293937	1706960	1552163	1354653	1902281
连云港市	1568074	541096	1007782	964322	584514
淮安市	1645905	739543	883201	704655	918089
盐城市	2765328	1281370	1472266	1429160	1324476
扬州市	1606712	735174	855867	664667	926271
镇江市	1420515	571391	825252	786436	609534
泰州市	2082224	906968	1154774	910645	1150936
宿迁市	2184330	807078	1359404	1159345	1006559

2020年医疗卫生机构收入与支出(按经济类型—主办单位—地区分)一览表

机构分类	总收入（万元）				总费用/支出（万元）			总费用中：人员经费（万元）
		财政拨款收入	事业收入	医疗收入		业务活动费用和单位管理费用	财政补助收入	
总计	34747959.4	5756673.4	27268395.7	26913598.9	33822113.8	31221523.8	1036613.5	12574366.2
按经济类型分								
公立	28722384.5	5681345.7	21760327.1	21460919.8	28092423.4	26728762.3	1013264.7	10671747.6
其中:国有	24949102.1	4542760.9	19374379.7	19125938.4	24366499.4	23550212.1	995354.2	9024628.3
非公立	6025574.9	75327.7	5508068.6	5452679.1	5729690.4	4492761.5	23348.8	1902618.6
其中:私营	3292192.0	34844.8	2965309.9	2923794.8	3035388.5	2222529.0	13921.1	1015460.1
按主办单位分								
政府办	27487159.2	5579646.1	20759756.3	20500035.8	26871867.7	25848643.4	1002606.2	10220288.0
#卫生部门	26380092.4	5221708.4	20077873.1	19820944.2	25889555.8	24916471.0	985490.0	9824742.3
社会办	4085473.7	134460.3	3611804.7	3531732.3	3962172.3	3204585.1	20928.8	1303531.7
个人办	3175326.4	42567.0	2896834.6	2881830.7	2988073.9	2168295.3	13078.5	1050546.5
按地区分								
南京市	7436933.7	1203128.0	5835183.6	5733145.6	7186953.4	6709060.9	263661.7	2543752.9
无锡市	3190805.7	586761.7	2472183.7	2442511.2	3216179.5	2927983.8	94714.6	1295896.6
徐州市	3055092.6	320233.0	2620679.6	2591634.7	2988411.1	2822759.3	88585.9	998997.5
常州市	2203118.5	431506.9	1691295.8	1667373.9	2147754.4	1984272.1	83208.3	850065.0
苏州市	5814139.2	1051397.5	4453803.2	4390087.5	5704626.8	5196932.0	134851.3	2173196.9
南通市	2954917.2	411828.8	2320101.7	2291670.3	2929719.4	2666975.8	61784.1	1146419.8
连云港市	1083827.3	121342.5	929032.4	913647.7	1106037.2	1034938.9	68891.9	405564.5
淮安市	1360907.4	188948.0	1125639.9	1119062.4	1336307.2	1259074.8	48398.2	520439.2
盐城市	2168995.1	541859.9	1527370.6	1505314.0	1931078.3	1763759.9	36386.6	687265.5
扬州市	1524015.0	278558.0	1175855.4	1161918.0	1465580.6	1371850.0	38290.0	602609.1
镇江市	1037620.3	184441.3	806017.3	802996.4	1047393.5	982127.9	35551.9	430593.6
泰州市	1671261.1	271390.3	1281768.9	1275217.9	1584313.7	1468868.6	53374.6	537242.2
宿迁市	1246326.2	165277.5	1029463.7	1019019.2	1177758.8	1032919.8	28914.4	382323.3

2020年各地区医院门诊和住院患者人均医疗费用一览表

指标名称	门诊患者人均医疗费(元)			占门诊医疗费(%)		住院患者人均医疗费(元)			占住院医疗费(%)	
		药费	检查费	药费	检查费		药费	检查费	药费	检查费
合计	337.7	135.6	63.1	40.1	18.7	12681.6	4021.2	1101.3	31.7	8.7
其中:公立医院	350.5	147.1	69.4	42.0	19.8	14166.1	4403.6	1279.3	31.1	9.0
内:三级医院	366.4	152.4	73.2	41.6	20.0	14876.3	4616.9	1343.1	31.0	9.0
二级医院	286.8	122.8	54.8	42.8	19.1	10209.6	3202.2	933.0	31.4	9.1
一级医院	192.1	137.8	11.7	71.8	6.1	9601.4	3278.5	789.6	34.1	8.2
按地区分										
南京市	428.2	186.8	60.8	43.6	14.2	18545.1	6024.8	1365.0	32.5	7.4
无锡市	340.2	132.4	63.4	38.9	18.6	12678.9	3259.5	1277.0	25.7	10.1
徐州市	289.7	105.5	60.2	36.4	20.8	11820.6	3380.6	1091.0	28.6	9.2
常州市	365.6	142.3	76.5	38.9	20.9	14054.5	3884.7	1324.3	27.6	9.4
苏州市	355.8	137.2	60.6	38.6	17.0	13997.4	4569.5	1041.3	32.6	7.4
南通市	317.5	122.4	66.0	38.6	20.8	13089.4	5014.7	1023.9	38.3	7.8
连云港市	299.4	110.2	72.2	36.8	24.1	10300.1	3560.2	905.7	34.6	8.8
淮安市	356.4	131.3	87.8	36.8	24.6	11041.5	3364.7	1048.6	30.5	9.5
盐城市	277.6	116.5	60.5	42.0	21.8	9461.9	2918.5	965.6	30.8	10.2
扬州市	341.4	128.9	78.6	37.8	23.0	11418.9	3513.3	1141.1	30.8	10.0
镇江市	305.9	109.4	67.5	35.8	22.1	11995.2	3065.9	1153.2	25.6	9.6
泰州市	326.7	149.6	72.3	45.8	22.1	11579.7	3577.4	1243.5	30.9	10.7
宿迁市	182.6	77.0	39.3	42.2	21.5	7123.1	2843.8	634.4	39.9	8.9

（薛成兵）

《江苏卫生健康年鉴》(2021)索引

使 用 说 明

1、本索引采用自由词标引。

2、所有自由词均按拼音字母顺序排列。

3、自由词后面的数字为“年:页码”。如“21:85、120”,意为2021年《江苏卫生健康年鉴》第85页、第120页。

以下各行页号前均加“21:”

A

B

C

D

E

F

G

H

J

S

T

W

X

Y

Z

江苏卫生健康年鉴编辑部
地址:南京市中央路 42 号
邮编:210008
电话(传真):02583620721
电子信箱:wanwu506@163.com